全国普通高等医学院校五年制临床医学专业“十三五”规划教材
（供五年制临床医学专业用）

医学影像学

主　　编　邢　健　刘挨师
副 主 编　杨伟振　杨兴益　邬颖华
编　　委（以姓氏笔画为序）
于　昊（长春市公交医院）
于广会（泰山医学院）
冯对平（山西医科大学第一附属医院）
邢　健（牡丹江医学院）
邬颖华（成都中医药大学）
刘挨师（内蒙古医科大学）
孙玲玲（中国医科大学附属第四医院）
杨　宇（湖南中医药大学第一附属医院）
杨伟振（牡丹江医学院）
杨兴益（山西医科大学汾阳学院）
余忠强（绍兴文理学院）
张兆国（陕西中医药大学）
郑　芳（新乡医学院）
胡嘉航（牡丹江医学院）
高　阳（内蒙古医科大学附属医院）
郭文强（山西大同大学医学院）
黄子星（四川大学华西临床医学院）
秘　　书　胡嘉航（牡丹江医学院）

中国医药科技出版社

内容提要

本教材为全国普通高等医学院校五年制临床医学专业“十三五”规划教材之一。系根据全国普通高等医学院校五年制临床医学专业“十三五”规划教材编写总体原则、要求和医学影像学课程教学大纲的基本要求及课程特点编写而成，其内容主要包括影像诊断学、超声诊断学和介入治疗学等方面的内容，并在各章设有“学习要求”“知识链接”“案例讨论”“本章小结”及“思考题”等模块。同时配套有“爱慕课”在线学习平台（包括电子教材、教学大纲、教学指南、视频、课件、题库、图片等），从而使教材内容立体化、生动化，易教易学。

本教材主要供全国普通高等医学院校五年制临床医学专业用，也可供预防、口腔、影像等医学类专业师生教学使用。

图书在版编目（CIP）数据

医学影像学/邢健，刘挨师主编. —北京：中国医药科技出版社，2016. 10
全国普通高等医学院校五年制临床医学专业“十三五”规划教材
ISBN 978－7－5067－8228－9

Ⅰ. ①医… Ⅱ. ①邢… ②刘… Ⅲ. ①医学摄影－医学院校－教材 Ⅳ. ①R445

中国版本图书馆 CIP 数据核字（2016）第 129451 号

美术编辑 陈君杞
版式设计 张 璐

出版 中国医药科技出版社
地址 北京市海淀区文慧园北路甲 22 号
邮编 100082
电话 发行：010－62227427 邮购：010－62236938
网址 www. cmstp. com
规格 889×1194mm 1/16
印张 24 1/4
字数 588 千字
版次 2016 年 10 月第 1 版
印次 2016 年 10 月第 1 次印刷
印刷 北京市昌平百善印刷厂
经销 全国各地新华书店
书号 ISBN 978－7－5067－8228－9
定价 48. 00 元

全国普通高等医学院校五年制临床医学专业“十三五”规划教材

出版说明

为面向全国省属院校五年制临床医学专业教学实际编写出版一套切实满足培养应用型、复合型、技能型临床医学人才需求和“老师好教、学生好学及学后好用”的五年制临床医学专业教材，在教育部、国家卫生和计划生育委员会、国家食品药品监督管理总局的支持下，根据以“5+3”为主体的临床医学教育综合改革和国家医药卫生体制改革新精神，依据“强化医学生职业道德、医学人文素养教育”“提升临床胜任力”“培养学生临床思维能力和临床实践操作能力”等人才培养要求，在中国工程院副院长、第四军医大学原校长、中华医学会消化病学分会原主任委员樊代明院士等专家的悉心指导下，中国医药科技出版社组织全国近100所以省属高等医学院校为主体的具有丰富教学经验和较高学术水平的550余位专家教授历时1年余的编撰，全国普通高等医学院校五年制临床医学专业“十三五”规划教材即将付梓出版。

本套教材包括五年制临床医学专业理论课程主干教材共计40门。将于2016年8月由中国医药科技出版社出版发行。主要供全国普通高等医学院校五年制临床医学专业教学使用，基础课程教材也可供基础医学、预防医学、口腔医学等专业教学使用。

本套教材定位清晰、特色鲜明，主要体现在以下方面：

1. 切合院校教学实际，突显教材针对性和适应性

在编写本套教材过程中，编者们始终坚持从全国省属医学院校五年制临床医学专业教学实际出发，并根据培养应用型临床医学人才的需求和基层医疗机构对医学生临床实践操作能力等要求，结合国家执业医师资格考试和住院医师规范化培训新要求，同时适当吸收行业发展的新知识、新技术、新方法，从而保证教材内容具有针对性、适应性和权威性。

2. 提升临床胜任能力，满足应用型人才培养需求

本套教材的内容和体系构建以强化医学生职业道德、医学人文素养教育和临床实践能力培养为核心，以提升临床胜任力为导向，体现“早临床、多临床、反复临床”，推进医学基础课程与临床课程相结合，转变重理论而轻临床实践、重医学而轻职业道德、人文素养的传统观念，注重培养学生临床思维能力和临床实践操作能力，满足培养应用型、复合型、技能型临床医学人才的要求。

3. 体现整合医学理念，强化医德与人文情感教育

本套教材基础课程与临床课程教材通过临床问题或者典型的案例来实现双向渗透与重组，

各临床课程教材之间考虑了各专科之间的联系和融通，逐步形成立体式模块课程知识体系。基础课程注重临床实践环节的设置，以体现医学特色，医学专业课程注重体现人文关怀，强化学生的人文情感和人际沟通能力的培养。

4. 创新教材编写模式，增强内容的可读性实用性

在遵循教材“三基、五性、三特定”的建设规律基础上，创新编写模式，引入“临床讨论”（或“案例讨论”）内容，同时设计“学习要求”“知识链接”“本章小结”及“练习题”或“思考题”模块，以增强教材内容的可读性和实用性，更好地培养学生学习的自觉性和主动性以及理论联系实践的能力、创新思维能力和综合分析能力。

5. 搭建在线学习平台，立体化资源促进数字教学

在编写出版整套纸质教材的同时，编者与出版社为师生均免费搭建了与每门纸质教材相配套的“爱慕课”在线学习平台（含电子教材、教学课件、图片、微课、视频、动画及练习题等教学资源），使教学内容资源更加丰富和多样化、立体化，更好地满足在线教学信息发布、师生答疑互动及学生在线测试等教学需求，促进学生自主学习，为提高教育教学水平和质量，实现教学形成性评价等、提升教学管理手段和水平提供支撑。

编写出版本套高质量教材，得到了全国知名专家的精心指导和各有关院校领导与编者的大力支持，同时本套教材专门成立了评审委员会，十余位院士和专家教授对教材内容进行了认真审定并提出了宝贵意见，在此一并表示衷心感谢。出版发行本套教材，希望受到广大师生欢迎，并在教学中积极使用本套教材和提出宝贵意见，以便修订完善，共同打造精品教材，为促进我国五年制临床医学专业教育教学改革和人才培养作出积极贡献。

中国医药科技出版社

2016年7月

全国普通高等医学院校五年制临床医学专业“十三五”规划教材

教材建设指导委员会

罗晓红（成都中医药大学）

金美玲（复旦大学附属中山医院）

赵小菲（成都中医药大学）

郝岗平（泰山医学院）

段　斐（河北大学医学院）

姚应水（皖南医学院）

夏超明（苏州大学医学部）

高凤敏（牡丹江医学院）

郭艳芹（牡丹江医学院）

郭崇政（长治医学院）

席　彪（河北医科大学）

曹颖平（福建医科大学）

韩光亮（新乡医学院）

强　华（福建医科大学）

窦晓兵（浙江中医药大学）

金子兵（温州医科大学）

郑　多（深圳大学医学院）

赵幸福（江南大学无锡医学院）

柳雅玲（泰山医学院）

费　舟（第四军医大学）

夏　寅（首都医科大学附属北京天坛医院）

钱睿哲（复旦大学基础医学院）

郭子健（江南大学无锡医学院）

郭晓玲（承德医学院）

郭嘉泰（长治医学院）

黄利华（江南大学无锡医学院）

彭鸿娟（南方医科大学）

游言文（河南中医药大学）

路孝琴（首都医科大学）

全国普通高等医学院校五年制临床医学专业“十三五”规划教材

教材评审委员会

全国普通高等医学院校五年制临床医学专业“十三五”规划教材

书 目

序号	教材名称	主编	ISBN
1	医用高等数学	吕 丹 张福良	978-7-5067-8193-0
2	医学统计学	吴学森	978-7-5067-8200-5
3	医用物理学	张 燕 郭嘉泰	978-7-5067-8195-4
4	有机化学	林友文 石秀梅	978-7-5067-8196-1
5	生物化学与分子生物学	郝岗平	978-7-5067-8194-7
6	系统解剖学	付升旗 游言文	978-7-5067-8198-5
7	局部解剖学	李建华 刘学敏	978-7-5067-8199-2
8	组织学与胚胎学	段 斐 任明姬	978-7-5067-8217-3
9	医学微生物学	王桂琴 强 华	978-7-5067-8219-7
10	医学免疫学	张荣波 邹义洲	978-7-5067-8221-0
11	医学生物学	张 闻 郑 多	978-7-5067-8197-8
12	医学细胞生物学	丰慧根 窦晓兵	978-7-5067-8201-2
13	人体寄生虫学	夏超明 彭鸿娟	978-7-5067-8220-3
14	生理学	叶本兰 明海霞	978-7-5067-8218-0
15	病理学	柳雅玲 王金胜	978-7-5067-8222-7
16	病理生理学	钱睿哲 何志巍	978-7-5067-8223-4
17	药理学	邱丽颖 张轩萍	978-7-5067-8224-1
18	临床医学导论	郑建中	978-7-5067-8215-9
19	诊断学	高凤敏 曹颖平	978-7-5067-8226-5
20	内科学	吴开春 金美玲	978-7-5067-8231-9
21	外科学	郭子健 费 舟	978-7-5067-8229-6
22	妇产科学	吕杰强 罗晓红	978-7-5067-8230-2
23	儿科学	孙钰玮 赵小菲	978-7-5067-8227-2
24	中医学	杨 柱	978-7-5067-8212-8
25	口腔科学	王旭霞 杨 征	978-7-5067-8205-0
26	耳鼻咽喉头颈外科学	夏 寅 林 昶	978-7-5067-8204-3
27	眼科学	卢 海 金子兵	978-7-5067-8203-6
28	神经病学	郭艳芹 郭晓玲	978-7-5067-8202-9
29	精神病学	赵幸福 张丽芳	978-7-5067-8207-4
30	传染病学	王勤英 黄利华	978-7-5067-8208-1
31	医学心理学	朱金富 林贤浩	978-7-5067-8225-8
32	医学影像学	邢 健 刘挨师	978-7-5067-8228-9
33	医学遗传学	李永芳	978-7-5067-8206-7
34	核医学	王雪梅	978-7-5067-8209-8
35	全科医学概论	路孝琴 席 彪	978-7-5067-8192-3
36	临床循证医学	韩光亮 郭崇政	978-7-5067-8213-5
37	流行病学	冯向先	978-7-5067-8210-4
38	预防医学	姚应水	978-7-5067-8211-1
39	康复医学	杨少华 张秀花	978-7-5067-8214-4
40	医学文献检索	孙思琴	978-7-5067-8216-6

注:40门主干教材均配套有中国医药科技出版社“爱慕课”在线学习平台。

前言

PREFACE

本次全国普通高等医学院校五年制临床医学专业“十三五”规划教材《医学影像学》教材的编写，是贯彻《国家中长期教育改革和发展规划纲要》（2010－2020年）“重点扩大应用型、复合型、技能型人才培养规模”的高等教育教学改革精神，适应以“5＋3”为主体的我国临床医学人才培养模式，贯彻了“早临床、多临床、反复临床”，坚持“三基”（基本理论、基本知识、基本技能）、“五性”（思想性、科学性、先进性、启发性、适用性），同时继承传统教材的优点，并注重培养医学生运用影像学知识解决临床实际问题的能力。

本教材包含了影像诊断学、超声诊断学和介入治疗学等方面的内容。全书分为11章，分别为总论、呼吸系统、循环系统、乳腺、消化系统、泌尿与生殖系统、骨骼肌肉系统、中枢神经系统、头颈部、儿科医学影像诊断学及介入放射学。本教材的特色是：面向普通基层院校教学需求，创新编写模式，把医学生职业素养和临床能力培养作为关键点，内容与国家执业医师资格考试、住院医师规范化培训考核相结合。同时为满足教学资源的多样化，本教材配套有“爱慕课”在线学习平台（包括电子教材、教学大纲、教学指南、视频、课件、题库、图片等），从而使教材内容立体化、生动化，易教易学。本教材供全国普通高等医学院校临床、预防、口腔、影像等医学类专业师生教学使用。

在本次编写中，参编的院校给予了大力的支持，编者付出了艰辛的劳动，在此深表谢意！在编写过程中，我们参考了国内外部分专家、教授的著作和教材，在此一并表示衷心感谢！

全体编写人员以高度的责任感，竭尽全力努力工作，但缺点和不足难以避免，恳请广大师生批评指正。

编　者

2016年3月

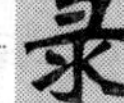

目录

CONTENTS

第一章　总　论

医学影像诊断学（medical diagnostic imaing）是一门运用各种影像检查设备（包括X线、CT、MRI或超声等）使人体内部组织结构及器官成像，通过影像对人体内部组织结构、器官解剖、生理功能及病理变化进行了解，以实现疾病诊断的学科，其包括X线诊断学、CT诊断学、MRI诊断学、超声诊断学、核医学及介入放射学几部分，是临床诊断的重要组成部分，对临床疾病的诊治起着重要作用。且随着医学影像设备的快速发展及影像诊断水平的不断提高，使各临床学科对影像检查及诊断的依赖性逐渐增加。

本书主要包括X线、CT、MRI、超声及介入放射学诊断学内容，不包括核医学，其另有教材专门讲述。

第一节　影像诊断原则和步骤

一、影像诊断原则

无论是X线检查、超声检查、CT检查或MRI检查，其中绝大多数成像技术及检查方法的诊断均是以图像变化为基础的。因此，熟悉图像的正常表现，发现和辨认异常表现是作出正确诊断的前提条件。通常正确的影像诊断应遵循以下原则。

1. 熟悉正常影像表现　熟悉不同成像技术和检查方法的正常影像表现非常重要，这是辨认异常表现的先决条件。人体各个系统和部位常常存在一些解剖上的变异；在不同性别和年龄组的器官和结构之间亦可存在差异；在不同成像技术和检查方法中，图像上还可产生不同程度和形式的伪影。作为一名临床医师，不但要熟悉各种成像技术和检查方法的典型正常表现，而且还应学习和掌握诸如上述所谓“不典型”正常表现，避免将它们误为异常而导致错误诊断。

2. 辨认异常影像表现　辨认图像异常表现是以熟悉正常影像表现为前提条件的。在此基础上，发现受检器官和结构的形态、密度、回声和信号强度是否发生改变，当发现图像有不正常表现时，应进一步运用所掌握的知识确定是否代表病理改变所引起的异常表现。为了不遗漏图像上的异常表现，应该有序、全面、系统地进行观察，并养成良好的阅片习惯。例如，在阅读胸片时，应由外向内依次观察胸壁、肺、肺门、纵隔、心脏，在观察肺部时，亦应自肺尖至肺底、自肺门到肺周有顺序地进行观察。CT和MRI检查时，获得为数众多的图像，对每幅图像亦都需要认真、仔细的观察，即使是通过图像后处理所获得的重组图像或三维图像，阅读时也要参考原图像，只有这样才不至于遗漏和忽略明显或不明显的异常表现。

3. 异常影像表现的分析与归纳

（1）病变的位置及其分布。

（2）病变的数目。

（3）病变的形状。

（4）病变的边缘。

（5）病变的密度、回声和信号强度。

（6）邻近器官和组织改变。

（7）器官功能的改变。

病人进行影像学检查时，可能仅应用一种成像技术中的某一种检查方法，也有可能应用一种成像技术中的多种检查方法，还有可能应用多种成像技术的不同检查方法，临床诊断中应对各种信息进行综合分析归纳。

4. 疾病的综合性诊断 依据图像上的异常影像表现，通过评估这些异常表现所反映的病理变化，可以做出初步的影像学诊断，进一步还需结合临床资料进行综合诊断。由于病变的异常表现常常缺乏特异性，相同的异常表现可以在不同疾病中出现，此即所谓“异病同影”。此外，同一疾病也可因发展阶段不同或类型不同而有不同的异常表现，此即所谓“同病异影”。影像诊断一般包括以下三种情况。

（1）肯定性诊断 患者影像资料齐全，疾病本身具有特征性征象，即可做出明确诊断。

（2）可能性诊断 通过对获取影像信息进行分析，尚不能做出确定疾病的性质，只能提出某种或某几种疾病的可能，多数建议进一步检查或定期随诊观察或实验性诊断治疗。

（3）否定性诊断 即通过相关影像学检查，排除一些疾病，但是注意它有一定限度，因为疾病从发生到出现相应影像特征需要一个过程，在这个时间段内影像学检查为阴性，下一个时间段影像学检查为阳性征象。

影像学自身是一个整体体系，虽然各种成像技术原理不同，但都是使人体内部结构及器官形成影像，各种成像手段均以其独特的成像原理多角度直接或间接反映人体疾病的本质。各种影像检查方法之间是互补的，因此，很多种情况下常需要不同影像检查提供的信息相互补充、相互参考、相互对照，多角度反映疾病本质，从而得出准确的诊断。

此外，影像学检查也有一定的局限性，影像学检查虽然是重要的临床诊断方法，甚至是某些疾病的主要诊断方法，但是仍然有一些限度。并非所有疾病行影像学检查都能发现异常改变。即使影像学检查发现异常表现，由于通常反映的是大体病理所见，并非组织学表现，因此对这些异常表现并非全能作出正确的定性诊断，这是影像学检查的限度。

二、影像诊断步骤

1. 了解患者病史及影像检查资料 阅片之前，应当详细了解病人病史及相关检查资料，使得阅片既全面有重点，利于做出明确的诊断。

2. 明确图像成像技术及检查方法 影像图像上相关信息，包括以下几点。①患者信息，如患者姓名、性别、年龄、检查日期等；②成像技术条件：如X线要了解所需的kV、mA等，CT检查要了解扫描序号，kV、mA、层厚、平扫还是增强扫描、窗技术以及感兴趣的大小、CT值等，对MRI图像分析，要明确各图像的扫描序列，是T_1WI或T_2WI或压脂、压水序列等，这是因为不同组织器官选用不同参数序列脉冲扫描时，它们MRI征象不尽相同。上述这些都是影像读片的基础。

3. 明确所分析的图像是正常或异常 要明确分析图像正常与否，通常掌握以下几点。①掌握基础解剖学知识。要熟悉正常解剖学知识，了解相关变异，这是辨认正常影像的基础，此外不要把正常的误认为病变，如把肝门或肺门大血管误认为肿大淋巴结等。②熟悉不同器官组织的密度或信号特点。如：水的CT值一般为0HU，骨组织的CT值较高达数百或数千，脂肪组织密度稍低，CT值一般不到－100HU，气体为低密度，CT值约负几百等；③了解部分容积效应对影像检查的影响，勿将横膈顶、肾脏上下极误认为病变，应连续观察上下层面观察分析图像；④熟悉影像检查常见的伪影：如患者屏气不佳造成的呼吸伪影，后颅窝CT骨伪影等，这些均可影响图像正常与否的观察。

4. 具体分析病灶的详细情况 包括病灶所在位置、密度、大小、形态、数目、边缘、周围情况、功能及动态变化情况等。

5. 综合临床资料做出影像诊断 在做出影像学诊断结论时，应遵循实事求是的原则，因为不是所有的疾病都能做出定性诊断，定性诊断率的高低与选用影像检查方法相关，如：普通X线检查对某些疾病的诊断率低，而CT及MRI对某些疾病的定性诊断率很高；此外还与医生的临床经验及影像学诊断经验有关，因此能明确诊断的，就不能模糊诊断，若定性诊断困难的，可根据疾病的情况，结合临床，提出几种疾病可能，建议进一步检查或随诊复查或治疗后复查，如有必要还建议穿刺活检或外科诊治等。

第二节 X线成像

1895年，德国物理学家伦琴偶然发现一种高能量、肉眼看不见、穿透力很强、且能使荧光物质发光的射线，称之为X线。不久X线被迅速应用到医学领域，至今被广泛应用于临床已百年余。

（一）X线成像原理

X线能使人体组织结构成像，其基础包括两点：①X线的基本特征，包括X线的穿透性、荧光效应和感光效应；②人体各部位不同组织结构之间的密度及厚度不尽相同。所以当X像穿过人体时，不同组织对X线的吸收程度不同，透过的X线到达胶片或荧光屏就会出现差异，由于荧光效应及感光效应，这种差异就在荧光片或胶片上表现出明暗或黑白灰度的对比影像。

当组织结构发生疾病时，其相应的组织密度及厚度会发生变化，当组织结构改变达到一定程度时，此时影像上正常的黑白灰对比发生变化，这就是X线检查对疾病诊断的基本原理。

（二）X线检查方法

X线检查主要包括：常规检查、特殊检查及造影检查。

1. 常规检查

（1）X线摄影 简称拍片，应用范围广，可用于全身各部位，接受X线剂量较少，多包括正位片和侧位片，以胸部正侧位为例（图1－1）。

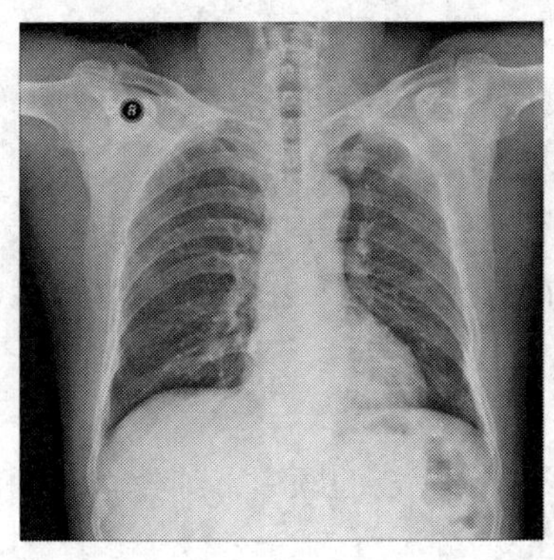

A

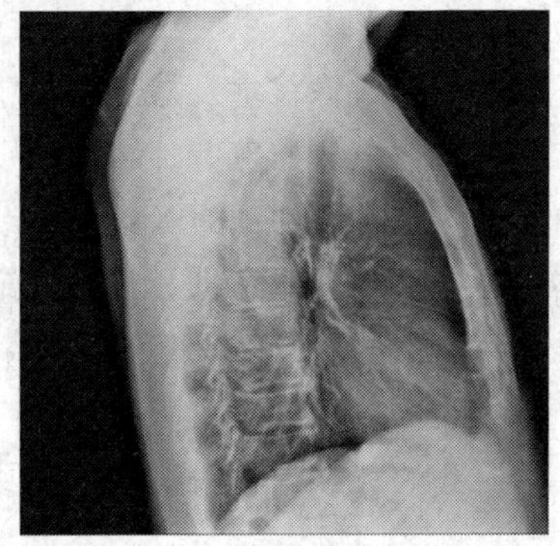

B

图1－1 正常胸部正侧位片

A. 胸部正位片；B. 胸部侧位片

（2）透视 简便而快捷的检查方法，主要用于胃肠道钡剂造影及介入治疗等。

2. 特殊检查

（1）体层摄影 CR或DR这一检查技术，可以获取某特定层面组织结构的影像，为准确诊断提供丰富信息，现已不用。

（2）软X线摄影 主要采用钼靶或铑靶X线管摄影技术，常用于乳腺X线检查。

（3）X线减影技术 采用X线减影技术，可以获得单纯软组织或骨组织的图像，提高疾

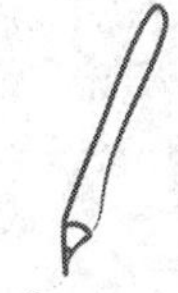

病诊断性能。

3. 造影检查 造影检查是指通过人工对比或器官自身产生对比并显影的过程称之为造影检查。所谓天然对比是指因人体组织厚度及密度差异，对X线吸收程度不同，穿过人体后达X线胶片或荧光片上显影有所不同。而人工对比是指缺乏天然对比剂的组织结构或器官，将人工对比剂引入至器官或其周围间隙，从而产生对比。

造影剂分类：①高密度造影：包括碘剂和钡剂，水溶性碘分为离子型和非离子型。②低密度造影剂：主要为气体。

造影方式包括直接引入和间接引入两种。

造影检查的选择原则：安全、准确、方便、经济。

造影注意事项：①熟悉适应证，选择好的检查方法及术式，向患者说明可能出现的问题；②掌握禁忌证，如甲亢、恶病质及高龄人员应禁用或慎用碘剂；③对于碘剂或麻醉剂，应做试敏。

（三）X线成像特征

X线成像通常具有以下特点。

（1）图像上的黑白灰度反映的是组织结构的密度，图像的黑、白、灰影像，在诊断报告上称之为低密度、高密度及中等密度。影像上的密度与组织结构的固有密度属于两个不同的概念，密度代表影像上的黑、白度，而组织固有密度则表示组织结构单位体积的质量，二者间有一致性的关系，比如骨骼组织的固有密度大，呈高密度影，当病变造成影像密度改变时，诊断描述为密度增高或减低。

（2）X线为组织结构叠加图像：X线穿过人体某部位时，不同组织结构的密度和厚度投影的叠加。这种叠加投影可使某些疾病影像较难显示。例如，胸部正、侧位平片即为胸廓软组织、骨组织、肺组织及心脏大血管等结构影像的叠加。因此对于心脏后方的病变就难以显示。

（四）X线图像阅读方法

1. 了解患者病史及影像检查资料。

2. 阅X线图像前，应当详细了解病人病史及相关检查资料，使得阅片既全面又有重点，利于做出明确的诊断。

3. 明确图像成像技术及检查方法 影像图像上相关信息，包括以下几点。

（1）患者信息 如患者姓名、性别、年龄、检查日期等；

（2）成像技术条件 阅X线片时，首先应该观察图像的质量，是否符合诊断要求。一张的好的影像胶片，必须做到：检查位置正确；图像黑白对比度鲜明；细微结构清楚显示；图像清洁无污及伪影；图像标记正确（编号、左右、姓名及性别）等。

4. 系统全面细致观察

（1）有序的观察X线片，要想做到不漏诊，就应该按照一定的顺序，细致全面的阅读X线片。

（2）病变观察的重点 ①病变的位置及分布；②病变的数目；③病变的大小；④病变的形状；⑤病灶的边缘；⑥病灶的密度；⑦器官自身功能改变；⑧病灶周围组织改变；⑨临床资料。

5. 客观的逻辑分析及判断 经X线影像观察后取得的大量信息后，产生了很多印象，应经过科学的分析和研究，方可得到正确诊断。进行综合分析时，一定把X线表现和临床资料紧密结合起来。应该注意以下问题：性别、年龄、体形、体征、职业史和接触史。

特别注意，X线的诊断有一定的局限性，X线检查仅能分辨四种密度，如能诊断胸腔积液，但并不能辨别是胸腔积水、脓胸或血胸。

总之，X线诊断通常以下三种情况：①确诊，即肯定性诊断；②否定性诊断，即排除某些疾病，此举应慎重；③可能性诊断，经X线诊断，不能确定疾病的性质，列出几种可能，可能性最大者应放首位。

第三节　CT　成　像

CT 成像即计算机断层体层成像，该技术是 40 年来医学界最为突出的成就之一，是由英国工程师 Hounsfield 设计的，并于 1971 年应用于临床，且迅速在全世界范围内推广，CT 的使用快速推动了医学影像学的发展。

一、CT 成像的原理

CT 成像是运用高度准确的 X 线束，围绕人体某一部位一定厚度的横断层面进行扫描，每个选定层面分成若干体积相同的长方体或立方体，即体素。然后由灵敏度极高的探测器采集穿过的 X 线，并通过模/数（A/D）转换器转换为数字信息，并将上述数字信息传至电子计算机运算处理，得到该层面各点的 X 线吸收系数值，这些数据形成图像的矩阵，而数字矩阵中的每个数字用不同黑、白程度灰阶的小方块表示，称之为像素。由此，人体断层结构就得以在显示器或胶片上显示，即 CT 图像。

CT 成像原与传统 X 线相比不尽相同，但其也是利用 X 线穿透人体，根据人体厚度及密度不同，其衰减吸收不同而产生影像对比，与 X 线比，CT 成像有两点不同，第一，使人体一定厚度的断层面进行成像；第二，主要经过模/数（A/D）转换进行成像。所以，传统 X 线上的黑、白、灰度等，同样使用于 CT 图像的诊断描述。对于人体组织结构的病变造成 CT 图像密度的改变时，亦称之为高密度、低密度或混杂密度病灶。此外与 X 线不同的是其采用窗宽技术，即疾病图像除了用高、中、低密度表示外，还可以用 CT 值这一量化指标，单位为亨氏单位（Hounsfield unit），HU 来表示，人体不同组织结构及疾病的 CT 值范围为 -1000 至 +1000HU。要使图像上感兴趣区域的组织结构实现最佳的观察效果，要根据其 CT 值的范围，选用不同的窗设置（window setting），主要有窗宽（window width）及窗位（window level）。例如肺 CT 片，肺窗（窗宽阅 1500HU、窗位 -700HU）肺组织及病变显示最佳，而纵隔窗则为（窗宽 400HU　窗位 35HU）。

二、CT 检查方法

CT 检查方法有多种，要根据实际需要选择检查方式。

1. CT 平扫　平扫是指不用对比剂（胃肠道对比除外）的扫描，常规先做平扫。如脑出血、肾囊肿、胆结石等疾病平扫即可做出诊断，例如鼻窦炎 CT 就可诊断（图 1-2）。

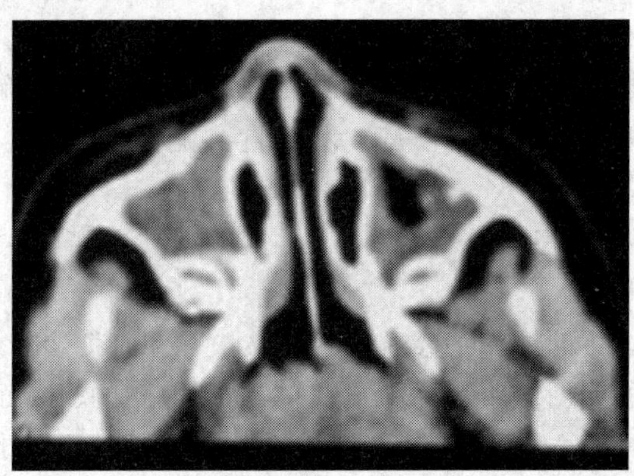

图 1-2　鼻窦 CT 软组织窗

双侧上颌炎症 CT 表现，双侧上颌窦黏膜增厚

2. 增强 CT 检查 对于 CT 平扫发现的病变，但是难以定诊，或平扫不能发现的病变，需要增强检查。所谓增强检查是指经静脉注入水溶性碘对比剂后再行扫描的方法，称之为增强检查。但要注意造影剂禁忌证。增强检查时，病变及正常组织内因碘对比剂注入而密度增高，称之为强化。根据病灶有无强化、强化程度和方式，利于疾病定性诊断。增强检查包括以下几种：①普通增强检查，多用于颅脑疾病诊断；②多期增强检查，主要动态观察病灶强化程度随时间变化情况，有助于病变定性，多用于腹部及盆腔病变的诊断，如肝脏海绵状血管瘤 CT 平扫不能诊断，多期 CT 增强就可确定诊断（图 1－3）；③CT 血管成像（CT angiography，CTA）用于血管病变的诊断，如动脉栓塞等；④CT 灌注成像（CT perfusion imaing）是一种功能成像，主要用于急性梗死性疾病，经过分析被检器官及相应病变的各类灌注参数图，能反映毛细血管水平的血流灌注情况。

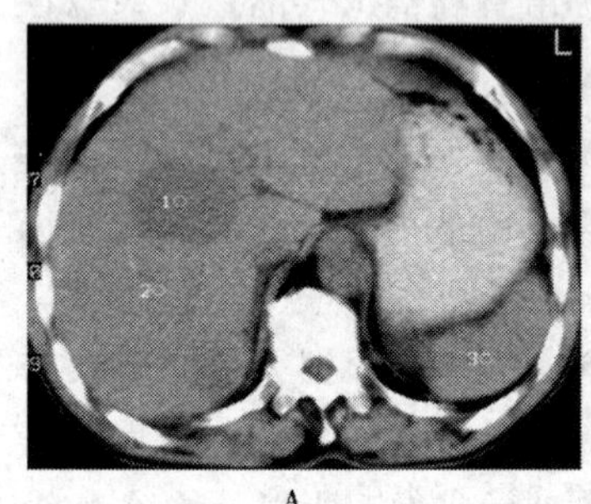
A

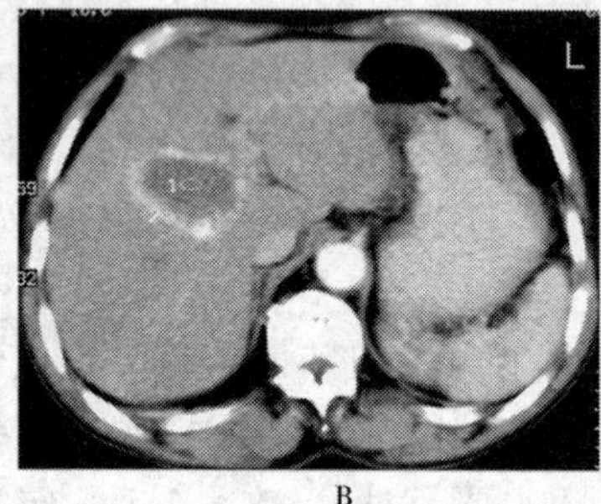
B

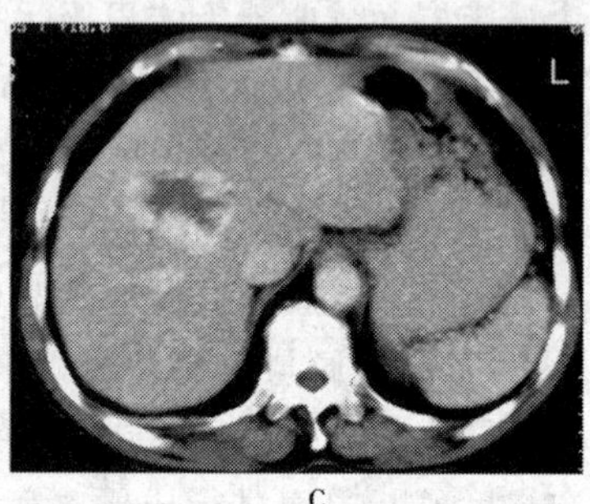
C

图 1－3 肝脏 CT 检查

A. 肝脏 CT 平扫：肝内见类圆形稍低密度影；B. 肝脏 CT 增强动脉期病灶边缘呈结节样强化；C. 肝脏 CT 增强延迟期病灶强化区明显增大，结合 CT 平扫及增强扫描病灶符合海绵状血管瘤

3. 能谱 CT 检查 能谱 CT 是近年来新发展的 CT 检查技术，主要用于提升图像的显示能力，消除伪影及虚拟平扫（仅有增强检查，对于增强检查，采用物质分离技术，能同时获得 CT 平扫图像），也用于肿瘤诊断及鉴别诊断。能谱 CT 有其独特的功能：①扫描层面各类单能量 CT 图像；②测取各层单能量图像上不同组织结构或疾病的 CT 值，并描绘出能谱 CT 值曲线（spectral HU curve），检查能谱曲线；扫描层面不同物质密度的 CT 图像。

4. 图像后处理技术 包括二维、三维图像处理技术及仿真内窥镜处理技术，即把扫描获得容积数据，经过计算机软件处理，获得新的更容易显示病变的方式，以用于观察和分析。

三、CT 成像特征

CT 成像通常有以下特征。

（1）在 CT 图像上，是通过黑、白、灰度来反映人体组织结构的不同密度。

（2）CT 图像是由多幅连续横断面影像组成，因此影像无重叠，解剖关系明确。

（3）CT 图像黑、白、灰对比度受窗宽技术影响。就同一层图像，采用不同的窗宽技术，可获取不同灰度的图像。

（4）增强 CT 扫描使得组织结构密度发生变化。图像上，若注射碘剂量不同，其组织结构密度也会改变。

（5）各种图像后处理，如多层面重组、三维重建，使得 CT 诊断变得更加准确。

总之，CT 扫描是一种无创伤性诊断方法，它能提供真正的横断面图像，去除了不同器官及病灶重叠影像带来图像观察的干扰，还能提供受检层面脏器及病灶的细节，其定位准确性很高。而且其操作简单、安全，在患者无痛的情况下即可完成。此外，经测量受检者在 CT 扫描过程中所受射线量均在安全范围内。但 CT 也有一定的局限性，第一，对疾病诊断的敏感性高，但特异性差。第二检查费用较高，难以作为常规检查对疾病进行筛查等。

四、CT诊断方法

1. 熟悉图像上的常用标记　姓名、性别、检查日期及增强检查等。

2. 确定CT图像是否正常　但是要注意以下几点：

（1）熟悉正常断面解剖学结构。

（2）熟悉相邻脏器间或器官内不同组织的CT密度。

（3）熟悉部分容积效应对CT检查的影响。

（4）掌握CT图像上的常见伪影类型。

3. CT图像上疾病的定位　异常病变的定位，需要我们掌握系统解剖及断面解剖等相关基础知识，方能对疾病进行正确的定位，方能正确地评估病变侵犯的范围及程度。

4. 对异常病变进行定性诊断　其实整体上评价CT的定性准确率并不高，但是某些疾病的定性准确率可高到95%，而定性诊断率的高低，在一定程度上与医生的临床经验和影像学诊断经验有关。

与X线阅片一样，CT阅片程序大体上可分为四个步骤。

（1）了解相关病史及其他检查资料，确保CT阅片既全面又重点，一定程度上提高CT定性诊断。

（2）原则上先阅CT平扫片，后阅CT增强扫描片。CT平扫能对病灶是等、低、高密度或是钙化灶进行判断；而增强扫描可判断病灶有无强化。

（3）按顺序阅片，通常以扫描层面先后为序，可以从上到下，亦可以从下到上有顺序地逐层阅片，这对识别部分容积效应有很大帮助，也避免把某些管道性正常器官误认为病变或肿瘤。

（4）阅读不同窗宽及窗高技术条件的CT图像。“窗宽”和“窗高”是依据检查目的的要求及检查部位确定的，合适的“窗宽”、“窗高”的CT图像才能避免漏诊或误诊。

第四节　磁共振成像

磁共振成像（magnetic resonance imaging，MRI），是利用核磁共振（nuclear magnetic resonance，NMR）原理，根据所释放的能量在物质内部不同结构环境下不同的衰减，通过外加的梯度磁场检测所发射出的电磁波，就可得知构成这一物体原子核的位置及种类，由此可以绘制成物体内部的结构图像。这是一种崭新的成像技术，并极大的推动医学影像诊断学的发展。

一、磁共振成像原理

磁共振成像的原理比较复杂，对于磁共振原理的理解包括以下几点。

1. 人体在静磁场中产生的纵向磁矢量及 ^{1}H 进动。人体内富含 ^{1}H，尤其是带电质子，通常是原子核中质子和中子为奇数的 ^{1}H，其具有自旋特性可以产生磁矩，就如一个小磁体。通常体内 ^{1}H 排列混乱，磁矩间相互抵消；一旦进入静磁场即强外磁场内，则按外磁场磁力线方向有序排列，产生一个纵向磁矢量。同时，上述 ^{1}H 的自旋轴围绕磁力线做锥形进动（procession），而进动频率则与外磁场场强呈正比。

2. 施加特定的射频脉冲以产生磁共振现象。静磁场内人体发射特定频率，即 ^{1}H 进动频率一致的射频脉冲，既而 ^{1}H 吸收能量而发生磁共振现象。接受射频脉冲的 ^{1}H 有两种变化：①吸收能量的 ^{1}H 排列方向与磁力线方向相反，导致纵向磁矢量变小、甚至消失；② ^{1}H 呈同步、同相位进动，而产生横向磁矢量。

3. 撤销射频脉冲后 ^{1}H 恢复至原始状态并产生MR信号。停止发生射频脉冲后，^{1}H 快速

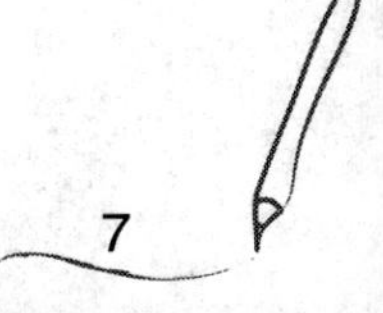

恢复到原来的平衡状态，这个过程称为弛豫过程（relaxation process），其需要的时间称为弛豫时间（relaxation time）。有两种弛豫时间：一是纵向磁矢量恢复的时间，即纵向弛豫时间（longitudinal relaxation time），也称之为 T_1 弛豫时间，简称 T_1；二是横向磁矢量的衰减及消失时间，即横向弛豫时间（transverse relaxation time），也称之为 T_2 弛豫时间，简称 T_2。产生共振的 ^1H 在弛豫过程中，就会形成 T_1 值及 T_2 值标志的 MR 信号。

4. 获取、处理 MR 信号并重建为 MR 图像。就反映人体组织结构 T_1 值及 T_2 值所获得的 MR 信号，通过采集、编码、计算等一系列复杂的处理，就可重建为 MRI 灰阶图像。

MRI 图像上的黑白灰度对比差异，与组织间弛豫时的不同相关，然而与 X 线、CT 及声图像上的灰度概念有所不同，MRI 检查包括两种基本成像：一种是以反映组织间 T_1 值的差异为主，即 T_1 加权成像（T_1 weighted imaging，T_1WI）；另一种是以反映组织间 T_2 值的差异为主，称为 T_2 加权成像（T_2 weighted imaging，T_1WI）。人体内各种组织结构和病变，都有相对恒定的 T_1 值及 T_2 值。MRI 检查就是以图像上代表 T_1 值及 T_2 值的黑白灰度及改变，来达到病变检出的目的并对其进行诊断。

与 X 线、CT 不同的是，MRI 图像上的黑白灰度是用信号强度表示，即白影称为高信号；灰影称为中等信号；黑影称为低信号或无信号。对于 T_1WI 图像，T_1 弛豫时间短的组织表现为高信号。对于 T_2WI 图像，T_2 弛豫时间长的组织显示为高信号。表 1－1 列出人体常见几种组织在 T_1WI 及 T_2WI 像上信号强度及影像灰度。

表 1－1　几种组织在 T_1WI 及 T_2WI 像上信号强度及影像灰度

	脑白质	脑灰质	水及脑脊液	肌肉	脂肪	骨皮质	脊髓
T_1WI	较高	中等	低	中等	高	低	高
	白灰	灰	黑	灰	白	黑	白
T_2WI	中等	较高	高	中等	较高	低	中等
	灰	白灰	白	灰	白灰	黑	灰

此外，磁共振检查亦有一定局限性，人体内有金属置换物体，如钢板、钢钉、心脏支架、临床幽闭症患者及严重躁动患者均不能做磁共振检查。

二、MRI 检查方法

（一）MRI 平扫

1. 普通平扫检查　对于无特殊要求的人体各部位的检查，即常规检查，通常包括轴位 T_1WI 像及 T_2WI 像，必要时加扫矢状位及冠状位，像脑梗死、胆结石等平扫就可诊断，胆结石为例（图 1－4）。

2. 特殊平扫检查　主要包括以下几种。

（1）脂肪抑制技术　主要包括 T_1WI 像及 T_2WI 像，能明确病变内是否含有脂肪，利于脂类病变的诊断及鉴别。

（2）梯度回波同、反相位 T_1WI 技术　对于含有脂质的病变，如脂肪肝的诊断。

（3）水抑制 T_2WI 技术　能抑制自由水，主要用于脑室、脑沟裂区 T_2WI 像高信号病灶。

（4）磁敏感成像技术（SWI）　是反映组织间磁敏感差别的技术，能清晰显示出血灶、小静脉及铁质沉积病变。

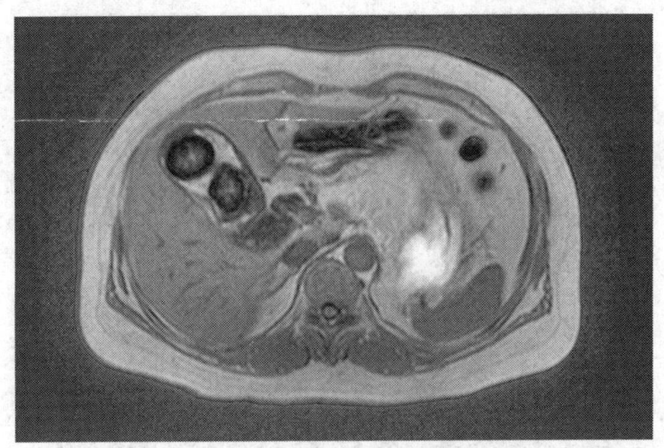

图 1-4 MRI 平扫 T_1WI 轴位

MRI T_1WI 横轴位示胆囊腔内见多个结节样稍高及低信号，诊断为胆囊多发结石

（二）MRI 增强检查

1. 普通增强扫描 主要用于颅脑疾病诊断。

2. 多期增强扫描 主要用于动态观察病灶化程度随时间变化情况，常用于腹部及盆腔病变检查。

3. 超顺磁性对比剂检查（SPIO） 用于肝脏肿瘤诊断及鉴别诊断。

4. 肝细胞特异性对比剂增强检查 主要用于肝癌的诊断与鉴别诊断。

（三）血管成像

用于血管疾病诊断，效果不及 CTA，包括动脉血管成像（MRA）和静脉血管成像（MRV）。

1. MRA 包括普通 MRA（图 1-5）及增强 MRA 两种，前者无需造影剂，但显示效果欠佳，后者需要经静脉注入 Gd-DTPA，对于血管细节，尤其小血管的显示优于前者。

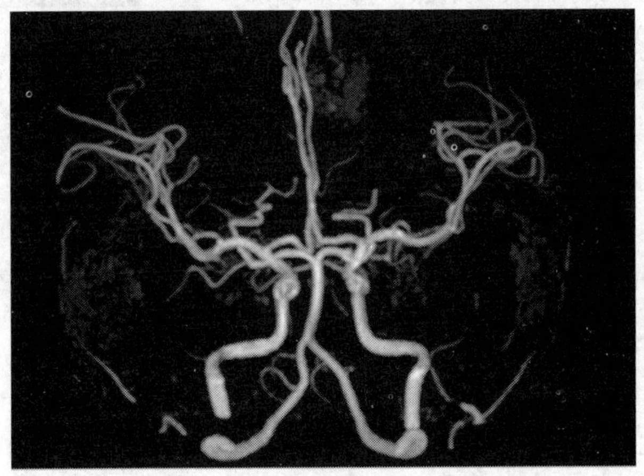

图 1-5 颅内动脉成像 MRA

2. MRV 包括普通 MRV 及增强 MRV，前者无需造影剂，但显示效果欠佳，后者需要经静脉注入 Gd-DTPA，效果明显优于前者。

普通 MRA，双侧颈内动脉、大脑前、中动脉及椎基底动脉清晰显示。

（四）MR 水成像

包括胆道水成像（MRCP）和尿路水成像（MRU），前者用于胆道系统疾病诊断，如胆总管结石（图 1-6），后者用于尿路系统疾病诊断。

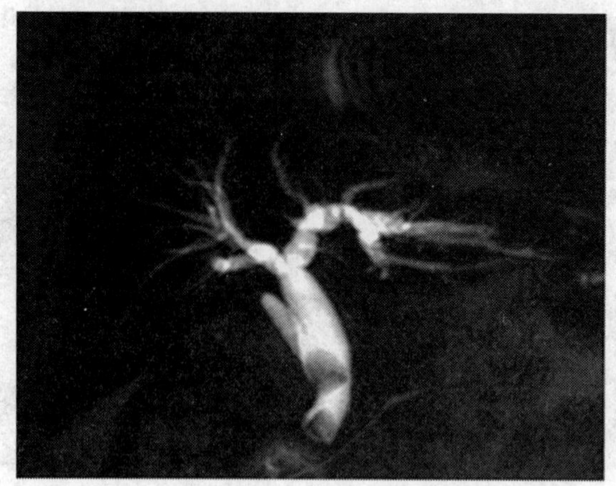

图 1-6　MRCP 胆总管多发结石

MRCP 示胆总管扩张，胆总管末段见多个结节样低信号

（五）磁共振功能成像（fMRI）

1. 弥散加权成像（DWI）检查　DWI 检查已广泛应用到临床，其常用于急性脑梗死的诊断，此外，还可用于肿瘤性病变诊断及鉴别诊断，类 PET 即全身性弥散加权成像（whole body DWI）常用于筛查原发性肿瘤或查找已知原发性肿瘤的转移灶。同时，DWI 也可对恶性肿瘤病理级别的评估及治疗效果的评估等。

2. 弥散张量（DTI）检查　DTI 常用于脑白质纤维素显影（图 1-7），可以清楚显示疾病造成的纤维素改变，如移位、中断或破坏。

3. 灌注加权成像（PWI）　多用于缺血性疾病诊断、肿瘤性疾病诊断及鉴别诊断以及肿瘤恶性程度评估性研究。

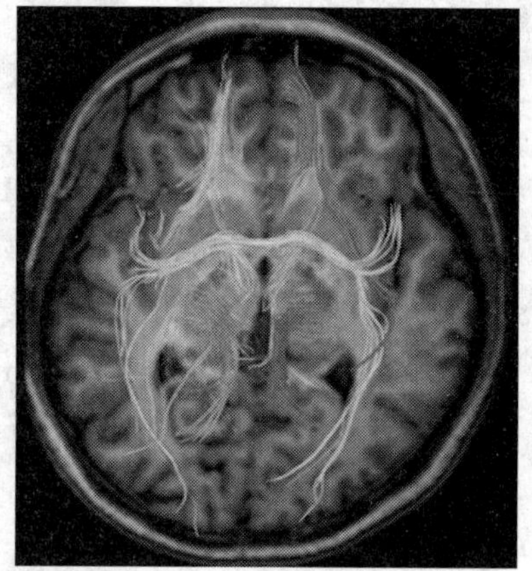

图 1-7　弥散张量 DIT

4. 脑功能定位性检查　主要用于脑肿瘤手术方案的制定，最大可能避免脑组织损伤，也可对脑内癫痫发病灶进行定位等。

（六）磁共振波谱成像（MRS）

主要指 ^{1}H-MRS，主要获取的是代表组织内不同生化成分中的 ^{1}H 共振峰谱线图，因而能明确其内生化成分的组成及相应浓度，可以依靠某种生化成分的空间分布和浓度转换呈受检层面的彩图，并和 MRI 平扫相重叠，利于直接分析。其主要用于脑肿瘤、前列腺癌等肿瘤的诊断及鉴别诊断。

三、MRI 图像特征

1. 多参数成像　MRI 成像主要包括 T_1、T_2 及质子密度等，可获取对应的 T_1WI 像、T_2WI 像及 PDWI 像。X 线及 CT 只有密度一个参数，因此只能获得一种对比的图像，而 MRI 则可获得多种对比的图像，T_1WI 图像反映组织间 T_1 值的差异，T_2WI 图像反映组织间 T_2 值的差异，PDWI 像则反映组织间质子密度间的差异。

2. 多种方位成像　经 MRI 扫描可获得人体横轴位、矢状位及冠状位图像，对于解剖结构及疾病的显示及定位更为有利。

3. 流空效应　就人体内流动液体中的质子与周围静止的质子对比而言，其在 MRI 成像中表现出无信号黑影的现象，称之为流空现象（flow void phenomenon）。血液的流空现象使得血管在不用对比剂的情况下就可显影，此为 MRI 成像的一个特点。

4. 质子弛豫增强效应和对比增强 有些顺磁及超顺磁性物质局部可产生小磁场，缩短周围质子弛豫时间，此现象为质子弛豫增强效应。这一效应使 MRI 可行对比增强检查。

四、MRI 诊断方法

1. 熟悉图像上的常用标记：姓名、性别、检查日期及增强检查等。

2. 确定 MRI 图像是否正常，但是要注意以下几点：①熟悉正常断面解剖学结构；②熟悉相邻脏器间或器官内不同组织的 MRI 信号；③熟悉部分容积效应对 MRI 检查的影响；④掌握 MRI 图像上的常见伪影类型。

3. 确定 MRI 图像是否正常，但是要注意以下几点。

（1）熟悉正常断面解剖学结构。

（2）熟悉相邻脏器间或器官内不同组织的 MRI 信号。

（3）熟悉部分容积效应对 MRI 检查的影响。

（4）掌握 MRI 图像上的常见伪影类型。

4. MRI 图像病变的观察。包括病变的位置、数目、大小及邻近组织结构的改变。

5. 对异常病变进行定性诊断。对于异常病变，我们要观察其在不同序列上的表现，如 T_1WI、T_2WI 及一些压脂、压水序列及弥散加权成像上的信号改变，包括高信号、等信号或低信号等。

6. 疾病 MRI 增强检查。对于某些需要增强检查的疾病，要观察病变有无强化及强化程度。

7. 原则上先阅 MRI 平扫片，后阅 MRI 增强扫描片。MRI 平扫能对病灶是病灶高、等、低信号进行判断；而增强扫描可判断病灶有无强化。按顺序阅片，通常以扫描层面先后为序，可以从上到下，亦可以从下到上有顺序地逐层阅片，这对识别部分容积效应有很大帮助，也避免把某些管道性正常器官误认为病变或肿瘤。

8. 综合所见 MRI 表现，结合临床及其他影像学检查，对疾病做出诊断。

第五节 超 声 成 像

超声医学是利用超声物理特性作用于人体组织器官来诊断和治疗疾病的学科。超声是指声波振动频率超过 2 万赫兹（Hz）的机械波，即超过人耳听觉范围上限的高频声波。利用超声照射透声物体以获得该物体内部结构断面曲线或图像的技术成为超声成像，曲线或图像称为超声声像图。

一、超声成像的基本原理

超声波具有以下物理特性。

1. 方向性强 超声波可以定向发射、聚焦定位，方向性好。

2. 多样性的传播 反射、折射和散射等，在介质中传的直线传播、界面反射和折射、小几何尺寸介质中的散射、绕射等现象，都能在超声诊断中得到应用。

3. 衰减与吸收 超声波随着传播距离的增加，其总能量逐渐减弱，包括扩散衰减、散射衰减和吸收衰减等；而热传导、粘滞和相对运动等都可以导致声波的吸收。

4. 多普勒效应 当声源与反射或散射目标之间存在相对运动时，接收到的声波信号频率相对于入射声波频率会出现变化，即存在一个频移，这个频移的大小与相对运动速度成正比，这种现象称为多普勒效应。利用多普勒效应，可以检测组织或血流运动，包括血流的速度和方向，并可判断血流时层流或湍流。

人体各种器官与组织，包括病理组织具有特定的声阻抗和衰减特性，因而构成声阻抗上的差别和衰减上的差异。超声射入体内，由表面到深部，将经过不同声阻抗和不同衰减特性的器官与组织，从而产生不同的反射与衰减，根据接收到的回声的强弱，用明暗不同的光点依次显示在屏幕上，则得到人体组织、器官的声像图，此即超声成像原理。

二、超声诊断仪的基本构成

超声诊断仪主要由探头和主机两部分构成，超声的声源发生与回声接收分别由同一探头中的发射部分和接收部分来完成。超声检查时，主机提供一定频率的交变电讯号作用于探头，探头中压电晶体发生振动产生超声，各种组织的声学界面产生不同的反射波，再由探头接收将声能转换成电能，并由主机接收放大并以声像图形式显示。

超声探头包括线阵型、凸阵型和扇形相控阵型；依频率不同可分为低频、高频和超高频探头。

三、超声检查方法

1. B 型超声 又称二维超声检查法，B 型超声可获得人体组织器官的实时二维断层图像，清晰观察脏器形态、解剖层次、动态变化、毗邻关系，是目前临床使用最为广泛的超声诊断法。用于心脏检查时称为二维超声心动图，其声束扇形展开，能透过较小透声窗避开肋骨与胸骨的遮挡，探查较大范围的心脏结构。

2. M 型超声 是在单声束 B 型扫描中取样获得运动界面回声，再以慢扫描方法将运动界面展开，获得距离—时间曲线，反映的是脏器一维空间结构运动的情况。此法主要用于心脏及动脉等搏动的器官，又称为 M 型超声心动图。

3. D 型超声 即多普勒显示法，多用于检测血流速度、方向、性质等，对心脏分流、瓣口狭窄和反流性疾病有良好的定性及定量诊断价值。包括频谱多普勒和彩色多普勒血流成像。

（1）频谱多普勒 根据多普勒效应，提取超声束在传播途径中各个活动界面所产生的频移，图像以频谱的方式显示，分为连续多普勒（CW）和脉冲多普勒（PW）。CW 的优点是灵敏度高，速度分辨率高，缺点是缺少距离信息，一般用于测量高速血流的测量。PW 的优缺点与 CW 相反，可以精确定位某处运动物体的速度，但灵敏度和速度分辨率不如 CW。PW 一般用于血管内血流速度定点测量。

（2）彩色多普勒血流成像（CDFI） CDFI 是重叠在 B 超图像上的血流状态图，其中红、蓝色分别表示血流方向，朝向探头表现为红色，背离探头表现为蓝色；色调表示血流速度快慢，血流速度快则颜色明亮，血流速度慢则颜色暗淡，混杂表示湍流。

4. 超声成像新技术 ①组织多普勒（tissue Doppler imaging）：应用多普勒效应，以频谱方式定量分析心肌局部运动的检查技术。②彩色多普勒能量图（color doppler energy image，CDE），它是利用多普勒原理提取流动红细胞的散射信号，经处理后再伪彩色编码得到血管的血流图像，它只与流动红细胞的散射能量多少有关，从而为评估病变内血管和血流灌注提供重要信息。③声学造影（contrast enhanced ultrasound imaging）是利用造影剂使后散射回声增强，明显提高超声诊断的分辨力、敏感性和特异性的技术，反映和观察正常组织和病变组织的血流灌注情况。④声学定量（acoustic quantification）可实时监测血液与组织界面，主要用于心功能评估，还可获得不同时相的心内膜运动的彩色编码，对室壁运动进行分析，用于检测室壁运动异常。⑤斑点追踪技术：利用高分辨率的二维灰阶图像分析声学斑点的运动轨迹，用于定量评估心室各个节段的收缩与舒张功能。⑥三维成像（three dimensional echography，3－DE）是在二维超声基础上，通过计算机三维重建获得立体结构图像。3－DE 使某些病灶和解剖结构的定位更加准确，是组织或病变显示更为直观和立体。⑦弹性成像（elastography，ESG）是利用超声激发提取组织弹性参数的成像方法，ESG 从组织弹性特征来了解组织质地的变化，多用于乳腺、甲状腺、前列腺、肝脏及动脉粥样斑块等。

四、超声图像特征

1. 二维声像图特点　以明暗之间不同的灰度来反映回声之有无和强弱，无回声则为暗区，强回声则为亮区。声像图是层面图像。改变探头位置可得任意方位的声像图，并可观察活动器官的运动情况。

2. M 型声像图特点　图像以多条时间—距离曲线表示运动器官的多层界面回声；记录运动器官（心脏、大血管）在一段时间内的运动幅度和速度。

3. D 型声像图特点　频谱多普勒声像图是以频谱方式显示，峰高表示血流速度的大小，在基线的上方和下方表示血流的方向；记录一段时间内的血流信息。

4. CDFI 特点　彩超是二维超声的每条扫描线上采用脉冲多普勒进行多门选通，再通过对回波的多普勒信息进行处理、编码，把血流信息以彩色叠加到 B 超的结构灰度图像上显示，其优点是弥补了 B 超不能显示血流的缺陷，可以显示血流的部位、速度、方向和分布，为组织器官的血流信息提供了更多图像信息。

第六节　分子影像学

分子影像学是一门新兴的学科，是在医学影像学、分子生物学、化学、物理学、材料学及生物工程学等多门学科发展的基础上，相互融合而形成的。早在 1999 年美国哈佛大学 Weissleder 教授就提出了分子影像学（molecular imaing，MI）这一概念，是指活体状态下，在细胞及分子水平上运用影像学方法对生物过程进行成像，并定性及定量研究的一门学科。其主要把体内某些特定的分子作为成像对比源或靶点，用影像技术把人体内部生理或病理过程在分子水平上进行无创、实时的成像。其过程主要包括：①基因表达；②蛋白质之间相互作用；③信号传导；④细胞代谢和细胞追踪。分子影像学应用技术包括以下四种：①反射性核素成像/核医学（PET－CT/SPECT）；②磁共振成像（MRI）及波普成像（MRS）；③光学成像（荧光/生物发光）；④超声成像（US）及多模式融合成像。

众所周知，X 线、CT、MRI 及 US 等影像学技术成像以显示分子改变的终末效应为主，而分子影像学则经过发展新的工具、试剂及技术方法，探查疾病过程中细胞及分子水平的异常改变，在疾病未发生解剖学改变之前查出异常，以探索疾病的发生、发展及转归。为新药的开发及疗效的评估开辟了信号的路径及方法，从而起到连接基础医学及临床不同学科之间的纽带作用。

与其他学科相比，分子影像学有其独到的优势，第一，把复杂抽象的生物学过程（如基因表达等），以图像的形式显示出来，使我们能更好的在分子水平理解疾病的机理及特点；第二，能发现病变早期的分子变异及病理变化过程；第三，能在活体上早期、持续性观察药物疗效及基因治疗的机制及效果；第四，实时地监视多分子事件，第五，评估疾病分子水平上的病理进程。

目前，分子影像学在影像设备、造影剂的合成等方面都取得了很大的进展。应用放射性核素、超顺磁性金属纳米颗粒、荧光物质或生物发光物质、超声微泡标志合成探针等，对疾病的研究已经深入到心血管、神经及肿瘤等各项领域。转基因动物模型、拥有特异性较高的新型成像药物及探针的应用及小动物临床成像技术及设备的开发，以及基因组学、蛋白组学、代谢组学到虚拟技术蛋白芯片技术的应用及发展，使人体活检标本的检测得以现实，因而可以探求越来越多的疾病相关成像靶点，实现对疾病特异性成像。

无疑，分子影像学是医学影像学发展进程中，尤其是近几年来的最大进步，也代表着医学影像学的发展方向，对实现现代及未来医学模式将产生革命性的影响。

（邢　健　郑　芳）

第二章　呼吸系统

学习要求

1. 掌握　呼吸系统影像学检查方法的检查价值；常见疾病的影像学表现及鉴别诊断。

2. 熟悉　正常和异常影像学表现；常见疾病的影像表现。

3. 了解　常见疾病的病因病理。

胸部具有良好的自然对比，影像检查可以充分显示胸部正常解剖结构及各种疾病的病理改变。现代医学影像检查技术多种多样，包括常规 X 线检查、CT、MRI、PET 等。在实际工作中，由于患者和部分临床医师主观意识偏差和正确选择影像检查方法的认识不足，一味强调选用高、精、尖检查手段，造成了不必要的经济浪费，有时甚至出现疾病的漏诊、误诊。所以，在胸部疾病诊断中，正确、有效的选用影像检查方法非常重要。

第一节　影像学检查方法

（一）X 线检查

胸部透视（chest fluoroscopy），简称胸透，呼吸系统最简单的检查方法，可多体位、多角度观察病变，尤其是在观察呼吸时肺内肿块形态的变化（有利于囊实性鉴别）、膈肌运动、纵隔摆动等方面很有价值。但由于透视图像空间分辨率及密度分辨率较低，在显示胸部病变的形态、密度及范围等方面有限，且不能保留影像资料，以及射线剂量较大等原因，目前已很少应用，仅做为胸部摄片的补充检查。

胸部平片（chest radiography），简称胸片，是胸部疾病最基本、最常用的检查方法。常用的体位有正、侧位片，然后根据病变具体情况前弓位（主要用于观察锁骨后方病变及中叶不张等）或侧卧水平位（用于观察少量胸腔积液、肺底积液等）或斜位（用于观察有无肋骨骨折及心脏大血管情况）。

造影检查，主要有支气管造影、肺动脉造影、支气管动脉造影等。由于 CT 的发展和广泛应用，支气管造影和肺动脉造影已基本不用；支气管动脉造影目前主要用于肺癌和咯血病人的介入治疗。

（二）CT 检查

胸部 CT 具有良好的密度分辨力，能够发现许多常规胸片上发现不到的影像信息。目前，胸部 CT 已成为胸部疾病诊断中常规胸片的最常用的补充诊断方法，是胸部疾病的鉴别诊断首选方法。临床 CT 常规检查方法如下。

1. 平扫　是指不使用对比剂的常规扫描。扫描范围从肺尖至肺底。通常使用肺窗观察肺脏，使用纵隔窗观察纵隔及软组织。

2. 增强扫描　多在 CT 平扫发现病变的基础上应用。主要用于鉴别病变为血管性或非血管性，明确纵隔病变与心脏大血管的关系以及了解病变血供的情况，以帮助鉴别病变的良恶性。

3. 高分辨率扫描（HRCT） 适用于肺内 2cm 以下的病灶、弥漫性肺间质病变以及支气管扩张的诊断等。

（三）MRI 检查

胸部 MRI 检查应用不如 CT 多，现在主要用于诊断肺动静脉瘘、肺门区动脉瘤、肺动脉分枝狭窄、Budd - Chiari 综合征导致的纵隔奇静脉瘤样扩张、纵隔巨淋巴结增生症等。由于肺为含气结构，MRI 上呈无信号，因此 MRI 对肺部其他病变显示效果不佳，一般不作为肺部疾病的首选检查方法。

（四）PET 检查

PET 是利用良恶性肿瘤病变代谢不同而使用的一种新的无创检查技术。它可以准确的区分肺良恶性病变，具有很高的敏感性，并且可以采用轴位、冠状位、矢状位观察病变。应当注意的是 PET 检查对于良恶性病变的鉴别并非具有特异性。

第二节　正常影像学表现

一、正常 X 线表现

胸片 X 线图像是胸部各种组织和器官重叠的影像，因而明确后前位及侧位胸片上各组织结构的正常 X 线表示，是胸部疾病 X 线诊断的基础。

胸部常规拍摄正位（后前位）（图 2 - 1A）和侧位片（图 2 - 1B），所以正常 X 线表现主要是指正、侧位胸片上的表现。

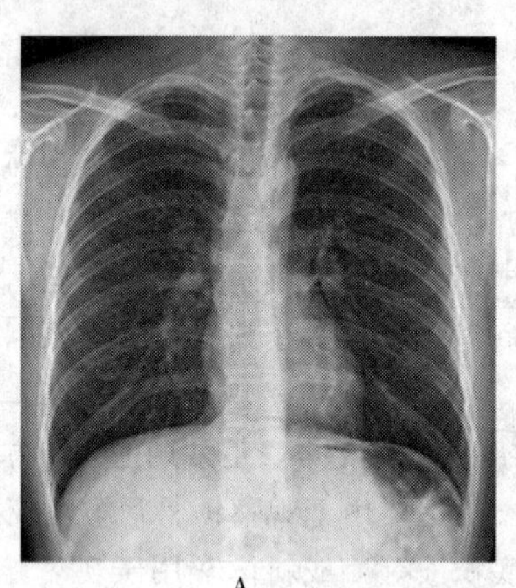

A

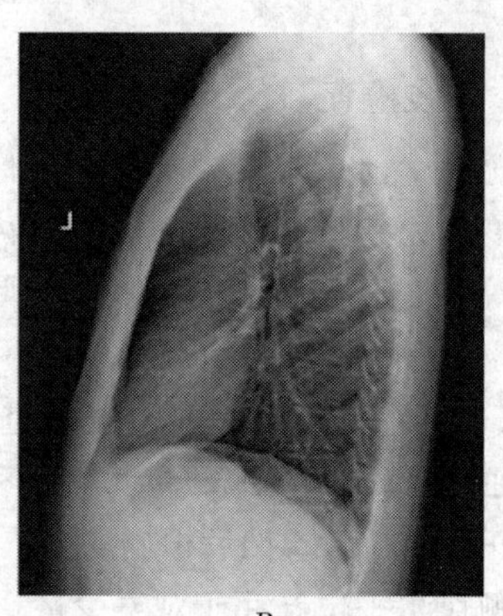

B

图 2 - 1 ` 正常胸部正侧位片

A. 正常胸部正位；B. 正常胸部侧位片

（一）胸廓

包括骨骼和软组织，正常时胸廓应两侧对称。

1. 骨骼

（1）肋骨　肋骨 12 对，呈弓状。1 ~ 10 肋骨前端有肋软骨与胸骨相连，形成胸肋关节，肋软骨未钙化时不显影，故胸片上肋骨前端呈游离状。后肋较窄，骨皮质较厚，近水平方向走形。前肋较宽，骨皮质较薄，从后上向前下走行。后肋与前肋之间在腋部形成肋弓。通常 25 ~ 30 岁起肋软骨开始出现钙化，肋软骨钙化后形成斑点状或斑片状高密度影，边缘呈条状与骨皮质相连。一般第一肋软骨首先钙化，而后自下向上依次发生钙化。

肋骨常见的先天性变异有：颈肋（位于第7颈椎旁，较第一肋骨短而小）；叉状肋（肋骨呈现前端增宽且叉状）；肋骨联合（以第5～6肋骨间最常见）。

（2）锁骨　位于第一肋骨前端水平。在正位胸片上锁骨内侧与胸骨形成胸锁关节，两侧胸锁关节与胸部中线距离相等。锁骨内侧下缘处有半圆形凹陷，为棱形韧带附着处，称为棱形窝，不可误认为骨质破坏。

（3）肩胛骨　在标准后前位胸片上，肩胛骨应当投影于肺野之外。若投照时上肢内旋不足，则使肩胛骨的内侧不同程度的与肺野的上外侧重叠，不可误认为肺及胸膜病变。肩胛骨在发育过程中其下角可出现二次骨化中心，勿误以为骨折。

（4）胸骨　在后前位胸片上，胸骨大部分与纵隔阴影重叠，在上纵隔仅可见部分胸骨柄两侧缘突出于纵隔影之外。若投照体位不正则一侧较明显，不应误认为纵隔淋巴结肿大或肺内病变。

（5）胸椎　在标准后前位胸片上，第1～4胸椎因与气管透亮阴影重叠故可显示，突出阴影之外的胸椎横突容易被误认为肿大淋巴结。在心脏大血管后方的胸椎仅隐约可见，而CR或DR检查时则能较清楚的显示。

2. 软组织

（1）胸锁乳突肌　在两肺尖内侧形成外缘锐利、均匀致密的带状阴影，易误认为肺尖病变。

（2）锁骨上皮肤皱褶　沿锁骨上缘，与锁骨平行的3～5mm宽的薄层软组织影，系锁骨上缘皮肤及皮下组织的投影。

（3）胸大肌　胸大肌发达者，于两侧肺野中外带可形成扇形致密影，下缘锐利，呈一斜线与腋前皮肤皱褶续连。两侧胸大肌影可不对称，一般右侧较明显，注意与肺内病变相区别。

（4）乳房及乳头　女性乳房重叠于两肺下野，形成下缘清楚、上缘不清且密度逐渐变淡的半圆形致密影，女性乳房阴影向外上伸至肺外的腋部。两侧乳房不对称或一侧乳房切除术后，不应将乳房阴影误认为肺内病变。乳头在两肺下野相当于第5前肋间处，男性一般较女性高，形成小圆形致密影，多两侧对称，不对称的乳头影易误诊为肺内结节灶。

（二）气管和支气管

1. 气管　在后前位胸片上气管呈低密度影，上缘相当于第6～7颈椎水平，起于喉部环状软骨下缘，下界相当于第5～6胸椎水平，分为左、右主支气管。气管长约10～13cm，宽为1.5～2.0cm，气管分叉的角度为60°～85°，一般不应该超过90°。

2. 支气管及分枝　右侧主支气管较短粗，长约1～4cm，走行较为陡直，与中线的夹角约为20°～30°；左侧主支气管较细长，长约4～7cm，与中线交角为40°～55°。左、右主支气管分出段支气管，各肺叶段支气管的分枝与命名详见表2－1。

表2－1　两侧肺脏各叶与段支气管的分枝与名称

右　肺		左　肺	
上叶支气管	1　尖段支	上叶支气管	上部
	2　后段支		1+2　尖后段支
	3　前段支		3　前段支
中间支气管			舌部
中叶支气管	4　外侧段支		4　上舌段支
	5　内侧段支		5　下舌段支
下叶支气管	6　背段支	下叶支气管	6 背段支
	7　内基底段支		7+8　前内基底段支
	8　前基底段支		9　外基底段支
	9　外基底段支		10　后基底段支
	10　后基底段支		

（三）肺

1. 肺野 在胸片上，两侧含气肺组织表现为透明的区域称为肺野。深吸气使肺内含气量增多，透亮度增高，呼气时则透亮度降低。为便于病变定位，临床上一般将两侧肺野依第 2、4 肋骨前端下缘水平线分为上、中、下三野。并纵行平分为内、中、外带。肺野划分见图 2－2。

第 1 肋骨外缘以内的部分称为肺尖区，锁骨以下至第 2 肋骨外缘以内的部分称为锁骨下区。

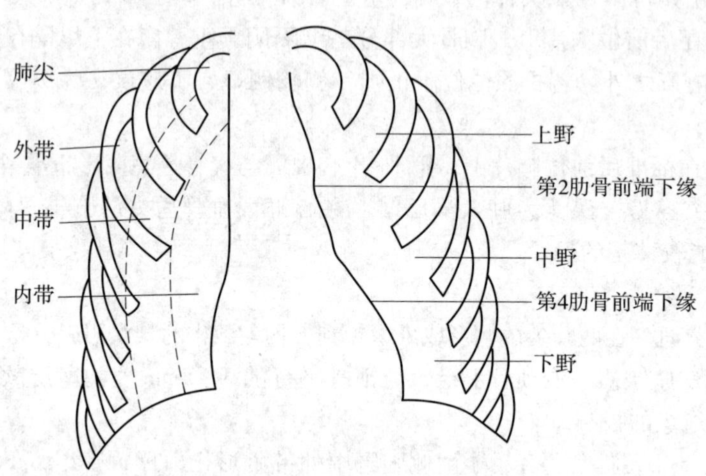

图 2－2　肺野分区示意图

2. 肺叶 肺叶由叶间胸膜分隔而成，右肺叶以水平叶间裂和斜裂分为上、中、下三个肺叶，左肺以斜裂分为上、下两肺叶。肺叶是解剖单位，与肺野为两种不同的概念。

副叶：由副裂深入肺叶内而形成，属于肺脏分叶的先天变异。常见的副叶有：①奇叶：位于右肺上叶内上部，外缘为奇叶副裂，为奇静脉位置发育异常所致。②下副叶：又称心后叶。位于下叶的前内侧部，呈楔形，底部位于膈面，尖端指向肺门，以右侧多见，其外缘是下副裂。

3. 肺段 肺叶由 2～5 个肺段组成，每个肺段有其单独的肺段支气管，肺段通常呈圆锥状，尖端指向肺门，底部位于肺野的外围，但肺段之间并没有明确的边界。各分段的名称与其相应的支气管一致。

4. 肺门 肺门影是肺动脉、肺静脉、支气管和淋巴组织的投影构成，主要成分为肺动脉和肺静脉的大分枝。在正位片上，肺门位于两肺中野内带，通常左侧肺门比右侧高 1～2cm。两侧肺门均可分为上下两部。正常成人右下肺动脉干宽度不超过 15mm。右侧肺门上部与下部相交形成一钝角称为右肺门角。侧位胸片两侧肺门不完全重叠，在气管影下端前方椭圆形致密影为右上肺静脉干，右下肺动脉干投影于气管下，左肺动脉弓呈逗点状投影于左支气管轴位投影之上，左下肺动脉分枝居于相应右肺动脉后上方。

5. 肺纹理 自肺门向外呈放射分布的树枝状影，称肺纹理。肺纹理主要由肺动脉、肺静脉组成，支气管、淋巴管及少量间质组织也参与形成，主要显示的是肺动脉影像。正常下肺野肺纹理比上肺野多且粗，右下肺野肺纹理比左下肺野多且粗。

（四）纵隔

纵隔位于两肺之间，上部为胸廓入口，下缘为膈，前部为胸骨后缘，后部为胸椎。主要结构有心脏、大血管、气管、主支气管、食管、淋巴组织、神经、脂肪及胸腺等结构和组织。纵隔的分区在纵隔病变的 X 线诊断中具有重要意义。纵隔的分区方法曾有多种，我们采用九分区法，即在侧位胸片上，将纵隔纵向划分为前、中、后三部分，横向分别以第四、八胸椎下缘做水平线将纵隔分为上、中、下三部分。

纵向分布为前纵隔位于胸骨后，心脏、升主动脉和气管前的狭长三角形区域。中纵隔相当于心脏、主动脉弓、气管和肺门所占据的区域。食管前壁为中后纵隔的分界限，食管及胸椎旁的区域为后纵隔。纵隔分区见图2-3。

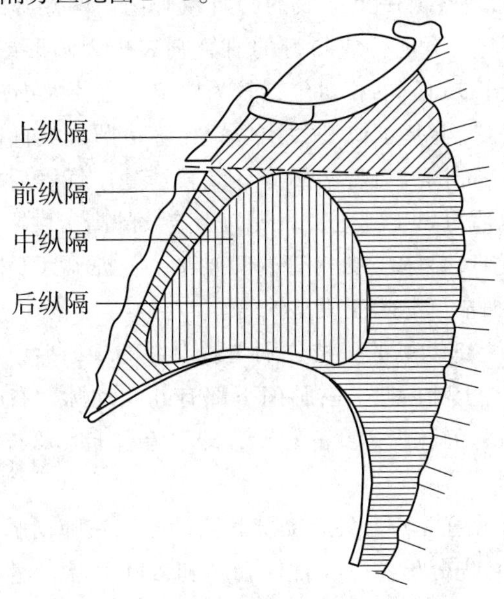

图2-3 纵隔分区

（五）胸膜

胸膜为浆膜。胸膜分为两层，包裹肺和叶间的部分为脏层胸膜，与胸壁纵隔及横膈相贴的为壁层胸膜，两层胸膜之间为潜在的胸膜腔。由于正常胸膜菲薄，一般不显影，只有在胸膜褶处，或胸膜走行与X射线头照方向一致时方可显影，呈线性致密影。

1. 斜裂 右侧斜裂约起第5后肋端水平，向前下斜行，下端止于距膈面前缘约2~3cm处，与膈面约成50°角。左侧斜裂约自起第3~4后肋端平面，前下端达肺的前下缘，与膈面约成60°角。斜裂只能侧位片上显示。

2. 横裂 又称水平裂，位于右肺上叶与中叶之间。正位片上由肺外缘至肺门外侧，接近水平走行，约平第4前肋或第4前肋间。侧位片上横裂后端起自斜裂中部，向前行走至肺的前缘。

（六）横膈

横膈由薄层肌腱组织构成，在正位胸片上呈圆顶状，呈内高外低。一般右膈顶在第5肋前端至第6前端肋间水平，通常右膈比左膈高1~2cm。正位胸片上，膈内侧与心脏形成心膈角，与胸壁间形成锐利的肋膈角。侧位片上，膈前端与前胸壁形成前肋膈角，与后胸壁形成后肋膈角，位置低而深。在平静呼吸状态下，膈运动幅度约为1~2.5cm，深呼吸时可达3~6cm，膈运动大致两侧对称。

二、正常CT表现

（一）胸壁

胸壁的软组织和骨骼需在纵隔窗口显示，使用骨窗可观察骨骼病变。

1. 软组织 胸壁最前方有女性乳房影。可显示胸壁的各组织肌肉，肌间可见薄层脂肪影，皮肤及皮下组织。腋窝内充满脂肪，其内可见血管影，该处肿大淋巴结易于发现。

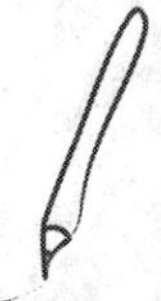

2. 骨骼 胸骨与锁骨形成胸锁关节。通常一个 CT 横断面同时可见多根肋骨的部分断面，位于前面的肋骨断面高于后面的肋骨断面。第 1 肋软骨钙化往往突向肺野内。肩胛骨于胸廓背侧，呈长行斜条状结构。

（二）气管、支气管及肺

常规 CT 只能从横断面观察某一个层面的肺野或肺门。两侧肺野可见由中心向外围走形的肺血管分枝，由粗渐细，上下走行或斜行的血管则表现为圆形或椭圆形的断面影。肺叶、肺段支气管与伴行肺动脉分枝血管的相对位置较为恒定，管径大小较为相近。

1. 气管 胸段气管在 CT 上基本位于中线位置，多呈圆形或椭圆形，也可呈马蹄形甚或梨状。在纵隔窗上，气管与周围大血管结构分界多较清楚。气管后壁为纤维膜，多呈均匀的线状影。气管软骨 40 岁以后可发生钙化，表现为不连续的高密度影。右主支气管较左侧短而粗，多平面重组或三维重组可显示主支气管的长轴形态。常规 CT 检查的层厚能显示肺叶支气管和肺段支气管，薄层扫描可显示亚段支气管。

2. 右肺门 在右肺门上部动脉的分枝分别与右上叶的尖，后，前段支气管伴行。下肺动脉分出回归动脉参与供应右上叶后段。右肺门下部有叶间动脉，右中叶动脉，右下叶背段动脉及 2～4 支基底动脉。右肺静脉为 2 支静脉干，即引流右上叶及右中叶的右上肺静脉干和引流右下叶的右下肺静脉干。

3. 左肺门 左上肺动脉通常分为尖后动脉和前动脉。左肺动脉跨过左主支气管后即延续为左下肺动脉，左下肺动脉先分出左下叶背段动脉和舌叶动脉，然后分出多支基底动脉。左肺静脉有左上静脉干和左下肺静脉干两支。

4. 叶间裂 叶间裂是两侧相邻肺叶间的胸膜折返，是识别肺叶的标志。左侧斜裂为界，前方为上叶，后方为下叶。右侧在中间段支气管以上层面，斜裂前方为上叶，后方为下叶，中间段支气管以下层面，斜裂前方为中叶，后方为下叶。叶间裂平面与 CT 扫描层面平行和用较厚层面显示时，表现为无肺纹理的区域；而其与扫描平面近于垂直或用较薄层面检查时，特别是 HRCT 冠、矢状面重组时，则显示为高密度线状影。

5. 肺段 肺段基本形态是尖端指向肺门的锥体状。CT 不能显示肺段界限，肺段的部位依据相应支气管及伴随血管的分布及一般解剖位置来进行判断。支气管及其伴随的肺段动脉位于肺段中心，肺段静脉主支构成肺段的边缘。

6. 肺小叶 高分辨力 CT（HRCT）可显示次级肺小叶（以下简称肺小叶），肺小叶由小叶核心，小叶实质和小叶间隔组成。正常小叶间隔在高分辨力 CT 上可部分显示，常表现长为 10～25mm 均匀线状致密影，易见于胸膜下，且与胸膜垂直。小叶间隔内的小静脉多可显示，表现为点状或伸向胸膜的线状影。

7. 支气管血管束 支气管血管束为支气管，血管及周围的结缔组织组成，相当于 X 线片上的肺纹理。肺段动脉分枝常与同名支气管伴行，而肺段静脉主干多不与支气管并行。在仰卧位检查时，由于血流分布动力等因素，有时下胸部后方血管较粗，血管边缘亦相对模糊，为肺血坠积效应，勿认为异常。

（三）纵隔

前纵隔内有胸腺、淋巴、脂肪和结缔组织。胸腺位于上纵隔血管前间隙，分左右两叶，形状似箭头尖端指向胸骨，箭头正中常见脂肪组织形成的间隙，边缘光滑或呈波浪状。10 岁以下儿童胸腺外缘常隆起，10 岁以上外缘常凹陷。20 岁以下密度与肌肉相似，20 岁以后胸腺密度开始减低，60 岁以上胸腺几乎全部为脂肪组织所取代，仅见一些细纤维索条状结构。前纵隔淋巴结较多，血管前淋巴结位于两侧大血管前方，沿上腔静脉、无名静脉及颈总动脉前方排列。

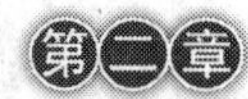

中纵隔结构众多，包括气管与支气管、大血管及其分枝、神经、淋巴结及心脏等。心脏各房室之间有少量脂肪组织，所以 CT 可以区分各房室。左右心膈角部可见心包外脂肪垫为三角形脂肪密度影，右侧者多大于左侧。淋巴结多数沿气管和支气管分布，在正常的纵隔淋巴结直径多小于 10mm。CT 不能显示纵隔内走形的神经。

后纵隔内有食道、降主动脉、胸导管、奇静脉、半奇静脉、神经及淋巴结。后纵隔淋巴结沿食道、降主动脉分布，与隆突下淋巴结相交通。

CT 可显示纵隔间隙。①胸骨后间隙：前方为胸骨，两侧为纵隔胸膜，后方与血管前间隙相延续，其内主要为脂肪和结缔组织。②血管前间隙：前方与胸骨后间隙相延续，两侧为肺组织，后方为上腔静脉，升主动脉，主动脉弓及其分支，肺动脉等，其内除脂肪外，尚有头臂静脉，胸腺及淋巴结。主肺动脉窗居主动脉弓与左肺动脉之间，其内侧为气管，外侧是左肺，内有脂肪、动脉导管、喉返神经、淋巴结。③气管前间隙：前为纵隔大血管上至胸腔入口，下达气管隆突，其内为脂肪，可见淋巴结，是淋巴结肿大的好发部位。④隆突下间隙：上为气管隆突，两侧分别为左右支气管，前为右肺动脉和左上肺静脉，后为胸椎椎体，下为左心房，其内有食管和奇静脉，有时可见淋巴结。⑤膈角后间隙：由两侧膈角，降主动脉和胸椎围成的间隙，降主动脉的右侧有胸导管和奇静脉，左侧有半奇静脉。

（四）横膈

膈为圆顶状肌性结构。大部分横膈紧贴相邻的脏器如心脏、肺、脾等，且密度相似，CT 上不能清楚显示。横膈后下部形成两侧膈肌脚，为膈肌与脊柱前纵韧带相连续而形成，简称膈脚。右侧附着于 L1 ~ L3 椎体的右前外侧，左侧附着于 L1 ~ L2 椎体的左前外侧，多表现为椎体前方两侧弧形软组织影，有的右侧略厚，有的呈局部增厚。CT 冠状面及矢状面重建有利于膈的显示。

三、正常 MRI 表现

（一）胸壁

胸壁肌肉在 T_1WI 上均呈等信号，肌腱、韧带、筋膜在 T_1WI 和 T_2WI 上均呈低信号。脂肪组织在 T_1WI 上呈高信号，在 T_2WI 上呈较高信号。胸部骨骼的骨皮质 T_1WI 和 T_2WI 均显示为低信号，骨松质显示为较高信号。肋软骨的信号高于骨皮质的信号，低于骨松质的信号。

（二）纵隔

心脏大血管的流空效应及脂肪组织所特有的信号强度，使 MRI 在显示纵隔结构和病变方面具有明显的优势。

1. 气管与主支气管 气管及主支气管无 MRI 信号。

2. 血管 在自旋回波序列，血管腔内因血流所产生流空效应而表现为无信号区，因此血管腔内的低信号与周围脂肪的高信号形成鲜明对比。血管壁很薄，在 MRI 图像上通常难以分辨。

3. 食管 胸段食管多能显示，尤其上段和下段由于其周围结构简单而易于观察，中段因与左心房紧贴而难于分辨。如食管腔内有气体存在，可显示食管壁的厚度（约 3mm）。食管壁的信号强度与胸壁肌肉相似。

4. 胸腺 胸腺表现为均质的信号影。儿童期胸腺在 T_1WI 上其信号强度低于脂肪，随着年龄的增长，与脂肪的信号强度差别也随之缩小。而胸腺的 T_2WI 上信号强度与脂肪相似，且不随年龄而变化。

5. 淋巴结 纵隔内的淋巴结较易显示。淋巴结在 T_1WI 和 T_2WI 上均表现为中等信号的小圆形或椭圆形结构，其大小一般不超过 10mm。

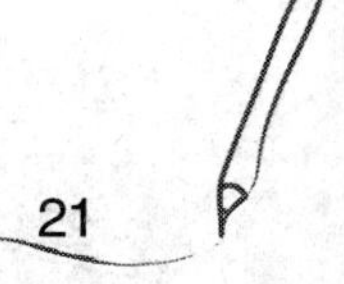

（三）肺门

由于流空效应，肺动静脉均在自旋回波序列呈管状的无信号影，而肺门部的支气管也呈管状无信号影。用快速梯度成像序列，动静脉均表现为高信号。

（四）肺实质

目前 MRI 在肺实质的成像尚不理想，整个肺实质的影像基本呈无信号的黑色。

（五）胸膜

胸膜不易在 MRI 上显示。

（六）横膈

在 MRI 上横膈四周的肌腱部分及膈顶的大部呈较低信号影。冠状面及矢状面能较好显示横膈的厚度和形态，横膈多可显示为弧线状影。膈角由于周围有脂肪组织衬托而显示清楚，呈一向前凸的窄带状软组织信号影。

第三节　异常影像学表现

呼吸系统基本病变的表现包括支气管阻塞性改变，肺、胸膜、纵隔及横膈的异常。掌握基本病变的影像学表现是呼吸系统疾病疾病诊断和鉴别诊断的基础。

一、气管、主支气管改变

气管、主支气管的异常主要是管腔的狭窄和阻塞，主要有内因或外因两种因素所致，内因常见有气管和主支气管腔内肿瘤、异物、炎症、血块及先天性狭窄等，外因常见于腔外肿瘤和肿大淋巴结的压迫引起气管、支气管狭窄及阻塞。影像学检查可显示气管、支气管的狭窄和阻塞引起的肺内继发性改变。

（一）阻塞性肺气肿（obstructive emphysema）

肺气肿系指肺组织被气体过度膨胀的一种状态，可分为局限性阻塞性和弥漫性阻塞性肺气肿。阻塞性肺气肿系支气管不完全性阻塞时，由于支气管活瓣性作用，吸气时空气可通过狭窄支气管进入肺泡，而呼气时肺泡内气体不易通过狭窄支气管排出，因而吸入量多于排出量。反复的活瓣作用导致狭窄支气管所属肺体积增大。由于肺泡过度膨胀和随之产生的肺泡壁毛细血管受压引起的血液供应障碍或并存的感染，使肺泡壁易破裂而融合成肺大泡。

1. 局限性阻塞性肺气肿　多表现为一个肺叶或一侧肺的肺气肿。胸片表现为：一叶或一侧肺透亮度增加，肺纹理稀疏，横膈和纵隔的位置是否改变，取决于肺气肿的范围。支气管内异物者可见呼气与吸气时纵隔摆动。

2. 弥漫性阻塞性肺气肿　胸片表现为：①胸廓呈桶状，肋骨走行变平，肋间隙变宽；横膈低平并可呈波浪状，活动度明显减弱。②两肺野透亮度增加，可见肺大泡。肺纹理分布稀疏变细，肺野中外带肺纹理可消失。③心影狭长呈垂位心型（图 2－4）。

肺气肿 CT 表现为：表现类似 X 线胸片所见，此外，CT 检查还可分辨出不同病理类型的肺气肿。肺气肿在病理上分为小叶中心型、全小叶型、间隔旁型和瘢痕旁型四种类型。小叶中心型肺气肿表现为小圆形低密度区，位于小叶中央。全小叶型肺气肿为广泛密度减低区，肺血管影

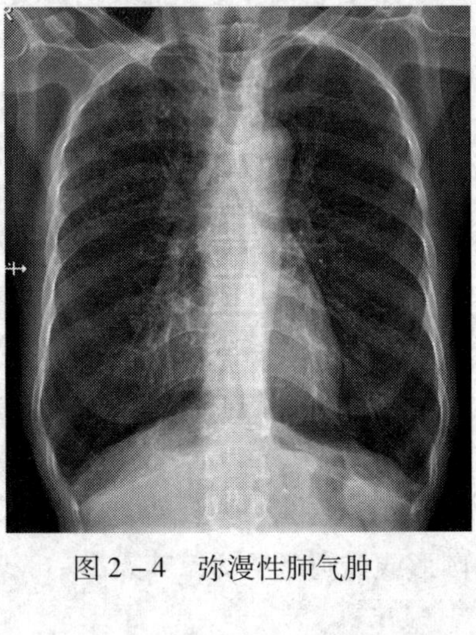

图 2－4　弥漫性肺气肿

变细、稀疏。间隔旁型肺气肿为胸膜下局限性低密度区，一般为 1cm 以下。肺大泡为较大的含气空腔，为小叶中心型及全小叶型肺气肿融合所致。

（二）阻塞性肺不张（obstructive atelectasis）

系指支气管完全阻塞导致所属肺完全无气、不能膨胀而体积缩小。支气管完全阻塞后 18～24 小时肺泡腔内的气体被循环的血液所吸收，肺组织缩小，可并发肺炎或支气管扩张。

1. 一侧肺不张 为一侧主支气管完全性阻塞的后果，表现为患侧肺野呈均匀一致性密度增高影，胸廓塌陷，肋间隙变窄，纵隔向患侧移位，横膈升高，心缘及横膈影均不清楚，对侧肺代偿性肺气肿（图 2－5）。

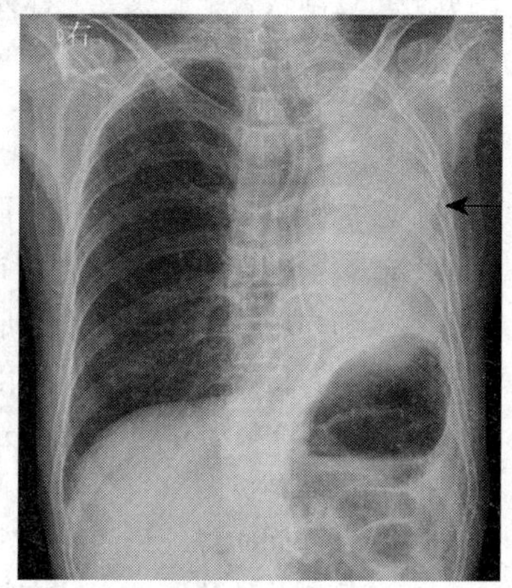

图 2－5　左侧肺不张

2. 肺叶不张 为肺叶支气管完全阻塞所致。由于肺叶形态、大小的不同，不同的肺叶的不张有不同的表现。但其共同的 X 线表现为肺叶体积缩小并移位，密度增高，肺血管、肺门及纵隔不同程度向患侧移位，邻近的肺叶可出现代偿性肺气肿。

3. 肺段不张 较少见，正位及侧位一般表现为基底在外、尖端指向肺门的三角形密度增高影，肺段体积缩小，邻近肺段可出现代偿性肺气肿。

4. 小叶肺不张 为终末细支气管阻塞所致。X 线表现为多发斑片状密度增高影，不易于与肺炎的片状影区别。

CT 阻塞性肺不张表现为：肺叶、肺段肺不张的表现为三角形或“V”字形密度增高影，叶间裂移位和血管支气管聚拢，可见临近肺叶、肺段代偿性肺气肿。在螺旋 CT 多平面重组冠状及矢状面图像，各个肺叶肺不张与 X 线正位和侧位图像所见相似。

二、肺部病变

1. 肺泡实变 肺泡腔的气体被病理组织取代。见于各种肺炎、肺结核、肺出血及肺水肿等。X 线及 CT 表现有以下特点：①病变边缘不清，形态各异；腺泡内渗出病变为直径 6～8mm 斑点状模糊阴影，小叶内渗出病变为 1～2.5cm，边缘模糊斑片状阴影；②小范围的实变可融合大片实变，当渗出病变占据肺段或肺叶，呈肺段或肺叶阴影，肺叶病变扩至叶间胸膜，可显示叶间胸膜为界锐利边缘；③病变常自肺外向肺门方向发展，实变的高密度影像中可见到含气的支气管分枝影，形成支气管气像（air bronchogram）；④实变病灶密度较高而均匀。有的病变密度较淡，密度低于血管的密度，病变中可见走行其内的血管影，称为磨玻璃样密度（常简称磨玻璃样密度或磨玻璃密度）病变（图 2－6）。

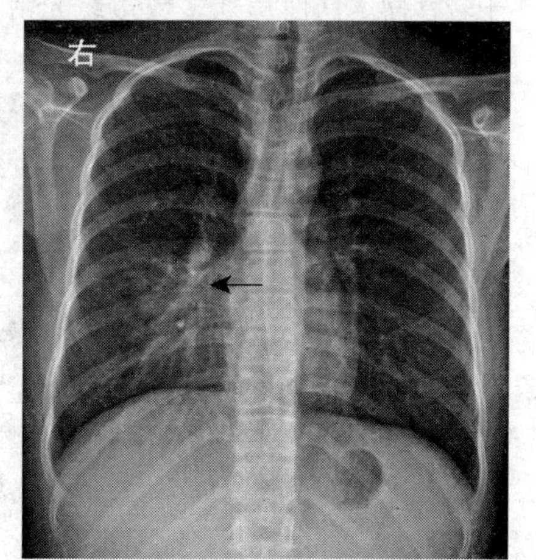

图 2－6　渗出性病变

当肺发生渗出和实变时，通常 T_1WI 上显示为边缘不清的片状略高信号影，T_2WI 上显示较高信号影。

2. 增殖性病变（proliferative lesion） 为肺的慢性炎症在肺组织内形成的肉芽组织，其主要病理特点是以成纤维细胞、血管内皮细胞和组织细胞增生为主，并有淋巴细胞、浆细胞形成的慢性炎症病理改变。可见于各种慢性肺炎、炎性假瘤、肺结核、尘肺等。

X 线及 CT 表现有以下特点：①病变形态可表现为结节状、片状或肿块状密度增高影，肺结核硬结灶多呈结节状，结核球多呈球状或肿块状，慢性肺炎多为片状影；②病变密度较高，边缘较清楚；③动态变化缓慢，有的可缓慢增大。

只要病灶有一定的大小，就能在 T_1WI 和 T_2WI 上显示。且均呈中等信号影，边缘清楚。

3. 纤维性病变（fibrotic lesion） 肺部的慢性炎症或增殖性病变在修复愈合过程中，纤维成分可逐渐代替细胞成分，称为纤维性病变或纤维化。可分为局限性和弥漫性两类。局限性纤维化常是慢性肺炎及肺结核的愈合后果。弥漫性纤维化的原因很多，常见的有特发型肺间质性纤维化、硬皮病、类风湿、尘肺（肺尘埃沉着病）、慢性支气管炎等。

X 线及常规 CT 表现有以下特点：①局限性纤维化多表现为索条状僵直的高密度影，边缘清楚；②局限性纤维化范围较大时，可收缩成结节或团块状，其边缘清楚，或有粗长毛刺（如硅沉着症大片纤维化），密度可不均匀（伴有钙化或残存肺组织、气管等），继发瘢痕性肺不张、肺气肿、牵引支气管扩张（以纤维、增殖病变为主的继发型肺结核）或引起气管及纵隔向患侧移位；③弥漫性纤维化主要表现为弥漫分布的网状、线状及蜂窝状影。以外围胸膜下区分布较多。其中可见弥漫分布的颗粒状或小结节状影，称网状结节病变，多见于尘肺及慢性间质性肺炎。

弥漫性肺间质纤维化的高分辨率 CT（HRCT）表现如下。①小叶核心增大：位于小叶中心，呈点状或分枝状，为小叶支气管及小叶中心动脉周围的间质增厚。②小叶内间质增粗：为细线状或网状影。③小叶间隔增厚：呈细线状影，与胸膜垂直，长约 2cm。④支气管血管束异常：表现为粗细不均、形态不规则。⑤胸膜下弧线影：为胸膜下与胸膜平行的线状影。⑥蜂窝状影：为多发的环形影，似蜂窝状，正常的肺结构消失。⑦牵拉性支气管扩张：支气管扩张呈不规则的管状及环状。⑧磨玻璃样密度影：多为小片状且呈多发性。

在 MRI 上病灶多能在黑色的肺野背景上显示，信号强度与增殖性病变相近，在 T_1WI 上和 T_2WI 上均呈中等信号影。

4. 结节（nodule）与肿块（mass） 一般认为肺内结节直径≤3cm，3cm 以上则为肿块。肺内结节或肿块为圆形或类圆形影像，大体上结节和肿块可有包膜、假包膜、无包膜，质地为实性、囊实混合性或为充满内容物的囊性。良性病灶形态多规则，恶性病灶多呈分叶状，单发良性结节多见于结核球，错构瘤和炎性病变，恶性者多见于周围型肺癌。多发病灶多见于转移瘤。良性病灶多数边缘光滑、清楚，肺癌边缘多可见毛刺、肿块（图 2－7）、结节（图 2－8）。

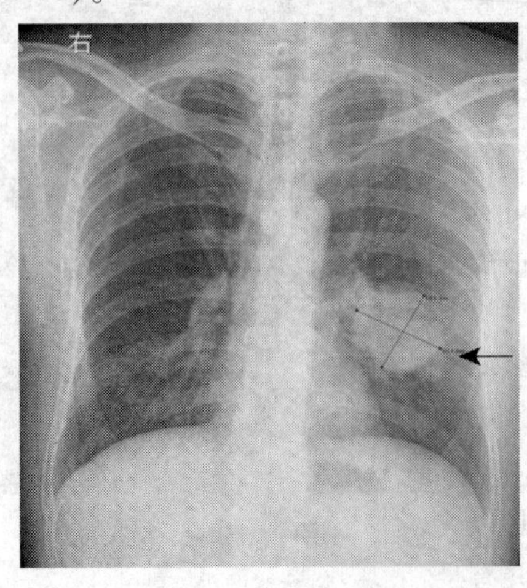

图 2－7　左肺肿块

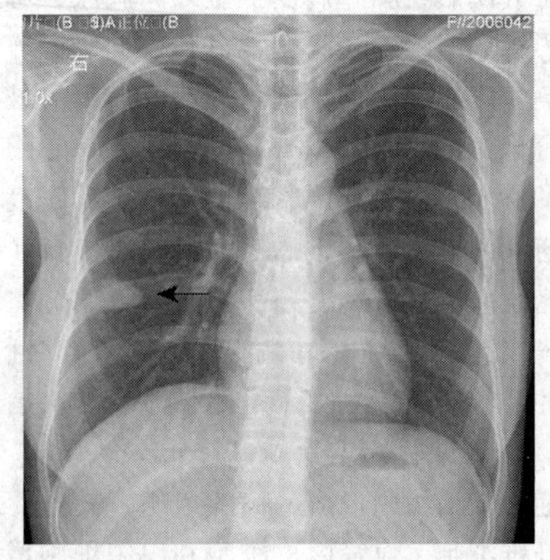

图 2－8　右肺结节

CT 对于肺结节与肿块的显示明显优于 X 线检查。①结节与肿块的密度：依据肺结节密度不同分为实性结节（密度高于血管）、磨玻璃样密度结节（密度低于血管）和混合密度结节。CT 增强扫描结有助于良恶性结节及肿块鉴别；②结节与肿块的边缘：肺良性病变边缘光滑。周围型肺癌肿块边缘可有毛刺。结节和肿块分叶征，多见于肺癌；③结节与肿块的邻近结构的改变：结核性病变周围常有卫星病灶。肺炎肿块邻近可合并片状影。邻近胸膜凹陷征，多见于周围型肺癌。

MRI 能够显示直径小于 1cm 的结节影。但是不作为首选检查，除非结节或肿块侵犯到纵隔。

5. 空洞与空腔 空洞（cavity）为肺内病变组织发生坏死后经引流支气管排出并吸入气体后形成。洞壁可为坏死组织、肉芽组织、纤维组织、肿瘤组织所形成。空洞性病变是肺结核、肺脓肿与肺癌常见影像学征象。空洞的 X 线表现有三种。

（1）虫蚀样空洞 又称无壁空洞，壁厚≤1mm，为大片坏死组织内形成的空洞，洞壁为坏死组织，表现为大片密度增高影内的多发性边缘不规则虫蚀状透明区，常见于干酪性肺炎。

（2）薄壁空洞 洞壁厚度在 3mm 以下，表现为圆形、椭圆形或不规则的环形的透光区，洞壁外缘清楚。多见于肺结核、肺脓肿。

（3）厚壁空洞 厚壁厚度超过 3mm。空洞周围有点高密度实变区，内壁光增或凹凸不平，可见于肺脓肿、肺结核及周围型肺癌（图 2－9）。

空腔（air－containning space）是肺内生理腔隙的病理性扩大，如肺大泡、肺囊肿及肺气囊等都属于空腔。构成空腔的壁薄而均匀。合并感染时，腔内可见液平面，空腔周围亦可见实变影（图 2－10）。

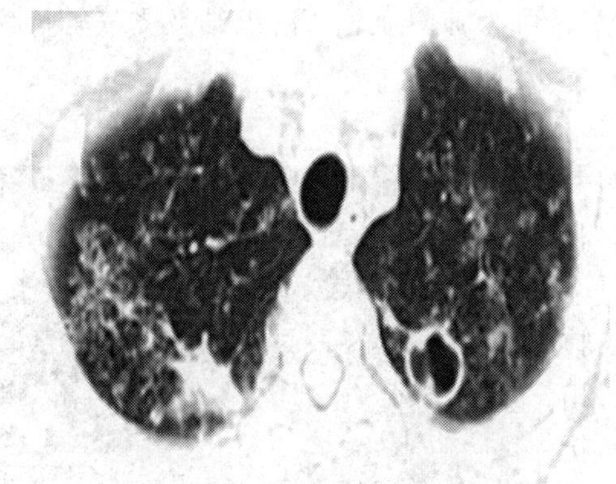

图 2－9 空洞

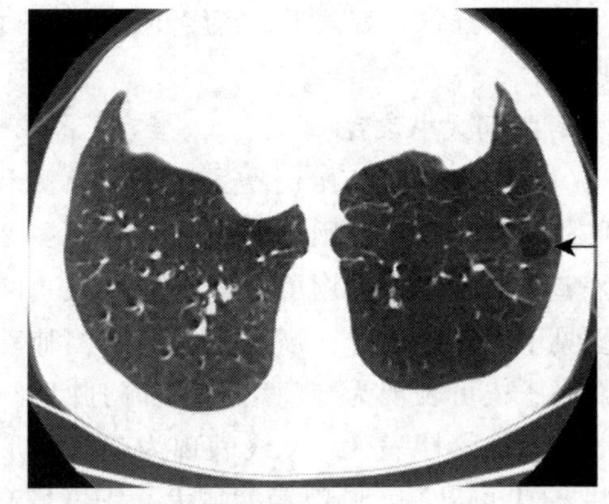

图 2－10 空腔

CT 上观察空洞病变时应注意以下内容：空洞壁的厚薄以及是否规则；空洞的内部是否有液体或气体；空洞的周围是否有纤维条索影、结节状或斑片状卫星病灶以及与肺门相连的支气管壁的增厚以及狭窄。空腔 CT 表现，壁厚一般在 1mm 以下含气腔隙，均匀，内外缘光滑，可有液平。

空洞内的空气在 T_1WI 和 T_2WI 上均呈低信号影，其形态大小不同。空腔壁 MRI 上显示困难。

6. 钙化病变 钙化（calcification）病理上属于变质性病变，受到破坏的组织局部脂肪酸分解而引起酸碱度发生变化时，钙离子以磷酸钙或碳酸钙的形式沉积，一般发生在退行性变或坏死组织内。可单发，也可多发，多见于结核病灶的愈合阶段，肺内肿瘤组织内或囊肿壁也可发生钙化。两肺多发钙化除结核外，还可见于矽肺、骨肉瘤肺内转移、肺泡微石症等。

钙化的 X 线及 CT 表现有如下特点：病灶的密度很高，边缘清楚锐利、大小形状不同，可为斑点状、块状及球状影。一般认为，良性钙化多为弥漫性，同心圆形、中心性及爆米花样，恶性钙化多为砂砾状或斑片状。肺结核或淋巴结结核钙化呈单发或多发斑点状；错构瘤的钙化呈爆米花样；周围型肺癌呈单发、多发颗粒状或斑片状；矽肺钙化多表现为：两肺散在多发结节状或环状钙化，淋巴结钙化呈蛋壳样；骨肉瘤的钙化以两肺散在结节状为特点；肺泡微石症的钙化为多发粟粒状或结节状钙化（图2－11）。钙化在MRI上无信号，较大的钙化灶表现为信号缺损区。

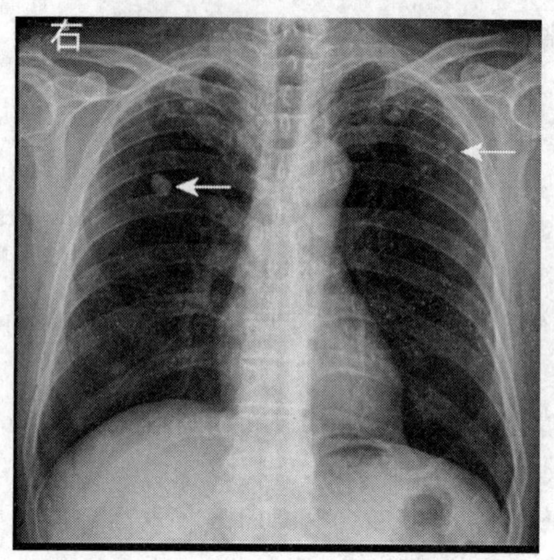

图2－11　双肺上叶多个钙化灶

三、肺门改变

肺门的异常，有大小、密度和位置等方面的改变，可为肺门血管、淋巴结及支气管等病变所致。

1. 肺门大小改变

（1）肺门增大　肺门增大可见于单侧和双侧。一侧肺门增大的常见原因是淋巴结肿大，多见于结核和肺癌转移。中央型肺癌可形成肺门肿块。两侧肺门增大多见于结节病、淋巴瘤。一侧或两侧肺动脉瘤或肺动脉高压也可表现为肺门增大，肺门肿块与肺动脉相连，提示血管性病变。X线表现为肺门球形或分叶状肿块。CT可以显示肺门轻度增大、密度增高、形态异常。CT增强扫描可以确定肺门增大是血管疾病、肿瘤或是肿大淋巴结（图2－12）。

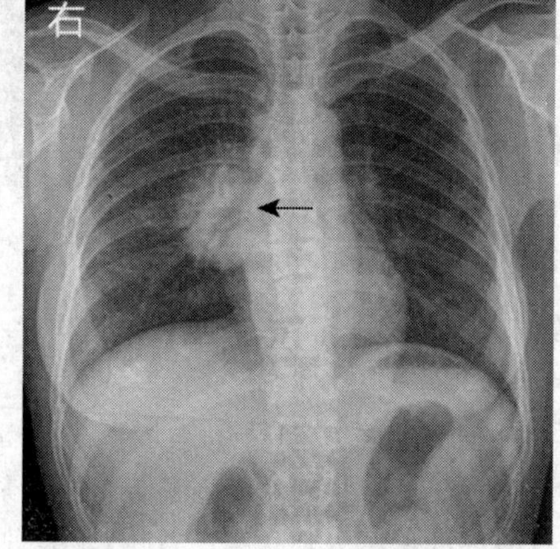

图2－12　右肺门影增大，密度增高

（2）肺门缩小　一侧肺门缩小可见于肺动脉分支先天狭窄或闭锁。两侧肺门缩小可见于法洛四联症。

2. 肺门密度改变　肺门增大多伴有密度增高，见于肿块或淋巴结增大等（图2－13）。

3. 肺门位置改变　肺不张或严重肺纤维化可使肺门发生牵拉移位。肺门肿块可使肺门受推压移位。

四、胸膜病变

（一）胸腔积液

胸腔内积存液体称为胸腔积液。液体可为渗出液、漏出液、血液、乳糜液。常见原因有结核、炎症、肿瘤转移或外伤，也可见于系统性疾病，如结缔组织病。影像学检查可明确积液的存在，但不能鉴别积液的性质。

1. 游离性胸腔积液

（1）少量积液　液体上缘在第4肋前端以下。液体最先积聚于位置最低的后肋膈角。液量达250ml以上时，于站立后前位胸片仅见肋膈角变钝，随液体量增加可依次闭塞外侧肋膈角，掩盖膈顶。少量积液在CT纵隔窗上，表现为后壁内缘与胸壁平行一致的弧形窄带状液体样密度影，边缘光滑整齐（图2－13）。

（2）中量积液　积液上缘在第4肋前端平面以上，第二肋前端平面以下。在立位胸片上，液体上缘呈外高内低的边缘模糊的弧线状，称为渗液曲线，为胸腔积液的典型X线表现。中等量积液CT表现为后胸壁内缘新月形的液体样密度影，密度均匀，边缘整齐，局部肺组织轻度受压。

（3）大量积液　积液上缘达第2肋前端以上，X线表现为患侧肺野呈均匀致密阴影，并显示肋间隙增宽，横膈下降，纵隔向对侧移位。大量积液CT表现为整个胸腔为液体样密度影占据，肺被压缩于肺门呈软组织影，很像肿块，其内有时可见支气管影。纵隔向对侧移位。

2. 局限性胸腔积液　积液积聚于胸腔某一个局部称为局限性胸腔积液，如包裹性积液、叶间积液、肺底积液、纵隔积液等。其中以包裹性积液比较多见。

（1）包裹性积液　胸膜炎时，脏层与壁层胸膜发生粘连可使积液位置局限，称为包裹性积液。侧后胸壁及下胸部比上部多见。病变与X线呈切线位时表现为自胸壁向肺野突出的半圆形或扁丘状阴影，边缘清楚，密度均匀，其上下缘与胸壁的夹角呈钝角。CT纵隔窗上侧胸壁的包裹性积液表现为自胸壁向肺野突出的突形液体密度影，基底宽而紧贴胸壁，与胸壁的夹角多成钝角，边缘光滑，邻近胸膜多有增厚，形成胸膜尾征。局部肺组织可受压（图2－14）。

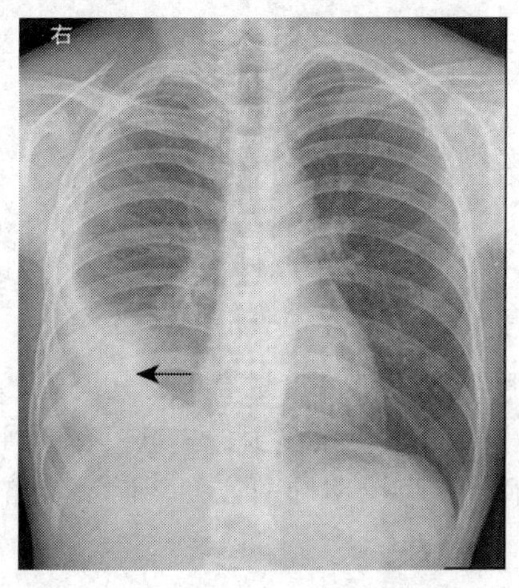

图2－13　右侧少量游离胸腔积液

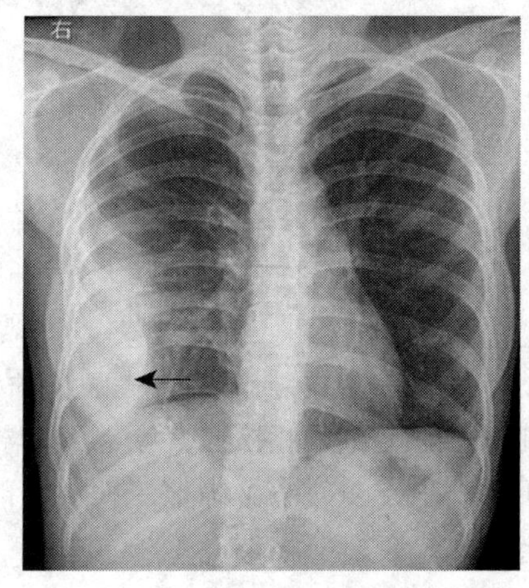

图2－14　右侧包裹性胸腔积液

（2）叶间积液　积液局限于水平或斜裂内时称为叶间积液。叶间积液可单独存在，也可与胸腔游离积液并存。发生于斜裂者正位X线片检查多难以诊断，侧位胸片上的典型表现是位于叶间裂部位的梭形阴影，密度均匀，边缘清楚。游离性积液进入叶间裂时多局限于斜裂下部，侧位上表现为尖端向上的三角形密度增高影。CT表现为叶间少血管区内片状或带状的液体样密度影，有时呈梭状或球状液体样密度影。积液量多时可呈肿块状，其两端的叶间胸膜常有增厚。病变位于叶间裂的位置，呈液体密度，诊断多可明确。

（3）肺下积液　积液位于肺底与横膈之间胸膜腔时称为肺下积液，右侧较多见。被肺下积液向上推挤的肺下缘呈圆顶形状，与横膈升高相似。肺下积液所致的膈升高，圆顶最高点位于外三分之一处，肋膈角深而锐利，切立位向一侧倾斜60°。或取仰卧位检查可见游离性积液的征象，而不同于真正的膈升高。

（二）气胸与液气胸

空气进入胸膜腔内称为气胸，其原因是脏层和壁层胸膜的破裂。脏层胸膜破裂多在胸膜下肺部病变的基础上发生，肺内气体进入胸腔，称自发性气胸，见于严重肺气肿、胸膜下肺大泡等，当胸膜裂口具活瓣作用时，气体只进不出或进多出少，可形成张力性气胸。壁层胸膜的破裂为直接损伤所致，体外空气进入胸腔，如胸壁穿通伤，胸部手术及胸腔穿刺。

气胸区无肺纹理，气胸区的宽窄取决于胸腔内气体量的多少。气胸时肺脏自外围向肺门方向压缩。少量气胸时，气胸区呈线状或带状，同时可见被压缩肺的边缘。大量气胸时，气胸区可占据肺野的中外带，内带为压缩的肺，呈密度均匀软组织影。同侧肋间隙增宽，横膈下降，纵隔向健侧移位（图2－15）。

胸膜腔内液体与气体同时存在为液气胸。可在胸腔积液的基础上并发支气管胸膜瘘而引起，也可先有气胸，然后又出现液体，或气体、液体同时出现。外伤、手术后及胸膜穿刺后均可产生液气胸，严重的液气胸时，立位 X 线检查可见纵贯一侧胸腔的气液面（图2－16）。

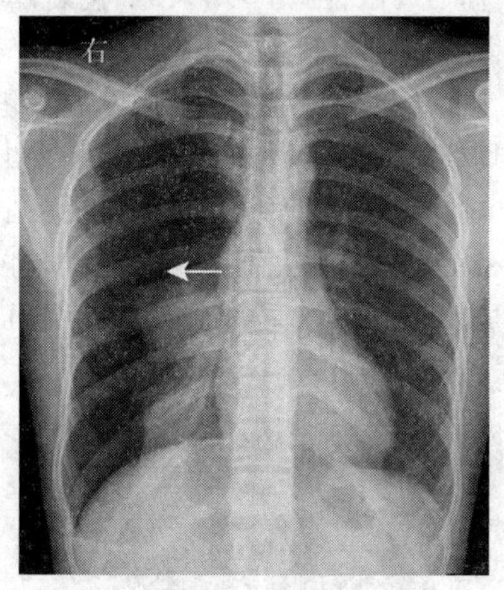

图2－15　右侧气胸

气胸区可占据肺野的中外带，
内带压缩的肺呈密度均匀软组织影

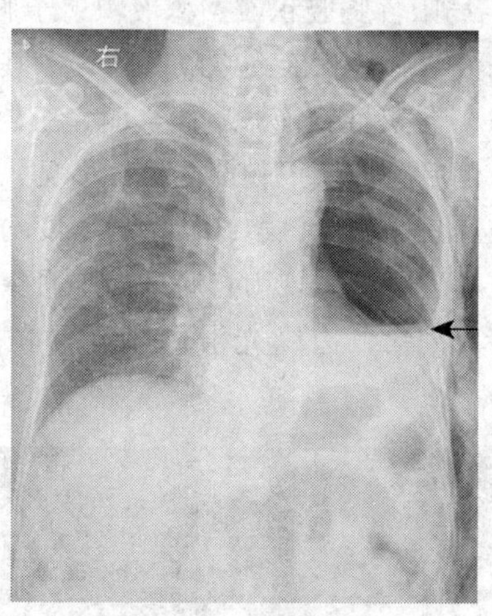

图2－16　左侧液气胸

胸膜腔内液体与气体
同时存在，可见气液平面

气胸与液气胸在 CT 肺窗上表现为肺外侧带状无肺纹理的低密度透亮区，其内侧可见弧形的脏层胸膜呈细线状软组织密度影，与胸壁平行。依胸腔气体量多少，肺组织有不同程度的受压萎缩，严重时整个肺被压缩至肺门成球状。液气胸可见明确的液气平面及萎缩的肺边缘。

（三）胸膜增厚、粘连与钙化

炎症性纤维素渗出、肉芽组织增生、外伤出血机化均可引起胸膜增厚、粘连及钙化。胸膜增厚与粘连常同时存在。轻度局限性胸膜粘连多发生在肋膈角区，表现为肋膈角变浅、变平，膈运动轻度受限。广泛胸膜增厚粘连时，可见患侧胸膜塌陷，肋间隙变窄，肺野密度增高，沿肺野外侧及后缘可见带状密度增高阴影，肋膈角近似直角或闭锁，膈升高且顶变平，膈运动微弱或消失，纵隔可向患侧移位。胸膜钙化多见于胸膜炎、脓胸、出血机化、尘肺。胸膜钙化时在肺野边缘呈片状、不规则点状或条状高密度影。为沿胸壁的带状软组织影，厚薄不均匀，表面不光滑，与肺的交界面多可见小的粘连影。胸膜增厚达 2cm 及纵隔胸膜增厚均提示恶性病变。胸膜粘连常与胸膜增厚同时发生，广泛的粘连导致胸廓塌陷或肺被牵拉，并影响呼吸功能。胸膜钙化多呈点状、带状或块状的高密度影，其 CT 值接近骨骼。钙化多见于结核性胸膜炎，也见于脓胸及胸腔出血后机化。

五、纵隔的改变

纵隔病变及肺内病变均可引起纵隔形态、密度和位置的改变。

（一）形态的改变

纵隔形态的改变最常见的是纵隔增宽。颈部脓肿向下蔓延或因食管穿孔引起的纵隔脓肿多表现为上纵隔局限性增宽。冲击伤、挤压伤、胸壁穿通伤及手术等引起的纵隔血肿表现为上纵隔两侧增宽，增宽的上纵隔边缘多平直清楚。纵隔内肿瘤、囊肿、淋巴结肿大、动脉瘤均可表现为纵隔相应部位的形态改变。脂肪组织增加、异位脏器、腹腔组织或脏器疝入胸腔也可使纵隔增宽、变形。

（二）密度的改变

软组织密度病变与正常纵隔密度多无差异而难于分辨。气管支气管损伤等而发生的纵隔气肿，可见纵隔内低密度的气带影，纵隔气肿常与气胸及皮下气肿并存。腹腔空腔脏器疝入纵隔时，可见其内有不规则的低密度的空气影。畸胎瘤所含牙齿、动脉瘤壁钙化、淋巴结结核钙化均表现为纵隔内高密度影。

（三）位置的改变

胸腔、肺内及纵隔病变均可使纵隔移位。肺不张、肺硬化及广泛胸膜增厚等引起肺容积缩小的病变可牵拉纵隔向患侧移位。一侧肺气肿时，纵隔向健侧移位，吸气时纵隔恢复原位，称此为纵隔摆动。

1. 位置的改变 肺或胸膜的巨大占位病变、气胸、大量胸腔积液等可压迫纵隔变形并向对侧移位，也可因肺不张、广泛肺纤维化、肺叶切除术后、胸膜肥厚、粘连等导致纵隔向患侧移位。

2. 形态的改变 心脏大血管的异常扩张或纵隔内有较大的占位病变时均可导致纵隔变形，纵隔病变多以肿块的形式表现。通常形态规则、边缘清楚的肿块为良性，形态不规则、边缘不清的多为恶性。纵隔变形常致纵隔增宽。

3. 密度的改变 CT 值可较敏感反映纵隔病变的密度，根据其 CT 值大致分为四类：脂肪密度、软组织密度、囊性密度及血管密度。CT 增强可明确显示动脉瘤、动脉夹层及附壁血栓。实性病变中，良性病变多均匀轻度强化，恶性病变多不均匀较明显强化。囊性病变仅见囊壁轻度强化，脂肪密度病变仅见其内的血管强化。

4. 邻近结构的改变 良性病变邻近结构无侵犯，恶性病变多受侵犯。

六、横膈的改变

引起横膈改变的原因有横膈本身的病变、肺内病变、胸膜病变及膈下的肝、胃病变和腹腔病变等。

1. 形态的改变 结核或炎症引起的膈胸膜粘连时，膈面上可见幕状阴影。严重肺气肿及膈胸膜增厚粘连可使膈平直，且常伴膈角变钝或闭锁。膈平滑肌瘤、囊肿等引起的膈局限性肿块在 X 线上表现为半球形、扁丘状或立卵形边缘清楚肿块，肿块可随膈同步运动。

2. 位置的改变 膈上病变如肺不张、肺毁损、肺叶切除术后、膈神经麻痹，膈下病变如腹部肿瘤、膈下脓肿，均可使患侧膈升高。肺不张及膈麻痹所致膈升高，其膈形态多无改变。腹部肿瘤使横膈升高，也可使膈局限性突向肺下野。两侧膈升高多见于腹水及腹腔巨大肿瘤。肺气肿时可使膈下降。

3. 运动的改变 胸膜粘连、膈膨出、膈麻痹均可使膈运动减弱或消失。肿瘤、外伤或炎症等引起的膈麻痹，呼吸时患侧膈运动与健侧相反，即患侧膈吸气时升高，呼气时下降，称此为膈矛盾运动（呈 V 形）。

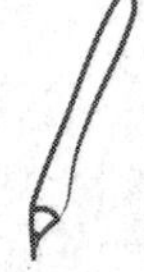

第四节　支气管疾病

一、慢性支气管炎

【临床与病理】

1. 病因病理　慢性支气管炎（chronic bronchitis）是一种多病因引起的支气管黏膜及其周围组织的慢性非特异性炎症，是呼吸道常见疾病。病理上支气管黏膜充血、水肿、糜烂，黏液腺体增生肥大、分泌亢进，肉芽组织与纤维组织增生导致管壁增厚及管腔狭窄等。

2. 临床表现　慢性咳嗽、咳痰、气急、呼吸困难、心悸等，多见于老年人。临床上只要是连续2年以上咳嗽，每年有3个月发作期即可确诊。

【影像学表现】

1. X线表现

（1）早期X线检查无异常征象。

（2）典型表现为肺纹理增多、紊乱，出现纤维化表现为条索与网状阴影，合并感染可出现两下肺为主的斑片阴影。

（3）晚期合并阻塞性肺气肿时，表现为桶状胸、肋间隙增宽，两肺野透亮度增加，肺纹理稀疏，心影狭小呈垂直型，双膈肌低平。如合并肺动脉高压时，表现为肺动脉段膨出，右下肺动脉增粗，横径大于15mm（图2－17）。

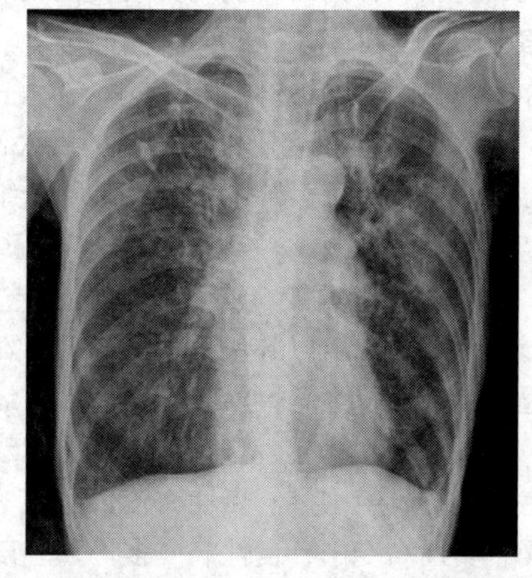

图2－17　慢性支气管炎合并肺动脉高压

两肺纹理增多、紊乱，肺动脉段膨出

2. CT表现

（1）肺纹理扭曲，支气管壁增厚，管腔不同程度狭窄或扩张。

（2）肺野可见小叶性肺气肿及胸膜下肺大泡等征象。

（3）合并肺间质改变可出现网状阴影；合并感染可见斑片状阴影；合并肺动脉高压时，可见主肺动脉与两肺门的肺动脉扩张，外围动脉反而变细减少。

【诊断与鉴别诊断】根据胸片肺纹理增多、紊乱，CT显示支气管壁增厚的表现，结合临床多年的咳嗽、咳痰史，即可诊断为本病。需与支气管扩张、间质性肺炎等相鉴别。

（1）支气管扩张　单纯轻度柱状支气管扩张与慢性支气管炎在胸片上几乎无法鉴别，当出现受累肺组织体积缩小或出现囊状阴影时提示支气管扩张可能。

（2）间质性肺炎　病变以两肺门区附近及下肺野分布为主，呈弥漫分布网状影、小片影、小结节影及小叶间隔增厚等改变。

二、支气管扩张

【临床与病理】

1. 病因病理　支气管扩张（bronchiectasLs）是指支气管内径的异常增宽。少数为先天性，多数为支气管反复感染的继发改变。支气管内分泌物淤积及长期剧烈咳嗽，引起支气管内压增高；肺不张及肺内严重纤维化牵拉引起，这三种因素互为因果。多见于左肺下叶、左

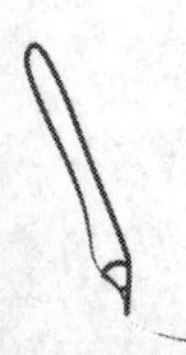

肺舌叶及右肺下叶，可两肺同时存在。先天性支气管扩张病理改变为管壁平滑肌、腺体和软骨减少或缺如。支气管扩张一般发生在3～6级分枝。支气管扩张根据形态分为：柱状支气管扩张（扩张的支气管远端与近端宽度相近）；囊状支气管扩张（扩张的支气管远端呈球囊状）；静脉曲张型支气管扩张（扩张的气管粗细不均，管壁有多个局限性收缩，形似静脉曲张）；混合型支气管扩张（以上三种类型可同时混合存在或以其中一种为主）。支气管扩张常伴有肺部炎症。

2. 临床表现 发病年龄以儿童及青年期为多。咳嗽、咳痰、咯血为支气管扩张的三大主要症状。合并感染时可有发热、胸痛。如病变广泛，可有呼吸困难、发绀及杵状指等。

【影像学表现】

1. X线表现 早期轻度支气管扩张在平片上可无异常发现。较严重的支气管扩张可有以下表现。

（1）肺纹理增多、增粗、排列紊乱。

（2）扩张而含气的支气管可表现为粗细不规则的管状透明影，扩张而含有分泌物的支气管则表现为不规则的杵状致密影。囊状支气管扩张呈囊状或蜂窝状影，为多个圆形或卵圆形薄壁透亮区，有时囊底有小液平。

（3）支气管扩张继发感染时，表现为小斑片状或较大片状模糊影。

（4）继发改变可有肺心病、胸膜肥厚、粘连等。

2. CT表现 高分辨力CT检查是目前诊断支气管扩张最常用、有效的方法。

（1）支气管壁增厚，管腔增宽。

（2）当扩张的支气管走行与CT扫描平行时表现为轨道征；与扫描平面垂直时则表现为圆形透亮影，此时，扩张的支气管与伴行的肺动脉形成印戒征。

（3）支气管直径大于伴行的同级肺动脉直径，提示支气管扩张。如扩张的支气管内为黏液所充盈时，则表现与血管伴行而粗于血管的柱状或结节高密度影，类似指状征改变。静脉曲张状支气管扩张与柱状支气管扩张相似，但管壁不规则，可呈念珠状。囊状支气管扩张表现为一组或多发的含气囊肿，成簇的囊状扩张，形成葡萄串状影，合并感染时囊内可出现气液平面及囊壁增厚，为特征性征象（图2－18）。

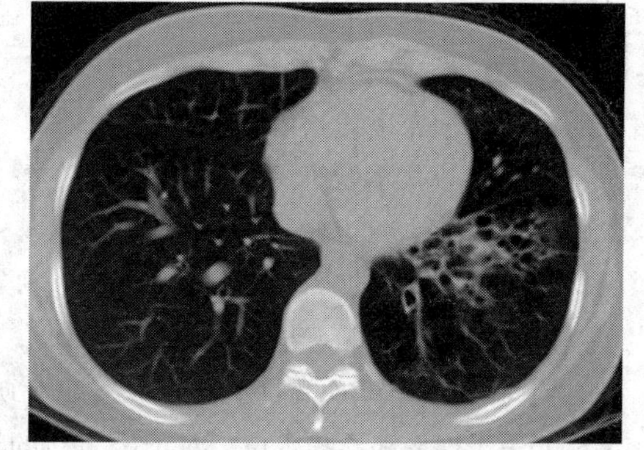

图2－18　囊状支气管扩张

【诊断与鉴别诊断】 X线胸片在粗乱的肺纹理中如见杵状、囊状或蜂窝状影，结合临床有咳嗽、咳痰、咯血，可考虑支气管扩张的诊断。HRCT对支气管扩张检出率很高，已成为支气管扩张诊断的主要手段。

（1）与多发性肺囊肿鉴别　多发性肺囊肿的囊肿相对较大，囊壁相对较薄，较少有液平面。

（2）与肺气囊等病变鉴别　肺气囊多见于金黄色葡萄球菌肺炎，呈多个类圆形的薄壁空腔，变化快，常伴有肺内浸润病灶或脓肿，且常随炎症吸收而消退。

（3）与肺淋巴管肌瘤病（LAM）鉴别　LAM表现为无数薄壁囊状影在两侧正常肺实质中呈弥漫性、均匀性及对称性分布。本病仅见于女性。常伴有胸腔积液和反复自发性气胸。

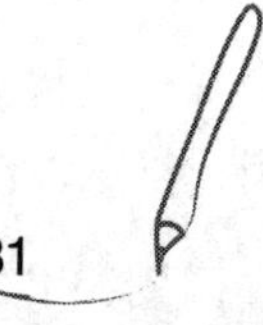

三、气管、支气管异物

【临床与病理】

1. 病因和病理 气管、支气管异物或称为异物吸入。异物可以分为植物性、动物性、矿物性，其中以植物性常见，如花生、谷粒、瓜子等。气管、支气管异物引起的病理改变有气道的机械性阻塞和炎症。较大的异物可以引起支气管完全阻塞，引起阻塞性肺不张及肺炎。较小的异物引起呼气性活瓣性阻塞，即吸气时气道增宽，气体可以通过异物部位，呼气时气道变细，气体不易排出，发生阻塞性肺气肿。由于异物的刺激，支气管黏膜充血水肿，长期病变引起纤维组织增生。

2. 临床表现 气管、支气管异物临床上并不少见，多见于儿童，尤其是1～3岁幼儿。临床上一般有明确的异物吸入史，异物吸入后会出现刺激性呛咳、呼吸困难、青紫、气喘等。

【影像学表现】

1. X线表现

（1）不透X线的异物如金属制品、义齿等在胸部X线片可直接显示，正侧位投照有助于异物准确定位。

（2）软组织密度异物不易发现，这时要借助于异物引起的气道阻塞征象，包括阻塞性肺不张及炎症、阻塞性肺气肿等，用以推测可透X线异物的位置，摄影时最好呼气相和吸气相两张照片加以比较。

（3）主支气管异物可引起下列3种征象：阻塞性肺气肿（见于一侧主支气管呼气性活瓣阻塞）；纵隔摆动（正常呼吸时，纵隔无左右摆动现象）；阻塞性肺炎和肺不张（异物存留较久所致）

2. CT表现

（1）金属密度异物可直接诊断。

（2）可以显示软组织异物的形状及位置，以及气管支气管阻塞狭窄程度（完全性或不完全性阻塞）。

（3）可以显示气道阻塞征象，阻塞性肺不张及肺炎，阻塞性肺气肿。

（4）小的异物易漏诊。

【诊断与鉴别诊断】患者有异物吸入史并结合典型的临床表现可确定诊断。影像学检查用于确诊和异物定位。对于透X线的异物，X线检查有困难。CT有较高的分辨力，有助于发现密度较低的异物。需与以下疾病鉴别。

（1）气管内异物引起的肺气肿与弥漫性阻塞性肺气肿鉴别 后者多为慢性支气管炎、哮喘性支气管炎的并发症，临床上患者大多有长期病史。

（2）气管内异物引起的肺气肿与毛细支气管炎鉴别 后者发病是呼吸道病毒感染，临床上喘憋症状明显，除双肺弥漫性肺气肿以外，尚可见广泛的粟粒结节影，肺泡性肺炎和肺纹理增粗。

第五节 肺部炎症

一、大叶性肺炎

【临床与病理】

1. 病因病理 大叶性肺炎为细菌引起的急性肺部炎症，主要致病菌为肺炎双球菌。在

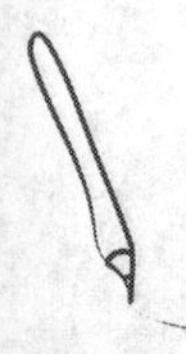

冬、春季节发病较多。炎性渗出主要在肺泡，而支气管及间质很少改变。在病理上主要分四期，即充血器、红色肝变期、灰色肝变期、消散期。

（1）充血期　发病在12～24小时为充血期，此时肺部毛细血管扩张、充血，肺泡内有浆液性渗出液。渗出液中细胞不多，肺泡内仍可含气体。炎性渗液及细菌经细支气管及肺泡壁上的肺泡孔扩展到邻近肺泡而使炎症区扩大。

（2）红色肝样变期　2～3天后肺泡内充满大量纤维素及许多红细胞等渗出物，使肺组织变硬，切面呈红色肝样。

（3）色肝样变期　再经过2～3天，肺泡内大量的白细胞取代红细胞，肺组织切面呈灰色肝样。

（4）消散期　在发病1周后，肺泡内的炎性渗出物逐渐被吸收，病变范围缩小，肺泡重新充气。

2. 临床表现　本病多见于青壮年，起病急，以突发高热、寒战、咳嗽、胸痛、咳铁锈色痰为临床特征。在不同病变期间可有不同的阳性体征，如叩诊浊音、语颤增强、呼吸音减低和肺部啰音等。血化验检查白细胞总数及中性粒细胞明显升高。

【影像学表现】

1. X线表现　X线表现与病理分期密切相关，通常X线征象较临床症状出现较晚3～12小时。自抗生素的广泛应用，典型大叶性肺炎已经不多见，病变多局限在肺叶的一部分或某一段。

（1）充血期　由于很多肺泡尚充气，往往无明显异常X线征象。部分病人会出现肺纹理增粗、增多。

（2）实变期（包括红色肝样变及灰色肝样变期）　表现为大片状均匀的致密影，形态与肺叶的轮廓相符合。由于实变肺组织与含气的支气管相衬托，其内有时可见透亮的支气管影，即空气支气管征或支气管气象。病变的叶间裂的一侧常可见平直的界限，而在其他部分的边缘模糊不清（图2－19）。

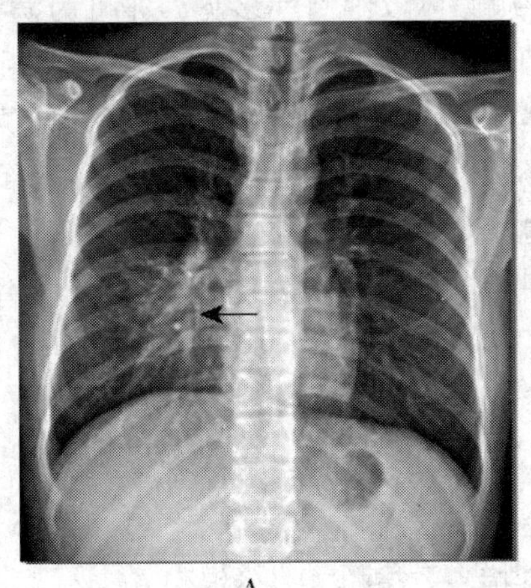
A

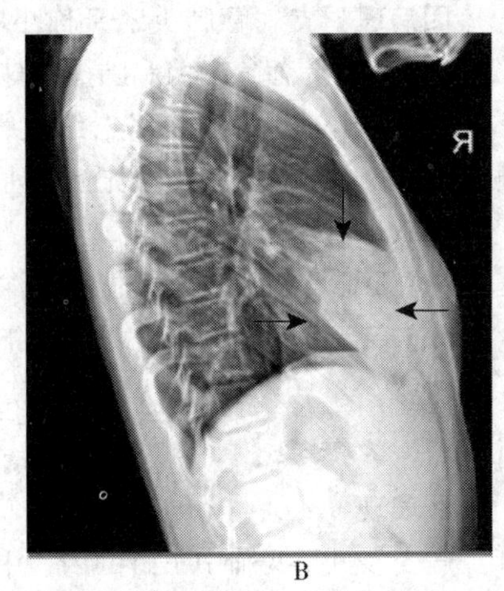

B

图2－19　大叶性肺炎平片

A，B正侧位胸片，右肺中叶大片高密度影（←），呈肺叶阴影，水平裂（↓）、斜裂（→）显示清楚

（3）消散期　表现为实变影的密度逐渐减低，病变呈散在的、大小不一和分布不规则的斑片状影。进一步吸收后病变区出现条索状影，其后仅见增粗的肺纹理，逐渐恢复正常。

2. CT表现　CT分辨力高，在充血水肿期显示病变呈磨玻璃样影，边缘模糊，其内血管纹理隐约可见。实变期病变呈大叶性或肺段性分布，病变中可见空气支气管征，病变边缘被胸膜所局限且平直，实变的肺体积通常与正常时相等，消散期病变呈散在的、大小不一的斑

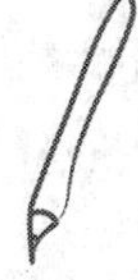

片状影，进一步吸收仅见索条状阴影或完全消失（图2-20）。

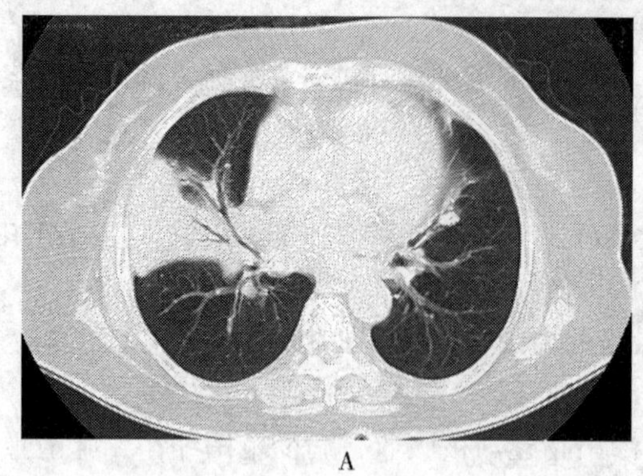
A

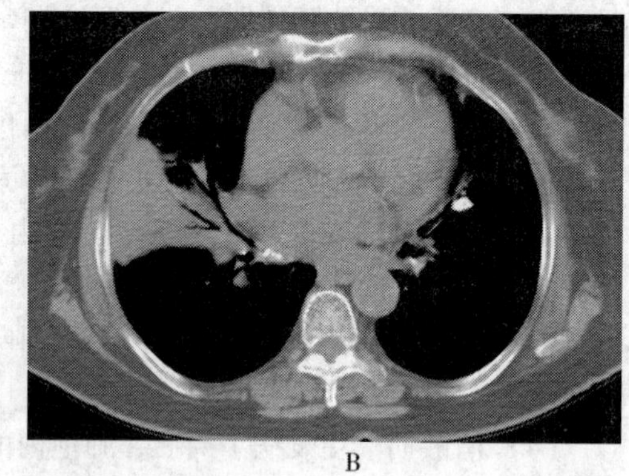
B

图2-20　大叶性肺炎CT表现

右肺大片实变影，内可见空气支气管征

【诊断与鉴别诊断】大叶性肺炎患者临床症状较典型，实变期的影像学表现亦较具特征，所以诊断一般不难。

（1）上叶大叶性肺叶应与干酪性肺炎鉴别，前者咳铁锈色痰，实验室检查白细胞增高，后者易形成多发无壁空洞。

（2）下叶大叶性肺炎应与胸膜炎鉴别，结合CT诊断，易于分清胸膜和肺组织病变。

（3）消散期应与肺结核、支气管肺炎或节段性支原体肺炎鉴别，主要结合临床及实验室检查。

二、支气管肺炎

【临床与病理】

1. 病因病理　支气管肺炎，又称小叶性肺炎。病原体以细菌性多见，亦可为病毒或真菌。常见的致病菌为葡萄球菌和肺炎双球菌。病原菌先引起支气管炎，支气管黏膜发生充血、水肿及浆液性渗出，进而累及终末细支管和肺泡。病变范围为小叶性，呈散在性两侧分布，也可融合成片状。细气支管炎性充血、水肿可引起小叶性肺气肿、小叶性或阶段性肺不张。

2. 临床表现　多见于婴幼儿、老年人及免疫功能损害的患者，或为手术后并发症。临床上以发热为主要症状，常有咳嗽，咳泡沫样痰，并伴有呼吸困难、发绀及胸痛等；胸部听诊有中、小水泡音。发生于极度衰弱的老年人时，因机体反应性太低，体温可不升高，白细胞计数也不增多。

【影像学表现】

1. X线表现

（1）病变多见于两肺中下野的内、中带，肺纹理增多、增粗，边缘模糊。

（2）病灶沿支气管分布，呈斑点状或斑片状密度增高影，边缘较淡且模糊不清，病变可融合成片状或大片状（图2-21）。

（3）病灶液化可形成空洞，表现为斑片状影中可见环形透亮影。有时可见肺气囊。

（4）支气管炎性阻塞时，可见三角形肺不张的致密影，相邻肺野有代偿性肺气肿表现。经抗感染治疗后，可在1~2周内吸收。

2. CT表现

（1）显示支气管血管束增粗，病灶呈弥漫散在斑片影，典型者呈腺泡样形态，边缘较模糊，或呈分散的小片状实变影，或融合成大片状。

（2）小片状实变影的周围，常伴有阻塞性肺气肿或肺不张，阻塞性肺不张的邻近肺野可见代偿性肺气肿表现。CT易于显示病灶中的小空洞。

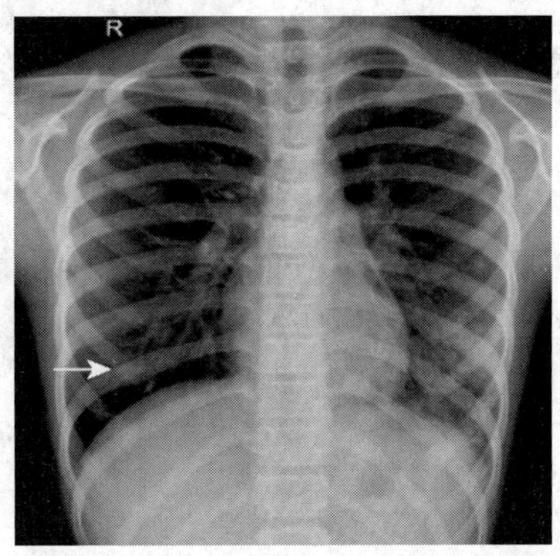

图2－21　支气管肺炎正位片

双下肺纹理增粗，左肺下野可见伴随纹理走形的斑片状影，边缘模糊

【诊断与鉴别诊断】支气管肺炎好发于两中下肺的内、中带，肺纹理增多、粗，沿肺纹理分布模糊的多发散在小的斑片状影，常引起阻塞性小叶性肺气肿或小叶肺不张，是本病典型表现。结合临床特点，多可做出诊断。细菌、病毒及真菌等均可引起支气管肺炎，仅根据影像学表现，难以鉴别支气管肺炎的病原体性质，要结合实验室检查。

三、间质性肺炎

【临床与病理】

1. 病因病理　间质性肺炎系肺间质的炎症，病因有感染性与非感染性之分。感染性由细菌或病毒感染所致，以病毒感染所致者多见。病变双肺广泛分布，又以肺门区及中、下肺野为著。病理特征为炎症主要累及支气管和血管周围、肺泡间隔、肺泡壁、小叶间隔等肺间质。通常继发于支气管炎，炎症累及支气管壁并扩展到支气管周围组织。肺间质内有水肿和淋巴细胞的浸润，同时炎症沿间质内的淋巴管蔓延引起局限性淋巴管炎和淋巴结炎。终末细支气管炎可引起细支气管部分或完全性阻塞，导致局限性肺气肿或肺不张。慢性者，除炎性浸润外多有不同程度的纤维结缔组织增生。

2. 临床表现　多见于小儿，常继发于麻疹、百日咳或流行性感冒等急性传染病。除原发的急性传染病症状外，常同时出现气急、发绀、咳嗽等，而体征较少。实验室检查常无白细胞升高。

【影像学表现】

1. X线表现

（1）病变分布较广泛，好发于两肺门区附近及肺中、下野。肺纹理增粗、模糊。

（2）位于支气管、血管周围的间质性炎症，呈纤细条纹状密度增高影，边缘清晰或略模糊，其行径僵直，可数条互相交错或两条平行。病变位于终末细支气管以下的肺间质时，病变显示为短条状，相互交织成网状的密度增高影，其内可见间质增厚所构成的大小均匀、分布不均匀的小结节状密度增高影（图2－22）。

（3）肺门影增大，密度增高，但结构不清。

（4）可形成弥漫性肺气肿。婴幼儿急性间质性肺炎多出现该征象。

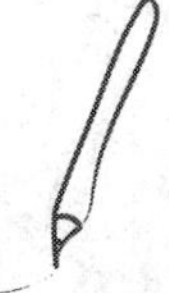

(5) 间质性肺炎在消散过程中，肺内粟粒点状影先消失，然后紊乱的条纹影逐渐减少而消失。

2. CT表现

(1) 常规CT扫描可见两肺弥漫分布的网状影，以下肺野明显。

(2) 高分辨率CT可见小叶间隔及叶间胸膜增厚。两肺有时可见多发弥漫分布的小片状或结节状影，边缘清楚或模糊。可见小叶肺气肿或肺不张征象。

(3) 急性间质性肺炎早期阶段或轻症病例，可见磨玻璃样密度影。

(4) 肺门和气管旁淋巴结可肿大。

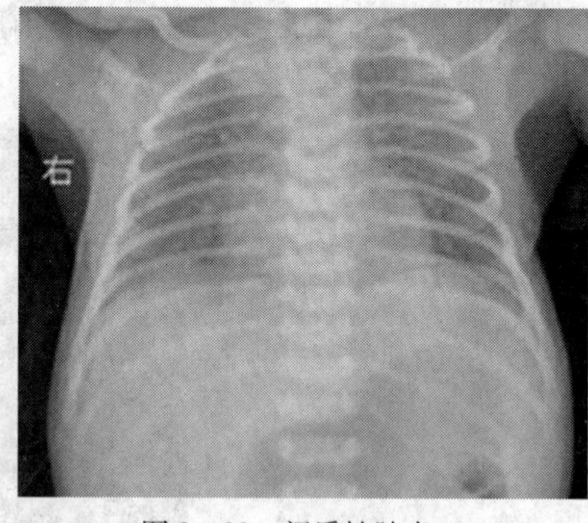

图2-22　间质性肺炎

双肺纹理增强，呈纤细条纹状密度增高影，边缘清晰或略迷糊，其行径僵直，可数条互相交错

【诊断与鉴别诊断】 间质性肺炎继发于麻疹、百日咳或流行性感冒等急性传染病。影像学主要表现为肺纹理增多、网状及小结节状影、肺气肿，且多呈对称性，临床症状明显而体征较少为其特点，影像诊断难度较大。同时其病因很多（如胶原血管性疾病、肺尘埃沉着病、朗格汉斯细胞组织增生症、结节病等），应注意鉴别。粟粒状影需与粟粒性肺结核相鉴别。

四、肺脓肿

【临床与病理】

1. 病因病理　肺脓肿是多种化脓性细菌所引起肺实质的炎变、液化、坏死，致病菌有金黄色葡萄球菌、肺炎双球菌、溶血性链球菌等。早期为化脓性炎症，继之发生液化坏死形成脓肿。按病理及病程演变的不同而分为急性肺脓肿与慢性肺脓肿。肺脓肿的感染途径可为吸入性、血源性或附近器官感染的直接蔓延所致，吸入性最常见。带有化脓性细菌的分泌物或异物进入终末细支气管或呼吸性支气管，引起炎症和坏死，然后坏死的物质开始液化并穿破细支气管进入肺实质，引起肺组织坏死及反应性渗出。随病变发展，在坏死组织周围出现肉芽组织和纤维组织增生。如坏死区与支气管相同则形成空洞。急性肺脓肿的空洞周围有较厚的炎性浸润。肺脓肿多靠近胸膜，可因肺部炎症的刺激而有少量无菌性渗液或局部胸膜受累。若急性期经有效的抗感染治疗，可留有少许纤维条索组织或形成薄壁空洞。若肺脓肿引流不畅，治疗又不及时有效，且空洞壁发生纤维化增厚则形成慢性肺脓肿。

2. 临床表现　肺脓肿可以发生于儿童或成人。急性肺脓肿发病急剧，有高热、寒战、咳嗽、胸痛等症状。发病一周左右可有大量浓痰咳出，有腥臭味。全身中毒症状较明显，有多汗或虚汗。白细胞总数增多。病程达3个月以上仍不能治愈者称之为慢性肺脓肿。慢性肺脓肿临床上以持续性咳嗽、浓痰或脓血痰、间歇性发热、胸痛、消瘦为主要表现，可有杵状指，白细胞总数可无明显变化。

【影像学表现】

1. X线表现

(1) 急性肺脓肿可分为炎症期和脓肿期。炎症期见较大片状的致密影，密度较均匀，边缘模糊。脓肿期可见实变中有坏死，液化则局部密度稍减低。坏死物排除后形成空洞，空洞内壁光滑或凹凸不平，空洞中可见液平面。可因脓肿破入胸腔而引起局限性脓胸或脓气胸。病变好转表现为空洞内容物及液平面逐渐减少、消失，痊愈后可以不留痕迹，或留有少量的纤维条索影或薄壁空洞（图2-23）。

(2) 慢性肺脓肿，大多以空洞为主要表现。空洞外围的纤维组织增生，形成外缘较清楚厚壁空洞，多房空洞则表现为多个大小不等的透明区。慢性肺脓肿空洞内可有或无气液平面。常伴有支气管扩张及邻近胸膜局限性增厚和粘连。

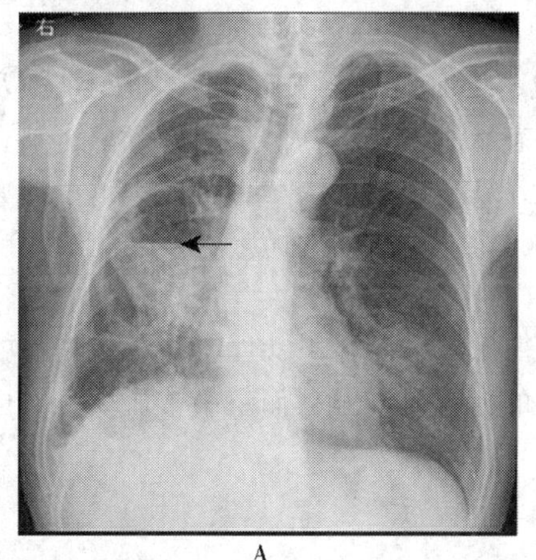

A

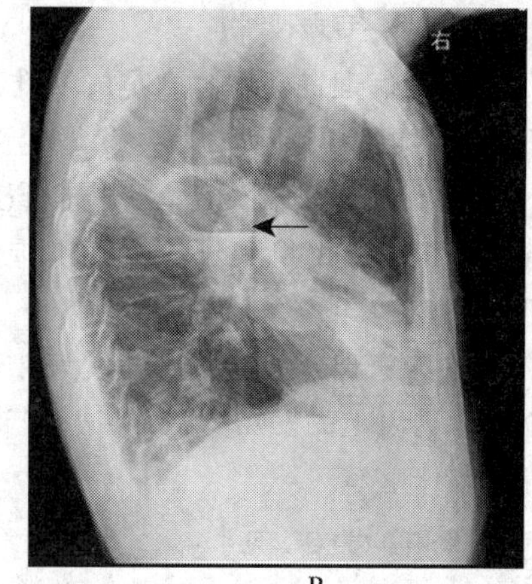

B

图 2－23　肺脓肿 X 线表现

右肺下叶大片状的致密影，密度较均匀，边缘模糊。空洞内可见液平面（箭头）

2. CT 表现

（1）急性肺脓肿炎症期表现为较大的片状高密度影，多累及一个肺段或两个肺段的相邻部分。肺窗上病灶邻近叶间胸膜处边缘模糊，其余边缘则清楚锐利。纵隔窗其内可见空气支气管征。脓肿期可见病灶局部坏死液化呈低密度，有空洞者其内可见气－液面或液－液面。新形成的空洞内壁多不规则（图 2－24）。

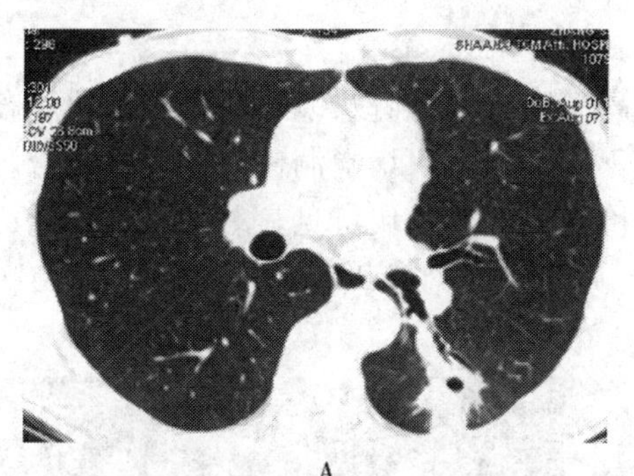

A

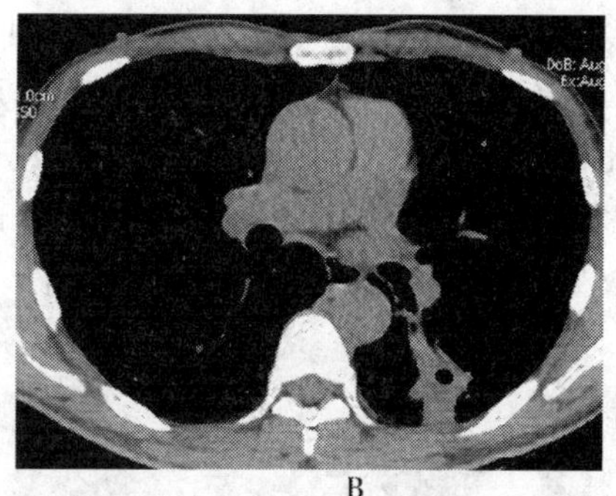

B

图 2－24　肺脓肿 CT 表现

左肺下叶片状高密度影，可见空气支气管征及空洞形成

（2）慢性肺脓肿洞壁增厚，内壁清楚。增强检查显示病灶内未坏死部分有不同程度强化，脓肿壁可见明显的环形强化。慢性肺脓肿周围可有较广泛纤维条索影和胸膜增厚，可有支气管扩张及肺气肿表现。

【诊断与鉴别诊断】 患者有高热、寒战、咳大量脓臭痰、白细胞增高等临床特点，胸部 X 线或 CT 大片实变影中可见空洞，有液平，可以诊断肺脓肿。但仍需和一些疾病鉴别。

（1）与大叶性肺炎鉴别　在肺脓肿形成空洞之前，需与大叶性肺炎进行鉴别。大叶性肺炎按肺叶分布，肺脓肿则可跨叶分布。同时前者咳脓臭痰，后者咳铁锈色痰。

（2）慢性肺脓肿与肺结核空洞鉴别　结核空洞多无气液平，周围常有卫星病灶，同侧和（或）对侧伴有结核灶。二者临床表现及实验室检查有助于鉴别。

（3）慢性肺脓肿与肺癌空洞鉴别　后者形成偏心性空洞，内壁凹凸不平或有壁结节，洞内一般无液平，空洞外缘可呈分叶状，常可见毛刺。

五、肺炎性假瘤

【临床与病理】

1. 病因病理 炎性假瘤是成纤维细胞、淋巴细胞、浆细胞、异物巨细胞、组织细胞及泡沫细胞等组成的肉芽肿，本质为增生性炎症。大体形态呈肿瘤样，为圆形或椭圆形，其直径约1~7cm，切面呈橘黄色。炎性假瘤的边缘是否清楚取决于其周围有无假性包膜。根据炎性假瘤的组织成分可将其分为组织细胞增生型、乳头状增生型、硬化血管瘤型、淋巴细胞型、浆细胞型。

2. 临床表现 炎性假瘤的发病年龄以30~40岁多见，男性多于女性。多数病人在就诊前就有2周以上的发热史，并有呼吸道症状。较常见的症状是咳嗽，而痰中带血少见，也可无任何临床症状。

【影像学表现】

1. X线表现

（1）肿块部位 炎性假瘤可发生在两肺的任何部位，大多位于肺的表浅部位。

（2）肿块形态 其形态不一，可呈圆形、椭圆形或类圆形，也可呈驼峰样或不规则形。

（3）肿块边缘 有假性包膜者边缘清楚，以乳头状增生型多见；无假性包膜者边缘模糊，以组织细胞增生型多见。有的假瘤周围还可出现类似周围型肺癌的毛刺样表现。位于肺周边部的假瘤，其邻近胸膜可见局限性粘连增厚。

（4）肿块大小 多数假瘤小于5cm，少数也可大于10cm。

（5）肿块密度 炎性假瘤一般为中等密度，多数密度均匀，硬化血管瘤型可有斑点状钙化影。

（6）生长速度 生长缓慢，较长时间内无动态变化。

2. CT表现 炎性假瘤多表现为圆形或类圆形高密度影，肺窗及纵隔窗所显示的形态大小比较一致。病变密度比较均匀，少数可见其内有不规则钙化、小空洞甚或空气支气管。边缘多清楚而光滑，少数可毛糙或毛刺样改变。增强检查大多数肿块可见显著的均匀强化，少数仅见肿块周围部强化或肿块不强化。少数患者可见同侧肺门及纵隔淋巴结轻度肿大（图2-25）。

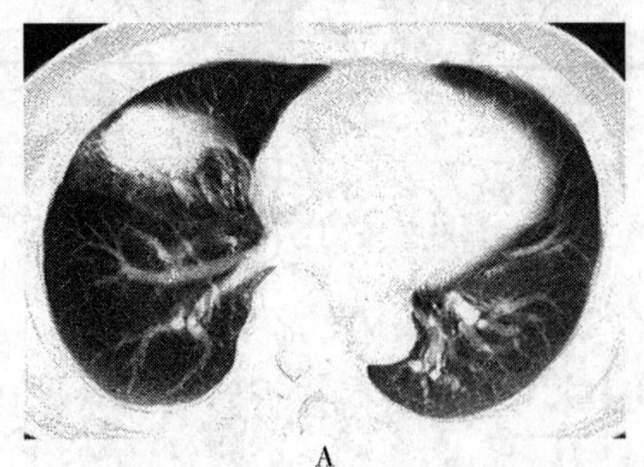

A

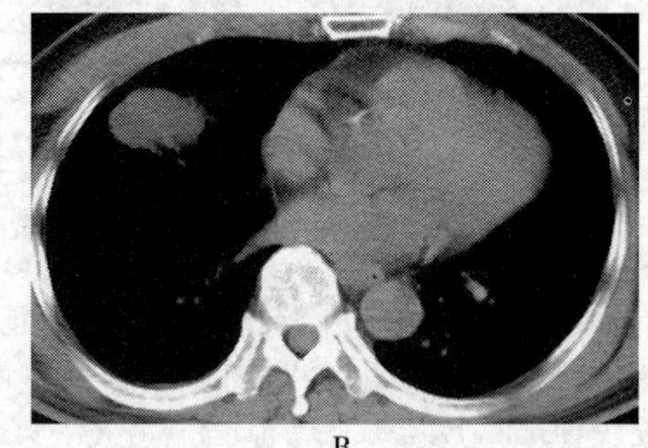

B

图2-25 肺炎性假瘤

椭圆形高密度影，肺窗及纵隔窗所显示的形态大小比较一致。病变密度比较均匀

【诊断与鉴别诊断】肺炎性假瘤的影像表现缺乏特征性，影像学表现具有多样性，诊断疾病过程中需要与其他某些疾病鉴别。炎性假瘤常与结核球、周围型肺癌及球形肺炎鉴别。

（1）肺炎性假瘤与结核球鉴别 后者多见于双肺上叶尖后段，通常直径小于4cm，内可见空洞及钙化，周围有卫星灶。

（2）肺炎性假瘤与周围性肺癌鉴别 少数肺炎性假瘤边缘模糊，边缘出现毛刺，后者影像学表现如胸膜凹陷征、血管集束征、与支气管、血管连接等有助于鉴别。

（3）肺炎性假瘤与球形肺炎鉴别　后者多位于肺外围胸膜下，多数边缘毛糙，临床上其抗感染治疗有效。

第六节　肺　结　核

肺结核是由结核杆菌引起的慢性传染性疾病。根据2004年中华结核病学会制定的分类法，分类如下。

（1）原发型肺结核（代号：Ⅰ型）　包括原发综合征和胸内淋巴结结核。

（2）血行播散型肺结核（代号：Ⅱ型）　包括急性粟粒型肺结核和亚急性或慢性血行播散型肺结核。

（3）继发型肺结核（代号：Ⅲ型）　为肺结核中的一个主要类型，包括渗出浸润为主型、干酪为主型和空洞为主型肺结核。

（4）结核性胸膜炎（代号：Ⅳ型）　包括干性胸膜炎、渗出性胸膜炎和结核性脓胸。

（5）其他肺外结核（代号：Ⅴ型）　按部位及脏器命名，如骨结核、肾结核等。

肺结核肺内基本病变包括3类。①渗出性病变：可被吸收，但较一般急性肺炎慢，并可残留少许纤维性病变。②增殖性病变：为结核性肉芽组织，须经纤维化才能愈合。③变质性病变：为干酪化病灶，易产生液化，排出后形成空洞，并沿着支气管播散，须经钙化才能愈合。

一、原发型肺结核

【临床与病理】

1. 病因病理　原发性肺结核是指机体初次感染结核杆菌所引起的肺结核，包括原发综合征和胸内琳巴结结核；常见于儿童。

结核杆菌经呼吸道吸入后进入肺泡，产生急性渗出性改变，称为原发病灶，病灶经淋巴管蔓延，引起结核性淋巴管炎与结核性淋巴结炎。同时出现肺部原发灶、淋巴管炎和淋巴结炎时称为原发综合征。渗出性原发病灶易被吸收、结核性淋巴管炎容易被吸收或不容易显示，而淋巴结内干酪样坏死的吸收较慢，只显示出淋巴结肿大则称胸内淋巴结结核。

2. 临床表现　临床上轻者可无症状。重者主要表现为结核中毒症状：起病缓慢，不规则低热、食欲不振、消瘦、盗汗等，多见于年龄较大儿童。也可急性发病，似肺炎，多见于婴幼儿，出现高热，持续2~3周后降为低热，低热可持续很长时间。

【影像学表现】 X线摄影及CT检查为此类病变的主要影像学检查技术。

1. X线表现　①原发综合征：常显示为“哑铃状”致密影像。原发病灶表现为肺内高密度阴影，肺门或纵隔出现淋巴结增大形成的软组织肿块影，二者之间的淋巴管炎表现为一条或数条较模糊的密度增高影。②胸内淋巴结结核：表现为肺门部高密度影，其边缘模糊或清晰；纵隔淋巴结结核显示为上纵隔一侧或两侧增宽，密度增高。

2. CT表现　①原发综合征：原发病灶表现肺内片状致密影，边界模糊，淋巴管炎表现为原发灶向肺门处走行的致密影，肺门、纵隔淋巴结增大，增强扫描淋巴结可出现较有特征的环形强化。②胸内淋巴结结核：可清晰显示肺门、纵隔肿大淋巴结的部位与分布，内部低密度干酪性坏死或钙化，增强呈环形强化，中心无强化的代表干酪坏死，此征象为较有特征的表现。

【诊断与鉴别诊断】 原发性肺结核，常有淋巴结增大和低热、消瘦、盗汗等临床

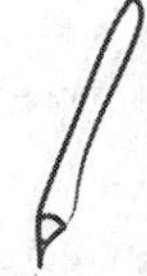

症状，据此对诊断的提示作用，但常常要和一些病变进行鉴别。

（1）肺部非特异性炎症，要和肺部原发病灶进行鉴别。前者常有高热，白细胞升高，抗感染治疗后有效，肺门纵隔也可有淋巴结增大，但环形强化少见。肺部原发病灶多为低热、盗汗等，抗感染治疗效果疗效欠佳，淋巴结增大多见，且常出现环形强化。

（2）肺门、纵隔转移性淋巴结增大，常有原发恶性肿瘤病史，增大的淋巴结增强扫描环形强化少见。

二、血行播散型肺结核

【临床与病理】

1. 病因病理 由结核杆菌进入血液循环引起，分为急性粟粒型肺结核和亚急性（或慢性）血行播散型肺结核。急性粟粒型肺结核是由于大量结核杆菌一次或短时间内数次侵入血液循环所引起。亚急性或慢性血行播散型肺结核是由于较少量的结核杆菌在较长时间内多次侵入血液循环所造成。

2. 临床表现 急性粟粒型肺结核多见于儿童，急性起病，持续高热，中毒症状明显，可并发结核性脑膜炎，出现神经系统症状。亚急性或慢性血行播散型肺结核发展缓慢，可出现发热、盗汗、乏力，中毒症状较急性粟粒性肺结核轻，患者也可无明显症状。

【影像学表现】

1. X 线表现

（1）急性粟粒型肺结核发病初期，仅见肺纹理增强，随病情发展出现双肺广泛分布的粟粒大小的结节，病灶有“三均匀”的特点，即分布均匀、大小均匀、密度均匀，肺纹理可被病灶掩盖而显示不清；病灶直径1～2mm，呈圆形或椭圆形（图2－26A）。晚期病灶常有融合的倾向。

（2）亚急性或慢性血行播散型肺结核有渗出病灶、增殖性病灶、钙化灶；病灶大小不一、密度不一、分布不一，主要分布在两肺上野和中野，表现为“三不均匀”，也可形成空洞和支气管播散灶；支气管播散灶表现为肺内点状、树芽状沿支气管区域分布的高密度影。

2. CT 表现

（1）急性粟粒型肺结核　CT 表现和其 X 线表现一样，呈“三均匀”特点的病灶（图2－26B）。但可更早、更清晰显示肺内粟粒性病灶。

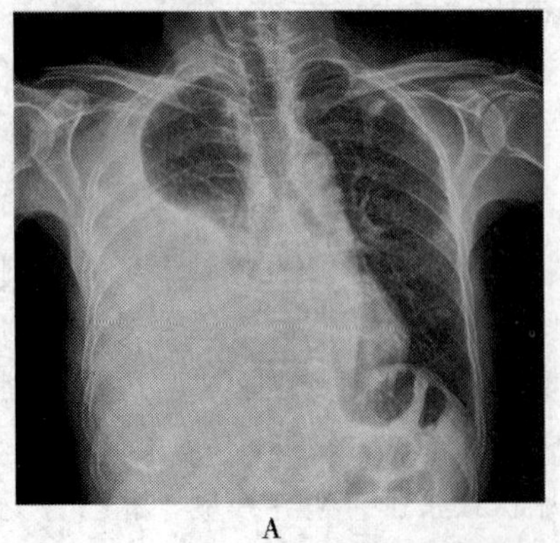

A

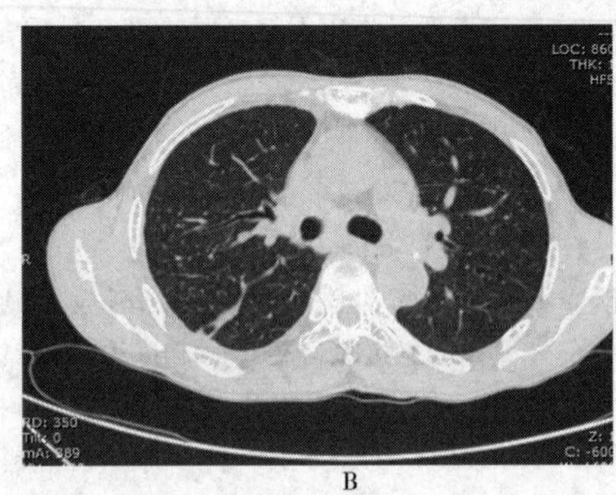

B

图2－26　急性粟粒型肺结核影像表现

A. 胸部正位片，正位胸片显示双肺多发粟粒状致密影，右侧胸腔中量积液；

B. CT 肺窗，肺内可见多发粟粒状病灶，大小、密度、分布较均匀

(2) 亚急性或慢性血行播散型肺结核　CT 显示病灶的分布不均，以两中上肺野分布较多；大小不均匀，从粟粒样至直径 1cm 左右病灶；密度不均，可见渗出、增殖、纤维化、胸膜增厚、钙化等多种病理形式，即所谓“三不均匀”（图 2－27）。

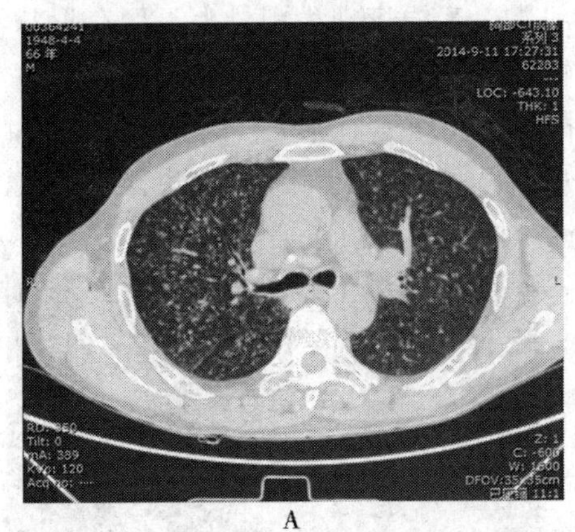

A

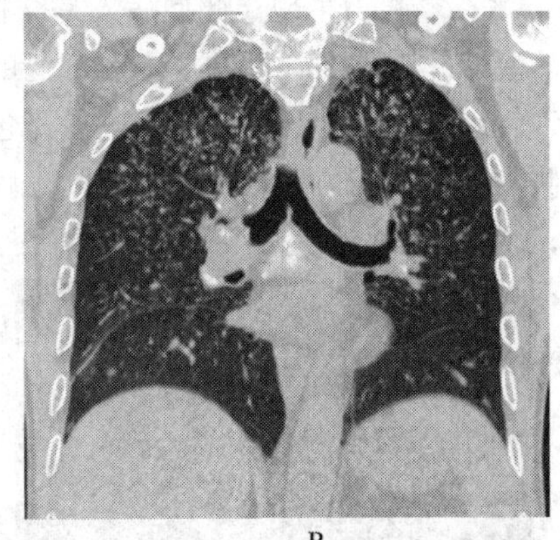

B

图 2－27　亚急性粟粒型肺 CT 表现

A. 肺窗，双肺多发粟粒状致密影；B. 图冠状面 MPR 图可见多发粟粒状病灶，病灶大小、密度、分布较不均匀，上肺病灶较多

【诊断与鉴别诊断】 急性粟粒型肺结核早期 X 线片容易漏诊，如临床怀疑，应尽量 CT 检查，如发现大小、密度、分布“三均匀”的病灶，结合临床表现诊断不难。亚急性或慢性血行播散型肺结核依据影像有渗出、增殖、纤维化、胸膜增厚、钙化等多种表现及“三不均匀”的特点诊断不难。

(1) 肺部多发转移瘤，需要和急性粟粒型肺结核鉴别，多有原发病灶病史，通常无发热、盗汗等结核临床表现。

(2) 肺间质病变，部分肺间质病变可出现粟粒状改变，但患者常有肺间质增厚，而结核病人通常肺间质增厚不明显。

三、继发型肺结核

【临床与病理】

1. 病因病理　多为肺内原有病灶的重新活动，偶为外源性再次感染。病变多局限于肺尖、锁骨下区及下叶背段。病灶有渗出、增殖、干酪样坏死、空洞、钙化、纤维化和支气管播散等多种病理形态；干酪包括结核球和干酪性肺炎；结核球为干酪性病变被纤维包绕形成的球形病灶，或因空洞的引流支气管阻塞，其内为干酪物质所充填而成；干酪性肺炎为大量结核杆菌经支气管侵入肺组织而迅速引起的干酪样坏死性肺炎。肺门淋巴结一般不大。

2. 临床表现　继发性肺结核是肺结核中最常见的类型，大多见于成人。可出现发热、盗汗、乏力、咯血、咳嗽和胸痛等症状。

【影像学表现】

1. X 线表现

(1) 渗出为主型　表现为肺尖和锁骨下区斑片状致密影，边缘模糊；病灶内可有空洞，空洞邻近有时可见引流支气管；空洞病灶邻近肺叶或对侧肺内常可见支气管播散灶，表现为大小不等的斑点状或斑片状影（图 2－28A）。

(2) 干酪为主型　包括结核球和干酪性肺炎。①结核球表现为单发或多发的 2～3cm 高密度结节，边缘光滑，其内有时可见厚壁空洞；部分结核球内可见钙化；病灶与胸膜间有时可见线状粘连带；邻近的肺野可见散在的增殖性或纤维性病灶，称之为卫星病灶。②干酪性肺炎表现为肺段或肺叶实变，轮廓较模糊，以上叶多见；病灶内部可见虫蚀样空洞，周围肺野可见支气管播散灶。

（3）空洞为主型　此型病人是结核病的主要传染源。X线表现为锁骨上下区有形状不规则的慢性纤维空洞，周围伴有较广泛的条索状纤维性改变和散在的新老不一的病灶；多可见支气管播散病灶；纤维化继发改变，包括肺门常上提、肺纹理呈垂柳状、牵拉性支气管扩张、病侧胸廓可塌陷、邻近肋间隙变窄、纵隔被牵拉向患侧移位；未受累肺野呈代偿性肺气肿表现；胸膜增厚粘连改变，包括胸膜增厚、肋膈角变钝、横膈幕状粘连等（图2－28B）。

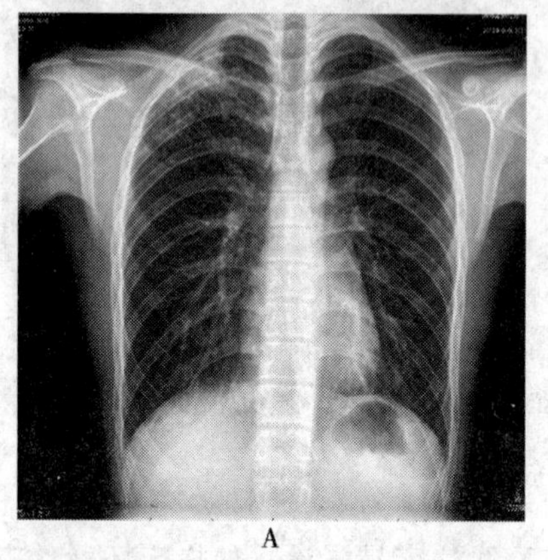

A

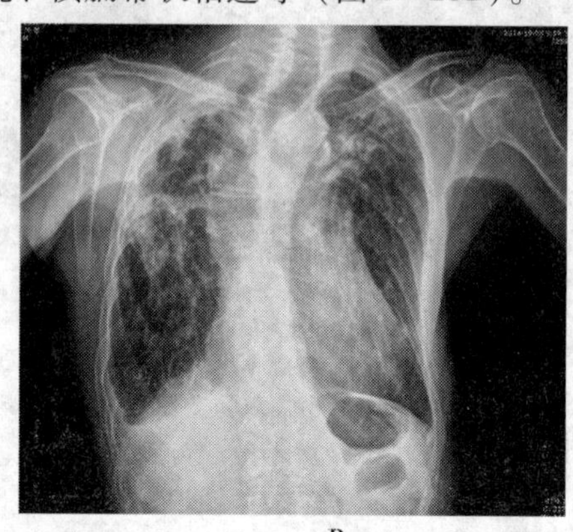

B

图2－28　继发性肺结核X线表现

A. 继发性肺结核渗出为主型正位胸片，右上肺斑片状渗出病灶；B. 继发性肺结核空洞为主型正位胸片示双上肺纤维条索影及小斑片状影，右上肺可见空洞，右上肺外缘可见胸膜增厚；双侧肺门可见上提

2. CT表现

（1）渗出为主型　渗出病灶呈不规则模糊斑片状阴影，内可见小空洞；可同时有较高密度和边缘清楚的增殖性病灶，病灶内或周围可见不规则钙化灶；纤维化病灶常见，常伴有纤维化继发的肺容积缩小和牵拉性支气管扩张。

（2）干酪为主型　结核球表现为圆形、类圆形阴影，周边密度稍高，内可有小空洞，周边或中央常可见钙化；周围常可见卫星病灶；增强检查病灶不强化或仅轻度强化。干酪性肺炎表现为大叶性实变，其内可见多个小虫蚀样空洞，病变肺叶体积有缩小，邻近肺内常可见支气管播散病灶（图2－29A）。

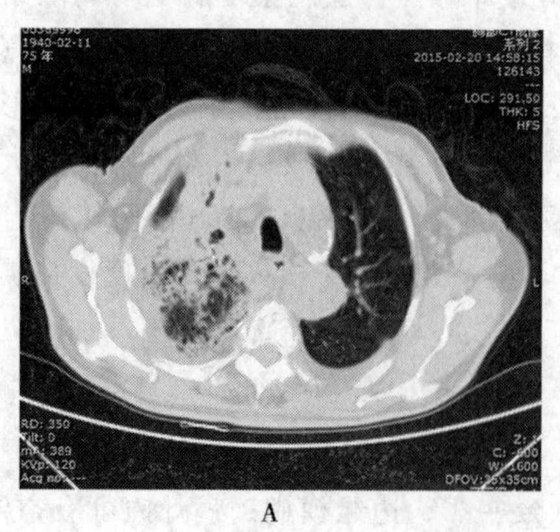

A

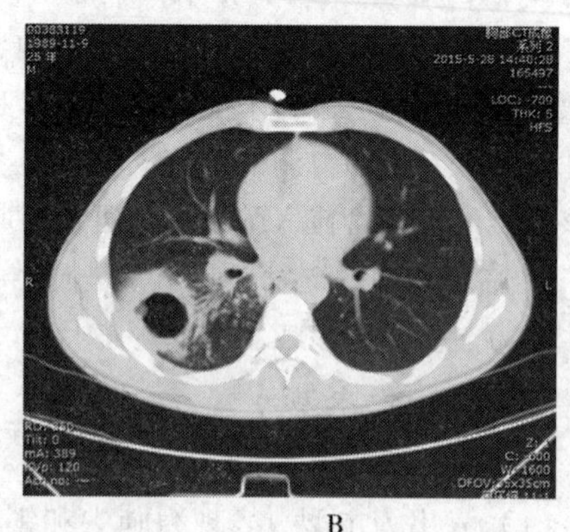

B

图2－29　继发性肺结核CT表现

A. 继发性肺结核干酪为主型CT肺窗，显示右上肺致密影，内可见小的无壁空洞，邻近肺组织内可见树芽状的支气管播散病灶，右侧胸腔可见少许积液；

B. 继发性肺结核空洞为主型CT肺窗，显示右下叶背段空洞，病灶周边可见树芽状的支气管播散病灶

（3）空洞为主型　表现为肺内一个或多个薄壁空洞，内无液平，周边常可见纤维化及斑片状高密度影，少数为厚壁空洞；支气管播散病灶常见（图2－29B）；常可见钙化；肺纹理粗乱扭曲，牵拉性支气管扩张常见；还包括其他纤维化继发改变，包括肺门常上提、肺纹理呈垂柳状、病侧胸廓可塌陷、邻近肋间隙变窄、纵隔被牵拉向患侧移位；胸膜增厚粘连改变，包括胸膜增厚、肋膈角变钝、横膈幕状粘连等。

【诊断与鉴别诊断】 继发性肺结核是成人常见肺部疾病，依据常见的特征性影像表现纤维化、钙化、空洞诊断不难，单发的渗出、干酪（结核球和干酪性肺炎）需要进行鉴别。

（1）肺部恶性肿瘤，需要和结核球鉴别。结核球常有纤维化、卫星病灶、钙化、边界相对清晰等，且增强强化不明显，和肺部恶性肿瘤表现不一样；恶性肿瘤边界不清，常有转移灶。

（2）大叶性肺炎，需要和干酪性肺炎鉴别。二者都出现大片按肺叶分布的致密影，但干酪性肺炎有肺组织坏死形成虫蚀状空洞，且由于伴纤维化常有肺叶体积缩小；大叶性肺炎无肺组织坏死常没有空洞形成，且肺叶体积通常无缩小。

（3）小叶性肺炎，需要和渗出型结核区别。小叶性肺炎经抗感染治疗病灶明显缩小或吸收，而渗出型肺结核病变无明显变化。

四、结核性胸膜炎

【临床与病理】

1. 病因病理　包括干性胸膜炎和渗出性胸膜炎；干性胸膜炎不产生明显渗液或仅有少量纤维渗出的胸膜炎；渗出性胸膜炎主要表现为胸腔积液，液体多为浆液性，也可为血性，大量积液可导致压迫性肺不张。结核性胸膜炎如治疗不及时可导致胸膜肥厚、粘连、钙化，以及包裹性胸腔积液。

2. 临床表现　多见于儿童与青少年，可见于各型结核，也可单独发生。临床上出现胸痛为较有特征的临床表现，可伴有低热、消瘦、乏力、咯血、咳嗽等结核症状。

【影像学表现】

1. X线表现

（1）渗出性胸膜炎　少量积液表现肋膈角变钝；中量积液出现呈外高内低抛物线状高密度影像；大量积液时，表现大片致密影，患侧肋间隙增宽，纵隔向对侧偏移；叶间积液表现为梭形致密阴影；包裹性积液表现为紧贴胸壁内缘、突向肺野的扁丘状或半圆形高密度影，切线位显示清晰。

（2）干性胸膜炎　轻度胸膜增厚粘连表现为肋膈角变钝，膈面运动局部受限；广泛的胸膜肥厚及钙化表现肺野密度增高，切线位显示肺野边缘线状或带状高密度影，多有邻近结构受牵拉的表现：病变侧胸廓塌陷、肋间隙变窄、肋膈角变钝变直、纵隔偏移等（图2－30）。

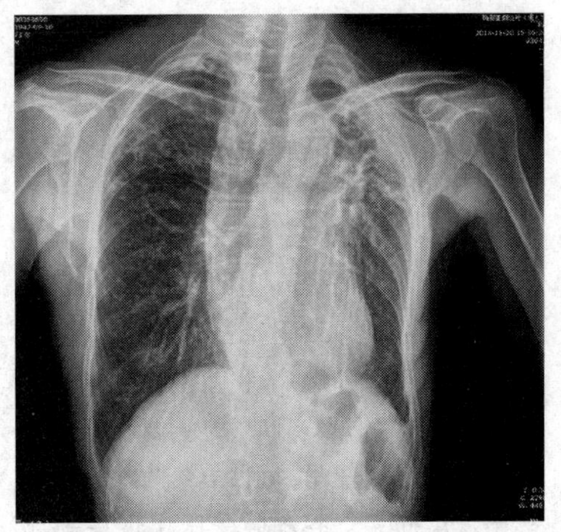

图2－30　左上肺结核性干性胸膜炎

双上肺纤维条索影及小斑片状影，左上肺外缘可见胸膜增厚，左肺门可见上抬，纵隔左侧偏移，左上肋间隙可见狭窄，左侧肋膈角变钝

2. CT表现

（1）渗出性胸膜炎　表现为沿胸壁的弧线状或新月形均匀致密影，压迫性肺不张表现为积液内缘

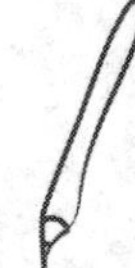

的高密度阴影；叶间积液表现为叶间裂部位的梭形致密影；包裹性积液表现为局部突向肺野的致密影，边界清晰。增强扫描积液边缘胸膜可有强化，积液内部无强化。

（2）干性胸膜炎　胸廓内缘局部高密度影，与肺交界面可有小的粘连影，钙化常见；增厚明显的多有邻近结构受牵拉的表现：病变侧胸廓塌陷、肋间隙变窄、肋膈角变钝变直、纵隔偏移等（图2－31）。

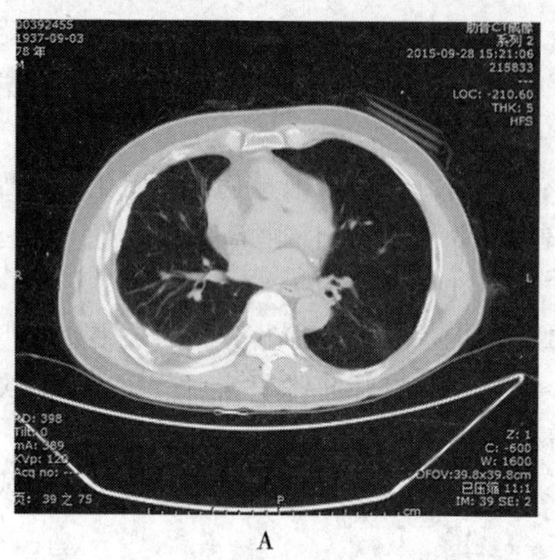

A

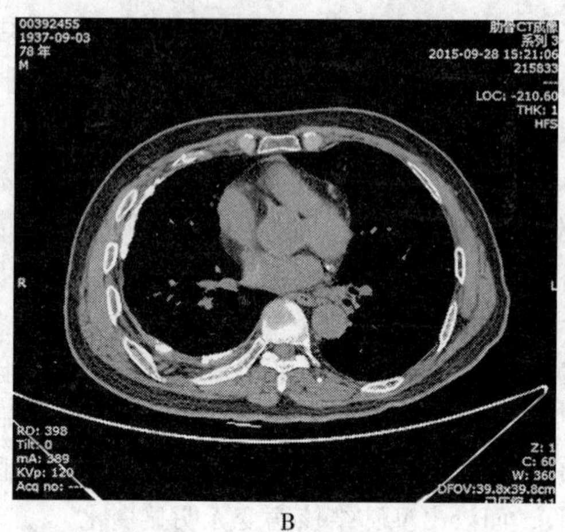

B

图2－31　继发性肺结核干性胸膜炎CT表现

A. 肺窗，B. 纵隔窗，右肺外缘可见胸膜增厚钙化，右侧肋间隙变窄，右侧胸廓体积缩小

【诊断与鉴别诊断】 肺内出现结核病灶，此时出现胸腔积液诊断为结核性改变不难；胸膜增厚伴钙化，排除患者既往脓胸、胸腔手术等情况诊断结核也不难。

（1）癌性胸腔积液，需要和结核性胸腔积液区别。影像上如发现肺内恶性肿块，诊断癌性胸腔积液不难；无肺内肿块的癌性胸腔积液，如增强CT扫描发现胸膜结节也可排除结核性胸腔积液。

（2）肺脓肿性胸腔积液，需要和结核性胸腔积液区别。肺脓肿性胸腔积液常有高热、寒战、咯脓有臭痰表现，诊断不难。

第七节　肺　肿　瘤

一、支气管肺癌

【临床与病理】

1. 病因病理　肺肿瘤可起源于肺实质或支气管。其中支气管来源的主要是发生于肺段或段以上支气管的中心型肺癌和发生于肺段以下支气管的周围型肺癌。中心型肺癌可使支气管狭窄或阻塞，导致阻塞性肺气肿、阻塞性肺炎、阻塞性支气管扩张。周围型肺癌在肺内形成肿块。中心型肺癌病理上主要为鳞癌，周围型肺癌病理上主要为细支气管肺泡癌和腺癌。

2. 临床表现　肺癌的主要临床表现为咯血、刺激性咳嗽和胸痛。中央型肺癌的临床症状较明显且出现较早。肿瘤转移会出现相应的临床症状：胸腔积液出现呼吸困难和胸痛；骨转移出现疼痛；上腔静脉受压出现头颈部浮肿和颈静脉怒张；心包转移引起心悸、胸闷；纵隔神经受累出现相关症状等。

【影像学表现】

1. X线表现

（1）早期中心型肺癌　可无异常表现。进展期肿瘤增大后出现肺门不规则肿块阴影（图

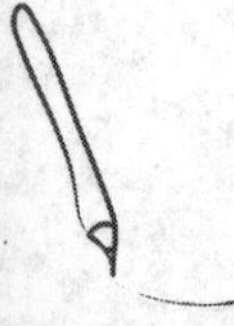

2－32A）；气管阻塞后出现阻塞性肺气肿、阻塞性肺炎、阻塞性支气管扩张、阻塞性肺不张。阻塞性支气管扩张可自肺门向外呈手套样的高密度阴影称“手套征”。右上叶中心型肺癌伴上叶肺不张时，其高密度的下缘呈反置或横置的“S”状称横“S”征。

（2）早期周围型肺癌　表现为肺野内小片状磨玻璃影或2cm以下的结节，无转移。进展期周围型肺癌，表现为肺野内较大肿块，边缘毛糙，内部可有恶性空洞，也可有钙化；可出分叶征（肿瘤的边缘现凹凸不平的分叶状轮廓改变）。肿瘤的邻近有胸膜凹陷征（肿瘤与胸膜之间的线形或三角形影像）和局部胸膜增厚；周围可有阻塞性肺炎和肺不张（图2－32B）。

（3）周围型和中心型肺癌转移　肺内转移表现为肺内多发结节阴影；癌性淋巴管炎表现为肺内网状及小结节状阴影。淋巴结转移表现肺门和纵隔肿块，中心型肺癌肺门淋巴结转移与肺门部肿块可融合而不容易区分；胸膜心包转移出现胸腔积液、心包积液或胸膜、心包膜结节。骨转移可引起胸椎及肋骨破坏。

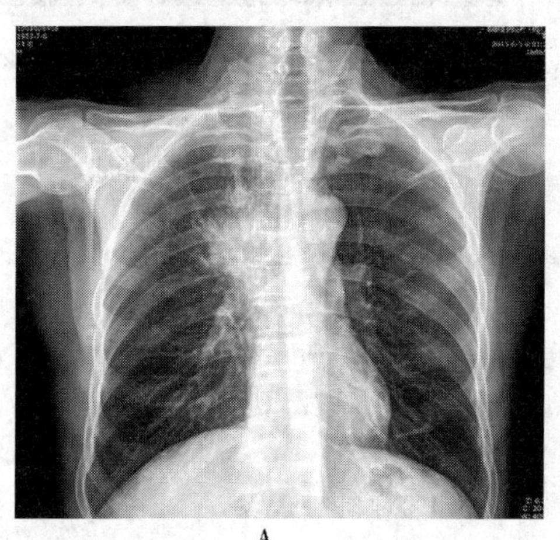
A

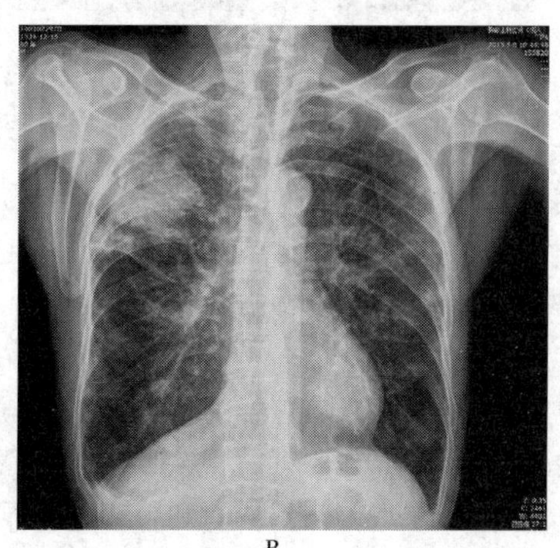
B

图2－32　肺癌X线表现

A. 中心型肺癌正位胸片，显示右上肺门肿块，边缘不清晰，上肺门正常结构消失；

. 周围型肺癌并肺内转移正位胸片，显示右上肺肿块，边缘形态不规则，可见分叶、胸膜凹陷，肺内可见多发结节。

2. CT表现

（1）中心型肺癌　早期表现支气管管壁增厚或腔内结节，肿瘤增大后可形成肺门区肿块；肿瘤部位支气管管腔狭窄或闭塞，肺内出现支气管阻塞性改变，如阻塞性肺不张、阻塞性肺炎、阻塞性支气管扩张、阻塞性肺气肿征象。阻塞性肺不张肺门侧有肿块常与肺不张分界不清。增强扫描可见肺不张内的肿块轮廓，其密度较肺不张的密度低。增强扫描还能显示肺不张内的“黏液支气管征”，即肺不张内有条状或结节状低密度影。增强检查肿块可见不均匀强化，强化程度低于肺不张；淋巴结强化类似肿块，但不如血管明显，可与血管鉴别（图2－33）。

（2）早期周围型肺癌　可表现为实性结节、磨玻璃结节、实性与磨玻璃混合密度结节三种类型，病灶内部有时可见空泡征（结节内的2mm左右的透光区）和支气管气像（结节内的纤细的条状含气影像）。进展期周围型肺癌表现为肺野内软组织密度肿块，内可出现恶性空洞，肿瘤的边缘有毛刺征和分叶征；肿瘤的邻近胸膜可出现胸膜凹陷征；瘤周围的肺动脉或肺静脉分枝向肿瘤集中。增强扫描肿块强化较明显，动态增强时间—密度曲线呈逐渐上升的形态。

（3）中心型肺癌和周围型肺癌的转移征象　肺内转移表现为肺内多发结节。肺内淋巴结转移形成癌性淋巴管炎，表现为支气管血管束增粗、小结节及细线状、网状影。肺门及纵隔淋巴结转移表现肺门及纵隔淋巴结肿大。心包膜、胸膜转移的CT表现为包膜结节和腔内积

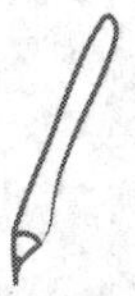

液。骨转移表现为胸椎或肋骨破坏。

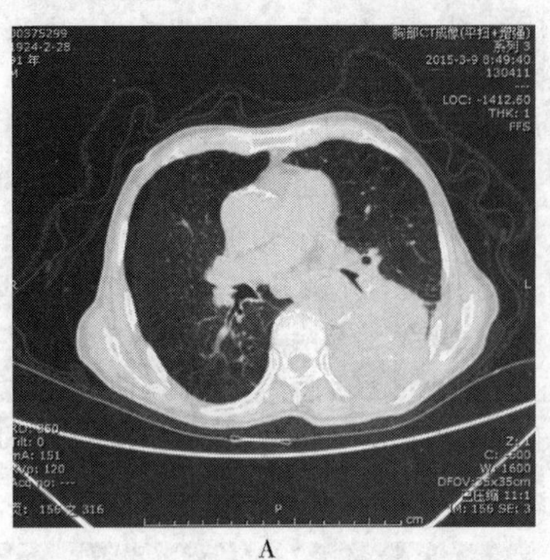

A

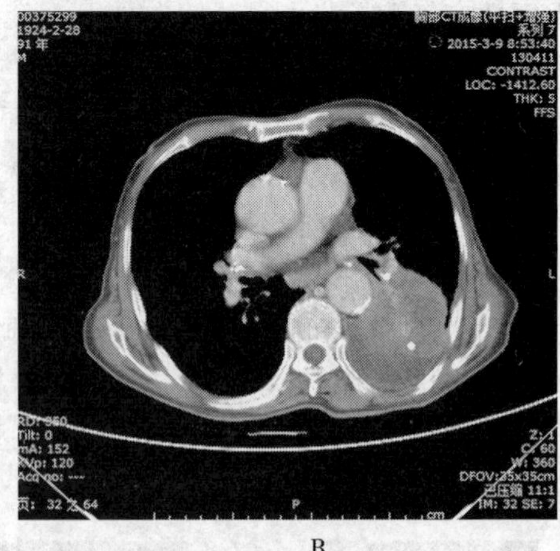

B

图 2－33　中心型肺癌 CT 表现

A. 中心型肺癌 CT 肺窗，显示左下叶背段支气管狭窄，支气管周边可见肿块；

B. 中心型肺癌增强 CT 纵隔窗，显示左下叶背段支气管周围肿块轻中度强化，左侧胸腔可见积液

【诊断与鉴别诊断】 中心型肺癌主要表现支气管狭窄，支气管周围肿块；周围型肺癌主要表现为肺野内肿块；病变需要和一些气管、肺内病变鉴别。

（1）支气管壁炎性增厚，需要和中心型肺癌的支气管壁增厚鉴别。炎性管壁增厚常累及范围较长，支气管可以有扭曲变形，而肺癌的支气管壁增厚常较局限，且常出现淋巴结和肺内转移。实际工作中可出现鉴别困难的问题。

（2）肺内结核球，需要和周围型肺癌鉴别。结核球周边常有纤维条索影、小的结核增殖病灶、钙化灶等肺部结核征象，且病灶内钙化常见，增强扫描病灶多周边强化。周围型肺癌周边纤维化、小钙化灶少见，肿瘤本身周边出现分叶、毛刺等恶性肿瘤征象，增强扫描实性部分多有较明显强化。

（3）早期周围型肺癌表现为磨玻璃病灶时需要和肺部炎症鉴别。早期周围型肺癌的磨玻璃病灶多边界清晰，且可以长期形态不变化，抗感染治疗无效；而炎性的磨玻璃病灶边界多不清晰，形态短期变化明显，抗感染治疗有效。

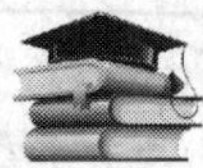

知识链接

CT 检查诊断腺癌

腺癌的发生发展可经历非典型腺瘤样增生（AAH）、原位腺癌（AIS）、微浸润腺癌（MIA）的阶段，目前高分辨率肺 CT 对其进行扫描的得到的图像分辨率基本接近实体标本，其征象与病理组织基本吻合。而此时病灶基本都表现为磨玻璃或混合磨玻璃，因此在临床工作中要重视磨玻璃影的诊断和鉴别诊断，尽量识别出 AAH、AIS 和 MIA。

二、肺转移瘤

【临床与病理】

1. 病因病理　肺是转移瘤的好发脏器，肿瘤可通过血行转移、淋巴道转移和直接侵犯累及肺部。以血行转移最常见，淋巴道转移常发生于肺间质，肺内直接转移的原发病变多为靠近肺部的恶性肿瘤；病灶短期内可增大、增多。

2. 临床表现 肺转移瘤的临床表现以原发瘤的症状为主，常伴有恶病质，肺部转移灶较大时可出现气促，胸膜转移可引起胸闷或胸痛。

【影像学表现】 X线摄影及CT检查为主要影像学检查技术。

1. X线表现 ①血行转移表现为血源性结节，为多发或单发肿块影，边缘清楚，密度通常均匀，大小不一，中下肺野常见，部分病灶可表现为多发空洞或伴有钙化（图2－34）；②淋巴道转移表现为淋巴管周围结节，表现肺内网状、多发小结节影；③直接侵犯表现为胸膜、纵隔、胸壁恶性肿瘤邻近的肺内出现肿块。

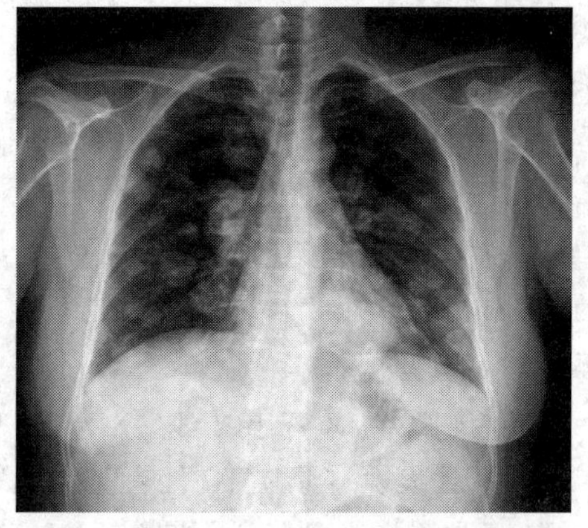

图2－34 双肺多发血行转移瘤X线正位平片

双肺内可见多发大小不等的棉絮状结节状影

2. CT表现 ①血行转移，表现为肺内结节，多发或单发、大小不一、边缘清楚光滑，中下肺野多见，可有空洞或钙化（图2－35）。②淋巴道转移，表现为沿淋巴管分布的结节，肺间质结节状增厚，中下肺多见。常合并肺间质水肿、胸水；纵隔及肺门淋巴结增大常见。③直接侵犯，表现为胸膜、纵隔、胸壁恶性肿瘤，邻近肿瘤的肺内出现肿块。

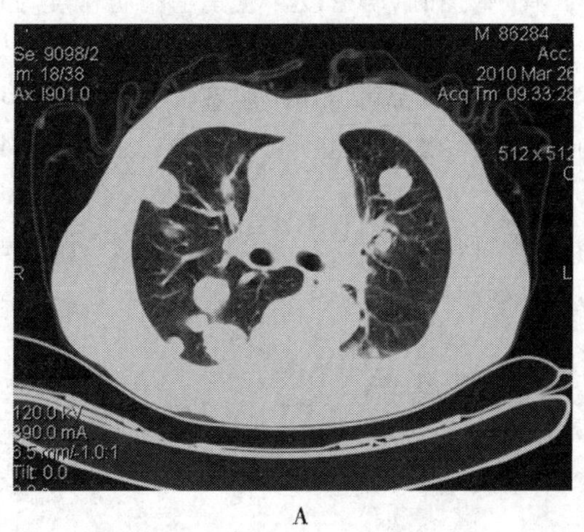

A

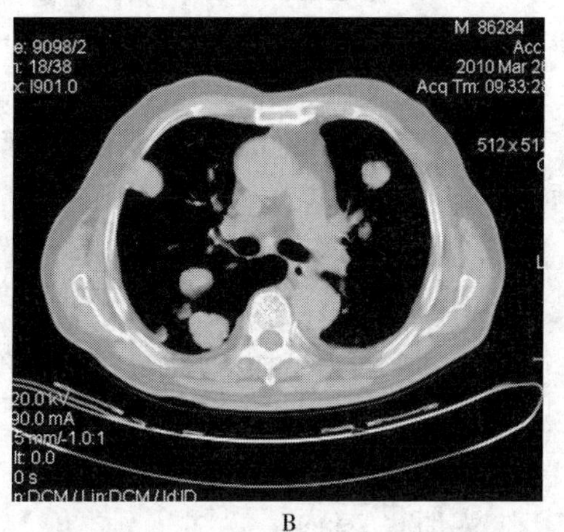

B

图2－35 肺转移瘤CT表现

A. 肺转移瘤CT肺窗；B. 肺转移瘤CT纵隔窗，肺内多发圆形高密度病灶，边界清晰，双侧胸腔积液

【诊断与鉴别诊断】 有原发恶性肿瘤，肺内出现结节或肺间质结节状改变时诊断转移瘤不难。需要和一些肺部病变鉴别。

（1）血行播散型肺结核，需要和血行转移鉴别。前者常有结核症状，低热、盗汗、消瘦等；血行转移灶以上症状不明显，如有原发病灶鉴别不难。

（2）肺间质病变需要和淋巴道转移鉴别。间质性肺水肿多表现肺间质均匀增厚，且多有心衰等循环系统病史；而淋巴道转移的间质增厚常有结节，且淋巴道转移的间质增厚常在肿瘤病灶邻近部位。自身免疫相关的肺间质病变，此类病变常有纤维化，因此常有肺小叶变形扭曲变形，而淋巴道转移的间质病变很少出现纤维化导致肺小叶变形扭曲变形。

三、肺良性肿瘤

肺部良性肿瘤包括错构瘤、脂肪瘤、软骨瘤、纤维瘤、平滑肌瘤、血管瘤等，其中错构瘤较多见，其他的少见，本文只介绍错构瘤。

【临床与病理】

1. 病因病理 肺错构瘤是内胚层和间胚层发育异常形成，占肺部良性肿瘤的75%左右。分为三型：肺内型、腔内型（亦称为支气管内型）、弥漫型。病灶由纤维结缔组织、平滑肌、脂肪等组织构成。

2. 临床表现 多无症状，较大的可引起咳为咳嗽、咯血等。主支气管、肺叶支气管部位的错构瘤，出现症状较早，表现肺部阻塞性症状，如咳嗽、咳痰、咯血、气短、胸痛、发热等。

【影像学表现】X线摄影及CT检查为此类病变的主要影像学检查技术。

1. X线表现 ①肺内病灶表现为肺内结节，边缘清晰，边缘可有浅弧样表现，部分病灶有钙化，典型者表现为爆米花样钙化。②气管腔内型，可见继发阻塞性肺炎和肺不张表现，腔内结节有时可见。

2. CT表现 ①肺内病灶表现为肺内结节，大小不定，边缘清楚、光滑。瘤体内有斑点状或爆米花状钙化，部分病变内部有脂肪密度。增强检查时绝大多数病灶无明显强化。②气管腔内型，大的气道内病灶可表现为腔内结节，边缘光滑，可有钙化和脂肪密度；小气道内病灶只表现为支气管截断，结节难以显示。所属肺叶或肺段可出现阻塞性肺炎或肺不张。

【诊断与鉴别诊断】错构瘤边缘光滑，有钙化和脂肪密度，尤其是脂肪密度在诊断上有一定的特征性意义。

（1）中心型肺癌，需要与气管腔内型错构瘤鉴别。两者都可以出现阻塞性肺部病变，中心型肺癌常有支气管壁增厚，而气管腔内型错构瘤管壁无增厚，且不会导致肺门、纵隔淋巴结增大及肺内转移灶。

（2）转移瘤，有时需要和肺内错构瘤鉴别。转移瘤有原发病灶，病灶脂肪密度不常见，且复查病灶可增大、增多；错构瘤脂肪密度常见，复查病灶变化不明显。

第八节 其他肺部疾病

一、肺曲菌病

【临床与病理】

1. 病因病理 肺曲菌病大多数为继发感染，免疫力低下者或有肺部基础病变者容易发病。临床上分为曲菌球（最常见）、变态反应性支气管肺曲菌病和侵袭性肺曲菌病等三种类型。曲菌常寄生于肺结核、肺癌等疾病所形成的空洞（腔）内；变态反应性支气管肺曲菌病有支气管分泌黏液、支气管痉挛、支气管破坏和扩张和肺纤维化；侵袭性肺曲菌病形成多发性炎性渗出病灶、脓肿或肉芽肿，病灶边缘有小动脉栓塞。

2. 临床表现 表现多样；可无症状；过敏反应明显时出现发热、咳嗽、咳痰、咯血；起病慢者出现低热、夜间盗汗、咳嗽、咳脓痰带血。

【影像学表现】X线摄影及CT检查为主要影像学检查技术。

1. X线表现 ①曲菌球表现为肺部空洞内高密度病灶，与空洞壁之间有时见新月状透亮间隙，改变体位可发现曲菌球位置有变化，其始终位于近地侧。曲菌球内或边缘可有钙化。②变态反应性支气管肺曲菌病表现为肺门邻近大支气管扩张，支气管内充满黏液呈高密度。远端肺组织可以出现不张或实变。③侵袭性肺曲菌病表现为肺内多发或单发斑片状影，内部可形成空洞，周边可以出现晕征——高密度病灶周边的磨玻璃改变。

2. CT表现 ①曲霉菌球CT表现为空洞或空腔内球形高密度，病灶与空洞或空腔壁之间可见新月状或环形透亮影，称“空气半月征”。仰卧和俯卧位扫描，曲霉菌球位置可发生变化。球形内容物边缘一般比较光滑，密度均匀，亦可有钙化，增强无强化（图2－36）。②变态反应性支气管肺曲菌病CT可见近侧较大的支气管扩张，扩张的支气管内含有密度较高的黏液，呈指套状或牙膏状影。细支气管也可扩张并由于充有黏液或液体呈树芽征样表现。增强支气管内黏液无强化。③侵袭性肺曲菌病早期表现结节或肿块状实变影，周边可以出现“晕征”——磨玻璃高密度病灶；后期结节或肿块状实变病灶内部可出现空洞。肺门淋巴结可以增大。

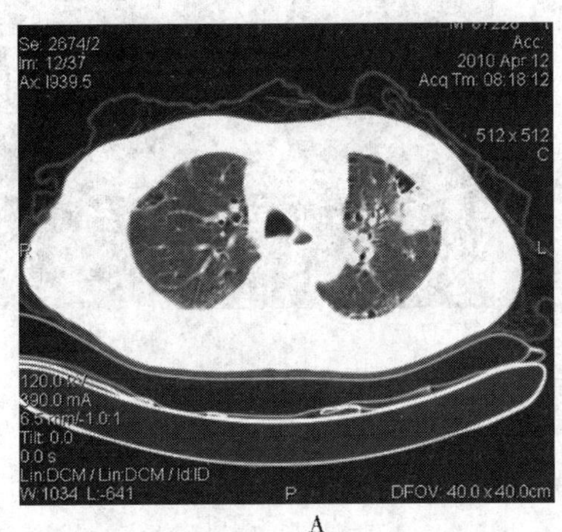

A

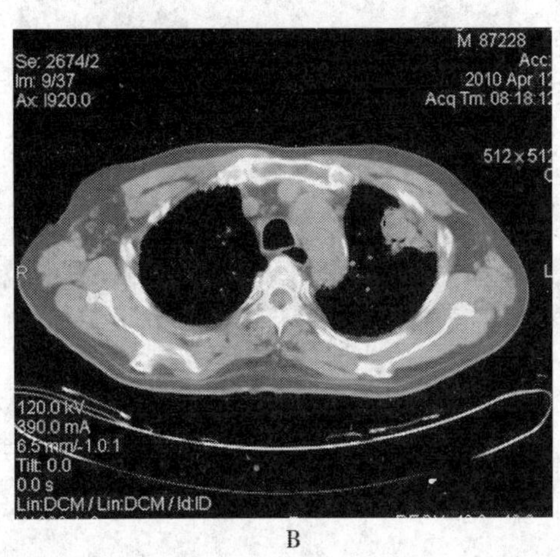

B

图2－36 肺曲霉菌球CT表现

A. 肺窗；B. 纵隔窗，左上肺可见半圆形致密影，病灶内侧可见新月状透亮影即“空气半月征”

【诊断与鉴别诊断】 曲菌球表现为空洞（腔）内球形高密度病灶，随体位可以变化位置，较有特征。变态反应性支气管肺曲菌病多表现上叶近侧支气管扩张并黏液嵌塞。侵袭性肺曲菌病周边出现晕征为较有特征的表现。

（1）纤维空洞型肺结核，空洞内有渗出物时需要和结核空洞合并曲菌球鉴别。病灶与空洞或空腔壁之间可见新月状或环形透亮影－称“空气半月征”。仰卧和俯卧位扫描位置可发生变化为曲霉菌球的特点。

（2）血源性肺脓肿，要和可出现肺内多发结节的侵袭性肺曲菌病鉴别。侵袭性肺曲菌病结节周边“晕征”较有特征，较少出现气液平面。血源性肺脓肿症状较重，内部容易出现气液平面。

二、特发性肺间质纤维化

【临床与病理】

1. 病因病理 为肺泡壁损伤引起的弥漫性纤维性肺泡炎，随后肺泡内皮细胞再生覆盖在渗出物表面使其整合进入肺间质，从而导致肺部纤维化并进行性加重，终末气道代偿扩大形成多发小囊。病变原因不明。

2. 临床表现 多数病人起病隐匿，主要症状为进行性呼吸困难和干咳，可出现发绀和杵状指，并发肺心病。肺功能检查呈限制性通气障碍及程度不同的低氧血症。

【影像学表现】

1. X线表现 ①早期表现正常或两肺中下肺野出现细小网状阴影；②病变发展可出现弥漫性网状、条索状及结节状影；③晚期出现蜂窝肺，表现为网状影间多发囊状厚壁透亮影；④可出现肺气肿、肺动脉高压表现。

2. CT表现 ①病变早期表现为下肺磨玻璃样影及实变影；②随病变发展可出现两肺下

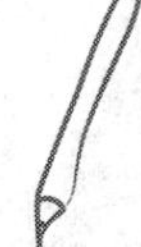

叶小叶间隔增厚（表现为与胸膜面垂直的细线形影）、胸膜下弧线状影（胸膜下与胸壁内面弧度一致的弧线状影）、蜂窝状影（小的圆形或椭圆形含气囊腔）、小结节影、肺气肿表现；③中小支气管扩张，伴支气管扭曲、并拢（图2－37）。

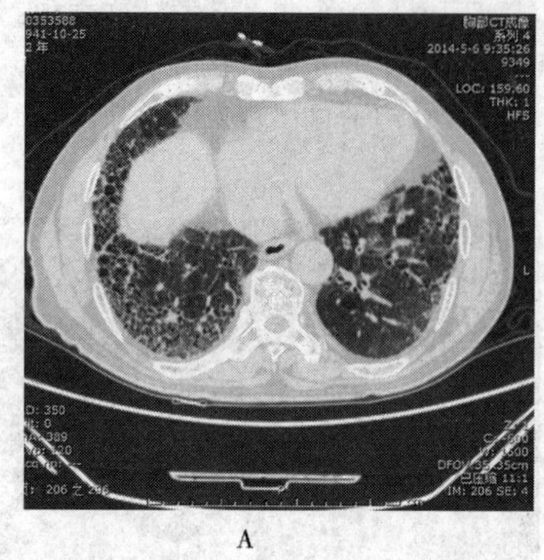

A

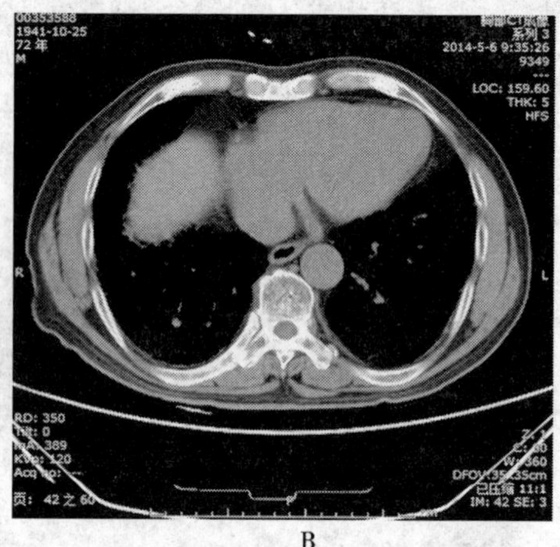

B

图2－37　特发性肺间质纤维化CT表现

A. 肺窗；B. 纵隔窗，双肺小叶间隔增厚，肺内见多发小蜂窝状透亮影，肺小叶结构扭曲变形，小支气管扭曲。病灶于下肺胸膜下改变明显

【诊断与鉴别诊断】 特发性肺间质纤维化主要分布在两肺下部外围区域，影像主要表现为网格状高密度影，蜂窝肺表现。病变需要与其他肺间质病变进行区别。

（1）类风湿肺部改变，有坏死性肉芽肿结节和胸腔积液表现，而肺间质纤维化胸腔积液和坏死性结节少见。

（2）硬皮病，除肺间质影像表现外，可出现皮肤改变，食道张力降低改变等。

第九节　纵隔疾病

一、胸内甲状腺肿

【临床与病理】

1. 病因病理　按照病灶与颈部甲状腺关系分两类：①胸骨后甲状腺肿，与颈部甲状腺相连；②迷走甲状腺肿，与颈部甲状腺无联系。

2. 临床表现　多无症状，病灶较大时可压迫气管出现呼吸困难症状，压迫食管出现吞咽困难，压迫静脉可导致静脉回流障碍。

【影像学表现】

1. X线表现　①胸廓入口部位的上纵隔密度增高、宽度增加，并形成向纵隔两侧或一侧突出的肿块影。②透视或动态摄片发现病灶可随吞咽而上下移动。③正位片可发现气管可受压、移位，少数可出现狭窄，但气管边缘光滑呈外压性改变。

2. CT表现　①气管前方和/或侧方软组织密度肿块，病变与颈部甲状腺密度类似，多为稍高密度，合并坏死或占位病变时密度可不均匀。增强实质部分持续明显强化，强化和颈部甲状腺类似。②病灶邻近结构受压移位，气管最易受累。③如发现病灶与颈部甲状腺组织相连即可诊断；病灶密度较高时平扫即可清晰显示并诊断；密度较低时增强可以显示清晰。

3. MRI表现　病灶呈长 T_1 长 T_2 信号，GD－DTPA增强扫描明显强化。

【诊断与鉴别诊断】 如发现病灶和颈部甲状腺相连且密度较高基本可以诊断为胸

骨后甲状腺肿；较低密度的甲状腺肿需要和一些病变鉴别。

（1）胸廓入口部位淋巴结　不随吞咽上下运动，增强和甲状腺强化不同步。

（2）上纵隔胸腺瘤　病灶主体部分通常位置偏下，且不随吞咽上下运动，常伴有重症肌无力等症状；而甲状腺肿位置偏上，随吞咽上下运动。

（3）气管囊肿　低密度病灶，增强强化不明显。

二、胸腺瘤

【临床与病理】

1. 病因病理　分侵袭性和非侵袭性。非侵袭性胸腺瘤包膜光整；侵袭性胸腺瘤包膜不完整，可向邻近胸膜、心包等结构侵犯。

2. 临床表现　与重症肌无力有明显关系。病灶较大可出现气管受压症状、上腔静脉受压症状、食管受压症状、纵隔部位相关神经受压症状。

【影像学表现】

1. X 线表现　①中纵隔增宽，常在肺门偏上部位呈上窄下宽高密度表现；良性多边界清晰，恶性病灶边界不清可伴胸腔积液（图 2－38）；②侧位胸骨后间隙密度增高。

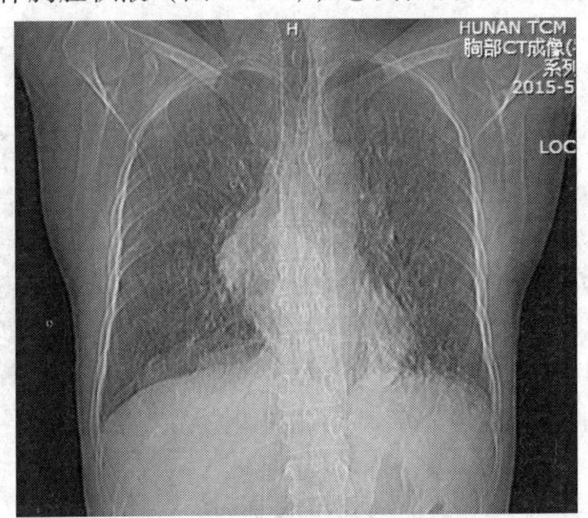

图 2－38　胸腺瘤正位胸片

右侧中纵隔可见软组织肿块，右肺门结构被掩盖

2. CT 表现　①肿瘤多位于前纵隔中部；②较小病灶多呈类圆形，较大病灶可有分叶；③病灶呈软组织密度，部分可见囊变；增强检查见肿瘤实性部分呈均匀性强化；④侵袭性胸腺瘤恶性胸腺瘤边缘不规则，增强不均匀强化。侵及胸膜、心包，可见结节及积液（图2－39）。

3. MRI 表现　长 T_1 长 T_2 信号肿块，GD－DTPA 增强扫描肿瘤有不同程度的强化。

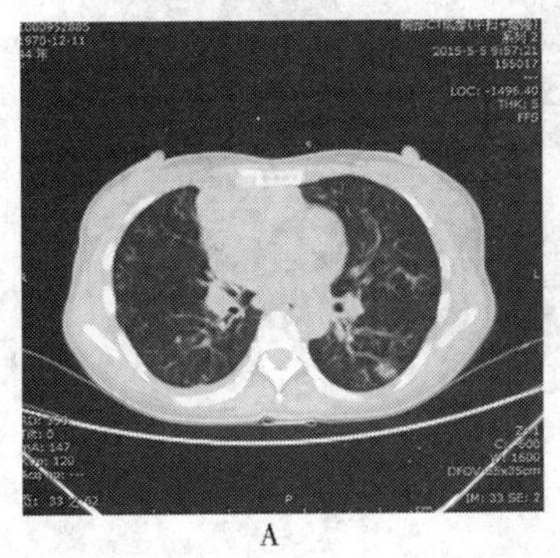

A

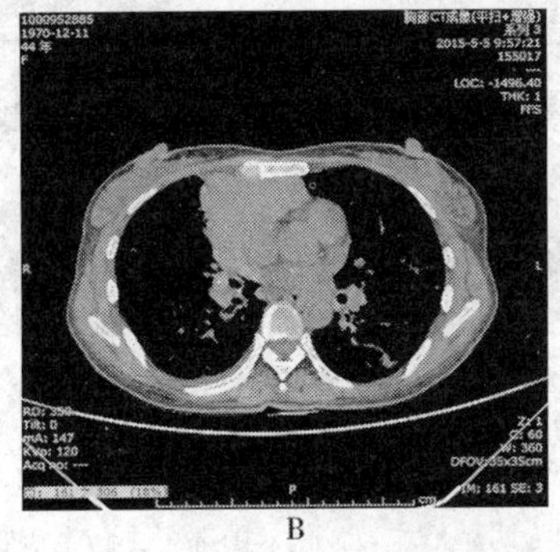

B

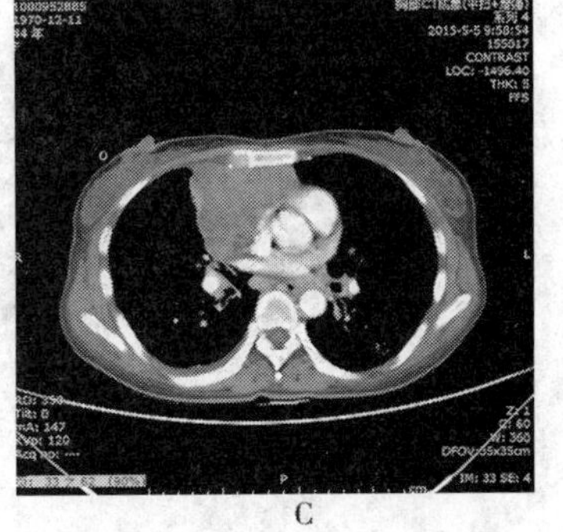

C

图 2－39　侵袭性胸腺瘤 CT 表现

A. CT 肺窗；B. 纵隔窗；C. 增强，侵袭性胸腺瘤右侧中纵隔可见软组织肿块，病灶边界不清晰，增强病灶可见轻度强化

【诊断与鉴别诊断】胸腺瘤病灶部位有一定的特征性，多位于前纵隔中部，如病人有重症肌无力症状诊断不难。需要和以下病变进行鉴别。

（1）与胸腺增生鉴别。胸腺体积增大，外形保持正常胸腺三角形形态，两侧基本对称。而胸腺瘤通常无正常胸腺形态，且两侧胸腺不对称。

（2）肺门淋巴结增大，病人无重症肌无力症状，如伴有肺内恶性肿块，中纵隔淋巴结增大，鉴别不难。单发肺门淋巴结肿大和胸腺瘤有时鉴别较难。

三、畸胎类肿瘤

【临床与病理】

1. 病因病理 属于生殖细胞肿瘤范畴，分良性的畸胎瘤、恶性的精原细胞瘤和非精原细胞瘤。畸胎瘤认为是胚胎时期第3、4对鳃弓发育异常，部分多潜能组织、细胞迷走脱落进入纵隔所致。

2. 临床表现 较小病灶多无症状，较大病灶可出现相关的气管、静脉、食管、纵隔内神经压迫症状。恶性病灶可有胸痛、咳嗽、咯血、减重、呼吸困难及发热，儿童可以出现性早熟。

【影像学表现】

1. X线表现 ①肿瘤多位于前、中纵隔。②病灶大小不等，可有轻度分叶。恶性病灶边界不清（图2－40）。③病灶内可出现高密度骨骼、牙齿或液平面，此种影像表现具有特征性诊断意义。

2. CT表现 ①畸胎瘤多表现为囊性病灶，内部有特征性的脂肪成分、钙化、牙齿或骨骼成分；畸胎瘤部分为实性病灶，表现为软组织密度。病灶呈良性时与周围结构间清晰，边界不清、浸润性生长则提示恶性。增强扫描实性成分呈不均匀强化，如实性部分表现为一过性显著强化多提示恶性。②精原细胞瘤和非精原细胞瘤，表现为前纵隔软组织肿块，边界不清晰，常侵及心包和胸膜，出现积液和结节，增强扫描病灶强化明显（图2－41）。

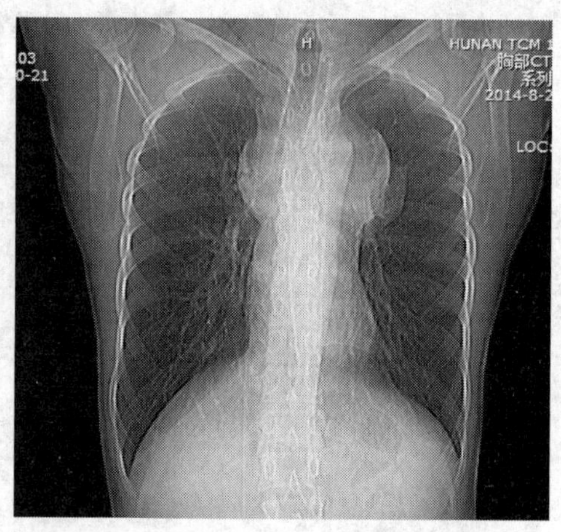

图2－40 精原细胞瘤正位胸片

中上纵隔软组织肿块，病灶向两侧肺野突出

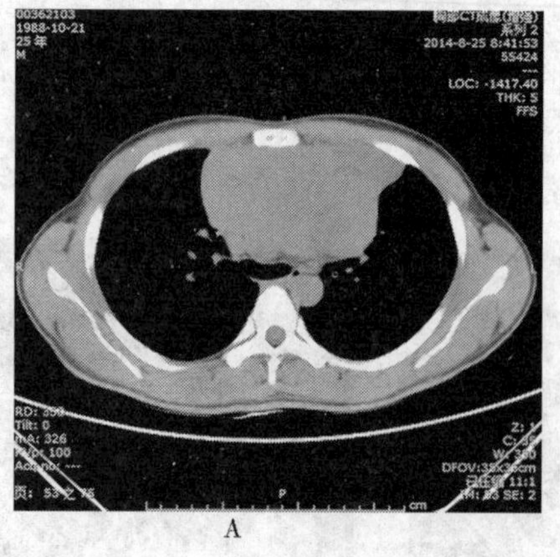

A

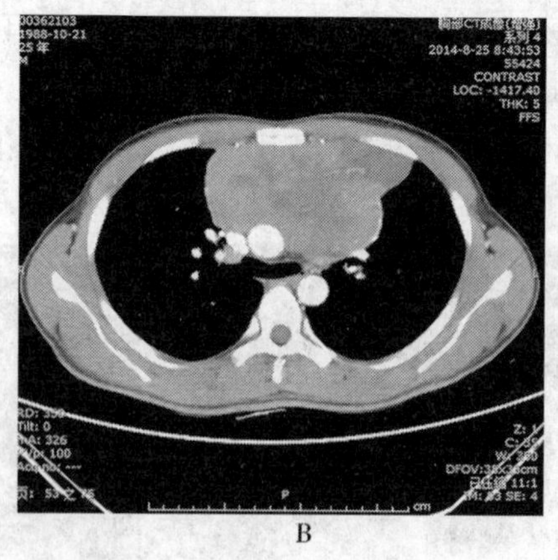

B

图2－41 精原细胞瘤CT表现

A. 纵隔窗平扫；B. CT纵隔窗增强，前纵隔软组织肿块，边界不清晰，增强明显不均匀强化，内部可见新生血管

3. MRI表现 ①内部信号混杂，可见特征性的脂肪信号影，钙化、骨化在各序列都表现

为低信号。②良性病灶边界清晰，恶性病灶多边界不清。③GD - DTPA 增强扫描肿瘤实性部分强化。④依据脂肪信号、血管流空效应，MRI 对病灶与周边血管、心脏、胸壁关系的观察较 CT 直观清晰。

【诊断与鉴别诊断】良性的畸胎瘤常有脂肪、钙化、骨化、牙齿，诊断不难。恶性的精原细胞瘤和非精原细胞瘤影像特征相对不明显，诊断需要综合临床资料。需要和以下病变进行鉴别。

（1）胸腺瘤　有重症肌无力的临床表现。恶性的精原细胞瘤和非精原细胞瘤无重症肌无力表现，可以有性早熟等表现。

（2）淋巴瘤　中纵隔为主的软组织肿块，增强轻度强化，可出现特征性血管包埋征象。

四、淋巴瘤

【临床与病理】

1. 病因病理　分霍奇金病和非霍奇金淋巴瘤两大类，霍奇金病可找到 R - S 细胞，以淋巴结侵犯为主；非霍奇金淋巴瘤无 R - S 细胞，以结外器官侵犯为主。

2. 临床表现　早期仅浅表淋巴结增大，中晚期出现发热、疲劳消瘦等全身症状。其次可出现邻近气管、血管、神经、食管受压表现。

【影像学表现】

1. X 线表现　①正位片主要表现为纵隔影增宽，以上纵隔为主；气管可见包绕受压（图 2 - 42）。②侧位片纵隔内正常透亮间隙被肿瘤占据呈高密度。③病灶边缘清楚，呈分叶状。

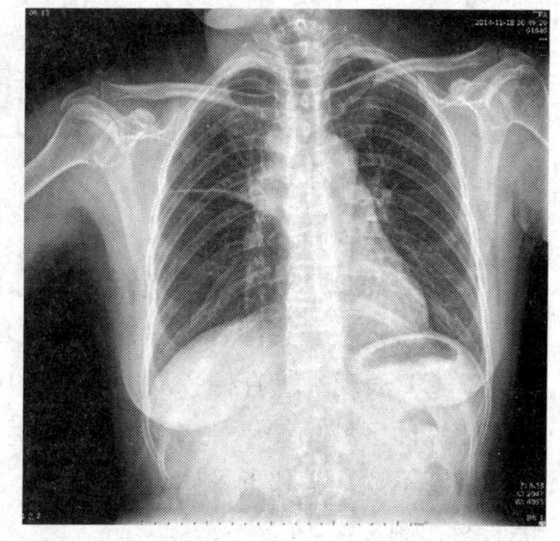

图 2 - 42　淋巴瘤正位胸片

右侧中纵隔软组织肿块，向右侧肺门处突出并掩盖右侧肺门，右侧水平裂可见增厚

2. CT 表现　①纵隔内肿大淋巴结影，融合成块或分散存在，增强扫描轻度强化；②侵犯胸膜、心包及肺组织，可以表现为胸腔积液、胸膜结节、心包积液、肺内高密度病灶；③纵隔内结构可受压移位，血管可见特征性包绕征象，表现为血管被病灶包绕，但移位征象不明显（图 2 - 43）。

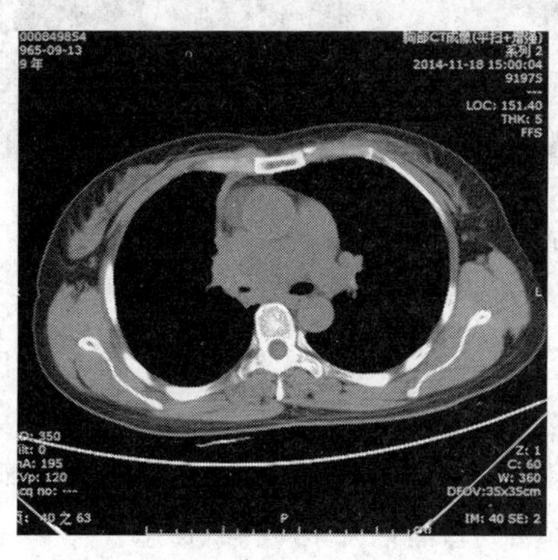

A

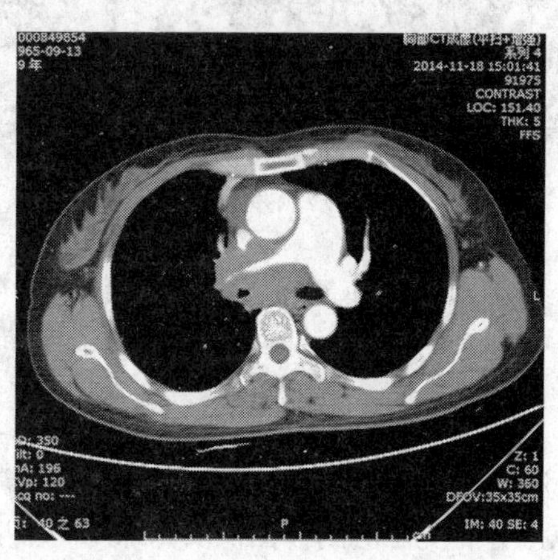

B

图 2 - 43　淋巴瘤 CT 表现

A. 淋巴瘤 CT 纵隔窗平扫；B. 淋巴瘤 CT 纵隔窗增强，中纵隔可见软组织肿块，增强病灶轻度强化，病灶密度均匀，增强可见包绕右侧肺动脉主干、上腔静脉，右主支气管狭窄

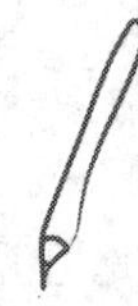

3. MRI表现 肿大淋巴结在 T_1WI 呈等信号，在 T_2WI 上呈中高信号。血管可包绕征象不增强即可显示清晰。

【诊断与鉴别诊断】 淋巴瘤的肿大淋巴结多融合成块，内部坏死少见，血管常被包绕而不是推压移位，淋巴结分布在前纵隔和支气管周围，识别这些特征后诊断不是很难。需要和以下病变进行鉴别。

（1）结节病　病种分布有地域性，南方少见，北方有发病，淋巴结增大以肺门对称分布明显，病灶可较大但临床表现轻，可以自愈。

（2）淋巴结结核　多位于一侧，且增强呈环形强化，肺内常有结核病灶。

（3）淋巴结转移　多有原发病灶，多位于一侧肺门或纵隔。

五、神经源性肿瘤

【临床与病理】

1. 病因病理 后纵隔常见的肿瘤，多位于胸椎旁。多为良性，包括神经鞘瘤、神经纤维瘤等，恶性的有恶性神经鞘瘤（神经性肉瘤）等。

2. 临床表现 多无明显症状及体征，常偶然发现，肿瘤较大时可以出现肺部受压症状、脊髓或神经根受压迫症状。

【影像学表现】

1. X线表现 ①多表现为后纵隔脊柱旁高密度病灶；②邻近胸椎的椎间孔可扩大，邻近骨质有压迫吸收。恶性者可出现骨质破坏。

2. CT表现 ①脊柱旁沟肿块，类圆形，增强瘤体强化明显，常呈环形强化，内部可见无强化囊性区域；②良性者边缘光滑锐利，邻近骨质可压迫性吸收；恶性者呈边界不清楚，内部密度不均匀，邻近椎体可出现骨质破坏；③病变侵及椎管内外时，呈跨椎管内外的哑铃状形态（图2-44）。

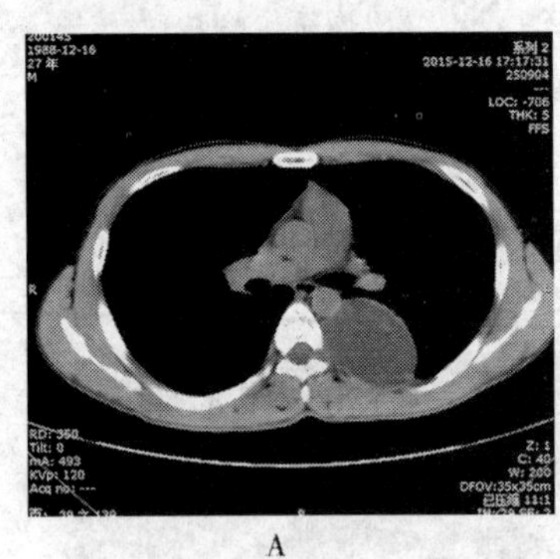
A

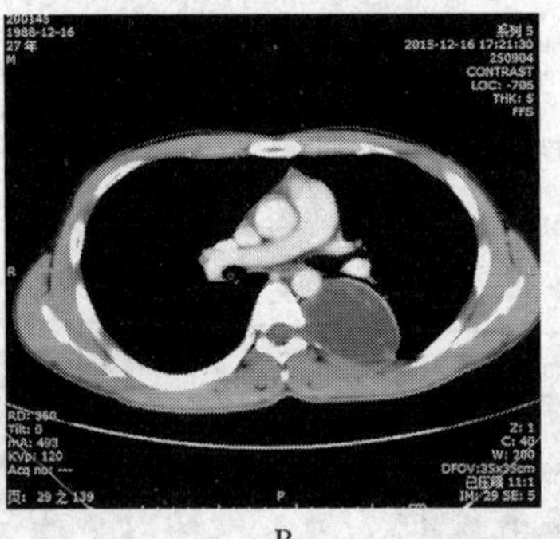
B

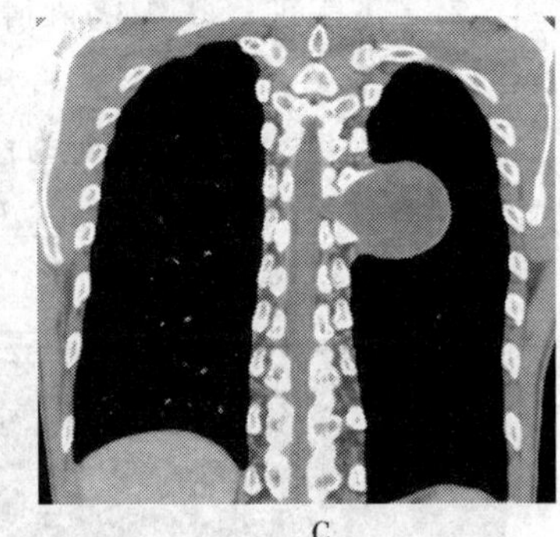
C

图2-44　后纵隔神经源性肿瘤CT表现

A. 平扫，B. CT增强，C. CT冠面，左侧椎间孔部位可见软组织肿块，病边界清晰，增强可见强化，左侧椎间孔增大，并见病灶压迫椎弓骨质

3. MRI表现 ①后纵隔长 T_1 长 T_2 信号，瘤内囊变呈水样信号，有出血时信号混杂。Gd-DTPA增强扫描瘤体有明显强化，常呈环形强化。②病灶常表现为髓外硬膜外肿瘤的特点。脊髓受压对侧移位，双侧蛛网膜下隙变窄。且肿瘤常跨椎管内外呈哑铃状形态。

【诊断与鉴别诊断】 病灶主要发生于后纵隔、脊柱旁，依据此位置特征和CT或MRI表现诊断不难。需要和脊柱旁病变鉴别。

（1）椎旁冷脓肿　为脊柱结核并发改变，病灶紧贴脊柱，常有邻近椎间隙变窄，椎体虫蚀状骨质破坏、骨质疏松表现。

（2）椎旁淋巴结转移　常有原发病灶，且病灶一般没有向椎间孔生长特点。

第十节　胸部创伤

一、肋骨骨折及并发损伤

【临床与病理】

1. 病因病理　肋骨骨折在胸部损伤中最为常见。一般由直接、间接暴力和病理性原因引起。骨折断端可向内陷入胸腔，损伤肋间血管、胸膜及肺等，而产生血气胸或气胸。间接暴力如胸部前后挤压，压力传至肋骨中部而发生骨折。此外，老年人偶尔可因咳嗽或喷嚏引起肋骨骨折。有转移性恶性病灶的肋骨，亦可发生病理性骨折。

2. 临床表现　胸痛、肋骨摩擦音；出现肺挫伤可出现咯血，呼吸困难等。

【影像学表现】

1. X线表现　①肋骨骨皮质不连续，出现骨折线（图2－45）。②错位性骨折出现对位对线异常。胸廓外形可以塌陷或变形。③合并肺挫伤时：可出现肺泡积血表现为肺内稍高密度病灶。肺内血肿表现肺内圆形边界清晰的高密度影；或肺内片状高密度影。④胸膜损伤表现为：胸腔积液、气胸、液气胸、皮下气肿。⑤病理性骨折，可以发现骨折部位肋骨出现低密度骨质破坏区。

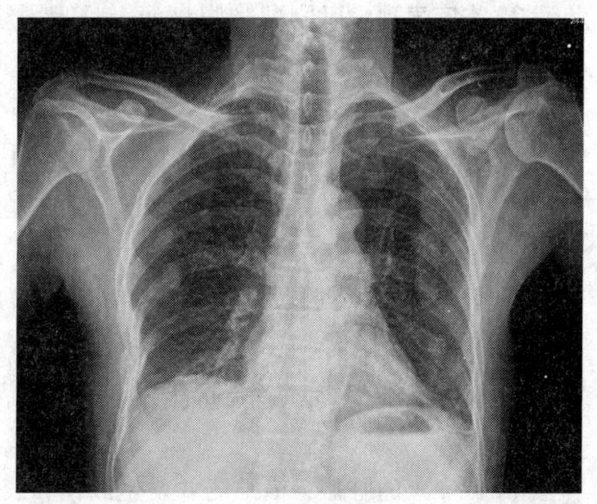

图2－45　多发肋骨骨折平片

胸部正位片，双侧多根后肋骨折

2. CT表现　①采用骨窗观察可清晰显示肋骨骨折线，但横断面图像对肋骨整体形态判断不如X光片，可结合CT三维图像观察。②合并肺挫伤、胸膜损伤时：其肺部损伤表现显示形态同X光片，但可显示更清晰且可以发现更小和隐匿部位的病灶。肺泡积血表现为肺内磨玻璃病灶（图2－46）。

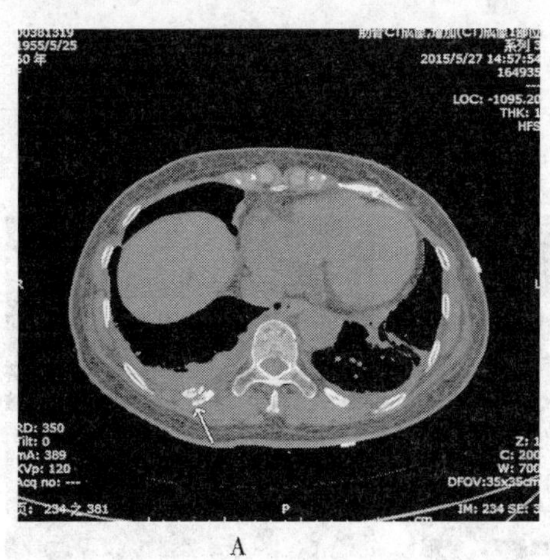

A

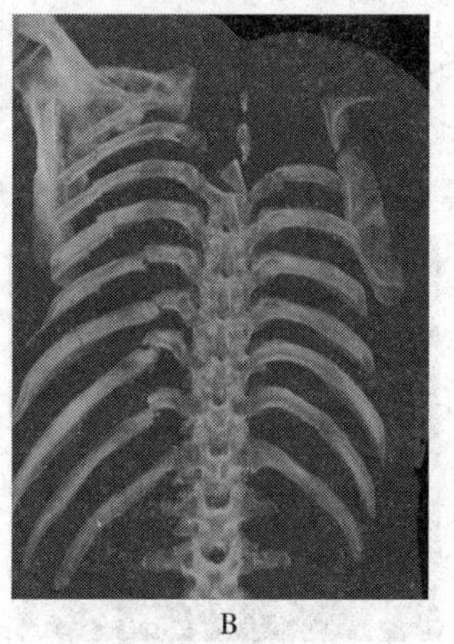

B

图2－46　肋骨骨折CT表现

A. CT纵隔窗；B. CT三维重建，CT纵隔窗显示右侧后肋骨折，断端可见有错位及小骨碎片，双侧胸腔可见积血；CT三维重建显示断端更加清晰、直观，并可更好判断整体对位、对线及具体位置情况

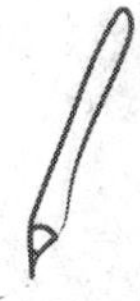

【诊断与鉴别诊断】根据病人外伤病史基本可诊断。无外伤的病理性骨折诊断时需要仔细寻找骨质破坏区。肺内外伤性血肿需要和肺部肿瘤、肺脓肿鉴别。肺泡出血需要和肺部炎症、间质病变等鉴别。

（1）肺部肿瘤　病灶短期不会消失，而血肿短期复查可以变小、消失。

（2）肺脓肿　病人出现高热、寒战、咯脓痰，短期不会消失。血肿内部也可以出现空洞样表现，但病灶短期复查可以变小、消失，且没有急性炎症表现。

（3）肺部炎症、间质病变变化较慢。肺泡出血形态大小变化快，且短期消失。

二、外伤性膈疝

【临床与病理】

1. 病因病理　外伤性膈疝（traumatic diaphragmatic hernia）是外伤导致膈肌破裂，腹腔内脏器经膈肌裂口突入胸腔形成的一种疝。疝入脏器以胃或结肠多见，疝入胸腔的胃、横结肠、小肠可发生绞窄、坏死和穿孔。腹部其他脏器也可疝入。

2. 临床表现　以剧烈胸腹疼痛、呼吸困难为主要表现。消化道疝入可出现消化道梗阻表现。

【影像学表现】

1. X 线表现　①膈肌升高，膈肌水平之上出现胃肠道阴影、胃泡、肠道气液平面；肝脏疝入表现为右侧膈上高密度影。②心脏、纵隔影像向健侧移位。③肺萎陷、盘状肺不张。④消化道造影：如无禁忌时，可口服泛影葡胺，如显示胃肠道在胸腔内，即可确诊。

2. CT 表现　①膈肌的连续性中断。②腹腔内脏疝入胸腔。典型表现为胸腔内出现含气液平面的消化道影像。③增强扫描可清楚疝入的脏器情况。

【诊断与鉴别诊断】由于疝入胸腔的腹腔脏器不同，外伤性膈疝的 X 线表现比较复杂。

（1）疝入的脏器为横结肠并发生嵌顿和绞窄时，膈下可因结肠的扩张积气而出现类似胃泡的影像，应与胃泡相鉴别。通常结肠扩张积气形成的假胃泡影距膈肌较远，而真正的胃泡影紧靠膈下。

（2）右侧膈肌破裂肝脏疝入右胸腔；如整个肝脏疝入胸腔，肝脏膈面呈一高位平滑弓形影像，与右半膈肌升高相似，极易误诊为膈膨升。

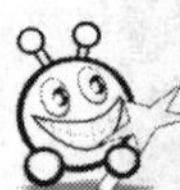

案例讨论

临床案例　男，61 岁，胸疼入院进行 CT 检查。

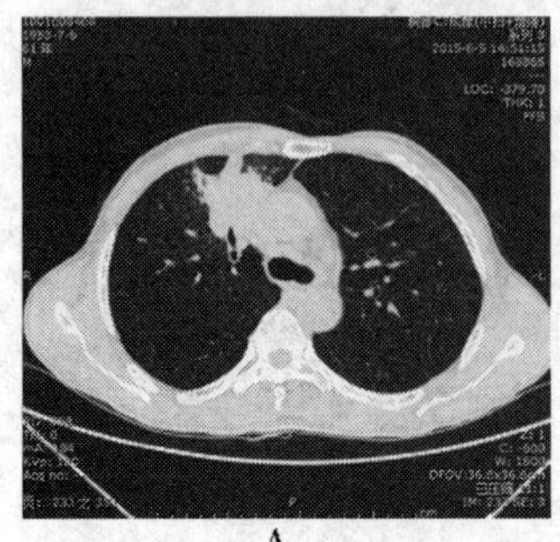

A

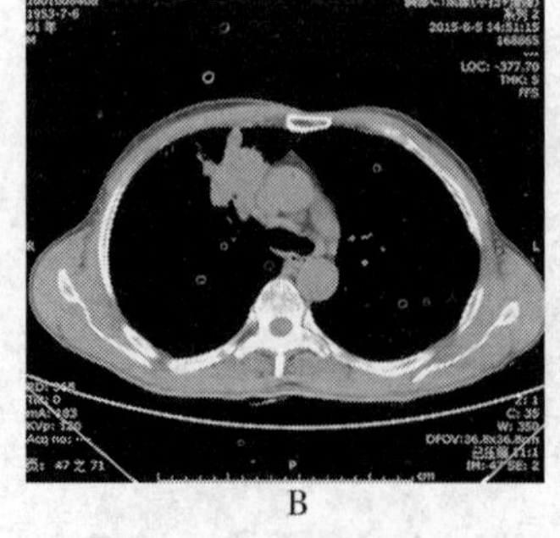

B

C

61 岁男性患者 CT 检查

问题　请分析应诊断为何种疾病，诊断依据？

本章小结

大叶性肺炎的特征为按照肺叶、肺段形态分布的高密度影，病灶靠叶间裂部位边界清晰；小叶性肺炎的特点是肺野中内带沿肺纹理分布的小斑片状致密影；间质性肺炎主要表现两肺门区附近及下肺野分布为主，呈弥漫分布网状影、小片影、小结节影及小叶间隔增厚等改变；肺脓肿的特征表现为含液平面的空洞，患者有高热、寒战、咳大量脓臭痰、白细胞增高的过程。

肺结核分四类。原发型肺结核原发综合征的特征为“哑铃状”致密影像，原发型肺结核胸内淋巴结结核表现为肺门或纵隔淋巴结增大；急性血行播散性肺结核特征为分布均匀、大小均匀、密度均匀的“三均匀”粟粒病灶；亚急性或慢性血行播散型肺结核主要特征为大小不一、密度不一、分布不一“三不均匀”病灶，病灶性质多样，有渗出、增殖、钙化、纤维化、空洞等；继发型肺结核主要特点是成人肺尖、锁骨上下区分布的纤维化、钙化、空洞，还可以是单发的渗出、干酪（结核球和干酪性肺炎），常合并胸膜增厚或胸腔积液。结核性胸膜炎主要包括胸腔积液和胸膜增厚。

中心型肺癌主要表现支气管狭窄，支气管周围肿块；周围型肺癌主要表现为肺野内肿块；肺转移瘤常有原发恶性肿瘤病史，此时如肺内出现结节或肺间质结节状改变时常提示本病；肺错构瘤表现为肺内边缘清晰的肿块，有钙化和脂肪密度成分是其特点。

肺曲菌病包括曲菌球、变态反应性支气管肺曲菌病和侵袭性肺曲菌病，曲菌球表现为空洞（腔）内球形高密度病灶，随体位可以变化位置；变态反应性支气管肺曲菌病多表现上叶近侧支气管扩张并黏液嵌塞；侵袭性肺曲菌病特征的表现为肺内高密度灶周边出现晕征。特发性肺间质纤维化特征为两肺下部外围区域网格状高密度影，蜂窝肺表现。

纵隔疾病主要包括胸内甲状腺、胸腺瘤、淋巴瘤、神经源性肿瘤、畸胎瘤，检查采用MRI和CT平扫及增强检查较好。胸内甲状腺表现为前上纵隔和颈部甲状腺相连且密度较高的肿块。胸腺瘤特征为前纵隔中部肿块，病人常有重症肌无力症状。良性的畸胎瘤常有脂肪、钙化、骨化、牙齿，诊断不难；恶性的精原细胞瘤和非精原细胞瘤影像特征相对不明显，诊断需要综合临床资料。淋巴瘤多表现前、中纵隔肿大淋巴结多融合成快，内部坏死少见，血管常被包绕而不是推压移位。神经源性肿瘤常表现后纵隔、脊柱旁肿块，病灶常从椎间孔部位长出，增强边缘强化。

胸廓病变主要介绍外伤肋骨骨折、外伤性膈疝，外伤肋骨骨折检查方法以X线照片和CT检查为佳，外伤性膈疝CT检查为佳，诊断不难。

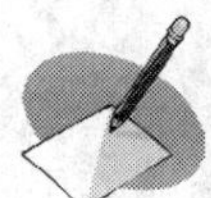

思考题

1. 肺野、肺纹理概念。
2. 肺组织基本病变包括哪些，其主要X线表现。
3. 支气管扩张分类及影像学表现。
4. 肺脓肿分期及X线表现。
5. 试述肺结核球与周围型肺癌的鉴别诊断要点。
6. 试述急性粟粒型肺结核的影像学表现。
7. 试述肺大泡、肺间质病变蜂窝状低密度的鉴别诊断。
8. 中心型肺癌的影像诊断要点。
9. 列出5种肺部片状高密度病变，并说出各自诊断要点。

（张兆国　杨　宇）

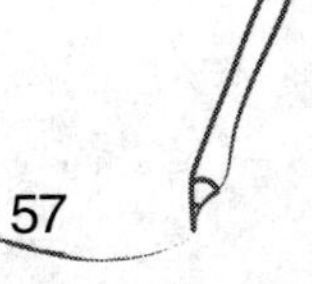

第三章 循环系统

学习要求

1. 掌握 循环系统正常和异常影像学表现；常见疾病的影像学表现。

2. 熟悉 循环系统影像学检查方法。

3. 了解 常见疾病的病因病理。

循环系统包括心脏、大血管及周围血管疾病，本章重点讲述心脏及大血管疾病的影像表现。

第一节 影像学检查方法

一、普通X线

1. 透视检查 因辐射剂量大，不能留有永久记录，应用很少，可作为一种补充手段。

2. 普通X线平片 为心脏疾病的基本筛查方法，不仅显示心脏的位置及形态，更重要的是可评价肺循环。常规体位为胸部正（后前）、侧位。常用体位还有：右前斜（45°）位、左前斜（60°）位，与正位像合称为心脏三位像。

二、CT检查

随着医学影像技术的快速发展，多层螺旋CT（multi - slice computed tomography，MSCT）及后处理技术已成为心脏及大血管病变重要的检查方法。包括平扫、增强及CT血管成像检查（computed tomography angiography，CTA），增强及CTA检查需经外周静脉注入含碘对比剂。

1. 平扫 评价心脏大小、瓣膜及血管钙化等，心腔及心肌显示效果不佳。

2. 增强 可显示心脏的解剖结构和运动情况。

3. CTA 是循环系统重要的检查方法，多用于大血管及外周血管检查，CTA不仅能显示管腔内结构，而且可以显示血管壁及管腔外周的情况；还能评价治疗疗效和术后随访。

临床常见的有冠状动脉、肺动脉、主动脉、头颈部及下肢动脉CTA等，尤其是冠状动脉CTA检查已成冠状动脉疾病重要的筛查方法。

三、MRI检查

MRI（magnetic resonance imaging）检查的软组织对比良好，可通过不同的序列来显示心脏及大血管结构，评价血流、心功能及心肌活性等。心脏MRI检查要求在1.5T及以上的MRI设备上进行，检查时需采用心电门控技术、呼吸门控技术或屏气扫描，以减少心脏搏动和呼吸运动伪影。

常规体位：①按心轴方向扫描更有利于心脏的显示，分为短轴位、长轴位、二腔心和四腔心；②体轴方向包括横轴位、冠状位及斜矢状位。

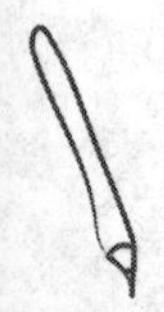

1. 平扫 采用常规序列及动态电影 MRI（cineMRI），通过多序列、多方位成像提供心脏形态、运动、功能信息。常用的检查序列有：①自旋回波序列（spin - echo sequence，SE 序列），为常规序列，能显示心脏的解剖结构、心肌和心包病变、心脏肿瘤等；②快速自旋回波序列（fast spin - echo sequence，FSE 序列），成像速度快；③梯度回波序列（gradin - echo sequence，GRE 序列），成像速度最快，用于心脏功能评价、增强 MRA、血流测量、心脏瓣膜病与心内分流疾病的电影观察。

2. 增强及心肌灌注 需经外周静脉注入顺磁性对比剂（Gd - DTPA）。心肌灌注成像是在对比剂通过心肌的不同时期采集信息，可判断心肌灌注和心肌活性。一般采集首过期及延迟期。①首过期：采集对比剂首次通过心肌时的动态信号，评价心肌缺血情况。②延迟期：采集注入对比剂后 5 ~ 30 分钟时的心肌信号，评价心肌的活性。

3. MR 血管成像（magnetic resonance angiography，MRA） 分为普通 MRA 和增强 MRA 检查，对于血管病变的检出与诊断，仍不及 CTA 检查。临床常用于脑血管、主动脉、颈动脉 MRA 等，冠状动脉应用较少。

缺点：心脏 MRI 检查耗时长，一般 MRI 机房内不具备监护和抢救设备，故不适合急诊和危重患者。

四、超声检查

超声检查方便，快捷、费用低，可实时动态扫查，显示心脏、血管的解剖结构和运动，能对血流进行测量和分析并定量测定心功能，已成为心血管疾病的首选检查技术。

常见的方法包括二维超声、M 型超声、频谱多普勒超声和彩色多普勒超声。二维超声为心血管系统基本的超声检查方法，空间分辨力良好，对心血管的位置和连接关系显示良好。M 型超声的时间分辨力良好。多普勒超声科显示心血管内血流的方向、速度和状态。

五、心血管造影检查

数字减影血管造影（digital subtraction angiography，DSA）是诊断心脏、大血管病变的“金标准”。心血管造影是经动脉插管将含碘对比剂注入心腔或靶血管内，以观察心脏、血管的内部结构、运动情况及血流状态，但不能显示血管壁的结构、不能提供微小血管的形态与功能信息。

心血管造影虽为有创性检查，但多与治疗同时进行，创伤小、疗程短，近年来得到迅猛发展。

第二节　正常影像表现

一、正常 X 线表现

除胸部外，其他部位大血管因其解剖位置多为周围组织所遮盖，普通 X 线检查常不能显示其轮廓，当血管壁出现钙化时方能显示部分轮廓，故现仅对心脏的正常 X 线表现进行阐述。

（一）心脏大血管的投影

心脏与胸部大血管的投影相互重叠，仅可显示各个心腔及大血管的部分轮廓。

1. 正（后前）位 左心缘自上而下分别为主动脉结、肺动脉段（心腰）、左心室。右心缘上段为主动脉与上腔静脉，下段为右心房（图 3 - 1）。心缘与膈肌的交角称为心膈角，体型肥胖者，左侧心膈角可见稍低于心影密度的心包脂肪垫影。

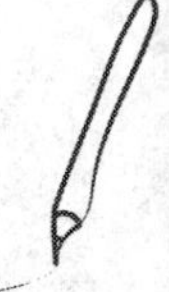

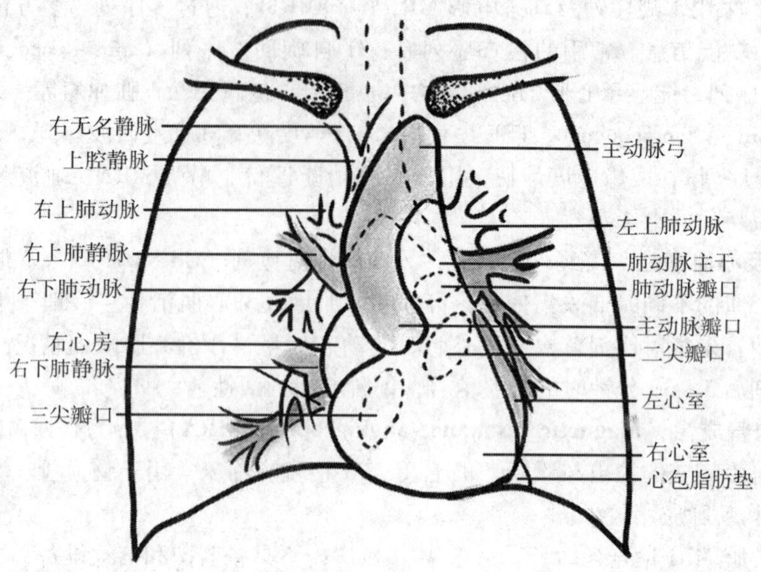

图 3－1　正常心影后前位像示意图

2. 左侧位　心前缘上段为升主动脉、肺动脉主干与右心室漏斗部，下段为右心室前壁。心后缘上段小部分为左心房，下段为左心室，后心膈角处三角形阴影为下腔静脉（图 3－2）。

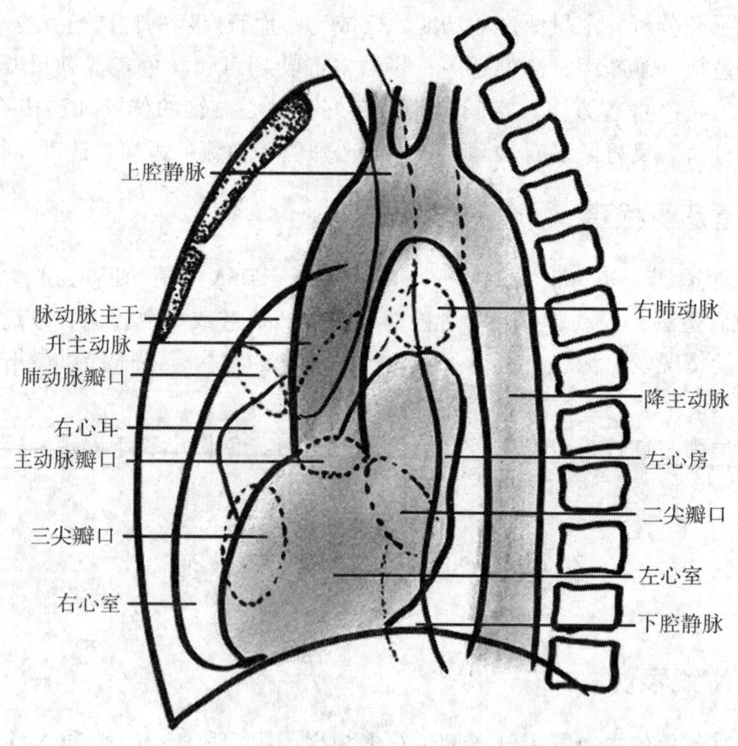

图 3－2　正常心影左侧位像示意图

3. 右前斜位　心前缘自上而下分别为升主动脉、肺动脉、右心室。心后缘上段为主动脉、下段为心房影，左心房在上，右心房在下，两者之间无明显分界（图 3－3）。

4. 左前斜位　相当于心脏的正位，心脏由中间一分为二，心前缘为右心房、右心室，心后缘为左心房、左心室。心脏上方为展开的主动脉弓（图 3－4）。

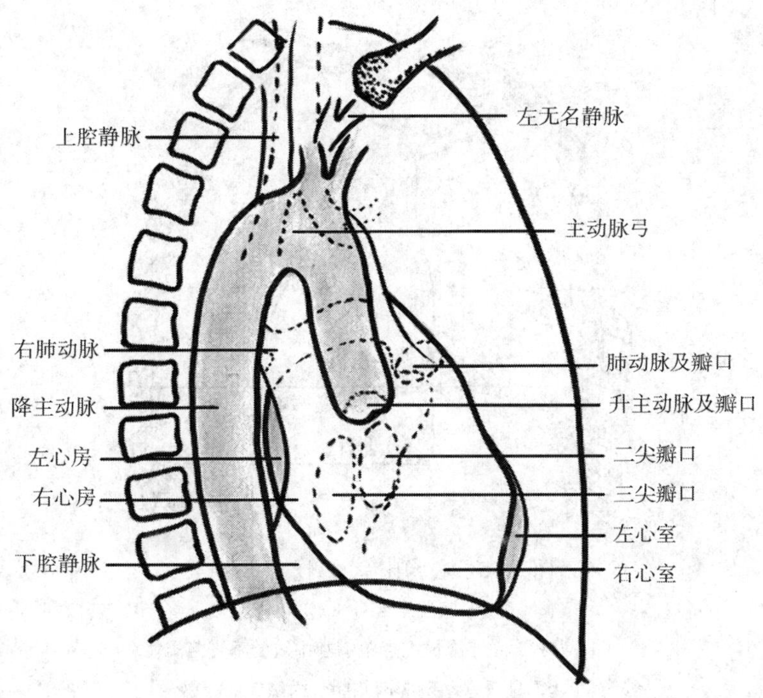

图 3-3　正常心影右前斜位像示意图

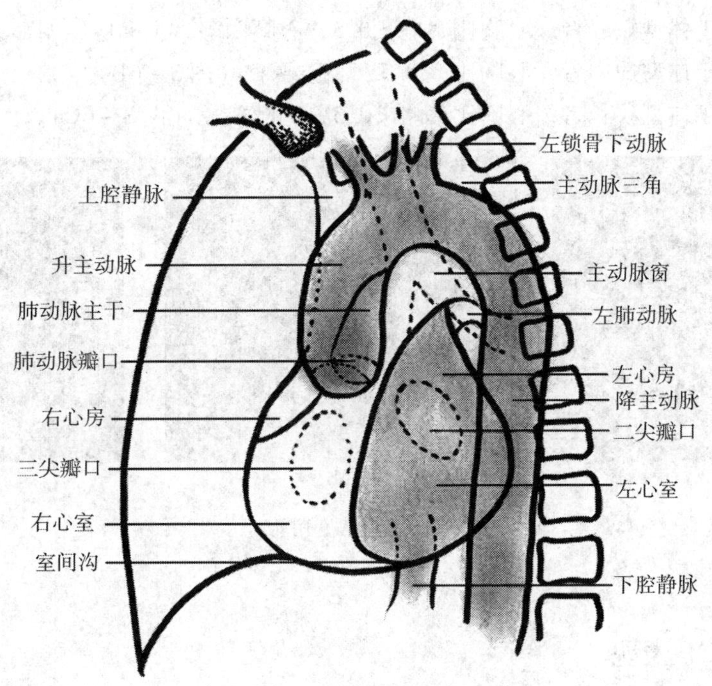

图 3-4　正常心影左前斜位像示意图

（二）心胸比率

心胸比率是测量心脏大小最简单的方法，即心影最大横径（左右心缘距中线的垂直距离之和）与胸廓最大横径（右侧膈面水平两侧肋骨内缘间的距离）之比（图 3-5），正常成人心胸比率≤0.5。

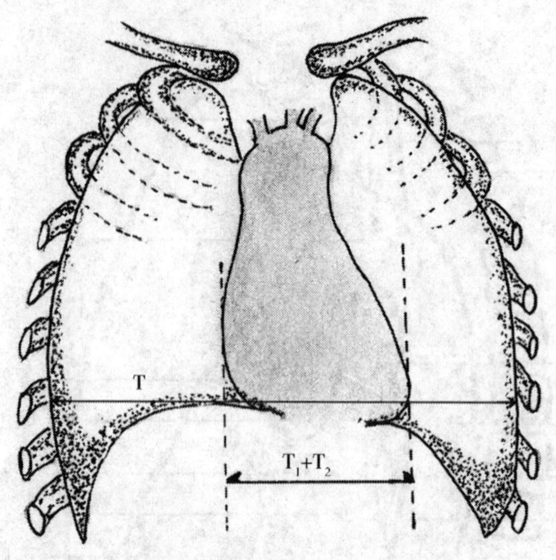

图3－5　心胸比率的测量示意图

心胸比率 = $T_1 + T_2/T$

$T_1 + T_2$ 为右、左心缘最突点距胸廓中线的垂直距离之和

T为右膈顶水平胸廓两侧肋骨内缘间的距离

（三）心脏的形态

后前位像正常心脏的形态分为横位心、斜位心和垂位心。

横位心：见于体型短胖者，心胸比率略 >0.5，心腰凹陷，主动脉结明显（图3－6A）。

斜位心：见于体型适中者，心胸比率0.5，心腰平直（图3－6B）。

垂位心：见于体型狭长者，心胸比率略 <0.5，胸廓狭长（图3－6C）。

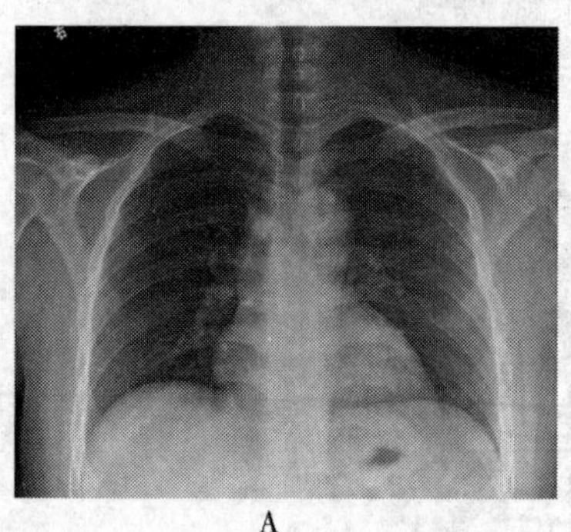

A

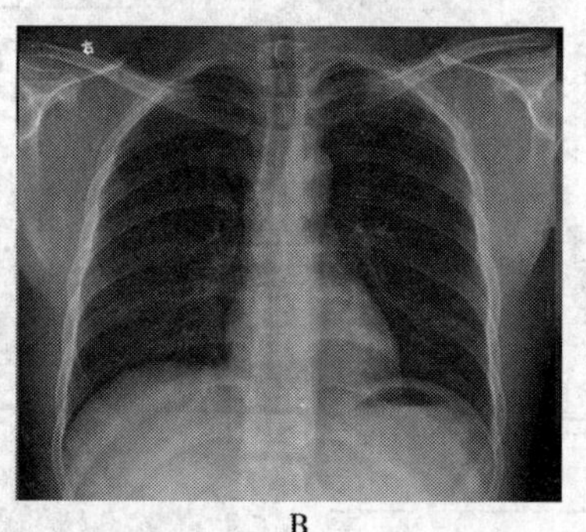

B

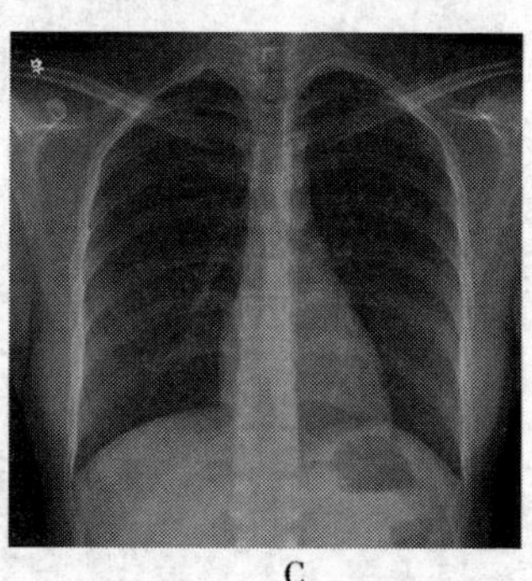

C

图3－6　正常心脏形态

A. 横位心，B. 斜位心，C. 垂位心

二、正常CT表现

（一）心脏的正常CT表现

CT可清楚显示心脏的结构、各房室的大小和各房室间的解剖关系。心肌呈等肌肉密度，心包为弧线状软组织密度影，厚度1～2mm，心肌与心包间为脂肪性低密度影。横轴位为标准体位，短轴位及长轴位需经后处理重建获得。横轴位用于显示心脏的形态结构和房室解剖关系（图3－7）。短轴位用于观察左心室壁，可显示左心室前间隔壁、侧壁、侧后壁、后壁及室间隔，结合电影软件还可动态显示心肌的收缩运动和室壁厚度。长轴位用于显示瓣膜、左室流出道和心尖部，并能显示左心室内的乳头肌。

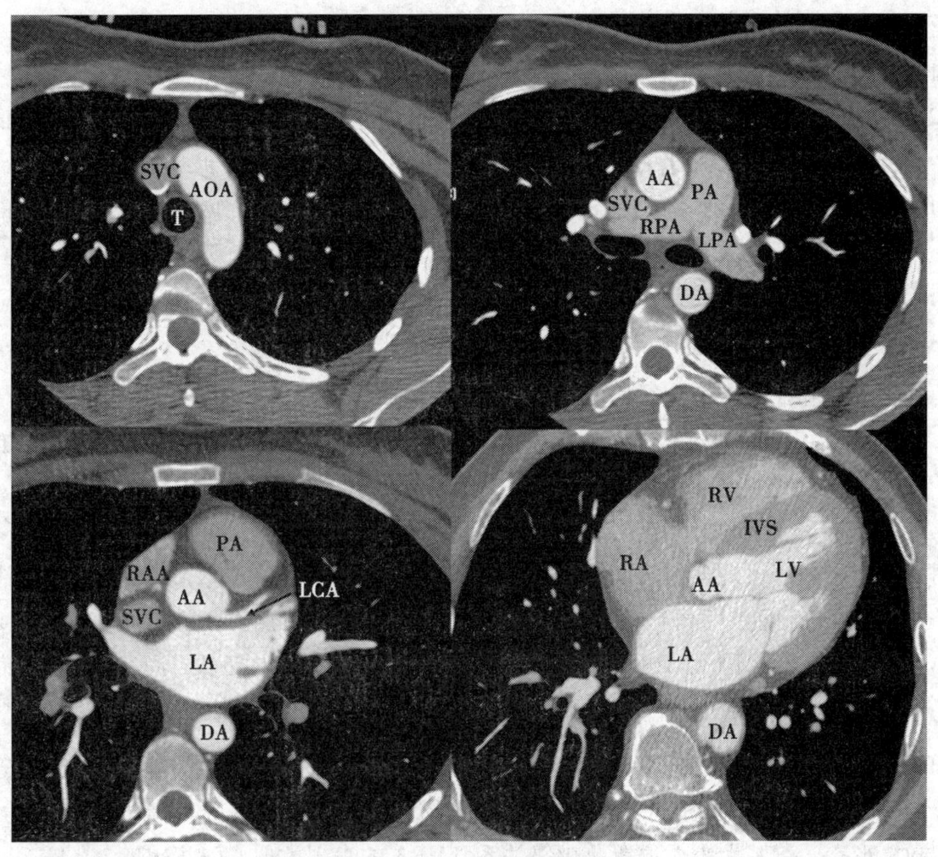

图 3－7　正常心脏 CT 表现

AOA，主动脉弓；SVC，上腔静脉；T，气管；AA，升主动脉；DA，降主动脉；PA，肺动脉；RPA，右肺动脉；LPA，左肺动脉；LCA，左冠状动脉；RAA，右心耳；LA，左心房；LV，左心室；RA，右心房；RV，右心室；IVS，室间隔

三维容积重建能立体、直观的显示心脏和大血管的解剖毗邻关系（图 3－8）。冠状动脉血管重建通过曲面重建技术，沿冠状动脉长轴显示不同角度的剖面，了解管壁及管腔内结构，通过后处理软件，还可分析斑块的成分、计算管腔狭窄率等（图 3－9）。

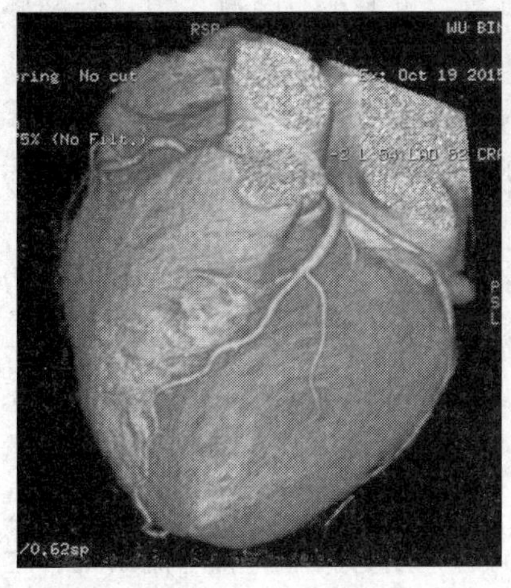

图 3－8　心脏的三维容积重建

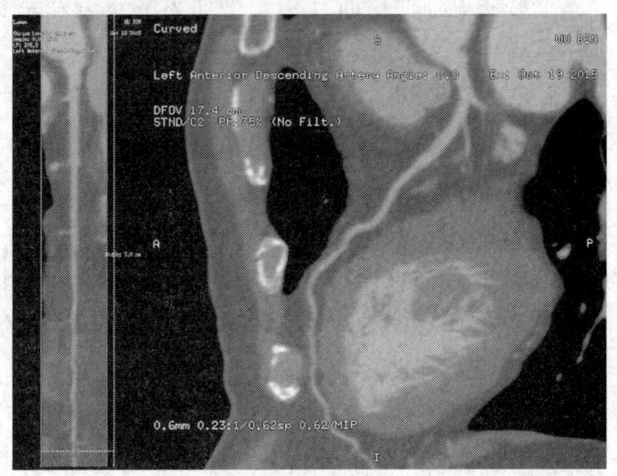

图 3－9　冠主动脉左前降支曲面重建

左冠状动脉前降支管壁光滑，密度均匀，管径正常

（二）大血管的正常 CT 表现

（1）平扫　正常血管表现为圆形、椭圆形或带状中等均匀密度影。

（2）增强　表现为均匀性高密度影，边缘光滑，连续层面观察可清楚显示血管的位置、形态、走行、管腔结构及毗邻关系等。

CTA 可三维立体显示血管的走行、位置及连接情况，以及血管腔内、血管壁及外周的情况。

三、正常 MRI 表现

（一）心脏的正常 MRI 表现

心脏各房室和大血管解剖结构所见与 CT 检查相同。

1. 心肌　呈中等肌肉信号，左心室壁明显厚于右心室壁，约为右心室壁厚度的 3 倍。

2. 心内膜　呈略高于心肌的细线状影。

3. 心瓣膜　一般为中等信号，略高于心肌信号，二尖瓣、三尖瓣和主动脉瓣可清晰显示，利用电影序列还可观察其运动情况。

4. 心包　在自旋回波序列上呈线状低信号，内侧为高信号脂肪组织，正常厚度不超过 4mm。

5. 冠状动脉　显示不稳定，目前虽已能显示冠状动脉各主干的中近段，尚需进一步研究开发。

（二）大血管的正常 MRI 表现

MRI 平扫血管内血流信号与血流速度、方向有关，动脉血管及大的静脉血管因其血流速度快，多呈低信号，血管壁呈中等信号，增强扫描为高信号。MRI 可以清晰的显示正常血管解剖结构、形态、管腔大小、位置及毗邻关系，MRA 的表现类似 CTA 检查。

四、正常超声表现

（一）正常超声心动图

1. 二维超声心动图　基本切面包括 4 种。

（1）胸骨旁左室长轴切面　扫查与心脏长轴方向平行，可显示右室、左室、左房、室间隔、主动脉、主动脉瓣、二尖瓣等（图 3－10）。

（2）心底短轴横切面　扫查平面与胸骨旁左室长轴垂直，可显示右室流出道、肺动脉瓣、右心室、主动脉及左心房。

（3）心尖四腔切面　探头置于心尖搏动最著处，室间隔、房间隔连线与二尖瓣、三尖瓣连线呈十字交叉，将左、右心室和心房清晰的划分为四个腔室。心尖四腔切面是最重要的标准切面之一。

（4）剑突下四腔切面　探头置于剑突下，声束向上倾斜即为剑突下四腔切面。所见结构同心尖四腔切面。此切面不易出现回声失落伪像，是诊断房间隔缺损的理想切面。

2. M 型超声心动图　主要用于心脏和血管内径的测量，观察瓣膜及室壁的运动情况，在二维超声心动图胸骨旁左室长轴扫查时经不同的肋间隙探测，其纵轴为光点运动的幅度，横轴为时间，共分为 3 种。

（1）心底波群　心前区胸骨左缘第 3 肋间探测，自前向后分别为胸壁、右室流出道、主动脉根部及左房。主动脉瓣波形为六边形盒形状。

（2）二尖瓣波群　于胸骨左缘第 3～4 肋间探测，可见二尖瓣前、后叶波形。正常人呈双峰曲线。各点与尖峰依次称为 A、B、C、D、E、F、G。A、E 两峰分别位于心电图的 P 波及 T 波之后，分别表示心室缓慢充盈期和快速充盈期；C 点位于第一心音处，表示二尖瓣关闭；

D 在第二心音后等容舒张期末，二尖瓣由此时开放。

（3）心室波群　在第 4 肋间探及，自前向后所代表的解剖结构分别为胸壁、右室前壁、右室腔、室间隔、左室腔和腱索、左室后壁，此波群可测量心室腔的大小与心室壁的厚度。

3. 彩色多普勒　彩色多普勒颜色与血流方向有关，血流方向朝向探头表现为红色，背离探头为蓝色；色彩的亮度与血流速度有关，血流速度快色彩明亮，血流速度缓慢色彩暗淡。如在心尖四腔心切面，正常二尖瓣口和三尖瓣口血流显示为舒张期朝向探头的红色血流信号（图 3－11）。

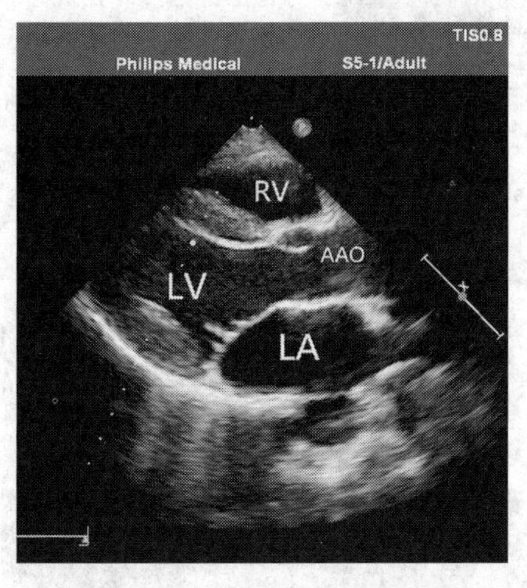

图 3－10　胸骨旁左室长轴切面

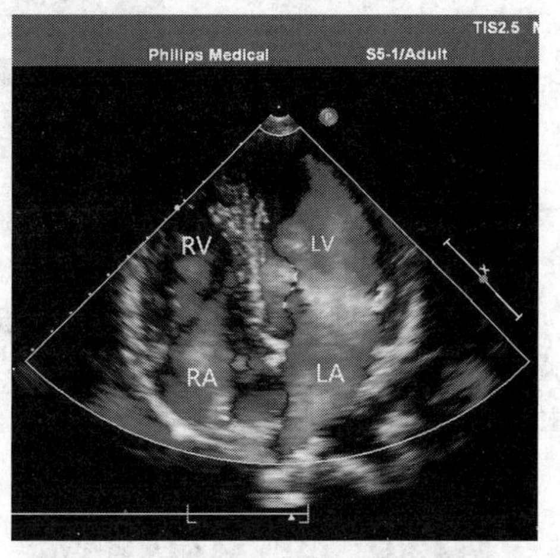

图 3－11　心尖四腔心层面彩色多普勒图

4. 频谱多普勒　根据多普勒效应，在心腔和血管中流动的血流以频谱的形式反映其时相、方向、流速快慢和血流性质。如果频谱在基线的上方，表示血流朝向探头流动，在基线下方，则血流背离探头。主要有脉冲多普勒和连续多普勒二种形式，脉冲多普勒可作精确定位，连续多普勒可测高速血流。

（二）正常大血管的超声表现

血管壁为三层回声反射，内层为纤细、光滑、连续的线状高回声，此为内膜层；外层呈明亮的光带回声；两者之间为暗带（中膜），有时内膜和中膜无法区分，称为内中膜复合体。动脉的横切面呈圆形，纵切面呈平行带状。

第三节　异常影像表现

一、心脏大血管位置、形态异常

（一）心脏及大血管位置异常

心脏及大血管位置的异常分为移位及异位。移位为邻近组织器官的病变或畸形所致心脏大血管位置异常。异位为心脏及大血管的胚胎发育异常，常合并其他畸形；如心脏异位、右位主动脉弓、迷走锁骨下动脉等。

下面介绍两种常见的心脏大血管先天性位置异常。

1. 镜面右位心　也称全内脏反位，心影外形以及胸、腹部脏器为正常左位心的镜面像，心尖位于右侧，心轴向右（图 3－12），房室连接关系正常，主动脉弓、降主动脉及胃泡在右侧，肝脏位于左侧，其伴发先天性心脏病的几率与正常心脏相似。

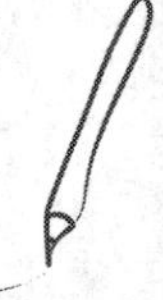

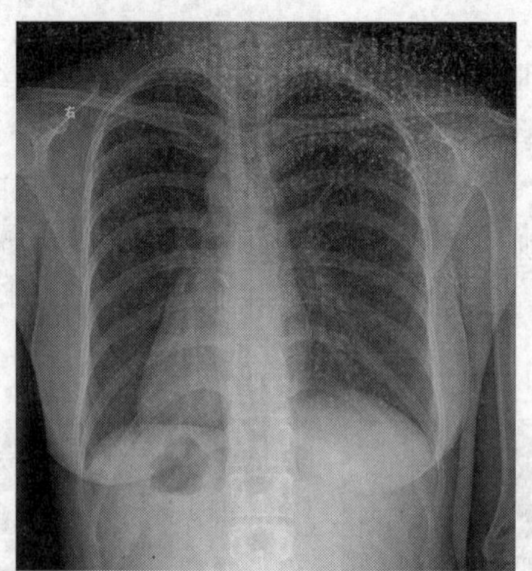

图 3－12　镜面右位心

心尖位于右侧，心轴指向右侧，主动脉及胃泡位于右侧

2. 右位主动脉弓　主动脉弓位于气管右侧，降主动脉亦位于脊柱右侧，可合并其他的心血管发育异常。X 线检查主动脉结位于右上纵隔（图 3－13A）。CT 图像上可直接清晰的显示主动脉弓及降主动脉的走行位置（图 3－13B）。

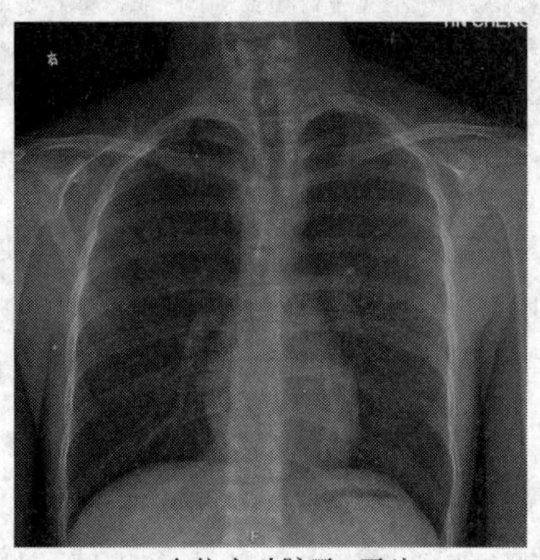

A.右位主动脉弓X平片

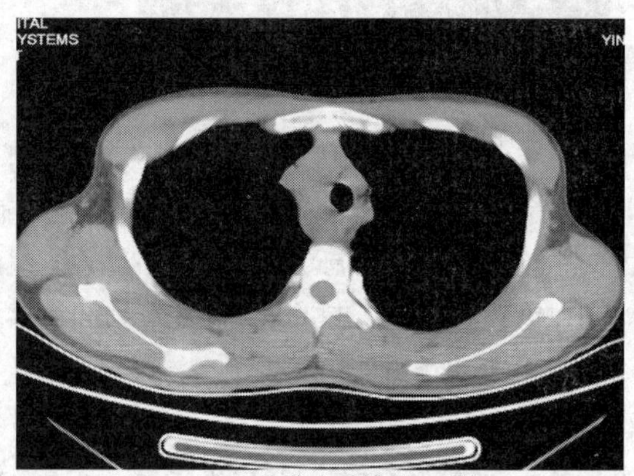

B.右位主动脉弓CT平扫

图 3－13　右位主动脉弓

A. 普通 X 平片，主动脉结位于右上纵隔，左心缘上部平直；

B. 同一患者 CT 检查，示气管右侧见主动脉弓绕行至脊柱前方

（二）心脏增大

包括心肌增厚和心腔增大，也可两者并存，普通 X 线平片不能区分，CT、MRI 和超声检查可以区分。

测量心胸比率是判断心脏有无增大最简单的方法，心胸比率在 0.5～0.55 为轻度增大，0.55～0.60 为中度增大，0.60 以上为重度增大。

（三）心脏形态异常

心脏各房室大小的改变会导致心脏失去正常形态，常见的异常形态有二尖瓣型、主动脉瓣型和普大型等（图 3－14）。

1. 二尖瓣型　表现为主动脉结较小，肺动脉段突出，左心缘下段圆钝，右心缘下段膨隆，心影呈梨形，主要见于二尖瓣病变、房间隔缺损及各种原因所致的肺动脉高压等。

2. 主动脉瓣型　表现为主动脉结增宽，肺动脉段内陷，左心缘下段向左延长，常见于主动脉病变，高血压性心脏病等。

3. 普大型 心影较对称性向两侧增大，常见于全心衰竭、大量心包积液等。

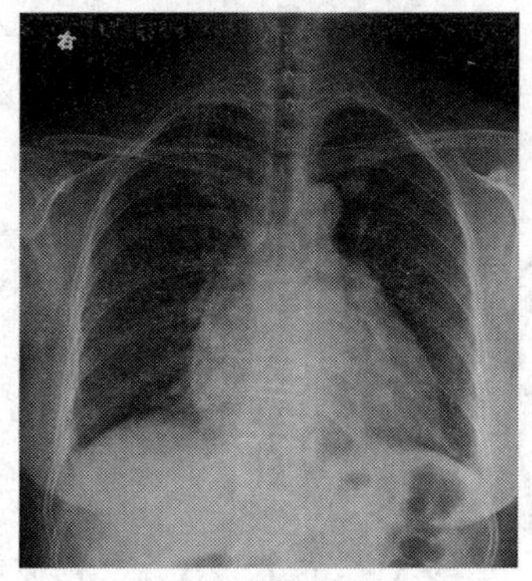
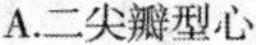

A.二尖瓣型心

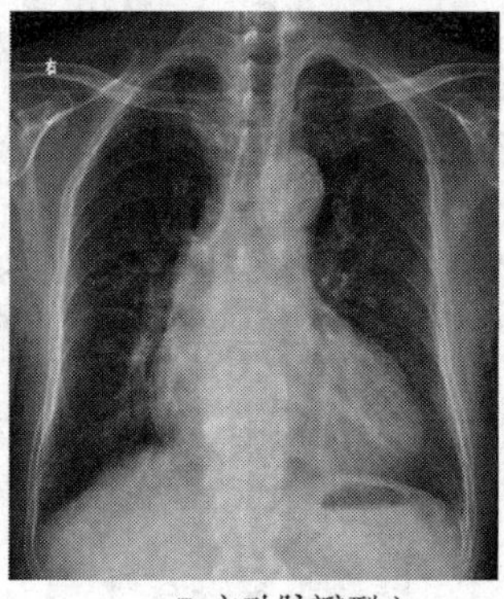

B.主动脉瓣型心

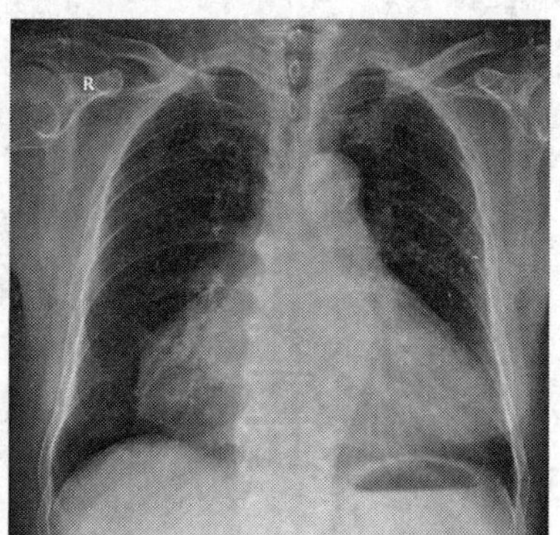

C.普大型心

图 3－14 心脏常见的形态异常

（四）心脏房室增大

引起房室增大的因素有容量负荷加重、阻力负荷加重和心肌病变。

1. 左心房增大 常见于二尖瓣病变、左心衰和部分先心病。

（1）后前位 轻者心腰消失，严重者右心缘出现双边影（图 3－15A）。

（2）右前斜位（图 3－16）、左侧位像（图 3－15B） 均表现为食管中下段局限性向后方移位。

（3）左前斜位 心后缘上部左心房段突出，严重者向上后推挤左主支气管致其移位（图 3－15C）。

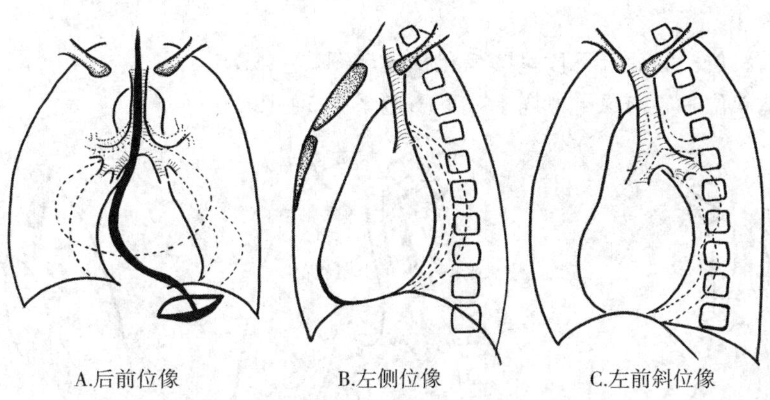

A.后前位像　B.左侧位像　C.左前斜位像

图 3－15 左心房增大不同体位示意图

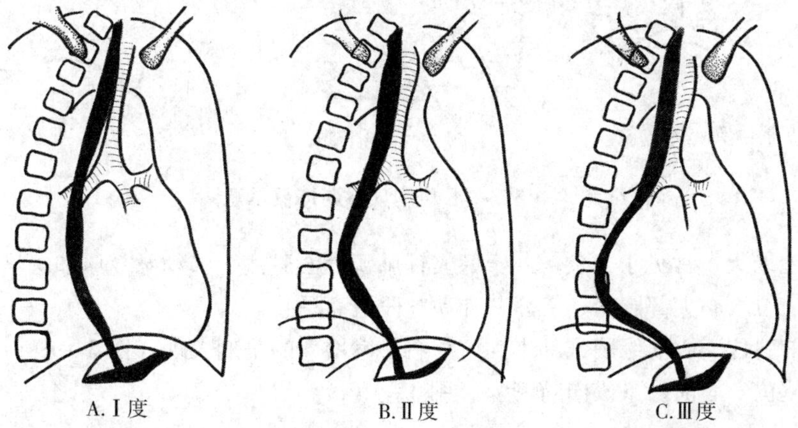

A.Ⅰ度　B.Ⅱ度　C.Ⅲ度

图 3－16 右前斜位像左心房增大食管受压分度示意图

2. 左心室增大　常见于高血压病、主动脉瓣病变、二尖瓣关闭不全和动脉导管未闭等先心病。

（1）后前位　左心缘下段向左侧膨隆，心尖下移（图 3－17A）。

（2）左前斜位及左侧位　心后缘向后下膨隆（图 3－17B）。

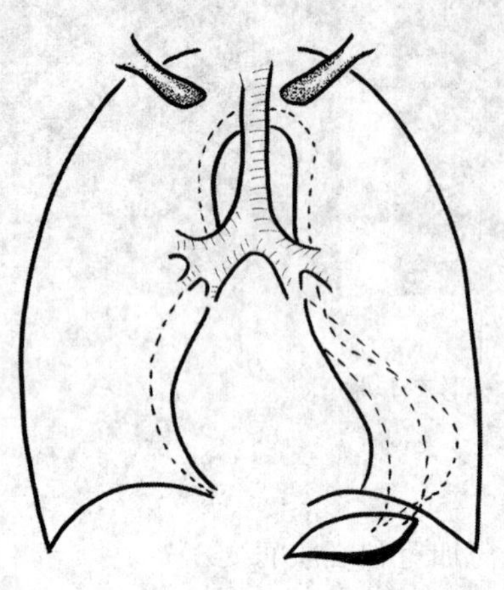

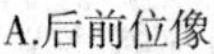
A.后前位像

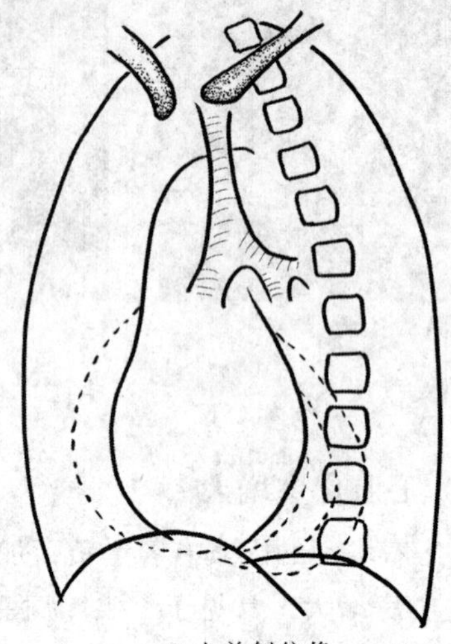

B.左前斜位像

图 3－17　左心室增大不同体位示意图

3. 右心房增大　常见于右心衰、心肌病、心包炎等。左前斜位观察最为敏感。

（1）后前位　右心缘向右上膨隆，右心房段与心影高度的比值 >0.5，上、下腔静脉扩张（图 3－18A）。

（2）右前斜位　心后缘下段呈圆弧状膨隆（图 3－18B）。

（3）左前斜位　心前缘上段向上或下膨隆（图 3－18C）。

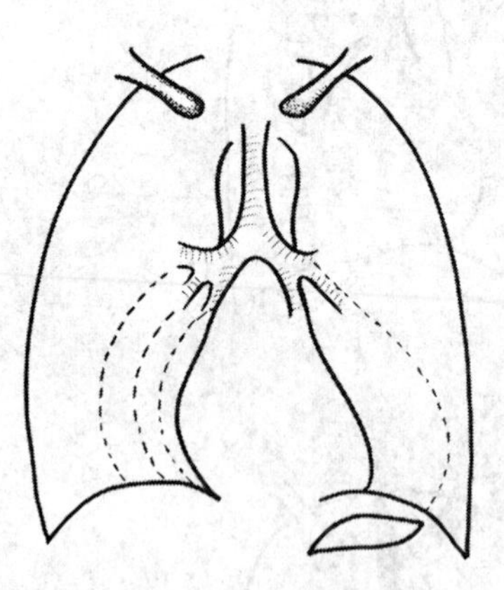

A.后前位像

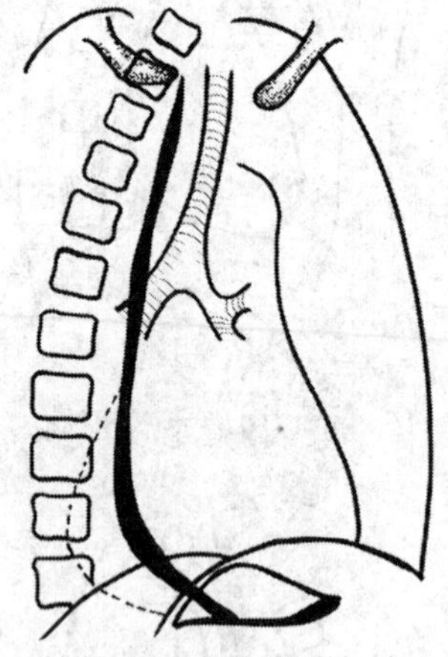

B.右前斜位像

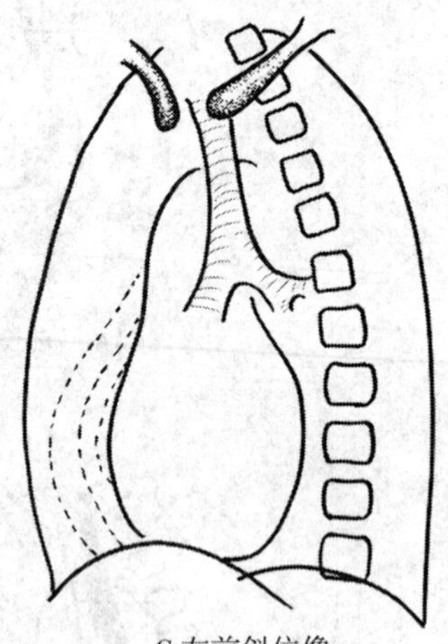

C.左前斜位像

图 3－18　右心房增大不同体位示意图

4. 右心室增大　常见于二尖瓣狭窄、慢性肺源性心脏病、肺动脉高压和法洛四联症等。

（1）后前位　心尖部圆隆、上翘，肺动脉段饱满平直。

（2）右前斜位　心前缘圆锥部丰满，为右心室增大的早期表现（图 3－19A）。

（3）左侧位　心前缘下段向前膨隆（图 3－19B）。

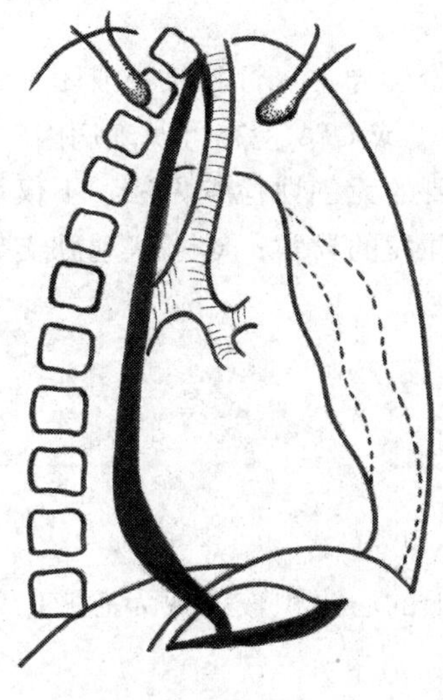
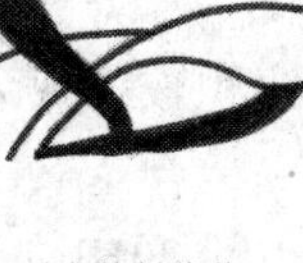
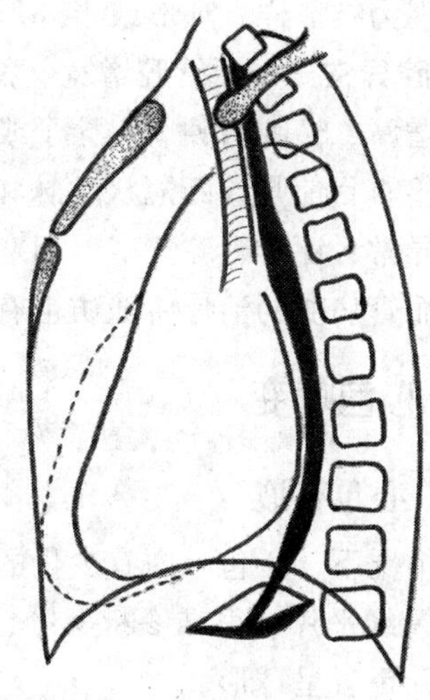

A.右前斜位像　　B.左侧位像

图3－19　右心室增大不同体位示意图

二、心脏大血管运动和血流异常

（一）室壁运动异常

常通过观察心室的运动对整体或节段性的室壁运动异常进行分析，超声、心血管造影之心室造影、CT以及MRI检查均可对室壁运动进行评价，超声及MRI检查的评价效果尤佳。

1. 室壁运动减弱　较正常幅度减弱，室壁增厚率小于50%。

2. 不运动　室壁运动消失，呈节段性。

3. 矛盾运动　节段性室壁与邻近室壁呈反向运动。

4. 运动增强　室壁运动幅度增大或速度增快。

（二）血流异常

通常采用超声检查来评价心脏及大血管内的血流状态。

1. 血流方向　心脏大血管都是单一顺行的血流，一旦出现逆行方向的血流应该考虑异常。

2. 血流性质　血流为层流时，色彩单一，颜色纯正；血流为湍流或射流时，血流呈五彩镶嵌、且色彩明亮。

3. 血流来源　彩色多普勒能使我们准确、迅速地识别心脏和大血管中的血流来源。

4. 血流路径　心脏及大血管中出现异常通道时，血流途径也会发生改变。

5. 血流时相　不同时相出现的异常血流代表不同的意义。

三、冠状动脉及大血管异常

（一）先天性发育异常

冠状动脉及大血管的发育异常包括起源异常、走行异常和终止异常等，如冠状动脉开口异常、冠状动脉窦等。

（二）获得性病变

1. 形态异常　包括增粗、迂曲、受压、移位等。

2. 管壁异常　包括管壁增厚、管壁变薄和管壁钙化。管壁变薄常伴管腔瘤样扩张。管壁钙化可表现为结节样、环形或半环形高密度影。

3. 管腔异常 包括管腔增宽、狭窄或闭塞、管腔内密度异常。管腔狭窄或闭塞的常见病因有管壁增厚、管腔内肿瘤、栓子或血栓形成等，增强CT或CTA检查可明确病因。

CTA检查目前是诊断冠状动脉和大血管病变最为重要的无创性检查方法，不仅可以显示先天发育异常，评价管腔狭窄、闭塞的程度；了解有无并发的异常；对冠状动脉支架和搭桥手术、大血管病变的治疗后随访也有非常重要的意义。

四、心包病变

（一）心包积液

正常情况下，心包腔内有少量的液体，液体量一般 <50ml。

（1）X线平片 很难诊断少量心包积液，中等量以上的心包积液表现为心影向两侧增大如烧瓶状，重者呈球形。

（2）CT 表现为心包腔增宽，腔内见液体密度影，CT值10～30HU，随积液成分不同，密度不同，血性积液密度较高，CT值约30～40HU。

（3）MRI 心包腔增宽，腔内见液体信号，多呈 T_1WI低 T_2WI高信号，依据积液的性质不同信号不一，血性积液呈 T_1WI高 T_2WI高信号。

（4）超声 显示为心包脏、壁层分离，心包腔内见液性暗区回声，大量时，心脏游离在液体内摆动。

（二）心包钙化

心包钙化是缩窄性心包炎的特征性表现，多分布于房室间沟、右心室前缘和膈面，严重者可包绕整个心影。

（1）X线平片 常表现为蛋壳样钙化。

（2）CT 表现为心包处线样或蛋壳样高密度影。

（3）MRI 对钙化不敏感，表现为心包处低信号或无信号区。

（4）超声 心包钙化处回声增强，后方可伴声影。

（三）心包增厚和/或心包肿块

（1）X线平片 无法显示心包增厚与肿块。

（2）CT 心包的厚度超过4mm即为心包增厚，均匀或不均匀增厚，或呈结节样肿块，呈中等密度，CT值约30～50HU，可合并心包积液。良性心包肿块多单发、局限、界限清楚；恶性心包肿块常多发、边界模糊，增强呈明显强化。

（3）MRI 心包增厚或心包肿块呈 T_1WI等信号 T_2WI稍高信号，信号因其成分不同而不同，合并心包积液时呈 T_1WI低信号 T_2WI高信号。恶性肿块增强多呈明显强化。

（4）超声 心包增厚表现为心包厚度增加，回声增强；心包肿块显示为心包内团块状或不规则高回声，突入无回声的积液内。

五、肺循环异常

（一）肺动脉异常

1. 肺充血 即肺动脉血流量增多，是左向右分流或双向分流畸形及心排血量增加等情况的基本征象。主要表现为肺动脉血管分枝成比例的增多、增粗，肺野透过度正常，晚期可出现肺动脉段突出。

2. 肺血减少 即肺动脉血流量减少，为肺动脉压力升高或肺动脉及分枝阻塞的体现，引起肺血减少的常见疾病有法洛四联症、肺动脉闭锁等。主要表现为肺动脉血管稀疏、变细，

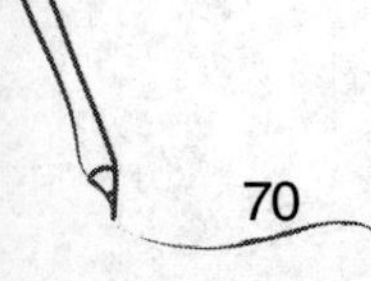

肺野透过度增加，严重者肺门动脉影消失、体循环侧枝循环建立。

3. 肺动脉高压 右心排血量和肺动脉阻力是影响肺动脉压力的主要因素，引起肺动脉高压的常见疾病有肺源性心脏病、肺栓塞和肺血流量增多的先天性心脏病等。主要表现为肺门截断或残根样表现，即肺动脉段突出，肺动脉段及肺门动脉扩张而外周分枝骤然变细、扭曲，两者分界截然（图 3－20）。肺门动脉扩张的标准为成人右下肺动脉直径＞1.5cm，儿童右下肺动脉直径超过同侧胸锁关节水平气管的横径。

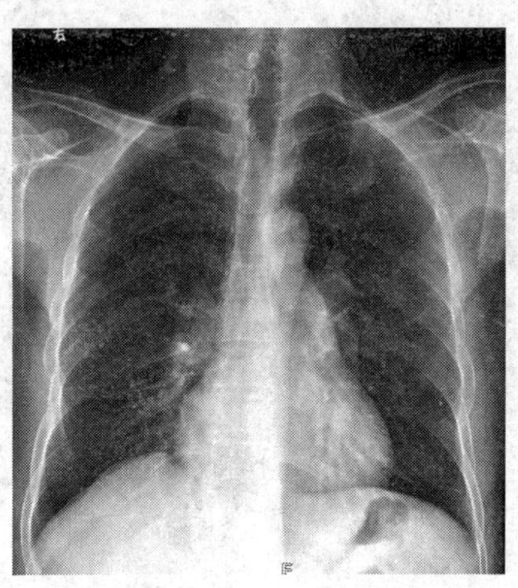

图 3－20 肺动脉高压

肺动脉段突出，右下肺动脉宽约 2.8cm，肺野边缘动脉变细，呈“残根样”改变，两者分界清晰

（二）肺静脉高压

导致肺静脉高压的主要病因为肺静脉—左心阻力增高、主动脉瓣狭窄所致的左心室阻力增加、肺静脉狭窄所致的静脉阻力增加等。根据肺静脉压力升高的程度不同表现也有所不同，主要征象如下。

1. 肺淤血 表现为肺纹理增多、增粗、模糊；肺野透明度减低；肺门影增大；上下肺静脉管径比例失调，即上肺静脉扩张，下肺静脉及小静脉管径正常或变细。

2. 间质性肺水肿 为不同部位肺泡间隔增厚水肿样改变，表现为各种间隔线，即 KerleyA、B、C 线，常见的是 Kerley B 线，为肋膈角区出现的长约 2～3cm、宽约 1～3mm 的水平细线样致密影。间质性肺水肿常伴胸膜下或胸腔积液（图 3－21）。

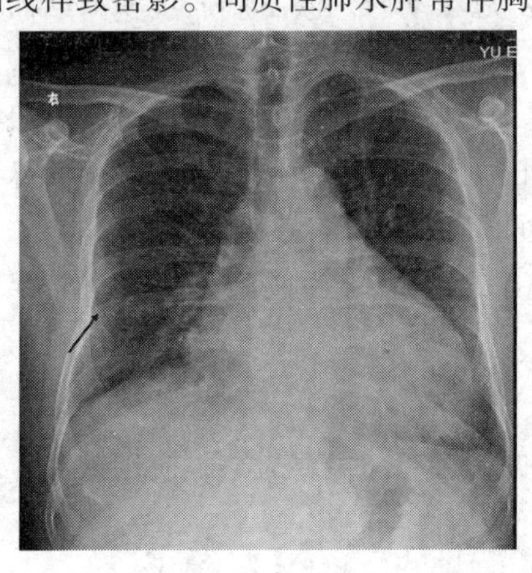

A

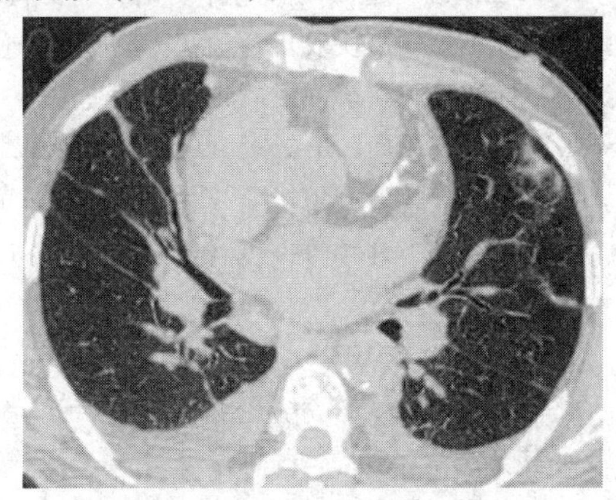

B

图 3－21 间质性肺水肿

A. 两肺野肋膈角区见散在细小水平细线样致密影，即 Kerley B 线（箭头所示）；

B. CT 示胸膜下间隔及小叶间隔增厚，双侧胸腔积液

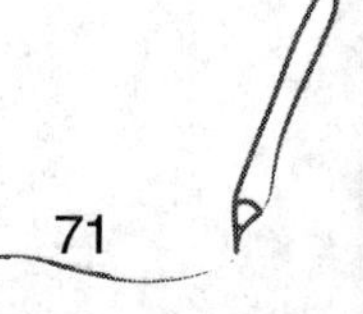

3. 肺泡性肺水肿 表现为肺野内模糊的淡片影，多位于肺野中内带，以肺门为中心对称性分布，形成“蝶翼状”阴影，肺泡性肺水肿的特点为短期内变化迅速（图3－22）。

以上三种征象可同时存在，相互演变。

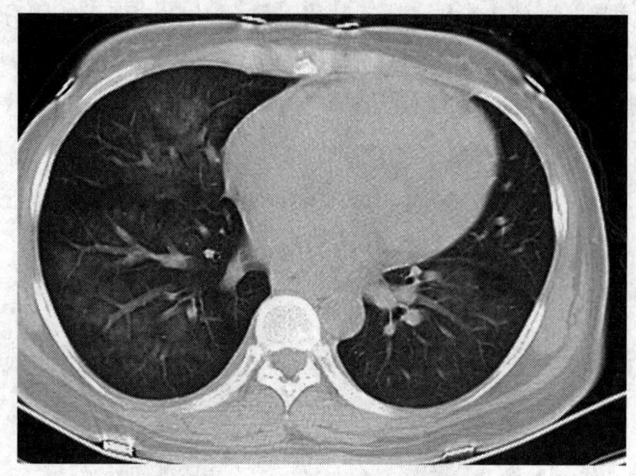

图3－22 肺泡性肺水肿CT表现

两肺内见多发模糊磨玻璃样密度增高影，肺野中内带为重

（三）混合性肺循环高压

兼有肺动脉、肺静脉高压的X线征象，且两者程度基本一致。

第四节 后天性心脏病

一、冠状动脉粥样硬化性心脏病

冠状动脉粥样硬化性心脏病（coronary atherosclerotic heart disease）指冠状动脉粥样硬化使血管腔狭窄阻塞，导致心肌缺血缺氧而引起的心脏病变，简称冠心病。近年来临床医学专家趋于将本病分为急性冠脉综合征及慢性冠脉病（慢性心肌缺血综合征）。

【临床与病理】

1. 病因病理 冠状动脉粥样硬化的重要病理改变是：冠状动脉内膜下脂质沉积，继而形成粥样和纤维粥样斑块或复合病变。动脉粥样硬化斑块分为稳定斑块及不稳定斑块，向管腔内突出，导致管腔狭窄。当冠脉狭窄超过50%～75%时，剧烈运动或耗氧量增加时，心肌供血不足，引起心绞痛。不稳定斑块易发生破裂、糜烂及出血，继发血栓形成，或冠状动脉痉挛，使变窄的管腔进一步狭窄甚至阻塞，持续的心肌供血不足则会引起心肌梗死。

2. 临床表现 心绞痛、心肌梗死、梗死后并发症（室壁瘤、乳头肌断裂、室间隔穿孔等）、心力衰竭等。

【影像学表现】

1. X线表现 大部分冠心病X线平片可完全正常，少数患者（主要为心肌梗死患者）可有下列表现。

（1）心影呈主动脉型或普大型。

（2）心影以左室增大为重，左心衰竭时伴有左房和右室增大、肺瘀血及肺水肿。

（3）心肌梗死后综合征，包括心包积液、胸腔积液及双肺广泛渗出性改变（左下肺常见）。

（4）梗死后并发症：室壁瘤形成者，左心缘局限性膨突。室间隔穿孔者，表现为心腔增大、肺淤血、肺水肿及肺充血并存。乳头肌断裂或功能不全者表现为左房、室增大及肺淤血、肺水肿。

2. CT 表现

（1）平扫　可显示冠状动脉钙化，表现为沿房室沟及室间沟走行的斑点状、条索状高密度影；缺血坏死的心肌 CT 值常低于正常心肌。

（2）冠状动脉 CTA　结合多平面重建（MPR）及容积重建（VR）技术，可显示冠状动脉狭窄的部位、程度及范围（图 3－23），可显示冠状动脉斑块的类型。

3. MRI 表现　可从形态、功能、心肌灌注及延迟期心肌存活方面进行综合评价。

（1）心绞痛　形态、大小及信号常无异常改变；节段性运动减弱；心肌灌注首过期灌注低信号，延迟期无异常。

（2）心肌梗死　急性心肌梗死者梗死心肌信号增高、厚度多正常，而陈旧性心肌梗死者梗死心肌信号减低、变薄；节段性运动减弱或消失；心肌灌注首过期灌注低信号，延迟期强化。

（3）心梗合并室壁瘤　左室增大，局部室壁变薄并向心腔外凸出；运动消失或呈反向运动；室壁瘤内可有血栓形成。

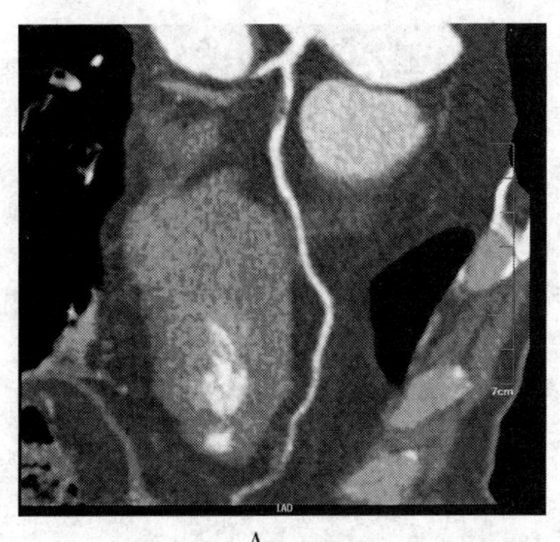

A

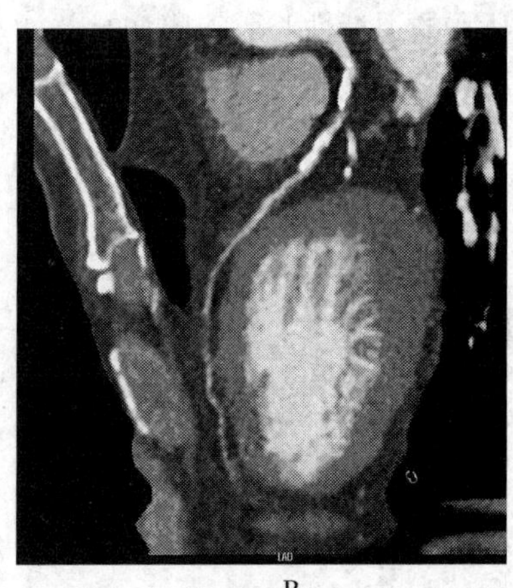

B

图 3－23　冠状动脉狭窄

A. 冠状动脉前降支近端狭窄，局部软斑块形成；B. 右冠状动脉近段多发钙化，管腔狭窄

4. 超声表现

（1）冠状动脉起始段病变　管腔变窄，管壁增厚呈不对称的强回声反射。

（2）心肌缺血　①节段性室壁运动异常或室壁运动不协调；②收缩期室壁增厚率降低；③心内膜、心肌回声增强或心内膜面线状回声增强；④组织多普勒（TDI）更能敏感地发现室壁运动异常。

（3）心肌梗死　①急性心肌梗死：病变部位室壁变薄，运动减弱或消失，甚至矛盾运动。②陈旧性心肌梗死：心室壁局部变薄，心肌回声增强，局部运动异常，心内膜下心肌回声增强。③室壁瘤形成时，局部室壁明显变薄、回声增强，呈瘤样膨出，矛盾运动，膨出的腔内可有附壁血栓形成。

5. 心血管造影表现　同时进行冠脉及左室造影。冠脉造影可显示冠脉的分布形式，冠状动脉粥样硬化病变及其程度。左室造影可显示左室整体形态及收缩运动功能，并测量、计算左室射血分数，也可诊断心肌梗死后并发症。诊断同时可给予治疗。

【诊断与鉴别诊断】根据典型症状、心肌酶谱和心电图表现对心绞痛和心肌梗死做出诊断。影像诊断主要为冠心病诊治提供更精确的定位、定量诊断。冠状动脉造影依旧是冠状动脉病变诊断的“金标准”。随着 CT 性能的提高，冠状动脉 CTA 在冠状动脉的诊断中发

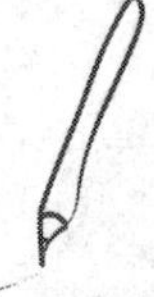

挥着越来越重要的作用，尤其是对冠状动脉狭窄的筛查。MRI 是一项综合检查，对于心肌灌注以及心脏搏动的异常都有很强的诊断能力，在诊断冠心病及其并发症方面也具有重要价值，但是 MRI 受患者条件影响较大。鉴于冠心病的临床表现多种多样，临床上需注意与下列疾病进行鉴别。

（1）心绞痛要与急性心肌梗死、主动脉瓣病变引起的冠状动脉供血不足、气胸等鉴别。

（2）心肌梗死要与心绞痛、急性肺栓塞、主动脉夹层等进行鉴别。

（3）以心脏增大为主的冠心病应注意与心包炎、心肌炎、心肌病（特别是扩张性心肌病）、心力衰竭相鉴别。

二、心脏瓣膜病

心脏瓣膜病（valvular heart disease）是指心脏瓣膜结构和（或）功能异常所导致的心房或心室结构改变及功能异常。按照病因分类主要分为风湿性心瓣膜病和退行性瓣膜病。

风湿性炎症所导致的瓣膜损害称为风湿性心脏病。在我国，随着生活及医疗条件的改善，风心病的患病率已大幅度下降。但是随着我国老龄人口的增加，黏液样变性及老年瓣膜钙化退变所致的退行性心脏瓣膜病日益增多。

风湿性心脏病以二尖瓣受累多见，其次为主动脉瓣，而老年退行性瓣膜病则以主动脉瓣膜病变最为常见，其次是二尖瓣病变。

【临床与病理】

1. 病因病理 基本病理改变为：瓣叶不同程度增厚、卷曲，可伴钙化，瓣叶交界粘连开放受阻，造成瓣口狭窄，瓣口变形，乳头肌和肌索缩短、粘连，使瓣膜关闭不全。本病的血流动力学改变因受累瓣膜不同和受累部位不同而异。

2. 临床表现 风湿性心脏病多发生 20～40 岁，女性略多；退行性瓣膜病多发于老年人，瓣膜损害较轻或心功能代偿期，临床可无明显症状，或仅有活动后心慌。二尖瓣狭窄时，表现为劳力性呼吸困难、咯血等。二尖瓣关闭不全时，表现为胸闷、气短、左心衰竭症状。主动脉瓣病变表现为呼吸困难、心绞痛及晕厥。

【影像学表现】

1. X 线表现

（1）二尖瓣狭窄　心影呈二尖瓣型，肺动脉段突出，左房及右室增大，肺瘀血时表现间质性肺水肿（图 3－24）。

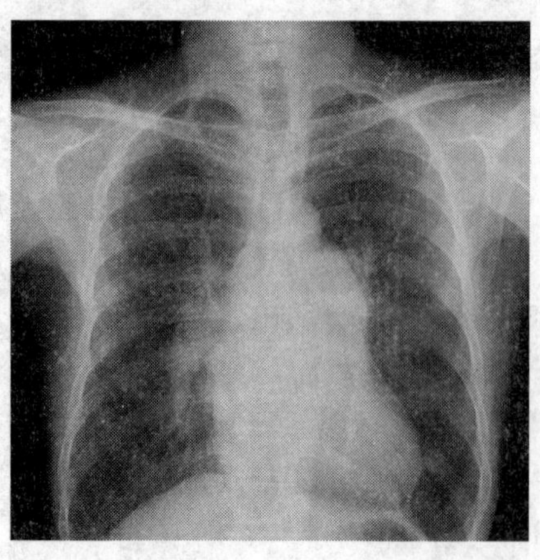

A

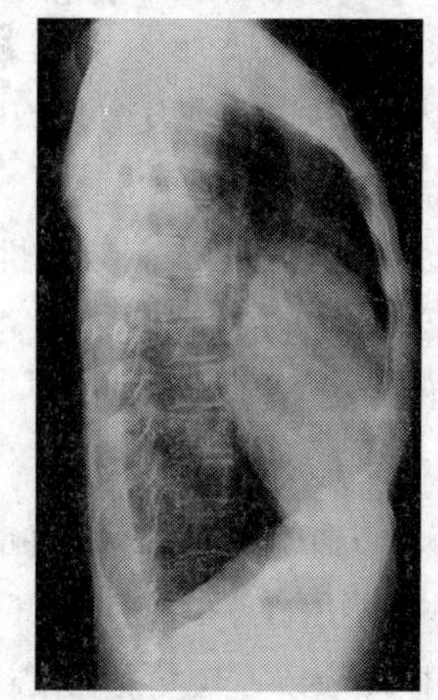

B

图 3－24　二尖瓣狭窄

肺动脉段突出，左房及右室增大

（2）二尖瓣关闭不全　轻度返流时，左室可轻度增大，肺静脉高压表现不明显；中度以上返流时，左房、室明显增大，出现肺瘀血等肺静脉高压表现。

（3）主动脉瓣狭窄　心影正常或主动脉型，左室不同程度增大，左房增大，但较左室增大程度轻，多数患者升主动脉中段局限性扩张，主动脉瓣区可见钙化。

（4）主动脉瓣关闭不全　左室增大，升主动脉、主动脉弓普遍扩张（图3－25）。

联合瓣膜损伤时，心脏常明显增大，当瓣膜受累程度不同时，X线常仅显示受累较重的瓣膜病变的征象。

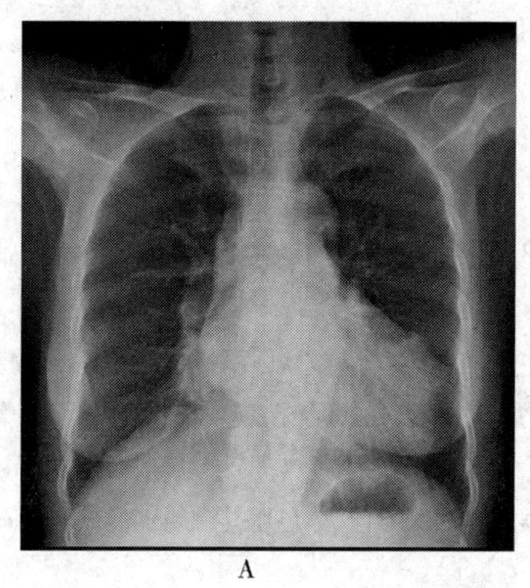

A

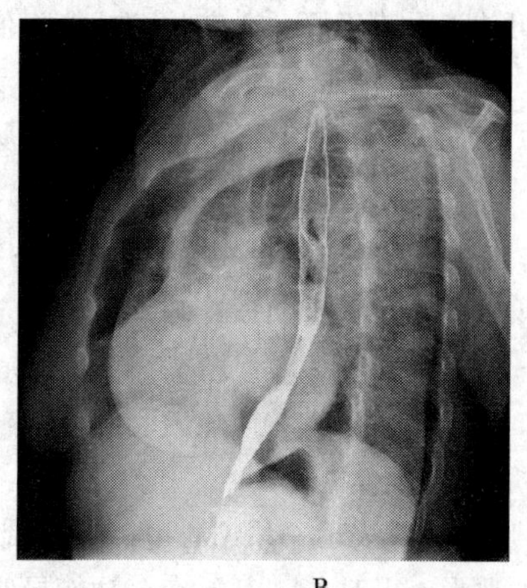

B

图3－25　主动脉瓣关闭不全

左室增大，主动脉扩张

2. CT表现　平扫可见瓣叶的钙化及房、室增大，可显示左心房内血栓。心脏电影检查可显示瓣膜的运动情况、瓣口的狭窄程度，但不能直接显示关闭不全。

3. MRI表现　SE序列可显示房、室的大小及心腔内的血栓，动态电影序列可显示瓣膜的运动情况，并能显示血流通过狭窄及关闭不全的瓣口后形成的低信号涡流。

4. 超声表现

（1）二尖瓣狭窄　①二尖瓣增厚，回声增强，赘生物呈团状或不规则高回声；舒张期二尖瓣前叶呈气球样改变；二尖瓣开放受限，舒张期二尖瓣呈“鱼口样”改变；②舒张期二尖瓣后叶与前叶呈同向运动，M型超声显示前叶舒张期呈“城墙样”改变，EF斜率减慢；③左房、右室扩大；④部分可见左房血栓；⑤彩色多普勒超声显示舒张期经狭窄的二尖瓣口进入左室的血流呈五色镶嵌的射流束。

（2）二尖瓣关闭不全　①二尖瓣增厚，回声增强，收缩期瓣口对合不良；②彩色多普勒超声示收缩期血液通过二尖瓣口返流入左房；③频谱多普勒收缩期于二尖瓣口左房侧可探测到湍流的血流频谱。

（3）主动脉瓣狭窄　①主动脉瓣增厚、回声增强，活动受限；②左室壁肥厚或室腔扩大，流出道增宽；③彩色多普勒超声显示主动脉瓣口五彩镶嵌的血流信号；④频谱多普勒于主动脉瓣上可探查到湍流血流频谱。

（4）主动脉瓣关闭不全　①主动脉瓣增厚、回声增强；②主动脉瓣关闭时，半月瓣间可看到裂隙；③彩色多普勒超声显示舒张期起源于主动脉瓣的五彩返流束，延伸至左室流出道；④频谱多普勒于主动脉瓣环下可探及起源于主动脉瓣的高速血流频谱，向左室流出道延伸。

【诊断与鉴别诊断】 根据典型影像学表现，一般不难作出诊断，特别是超声心动图、CT和MRI。

三、扩张性心肌病

扩张性心肌病（dilated cardiomyopathy）是以左室增大、或双室增大为主，伴收缩期功能障碍为特点的心肌病，亦称充血型心肌病，为较常见的原发性心肌病。

【临床与病理】

1. 病因病理 多数病因不明，可能与遗传、代谢紊乱、中毒、感染性或非感染性炎症等因素有关。以心腔扩大为主，室壁多变薄，纤维瘢痕形成，且常伴有附壁血栓，附壁血栓机化可使心内膜增厚。心室收缩功能降低，心排血量降低。

2. 临床表现 起病隐匿，早期可无症状；可表现为心悸、气短、胸痛等症状。病情严重时可出现左心衰竭及心律失常、体动脉栓塞。

【影像学表现】

1. X 线表现 ①心影多呈普大型或主动脉型；②各房室均有增大，以左室增大最显著；③半数有肺瘀血，间质性肺水肿，提示左心功能不全。

2. CT 表现 增强动态扫描：①心脏扩大，以左室增大为著；②心室壁厚度多正常或偏厚，部分可变薄；③可显示心腔内附壁血栓，血栓无强化；④心脏电影显示心室壁运动减弱、心肌收缩功能减弱。

3. MRI 表现 采用心电门控自旋回波序列、梯度回波序列以及心脏电影扫描，可综合评价心肌形态及功能。其形态、功能异常同 CT 所见。

4. 超声表现 扩张型心肌病表现为：①全心扩大，以左心扩大为著，呈球形；②心室壁运动弥漫性减弱；③二尖瓣活动的幅度降低，房室瓣开放幅度小，呈现“大心腔，小开口”；④左心收缩功能明显减低，舒张功能减低；⑤心腔内血栓常见，左心腔内血流缓慢呈“云雾”样；⑥彩色多普勒超声显示多瓣口返流。

【诊断与鉴别诊断】 本病的诊断原则：是排除继发因素所致心腔扩大，方可作出扩张性心肌病的诊断。MRI 对于心肌病诊断、鉴别诊断及预后评估均有很高价值。本症需与下列疾病鉴别。

（1）冠心病　多见于中老年，根据典型症状、心肌酶谱、心电图检查及影像学表现做出诊断。

（2）风湿性心脏病　尤其二尖瓣关闭不全者，表现为瓣叶增厚、粘连、钙化，开放受限，而心肌病则无上述改变。

四、肺源性心脏病

肺源性心脏病（corpulmonale，简称肺心病）是指由于支气管—肺组织、胸廓或肺血管病变引起的肺血管阻力增加，产生肺动脉高压、右心室增大或右心功能不全的疾病。

【临床与病理】

1. 病因病理 以慢性阻塞性肺病、支气管哮喘、支气管扩张等肺部疾病多见，或胸廓畸形等引起的通气障碍。肺血管病变特征为肺动脉硬化伴肺动脉主支管腔扩张和管壁增厚，心脏病变特征是肺动脉高压导致的右心室肥厚。

2. 临床表现 咳嗽、咳痰、气短、心悸等。主要表现为肺气肿和慢性支气管炎的体征。

【影像学表现】

1. X 线表现

（1）慢性肺疾病改变。

（2）心血管改变　表现为肺动脉高压征象（图 3－26）。①右下肺动脉扩张，直径 >

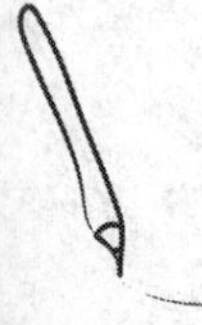

15mm；②肺门动脉扩张，外围分枝细小，“肺门截断”；③肺动脉段凸出；④右心室增大。

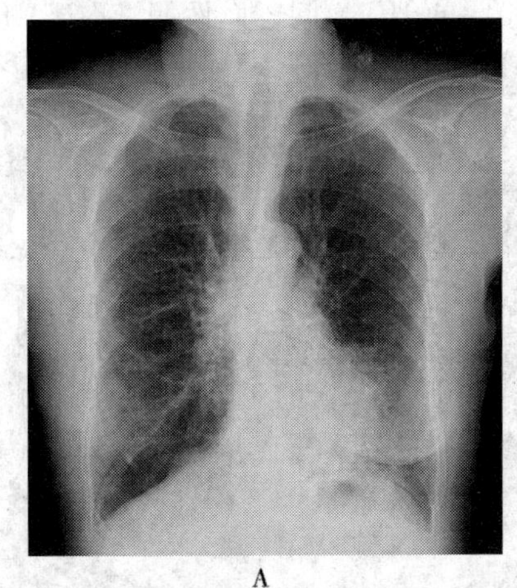

A

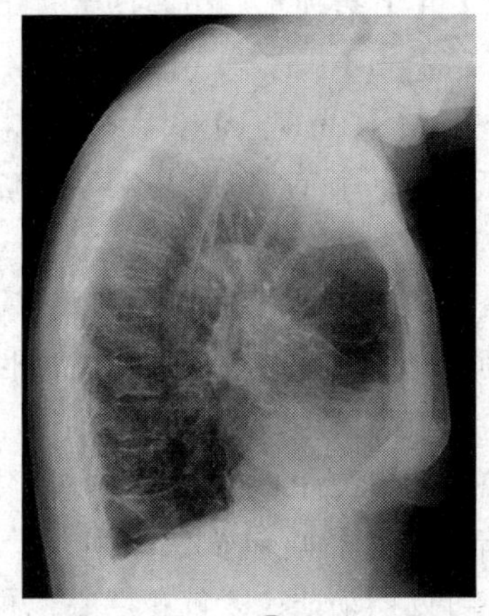

B

图 3－26　肺源性心脏病

慢性支气管炎，肺动脉增粗，肺动脉高压；胸廓呈桶状，肺气肿

2. CT 表现　可显示肺动脉主干和中心肺动脉扩张，右心室及室间隔肥厚，同时显示原发胸肺疾病征象。

3. 超声表现　①右室流出道增宽，右室扩大，右室前壁增厚；②室间隔增厚，室间隔运动减弱或与左室后壁呈同向运动；③主肺动脉与右肺动脉内径增宽；④频谱多普勒主动脉血流频谱异常，峰值前移，加速度增快，提示肺动脉高压；⑤彩色多普勒超声显示三尖瓣及肺动脉瓣返流血流信号。

【诊断与鉴别诊断】全面分析患者的临床表现、X 线、CT 及超声心动图表现，排除其他引起肺动脉高压的疾病后，才能做出诊断。

第五节　先天性心脏病

参见第十章第五节相关内容。

第六节　心包疾病

一、心包积液

【临床与病理】

1. 病因病理　心包积液（pericardial effusion）是由多种原因引起的心包疾病的一部分。正常情况下心包内有少量液体，一般少于 40ml，如果心包腔内的液体超过 50ml，即称为心包积液。常见的病因有感染性、肿瘤性、代谢性疾病、心脏损伤后综合征及体循环淤血等。心包积液可以为渗出性、浆液性、血性、脓性等。中等、大量积液时心包压力增高、舒张受限、静脉回流受阻，体循环及肺循环淤血，心排血量降低。

2. 临床表现　可出现乏力、发热、心前区疼痛等。急性心包积液短时间内积液增加明显，可出现心包填塞症状，如呼吸困难、面色苍白、端坐呼吸等，心脏浊音界增大、体循环静脉淤血表现。

【影像学表现】

1. X 线表现　①少量积液 X 线不易显示；②中等量以上积液时心影向两侧增大，呈烧瓶样，甚至球状，心腰及心缘各弓分界不清；上腔静脉增宽；但肺纹理正常。

2. CT 表现 心包腔增宽，呈液性密度，CT 值约 10～40HU 之间，血性积液时 CT 值偏高，可达 40HU 以上（图 3－27）。

3. MRI 表现 心包积液在 T_1WI 序列为低信号，血性积液 T_1WI 可为高信号，T_2WI 均为高信号。

4. 超声表现 ①心包脏、壁层分离，其间出现无回声液性暗区；化脓性和血性心包积液时液性暗区中可出现密集的点状回声；②单纯性心包积液呈弥漫分布的液性暗区，大量心包积液心脏游离在液体内，可见摆动征；③包裹性心包积液于液性暗区内见条索状回声、光带漂浮于心包腔，严重粘连呈网状或蜂窝状，心包增厚、回声增强。

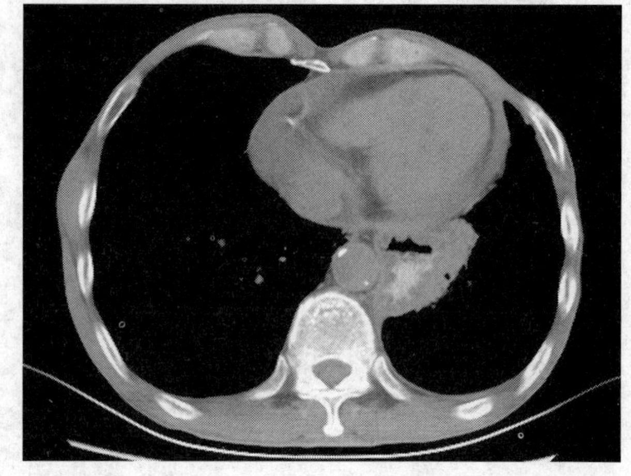

图 3－27 心包积液

心包腔增厚，其间呈液性密度，CT 值约 15～20HU

【诊断与鉴别诊断】 根据病史、体征及影像学检查可对心包积液作出准确诊断。超声、CT 及 MRI 对心包积液的诊断有很高的准确度。可以根据 CT 值不同、或 MRI 积液的信号改变判断积液的性质。引起呼吸困难时需与心力衰竭鉴别。心力衰竭时可见心脏增大，伴肺淤血、肺水肿改变，根据心脏原发病史，结合心脏超声有助于诊断。

二、缩窄性心包炎

【临床与病理】

1. 病因病理 缩窄性心包炎（constrictive pericarditis）是心脏被致密增厚的纤维化或钙化的心包所包围，心脏舒张受限而引起一系列循环障碍的疾病。多由急性心包炎迁延所致，多见于结核性、化脓性、创伤性及肿瘤性心包炎等。随着积液的逐渐吸收，纤维组织增生，心包增厚粘连、钙化。

2. 临床表现 呼吸困难，疲乏，上腹胀满或疼痛，体循环淤血表现，颈静脉怒张、腹水、心音低钝。

【影像学表现】

1. X 线表现 ①心脏正常或轻度增大；②心缘僵硬，呈三角形或近似三角形，搏动减弱，部分伴心包壳样钙化；③上腔静脉扩张。

2. CT 表现 ①心包不均匀增厚，大于 4mm，②脏壁层界限不清，呈等密度或略低密度，CT 值 30～50HU，钙化呈高密度；③上腔静脉扩张，左右心房增大（图 3－28）。

3. MRI 表现 心包增厚呈 T_1WI 中等信号、T_2WI 稍高信号，但对钙化不易显示。

4. 超声表现 心包增厚，回声增强，心室游离壁活动受限，左、右心房扩大，

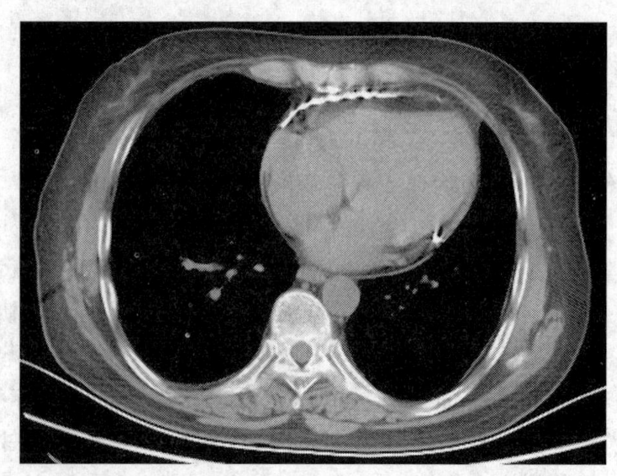

图 3－28 缩窄性心包炎

心包增厚，伴壳样钙化

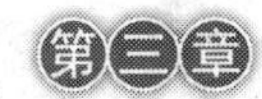

下腔静脉可明显扩张，其且内径不随呼吸而变化。

【诊断与鉴别诊断】 根据病史、体征及影像表现可作出诊断。需与限制性心肌病、风湿性二尖瓣狭窄鉴别。

限制性心肌病的超声及 MRI 可见心尖部闭塞，心包无异常；CT 无心包增厚及钙化。

第七节 大血管疾病

一、主动脉瘤

【临床与病理】

1. 病因病理 主动脉瘤（aortic aneurysm）是各种原因引起的局部主动脉壁病理性扩张、或膨出，主动脉直径超过正常管径 1.5 倍，即为动脉瘤。病因包括动脉粥样硬化、弹力中层退变、感染、创伤、先天发育异常、大动脉炎等。

2. 临床表现 胸背痛、气短、咳嗽等。体检双上肢血压不对称等。

【影像学表现】

1. X 线表现 对主动脉瘤很难诊断，胸主动脉瘤可表现为胸主动脉管径增宽。

2. CT 表现

（1）平扫 主动脉管径局限性增宽，胸主动脉直径超过 4cm、或为邻近管腔的 1.5 倍。

（2）增强或 CTA 主动脉局限性扩张，可呈囊状、梭形或混合型；局部主动脉壁可见低密度斑块或钙化斑块（图 3 - 29）；主动脉瘤内可见血栓形成。

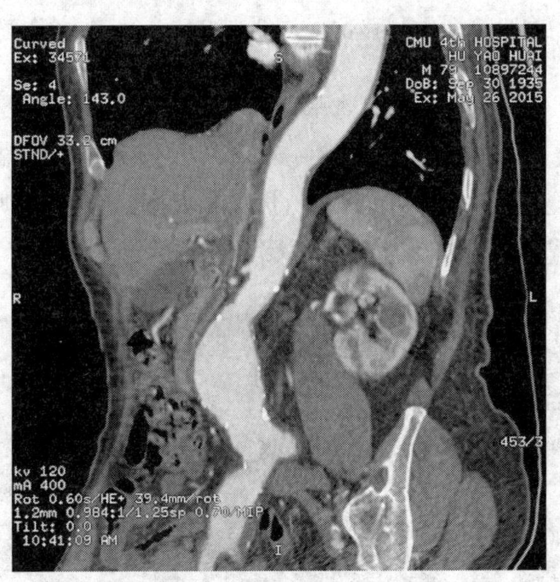

图 3 - 29 腹主动脉瘤及右侧髂总动脉瘤

腹主动脉下段及右侧髂总动脉瘤样扩张，管壁钙化斑块

3. MRI 表现 MRA 显示血管无须对比增强，可通过不同序列、不同体位显示主动脉瘤的形态、范围、瘤壁情况、附壁血栓等，表现同 CT 表现。

4. 超声表现 ①主动脉内径增宽，常达到正常部位的 1.5 倍以上；②瘤体中血流缓慢；③假性动脉瘤表现为主动脉壁某一部位连续性中断，其周围有一液性暗区的腔室与之相通；④彩色多普勒超声示主动脉瘤体内血流缓慢，可见涡流，彩色血流暗淡；假性动脉瘤时可见动脉内的血流通过主动脉壁上连续中断处与假腔相通。

【诊断与鉴别诊断】根据 CT、MRI 等影像学检查显示主动脉异常扩张，即可诊断。

二、主动脉夹层

主动脉夹层是循环系统急危重症疾病，死亡率高，早期诊断、及时治疗对患者预后意义重大。随着超声、CT 及 MRI 的发展及普及，使更多的主动脉夹层得以早期诊断。

【临床与病理】

1. 病因病理　主动脉夹层（aortic dissection）是由多种原因引起的主动脉内膜撕裂，血液经内膜破口进入，中膜分离，并沿长轴方向扩展，形成真假两腔的病理改变。因通常呈继发瘤样改变，故将其称为主动脉夹层动脉瘤。多发生于主动脉瓣上 2 ~ 3cm 处，或主动脉弓降部，可累及冠状动脉、主动脉分枝，引起相应组织缺血梗死。也可破入心包、纵隔及胸腔，引起出血。

2. 临床表现　突然剧烈的胸背痛，持续不缓解，晕厥，肢体血压脉搏不对称，休克，甚至猝死。

常用的临床分型为 De Bakey 分型，根据夹层起源的部位分为三型：Ⅰ型为夹层起源于升主动脉，扩展超过主动脉弓到降主动脉，甚至腹主动脉，此型最多见；Ⅱ型为夹层起源并局限于升主动脉；Ⅲ型为病变起源于主动脉弓降部左锁骨下动脉开口远端，并向远端扩展，可直至腹主动脉。

【影像学表现】

1. X 线表现　①急性期大部分患者无明显异常；②部分上纵隔阴影增宽或主动脉影增宽。

2. CT 表现

（1）平扫　钙化的内膜片向内侧移位（图 3 - 30A）；主动脉增宽或正常；纵隔、心包积血等。

（2）增强及 CTA　①低密度内膜片将主动脉分为真、假两腔；②真腔较窄，造影剂充盈较明显；假腔较宽，造影剂充盈略差（图 3 - 30B、C）；③可显示近端破口及远端破口；④可显示主动脉受累范围；⑤如主动脉分枝受累，相应脏器表现为灌注减低（图 3 - 30D、E）。

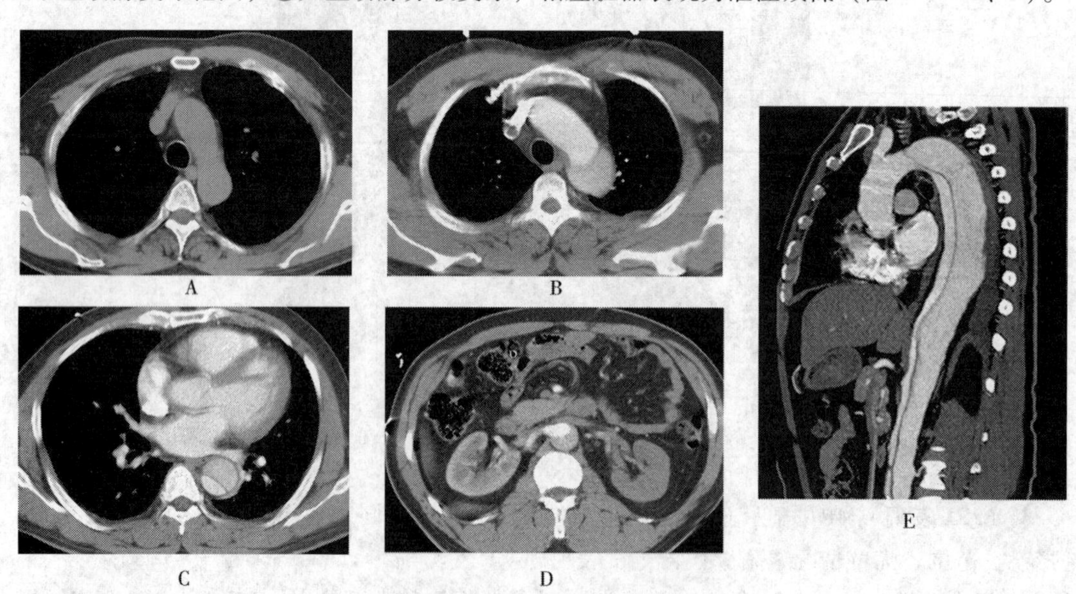

图 3 - 30　主动脉夹层（De Bakey Ⅲ型）

A. 轴位平扫主动脉弓未见异常；B ~ C. CTA 显示主动脉弓真假两腔，真腔较小，对比剂充盈密度较高，假腔较大，对比剂充盈较淡；并见低密度内膜片；D. 左肾实质灌注减低，为左肾动脉受累所致；E. 斜矢状位 MPR 重建见真假两腔及低密度内膜片

3. MRI 表现 改变基本同 CT 所见，但不能显示内膜片的钙化。

4. 超声表现 ①二维超声可显示主动脉内径增宽、撕裂的内膜、真假两腔；内膜破裂口处连续性中断；主动脉瓣关闭不全，引起主动脉瓣返流。②彩色多普勒超声：假腔内无血流、血流信号稀疏或血流方向与真腔血流方向相反；真腔血流速度快，假腔血流速度慢；收缩期高速血流经破口由真腔喷射入假腔，舒张期血液经破口返回真腔。

【诊断与鉴别诊断】

主动脉夹层是一种少见的急危重症疾病，如不及时治疗早期死亡率较高。近年来随着 CT 的普及，CT 增强及 CTA 的应用，使更多的病例得到及时诊断。根据临床表现及影像学检查可明确诊断，尤其是 CTA 或 CT 增强对诊断有重要价值。本病需与冠心病、主动脉溃疡及主动脉壁间血肿等鉴别。

1. 冠心病 根据临床症状、心电图及相关实验室检查即可诊断，服硝酸甘油可缓解，CT 增强或 CTA 检查无主动脉异常。

2. 主动脉粥样硬化溃疡 CT 增强或 CTA 检查可显示主动脉壁低密度斑块及溃疡。

3. 主动脉壁间血肿 平扫主动脉管壁增厚，密度高于管腔；增强或 CTA 可见主动脉管壁增厚（图 3－31）。

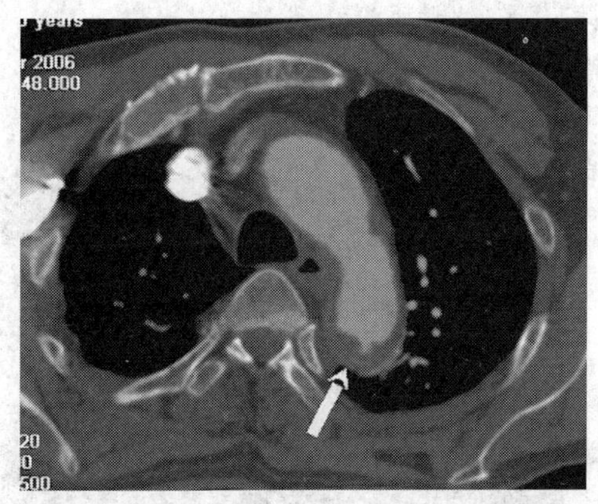

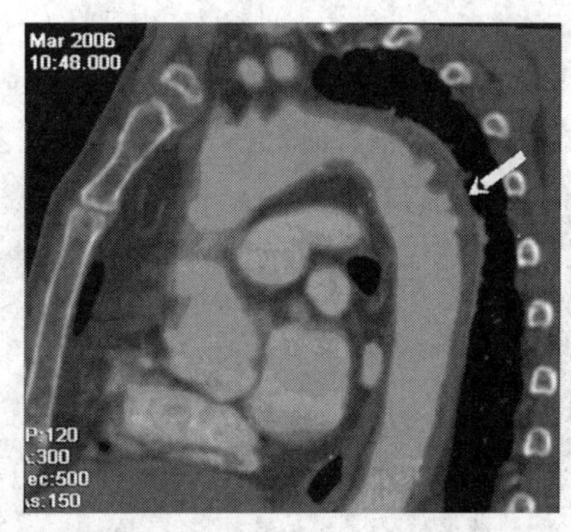

图 3－31 主动脉壁间血肿伴溃疡

主动脉壁大范围弥漫性增厚，壁内低密度斑块及多发溃疡形成

三、肺栓塞

肺栓塞是常见的心肺血管疾病，发生率及死亡率均高，易漏诊、误诊，应引起重视。

【临床与病理】

1. 病因病理 肺栓塞（pulmonary embolism，PE）是常见的内源性或外源性栓子阻塞肺动脉，引起的急性肺循环障碍，深静脉血栓为首要病因，卧床、任何住院患者均可发生，常见危险因素还有外伤、骨折、手术、肥胖、心衰、怀孕、避孕药、肿瘤等。

2. 临床表现 多样复杂，缺乏特异性，可有呼吸困难、胸痛、咯血、晕厥等，重者表现为低血压、休克、甚至猝死。

【影像学表现】

1. X 线表现 肺梗死区局限性纹理稀疏、透过度增加；可见肺动脉高压。

2. CT 表现

（1）平扫 ①肺动脉正常、增粗或肺动脉高压；②并发肺梗死表现为肺窗类楔形片影，

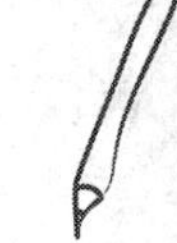

基底朝向胸膜；③可伴胸腔积液。

（2）肺动脉 CTA　①直接显示肺动脉及分枝腔内偏心性、环状、条状充盈缺损，如位于管腔中央则呈双轨征（图 3－32、图 3－33）；②部分管腔可见闭塞；③肺动脉增粗或肺动脉高压。

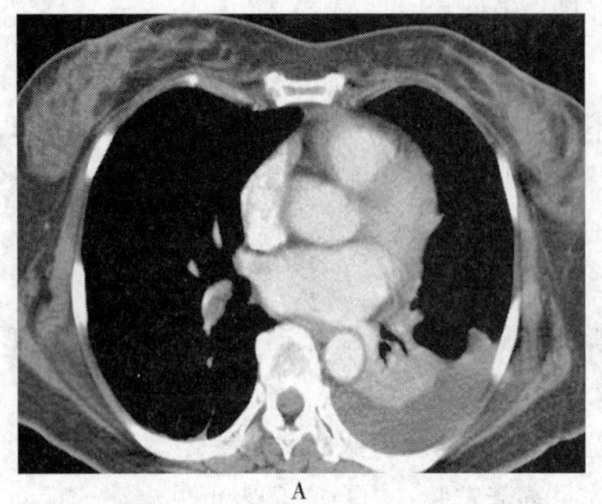

A

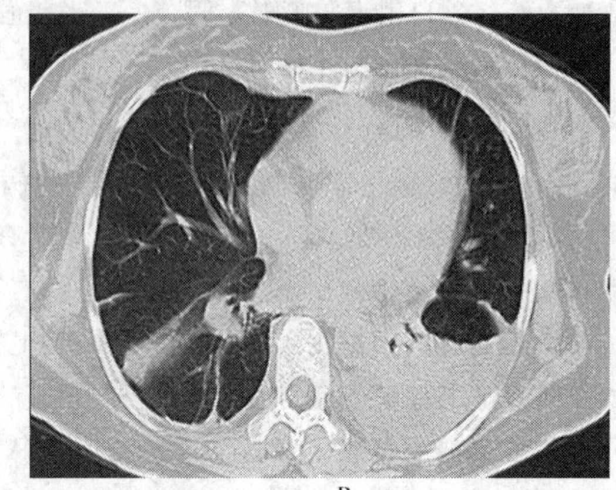

B

图 3－32　肺动脉栓塞

A. 轴位软组织窗示右肺下叶肺动脉充盈缺损，肺动脉栓塞；

B. 轴位肺窗示相应右肺下叶类楔形片影为右下肺梗死

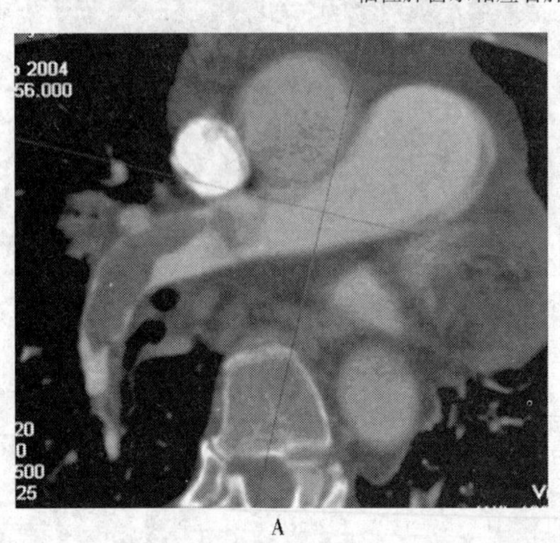

A

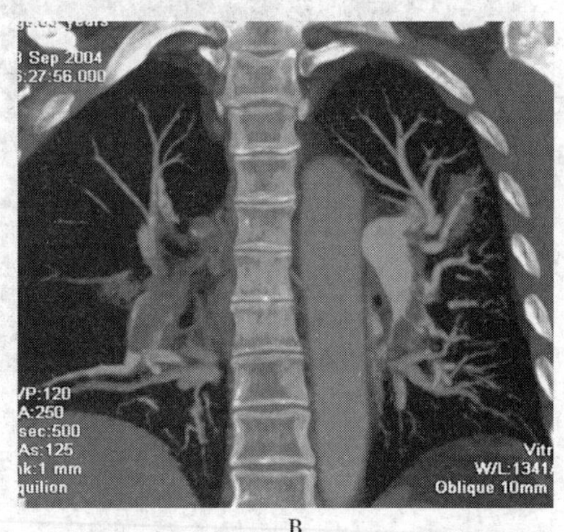

B

图 3－33　肺动脉栓塞

A. 肺动脉 CTA　MPR 重建，右肺动脉及右肺下叶肺动脉内见充盈缺损；

B. 冠状位 MIP 重建示双肺动脉分枝内多发栓塞，伴肺动脉高压，呈残根样改变

3. 放射性核素显像　重要的检查方法之一，可显示肺血流灌注缺损，而通气功能正常。

4. 超声表现　①主肺动脉、左右肺动脉主干近端内的栓子，表现为管腔内的高回声团；②右心室高负荷的征象，如右心室的运动幅度减低、右心室和（或）右心房扩大、三尖瓣反流以及室间隔形态和运动异常、肺动脉干增宽等征象。

【诊断与鉴别诊断】肺栓塞没有特异的临床表现及体征，但影像学检查有特异性，肺动脉 CTA 检查对肺动脉栓塞的诊断有很高的特异性及敏感性，可直接诊断，本病需与冠心病、肺心病、心衰等鉴别。

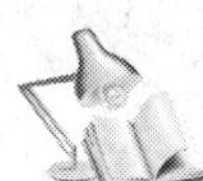

本章小结

心脏及大血管的正常影像表现需掌握心脏及大血管在胸部正侧位的正常投影；心胸比率的测量，正常成人心胸比率≤0.5；常见正常三种心脏形态有横位心、斜位心和垂位心。熟悉正常心脏大血管的CT、MRI层面解剖影像表现。

心脏及大血管异常影像表现需掌握心脏增大的判断以心胸比≥0.5；常见的心脏三种异常形态有二尖瓣型、主动脉瓣型和普大型；心包基本病变有心包积液、心包增厚、钙化及肿块；肺循环异常有肺动脉扩张及肺动脉高压，肺淤血、间质性肺水肿及肺泡性肺水肿。

后天性心脏病常见的有冠状动脉硬化性心脏病及心脏瓣膜病。冠状动脉硬化性心脏病的超声表现为节段性室壁运动异常；收缩期室壁增厚率降低；病变部位室壁变薄、运动减弱或消失。冠脉造影可显示冠脉的分布形式，冠状动脉粥样硬化病变及其程度，同时可行介入治疗。冠状动脉CTA已成为主要筛查方法，可显示冠状动脉斑块、狭窄及闭塞等改变。MRI检查心绞痛表现为心肌灌注首过期灌注低信号，延迟期无异常；心肌梗死表现为心肌灌注首过期灌注低信号，延迟期强化。心脏瓣膜病有二尖瓣狭窄、二尖瓣关闭不全、主动脉瓣狭窄及主动脉关闭不全，超声为首先主要方法，可显示各瓣膜、血流及房室的改变。X线平片可间接显示各房室增大改变。CT及MRI不作为主要检查方法。扩张性心肌病超声表现为全心扩大，呈球形，心室壁运动减弱，呈现“大心腔，小开口”，左心收缩功能明显减低，舒张功能减低。X线表现为全心增大，肺淤血等。肺心病以肺动脉高压为主要表现，伴右室大。

心包积液X线表现心脏向两侧增大呈烧瓶样，CT心包增宽呈液性密度，MRI呈T_1低T_2高信号，超声表现心包脏、壁层分离，其间为无回声液性暗区。缩窄性心包炎表现为心包僵硬伴蛋壳样钙化，上腔静脉扩张，MRI增厚心包呈T_1WI中等信号、T_2WI稍高信号，超声心包增厚，回声增强，心室游离壁活动受限。

大血管疾病主要包括主动脉瘤、主动脉夹层、肺栓塞等。主动脉瘤表现为主动脉局限性扩张，胸主动脉直径超过4cm、或为邻近管腔的1.5倍。主动脉夹层主要检查方法为主动脉CTA，见钙化的内膜片内移、真假两腔。肺栓塞的检查方法为肺动脉CTA，表现为肺动脉及分支内的充盈缺损、狭窄或闭塞。

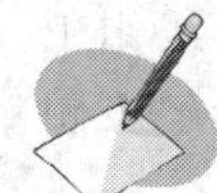

思考题

1. 简述各种影像学检查方法在心脏大血管疾病诊断方面的优劣势。
2. 简述各房室增大的特征性X线表现。
3. 简述肺水肿的影像学表现。
4. 简述各种心脏瓣膜病的X线表现。
5. 主动脉夹层首选的影像学方法及其影像表现。

（孙玲玲　李利利）

第四章　乳　　腺

学习要求

1. 掌握　乳腺影像检查的方法与临床应用价值；乳腺常见疾病的影像学表现及鉴别诊断。

2. 熟悉　乳腺正常及基本病变的影像表现；乳腺常见疾病的病理与临床表现。

3. 了解　乳腺各种影像检查技术的优缺点并合理选择应用。

乳腺疾病是妇女常见病与多发病，其影像学检查方法包括X线钼靶摄影（mammography）、超声、CT和MRI等。乳腺影像检查可检出病变、对其进行诊断与鉴别诊断；并可对乳腺癌进行分期以指导治疗及治疗后随诊，间接评估其生物学行为和判定预后情况。

在众多的乳腺影像检查技术中，由于各种检查技术各有其所长和不足，临床实际工作中需根据病情和设备条件选择最恰当的影像检查手段显得至关重要。目前，乳腺的影像检查主要以X线钼靶摄影和超声检查为主，CT和MRI检查也具有一定优势，为X线及超声检查的重要的补充方法。

第一节　影像学检查方法

一、X线检查

1. 乳腺常规X线检查　操作简单方便，价格便宜，诊断比较准确，特别是数字化乳腺X线设备在临床的应用，对乳腺内微小钙化检出率很高，已成为乳腺疾病首选的影像检查方法。乳腺腺体组织随月经周期而改变，故X线检查的最佳时间为月经后1～2周。常规X线钼靶摄影应包括双侧乳腺，以利于对比；常用的投照位置包括内外斜位和头尾位，必要时辅以侧位、上外—下内斜位、外内斜位、局部点片摄影及全乳或局部压迫放大摄影等。

2. 乳腺导管造影（galactography）　适用于有导管疾病的患者，经乳头开口向乳腺导管注入对比剂而使之显影的X线检查方法。通过乳腺导管造影可清晰显示导管内有无狭窄与扩张、截断、充盈缺损等。

二、CT检查

CT不作为乳腺疾病常规的影像检查方法，但对乳腺癌治疗前分期和治疗后评估有较高价值。患者可取仰卧位、俯卧位或侧卧位，扫描范围自双乳下界向上连续扫描，直至腋窝顶部，扫描层厚据情况而定，常规10mm，肿物较小时选择3～5mm层厚进行扫描。CT检查平扫能够发现乳腺较明显的病变，并可检出乳腺癌的腋窝、纵隔淋巴结转移及肺转移；乳腺癌患者，一旦CT平扫发现脑、肝脏和肾上腺等异常时，应常规行CT增强检查，以进一步确定是否为乳腺癌转移。

三、MRI检查

乳腺MRI检查最佳时间为月经后1~2周。患者俯卧于检查床上，采取双乳自然悬垂位置，且需包括双乳，以便比较。乳腺MRI检查对软组织分辨率高，并不受乳腺致密度的影响，是乳腺影像检查的重要补充。乳腺MRI检查主要适用于常规X线检查或超声检查发现但难以确诊的疾病、临床疑有致密型或乳房成形术后乳腺内病变，以及已确诊乳腺癌的术前分期。

通常采用横断和（或）矢状位 T_1WI 和 T_2WI 检查。乳腺MRI增强检查可通过分析病变在不同时相的强化方式、程度及其变化，有助于病变的定性诊断。扩散加权成像（diffusion weighted imaging，DWI）检查与 ^{1}H 磁共振波谱（proton magnetic resonance spectroscopy，^{1}H-MRS）检查对乳腺良、恶性病变的鉴别具有较高价值。

四、超声检查

乳腺超声检查能清晰显示乳房内各层结构，对于乳腺疾病的诊断也是一种价值较高的影像检查技术。超声检查可明确区分囊、实性肿块；可实时动态观察病灶的活动性、弹性并可评估血流状况；超声检查无辐射性，是年轻或妊娠、哺乳期妇女乳腺病变的首选检查方法。然而，超声诊断的准确性在很大程度上取决于所使用的设备及检查医师的个人经验。

乳腺常规二维超声检查，一般取仰卧或侧卧位，充分暴露乳房，用将高频线阵探头置于乳腺区顺序进行横切、纵切和斜切扫查，同时注意双侧乳腺的对比观察。乳腺频谱多普勒和彩色多普勒血流成像（color Doppler flow imaging，CDFI）检查能够较好的反映乳腺病变内部及周围的血流状况，对病变的诊断及鉴别诊断有一定的帮助。乳腺超声弹性成像检查能够客观定量评估乳腺病变的硬度，同时对乳腺微小病变的诊断和鉴别诊断提供了一定的信息。临床触诊不清而影像检查发现且难以确定乳腺病变的良恶性时，可进行超声引导下穿刺活检。

第二节 正常影像学表现

乳腺位于前胸壁锁骨中线2~6肋间，覆盖胸大肌，成年女性乳房呈半球形，中央有乳头突起，其周围有直径3~4cm的圆形色素沉着区为乳晕。主要由输乳管、腺叶、腺小叶、腺泡以及位于它们之间的间质（脂肪组织，纤维组织，血管及淋巴管等）所构成，它们之间的关系随着年龄、月经周期、妊娠、哺乳及乳腺的发育情况等多因素的变化而变化。乳腺内有15~20条输乳管以乳头为中心呈放射状向后分布，与相应的腺叶相连，腺叶又分为许多腺小叶，每个小叶由若干腺泡构成，输乳管在近乳头处扩大而形成输乳窦。乳腺组织位于皮下浅筋膜的浅层与深层之间。浅筋膜的浅层纤维与皮肤之间有网状束带相连，称之为乳腺悬吊韧带，又名为Cooper韧带，对乳房起支持和固定作用。在浅筋膜深层与胸大肌之间，组织疏松，称为乳腺后间隙（图4-1）。

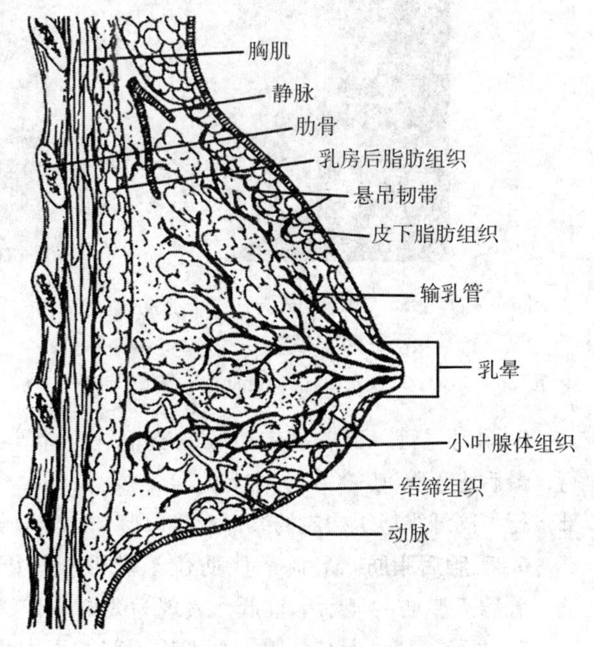

图4-1 正常乳腺解剖示意图

一、正常X线表现

正常乳腺各结构X线表现如下。

1. 乳头（nipple）及乳晕（areola） 乳头位于乳腺的顶端和乳晕的中央，密度较高，大小不一，但一般两侧等大。乳晕位于乳头周围，呈盘状，乳晕区皮肤厚度为1～5mm，较其他部位的皮肤稍厚。

2. 皮肤及皮下脂肪 皮肤呈线样影，厚度均匀一致，但在下后方邻近胸壁反褶处的皮肤略厚，皮肤的厚度因人而异，为0.5～3mm。皮下脂肪介于皮肤与浅筋膜浅层之间，厚度为0.5～2.5cm，X线表现为透亮的低密度带，其内交错、纤细而密度较淡的线样影为纤维间隔、血管和悬吊韧带。皮下脂肪层厚度因年龄及胖瘦不同而异：年轻致密型乳腺此层较薄；肥胖者则此层较厚；脂肪型乳腺的此层与乳腺内脂肪组织影混为一体（图4－2）。

3. 悬吊韧带（suspensory ligament） 又称Cooper韧带，为连接于浅筋膜的浅层纤维与皮肤之间的网状束带。X线表现因发育而异：发育差者可不显示或仅显示为皮下脂肪层内纤细的线状影；发育良好的悬吊韧带则表现为狭长的三角形影，其基底位于浅筋膜浅层。

4. 腺体组织（glandular tissue） X线上腺体影是由许多小叶及其周围纤维组织间质重叠并融合而成的片状致密影，边缘多较模糊。通常情况下腺体组织的X线表现随年龄增长而有较大变化。年轻或中年未育女性，因腺体及结缔组织较丰富，脂肪组织较少，X线表现为整个乳腺呈致密影，称为致密型乳腺（图4－3A）；中年女性随着年龄增加，腺体组织逐渐萎缩，脂肪组织增加，X线表现为散在片状致密影，其间可见散在的脂肪透亮区；生育后的老年女性，整个乳腺大部或几乎全部由脂肪组织、乳导管、残留的结缔组织及血管构成，X线表现为整个乳腺较为透亮，称为脂肪型乳腺（图4－3B）。

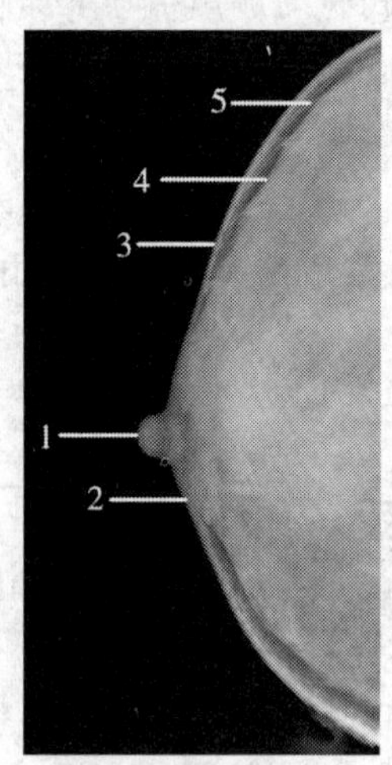

图4－2 乳头、乳晕、皮肤、皮下脂肪、悬吊韧带X线表现

1. 乳头；2. 乳晕；3. 皮肤；4. 皮下脂肪；5. 悬吊韧带

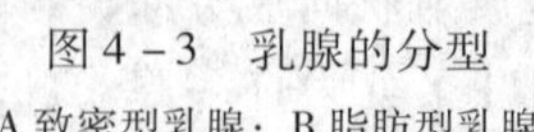

A B

图4－3 乳腺的分型

A致密型乳腺；B脂肪型乳腺

5. 乳腺导管 正常人有15～20支输乳管即乳导管，开口于乳头，呈放射状向乳腺深部走行，最后止于腺泡。X线平片上大导管多能显示，呈线样影，起自乳头下方，放射状向乳腺深部走行，同纤维组织构成的线样影难以鉴别。乳腺导管造影能清楚显示大导管及其分枝导管。

6. 乳腺后脂肪 乳腺后脂肪位于乳腺腺体层后方、胸大肌前方，与胸壁平行，X线片上，乳腺后脂肪的显示率较低，表现为线样或带状透亮影，厚度0.5～2mm。

7. 血管 X线上在乳腺上部的皮下脂肪层内多能见到呈线状的乳腺静脉影，其粗细因人而异，一般两侧大致等粗。乳腺动脉影一般不易显示；在脂肪型乳腺有时可见迂曲走行的动

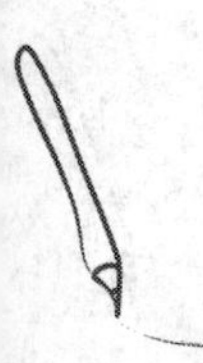

脉影。动脉壁钙化时，呈双轨或柱状表现。

8. 淋巴结 乳腺内淋巴结一般不易显示，X线上常见的淋巴结多位于腋前或腋窝软组织内，根据其走向与X线投照的关系可呈圆、椭圆形或蚕豆状的环形或半环形影，边缘光滑。

由于正常乳腺的X线表现个体间差异较大，缺乏恒定的X线类型，多年来并未取得一致意见，目前尚无统一的分型标准。国内外许多学者对正常乳腺均进行过分型。美国放射学会提出的乳腺影像报告和数据系统（breast imaging reporting and data system，BI-RADS）将乳腺分为4型：脂肪型、少量纤维腺体型、多量纤维腺体型、致密型。

二、正常CT表现

正常乳腺的CT平扫表现与乳腺X线表现类似，但CT的密度分辨力较高，可通过调节窗位和窗宽，观察不同密度的结构，清晰显示乳头、皮肤、皮下脂肪层及悬吊韧带等，这些结构CT表现与X线片类似，并可测的不同正常组织的CT值。增强扫描则可观察乳腺的血供情况。

1. 脂肪组织 乳腺脂肪组织在CT上清晰可辨，呈低密度，CT值在-110～-80HU之间。对乳腺后脂肪间隙的显示CT要明显优于X线。

2. 腺体组织和乳导管 腺体组织在CT上表现为片状致密影，其内可见或多或少的斑点或斑片状低密度的脂肪岛。纤维腺体的CT值随年龄和生理变化而不同，为10～30HU。乳腺大导管在CT上表现为自乳头下呈扇形分布的致密影，一般难以分辨出各支乳腺导管影。

三、正常MRI表现

乳腺MRI表现因所用脉冲序列不同而有所差别。

1. 脂肪组织 在T_1WI和T_2WI上通常呈高信号，而在脂肪抑制序列上均呈低信号，增强检查几乎无强化。

2. 腺体组织和乳导管 因乳腺类型不同，MRI表现各有差异：致密型乳腺的腺体组织占乳腺的大部或全部，在T_1WI和T_2WI上为中等或稍高信号，周围是较高信号的脂肪组织；脂肪型乳腺主要由较高信号的脂肪组织构成，残留的部分索条状乳腺小梁在T_1WI和T_2WI上均表现为低或中等信号；中间混合型乳腺的MRI表现介于脂肪型与致密型之间。动态增强T_1WI扫描时，正常乳腺实质通常表现为轻度、渐进性强化，如在经期或经前期也可呈中度甚至重度强化表现。乳导管最终汇集于乳头，以矢状位观察最清晰。

四、正常超声检查表现

1. 乳头 位于乳房前表面中心位置，其大小、回声因年龄、发育情况及经产情况而异、通常表现为边界清楚的中低回声类圆形结节。

2. 皮肤 皮肤表现为稍强回声的平滑光带，厚约0.5～3mm，边缘光滑、整齐。

3. 皮下脂肪层和悬吊韧带 皮下脂肪层回声较低；内有散在的条索状或三角形的高回声光带，连接于皮肤和浅筋膜的浅层，为悬吊韧带。

4. 腺体组织和乳导管 乳腺深部为乳腺腺叶和乳导管。腺叶呈分布均匀的中等强度的光点或光斑，其内可见散在低回声的脂肪组织和条状、斑片状中等回声的纤维组织；放射状切面扫查易于显示自乳头基底呈放射状分布的乳导管长轴，乳导管短轴面扫查则为圆或椭圆形液性暗区，排列不整，但大小相似。

5. 乳后脂肪间隙 介于腺体层和胸肌之间，与胸壁平行，乳腺后脂肪呈低回声。

6. 乳腺血管 常规二维超声声像图乳腺腺体内血管呈管状无回声区，静脉较动脉位置表浅。频谱多普勒和彩色多普勒血流成像（CDFI）能够清楚显示乳腺血流信号，并可测得各种血流参数。

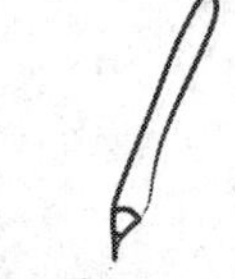

7. 胸大肌及肋骨 胸大肌位于乳后脂肪间隙的深层，呈均匀实体性低回声（图 4－4）。胸大肌深层的肋骨呈强回声，后伴声影，肋软骨为边界清晰的椭圆形低回声区。

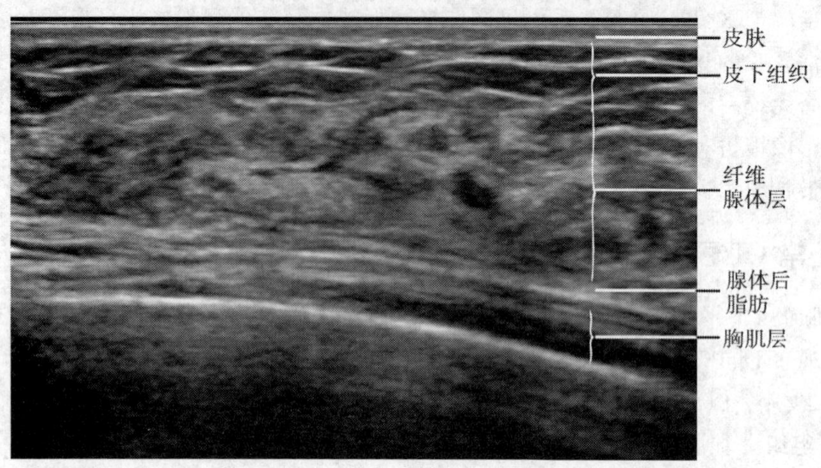

图 4－4 正常乳腺二维超声声像图

8. 淋巴结 在二维声像图上正常淋巴结呈圆形或卵圆形，形态规则，界限清楚，表面光滑整齐，淋巴门呈强回声。

第三节 异常影像学表现

一、异常 X 线表现

1. 肿块 对于乳腺肿块的分析应包括如下几个方面。

（1）形状 肿块的形状可为圆形、卵圆形、分叶状及不规则形，按此顺序，良性病变的可能性依次递减，而恶性病变的可能性依次递增。

（2）边缘 肿块边缘清晰、锐利、光滑者多属良性病变（图 4－5）；而轻微分叶、边缘模糊及毛刺多属恶性征象（图 4－6），但表现为边缘模糊时需注意是否系与正常组织影重叠所致，此时行局部压迫点片有助于明确判断。

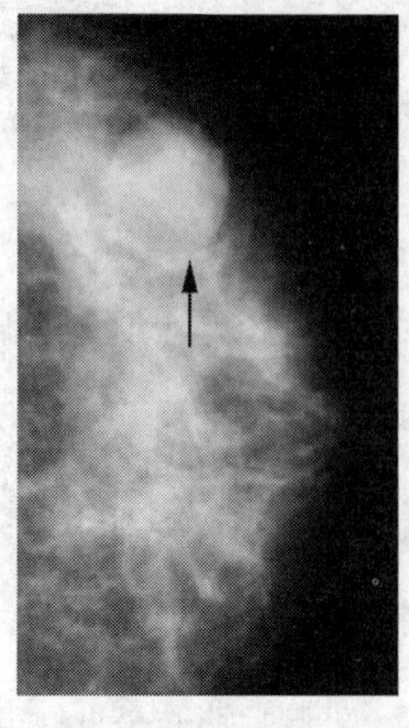

图 4－5 乳腺良性肿块（纤维腺瘤）
肿块（↑）呈类圆形，界清，
边缘光滑，密度均匀

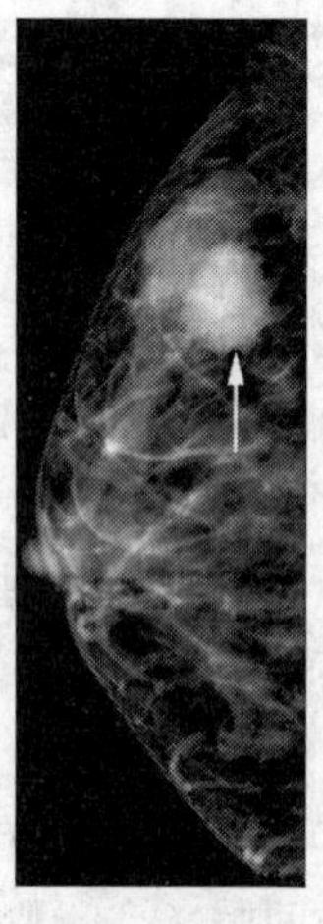

图 4－6 乳腺恶性肿块（乳腺癌）
肿块（↑）密度较高，形态不规则，
边缘有毛刺其内可见微小钙化

（3）密度　肿块与周围组织或对侧相同体积的正常乳腺组织密度比较，分为高密度、等密度、低密度或含脂肪密度等类型。一般良性病变呈等密度或低密度；而恶性病变多为较高密度；含脂肪密度肿块仅见于良性病变，如错构瘤、脂肪瘤和脂性囊肿等。

（4）大小　肿物大小对良、恶性的鉴别并无意义，但当临床触及的肿块大于X线所示时，则趋于恶性的可能性较大，这是因为触诊时常将肿块周围的浸润、纤维组织增生、瘤周水肿以及皮肤等都包括在内所致。

2. 钙化　乳腺良、恶性病变均可出现钙化。通常情况下，良性钙化一般较粗大，形态可表现为颗粒状、爆米花样、粗杆状、蛋壳状、圆形、新月形或环形，密度较高，分布较为分散（图4－7A）；而恶性钙化的形态多呈细小砂粒状、线样或线样分枝状，大小不等，浓淡不一，分布上常密集成簇或呈线性及节段性走行（图4－7B）。钙化可位于肿块内或外。钙化的大小、形态和分布是鉴别乳腺良、恶性病变的重要依据。对于临床隐匿性乳腺癌而言，大多数情况下依据X线上恶性钙化表现而做出诊断。

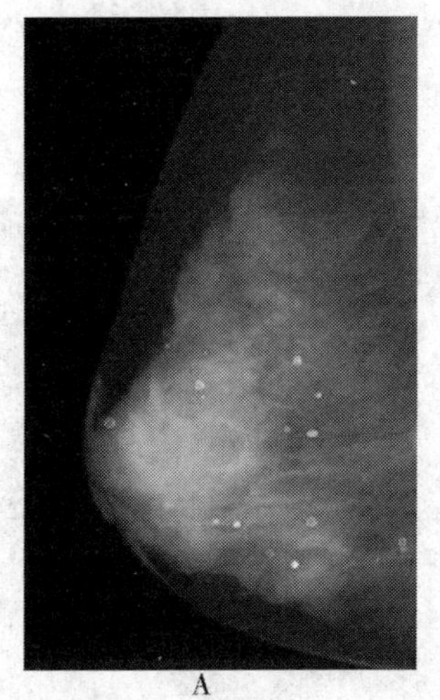
A

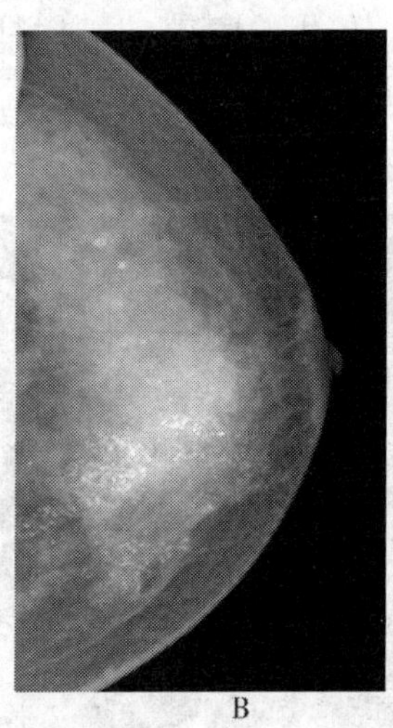
B

图4－7　乳腺的钙化

A. 乳腺良性钙化X线表现；乳腺内可见颗粒状钙化；
B. 乳腺恶性钙化X线表现，乳腺内可见细小砂粒状钙化

3. 结构扭曲（architectural distortion）　是指乳腺实质与脂肪间界面发生扭曲、变形、紊乱，但无明显肿块。可见于良性病变（如慢性炎症、脂肪坏死、手术后瘢痕、放疗后改变）及乳腺癌等，应注意鉴别。对于结构扭曲，如能除外系术后或放疗后引起，应建议活检以除外乳腺癌。

4. 局限性不对称致密（focal asymmetrical density）　与以前X线片比较发现一新出现的局限性致密区，或双乳比对有不对称局限性致密区，特别是当致密区呈进行性密度增高或扩大时，应考虑浸润性癌的可能，需提示临床进行活检。

5. 导管征（ductal sign）　表现为乳头下单一或数支乳导管增粗、密度增高、边缘粗糙。无特异性，可见于良性病变或乳腺恶性病变中。

6. 晕圈征（halo sign）　表现为肿块周围一圈薄的透亮带，为肿块推压周围脂肪组织所致。常见于良性病变，如囊性病变或纤维腺瘤，但有时也可见于恶性肿瘤。

7. 皮肤局限性增厚、凹陷　多见于恶性肿瘤。其为肿瘤经皮下脂肪层直接侵犯皮肤所致，此时多为局限性皮肤增厚；也可为血供增加、静脉淤血及淋巴回流障碍等原因所致，此时多为广泛性皮肤增厚。增厚的皮肤可向肿瘤方向回缩，即酒窝征（dimpling sign），但少数也可见于手术后瘢痕所致。

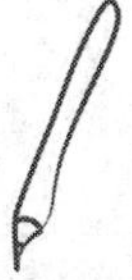

8. 乳头回缩（nipple retraction） 乳头后方的癌灶与乳头间有浸润时，可导致乳头回缩、内陷，称为漏斗征（funnel sign），但也可见于先天性乳头发育不良。判断乳头是否有内陷，必须是标准的乳头切线位。

9. 血供增多（increased vascularity） 多见于恶性肿瘤，表现为在乳腺内出现增多、增粗、迂曲的异常血管影。

10. 腋下淋巴结增大 可见于乳腺癌转移，也可为炎性反应。增大淋巴结一般呈圆形或不规则形，外形膨隆，边界模糊或毛刺，密度增高，淋巴结门的低密度脂肪结构影消失。

11. 乳导管改变 乳腺导管造影可显示乳导管扩张、截断、充盈缺损、受压移位、走行僵直、破坏、分枝减少及排列紊乱等异常改变。

二、异常 CT 表现

1. 肿块 良、恶性肿块的形态学表现与 X 线相同（图 4－8）。由于 CT 的高密度分辨力，可以发现密度差较小的病变，通过测量 CT 值的不同对囊肿、肿块内的脂肪以及出血、坏死进行判断。增强 CT 检查，良性肿块可呈中等程度强化，CT 值常增高 30～40HU；恶性肿块多有明显强化，CT 值常增高 50HU 以上。

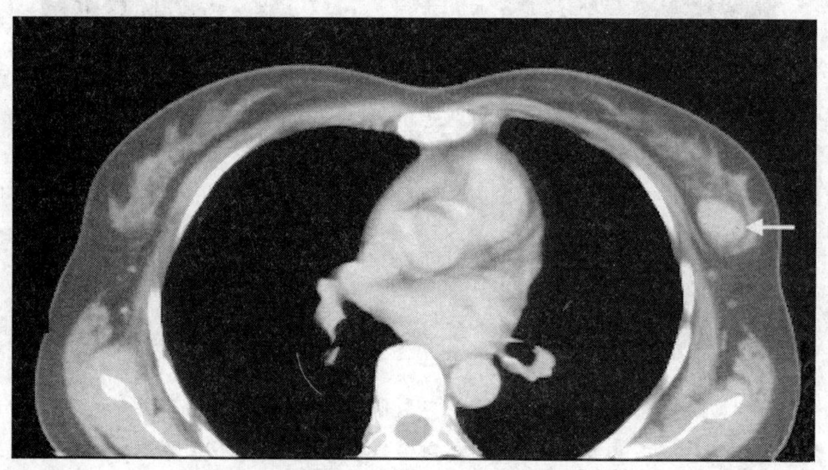

图 4－8　左乳纤维腺瘤 CT 表现

左侧乳腺内可见形态规则的类圆形肿块（↑），边缘光滑，密度均匀

2. 钙化 乳腺良、恶性病变钙化的 CT 表现与 X 线相同，但非常细小的钙化灶显示，CT 不及 X 线。

3. 乳头内陷及局部皮肤增厚、凹陷 当乳腺癌浸润乳头或皮肤表层时，可导致乳头内陷或局部皮肤增厚，密度增高，并向肿瘤方向凹陷，CT 检查同样可显示。

4. 乳腺后间隙消失及淋巴结增大 恶性肿瘤侵及胸壁肌肉时，乳腺后间隙消失；有淋巴结转移时，在腋窝部及胸骨后可见增大的淋巴结，这些异常表现在 CT 检查可清楚以显示。

三、异常 MRI 表现

乳腺病变的 MRI 检查分析主要依靠其形态学表现、信号强度（signal intensity）及内部结构（internal architecture），尤其是动态增强后强化分布方式和血流动力学表现特征，如增强后早期强化率（early phase enhancement rate）和时间—信号强度曲线（time－signal intensity curve）类型等。

1. 形态学表现 分析乳腺良、恶性病变的形态学改变常规 MRI 检查与 X 线片相似，在病变的检出及定性诊断方面并无显著优势，强化后病变的形态学表现更能清楚显示其生长类型、范围及内部结构。故应常规行 MRI 增强检查。形态不规则，呈星芒状或蟹足样，边缘不清或呈毛刺样，多为恶性病变表现；反之，形态规则、边缘光滑锐利则多提示为良性。但小的病变和少数病变可表现不典型。

乳腺异常强化的形态学表现可为灶性、肿块和非肿块性病变。

(1) 灶性强化　为小斑点状强化灶，难以描述其形态和边缘特征，无明确的占位效应，通常小于5mm。单发或多发均可。

(2) 肿块性强化　为呈立体结构的异常强化的占位性病变。提示恶性的表现包括形态不规则，呈星芒状或蟹足样，边缘不清或呈毛刺样；反之，形态规则、边缘清晰则多提示为良性。然而，小的病变和少数病变可表现不典型。

(3) 非肿块性强化　增强后表现为既非灶性强化又非肿块性强化，则称为非肿块性强化，导管样强化或段性强化，多提示恶性病变，区域性强化或弥漫性强化多发生在绝经前或绝经后应用激素替代治疗的妇女，多提示为良性增生性改变。

2. 信号强度及内部结构　平扫 T_1WI 上多呈低或中等信号；T_2WI 上信号强度则情况各异，一般良性病变内部信号多较均匀，恶性病变内部病变情况复杂，于 T_2WI 呈高、中、低混杂信号。动态增强检查，良性病变强化多均匀一致或呈散在斑片样弥漫性强化，强化方式多由中心向外围扩散的离心样强化，或为均匀渐进性强化（图4－9A）；而恶性病变强化多不均匀或呈边缘环状强化（图4－9B），强化方式多由边缘强化向中心渗透的向心样强化。

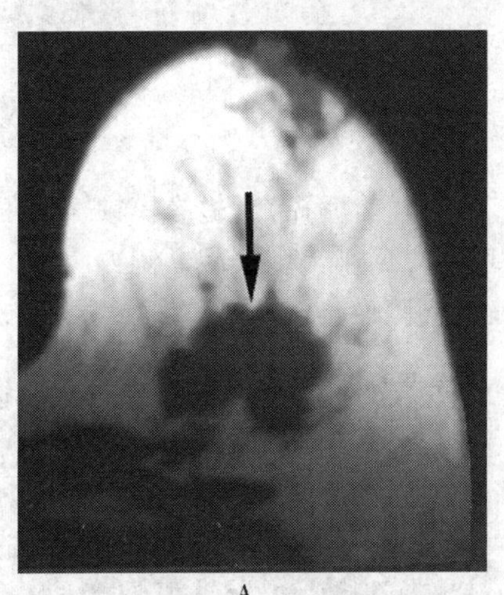

A

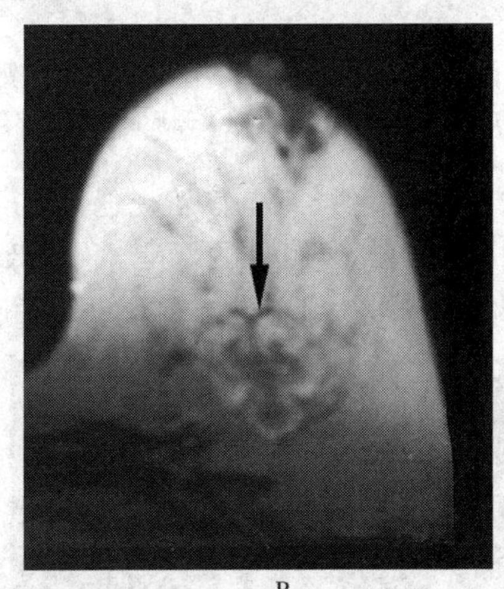

B

图4－9　乳腺癌 MRI 表现

A. 乳腺癌 MRI 表现（平扫）显示右乳内肿块（↑），边缘呈分叶状；

B. 乳腺癌 MRI 表现（增强）显示肿块（↑）呈向心性不均匀强化

3. 动态增强后血流动力学表现　包括评价增强后病变的早期强化率和时间—信号强度曲线类型等。关于早期强化率，因所用设备和序列而不同，目前尚缺乏统一标准。一般将动态增强曲线分为三型。①渐增型：在整个动态增强时间内，病变信号强度表现为缓慢持续增加。②平台型：在动态增强早期时相信号强度达到最高峰，在延迟期信号强度无明显变化。③流出型：动态增强早期时相信号强度达到最高峰，其后减低。一般而言，渐增型曲线多提示良性病变；流出型曲线常提示恶性病变；平台型曲线二者均可。

4. MRI 扩散及波谱成像　乳腺的 DWI 和 ^1H-MRS 检查有助于乳腺良、恶性病变的鉴别。通常恶性肿瘤在 DWI 上呈高信号；良性病变在 DWI 上信号相对较低。MRS 通过检测活体内代谢和生化成分来反应良、恶性肿瘤之间的代谢物差异。在 ^1H-MRS 上，乳腺癌大多数可检出胆碱峰，而乳腺良性病变仅少数可出现胆碱峰。

四、异常超声检查表现

1. 肿块 肿块的确认应在多个切面扫查均可探及。对肿块的分析应包括形状、边缘、纵横径线比、内部与后方回声及侧方声影等表现，并观察 CDFI 血流情况。

（1）良性肿块 圆形或卵圆形，边缘光滑、清楚，横径通常大于纵径（前后径），包膜回声有时可见，内部较为均匀的低回声，肿块后方回声正常或增强，常有侧方声影（图 4－10）；CDFI 显示血流较少或无彩色血流信号。液体的囊性肿块表现为边缘整齐锐利的无回声液性暗区，肿块后方回声增强。

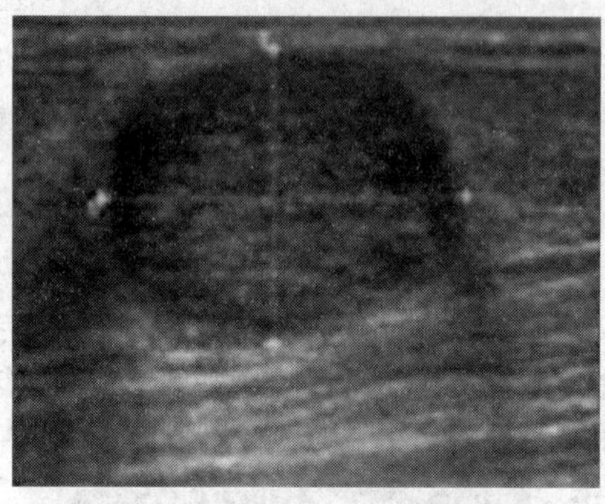
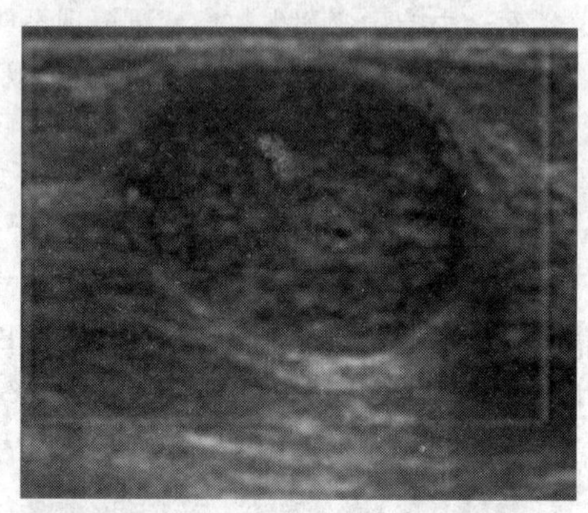

图 4－10 乳腺良性肿块（纤维腺瘤）二维超声声像图

肿块呈类圆形低回声，界清，边缘光滑，CDFI 显示少量血流信号

（2）恶性肿块 形态多不规则，横径通常小于纵径（前后径），边缘模糊、成角、微分叶或毛刺，无包膜回声，内部呈不均质低回声，肿块后方回声大多衰减，侧方声影少见，常有周围组织浸润（图 4－11）；CDFI 显示内有较丰富的高阻血流信号。

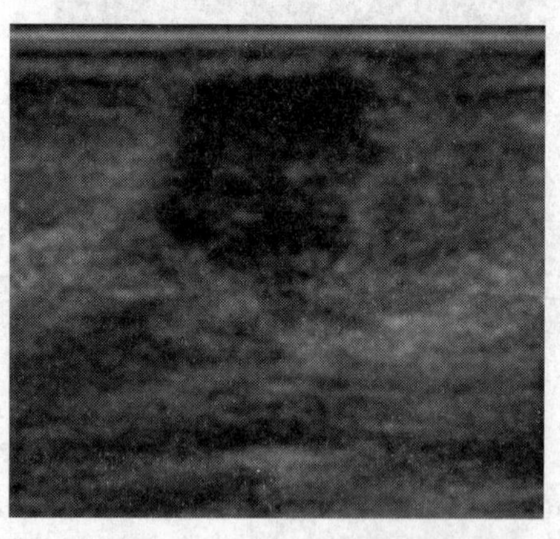
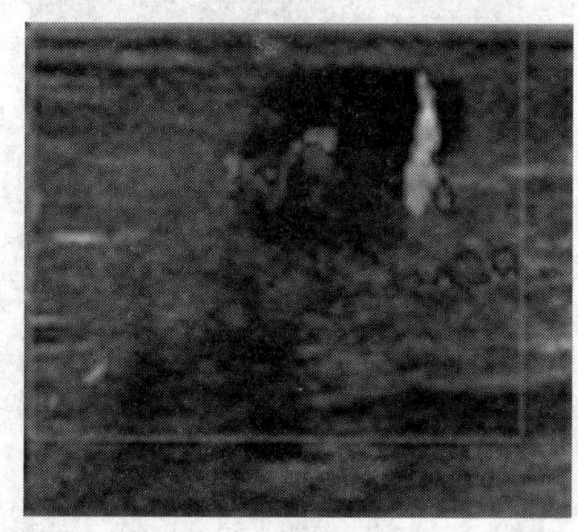

图 4－11 乳腺恶性肿块（乳腺癌）二维超声声像图

肿块呈分叶状低回声，边缘不规则，CDFI 显示血流信号丰富

2. 钙化 呈强回声光点或光团，后方伴声影。超声对低回声肿块内的微小钙化灶可清晰显示（图 4－12），但对纤维腺体组织内的微小钙化显示较难。

3. 结构紊乱 表现为腺体增厚，内部呈网格状强弱不等回声及片状低回声，良、恶性病变均可见。

4. 乳导管改变 表现为乳导管扩张时，可见管径增粗。

5. 淋巴结增大 对淋巴结增大的观察应包括其形态、内部回声、血流情况等。转移性淋巴结多表现为单个或多个结节，形态不规整，边缘不光滑，皮、髓质分界不清且回声较低，

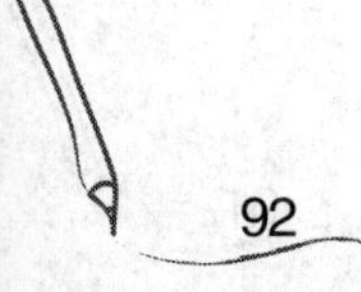

强回声的淋巴结门结构消失；CDFI 显示血流信号丰富。

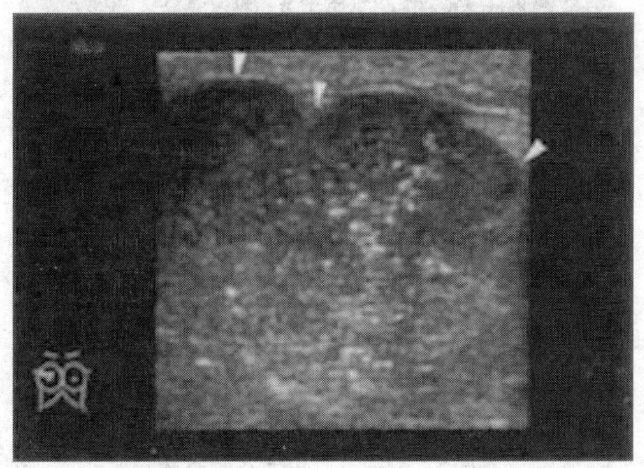

图 4 – 12　乳腺恶性肿块（钙化）二维超声声像图

肿块呈低回声，形态呈分叶状，内部可见多发点状强回声钙化

第四节　乳腺疾病

一、乳腺增生

【临床与病理】

1. 病因病理　乳腺增生是乳腺组织在雌、孕激素周期性刺激下交替发生增生与退化，导致乳腺形态和结构数量上的异常。有关此类疾病的病理诊断标准及分类尚无统一标准。一般组织学上将本病描述为一类以乳腺组织增生和退行性变为特征的病变，伴有上皮和结缔组织的异常组合，包括囊性增生（cystic hyperplasia）、小叶增生（lobular hyperplasia）、腺病（adenosis）和纤维性病（fibrous disease）。

本病大多数为乳腺组织对激素的生理性反应，而不是炎症性或肿瘤性等真正的病变。然而，少数可出现非典型增生或发展成原位癌，甚至最终演变为浸润性乳腺癌，但其并非为必然的发展过程。

2. 临床表现　乳腺增生常发生在 30 ~ 40 岁患者，双侧多见。临床症状以乳房胀痛和乳腺内多发性“肿块”为特征，常与月经周期有关，以经前期最为明显，所以检查时间最好选择在月经后 1 ~ 2 周进行。

【影像学表现】乳腺 X 线摄影及超声检查为此类病变的主要影像学检查技术。

1. X 线表现　通常表现为：①乳腺内局限或弥漫性片状、棉絮状或大小不等的结节状影，边界不清；②边界清楚的点状钙化，大小从微小钙化至 2 ~ 4mm，轮廓多清晰，单发、成簇或弥漫性分布；③小乳管高度扩张形成囊肿时，表现为大小不等圆形或卵圆形影，边缘光滑、锐利，密度较纤维腺瘤略淡或近似（图 4 – 13）。

2. CT 表现　①平扫可见乳腺组织增厚，呈多发片状或块状致密影，密度略高于周围腺体，同时在增厚的组织中可见条索状低密度影；②当有囊肿形成时，表现为圆形或椭圆形均匀水样低密度区。

3. MRI 表现　①在 T_1WI 上，增生的导管腺体组织表现为与正常乳腺组织信号相似的中等信号；T_2WI 上，信号强度主要依赖增生组织内的含水量，含水量越高信号亦越高；②当导管、腺泡扩张严重，分泌物潴留时可形成大小不等的囊肿，在 T_1WI 上呈低信号，T_2WI 上呈

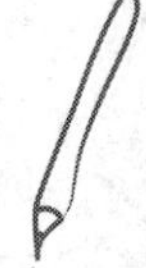

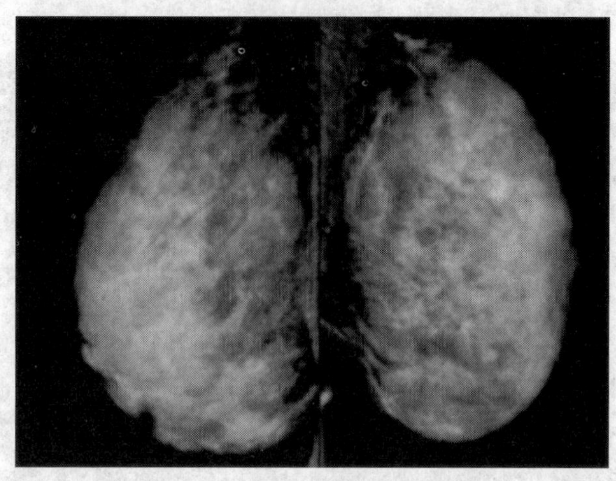

图4-13　乳腺增生X线表现
乳腺内可见棉絮状结节状影

高信号；③动态增强检查，多数增生的导管腺体组织表现为多发或弥漫性斑点状或斑片状轻至中度的渐进性强化，随着强化时间的延长，强化程度和强化范围逐渐增高与扩大；强化程度通常与增生的严重程度成正比，增生程度越重，强化就越明显，严重时强化表现可类似乳腺恶性病变。

4. 超声表现　通常表现为：①腺体层增厚，结构紊乱，内部回声不均匀，回声增粗；②如乳导管囊性扩张或形成囊肿，可见管状或类圆形大小不等的无回声区，边界清晰，后方回声增强。

【诊断与鉴别诊断】乳腺增生的诊断要点：①年龄大多为30~40岁，常为双乳，临床症状与月经周期有关，在经前期明显；②普通X线和CT检查增生的乳腺组织多表现为弥漫性片状或结节状致密影；结合病史容易诊断；③MRI动态增强扫描病变多表现为渐进性强化，随着时间的延长强化程度与范围逐渐增高和扩大；④囊性增生中的囊肿在超声检查容易识别，表现为大小不等无回声区，边界清楚，后方回声增强。

局限性乳腺增生需与乳腺癌鉴别：①局限性乳腺增生通常无血供增加、浸润及皮肤增厚等恶性征象；②如有钙化亦多较散在，而乳腺癌分布较为密集；③增生多为双侧性；④MRI动态增强检查局限性乳腺增生的信号强度和强化范围逐渐增高和扩大，而乳腺癌则表现为快显快走的信号特点。

囊性增生中的囊肿在X线上与纤维腺瘤鉴别困难，超声检查有助于二者间的鉴别。

二、乳腺纤维腺瘤

【临床与病理】

1. 病因病理　乳腺纤维腺瘤，是由增生的乳腺纤维组织和腺管两种成分构成，大多数情况下以纤维组织为主要成分，但也可以腺上皮为主要成分。

2. 临床表现　乳腺纤维腺瘤（fibroadenoma）是最常见的乳腺良性肿瘤。大多发生在40岁以下妇女，可为一侧或双侧，单发或多发，多发者约占15%。常为偶然发现的乳腺肿块，一般无症状，少数可有阵发性或偶发性轻度疼痛，以月经期明显，触诊时多为类圆形肿块，质地较韧，边界清楚，表面光滑，活动度好。

【影像学表现】

1. X线表现　通常表现为：①圆形或卵圆形肿块，亦可呈分叶状，边缘光滑整齐；密度近似或稍高于正常腺体密度（图4-5）；周围偶可见晕圈征；②部分瘤体内可见蛋壳状、粗颗粒状或爆米花样钙化，可相互融合为大块状钙化（图4－7A）。

2. CT表现　①平扫，纤维腺瘤的形态学表现基本与X线相同（图4－8）；②CT增强扫描，通常呈轻、中度均匀强化，强化后CT值常增高30～40HU；但少数血运丰富的纤维腺瘤亦可呈明显强化而类似乳腺癌表现。

3. MRI表现　①平扫T_1WI上多表现为低信号或中等信号，圆形、卵圆形或分叶状肿块，边界清晰；T_2WI上，纤维成分含量多的纤维腺瘤信号强度低，而细胞及水含量多的纤维腺瘤信号强度高；大多数纤维腺瘤内有胶原纤维形成的分隔，其在T_2WI上表现为低或中等信号强度，为纤维腺瘤的特征性表现；②钙化灶在T_1WI和T_2WI上均呈无信号；③动态增强MRI扫描，大多数表现为缓慢渐进性的均匀强化或离心性强化；少数肿瘤亦可呈快速显著强化，有时难与乳腺癌鉴别。

4. 超声表现　①圆形或卵圆形肿块，边缘光滑清楚，横径通常大于纵径；偶见包膜回声；内部为较均匀的低回声，常有侧方声影；②CDFI显示病变内通常无明显彩色血流信号（图4－10）。

【诊断与鉴别诊断】乳腺纤维腺瘤的诊断要点：①多为40岁以下的年轻女性，无明显症状，常为偶然发现；②X线检查表现为类圆形肿块，边缘光滑、锐利，可有分叶，密度均匀且近似或稍高于正常腺体密度，部分瘤内可见粗颗粒钙化；③多数纤维腺瘤在T_2WI上可见内部呈低或中等信号的特征性分隔；④MRI增强检查，大多数纤维腺瘤表现为缓慢渐进性均匀强化或离心性强化。

乳腺纤维腺瘤需与乳腺癌鉴别：①乳腺癌患者年龄多在40岁以上，并常有相应的临床症状；②X线检查，乳腺癌肿块形态不规则，边缘不整，常有毛刺，密度较高，钙化多细小；③MRI动态增强检查，乳腺癌信号常具有“快显快走”的特点，强化方式也多呈向心样强化。

三、乳腺癌

【临床与病理】

1. 病因病理　病理上通常将乳腺癌分为三类：①非浸润性癌；②浸润性非特殊型癌；③浸润性特殊型癌。肿瘤广泛浸润时可整个乳腺出现质地坚硬、固定；腋窝及锁骨上有时可触及肿大的淋巴结。

2. 临床表现　乳腺恶性肿瘤中约98%为乳腺癌（breast carcinoma）。在我国发病率已成为女性首位或第二位常见的恶性肿瘤。好发于40～60岁的妇女，偶见于男性。临床常表现为乳腺肿块、伴或不伴疼痛，也可有乳头回缩、乳头溢血等，单发多见，也可为多发、双侧性。

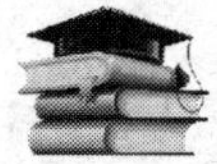

知识链接

乳腺癌的早期诊断

乳腺癌的五年生存率原位癌为100%，Ⅰ期为84%～100%，Ⅱ期为76%～87%，Ⅲ期为38%～77%，说明乳腺癌的早发现、早诊断和早治疗是改善其预后的极其重要因素，目前在乳腺癌的一级预防尚无良策之情况下，乳腺癌的早期诊断具有举足轻重的地位，而影像学检查（尤其是乳腺X线摄影和超声检查）更是早发现、早诊断的重中之重。

【影像学表现】

1. X线表现 ①肿块是乳腺癌常见的X线征象，脂肪型乳腺显示率高，而在致密型乳腺显示率则相对较低；形状多呈分叶或不规则状；边缘多呈小分叶、毛刺或浸润，或兼而有之（图4-6）；密度通常较高，其内可见多发细小钙化；②钙化是乳腺癌另一常见的X线征象，形态多呈细小砂粒状、线样或线样分枝状，大小不等，浓淡不一；常成簇状、线样或段样走行（图4-7B）；可单独存在，亦可位于肿块内或外；钙化的形态与分布是鉴别乳腺良、恶性病变的重要依据，大多数导管原位癌就是由乳腺X线检查发现特征性钙化而明确诊断的，而临床并无触及肿块；③少数乳腺癌患者亦可表现为乳腺结构扭曲；④此外，还可见一些单独出现或与乳腺癌相伴随的异常征象包括局限性不对称致密、导管征、血供增加、皮肤增厚和局限凹陷、乳头内陷和淋巴结增大等。

2. CT表现 平扫与X线片基本相同，但在某些征象的显示上，各有优缺点，对于乳腺癌的其他征象，如毛刺征、皮肤增厚、乳头内陷、乳腺后脂肪间隙与胸大肌侵犯及腋下淋巴结肿大等，CT较X线片显示的更明确和可靠。增强CT检查乳腺癌多有明显强化，且表现为“快进快出”，CT值常增高50HU以上，但有少数良性肿瘤亦可有较明显强化，需结合病变的形态学表现进行综合判断。

3. MRI表现 ①在T_1WI上，乳腺癌表现为低信号，当病变周围有脂肪组织包绕时，则轮廓清楚，若周周为腺体组织时，则轮廓不清。肿块形态常不规则，呈星芒状或蟹足样，边缘可见毛刺（图4-9A）；在T_2WI上，其信号一般不均，信号强度取决于肿瘤内部成分，细胞和水含量多则信号强度高，成胶原纤维所占比例越大则信号强度越低；②MRI对病变内钙化显示不佳，特别是当钙化较小时，需结合X线片；③动态增强MRI扫描，乳腺癌信号强度趋于快显快走的特点，且强化多不均匀或呈边缘强化；强化方式多为向心性强化（图4-9B）；④在DWI上，大多数乳腺癌呈高信号且ADC值较低；在^{1}H-MRS上，部分乳腺癌于3.2ppm处可见增高的胆碱峰。

4. 超声表现 ①肿块形态不规则，边缘可表现为模糊、成角、微分叶或毛刺，纵径（前后径）通常大于横径，与周围正常组织分界不清，无包膜回声；肿块内部多为不均匀的低回声（图4-11），如有钙化可出现强回声光点，部分有声影；肿块后方回声衰减（图4-12）。②CDFI显示肿块有较丰富的高阻血流信号（图4-11）；③部分患者可探及患侧腋窝处肿大的淋巴结。

【诊断与鉴别诊断】乳腺癌的诊断要点：①患者多为40~60岁的妇女，有相应的临床症状；②X线上，肿块形状不规则，边缘欠光滑，多有小分叶或毛刺，密度高；钙化常表现为细小砂粒状、线样，大小不等，浓淡不一，成簇、线样或段样走行分布；③MRI增强检查，病变信号强度趋向快显快走的特点。

乳腺癌需与纤维腺瘤鉴别，详见前文“乳腺纤维腺瘤”中的鉴别诊断。

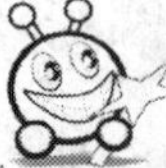

案例讨论

临床案例 女，50岁，自觉无症状，偶触及左侧乳房指头大小肿块，质稍硬，活动差。

问题 应考虑那种病变？应进一步做哪些影像检查？

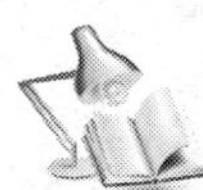

本章小结

目前，乳腺检查主要以X线及超声检查为主，是乳腺疾病检查的最佳组合，CT及MRI检查也具有一定优势，是X线及超声检查的重要补充方法。乳腺的基本病变表现为乳腺肿块、钙化、结构扭曲、乳腺导管的异常改变（扩张、截断、受压移位、破坏及排列紊乱等）、乳头内陷与局部皮肤增厚或凹陷及乳腺周围淋巴结增大与乳腺后间隙消失等；这些基本病变构成乳腺疾病的表现基础。

乳腺的常见疾病是乳腺增生与乳腺肿瘤。乳腺最常见的良、恶性肿瘤分别为乳腺纤维瘤和乳腺癌。乳腺增生X线主要表现为乳腺内局限或弥漫性片状、棉絮状或大小不等的结节状影，边界不清可伴有钙化；超声检查主要表现为腺体层增厚，结构紊乱，内部回声不均匀，回声增粗。乳腺纤维瘤X线主要表现为圆形或卵圆形肿块，部分瘤体内可见蛋壳状、粗颗粒状或爆米花样钙化；超声检查主要表现为圆形或卵圆形肿块，边缘光滑清楚，CDFI显示病变内通常无明显彩色血流信号。乳腺癌X线主要表现为乳腺分叶或不规则状肿块阴影，其内可见多发细小砂粒状、线样钙化；超声检查主要表现为形态不规则内部不均匀的低回声肿块，CDFI显示肿块有较丰富的高阻血流信号，部分患者可探及患侧腋窝处淋巴结肿大。

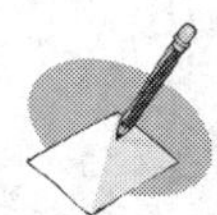

思考题

1. 简述X线、CT、MRI及超声在乳腺检查中各自的临床应用价值。
2. 简述乳腺纤维腺瘤、乳腺增生、乳腺癌的影像诊断要点及鉴别诊断。

（杨兴益）

第五章 消化系统

学习要求

1. 掌握 常见疾病的影像学表现及鉴别诊断。

2. 熟悉 疾病的临床表现及病因病理。

3. 了解 消化系统影像学检查方法。

第一节 食管与胃肠道

一、检查技术

（一）X线检查

X线平片对消化道病变诊断价值不大，故具体讲述消化道的造影检查方法。

1. 食管造影检查 常用的造影剂是医用硫酸钡，特殊情况下亦可用有机碘溶液等。吞钡后可从不同角度观察食管影像并摄片记录，对活动快的部位观察尤为有价值。

2. 胃及十二指肠造影检查 检查方法多用气钡双重对比造影法，常用的造影剂是医用硫酸钡及产气粉，特殊情况下亦可用有机碘溶液等。可先服产气粉，使胃扩张，然后喝少量的钡剂并使患者转动体位，使钡剂均匀的涂抹在黏膜表面，观察胃的微细结构。然后嘱患者喝下全部钡剂填充胃腔，获得充盈像、并记录摄片。当胃的细微结构不能很好地观察时或无法鉴别胃肠道狭窄时痉挛性还是器质性的，可肌注山莨菪碱，在胃肠道钡剂造影时可利用加压了解胃肠道不同的充盈状态的表现。

3. 小肠造影检查 常用的方法为小肠灌肠双重对比造影，造影剂为医用硫酸钡，具体方法为利用一种软且不透X线的导管引入Treitz韧带处。然后，经导管以100ml/min的速度注入钡剂600～800ml，浓度以35%（W/V）为宜，随后注入气体，待肠管充分扩张后，即可摄片记录。

4. 结肠造影检查 多主张用结肠双重对比造影检查，常用的造影剂是医用硫酸钡，检查前日晚清洁肠道，以免肠管内有粪便影响诊断。检查时可静脉注射山莨菪碱（654－2）20mg，经肛管注入钡剂300ml，浓度在70%～80%（W/V）为宜，钡剂到达结肠后，停止注入钡剂改为注气，待盲肠已充分扩张后，停止注气。并嘱患者顺时针转身多次，使钡剂涂抹均匀，并依次摄片观察。

（二）CT检查

食管的CT检查可观察有无食管壁局限性增厚及肿瘤向腔内生长的情况。增强扫描可明确纵隔内有无肿大的淋巴结，亦可根据肿瘤的增强程度判断肿瘤血供是否丰富。对于胃肠道CT检查并非首选检查方法，CT对了解小肠的肿瘤生长情况、有无转移，及结肠癌的分期、有无转移有一定的帮助。

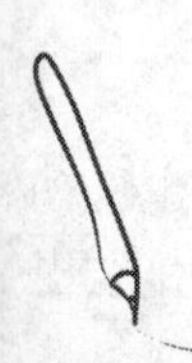

（三）MRI 检查

可观察纵隔结构及食管病变向周围侵犯的情况。对其他胃肠道病变并不是首选的检查方法。

（四）小肠血管造影

一般数字平板及数字剪影血管造影较理想，多用于观察小肠血管的病变。

二、正常影像学表现

（一）食管

1. 正常 X 线表现 食管是连接咽部与胃的管道，长约 25 ~ 30cm，宽约 2 ~ 3cm，分颈、胸、腹三段，为了描述方便，又将胸段食管分为三段，以第 4 胸椎和第 8 胸椎下缘为界，分别划水平线，两者之间为中段，第 4 胸椎以上为上段，第 8 胸椎以下为下段。

食管有四个生理性狭窄和三个压迹，四个生理狭窄分别是：①食管入口处狭窄；②主动脉弓压迹处，呈半月形压迹；③左主支气管压迹，二者之间距离较近，食管向内膨出，不要误认为食管憩室；④横肌裂孔处。三个压迹分别是主动脉弓压迹、左主支气管压迹、左心房压迹。前两个压迹较局限，左心房压迹浅而长（图 5 - 1）。

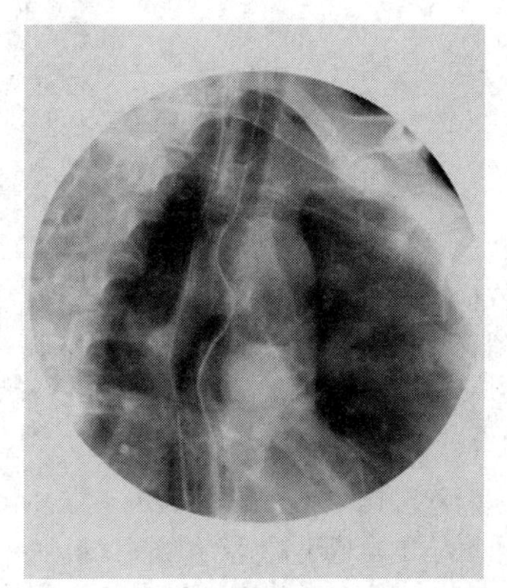

图 5 - 1　食道压迹

食道造影，可见主动脉球和肺动脉段压迹

食管轮廓光滑整齐，管壁柔软，收缩和扩张自如，黏膜像可见 2 ~ 6 条纵行相互平行的细条纹状影，下方与胃小弯的黏膜相连续。

食管的蠕动有三种：第一蠕动，为原发蠕动，有吞咽动作继发，表现为不断向下推动的环形收缩波；第二蠕动为继发蠕动，由食物对管壁的压力引起，起于主动脉弓水平；第三蠕动波发生在食管的下段，为食管不规则的环形肌的收缩，表现为波浪状和锯齿状边缘，常见于老年人和贲门失弛缓症患者。

钡剂通过食管时，在膈肌上方短暂停留，形成一小段的一过性扩张，为膈壶腹。

2. 正常 CT 及 MRI 表现 食管在 CT 或 MRI 轴位图像上表现为圆形软组织影，位于胸椎及胸主动脉前方，壁厚约为 3mm，与胃连接部可局限性增厚，部分病人食管内可含有气体，正常时气体应居中。

（二）胃

1. 正常 X 线表现 胃的近端与食管相连，称之为贲门，其远端与十二指肠相连，称之为幽门，胃的短缘称之为胃小弯，凹向右上方，胃小弯近幽门处有一个切迹，称之为角切迹。胃的长缘称之为胃大弯。胃小弯光滑整齐，胃大弯呈锯齿状。立位时，贲门水平以上，称为胃底，胃底常含有气体，又称为胃泡。贲门至角切迹称为胃体，角切迹至幽门管称为胃窦（图 5 - 2）。

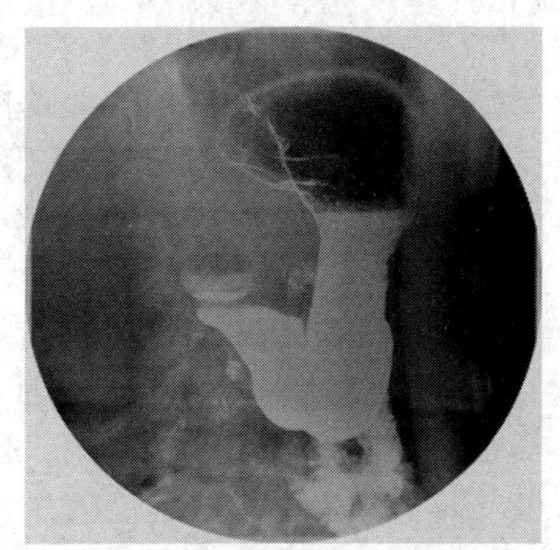

图 5 - 2　胃

胃的形状与体型、张力及神经系统的功能状态有关，可分为四型。①牛角型胃：成横形，上宽下窄，位置及张力较高，多见体型肥胖的人。②钩型胃：形如鱼钩，位置及张力中等，多见于体型中等的人。③无力型胃：胃腔上窄下宽，形似水袋状，位置及张力较低，多见于体型瘦长的人。④瀑布型：胃底宽大，向后反折，胃泡较大，胃体较小，

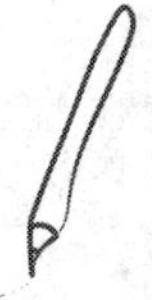

张力较高，形如瀑布，可见于各种体型的人（图5－3）。

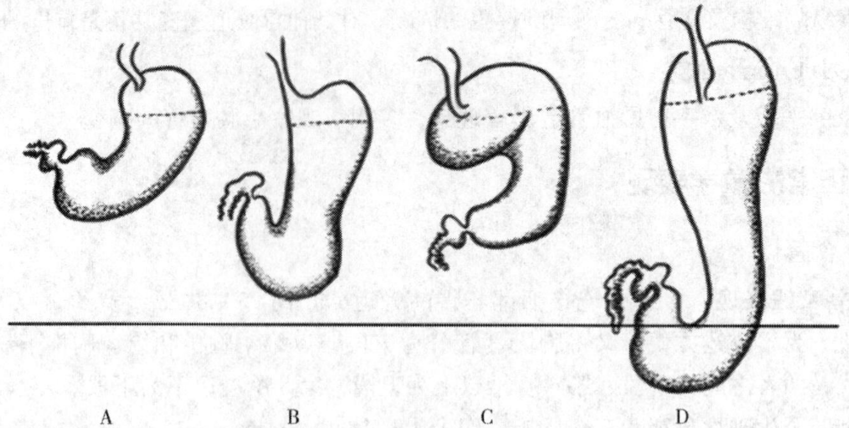

图5－3　胃的形态

A. 牛角型；B. 钩型胃；C. 瀑布型；D. 无力型

胃黏膜为条状透亮影，胃底黏膜不规则，呈网状。胃小弯侧黏膜平行整齐，胃大弯侧黏膜呈斜行或横行，胃大弯呈锯齿状。胃窦部黏膜可为纵行、斜行或横行，收缩时为纵行，舒张时为横行，大弯黏膜较宽，为1cm左右，其余部位不超过5mm（图5－4）。

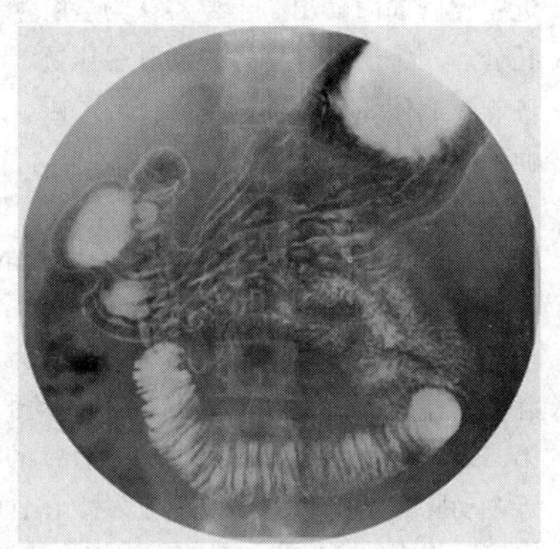

图5－4　胃黏膜

胃黏膜为条状透亮影，大弯黏膜呈锯齿状，小弯黏膜平行整齐

双对比像上胃黏膜消失，继而出现胃小沟和胃小区，正常胃小沟宽约1mm，粗细一致，成网格状，由胃小沟围起来的隆起称为胃小区，约1～3mm，胃小沟及胃小区在胃窦部表现明显。

胃的蠕动为胃肌肉的收缩，起于胃体上部，有节律的向幽门推进，波形逐渐加深，至胃窦部表现为整体向心性收缩，一般胃同时可见2～3个蠕动波，也可几秒或十几秒内见不到蠕动波。

胃的排空一般为2～4小时，与胃张力、蠕动、幽门功能和精神因素等有关。

2. 正常CT表现　胃扩张时胃壁较薄，厚度小于5mm。增强后，胃壁为三层结构，内层为黏膜层，密度较高，中层为黏膜下层，密度较低，外层为肌层和浆膜层，密度较高。CT能很好地显示胃与周围器官的关系。

3. 正常MRI表现　胃壁光滑，信号与肌肉信号相似，并能很好的显示与邻近器官的关系。

（三）十二指肠

1. 正常X线表现　十二指肠呈C型包绕胰头，可称为十二指肠窗或十二指肠曲，十二指肠分为四部，分别为球部、降部、水平部及升部。球部呈三角形或锥形，顶部指向右后上方，基底部两侧为穹隆，光滑整齐对称，幽门开口于基底部中央，黏膜呈纵行，降部以下黏膜为羽毛状。十二指肠的蠕动在球部为整体性收缩，降部以下为蠕动。十二指肠内缘中部有时可见于椭圆形充盈缺损，边缘光滑，为十二指肠乳头（图5－5）。

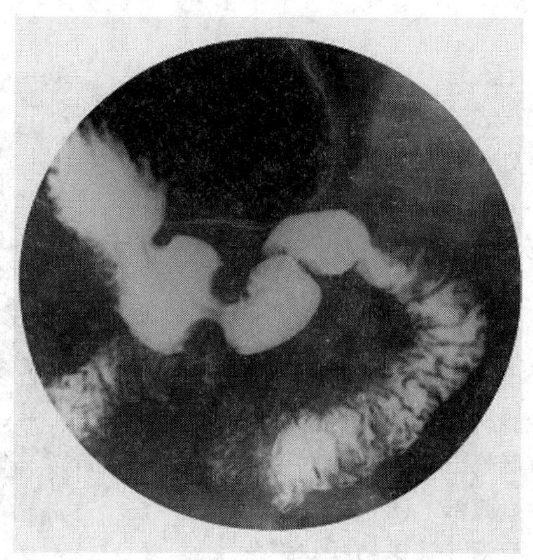

图5－5 十二指肠

十二指肠充盈像，可见十二指肠球呈三角形，黏膜为纵行平行的条纹

2. 正常CT与MRI表现 CT及MRI能很好的显示十二指肠各段与周围结构的关系。

（四）小肠

1. 正常X线表现 小肠分为空肠和回肠，全长5～7米，空肠约占3/5，回肠约占2/5，两者之间无明显分界。回肠末端与盲肠相连，连接处呈唇状突起，称回盲瓣，表现为唇样透光影。

空肠黏膜较多且密集，垂直于肠管纵轴，呈环形或弹簧状，越往远端，黏膜越稀少，到达回肠末端时几乎消失，钡剂排空后，空肠黏膜可呈羽毛状（图5－6）。

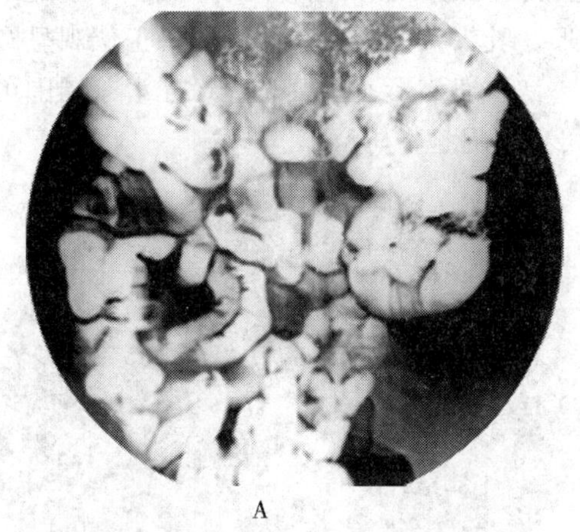

A

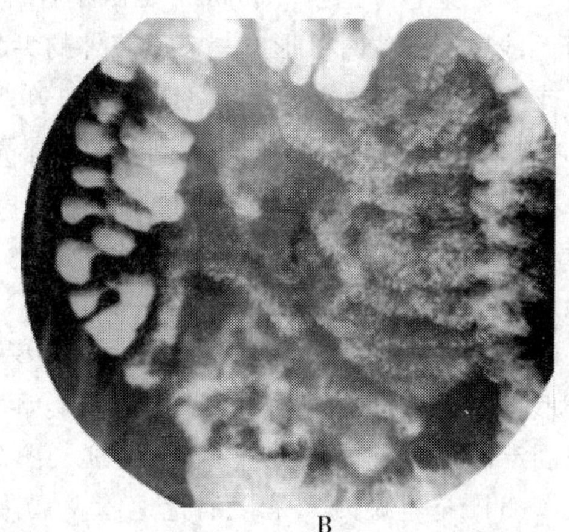

B

图5－6 小肠

A. 充盈像；B. 黏膜像

充钡的小肠呈连续性排列，钡剂运行自然，肠管形态规整，边缘光滑，加压时肠管柔软且活动度良好。

2. 正常CT与MRI表现 正常小肠的厚度约为3mm，肠曲内及肠系膜内可见大量脂肪组织，小肠充盈状态下可很好地显示肠壁及其与相邻周围组织结构的关系，但不能对肠段进行很好的定位。

（五）大肠

1. 正常 X 线表现 大肠分为盲肠（附有阑尾）、升结肠、横结肠、降结肠、乙状结肠和直肠。升结肠与横结肠移行处为肝曲，横结肠与降结肠移行处为脾曲，其中升、降和直肠位置相对固定，横结肠与乙状结肠可有一定活动度，结肠以盲肠最为宽大，至乙状结肠变为较细，结肠的特征性表现为结肠袋，表现为袋状突起，两个袋状突起之间为半月皱襞，结肠袋以盲肠较明显，至乙状结肠处逐渐变小变少。阑尾位于盲肠内下缘，显影时呈长条形。直肠通常可见上中下三个直肠横襞，最宽处，称为壶腹部（图 5－7）。

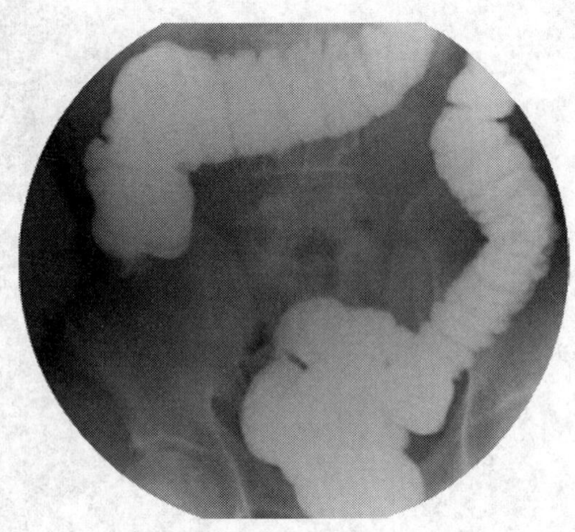

图 5－7 结肠

结肠造影，充盈像可见对称的结肠袋

结肠黏膜呈花瓣状，双对比造影结肠黏膜及结肠袋消失，代之以无名沟，与胃小区相似。

2. 正常 CT 与 MRI 表现 正常的结肠壁厚 3～5mm，肠壁周围脂肪层厚，CT 及 MRI 可很好地显示结肠腔、肠壁、壁外系膜及肠壁与周围组织结构的关系，尤其经过三维图像重建后的冠状 CT 图像更好的显示结肠及周围组织的解剖关系。

三、异常影像学表现

（一）异常 X 线表现

1. 胃肠道轮廓的改变

（1）龛影 龛影（niche）是由于各种原因引起的消化道管壁产生溃烂，达到一定程度，当 X 线呈切线位时，形成一突出腔外的尖状、半圆形、乳头状或囊袋状钡剂影，正位观呈圆形或椭圆形的致密影，见于各种溃疡，单发或多发，良性溃疡形态规则，边缘光滑，周围可见水肿带，恶性溃疡形态不规则，边缘不整，周围可见环堤、指压痕等。

（2）憩室 憩室（diverticulum）是胃肠道管壁局部发育不良致使该处管壁膨出于管腔轮廓外，钡剂填入其中，切线位投照时，表现为突出于腔外的囊带状钡剂影，黏膜从消化道管壁渗入其中，其形态可变，可收缩，可使钡剂排出。而龛影形态固定，其内未见黏膜，可与之鉴别（图 5－8）。

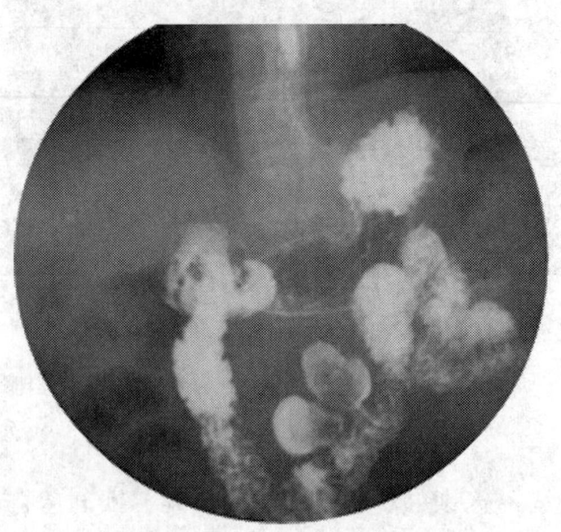

图 5－8 十二指肠憩室

十二指肠水平段可见两个憩室

（3）充盈缺损 是指消化道管壁局限性增生或有肿物向腔内突出占据一定空间，当消化道充钡时，此空间不能被钡剂填充，称为充盈缺损（filling defect）。增生性病变或良性肿瘤时充盈缺损边缘光滑，形态规则。恶心肿瘤充盈缺损形态不规则，边缘不光整（图 5－9）。

2. 胃肠道黏膜的改变

（1）黏膜破坏 表现为正常的黏膜到此处中断、消失，形成杂乱的、不规则的钡影，多由恶性肿瘤侵蚀所致。

（2）黏膜平坦 表现为黏膜变平坦，显示不明显，严重时消失，一般见于两种情况：一是由于黏膜和黏膜下水肿引起，与正常黏膜无分界，多见于良性溃疡周围。二是黏膜及黏膜下层被恶性肿瘤所浸润，与正常黏膜有分界，多见于恶性溃疡周围。

（3）黏膜增宽及迂曲　表现为黏膜增宽，走形迂曲，多为黏膜及黏膜下层的炎症肿胀和结缔组织增生所引起，多见于炎症和静脉曲张。

（4）黏膜纠集　表现为病变周围的黏膜向病变集中，呈放射状，良性者多为病变产生纤维结缔组织增生而引起，恶性者多为肿瘤细胞的浸润收缩所引起。

（5）胃小区及胃小沟的异常　表现为胃小区的增大、消失及胃小沟的增宽和破坏，萎缩性胃炎表现为胃小沟增宽，胃小区增大且不均匀。

3. 胃肠道管腔的改变

（1）管腔狭窄　超过正常限度的管腔持久性缩小，管腔狭窄的形态可根据病因的不同而不同。①炎性狭窄范围广，病变区与正常区逐渐过渡，边界不清。②恶性肿瘤引起的狭窄范围局限，病变区与正常区分界较清。③外压性狭窄位于管腔的一侧，狭窄部光滑整齐，严重者可同时伴有管腔移位。④黏连性狭窄管腔形态不规则，活动度受限。

（2）管腔扩张　超过正常限度的管腔持久性增大，常见于梗阻近端或麻痹（图 5－10）。

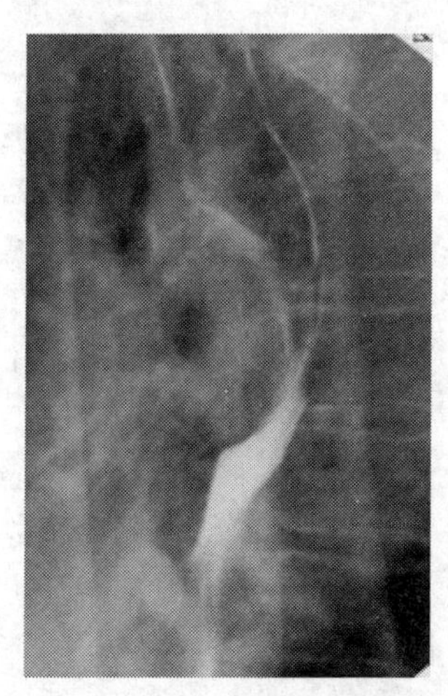

图 5－9　食道平滑肌瘤

食道造影，食道中段可见边缘光滑的充盈缺损

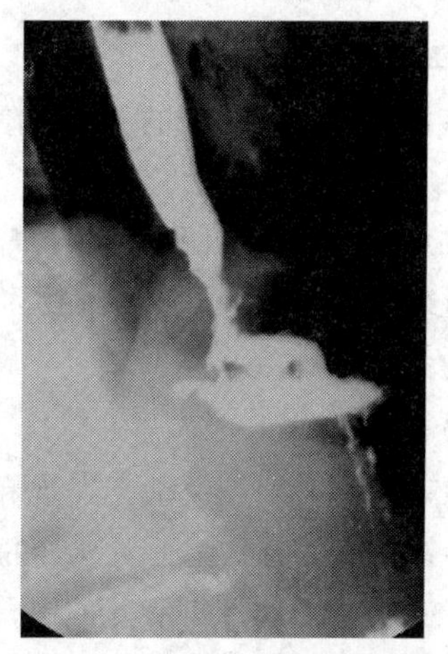

图 5－10　食道管腔狭窄及扩张

4. 位置与活动度的改变　肿瘤、粘连、腹水及先天原因均可使肠管的位置、活动度发生改变。肿瘤占据一定空间，挤压肠管，向周围移位。粘连可牵拉肠管，使之移位，同时活动度受限。腹水可导致小肠的位置、分布异常，活动度增加，即肠管漂浮感。先天性位置异常即肠旋转不良可使肠管位置发生改变。

5. 功能性改变

（1）张力的改变　消化道有一定的张力，维持管腔的形态和大小，张力与管腔大小成反比。

（2）蠕动的改变　蠕动增强表现为蠕动波增多、加深和运动加快，蠕动减弱则反之。发生于梗阻近端者早期蠕动增强，晚期蠕动减弱。若蠕动波与正常蠕动波运动方向相反，这称之为逆蠕动，病变者多见于梗阻的近端。

（3）运动力的改变　运动力为胃肠输送食物的能力，具体表现为钡剂到达和离开某部的时间。胃于服钡后 2～3 小时内排空；服钡后排空大于 4 小时称胃排空延迟；服钡后排空大于 6 小时则为胃潴留。小肠于服钡后 2～6 小时到达回盲部；服钡后 7～9 小时排空；服钡后小于 2 小时到达回盲部为小肠运动过快；服钡后小于 9 小时到达回盲部为小肠运动过缓；服钡后排空超过 9 小时为小肠排空延迟。胃肠内钡剂的排空同张力、蠕动和括约肌功能等密切相关。

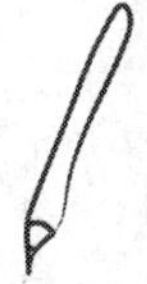

（4）分泌功能的改变　胃空腹时胃液增多，立位可见胃内液面，为空腹潴留。吞钡后可见呈絮片状下降和不均匀分布。小肠分泌增加可使钡剂分散在分泌液中，呈不定形的片状影。大肠分泌增多时，钡剂附着不良，肠管轮廓不清，亦可在黏液中呈条状钡影。

（二）异常 CT 表现

胃肠道异常 CT 表现主要为胃肠肠壁厚度改变、肿块、周围脂肪层改变、临近脏器浸润、淋巴结转移、远隔脏器转移等。当食管壁超过 5mm，胃壁超过 10mm，小肠超过 5mm 为管壁的增厚。大肠壁超过 5mm 为可以增厚，超过 10mm 可定为异常增厚。对肿块的大小形态向腔内腔外生长的情况，或沿管壁生长的情况显示良好，优于 X 线检查。对周围脂肪层、邻近器官受侵和周围淋巴结转移情况的判断良好。如扫描范围较大，对远处器官转移的判断亦较好。

（三）异常 MRI 表现

MRI 对于胃肠道管壁的厚度、肿块的形态，大小、邻近器官的浸润、淋巴结转移、远处器官的转移同 CT 类似，对于胃肠肿瘤术后复发的检查优于 CT。

四、食管异物

【临床与病理】

1. 病因病理　有明确的异物误咽史。多见于儿童，常为误服。成人则为不慎咽入食物中的骨碎片、鱼刺等。

2. 临床表现　异物阻塞感，疼痛，吞咽困难。如是尖锐异物，可损伤食管壁，引起继发感染纵隔炎症、脓肿或穿孔。异物多停留在生理狭窄和正常压迹处。

【影像学表现】

1. X 线表现

（1）不透光异物　一般用透视和平片检查，可判断异物的大小位置，如是硬币、徽章等扁平状异物，则呈冠状位，与气管的矢状位不同。

（2）透光的异物　需服硫酸钡检查，硫酸钡可显示异物的位置、形态和大小。

（3）较小的尖刺状异物　如小的骨碎片、鱼刺等，可用浸钡棉球检查，在异物处出现浸钡棉球钩挂现象。

2. CT 和 MRI 表现　对于异物本身来说，一般不需 CT 和 MRI 检查，CT 和 MRI 对异物引起的管壁损伤、脓肿、纵隔炎的显示较为理想。

【诊断与鉴别诊断】根据平片或钡透所显示的异物影及浸钡棉球钩挂现象，结合临床误咽史，即可诊断本病。此病一般不需鉴别。

五、贲门失弛缓症

【临床与病理】

1. 病因病理　贲门失弛缓症（achalasia of the cardia）病因机制尚且不清，一般认为是食管下段神经肌肉障碍引起，食管中下段 Auerbach 神经丛变性、减少、缺失导致神经传导受阻，使食管下段及贲门不能松弛，引起病变处管腔缩窄，近端管腔扩张。

2. 临床表现　好发人群为中青年女性，发病缓慢，病程较长，主要症状有吞咽困难、反流呕吐、胸部不适或疼痛。

【影像学表现】

1. X 线表现

（1）胸透或胸片　早期无明显异常，中晚期可见纵隔增宽及液气平面。

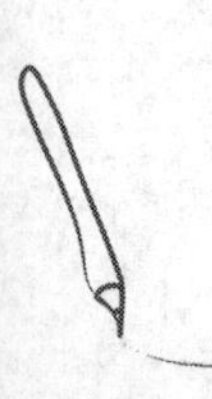

（2）胃肠道透视　早期食管腔扩张，食管下段逐渐变细，长2～5cm，边缘光滑，黏膜存在，管壁柔软。中晚期食管中度到重度扩张，重度扩张时，食管可延长和迂曲，食管下端呈漏斗状，鸟嘴状、鼠尾状狭窄。狭窄段边缘光滑，黏膜存在，管壁柔软。透视下狭窄段长时间不开放，使钡剂积于食管内，如果开放时可见钡剂呈喷射样喷入胃腔。扩张段食管壁可因食物刺激而发生糜烂或小的溃疡（图5－11）。

一般不需做CT和MRI检查。

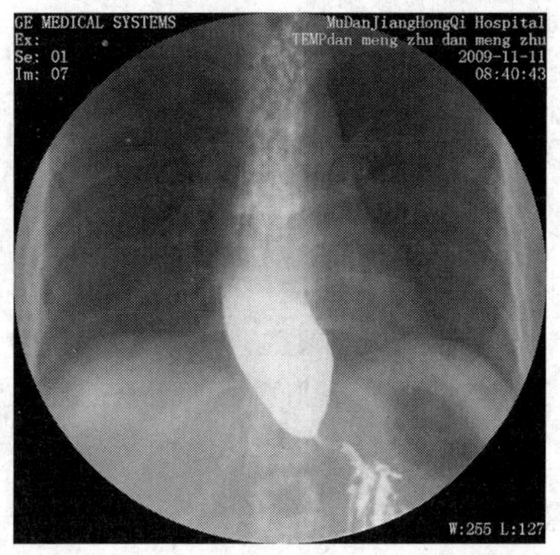

图5－11　食道贲门失弛缓

【诊断与鉴别诊断】根据钡透的典型表现结合临床长期的吞咽困难、反流呕吐、胸部不适或疼痛等临床表现即可诊断本病，需与食管下端浸润性癌相鉴别，后者狭窄段不对称，管壁僵硬不规则，呈锯齿状，黏膜破坏消失。前者狭窄段管壁对称，管壁柔软，黏膜存在。

六、食管静脉曲张

【临床与病理】

1. 病因病理　食管静脉曲张（esophageal varices）病因常为肝硬化门静脉高压或上腔静脉梗阻引起的并发症。食管黏膜下及食管周围有丰富的静脉网，二者相互交通，上段食管静脉丛流入上腔静脉，下段食管静脉丛经胃冠状静脉流入门静脉，当上腔静脉梗阻时，静脉血液不能进入上腔静脉，通过食管周围静脉丛逆流至门静脉，导致食管上端静脉迂曲扩张，称为下行性静脉曲张，相对少见。当肝硬化门静脉高压时，静脉血液不能进入门静脉，通过食管周围静脉丛逆流至上腔静脉，导致食管静脉丛及胃冠状静脉迂曲扩张，称为上行性静脉曲张。其发生率可达80%～90%。

2. 临床表现　早期可不出现症状，当静脉迂曲扩张较明显时，易被粗糙食物损伤，或黏膜溃烂而破裂，因此呕血或黑便为主要临床表现，门静脉高压引起的静脉曲张可引起脾大、腹水等症状。

【影像学表现】

1. X线表现　上行性食管静脉曲张早期曲张的食管静脉局限于食管下段，表现为黏膜增宽，略有迂曲，管壁略不平整，收缩、舒张良好，钡剂通过顺利。中期病变发展至中段，表现为中下段食管黏膜增粗迂曲，呈串珠状或蚯蚓状充盈缺损，管壁不平整，呈锯齿状，管腔稍增宽，收缩欠佳，钡剂通过稍慢。晚期病变累及上段，表现为黏膜消失，代替黏膜的是圆形或囊状的充盈缺损，管壁蠕动明显减弱，管腔扩张，钡剂通过较慢。下行性食管静脉曲张与上行性食管静脉曲张有相同的X线表现，只是其病变开始在食管上端（图5－12）。

2. CT表现　早期CT表现不明显，中晚期可见食管壁及胃底增厚或软组织肿块，界限清楚，密度均匀，增强后软组织肿块明显强化，其强度与静脉同步。

3. MRI表现　平扫流空效应不明显，迂曲扩张的静脉呈软组织信号，增强扫描可见条形蚯蚓状静脉曲张。

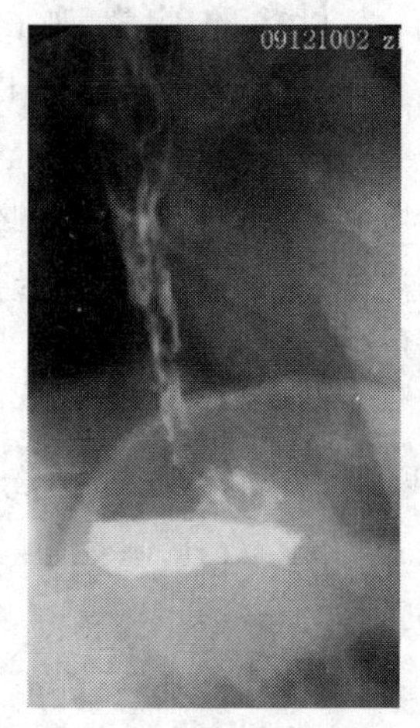
图5－12　食道静脉曲张
食道中下段黏膜皱襞增宽、迂曲，呈蚯蚓状改变

【诊断与鉴别诊断】

根据典型X线表现并结合肝硬化门脉高压临床病史，可明确诊断。需与气泡和唾沫、食管裂孔疝、食管下段肿瘤相鉴别。

1. 气泡和唾沫　检查时，如有气泡和唾沫可形成圆形透亮区，后者随钡剂的流动而向下移动，进入胃内，前者持续存在，不随时间而改变。

2. 食管裂孔疝　食管裂孔疝中的疝囊内是胃黏膜，它也可增粗迂曲，但当胃及食管完全充盈后，则不难鉴别。

3. 食管下段肿瘤　后者病变局限，分解清楚，管壁僵硬，扩张受限，有恶性病变的特点，而前者为良性病变，不难鉴别。

七、食管癌

【临床与病理】

1. 病因病理　食管癌（esophageal carcinoma）是消化系统最常见恶性肿瘤，男多于女，北方高于南方，多在中年以上发病，食管癌病因不明，与多种因素有关，发病一般认为与饮食、饮食习惯、遗传和反流性食管炎有关。此病呈地域性分布，如山西、河南发病率较高。食管癌起源于食管黏膜，以鳞状上皮癌占绝大多数，其他像腺癌、未分化癌、小细胞癌少见。发生部位以胸中段居多，其次为胸下段，颈段和胸上段少见，肿瘤细胞只浸润黏膜及黏膜下层者称为早期食管癌，早期食管癌大体可分为三种类型。①平坦型：肿瘤组织与周围正常黏膜高度一致，既不突起，也不下陷，颜色较深。②凹陷型：肿瘤组织所在部位黏膜破坏，表现为浅表溃疡或糜烂，呈地图状，边界整齐。③隆起型：肿瘤组织所在部位黏膜中断或增粗，稍高于周围黏膜组织，范围较小。肿瘤侵犯食管肌层或达外膜及外膜以外，或有远处转移者称为中晚期食管癌，大体可分为四型。①髓质型：肿瘤可向腔内外生长，管壁增厚，病变累及食管壁范围较广，位于腔内部表面可有溃疡形成。②蕈伞型：肿瘤向腔内生长，呈菜花状或蕈伞状，表面可有浅表溃疡。③溃疡型：肿瘤一边向腔内生长，一边大部溃烂，形成较大腔内溃疡，边缘稍有隆起。④缩窄型：癌肿可浸润食管壁全层，亦可累及全周，范围较局限，管壁呈环形狭窄，管壁僵硬，黏膜消失，狭窄近端食管明显扩张。

2. 临床表现　早期症状一般不明显，可有胸骨后不适，异物感。中晚期表现为持续性或进行性吞咽困难，先不能进食固体食物，以后只能进食流质，最后甚至完全不能进食。

【影像学表现】

1. X线表现

（1）早期食管癌

平坦型：病变处管壁略僵硬，扩张性略差，黏膜表面不平，可增粗、扭曲、中断，以切线位及双对比造影为佳，易被漏诊，食管镜可确诊。

凹陷型：切线位可见管壁边缘欠规则，正位像可见多发不规则浅钡影，外周可见黏膜皱襞集中。

隆起型：局限性小的充盈缺损，边缘略不规则或分叶，部分病例可有小溃疡（图5－13）。

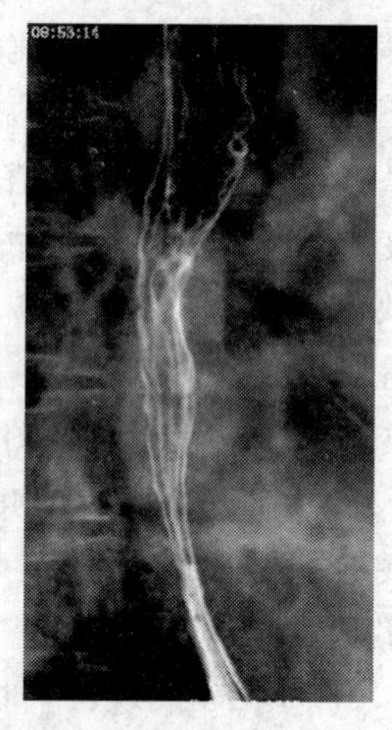

图5－13　早期食管癌

（2）中晚期食管癌

髓质型：病变处管壁增厚，可见范围较长范围的的充盈缺损，表面黏膜破坏，可见多发龛影，充盈缺损边缘与正常食管分界欠清晰，食管管腔变窄（图5－14A）。

蕈伞型：病变处可见凸向管腔内偏心性的菜花状或蘑菇状充盈缺损，边缘锐利，可有大小不一，轮廓不规则的小龛影形成伴有表面黏膜破坏，此为其典型特征，充盈缺损的上下缘与正常食管分界呈斜坡状，食管管腔明显变窄。

溃疡型：病变处可见边界不清、轮廓不规则、腔内龛影较大，其形态为纵行呈长条扁平状，X线亦可显示类似胃恶性溃疡的半月征。管腔有轻或中度狭窄（图5－14B）。

缩窄型：管壁呈环状狭窄，病变累及范围可达3～5cm，严重时呈漏斗状，病变与周围正常食管分界清楚，局部黏膜平坦消失，钡剂通过受阻，上段明显扩张（图5－14C）。

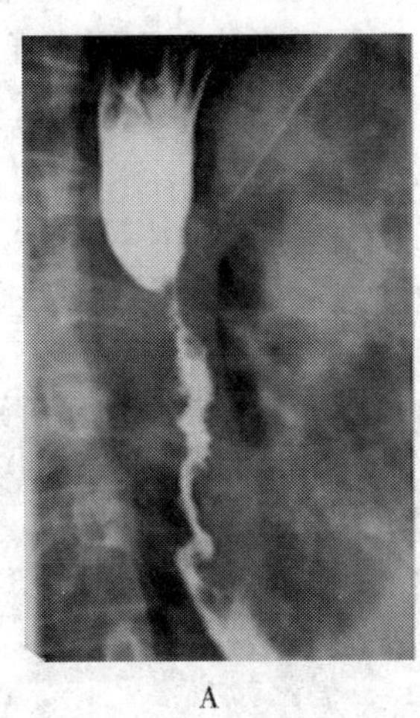
A

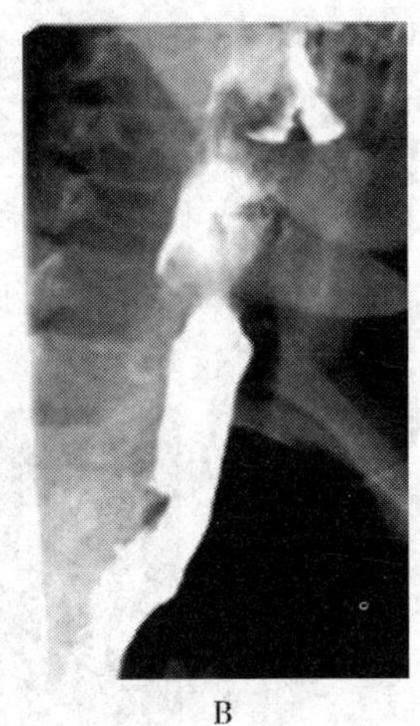
B

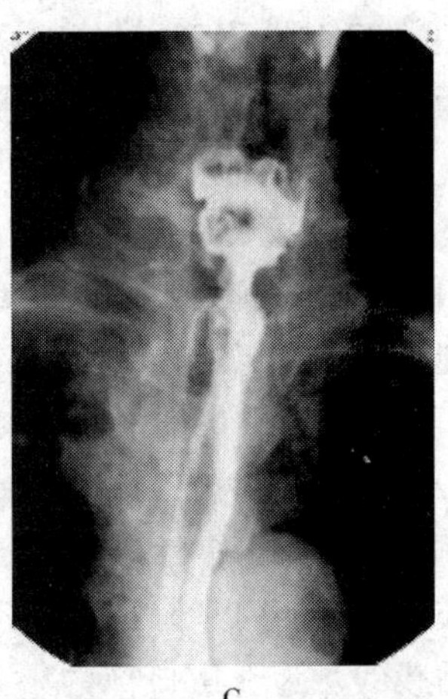
C

图5－14　食管癌

A. 髓质型食管癌；B. 溃疡型食管癌；C. 缩窄型食管癌

中晚期食管癌可不单独出现某一病理类型，各型病变可同时存在，称为混合型，具有以上二种以上的特征。

2. CT表现　最常见的改变为食管壁增厚，CT上一般认为厚度超过5mm时为增厚，早期食管癌可引起食管壁偏心性不对称性增厚，中晚期可引起全周性增厚。此外，CT对于显示肿块的位置、长度、直径大小，与周围组织、气管、血管的关系，淋巴结有无转移有很好的效果。

【诊断与鉴别诊断】中晚期的食管癌，双对比时当出现充盈缺损、龛影、管壁僵硬、黏膜改变、管腔变窄等典型征像，即可明确诊断。但往往早期食管癌易误诊，可结合内镜检查确诊。此病常与食管平滑肌瘤、消化性食管炎及下段食管静脉曲张相鉴别诊断。

（1）食管平滑肌瘤　特别是与一侧管壁的增生型食管癌相鉴别，食管平滑肌瘤表现为圆形或卵圆形充盈缺损，肿瘤区黏膜撑开及桥形皱襞，周围黏膜正常，且周围管壁柔软。而食管癌表现为圆形或卵圆形充盈缺损，肿瘤区黏膜消失，周围黏膜亦消失，且周围管壁僵硬。

（2）消化性食管炎　消化性食管炎形成的溃疡小，黏膜皱襞无破坏中断，管腔狭窄但是仍能扩张。而食管癌的溃疡大而不规则，黏膜皱襞破坏中断，管腔狭窄且管壁僵硬。

（3）下段食管静脉曲张　应与髓质型食管癌相鉴别，下段食管静脉曲张有明确的肝病史，且有蚯蚓状的充盈缺损，管壁柔软且无梗阻。而后者无明确的肝病史，且有充盈缺损形态不规则，管壁僵硬。

八、胃溃疡

【临床与病理】

1. 病因病理　胃溃疡（ulcer of the stomach）为胃部的多发疾病，发病机制尚不明确，好

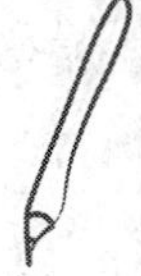

发于青壮年，无性别差异。常多发于胃小弯，其次为胃窦，主要病理改变为胃壁溃烂缺损，周围胃黏膜向溃烂部聚集，一般病例大多侵犯黏膜及黏膜下层，病变严重者可侵犯至肌层，若病变累及浆膜层，则称为穿透性溃疡。溃疡常为单发，呈圆形或椭圆形，口部周围可见水肿带。

2. 临床表现 胃溃疡呈周期性发作，多表现为餐后左上腹部疼痛，疼痛性质可为钝痛、烧灼痛、压迫或胀痛，常发生于餐后半小时，持续1~2个小时。疼痛部位常与溃疡发生的部位和程度有关，体重可以有明显减轻，但一般无夜间痛。

【影像学表现】 胃溃疡的X线表现可因溃疡的形状、大小和部位的不同而异，大体可分为直接征象和间接征象，直接征象即原发病本身的改变，继发征象是因溃疡引起的胃部改变。CT和MRI对此病诊断意义不大。

1. 直接征象

（1）龛影　为胃溃疡的典型直接征象。正位像可见圆形或椭圆形的钡斑，边缘光滑整齐且锐利，切线位下观察可见龛影突出于胃内壁轮廓之外，形态多样，多为乳头状、锥形、半圆形。边缘光滑，底部平坦，密度均匀。

（2）黏膜水肿带　即黏膜口部一圈水肿造成的透明带，此为良性溃疡的特征。切线位龛影颈部可出现下列一种征象。

黏膜线：为龛影口部的一条宽约1~2mm光滑整齐的透明线。

项圈征：为龛影口部的一边界光整的透亮区，宽约0.5~1cm，形如颈部项圈而得名。

狭颈征：为龛影口部的一透明影，其上下端明显缩小，对称光滑，形如瓶颈。

（3）黏膜纠集　黏膜呈放射状向龛影聚集，无中断（图5-15）。

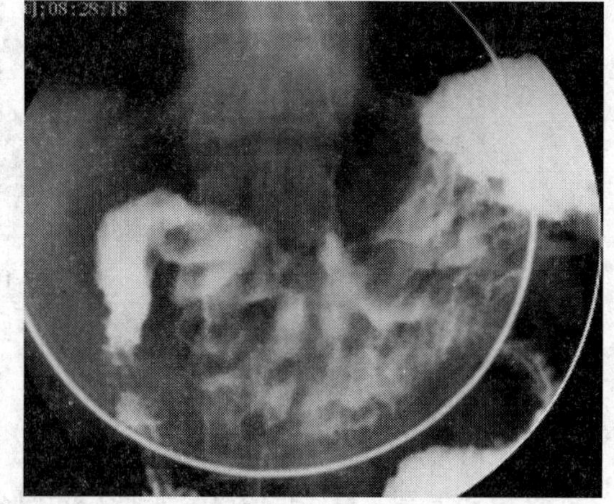

图5-15　胃溃疡

上消化道造影，胃小弯侧可见黏膜纠集

2. 间接征象

（1）痉挛切迹　胃的环形肌收缩，为一光滑凹陷，位于小弯溃疡在对应大弯壁上。

（2）小弯短缩　胃的纵形肌收缩所致，形如蜗牛，称为“蜗牛胃”。

（3）胃蠕动频率的改变导致胃的排空加快或减慢。

（4）胃液分泌过多使得潴留液增多，涂钡效果较差。

此外，有一些特殊类型的胃溃疡可有一些特殊的影像学表现。

（1）穿透性溃疡　龛影深而大，深度与大小均可达到1cm，狭颈十分明显，口部可有较为宽大的透亮带。

（2）穿孔性溃疡　龛影大，形如囊袋状，且可见气、液、钡三层或者液、钡两层现象。

（3）胼胝性溃疡　即溃疡周围有坚实的纤维结缔组织增生。龛影较局限，直径不会超过2cm，深度不会超过1cm，有较宽的透亮带及周围黏膜纠集。

（4）多发性溃疡　少数患者在胃内可见在同一部位或相距较远的两个及两个以上的龛影。

【诊断与鉴别诊断】 当X线表现表现为明显的龛影、黏膜水肿带及相应的间接征象时，即可诊断此病，但因瘢痕的不规则增生或溃疡扁平者应与恶性溃疡相鉴别，具体鉴别要点详见表5-1。

表5-1 良、恶性胃溃疡的鉴别诊断

X线表现	良性胃溃疡	恶性胃溃疡
龛影位置	胃腔轮廓外	胃腔轮廓内
龛影边缘改变	狭颈征、项圈征、黏膜线	指压迹、裂隙征、尖角征
环堤	宽度相等、边缘光整、密度均匀	宽度不等、边缘不整、密度不均
龛影周围黏膜线	广泛、均匀纠集、直达龛影边缘	局限、长短不一、粗细不均
龛影临近胃轮廓	交接逐渐移行	突然转变
龛影大小	直径 <1cm	直径 >2cm
邻近胃壁	柔软，有蠕动波	僵硬，蠕动消失

九、胃肿瘤

（一）胃间质瘤

【临床与病理】

1. 病因病理 胃肠道间质瘤（gastrointestinal stromal tumors，GIST）是一种具有潜在恶性倾向的侵袭性肿瘤，胃肠道间质瘤起源于胃原始间叶组织的 Cajal 细胞，免疫表型上表达 KIT 蛋白，该病好发于50岁以上的中老年人，无性别差异，可发生在胃的任何部位。肿瘤数量不等，直径大小不一，但多数较大，呈膨胀性生长，以突向腔内为主，形状不定，边界清楚，若肿瘤较大时，其内部中心可出现坏死，并有出血和囊性变。

2. 临床表现 症状依赖于肿瘤的大小和位置，通常无特异性。大多表现为不明原因的腹部不适、隐痛及包块前来就诊。胃肠道出血是最常见症状。吞咽困难症状往往也常见。

【影像学表现】

1. X线表现 钡餐检查时，正位像时，可见黏膜展平，但黏膜无破坏，称为黏膜撑开征，或肿块顶部黏膜消失。局部管壁柔软，若有溃疡或窦道形成时，可见钡剂外溢至胃轮廓外，切线位时，可见胃腔内充盈缺损或涂钡的软组织影，边界清楚，呈分叶状，肿瘤表面亦可显示大小不一的龛影，构成典型的“牛眼征”。但胃肠道造影检查不能很好的评价肿瘤的良恶性。

2. CT表现 肿瘤可发生在胃的各个部位，但较多发生在胃体部大弯侧，肿瘤呈软组织密度，多呈圆形，亦可分叶，多突出向腔内生长。良性肿瘤密度均匀，直径小于5cm，与周围组织界限清晰。恶性肿瘤因可出现坏死、囊变及出血，故密度不均，直径大于5cm，与周围组织界限不清，有时可见其他器官的转移，若有窦道形成，亦可见造影剂的外漏。增强CT可见强化，坏死囊变区无明显强化。

3. MRI表现 与CT相似，优于CT。

【诊断与鉴别诊断】CT和MRI是检查和诊断胃间质瘤的主要方法。当胃壁下有大小、密度（信号）不均的向腔内外生长的软组织密度影，即可提示胃间质瘤，但确诊仍需病理免疫组化检查。

鉴别诊断包括胃其他的间叶性肿瘤，影像学检查相似，但确诊仍需病理免疫组化检查。

（二）胃癌

【临床与病理】

1. 病因病理

胃癌（gastric carcinoma）是我国的主要的恶性肿瘤之一，好发于胃窦部及胃体部，常见于男性，可发病于任何年龄段，但以 50～59 岁年龄组居多，胃癌根据进展可分为早期胃癌及中晚期胃癌。

（1）早期胃癌的病理　早期胃癌指局限于黏膜及黏膜下层，尚未侵及肌层，无论有无淋巴结及远处转移，因恶性胃溃疡的癌变亦局限于黏膜及黏膜下层，故将其归为此类。早期胃癌的分型由 1962 年日本胃肠道内镜学会会议制定，1963 年为日本胃癌研究会所接受，目前已广泛应用于全世界，我国学者采用日本分型，以病理上 0.5cm（厚度）来区分将早期胃癌分为以下几型。①隆起型：相当于Ⅰ型，癌肿高度 >0.5cm。②浅表型：相当于Ⅱ型，癌灶平坦，黏膜无明显改变。③凹陷型：相当于Ⅲ型，癌灶凹陷深度 >0.5cm。

（2）中晚期胃癌的病理　当癌组织侵犯至肌层和浆膜层，远处及淋巴结有转移者称为中晚期胃癌。以有无远处和临近器官转移为界限，将无转移者称为中期胃癌，有转移者称为晚期胃癌。我国放射学界普遍把胃进展期癌根据影像学表现分为三型。

蕈伞型：相当于病理学分级的 Borrmann Ⅰ型，肿瘤主要向胃腔隆起，形如蕈伞，常见表面坏死或浅表溃疡，基底较宽，浸润不明显，肿瘤的界限较清楚。此型胃癌，生长较缓慢，转移发生也较晚，组织学类型一般以分化较高的乳头状、乳头管状或管状腺癌常见，在 X 线检查和胃镜检查时，因由明显隆起型肿块而易被发现和做出诊断。

溃疡型：相当于病理学分级中的 Borrmann Ⅱ型和 Borrmann Ⅲ型。肿瘤表面有明显的溃疡形成，溃疡起初很小，逐渐变大、变深。形态不规则，溃疡边缘隆起呈现堤坝状，称为环堤。癌肿界限较清楚，向周围浸润不明显。若黏膜及黏膜下层时溃疡边缘呈坡状隆起，溃疡边缘和底部向深层及周围浸润性生长，肿瘤界限不清。且黏膜皱襞在堤外突然中断，且有黏膜纠集。组织学类型也多以分化型腺癌或印戒细胞癌多见。

浸润型：相当于病理学分级的 Borrmann Ⅳ型。肿瘤向胃壁各层弥漫性浸润生长，表面没有明显的肿块隆起或者深溃疡形成，胃壁增厚变硬，黏膜皱襞消失或者变不规整，胃腔变狭小，失去弹性，状似皮革制成的囊，故称“革囊胃”。组织学类型也多分化较低的腺癌，富于纤维间质的癌（硬癌）和印戒细胞癌。

2. 临床表现　早期胃癌多无症状或仅有轻微症状。当临床症状明显时，病变已属晚期。早期表现为上腹不适是胃癌中最常见的初发症状，与消化不良相似，如发生腹痛，一般都较轻，且无规律性，进食后不能缓解。晚期表现可出现持续性剧烈疼痛，并向腰背部放射。患者日益消瘦、乏力、贫血，最后表现为恶病质。癌肿长大后，可出现梗阻症状，贲门或胃底癌可引起下咽困难，胃窦癌引起幽门梗阻症状。癌肿表面形成溃疡时，则出现呕血和黑便。

【影像学表现】

1. X 线表现

（1）早期胃癌

隆起型（Ⅰ型）：可见一类圆形突起凸向胃腔，癌肿高度超过 0.5cm，边缘锐利清楚，表面呈颗粒样改变，肿瘤与胃壁之间有宽基底相连，周围黏膜增粗、紊乱。双对比法时可见突入胃腔的不规则的充盈缺损，边缘光滑锐利。

平坦型（Ⅱ型）：肉眼不易观察，肿瘤表浅、平坦，形状不规则，边界大多清楚光滑，变异范围均不超过 0.5cm，周围黏膜平坦消失，双重对比造影时可显示胃的微细结构破坏，病灶边界清楚，病变处一般有蠕动，管壁略僵硬。

凹陷型（Ⅲ型）：肿瘤形态不规则，边界一般较轻，边缘凹面向外，凹陷较深，深度大于 0.5cm，双对比法可见胃壁有明显龛影，胃壁轮廓可见毛糙或不光整，周围黏膜皱襞可见杵状中断，或伴小结节状隆起。

（2）中晚期胃癌

蕈伞型：突出腔内的充盈缺损，体积较大，轮廓不规则，宽基底与胃壁相连，肿瘤表面凹凸不平。表面加压时，可见充盈缺损上有不规则龛影，充盈缺损处周围胃黏膜中断，胃壁略硬（图5-16A）。

溃疡型：可见一胃轮廓之内的龛影，呈半月形，外缘平直，内缘不整齐，龛影外有不规则的透明带环绕，宽窄不一，称为环堤，轮廓不清，其中可见结节状或指压状充盈缺损，以上称为半月综合征。环堤周围可见黏膜纠集并中断于此，为其特征性表现（图5-16B）。

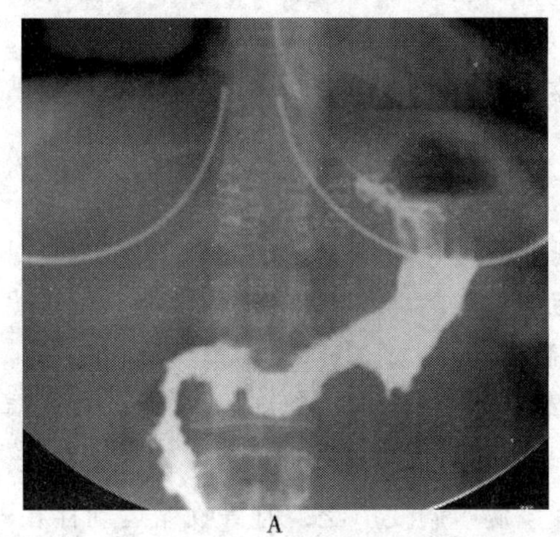
A

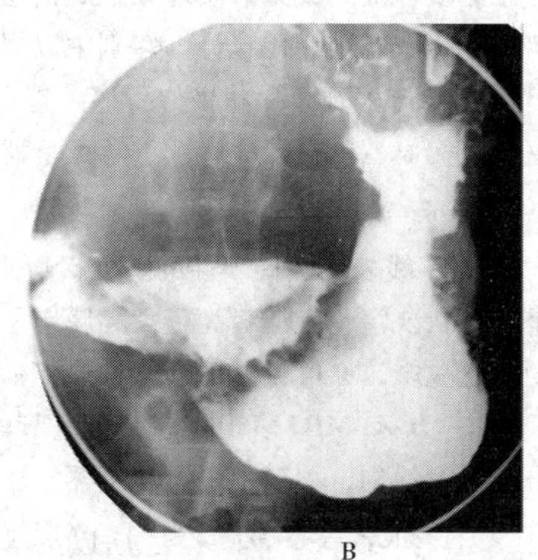
B

图5-16 胃癌

A. 蕈伞型胃癌，胃窦部可见突出腔内的充盈缺损；B. 溃疡型胃癌，典型征象半月综合征，胃小弯侧不规则半月状龛影，外缘平直，内缘不整，有多个尖角，周围可见环堤

浸润型：X线上可分为局限性和浸润性两种，局限型浸润胃黏膜局部异常增粗增浓，如脑回状，排列紊乱，严重时可有黏膜平坦消失。病灶处胃黏膜与周围正常皱襞有很高的对比度，且胃壁僵硬，蠕动消失。广泛型浸润胃壁黏膜平坦消失，黏膜面有颗粒样增生，轮廓毛糙，病变组织与周围胃壁分界不清，胃腔明显缩小，胃壁僵硬，呈典型的“革囊胃”。

此外，有一些特殊部位的胃癌，其X线造影时表现如下。

（1）贲门胃底癌贲门区可见一软组织密度灶，造影时为形态不规则的充盈缺损有时也可伴贲门区的充盈缺损，病变累及胃底及胃上部，黏膜中断或消失，胃壁僵硬。

（2）胃窦癌引起的狭窄段多呈漏斗状，严重者呈长条状，边缘不规则，黏膜消失，表面平坦，胃壁僵硬，狭窄段近端与正常胃交界处明显，出现“肩胛征”或“袖口征”，前者表现为狭窄的胃窦及其近端舒张的胃壁相连处呈肩胛状。后者表现为狭窄近端随蠕动推进套在僵硬段上呈袖口状。

2. CT表现 可表现为胃壁上大小不一，形状不规则的软组织密度影，胃壁增厚，胃壁僵硬，可呈结节状改变或表面凹凸不平，增强检查时，病变部位显著强化。CT对于评价胃癌组织向腔外累及及浸润的程度、肿瘤的分期、治疗计划的制定等提供很好的评估。

【诊断与鉴别诊断】一般可根据各型不同的典型X线征像，即可明确诊断。

蕈伞型胃癌应于腺瘤性息肉相鉴别，前者外形不规则，后者外形光整，结合临床特征不难鉴别。溃疡型与浸润溃疡型与良性溃疡相鉴别，具体鉴别要点详见胃溃疡相关内容。浸润型胃癌应与肥厚性胃窦炎相鉴别，前者黏膜破坏，管壁僵硬，后者黏膜正常，管壁有弹性，且无“肩胛征”或“袖口征”。

（三）胃恶性淋巴瘤

胃恶性淋巴瘤（malignant lymphoma of stomach）是胃非癌恶性肿瘤中最常见的类型，占胃部恶性肿瘤的3%～5%。它发生于胃淋巴网状组织，属淋巴结外型非霍奇金淋巴瘤的一种。分为原发性和继发性。

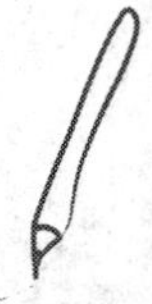

【临床与病理】

1. 病因病理 早期病变多位于黏膜下层的淋巴组织，在黏膜与肌层之间扩散，当肿瘤组织在黏膜下层广泛增殖、浸润时，可使黏膜与肌层分离，黏膜水肿，形成粗大皱襞，可单发或多发。中期时，较少突破黏膜。当肿瘤侵犯到黏膜时造成糜烂、溃疡、出血或穿孔。恶性淋巴瘤缺乏纤维成分，质地柔软，肿瘤巨大时也不易造成梗阻。本病多见于 50 ~ 60 岁年龄组，近年来有年轻化趋势，性别中以男性多见。

2. 临床表现 症状极似胃癌。胃恶性淋巴瘤最常见的症状是腹痛。亦可出现体重减轻、呕吐、贫血、黑便等症状，重者可呈恶病质状态。

【影像学表现】

1. X 线表现 局限性的病变者可见黏膜皱襞不规则、粗大，胃壁僵硬，病变位于胃窦时呈漏斗状狭窄，广泛者为巨大黏膜皱襞改变，胃腔变形，狭窄。腔内可见类似于溃疡型胃癌的多发龛影，亦可见与蕈伞型胃癌相似的菜花样充盈缺损。

2. CT 和 MRI 表现 胃壁可呈节段性或广泛性增厚，但有一定的柔软性，增厚的胃壁信号或密度均匀，一般不侵犯邻近器官，增强扫描时可见强化，但程度较低。

【诊断与鉴别诊断】以下 X 线表现可提示该病：病变广泛，但胃收缩运动存在；病灶较大，临床一般较好；形如革囊胃，但胃腔不小；黏膜广泛增粗，形态固定；胃内多发肿块，伴溃疡；CT 检查对该病诊断较具特征，胃壁增厚，但柔软度较好，病灶强化程度低，且伴有腹腔内较大淋巴结。

十、十二指肠溃疡

【临床与病理】

1. 病因病理 十二指肠溃疡（duodenal ulcer）比胃溃疡多见，95% 发生于球部前、后壁，呈圆形或椭圆形大小与深浅不一，1 ~ 3mm，不超过 10mm。溃疡周围有炎性浸润、水肿及纤维组织增生。慢性因瘢痕形成产生变形。发生于球底部的溃疡，易向幽门部伸延，造成幽门偏位、狭窄和幽门梗阻。

2. 临床表现 30 ~ 40 岁之间多见，男性多于女性，反酸、烧心、嗳气，周期性、节律性右上腹痛。

【影像学表现】

1. 直接征象 龛影，仅约 30% 可见，球部溃疡常较小，多在后壁或前壁，显示为圆形或不成形钡斑，其周围常有一圈透明带（月晕征），周围有黏膜皱襞纠集（图 5 – 17）。

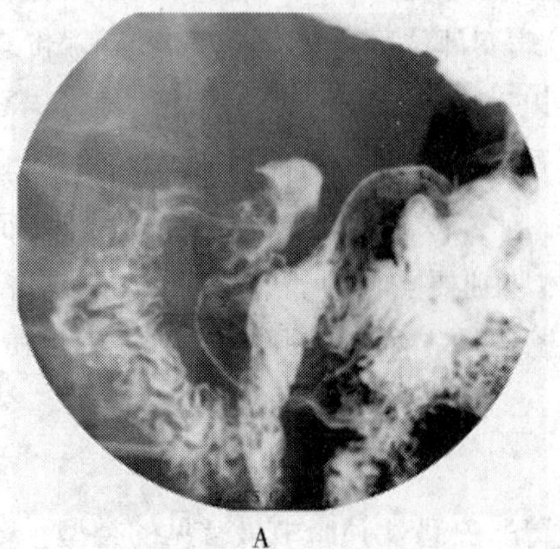

A

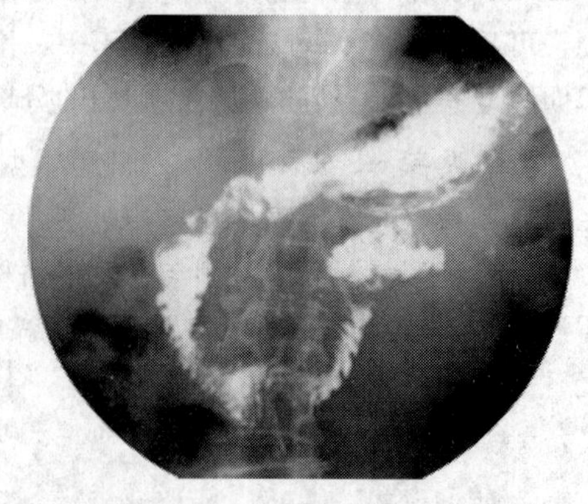

B

图 5 – 17　十二指肠溃疡

A. 球溃疡；B. 球后溃疡

2. 间接征象

（1）持久的球部变形　山字形、三叶草、葫芦形、管状畸形等，如局部袋状突出则称“假性憩室”。

（2）其他征象　十二指肠激惹征，幽门痉挛或梗阻，胃分泌增多，胃张力、蠕动的改变，局部压痛等。

如溃疡位于十二指肠球后则称为球后溃疡。

【诊断与鉴别诊断】

（1）线形溃疡形成线状沟与正常黏膜沟鉴别　正常黏膜沟较深，走行自然，边缘清晰锐利，浓密；线形溃疡较淡，呈锯齿状或串珠状，形态、位置固定。

（2）球部巨大溃疡与恶性肿瘤溃疡鉴别　恶性肿瘤发生于十二指肠少见，表现为黏膜破坏，消失，形成肿块，可压迫邻近器官，CT扫描有助于鉴别。

（3）腹部器官炎症，如十二指肠炎症、十二指肠周围炎、胆囊炎及阑尾炎等可引起球变形，为痉挛所致，呈一过性，无恒定变形与假憩室。

十一、十二指肠憩室

【临床与病理】

1. 病因病理　十二指肠憩室（duodenal diverticula）占消化道憩室首位，钡餐造影发现率约2～22%。病因不明，可能与先天性肠壁发育薄弱有关；病理上为多层或单层肠壁向腔外呈袋状突出。多为单发，20%为多发。多见于十二指肠降部内侧，憩室大小不一，颈部较细，少数合并憩室炎。

2. 临床表现　多见于高龄病人，临床上多无症状，为偶然发现，可有上腹痛、不适感、恶心、呕吐等。

【影像学表现】

1. 突出于肠腔之外圆形或卵圆形囊袋状影，边缘清晰光滑，经一狭颈与肠腔相连，憩室内若有食物残渣、凝血块或肿物，可形成充盈缺损。

2. 加压法或双对比法可见十二指肠黏膜经颈部通入憩室。

3. 憩室内钡剂可自行排空，若颈部狭窄，钡剂可停留数日。

4. 较大憩室可见液、气、钡分层（图5－18）。

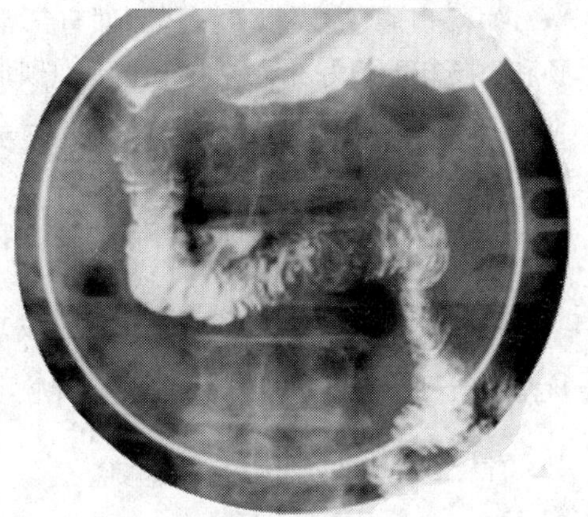

图5－18　十二指肠憩室

十二指肠水平段可见卵圆形囊袋状影，其内可见气钡平面

【诊断与鉴别诊断】

十二指肠憩室具有典型表现，诊断不难。但有时因胃远端与十二指肠相重叠，易遗漏。

十二、肠结核

【临床与病理】

1. 病因病理　肠结核（tuberculosis of the small intestine）是结核杆菌引起肠道慢性特异性感染，绝大多数继发于肺结核，常与腹膜结核及肠系膜淋巴结结核伴存。病变好发于回盲部，常累及盲、升结肠，也可发生于空、回肠。通常分溃疡型和增殖型，以溃疡型常见。

溃疡型结核病理特点：早期肠壁淋巴组织充血、水肿，干酪性坏死，伴有闭塞性动脉内膜炎，使局部缺血，肠黏膜坏死脱落形成溃疡，沿环绕肠壁的淋巴管扩展形成深浅不一、边缘不整的环形溃疡，溃疡可深达肌层、浆膜层。局部腹膜及肠系膜淋巴结受累，慢性穿孔可形成脓肿及肠瘘，病变修复期有大量纤维组织增生，肠管变形、短缩、肠腔狭窄。

增殖型肠结核病理特点：初期黏膜充血水肿，伴有大量结核肉芽肿和纤维结缔组织增生，肠壁局限性增厚、变硬形成大小不等结节状隆起突入肠腔，肠腔狭窄、变形。

2. 临床表现 多见于青年女性，除全身结核中毒症状外，可有右下腹痛，腹泻，不伴里急后重，或腹泻、便秘交替，右下腹包块。

【影像学表现】

1. X线表现

（1）溃疡型 ①激惹现象，“跳跃”征（skip sign）；②黏膜皱襞紊乱，溃疡使肠壁呈锯齿状；③后期管腔不规则狭窄变形，形态较固定，近段肠管淤积、扩张。

（2）增殖型 ①大量肉芽组织增生，不规则狭窄变形、缩短和僵直；②黏膜皱襞紊乱，多数息肉样充盈缺损；③回盲瓣受侵增生肥厚，使盲肠内侧壁凹陷变形，近段小肠梗阻而扩张排空延迟。

（3）回肠结核多伴有局限性腹膜炎与周围肠管粘连，致肠管分布紊乱，盲肠也可向上牵拉变形。

（4）肠结核的病变多为移行性病变，因而与正常部分之间无明显界限。

2. CT表现

（1）肠壁轻度增厚，轮廓锯齿状，肠袋、皱襞消失、肠腔狭窄、肠袢僵直及肠管缩短，较对称，常引起小肠不全梗阻。

（2）病变以回盲部为中心，肠壁轻度增厚，累及范围较长。

（3）回盲部及盲升结肠变形较明显，肠管缩短、回盲部明显上移。回盲瓣明显缩窄或增宽。

（4）口服造影剂CT扫描，回盲部常不能获得很好充盈，盲升结肠可呈细线状，而横结肠和小肠却能很好充盈，此征象类似钡剂造影检查时的“跳跃征”。

【诊断与鉴别诊断】 主要应与克罗恩病及小肠肿瘤鉴别。

1. 克罗恩 克罗恩病呈节段性受累，病变界限明显，肠系膜损害严重，游离缘常有假憩室，纵行溃疡及黏膜呈铺路石状改变，肠瘘和窦道较肠结核多见。鉴别困难时需经内镜检查及活检。

2. 肿瘤 增殖型肠结核应与肿瘤鉴别。肿瘤充盈缺损较大，边界清晰、局限；增殖型结核呈移行性，充盈缺损小而多发，管腔不规则缩窄，回盲瓣及盲肠受累率高。

十三、小肠肿瘤

【临床与病理】

1. 病因病理 小肠肿瘤（tumors of the small intestine）仅占全消化道肿瘤的3～6%，其中60%～70%为良性肿瘤。分为原发性肿瘤与继发性肿瘤，原发性肿瘤又分为良性肿瘤与恶性肿瘤。小肠良性肿瘤据其发病率依次为腺瘤、间质瘤、血管瘤与脂肪瘤。腺瘤多发生于远端回肠，间质瘤见于空肠及回肠；恶性肿瘤少见，以腺癌、类癌、恶性间质瘤和淋巴瘤多见。

2. 临床表现 良性肿瘤多数患者长期无症状，肿瘤较大时可出现肠套叠及肠梗阻症状，间质瘤、血管瘤及腺瘤可间断出现血便、也可引起贫血；恶性肿瘤常见症状为腹痛、恶心呕吐、胃肠道出血、腹部包块及不同程度肠梗阻及套叠症状。

（一）小肠腺瘤

小肠腺瘤（adenoma of the small intestine）是最常见的小肠黏膜肿瘤，占小肠良性肿瘤

1/4，可单发或多发，大小约为1.0cm左右，呈圆形或椭圆形，有蒂或无蒂，可有分叶，表面光整，有恶变潜能。

【影像学表现】

(1) X线表现　小肠造影见，肠腔内圆形或椭圆形充盈缺损影，边缘清晰光滑，可有分叶，带蒂者可活动移位。

(2) CT表现　肠腔内圆形软组织肿块影，在肠腔内造影剂衬托下形成充盈缺损影。CT的作用在于分辨病变部位是否出现肠壁增厚，肠壁增厚多见于腺癌。

(二) 小肠腺癌

小肠腺癌（adenocarcinoma of the small intestine）好发于空肠近端与回肠远端，呈结节状、息肉状突入肠腔，肠壁增厚、肠腔狭窄。

【影像学表现】

(1) X线表现　肠腔内不规则充盈缺损，伴不规则龛影，黏膜破坏，肠腔狭窄，肠壁僵硬，近端肠管扩张。

(2) CT表现　①肠腔内不规则充盈缺损伴局部肠壁增厚。增强扫描表现为狭窄段肠壁形态不规则增厚，密度不均，呈中等程度强化。②近端肠管管腔扩张，肠腔积液，并可出现肠套叠。

【诊断与鉴别诊断】

发生于空肠近端与回肠远端的单发充盈缺损或不规则龛影，边界清晰，形态不规则，黏膜破坏是本病诊断依据。

(三) 小肠淋巴瘤

小肠淋巴瘤（lymphoma of the small intestine）多为非霍奇金淋巴瘤，起源于肠黏膜下淋巴组织，可多源发生，向外侵入浆膜层、肠系膜及淋巴结，向内浸润黏膜。

【影像学表现】

(1) X线表现　①伴有溃疡多发大小不等的结节状充盈缺损，范围较长的管腔不规则狭窄与扩张交替，伴有管壁僵硬。②充盈缺损不明显而呈肠张力减低的扩张性改变，多由黏膜下神经丛或肌层受累所致。③若病变向肠腔外浸润时可有小肠外压性移位及部分肠壁浸润改变，由于受累肠管粘连、固定，可伴发肠套叠。

(2) CT表现　①肠壁增厚，范围多较广泛，伴腹膜后淋巴结肿大。②肠腔动脉瘤状扩张。③肿块，腔内息肉状肿块，可并有溃疡，少见肠梗阻征象，亦可形成突出于肠壁外肿块。④增强扫描呈轻、中度强化。

【诊断与鉴别诊断】淋巴瘤特征为病变范围较长，多发结节状充盈缺损，受累肠管肠壁增厚、张力低及扩张。

十四、克罗恩病

【临床与病理】

1. 病因病理　克罗恩病（Crohn′s desease）又名节段性肠炎、肉芽肿性小肠结肠炎，病因不明。好发于胃肠道末段回肠，亦可发生于空肠、盲肠、结肠，少数病例见于十二指肠。早期病理改变为肠黏膜充血、水肿，并有白细胞浸润。病变发展可蔓延到黏膜下层，同时有乳糜管、淋巴管的阻塞，有淋巴结肿大。病变向纵深发展可波及肌层和浆膜层，引起肠壁增厚，黏膜表面形成肉芽肿结节，还可发生溃疡，溃疡深浅不一，深者可穿破肠壁形成瘘管，肠间隙不清，发生粘连。

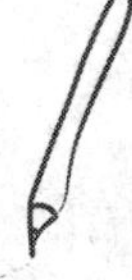

2. 临床表现 多见于青壮年。右下腹痛、腹泻、右下腹部包块及发热、营养障碍等全身症状。

【影像学表现】

1. X 线表现 ①病变早期，黏膜及黏膜下层水肿、炎性细胞浸润及分泌功能亢进，肠壁增厚，肠间距加大，黏膜增粗，钡剂涂布不良；②线样征，表现为不规则线状。早期因水肿及痉挛使肠腔狭窄，此时形态可变化；晚期因肠壁大量纤维组织增生致肠腔不规则狭窄，形态固定；③口疮样溃疡，表现为肠壁边缘尖刺状影，双对比造影呈周围环以晕带的钡点，直径 1 ~ 2mm，是 Crohn 病早期表现；④纵行及横行溃疡，纵行溃疡呈不规则深而长的线状，多在肠管系膜侧与肠纵轴平行；横行溃疡与肠纵轴相垂直；⑤鹅卵石征，纵行与横行溃疡交错，黏膜及黏膜下层水肿所致，表现为不规则网状改变；⑥腹腔脓肿时表现为环绕肠袢肿块影，可有钡剂进入。瘘道形成时，可见造影剂异常通道到达皮肤损害处；⑦病变呈节段性，病变之间有正常段；⑧病变为非对称性，系膜侧损害较重，对侧呈憩室状扩张。⑨肠壁水肿，纤维组织增生及肠系膜病变致肠间距加大，位置固定。

2. CT 表现

（1）肠壁的改变　肠壁增厚、壁可达 1 ~ 2cm。急性期、肠壁可出现分层现象、靶征、双晕征。内层与外层为软组织密度环，中间为低密度环。当静脉团注增强时，黏膜和浆膜被强化。慢性期、随着纤维化的出现、肠壁分层消失，增强扫描时，肠壁 CT 值增高。

（2）肠系膜改变　肠系膜肥厚，病变肠襻与正常肠襻分离，肠间距离加大。增强扫描时又可见“梳样征”。

（3）腹腔内改变　随着病情发展，可出现腹腔脓肿、蜂窝组织炎。约 20% ~ 40% 的病人会出现瘘。

【诊断与鉴别诊断】 主要与肠结核鉴别。①Crohn 病以小肠系膜侧损害为著，对侧缘出现憩室样改变。肠结核环绕管径全周。②Crohn 病有节断性特征，正常肠段管腔扩张，病变与正常段界限清晰；肠结核呈连续性，移行性。③Crohn 病可见横行、纵行溃疡及卵石征；肠结核少有纵行溃疡，结核性肉芽肿多数较大，肠结核痉挛，激惹征象明显。④Crohn 病易发生瘘道及穿孔。⑤Crohn 病较少累及回盲瓣。⑥临床方面，Crohn 病有 1/4 类似阑尾炎急性发作史，肠结核具有结核中毒症状。⑦部分病例仍难鉴别时，需病理检查确诊。

十五、溃疡性结肠炎

【临床与病理】

1. 病因病理 溃疡性结肠炎（ulcerative colitis）是一种非特异性大肠黏膜的慢性炎症性病变。病因不明，多认为与免疫异常、感染、遗传等因素有关。早期阶段为黏膜充血水肿，黏膜下淋巴细胞浸润，形成小脓肿，溃破后形成小溃疡，此时溃疡较浅，易愈合；若溃疡较大深达肌层，致肠壁的弹性减低，可穿孔或形成瘘管，溃疡间黏膜面呈颗粒状，易出血，也可增生形成息肉；晚期愈合时，结肠黏膜下层有纤维增生形成纤维化，瘢痕收缩使肠腔变窄，肠管短缩。

2. 临床表现 主要为大便带血或腹泻，内可有黏液或脓血，常伴腹痛与里急后重，也可有发热、贫血、消瘦等全身性症状。

【影像学表现】

1. X 线表现 ①早期病变处见刺激性痉挛性收缩，肠腔变窄，结肠袋变浅、消失，肠管蠕动增强、钡剂排空加快，黏膜皱襞粗细不均、紊乱、消失。②溃疡形成时，多发的小溃疡于充盈像上呈肠壁外缘锯齿状改变，排空像呈小尖刺样，较大溃疡形成结肠外缘不规则锯齿状，外突呈领扣状或T字溃疡。③炎性息肉形成时，肠管外缘呈深浅不一的小圆形充盈缺损，黏膜皱襞紊乱。④晚期肠壁广泛纤维化致肠腔狭窄、肠管短缩，结肠袋消失，严重纤维化时，狭窄肠管多光滑僵硬，呈水管状。

2. CT表现 ①早中期肠壁呈连续、对称和均匀性轻度增厚，浆膜面光滑，黏膜面因溃疡和息肉形成而凹凸不平。②黏膜下水肿使增厚的肠壁呈分层样改变，形成靶征。③病变区肠腔变细、肠管短缩。④肠系膜和直肠周围间隙出现脂肪浸润及纤维化，使直肠周围间隙增宽。

【诊断与鉴别诊断】 本病诊断除依据钡剂灌肠所见黏膜紊乱，多发溃疡、息肉形成，肠管狭窄短缩，结肠袋消失呈水管状的特征外，并结合临床反复发作性黏液血便、腹痛及不同程度的全身症状进行诊断。需与Crohn病、肠结核、家族性息肉综合征相鉴别。

1. Crohn病 主要在右半结肠，直肠一般不受累，呈节段性不连续性，病变分布不对称，溃疡多为纵行，黏膜增生呈鹅卵石征。

2. 肠结核 以右侧结肠或回肠多见，溃疡征象不常见，炎性肉芽肿为局限且光滑，肠管狭窄变形、短缩改变。

3. 家族性息肉综合征 除有无数大小不等的息肉外，并无结肠炎的改变，临床上以便血为主要症状，且有家族遗传史。

十六、结肠癌

【临床与病理】

1. 病因病理 结肠癌（colorectal carcinoma）是胃肠道常见的恶性肿瘤，发病部位以直肠和乙状结肠多见，病因不明，多与高脂低纤维的饮食及溃疡性结肠炎、某些息肉病和血吸虫病有关。结肠癌在病理上大多数为腺癌，依据大体病理可分三型。①增生型：肿块呈菜花样向肠腔内生长，宽基底，表面不光整可有浅溃疡，邻近肠壁增厚。②浸润型：肿瘤沿肠壁浸润环形生长致肠壁不均匀增厚，且肠腔向心性狭窄。③溃疡型：癌肿由黏膜向肠腔生长并浸润各层肠壁，中心部分坏死形成深而不规则巨大溃疡，形态不一。

2. 临床表现 常为腹部肿块、便血或脓血便、黏液便，腹泻或顽固性便秘等症状。

【影像学表现】

1. X线表现

（1）增生型 肠腔内可见不规则充盈缺损，表面不光整，黏膜皱襞破坏中断、消失，邻近肠壁僵硬平直，结肠袋消失，肿瘤较大时可致肠腔变窄。

（2）浸润型 肠腔狭窄，可偏于一侧或向心性狭窄，轮廓可光滑、整齐也可不规则呈苹果核征，黏膜破坏消失，肠壁僵硬，病变界限清晰。

（3）溃疡型 腔内龛影，形态不规则，龛影周围有不同程度的充盈缺损，边界不整齐，可有小尖角征，肠壁僵硬，黏膜破坏，结肠袋消失。

2. CT表现

（1）肠腔内肿块或肠壁不均匀增厚，可发现较小而隐蔽的病灶。

（2）可观察肠壁外周围组织及间隙的改变，有无淋巴结转移或其他脏器有无浸润、转移。

（3）增强后肠腔内肿块或不均匀增厚的肠壁显著强化。

【诊断与鉴别诊断】 根据X线造影所见的不规则充盈缺损、不规则的狭窄或不规则的龛影，伴有肠壁僵硬、黏膜中断破坏，结肠袋消失等征象，结合临床资料可做出结肠癌的诊断。需与良性肿瘤及息肉、回盲部增殖型肠结核相鉴别。

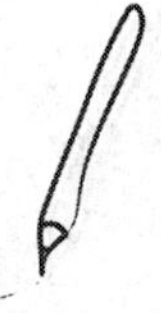

（1）良性肿瘤及息肉　充盈缺损光滑完整，黏膜规则，蠕动正常。

（2）增殖型肠结核　回肠末端与盲肠同时受累，盲肠挛缩上升移位。

第二节　肝脏、胆系、胰腺和脾脏

一、影像学检查方法

目前用于肝脏、胆系、胰腺、脾脏的影像学检查方法较多，包括X线、超声、CT、血管造影、MRI以及核医学方法。每种检查方法都有其临床应用的指征、限度和特点。

1. 普通X线检查　包括腹部平片和透视，由于是重叠影像，并且密度分辨率差，因此基本不再使用。

2. 胆道造影检查

（1）口服或静脉胆囊及胆道造影　在临床上已基本不再使用。

（2）经皮肝穿胆管造影（percutaneous transhepatic cholangiography，PTC）　将针经皮肤穿入肝管后注入对比剂以显示肝内胆管和胆总管，临床上用于鉴别阻塞性黄疸的原因和确定梗阻的部位。PTC现在仅用于经无创性影像手段不能确诊的患者，或考虑进行胆管引流的患者。

（3）经T管逆行造影　主要用于了解术后胆管内有无残余结石、胆管与十二指肠的通畅情况以及有无术后并发症。

（4）内镜逆行性胰胆管造影（endoscopic retrograde cholangiopancreatography，ERCP）　指经内镜导管插入十二指肠乳头，再注入对比剂以显示胰、胆管，主要用于诊断胰腺疾病和确定胆系梗阻的原因，进行病灶活检，胆总管取石和胆总管狭窄内支架置入术等操作。ERCP是有创检查，可能会有十二指肠乳头出血、急性胰腺炎等并发症。随着无创性MRCP技术的出现和不断完善，ERCP单作诊断应用有减少的趋势，但是因其对胆道梗阻病因的诊断和治疗有独特作用，MRCP尚不能完全取代ERCP。

3. 血管造影　CT及MRI广泛应用临床后，血管造影的诊断检查逐渐减少，但至今仍是诊断血管性疾病的金标准。

4. CT检查　CT检查是肝脏、胆系、胰腺、脾脏的主要影像检查手段。

（1）CT平扫　对病灶的检出及定性诊断准确率不高。不过平扫对诊断部分病变如脂肪肝、出血及钙化等是不可缺少的，应作为常规进行。

（2）CT增强　目前广泛应用的是CT多期增强扫描，可以充分反映不同病变的血供特点，大大提高了病变的检出率和定性率。

（3）CT血管成像（CT angiography，CTA）　CT血管成像（图5-19）可以准确观察肝胆胰脾的供血动脉和引流静脉，以及诊断相关的血管病变。

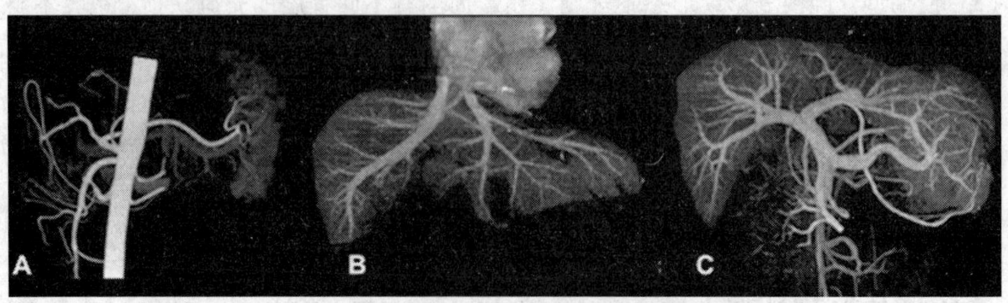

图5-19　CT血管成像

A. 上腹部动脉成像；B. 肝静脉成像；C. 门静脉系统成像

（4）CT 灌注（CT perfusion） 常用在肿瘤性病变的评估方面。

5. MRI 检查 软组织分辨力高，能提供良好的形态学图像，还可根据信号特征分析病灶内的组织结构和成分，因此常常用于超声和 CT 鉴别诊断有困难的病例（如鉴别在肝硬化背景上发生的再生结节、不典型增生结节、早期小肝癌结节等）。

（1）MRI 平扫 对很多病变可作出准确的定位诊断和初步的定性诊断。

（2）MR 增强 与 CT 增强的一样，MR 增强也能反映病灶的血供特点，提高病灶的检出与诊断。目前临床常用的 MRI 对比剂是 Gd－DTPA。

近年来一种新型的肝胆特异性对比剂——钆塞酸二钠（Gd－EOB－DTPA）应用在肝脏检查中，Gd－EOB－DTPA 具有非特异性细胞外对比剂和肝胆特异性对比剂的特性，其动态期与常规钆造影剂相同，可用于评估组织血供情况，在肝胆期通过正常功能肝细胞选择性摄取而强化，肝细胞功能减退或缺失的部位因对比剂不摄取或摄取减少而表现为低或稍低信号，从而得到肝胆特异 MR 成像，对肝脏局灶性病变的检出及定性具有较高的精准度，还可以进行胆道成像及评价肝功能等，实现“一站式”检查。

（3）MR 胰胆管造影（magnetic resonance cholangiopancreatography，MRCP） 是利用重 T_2 加权脉冲序列来显示具有非常长 T_2 弛豫时间组织结构的技术。只有静止或相对静止的液体表现为高信号，胰胆管内的胰液、胆汁属于相对静止的液体，显示为高亮信号，因此 MRCP 可清晰显示胆管系统的形态结构。

（4）MR 血管成像（MR angiography，MRA） 同 CT 血管成像一样，MRA 也可以准确观察肝胆胰脾的供血动脉和引流静脉，以及诊断相关的血管病变。

（5）MR 波谱技术 正在不断发展。若条件允许，可用于少数疑难患者。

6. 超声检查 超声检查可作为肝脏、胆系、胰腺、脾脏疾病普查、筛选的首选检查方法，二维超声可敏感的发现腹部实质脏器的大小、形态、边缘、回声及其内的管道的正常结构及异常改变，超声多普勒能反应脏器及病变部位的血流信息，从而对病变多能明确诊断；经采用微泡超声对比剂的增强超声检查可以在一定程度上反映病变的血供情况，能定量分析病变组织内血流灌注情况，常用于病变定性的鉴别诊断。

7. 核医学检查 核医学应用优势在于反映器官的功能、代谢和病理生理变化上。目前较常用的核素显像方法包括肝胆动态显像（血流灌注相、肝实质相、胆管排泄相和肠道排泄相四期）、肝动脉灌注和血池显像、肝脾胶体显像、肝脏肿瘤的标记和放免显像。

8. PET－CT 检查 PET－CT 技术利用肿瘤与其他性质病变在葡萄糖、核酸、蛋白质等代谢方面的差别，鉴别病变的性质、评估肿瘤的存活状态和寻找转移性病灶等，在肿瘤的诊断与鉴别诊断、术前分期、疗效评价、预后评估等方面有较大应用前景。

二、正常影像表现

（一）断层影像典型层面

如前所述，肝脏、胆系、胰腺和脾脏的主要影像检查手段是 CT 及 MRI，而 CT 及 MRI 是断面成像技术，因此熟悉断面解剖对学习肝胆胰脾影像十分重要。反映肝胆胰脾的解剖位置、大体形态、内部结构以及与周围器官、结构毗邻关系的典型层面是：经第二肝门层面（图 5－20）、经肝门层面（图 5－21）、经胰腺层面（图 5－22）以及经肾门层面（图 5－23）。

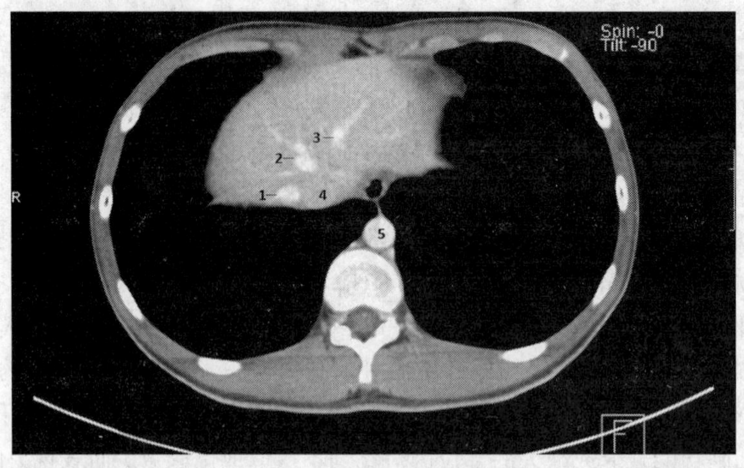

图 5－20　第二肝门平面 CT 图像

1. 肝右静脉；2. 肝中静脉；3. 肝左静脉；4. 下腔静脉；5. 主动脉

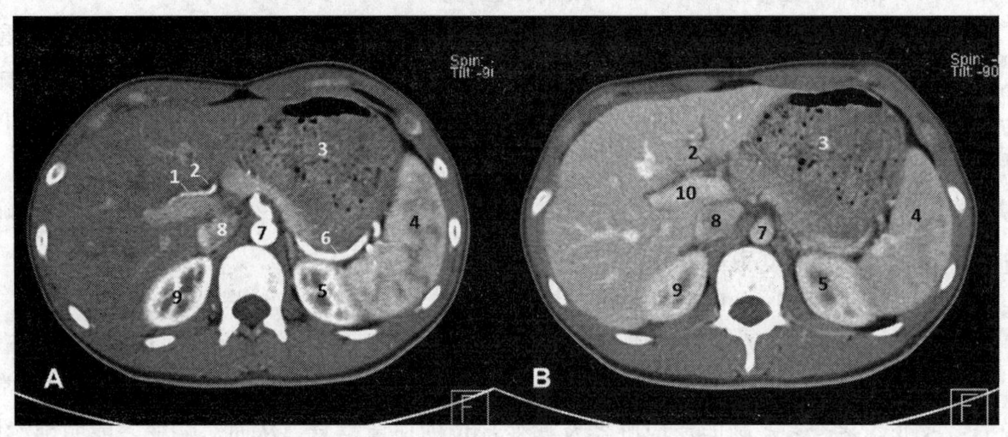

图 5－21　肝门平面 CT 图像

A. 动脉期，B. 门脉期

1. 肝动脉；2. 肝总管；3. 胃；4. 脾；5. 左肾；6. 脾动脉；
7. 腹主动脉；8. 下腔静脉；9. 右肾；10. 门静脉

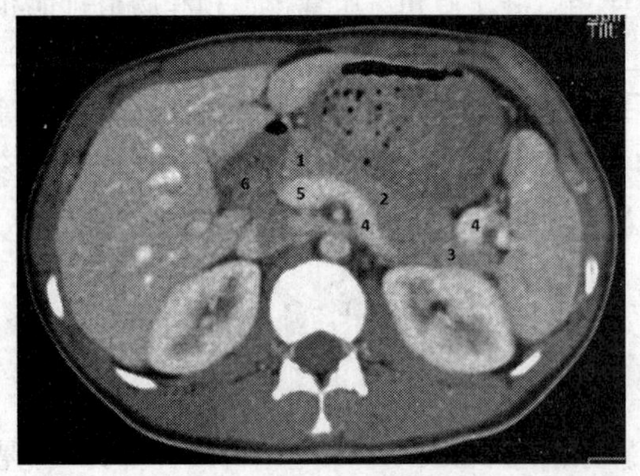

图 5－22　胰腺平面 CT 图像

1. 胰腺颈部；2. 胰腺体部；3. 胰腺尾部；
4. 脾静脉；5. 门静脉；6. 十二指肠降段

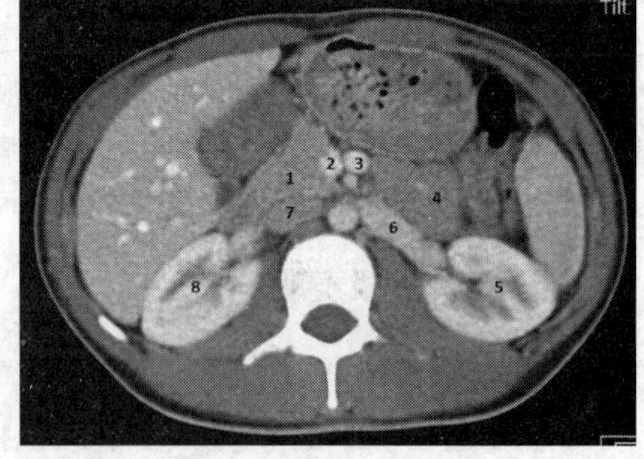

图 5－23　肾门平面 CT 图像

1. 胰腺头部；2. 肠系膜上静脉；3. 肠系膜上动脉；4. 空肠近端；5. 左肾；6. 左肾静脉；7. 下腔静脉；8. 右肾

（二）肝脏正常影像表现

1. 正常 CT 表现　正常肝脏 CT 表现轮廓光滑整齐，其形状和显示的结构依层面不同而异。正常肝脏实质密度均匀，CT 值高于脾、胰实质。

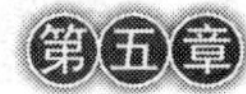

肝脏为肝动脉和门静脉双重供血的器官，动脉血供约占 20% ~25%，门静脉血供约占 75% ~80%。因此增强 CT 不同期相肝实质及肝内血管强化程度不一（图 5－24）。

（1）肝动脉期　动脉呈显著的高密度影，而肝实质和肝内静脉均尚无明显强化。

（2）门静脉期　门静脉强化明显，肝实质和肝静脉也开始强化，肝实质 CT 值逐渐升高，但门静脉血管的密度仍高于肝实质。

（3）肝实质期或平衡期　由于对比剂从血管内弥散至细胞外间隙，门静脉内对比剂浓度迅速下降，而肝实质达到强化的峰值。以三条肝静脉、肝内门静脉左、右支和肝裂为解剖标志，肝脏可划分为 8 个段。

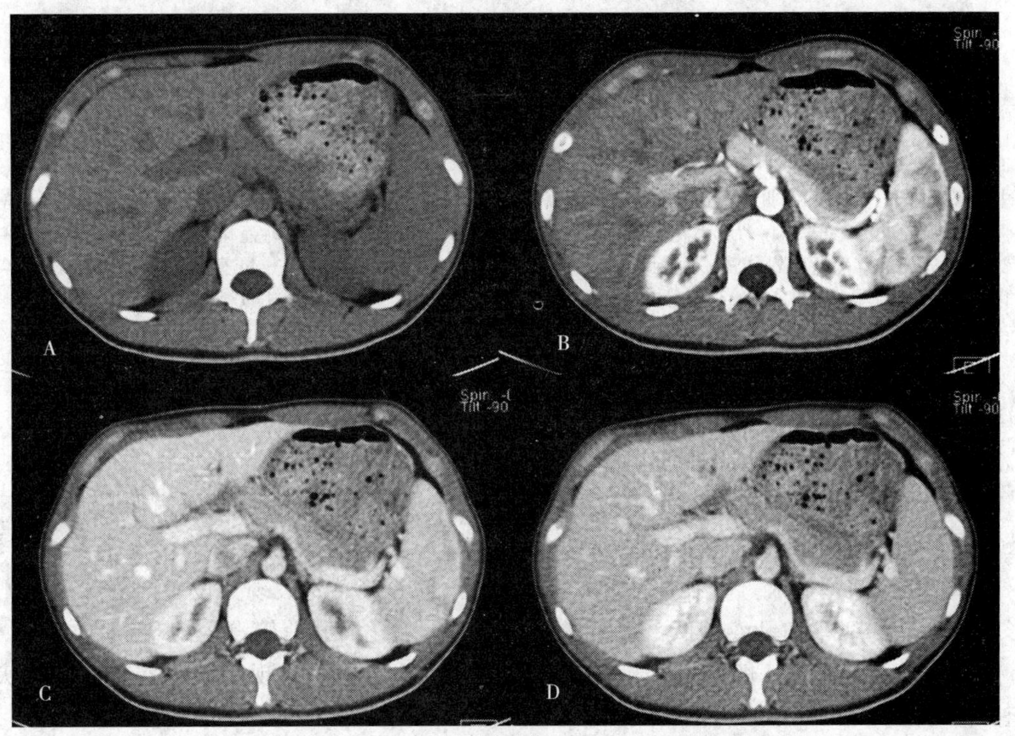

图 5－24　肝脏、胰腺及脾脏动态增强 CT

A. 平扫，肝脏、胰腺及脾脏实质呈均匀的软组织密度，肝实质略高于脾、胰、肾等脏器，肝内门静脉和肝静脉血管密度低于肝实质，显示为管道状或圆形影；B. 增强扫描动脉期，肝动脉强化显著，呈高密度影像，而肝实质尚无明显强化；胰腺明显均匀强化；脾脏不均匀强化，呈“花斑脾”改变；C. 增强扫描门静脉期，门静脉和肝静脉强化明显，肝实质开始强化，胰腺仍为均匀强化，强化程度较动脉期略有降低；脾脏基本强化完全；D. 增强扫描实质期，门静脉密度逐渐下降，肝实质密度持续上升，达到峰值；胰腺密度稍降低；脾脏充分强化

2. 正常超声表现　正常肝脏包膜整齐、光滑，呈细线样回声，肝实质回声呈均匀的中等水平细点状回声。肝内血管呈树状分布，门静脉及其分枝管壁回声清晰，肝内胆管一般不显示或仅隐约可见其与门静脉伴行，在肝门部可见左右肝管及其汇合处肝总管。

3. 正常 MRI 表现　正常肝组织的 T_1WI 表现为均匀的中等信号，与胰腺信号相似，稍高于脾脏信号，而 T_2WI 肝脏信号明显低于脾脏的信号。肝静脉、门静脉及其主要分枝因流空效应一般在 T_1WI 和 T_2WI 均呈无信号的管状影，但在部分成像序列部上亦可呈高信号，这与血液流速及采集回波时间有关；肝内动脉分枝细小一般不能显示。胆管因充盈胆汁，在 T_1WI 上也呈低信号，在 T_2WI 上呈高信号。动态增强扫描的肝脏强化特点与 CT 动态增强的强化特点相似（图 5－25）。

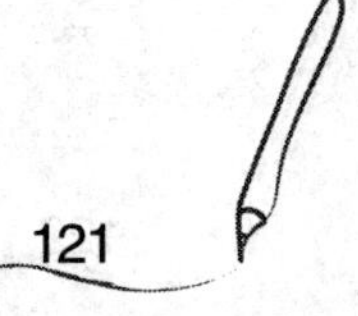

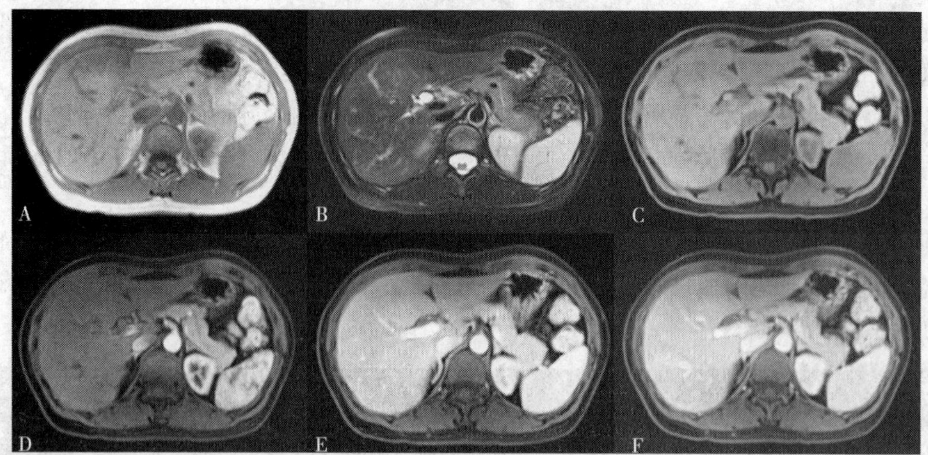

图 5-25　肝脏、胰腺、脾脏动态增强 MRI

A. T_1WI 平扫（未压脂），示肝实质呈中等灰白信号，信号均匀，信号强度比脾脏高；B. T_2WI 平扫，示肝实质呈中等灰黑信号，信号强度明显低于脾脏；C. T_1WI 平扫（压脂），示腹腔脂肪及腹壁脂肪呈低信号；D. T_1WI 增强扫描动脉期（压脂），肝动脉强化显著，而肝实质尚无明显强化；胰腺均匀强化；脾脏不均匀强化，呈“花斑脾”改变；E. T_1WI 增强扫描门静脉期（压脂），门静脉和肝静脉强化明显，肝实质强化，胰腺仍为均匀强化；脾脏完全强化；F. T_1WI 增强扫描实质期（压脂），门静脉信号逐渐下降，肝实质信号持续上升，达到峰值；胰腺强化程度稍降低；脾脏充分强化。

（三）胆道系统正常影像表现

胆道系统由胆囊和各级胆管所组成。

1. 正常 CT 表现　胆囊位于肝左叶内侧段下方胆囊窝内，正常非排空时胆囊为卵圆形，囊壁光滑，壁厚度约 1～2mm，与周围结构分界清楚。肝内胆管分枝一般情况下不能显示，左、右肝管可以清楚显示，呈细条状低密度影。肝总管及胆总管表现为位于门静脉前外侧的圆形或管状影，CT 平扫呈液性低密度，增强扫描后无强化，肝总管直径为 0.4～0.6cm，胆总管直径 0.5～0.8cm，一般不超过 1.0cm。胆囊切除后胆总管可出现代偿性增粗。CT 冠状位重组图像可以较好的显示胆道系统，但显示效果不如 MRCP。

2. 正常 MRI 表现　胆囊壁为等信号，胆汁在 T_2WI 为高信号，在 T_1WI 上一般呈均匀低信号，如果胆汁内有不同成分时，不同成分的信号不同，因此胆汁可表现出“分层”现象。

胆管可在薄层 MRI 上表现为圆点状或长条状 T_1WI 低信号和 T_2WI 高信号，肝内胆管分枝在薄层 MRI 上亦可显示。MRCP 显示胆道系统形态非常形象、直观，并且可以显示正常肝内胆管的 3～4 级分枝，整个胆道系统在 MRCP 上呈树枝状高信号（图 5-26）。

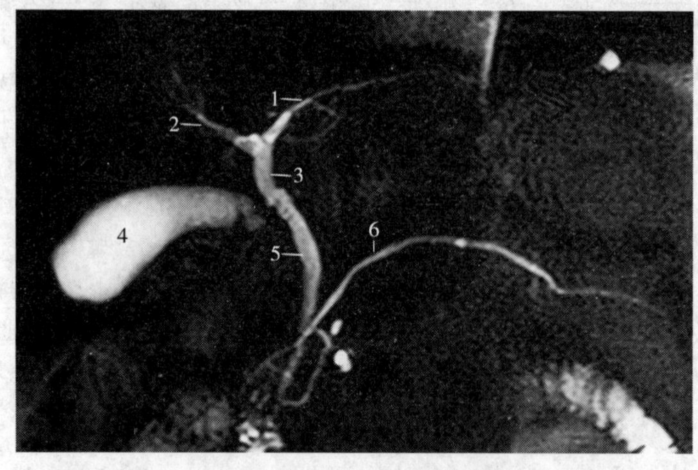

图 5-26　正常 MRCP 图像

1. 左肝管　2. 右肝管　3. 肝总管　4. 胆囊　5. 胆总管　6. 主胰管

3. 正常超声表现 胆囊位于肝脏的胆囊床，纵断面呈梨形或长茄形，正常胆囊轮廓清晰，壁光滑，腔内为无回声区，后壁回声增强。

（四）胰腺正常影像表现

胰腺是腹膜后器官，位于肾旁前间隙内。正常胰腺形似弓状，凸面（胰体部分）向前，多数自胰头至胰尾逐渐变细、变薄，也有呈带状形态，胰腺尾部一般位于脾门。

1. 正常 CT 表现 胰腺密度均匀，CT 平扫密度略低于肝脏。正常胰腺边缘光滑或呈小分叶状，当胰腺腺体萎缩和脂肪浸润可使胰腺边缘呈“羽毛状”或“锯齿样”改变。增强扫描的动脉期，胰腺均匀明显强化；在门静脉期和胰实质期，胰腺强化程度逐渐减退（图 5－24）。胰管正常直径约 1～3mm，因此常规 CT 不易显示，采用层厚 1～2mm 的薄层扫描技术，会大大提高胰管的显示率。

2. 正常 MRI 表现 胰腺实质的信号特点与肝脏相似，在 T_1WI 上呈现等或稍高信号，在 T_2WI 上呈稍低信号，增强扫描特点与 CT 增强一致（图 5－25）。胰管呈线状影，在薄层 T_2WI 上易于显示。MRCP 能显示胰管全貌（图 5－26）。

3. 正常超声表现 超声表现胰腺位于肝左叶和胃的后方，脾静脉和肠系膜上静脉的前方，呈条带状，边缘光滑、整齐，内部呈均匀的中等强度回声。多数情况下稍强于肝脏回声。胰管正常情况下不易显示。

（五）脾脏正常影像表现

脾脏位于左上腹季肋部，其膈面及胸壁面光滑、圆隆，而其脏侧面凹凸不平。正常脾的径线为前后径不超过 10cm，厚度（宽）不超过 6cm，上下径不超过 15cm。

1. 正常 CT 表现 脾脏密度均匀一致，稍低于肝脏密度。增强扫描动脉期，脾迅速出现强化，且周边皮质强化程度高于中间的髓质，造成脾密度不均，称为“花斑脾”（mottled spleen）；在门静脉期和实质期，脾皮、髓质密度很快均匀一致（图 5－24）。

2. 正常 MRI 表现 脾脏在 T_1WI 上呈均匀的稍低信号，信号强度略低于肝脏和胰腺；在 T_2WI 上呈较高信号，高于肝脏和胰腺，增强 MRI T_1WI 上脾的强化特点与增强 CT 类似（图 5－25）。

3. 正常超声表现 脾脏断面似半月形，脾门处回声稍强，可见脾门血管。脾脏实质呈弥漫均匀的点状回声，回声略低于肝实质。

三、异常影像表现

1. 形态异常 肝脏、胰腺及脾脏是实质脏器，常见形态异常包括体积增大或缩小、轮廓改变，CT 及 MRI 可以显示实质脏器的整体形态，优于超声检查，CT 及 MRI 横断面结合冠状面、矢状面可以较为全面的了解脏器的形态改变。

2. 数目与位置异常 主要是脾脏的数目与位置异常，数目与位置改变主要有多脾、副脾、无脾和脾脏异位这几种先天发育异常。肝脏、胰腺基本无数目与位置异常，当有内脏反位的情况下，肝脏及胰腺的位置会发生改变。

3. 实质弥漫性异常 脏器的实质弥漫异常表现为 CT 上广泛的密度不均匀，MRI 上广泛的信号不均匀，超声上广泛的回声不均匀，增强扫描都表现为不均匀强化。

4. 实质局灶性异常 实质局灶性异常主要是单发的病灶，或者为多发病灶，但多发病灶本身并不造成实质广泛而又显著的形态学和病理学异常。局灶性异常需要从以下几个方面进行观察：形态、大小、数目、质地、血供。

病灶形态：良性病变常常边界光滑、清晰，恶性病变常边缘不清、模糊。

病灶大小：病灶大小与病灶性质没有直接关系，病灶较大，可以观察的影像学表现较多，对于定性诊断帮助较大。而病灶较小者（如病灶直径小于 1.0cm），定性诊断常较困难。

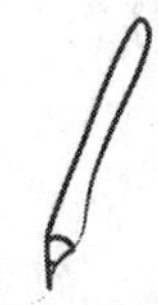

病灶数目：囊肿、转移性肿瘤和血管瘤常多发，原发性肿瘤既可单发，也可多发。

病灶质地：病灶本身的病理结构导致的超声、CT及MRI影像表现。如肝囊肿，超声表现为液性无回声病灶，CT上呈低密度，但依囊内液体成分不同而有差异，特别是当囊肿合并出血或感染时，CT值会稍高；肝囊肿在T_1WI上呈均匀较低信号，在T_2WI上呈显著高信号。

病灶血供：在增强CT、增强MRI及增强超声上，病灶的强化程度、强化方式可以判断病灶的血供情况，如供血来自动脉还是门静脉、供血的血管起源、病灶内的血管丰富程度。

5. 胆道异常

（1）管（囊）腔大小改变　发育异常造成的胆道系统先天性扩张，常不伴狭窄或阻塞；其他病因导致的胆道管腔狭窄、阻塞或完全中断，可出现近端胆道管（囊）腔的继发性扩张。

（2）管（囊）壁改变　主要为胆道系统管（囊）壁的均匀增厚，或不均匀、呈结节状的增厚。增强CT或MRI扫描时增厚的管壁可呈现显著强化。

（3）管（囊）腔内容物异常　指胆道系统内胆汁成分发生变化或管（囊）腔内出现其他病理性组织（结石、软组织、肿块、血液、气体、蛔虫等）。

6. 血管异常　CT或MRI的血管增强可以显示肝脏、胆道系统、胰腺及脾脏的血管异常，如动脉瘤、动静脉畸形等。

四、肝脏弥漫性病变

（一）肝硬化

【临床与病理】

1. 病因病理　肝硬化（liver cirrhosis）是各种原因所致的肝脏终末期病变。常见病因为病毒感染和酗酒，国内以乙型肝炎为主要病因。病理上表现为弥漫性全肝性的肝小叶结构破坏；弥漫性的纤维组织增生；肝细胞再生形成不具有正常结构的假小叶。

2. 临床表现　临床上以肝功能损害和门脉高压为主要表现。肝硬化代偿期：患者无明显不适或仅有疲乏、腹胀等症状，肝、脾脏增大，硬度增加。失代偿期：肝脏逐渐缩小，临床出现腹水、脾脏增大、食管静脉曲张，晚期出现黄疸、上消化道出血、肝性脑病等。

【影像学表现】

1. CT表现　早期肝硬化形态改变不明显。中晚期表现为肝体积缩小，肝叶比例失调，通常是肝右叶和左叶内侧段萎缩，左叶外侧段和尾状叶增生肥大，肝裂和肝门增宽，肝表面呈结节状。平扫肝脏密度均匀。当脂肪浸润时密度减低，铁沉积可导致硬化结节的密度增高。增强扫描时，硬化结节强化方式与肝脏实质相仿，呈均匀等密度。脾脏增大。门脉高压征象：门脉主干增宽，侧枝循环建立、扩张、走行扭曲，胃底—食管下段静脉曲张呈簇状或条状增宽。可伴有腹水等（图5-27）。

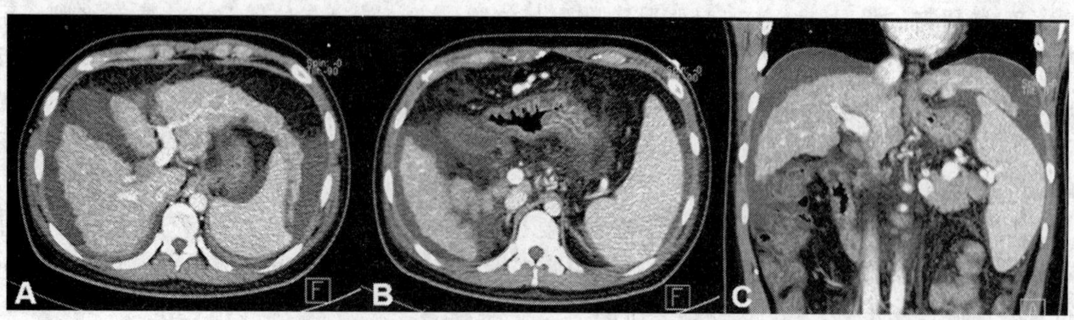

图5-27　肝硬化增强CT门脉期图像

肝脏体积缩小，肝叶比例失调，肝脏表面呈结节状，门静脉增粗，胃左静脉曲张，脐静脉开放并增粗，脾脏增大，腹水

2. MRI 表现 结构形态改变所见与 CT 表现相似。肝脏再生结节在 T_1WI 上一般呈等信号，T_2WI 上呈低信号，当结节呈等信号或高信号时，提示癌变。

3. 超声表现 早期肝硬化超声图像不典型。晚期肝硬化图像典型，肝脏形态失常，体积常缩小，肝叶比例失调，肝表面凹凸不平，呈锯齿状。肝实质回声增强、粗糙、不均，再生结节形成后可见结节状回声。肝静脉变细，壁不光滑、走行迂曲。门脉血流流速减慢，或呈双向甚至离肝血流；门静脉主干、脾静脉及肠系膜上静脉扩张；脐静脉开放；脾脏增大；中晚期可出现腹水。

【诊断与鉴别诊断】 需要与弥漫性肝癌、其他原因所致脾脏增大伴腹腔积液等相鉴别。弥漫型肝癌时肿瘤为弥漫性小结节灶，在 T_2WI 上结节可呈等或高信号灶。动态增强扫描，肿瘤结节呈"快进快出"典型表现，常伴有门脉及肝静脉内充盈缺损等征象。

（二）脂肪肝

【临床与病理】

1. 病因病理 正常人每 100g 肝脏湿重脂肪含量 4～5g，当脂肪含量超过肝湿重的5%～10%，即形成脂肪肝（fatty liver）。常见原因包括营养不良、酗酒、糖尿病、肥胖、激素治疗及化疗等。病理上根据脂肪浸润的程度和范围，可分为弥漫性脂肪肝和局灶性脂肪肝。

2. 临床表现 早期脂肪肝常无明显的症状和体征，中重度脂肪肝有类似慢性肝炎的表现。

【影像学表现】 脂肪肝的主要影像学检查方法是超声和 CT，由于超声的简便、费用低、无辐射，可作为脂肪肝的筛选检查方法。当超声和 CT 不能定性诊断时，比如局灶性脂肪肝与肝脏局灶性占位病变不能鉴别时，需行 MRI 检查。

1. CT 表现 ①弥漫性脂肪肝：平扫显示全肝实质密度普遍性减低，低于同层面脾脏实质密度，肝/脾 CT 值的比值 <0.85；肝实质密度的减低使得原本为低密度的肝内血管不再显示，即"血管湮没征"，若脂肪变进一步加重，肝实质密度进一步减低，可出现"血管反转征"，即肝内血管密度相对高于肝实质密度，但肝内血管本身的形态、走行没有改变；增强扫描，肝实质均匀强化，但强化程度减低（图 5－28）。②局灶性脂肪肝：一个或数个肝叶或肝段的脂肪肝表现与弥漫性脂肪肝一样，只是范围为肝叶或肝段。肝内未被脂肪浸润的区域表现为斑片状相对高密度，称之为肝岛，多见于胆囊旁和叶裂附近（图 5－29）。

2. MRI 表现 ①弥漫性脂肪肝：轻中度者 T_1WI 和 T_2WI 上常无异常表现，严重者在 T_2WI 上可表现稍高信号，但 T_1WI 变化不明显；应用 GRE 序列 T_1WI 同、反相位检查，具有较特异性表现，即使为轻中度者，均表现为与同相位相比，反相位上全肝实质信号明显减低（图 5－30）。②局灶性脂肪肝：表现为反相位上，某一叶或多叶、多段肝实质信号明显减低（图 5－31）；肝岛信号强度在各序列上均同于正常肝实质。

3. 超声 ①弥漫性脂肪肝：肝实质回声显著增强，呈弥漫性细点状，表现"明亮肝"（bright liver），肝内回声强度随深度递减；肝内血管壁包括门静脉分枝回声减弱，或显示不清。②非均匀性脂肪肝和局灶性脂肪肝：可见肝一叶或数叶内呈不规则分布相对稍高回声表现；以肝静脉为界，或沿门静脉分枝长轴分布，无占位效应；部分形成肝岛，表现高回声中见片状相对低回声。少数病变呈团块状高回声，外形圆形或不规则形，数目一个或多个，缺乏占位效应是其重要特征。

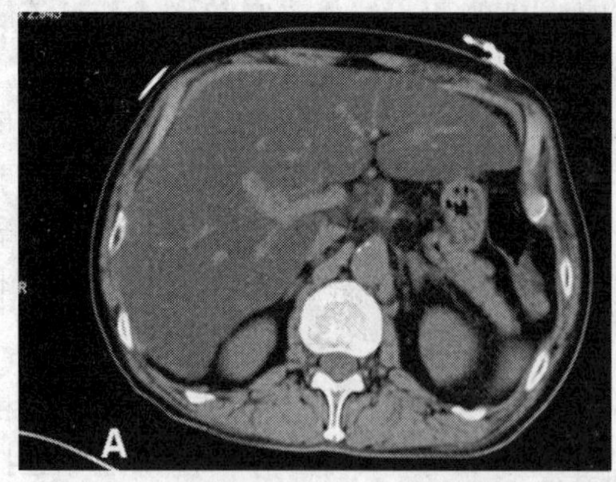

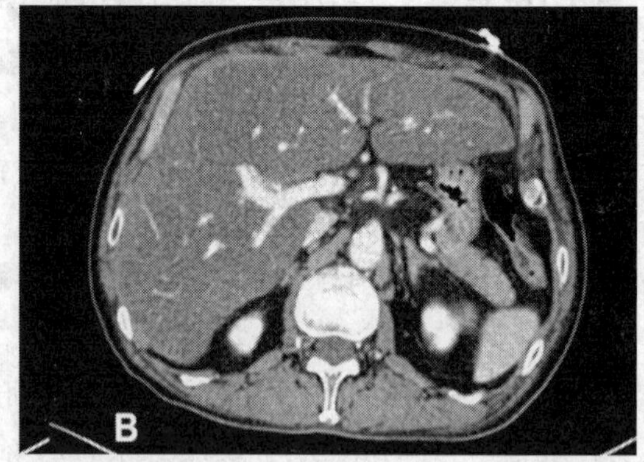

图 5 - 28　弥漫性脂肪肝增强 CT

A. 平扫，全肝实质密度普遍性减低，门静脉分枝及肝静脉属支密度相对高于肝实质密度；B. 增强门脉期，肝实质均匀强化，但强化程度减低

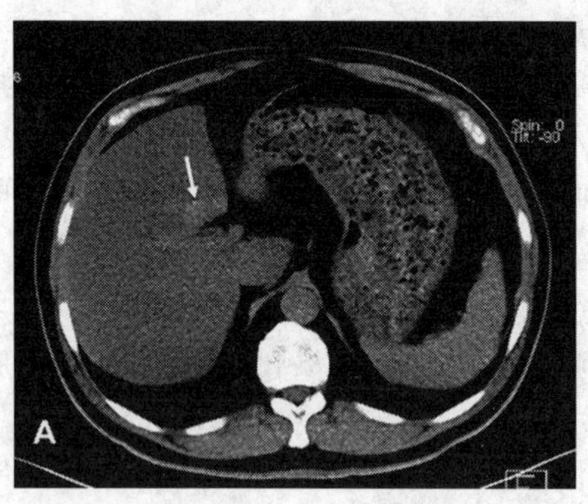

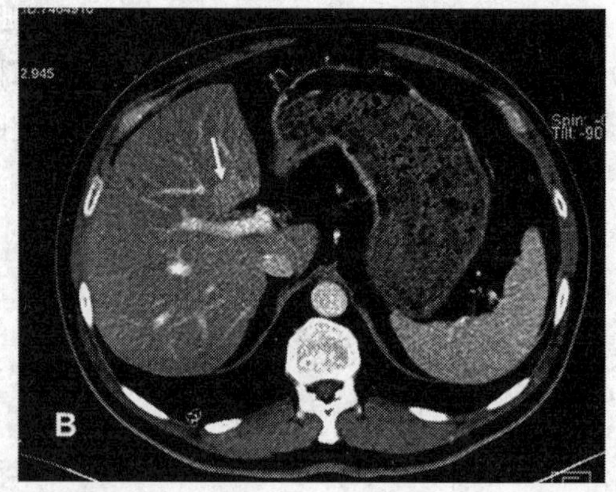

图 5 - 29　局灶性脂肪肝增强 CT

A. 平扫，肝脏大片实质密度普遍性减低，肝内血管不再显示（“血管湮没征”），在胆囊窝旁见斑片影，密度相对肝实质密度高，与脾实质密度近似；B. 增强门静脉期，肝实质均匀强化，但强化程度减低，斑片影均匀强化，密度较肝实质高，与脾实质近似，为肝岛

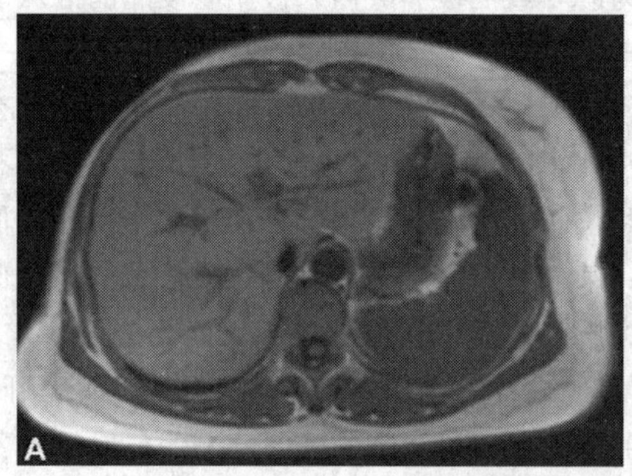

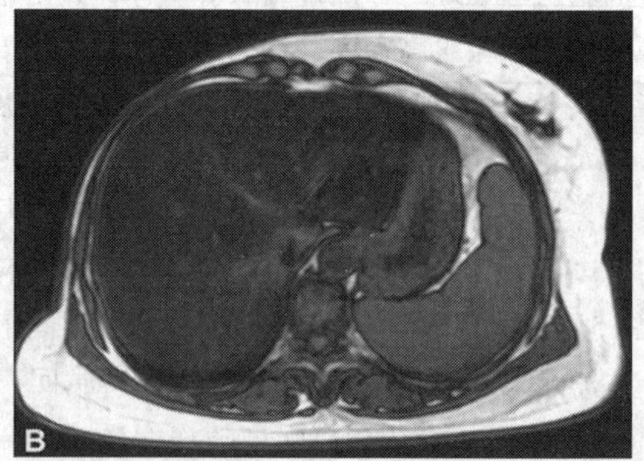

图 5 - 30　弥漫性脂肪肝 MRI

A. T_1WI 同相位，肝实质信号无明显变化；

B. T_1WI 反相位，肝实质信号明显减低，明显低于脾实质信号，肝内血管信号呈相对高信号

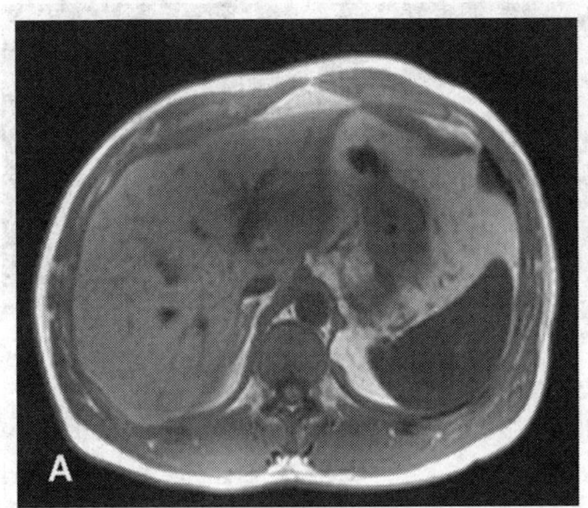

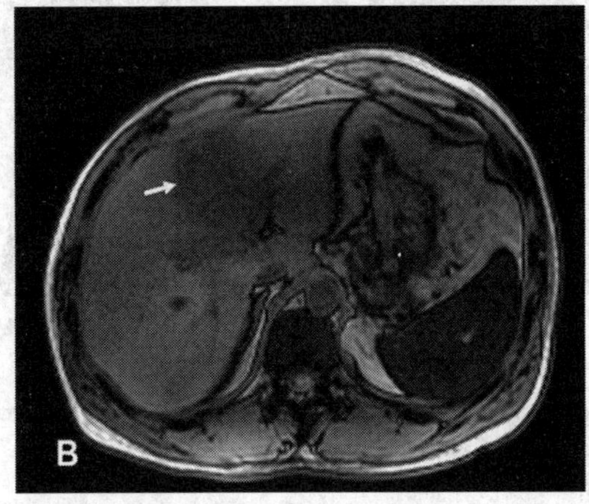

图 5－31　局灶性脂肪肝 MRI

A. T_1WI 同相位，肝实质信号无明显变化；

B. T_1WI 反相位，肝左内叶局部肝实质信号减低，低于周围肝实质信号

【诊断与鉴别诊断】 弥漫性脂肪肝超声、CT 和 MRI 表现都比较典型，诊断不难。局灶性脂肪肝需与一些肝脏占位病变鉴别，如肝癌、肝海绵状血管瘤、肝转移瘤等。首先局灶性脂肪肝无占位效应，其次增强扫描病灶内可见正常的血管通过，血管没有受挤压或受侵犯的改变，可资鉴别。

五、肝脓肿

【临床与病理】

1. 病因病理　肝脓肿（hepatic abscess）为肝组织局限性化脓性炎症，可为细菌性或阿米巴性，临床上以细菌性多见。各种病因引起的肝脓肿，其病理形态学基本相似。致病菌到达肝脏产生局部炎性反应，肝组织充血、水肿、组织液化坏死，形成脓腔，周围肉芽组织增生则形成脓肿壁，脓肿壁周围肝组织可有水肿。脓肿常为单房，部分为多房，可单发或多发。

2. 临床表现　临床上表现为肝大、肝区疼痛和全身性炎症反应。阿米巴性肝脓肿粪便中可找到阿米巴滋养体。

【影像学表现】

1. CT 表现　平扫脓腔呈较低密度区，其内可有分隔，也可有小气泡或气液平面；脓肿壁环绕脓腔周围，密度低于肝实质而高于脓腔；增强检查，脓肿壁明显强化，分隔也表现明显强化，而脓腔无强化；肝脓肿急性期炎症期，在脓肿壁外周可出现环状低密度水肿带，水肿带呈延迟强化，与无强化脓腔和强化的脓肿壁共同构成“环征”或“靶征”（图 5－32）。不典型肝脓肿，脓腔在增强扫描时表现为“簇形征”或“蜂窝状”周围水肿征象明显。少数在动脉期可见病变所属肝段出现一过性强化。肝脓肿易发生右侧胸腔积液。

2. MRI 表现　脓腔在 T_1WI 呈均匀或不均匀的低信号，T_2WI 表现明显高信号，DWI 明显受限呈显著高信号。脓肿壁 T_1WI 上的信号强度高于脓腔而低于肝实质；T_2WI 则表现低于脓腔而略高于肝实质。增强检查，脓肿壁强化表现与 CT 相同。

3. 超声表现　可作为首选的影像学检查方法。①直接征象：可见单发或多发囊性肿块；典型表现呈所谓“环征”即脓腔呈低回声、脓肿壁表现环状高回声；壁厚薄不等，内缘不平整，外缘清或不清；如腔内出现气体，则表现为狭长带状强回声。②间接征象：急性期肝脓肿，周围可出现水肿区，表现由亮逐渐变暗的环状回声。

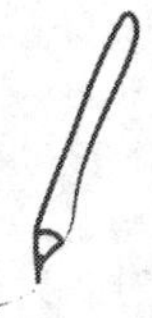

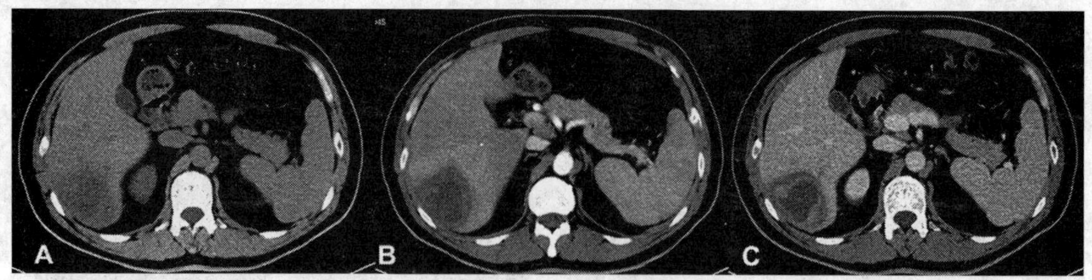

图 5-32　肝脓肿增强 CT

A. 平扫，肝右后叶下段稍低密度肿块，边界模糊；B. 增强动脉期，脓肿壁强化，脓肿壁外周为较低密度的水肿带，相邻肝实质片状一过性明显强化；C. 增强门脉期，脓肿壁强化更明显，脓肿壁厚薄不均，脓肿壁外周的水肿带无强化，脓肿中心的坏死无强化

【诊断与鉴别诊断】增强扫描出现“靶征”和病灶内有小气泡或气液平为肝脓肿的特征性影像表现，结合临床情况，诊断较为明确。

鉴别诊断包括：①肝细胞癌，肝脓肿早期未出现液化坏死时也可表现实质性肿块，但肝细胞癌多期增强扫描有“快进快出”的特点，与肝脓肿不同；②肝转移瘤，肝转移瘤发生明显的坏死液化需与肝脓肿鉴别，肝转移瘤的坏死液化腔在 DWI 上信号较低，与肝脓肿不同。

六、肝脏良性肿瘤和肿瘤样病变

（一）肝海绵状血管瘤

【临床与病理】

1. 病因病理　肝海绵状血管瘤（hepatic cavernous hemangioma）为肝脏常见的良性肿瘤，好发于女性，多见于 30～60 岁。绝大多数海绵状血管瘤为单发，少数为多发。病理上，肿瘤由许多扩张的异常血窦组成，内衬单层的血管内皮细胞；血窦间有纤维组织构成的不完全间隔，形成海绵状结构，其内充满血液；偶有血栓形成，很少出现钙化。

2. 临床表现　一般在临床上可无任何症状，巨大的海绵状血管瘤可引起上腹部胀痛不适，破裂可致腹腔出血。

【影像学表现】

1. CT 表现　平扫为较低密度的结节或肿块病灶，单发或者多发，边界清楚。增强扫描动脉期从病灶边缘开始呈不连续的结节状明显强化；其后门静脉期至延迟期，强化向病灶中心扩展，强化范围扩大，较小的病灶可完全强化，其密度与正常肝实质相等或稍高于周围肝实质；整个强化过程呈“早出晚归”的特点（图 5-33）。部分直径 <2cm 的病灶，动脉期就完全均匀强化。部分较大的病灶，其内可有出血、坏死、纤维瘢痕等，增强扫描至延迟期也不能完全填充。

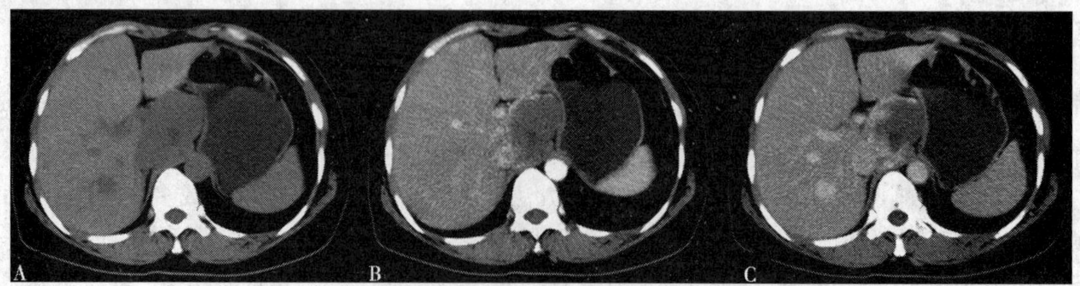

图 5-33　肝脏血管瘤增强 CT

A. 平扫，肝尾状叶较低密度肿块；B. 增强扫描动脉期，肿块边缘不连续的结节状强化；

C. 增强扫描门脉期，肿块强化范围向病灶中心推进，强化程度稍高于周围均匀强化的肝实质

2. MRI表现 病灶在T_1WI上表现为均匀低信号，在T_2WI上表现为均匀高信号，且随回波时间延伸，高信号表现更为显著，似灯泡样，称之为“灯泡征”（图5－34）。多期增强扫描，病灶强化方式与CT多期增强扫描相同。

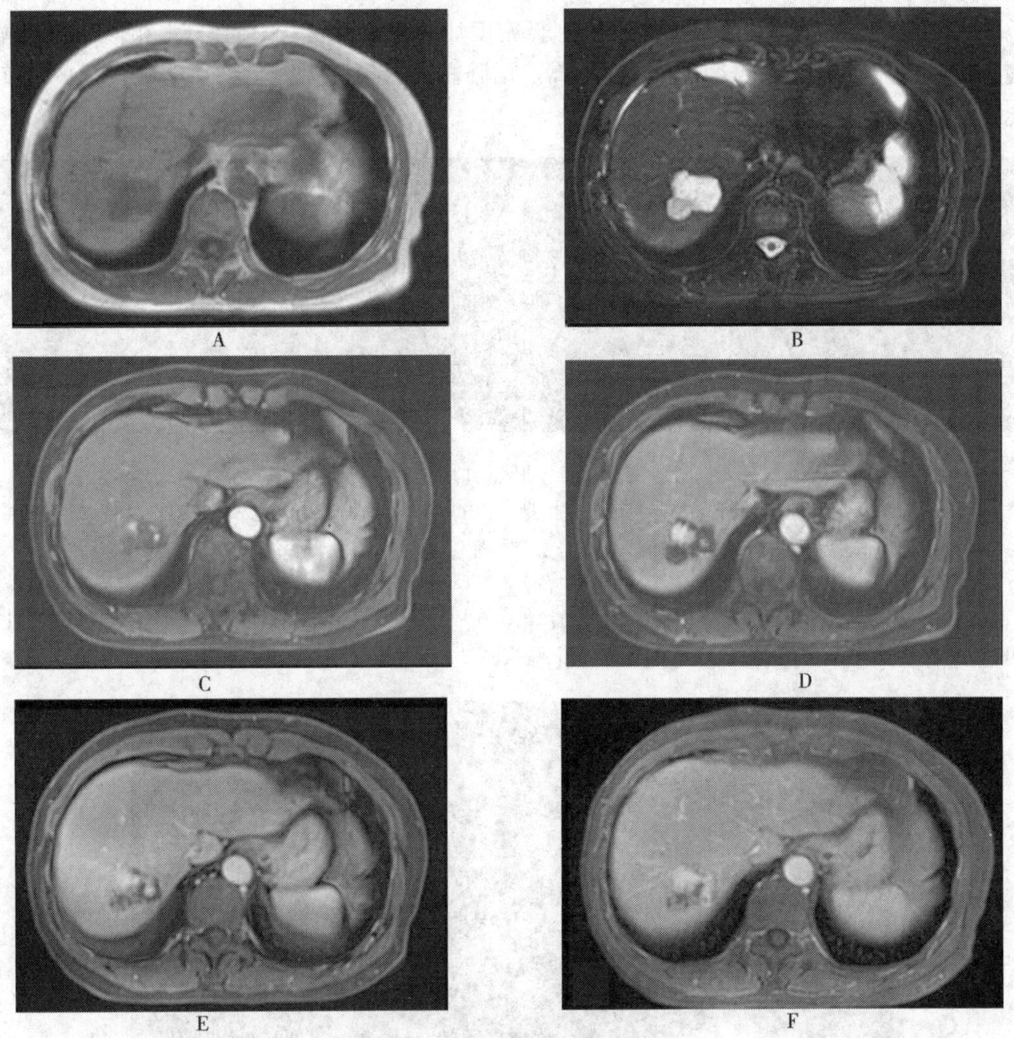

图5－34 肝血管瘤增强MR

A. T_1WI平扫，肝右后叶上段较低信号肿块，边界清楚；B. T_2WI，肿块呈高信号；C～F. 动态增强扫描，肿块由边缘向中心逐渐强化

3. 超声 ①直接征象：肿瘤多表现为均匀高回声肿块，边缘清晰，无低回声晕；在高回声中可见到细小的筛孔状弱回声，有时可见到管状结构在瘤内穿行，表现为“血管穿通”征；少数呈均匀低回声，周边有点、条状高回声；较大肿瘤可表现不均匀回声。②间接征象：大而表浅肿瘤，检查中用探头压迫肿瘤部位，可见肿瘤受压变形；肿瘤无血流或少血流信号。

【诊断与鉴别诊断】 海绵状血管瘤影像表现比较典型，特别是多期增强扫描的“早出晚归”特点，诊断不难。需要鉴别诊断的疾病有肝细胞癌、肝转移瘤、肝腺瘤、局灶性结节性增生等，具体详见肝细胞癌的鉴别诊断。

（二）肝囊肿

【临床与病理】

1. 病因病理 肝囊肿（hepatic cyst）是常见的肝脏疾病，临床多见于30～50岁，病理上

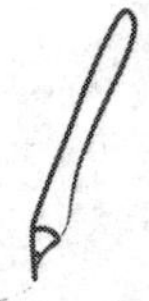

囊肿大小不等，囊壁很薄，内衬分泌液体的上皮细胞，囊内充满澄清液体。

2. 临床表现 一般无症状，常于偶然检查时发现，囊肿巨大时可致上腹部胀痛。

【影像学表现】 肝囊肿的首选检查方法是超声，一般超声即可明确诊断，不能明确诊断时可行 MRI 检查。

1. CT 表现 平扫呈单发或多发类圆形低密度灶，密度均匀，CT 值与水相似，病灶边界清楚，囊肿内伴有出血或感染时，密度增高。增强扫描，囊肿无强化，在明显强化的肝实质对比下，境界更加清楚（图 5－35）。

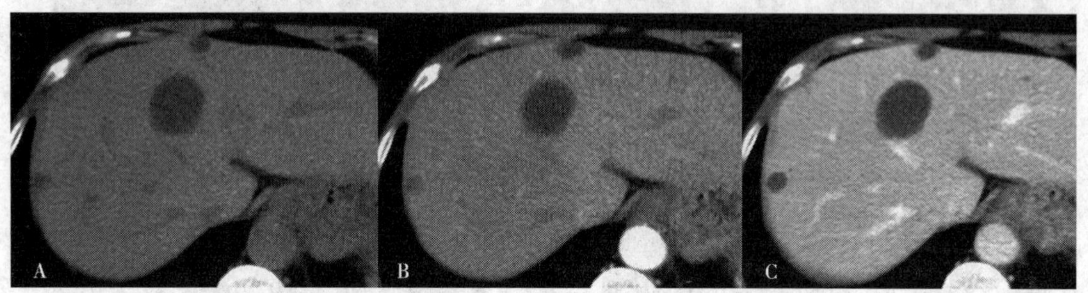

图 5－35　肝囊肿增强 CT

A. 平扫，肝内多个大小不等的低密度结节；B. 增强扫描动脉期，结节未见强化；

C. 增强扫描门脉期，结节未见强化，肝实质明显均匀强化，结节的边界更清楚

2. MRI 表现 病灶在 T_1WI 上呈低信号，T_2WI 上呈明显高信号（图 5－36），MRCP 上亦为明显高信号结节；增强检查，囊肿无强化。

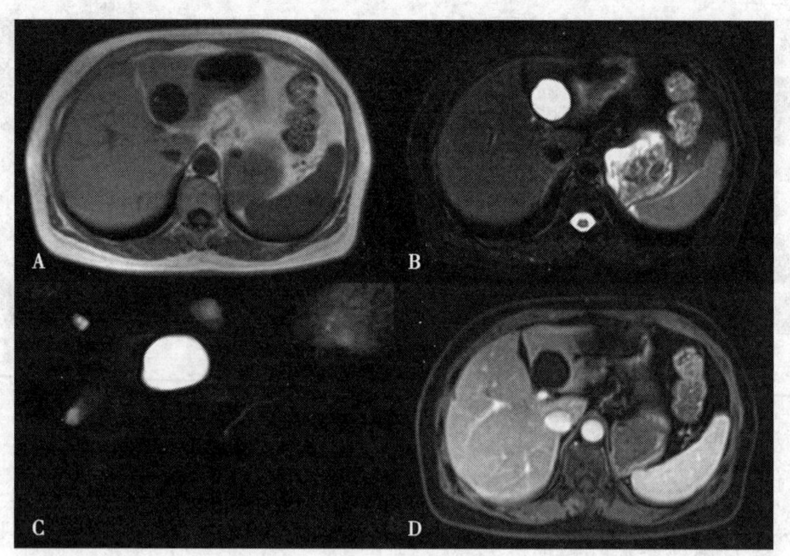

图 5－36　肝囊肿 MRI

A. T_1WI 平扫，肝左外叶低信号肿块；B. T_2WI 平扫，肿块呈高信号；

C. MRCP，肿块呈高信号；D. 增强扫描，肿块不强化

3. 超声表现 表现为肝内单发或多发类圆形均匀无回声区；周边囊壁非薄、光滑呈高回声，部分囊内出现细线样分隔，可有侧壁回声失落，囊肿后壁及后方回声增强；若合并囊内出血或感染，出现弥漫性低回声光点，可见分层现象；囊壁也可增厚，个别出现钙化。

【诊断与鉴别诊断】 绝大多数肝囊肿具有典型的影像表现，容易诊断。极少数影像表现不典型肝囊肿（病灶内纤细分隔、伴有出血、继发感染）需要行增强检查有助于明确诊断。

需要鉴别诊断的疾病有：肝脏囊性转移瘤、肝脓肿、囊型肝棘球蚴病等，鉴别要点见相关疾病鉴别诊断部分内容。

七、肝脏恶性肿瘤

（一）肝细胞肝癌

【临床与病理】

1. 病因病理 肝细胞癌（hepatocellular carcinoma，HCC）占原发性肝癌的4/5，多在慢性肝炎和肝硬化基础上发生。大体病理分为：巨块型，瘤体直径≥5cm；结节型，瘤体直径<5cm；弥漫型，瘤体直径<1cm，弥漫分布于全肝。直径≤3cm的单发结节，或两个结节的直径之和≤3cm的结节，称为小肝癌。

2. 临床表现 临床症状多出现在中晚期，表现肝区疼痛、消瘦乏力、腹部包块。大多数HCC患者的AFP阳性。

【影像学表现】

1. CT表现 平扫多数癌灶表现为较低密度肿块，少数为等密度或混杂密度。癌灶内密度多不均匀，若癌灶发生坏死则出现更低密度区，若癌灶内有破裂出血则可出现斑片状高密度。巨块型HCC及弥漫性HCC可表现为全肝增大或肝叶增大。如果癌灶在肝脏包膜下，会引起肝脏局部形态凸出。

由于HCC主要由肝动脉供血，因此多期增强扫描HCC的典型表现为动脉期出现明显的强化（均匀或不均匀），部分癌灶内可见肿瘤血管，癌灶坏死区不强化；门静脉期，正常肝实质强化，密度明显升高，而癌灶密度减低，表现为相对低密度；平衡期，癌灶密度持续减低，与周围正常强化肝实质的对比更加明显，整个强化过程表现为“快进快出”的特点（图5-37）。

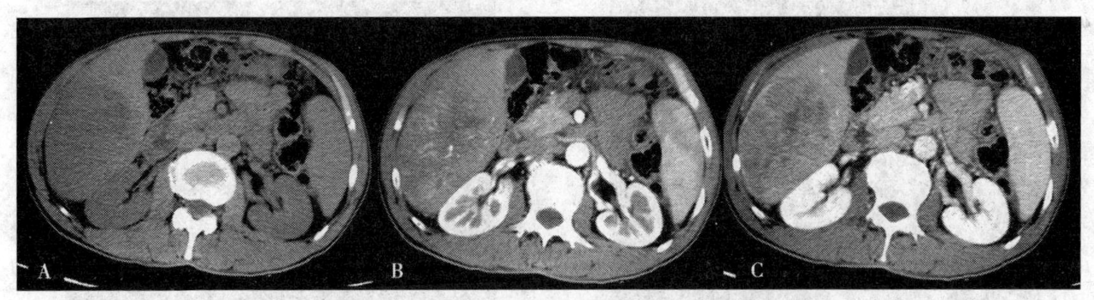

图5-37 HCC增强CT

A. 平扫，肝右后叶下段稍低密度巨大肿块；B. 增强动脉期，肿块内不均匀少量强化，并见较多杂乱的肿瘤小血管，肿块密度略较周围肝实质高；C. 增强门静脉期，肿块密度明显低于周围肝实质

癌灶与周围肝组织一般分界不清，但分化较好、生长较缓慢的HCC可呈膨胀性生长，压迫周围肝组织，引起周围肝组织纤维化，形成假包膜样的结构，从而使癌灶与周围肝组织分界清楚，在门静脉期或平衡期肿瘤假包膜会出现强化。

癌灶侵犯血管时，血管形态失常，管腔内可有瘤栓形成。癌灶侵犯胆管，可引起受累胆管的远端管腔及分枝扩张。

HCC常伴有淋巴结转移，以肝门部或腹主动脉旁、腔静脉旁淋巴结最常受累，转移的淋巴结形态增大，若有坏死，则出现环状强化。有时可见肺、肾上腺、脾等器官的转移灶。

大多数HCC有肝硬化的背景，因此除了HCC本身的表现以外，还可以见到肝硬化的相关CT表现。

2. MRI 表现 癌灶在 T_1WI 上一般为低信号，在 T_2WI 及 T_2 脂肪抑制序列为稍高信号，癌灶内信号一般不均匀，癌灶内有坏死灶时在 T_2WI 上为高信号，癌灶内有出血或脂肪变性时在 T_1WI 表现为高信号；癌灶的假包膜在 T_1WI 上表现为肿瘤周围的环状低信号影。钆喷葡胺（Gd－DTPA）多期增强扫描，其强化方式与 CT 多期增强方式相同，也为“快进快出”（图 5－38）。癌灶外的表现与 CT 表现相同。

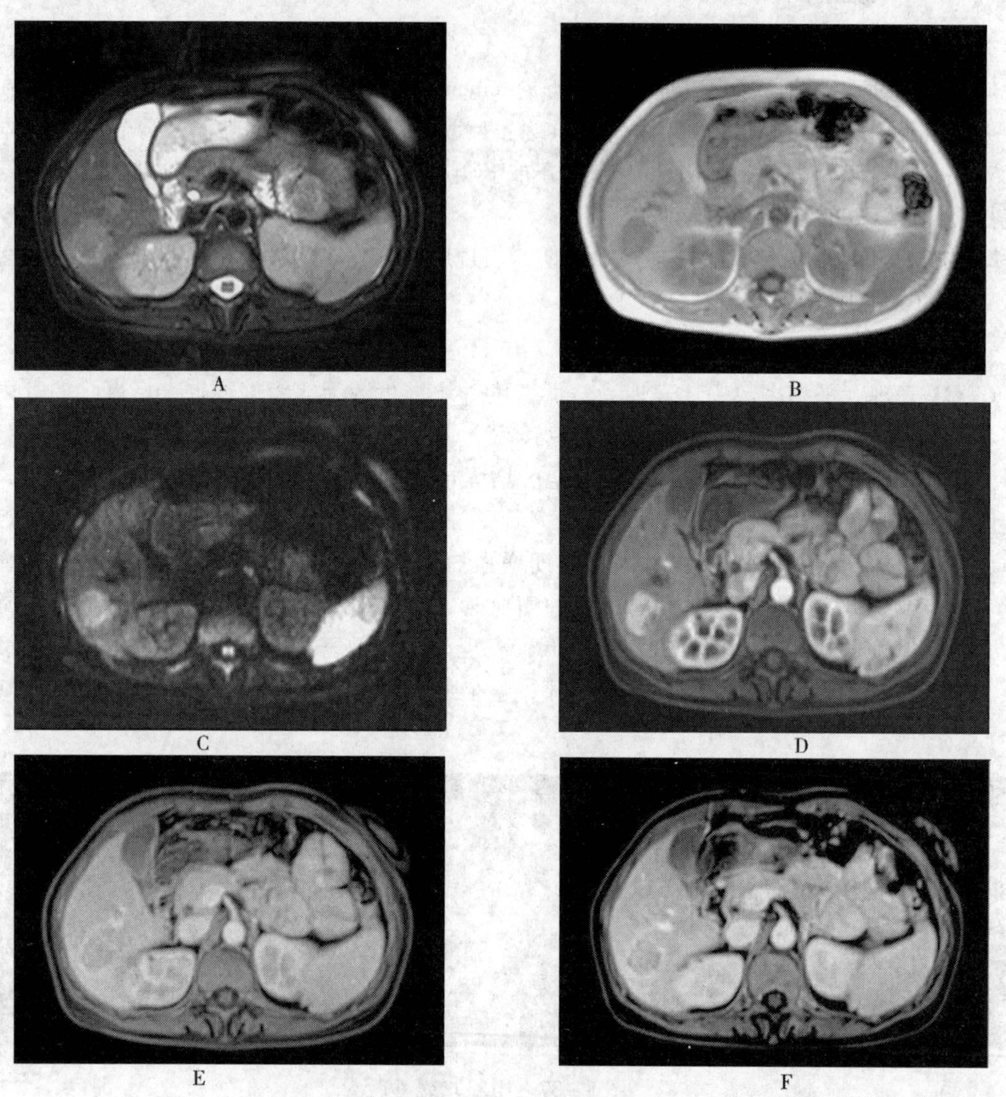

图 5－38　HCC 多期增强 MRI

A. T_2WI，肝右后叶下段略高信号结节；B. T_1WI 平扫，结节呈较低信号；
C. DWI，结节弥散明显受限；D. 增强动脉期，结节明显强化，信号明显高于周围肝实质；
E. 增强门脉期，结节信号明显减退，低于周围肝实质，结节边缘有环状强化信号；
F. 增强实质期，结节信号继续减退，结节边缘环状强化信号更明显，即“假包膜”

以 Gd－EOB－DTPA 为对比剂行多期增强扫描，动脉期、门静脉期及实质期癌灶的强化表现与 Gd－DTPA 增强相同，在肝胆特异期成像上（Gd－DTPA 增强扫描没有肝胆期），癌灶没有正常的肝细胞，不能摄取肝胆特异性对比剂，因此表现为低信号，而肝实质摄取了肝胆特异性对比剂信号增高，所以能更敏感地检出较小的癌灶（图 5－39）。

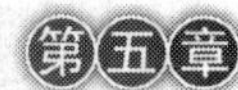

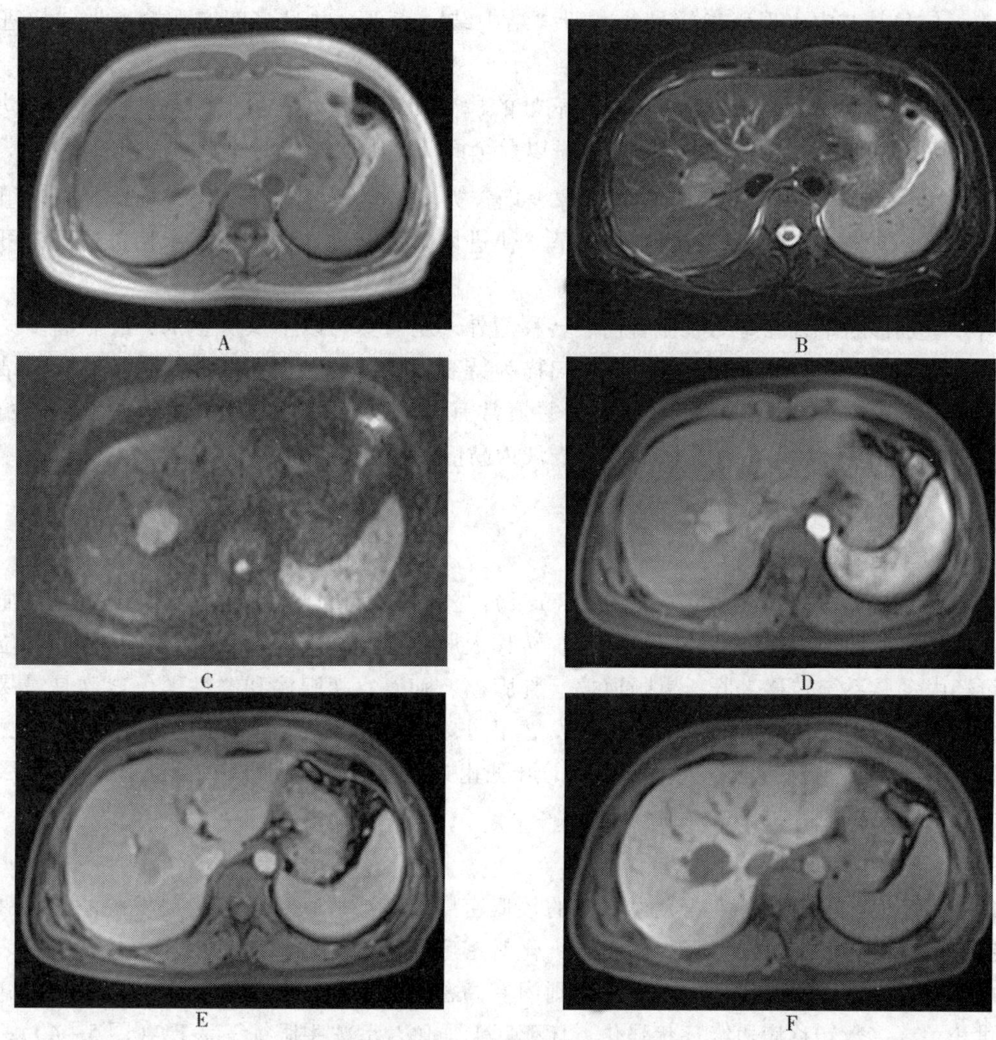

图 5－39 HCC 肝胆特异性对比剂增强 MRI

A. T_1WI 平扫，肝右前叶上段较低信号结节；B. T_2WI，结节信号稍高；C. DWI，结节弥散明显受限；D. 增强动脉期，结节明显强化，信号明显高于周围肝实质；E. 增强门脉期，结节信号明显减退，低于周围肝实质；F. 增强肝胆期，结节没有强化，周围肝实质轻强化

3. 超声表现 ①直接征象：显示肝实质内单发或多发肿块，肿块回声复杂，可表现为不均匀的低、等、高回声或混合回声；较大肿瘤典型者呈“镶嵌”状或“块中块”，肿瘤周围常有完整或不完整低回声晕环，具有一定特征。②间接征象：多数病例并有肝硬化声像图表现；肿瘤边缘血管受压形成血管绕行，肿块致包膜隆起形成“驼峰“征；压迫邻近器官可见“挤压”征；肝内转移时，可见肿块周围“卫星”灶。门静脉或胆管内癌栓，则在扩张的门静脉内或胆管内见到高回声或低回声，其内可见血流显示；肝门、腹腔、腹膜后淋巴结转移，表现为多发增大的低回声淋巴结。

超声因操作简便、直观、无创性和价廉，作为初查方法。超声造影可以动态观察病灶的血流动力学情况，有助于定性诊断。

国内外的肝癌诊疗规范和指南均将 CT 作为肝癌诊断和鉴别诊断推荐影像检查方法。当 CT 难以准确诊断和评估时，可结合 MRI 进一步检查。

MRI 对肝癌病灶内部的组织结构变化（如出血坏死、脂肪变性以及包膜的显示）检出和鉴别均优于 CT 和超声。并且在监测肝硬化结节向早期 HCC 演变上 MRI 有较高价值。肝硬化 RN 和 DN 在 T_1WI 上信号多变，可为低信号、等信号以及高信号，而 T_2WI 上多为低信号，当

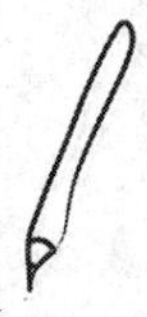

T_2WI 上低信号结节内出现稍高信号灶，即“结中结”表现，并且多期增强检查为“快进快出”特点，则提示为早期 HCC。

肝胆特异性 MRI 对比剂的应用，可为病灶的检出和定性提供有价值的补充信息，有助于进一步提高肝癌的检出敏感率和定性准确率以及全面、准确地评估多种局部治疗的疗效。

【诊断与鉴别诊断】 HCC 的影像表现较为典型：大多有肝硬化背景；肝内软组织肿块或结节，单发或弥漫，多期增强检查呈“快进快出”表现。再结合临床相关情况，可做出 HCC 诊断。

HCC 鉴别诊断中，除海绵状血管瘤、转移瘤外，还需要与以下疾病鉴别：肝腺瘤多见于青年女性，常有口服避孕药史，多期增强扫描为持续强化；局灶性结节性增生：局灶性结节性增生没有“快进快出”表现，并且中央瘢痕常有延迟强化；Gd－EOB－DTPA 增强检查，在肝胆期局灶性结节性增生有对比剂摄取表现为高信号。

（二）肝转移瘤

【临床与病理】

1. 病因病理 肝转移瘤（hepatic metastases）是肝脏常见的恶性肿瘤，最常见的是经血行转移。消化道恶性肿瘤很容易经门静脉系统转移入肝，占肝转移瘤的大部分，其他的部位的肿瘤可经由动脉系统转移入肝。胃肠道癌、乳腺癌、肺癌、胰腺癌和恶性黑色素瘤是最易肝转移的肿瘤。病理上转移瘤形态一般与原发瘤相同，也可以出现某种程度的分化或去分化。

2. 临床表现 肝转移瘤早期没有明显的肝脏相关症状，中晚期可出现肝脏增大、肝区疼痛、体重下降、黄疸、消化道出血和腹水等。

【影像学表现】

1. CT 表现 平扫肝内多发大小不等的较低密度结节或肿块，也可为单发的病灶。肿瘤的密度一般较均匀，当出现坏死、出血、钙化时密度不均匀。转移瘤发生坏死较常见，表现肿瘤中央有更低密度区；发生出血或钙化则内有高密度灶。增强扫描，转移瘤的强化方式与其血供相关，多数转移瘤边缘环状强化，坏死区无强化，呈“牛眼征”表现（图 5－40）；富血供转移瘤有一过性明显结节样强化；乏血供转移瘤的强化不明显或有延迟强化。

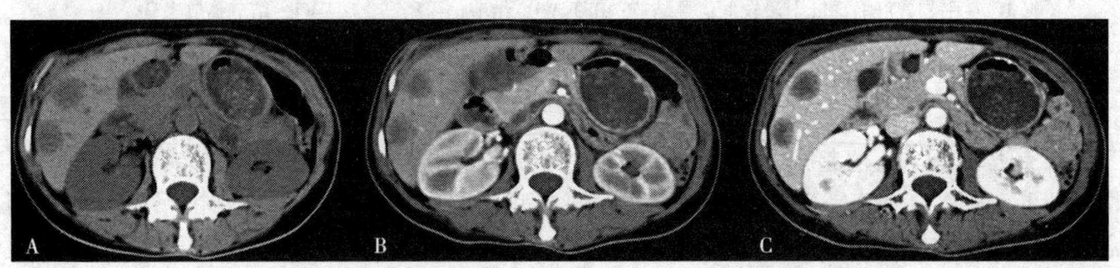

图 5－40 肝脏转移瘤增强 CT

A. 平扫，肝脏较低密度结节；B. 增强扫描动脉期，结节边缘有轻度环状强化；
C. 增强扫描门脉期，肝实质均匀强化，结节边缘环状强化，强化程度弱于肝实质

2. MRI 表现 多数转移瘤在 T_2WI 呈稍高信号，富血供转移瘤 T_2WI 信号较高；T_1WI 呈稍低信号；比较特殊的是黑色素瘤转移瘤，其在 T_1WI 为高信号，T_2WI 为低信号。肿瘤内若有出血、钙化、囊变则瘤内信号不均，转移瘤的坏死部分 T_2WI 表现明显高信号。增强扫描的表现与 CT 增强相似。

3. 超声 ①直接征象：表现为高、中、低、混合回声型均可有之，不同类型回声的癌结节也可同时存在；“靶环”征表现为结节中央回声增强，是转移瘤的典型征象。若肿瘤中央坏死液化呈低回声，表现为“牛眼征”；若高回声结节后方有声影，提示转移瘤伴有钙化。

②间接征象：肿块对周围组织、邻近血管、胆管及其他器官压迫、侵犯可产生继发表现；较少见门静脉、肝静脉及下腔静脉内癌栓。

【诊断与鉴别诊断】肝脏转移瘤的影像表现较为典型：肝内多发结节或肿块，增强扫描瘤灶边缘强化，结合在有其他部位原发恶性肿瘤，一般可诊为肝转移瘤。

肝脏转移瘤的鉴别诊断有：①单发富血供转移须与HCC相鉴别，HCC的强化为“快进快出”，转移瘤为环状强化；HCC通常有肝硬化背景，AFP增高等；②富血供转移还须与肝血管瘤相鉴别，血管瘤在T_2WI为高信号，呈“灯泡征”，增强扫描为边缘向中心的逐渐、延迟强化；③肝脓肿影像表现与肝转移瘤有相似，有时与肝转移瘤难以鉴别，但肝脓肿DWI上脓腔信号强度显著高于转移瘤的坏死区，并且患者临床上有发热、腹痛及白细胞升高等感染表现；④坏死明显的转移瘤须与肝囊肿相鉴别，囊肿壁菲薄并无强化为其特点。

八、胆囊炎

（一）急性胆囊炎

【临床与病理】

1. 病因病理 急性胆囊炎（acute cholecystitis）是常见急腹症，主要病因是梗阻和感染。梗阻最常见的原因是胆囊结石嵌顿于胆囊颈部；细菌感染是继发于梗阻的结果。病理表现为胆囊表面充血并有纤维素物质渗出，黏膜明显充血、水肿，胆囊壁增厚，继发细菌感染者可有积脓。

2. 临床表现 急性发作性右上腹痛，放射至右肩胛部，伴有畏寒、高热、呕吐。触诊右上腹有压痛、反跳痛及肌紧张，墨菲（Murphy）征阳性，可扪及肿大的胆囊。

【影像学表现】

1. CT表现 胆囊增大；胆囊壁广泛增厚（>3mm），增厚的胆囊壁明显强化；胆囊周围低密度水肿带，胆囊周围脂肪间隙可见渗出（图5-41）。胆囊出现坏死、穿孔时，可见胆囊壁连续性中断，胆囊窝出现脓肿。

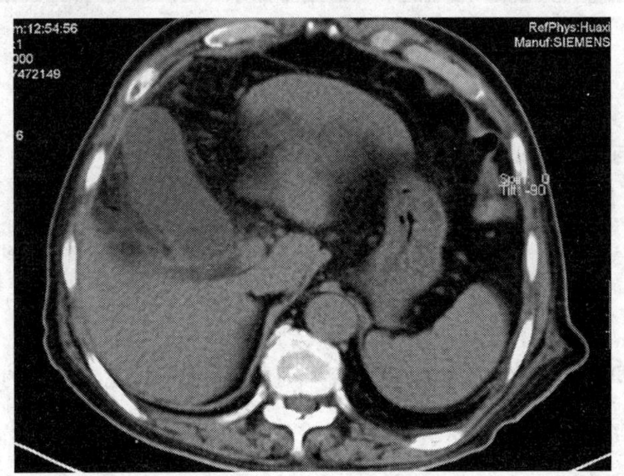

图5-41 急性胆囊炎CT

胆囊肿胀，囊壁毛糙，胆囊周围脂肪浑浊

2. MRI表现 胆囊增大；胆囊壁广泛增厚（>3mm）；胆囊窝积液及胆囊周围水肿呈T_1WI低信号、T_2WI高信号。增强扫描囊壁明显强化，黏膜及浆膜层线状强化，之间是无强化的水肿带。

3. 超声表现 ①胆囊增大，胆囊壁轮廓线模糊，外壁线不规则；②胆囊壁弥漫性增

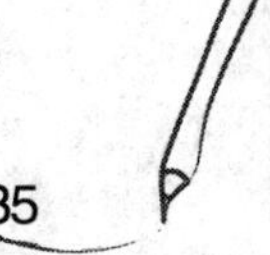

厚≥3mm，形成“双边征”；③超声墨非征阳性；④多伴有胆囊结石，往往嵌顿于胆囊颈部；⑤胆囊内可见细小或粗大低回声或沉积物；⑥胆囊穿孔时，胆囊壁局部膨出或缺损，周边可出现局限性、渗出性无回声；⑦胆囊收缩功能差或消失。

【诊断与鉴别诊断】急性胆囊炎需与引起胆囊壁增厚的疾病鉴别，如肝硬化的低蛋白血症、右心衰等，也可出现胆囊壁的增厚肿胀，但胆囊一般不增大，也没有急性胆囊炎相关临床症状。

（二）慢性胆囊炎

【临床与病理】

1. 病因病理 慢性胆囊炎（chronic cholecystitis）可由急性胆囊炎反复发作演变而来，也可能是长期胆石形成的慢性刺激和化学损伤的结果。病理上胆囊壁增厚、变硬，常有钙化；黏膜萎缩，粗糙不平；浆膜面与周围结构可呈纤维性粘连；胆囊腔缩小，常含有结石。

2. 临床表现 临床上一般有非特异性的腹痛或右肋下疼痛。

【影像学表现】

1. CT 表现 胆囊壁增厚，常见胆囊壁钙化，胆囊体积增大或缩小；胆囊腔内常有结石；增强检查增厚的胆囊壁均匀强化（图 5－42）。

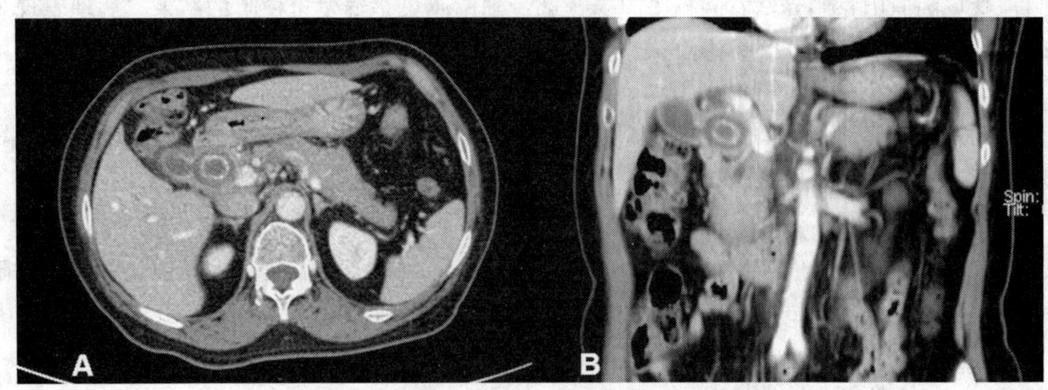

图 5－42 慢性胆囊炎 CT

胆囊壁增厚，囊壁毛糙，囊腔内见结石

2. MRI 表现 与 CT 表现相似。

3. 超声表现 慢性胆囊炎的典型表现为胆囊壁增厚，厚度＞3mm，囊壁粗糙。胆囊内可出现沉积性中低回声，随体位改变而缓慢流动、变形；萎缩型（结石充满型）表现为胆囊萎缩变形，囊壁增厚，囊腔小甚至消失，被多数结石取代，声像图呈现囊壁—结石回声—声影三联征，即“WES”征。

【诊断与鉴别诊断】慢性胆囊炎需与胆囊癌鉴别，胆囊癌的胆囊壁增厚更显著，且不规则，胆囊变形，壁僵硬等。

九、胆系结石

【临床与病理】

1. 病因病理 胆系结石分为胆管结石和胆囊结石，统称为胆石症（cholelithiasis）。胆石症是胆道系统最多见的疾病，以中年女性多见。在胆汁淤滞和胆道感染等因素的影响下，胆汁中胆色素、胆固醇、黏液物质和钙盐等析出、凝集而形成胆系结石，分为胆固醇性、胆色素性和混合性胆结石。按结石能否在 X 线上显影，分为阳性结石和阴性结石。

2. 临床表现 主要有胆绞痛、梗阻性黄疸等，伴有胆囊炎者可有胆囊炎的症状体征。

【影像学表现】

1. X 线表现 胆囊阳性结石表现为右上腹胆囊区域大小不等、形状多样的致密影。胆管阳性结石不易显示。PTC 或 ERCP 可显示胆管内结石所致的充盈缺损。

2. CT 表现 胆系结石由于组成成分复杂、比例不同，因此密度多样，大致可分为高密度、略高密度、等密度、低密度及混杂密度环状等 5 种类型。胆固醇含量越高，密度越低；胆红素和钙盐含量约高，密度越高。

高密度和略高密度结石，平扫表现为单发或多发，圆形、多边形或泥沙状的高密度或略高密度影；胆管结石以高密度结石多见。等密度结石，平扫难易发现。低密度结石，表现为低于胆汁密度的低密度影。环状结石，表现为结石边缘有高密度环影，中心稍低密度影（图 5－43）。

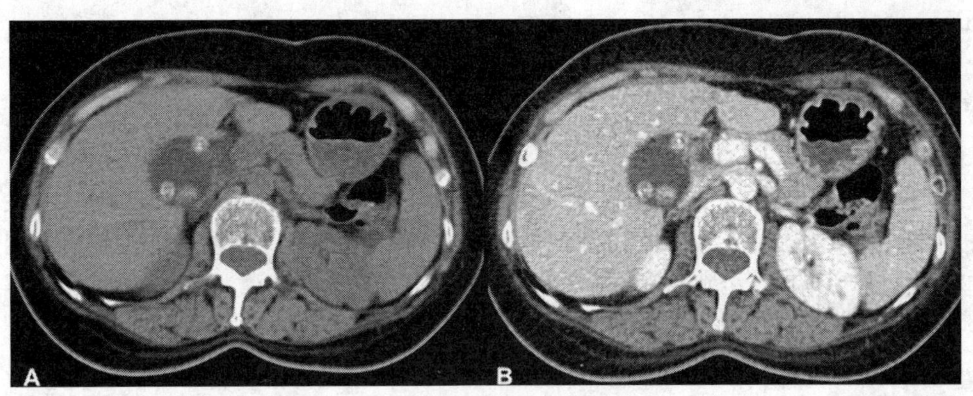

图 5－43　胆囊结石 CT

A. 平扫，胆囊内高密度结节；B. 增强，结石无强化

3. MRI 基于结石成分不同，其信号表现各异。结石在 T_1WI 上多表现为低信号，部分为高信号或混杂信号；T_2WI 上均为低信号。MRCP 上结石表现为低信号的充盈缺损（图 5－44），MRCP 可整体显示胆系结石的部位、大小、形态、数目以及胆管扩张程度。

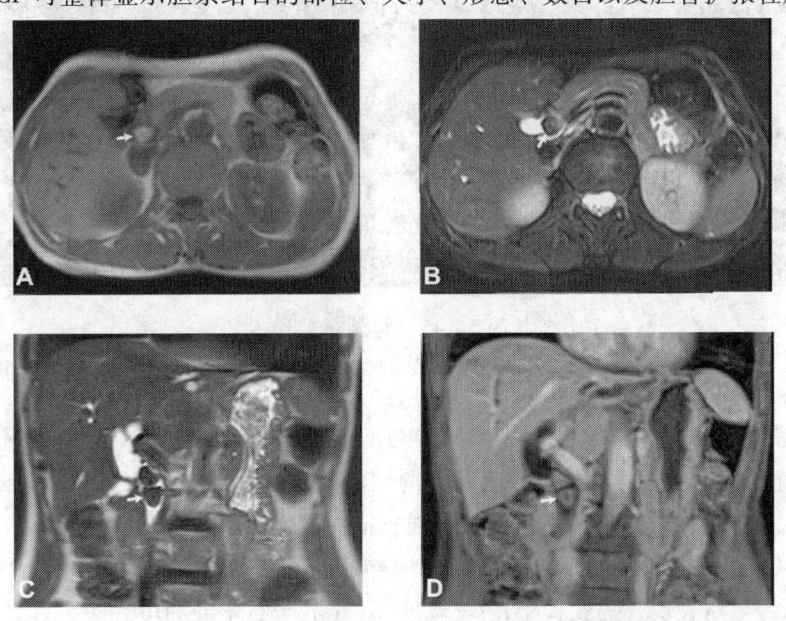

图 5－44　胆管结石 MRI

A. T_1WI 平扫，胆总管扩大，胆总管内高信号的结石（箭头）；

B 及 C. T_2WI 轴位及冠状位，结石呈低信号（箭头）；D. 增强冠状位，结石无强化

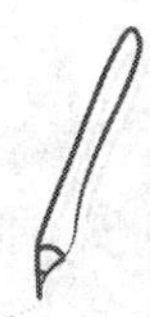

4. 超声 胆系结石：典型表现为胆囊或胆管腔内一个或多个形态固定的强回声团、光斑或弧形强光带，强回声后方伴有声影。发生在胆囊内者，强回声可随体位改变而移动；泥沙型结石表现为胆囊后壁处细小的强回声光点带，后方伴较宽声影；充满型胆囊结石，则胆囊无回声区消失，胆囊前半部呈弧形强光带，后方伴宽大声影，若伴有胆囊壁明显增厚，则表现为"WES"征：囊壁增厚（W），结石弧形回声（E），后方伴有明显声影（S）。

【诊断与鉴别诊断】 胆系结石超声、CT 和 MRI 检查，征象明确，易于诊断，X 线平片仅能诊断胆囊阳性结石。超声简便易行、可靠，是胆系结石（特别是胆囊结石）的首选和主要检查方法。肝外胆管结石受胃肠道干扰较明显，超声价值有限，宜选择 CT 或 MRI 检查。胆管阴性结石，首选 MRI 检查。

十、胆系肿瘤

（一）胆囊癌

【临床与病理】

1. 病因病理 胆囊癌（carcinoma of the gallbladder）是胆系最常见的恶性肿瘤．多发生于 50 岁以上的女性。胆囊癌常发生在胆囊底部或颈部，以腺癌为主。大多数胆囊癌呈浸润性生长，胆囊壁呈环形增厚；少数呈乳头状生长突入胆囊腔。

2. 临床表现 右上腹持续性疼痛、黄疸、消瘦、肝大和上腹部包块。

【影像学表现】

1. CT 表现 影像表现上根据胆囊癌的形态可分为三种类型。

肿块型：胆囊实性软组织肿块，占据胆囊腔，向外常侵犯邻近肝实质（图 5－45）。

厚壁型：胆囊壁局限性或弥漫性不规则增厚。

结节型：胆囊壁向腔内突出的乳头状或菜花状肿块，单发或多发，其基底部胆囊壁增厚。

增强扫描时，胆囊癌强化较明显，持续时间较长。另外常有毗邻淋巴结增大。

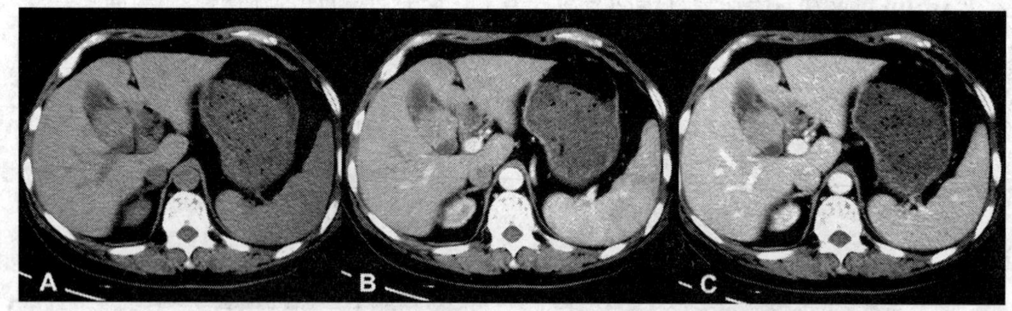

图 5－45 胆囊癌 CT

A. 平扫，胆囊软组织肿块；B. 增强动脉期，肿块强化；C. 增强门脉期，肿块继续强化

2. MRI 表现 胆囊癌在 MRI 形态学异常与 CT 表现一致。癌灶在 T_1WI 呈不均匀稍低信号；在 T_2WI 上为中高信号，若 T_2WI 上胆囊周围的肝实质有不规则高信号带，提示肿瘤已侵犯肝脏；DWI 上肿块弥散受限呈高信号；增强扫描明显强化，持续时间较长。

3. 超声 依超声表现分为小结节型或息肉样病变、蕈块型、厚壁型、混合型、实块型。①小结节型，为早期表现，病变较小，1～2.5cm，呈乳头状中等回声，团块自囊壁突向腔内，基底较宽，表面不平整；②蕈块型，为宽基底、边缘不整的肿块突入胆囊腔，呈低回声或中等回声；③厚壁型，表现为胆囊壁局限或弥漫性不均匀性增厚，黏膜不规则；④混合型，此型多见，表现为囊壁增厚伴乳头状或蕈块状肿块突入胆囊腔；⑤实块型，胆囊肿大，正常液腔消失，呈低回声或不均质的实性肿块，有时可见结石的强回声伴声影；因癌瘤浸润，胆囊前壁与肝脏之间的界限模糊及周围肝实质回声异常。

【诊断与鉴别诊断】典型的胆囊癌表现为胆囊壁的不均匀、不规则增厚或实性软组织肿块，明显强化，伴有淋巴结转移，或有邻近肝实质侵犯，影像诊断不难。厚壁型胆囊癌与慢性胆囊炎鉴别，慢性胆囊炎的壁增厚较均匀，轮廓规则，没有淋巴结增大，如果胆囊壁增厚超过1cm，需要考虑胆囊癌可能。结节型胆囊癌与胆囊良性隆起病变鉴别，良性隆起病变（息肉、腺瘤、肉芽肿等）多数在1cm以内，胆囊的轮廓较规则，也没有淋巴结增大。侵犯周围肝实质的肿块型胆囊癌与肝癌侵犯胆囊鉴别，肝癌的病灶中心位于肝实质内，其次肝癌的强化特点是“快进快出”，临床上肝癌的AFP多数会增高。

（二）胆管癌

【临床与病理】

1. 病因病理 胆管癌（cholangiocarcinoma）其中95%为腺癌，少数为鳞癌。依肿瘤的形态分为结节型、浸润型、乳头型，以浸润型最常见。结节型和乳头型肿瘤在胆管内生长，形成肿块；浸润型则引起胆管局限性狭窄。肿瘤好发于上段胆管，尤为肝门部胆管，约占50%。

2. 临床表现 右上腹隐痛或胀痛，继而出现进行性黄疸。晚期出现脂肪泻、陶土样大便等胆道梗阻表现。实验室检查，多有血清糖链抗原19－9（CA19－9）明显增高。

【影像学表现】

1. CT表现 病变处胆管壁增厚或出现软组织结节、肿块，致管腔狭窄，其病变段远端的胆管扩张，增强扫描病灶轻中度强化，从动脉期持续至门脉期。CT薄层扫描后的MPR和CPR后处理图像均有利于显示局部胆管壁增厚和腔内外结节状软组织肿块。

2. MRI表现 胆管癌MRI形态学表现与CT表现一致，癌灶在T_1WI上为稍低信号，在T_2WI为等或稍高信号。增强扫描病灶中等程度强化，从动脉期持续至门脉期。MRCP可以非常直观的显示胆管形态的改变（狭窄和扩张），可以清楚显示病变段的位置、范围、狭窄程度（图5－46）。

3. 超声 胆管癌的超声检查表现主要取决于肿瘤的生长方式。①结节型和乳头型，肿块呈结节状或乳头状，多为中等或略低回声，自胆管壁突入扩张的胆管腔内，与胆管壁分界不清，亦可见扩张的胆管腔远端突然被肿物截断。②浸润型：表现扩张的胆管远端呈锥形不规则狭窄或闭塞，阻塞端及其周围区域往往回声增强，边界不清，为胆管癌浸润的表现。CDFI显示肿块周边及内部仅有稀疏细小血流或完全无血流。

【诊断与鉴别诊断】胆管癌时，CT、MRCP和超声检查都易于显示胆管扩张，若在扩张胆管远端发现胆管突然狭窄和中断、管壁不规则增厚或腔内和（或）外软组织结节，并有强化，结合临床表现和实验室检查，常可明确诊断。

（1）结节型及肿块型胆管癌与胆管结石鉴别　增强扫描胆管结石不强化。MRCP上胆管结石造成的充盈缺损轮廓较规则。

（2）浸润型胆管癌与慢性胆管炎或硬化性胆管炎鉴别　慢性胆管炎通常表现扩张的胆管逐渐变窄，呈“鼠尾状”表现。硬化性胆管炎一般病变范围较广泛，MRCP上显示胆管树形态僵硬，肝内外胆管呈串珠样表现。

（3）肝门胆管癌与肝门区肝癌鉴别　肝癌的强化特点是“快进快出”，早期对胆管为压迫为主，胆管扩张不明显，实验室检查AFP升高。

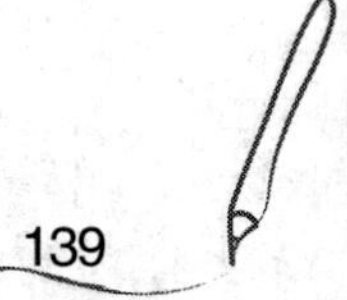

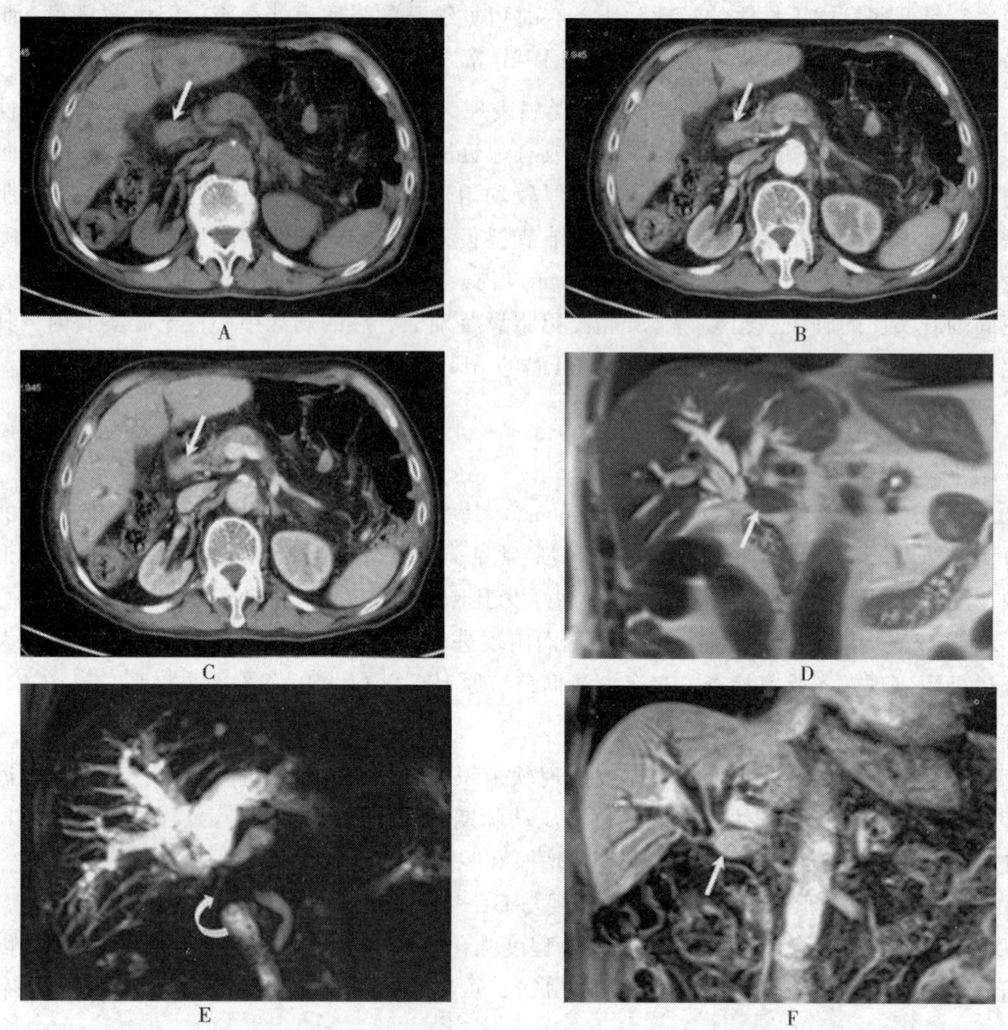

图 5-46　胆管癌 CT 和 MRI

A. CT 平扫，胆总管壁明显增厚；B. CT 增强动脉期，病灶强化，管腔明显狭窄；C. CT 增强门脉期，病灶继续强化；D. T_2WI 冠状位，病灶呈等信号，病灶上方的肝内外胆管明显扩张；E. MRCP，病灶处呈完全充盈缺损改变，其上方肝内外胆管明显扩张；F. 增强扫描，病灶中等程度强化

十一、胰腺炎

（一）急性胰腺炎

【临床与病理】

1. 病因病理　急性胰腺炎（acute pancreatitis，AP）是临床常见的急腹症之一，病理分为间质水肿性胰腺炎和坏死性胰腺炎。

2. 临床表现　几乎所有的急性胰腺炎患者都有剧烈腹痛，常伴有恶心、呕吐。实验室检查血清淀粉酶及脂肪酶增高。急性胰腺炎的临床表现及病程、预后较为复杂多变，其中重症急性胰腺炎常发生各种严重的并发症，并导致多器官衰竭，病死率高。

【影像学表现】

1. CT 表现　间质水肿性胰腺炎：胰腺弥漫或局部肿大，胰腺边缘毛糙，增强扫描胰腺实质相对均匀的强化，胰周可能有一些积液。

坏死性胰腺炎：除具有间质水肿性胰腺炎的表现并更加显著外，平扫胰腺密度不均，增

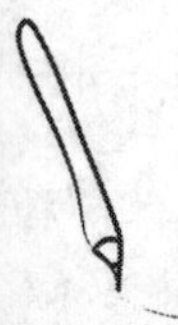

强扫描胰腺强化不均，坏死灶无强化。如果有出血，血肿在CT平扫上显示为稍高密度或较高密度。

胰腺周围炎性渗出可扩展至小网膜、脾周、胃周、肾前旁间隙、升结肠及降结肠周围间隙、肠系膜以及盆腔，CT检查均可显示相应部位的脂肪组织密度增高或呈水样密度。胰腺假性囊肿表现为边界清楚的囊状低密度区，脓肿是胰腺炎的重要并发症，表现为局限性低密度灶，出现气体为其特征（图5-47）。

2. MRI表现 胰腺肿大，边缘模糊不清；肿大的胰腺在T_1WI上信号减低，T_2WI上信号增高；胰周渗出在T_1WI上呈低信号，T_2WI上呈高信号；增强扫描间质水肿性较均匀强化，坏死性有无强化区域。出血灶在T_1WI和T_2WI上均呈高信号；假性囊肿呈长T_1、长T_2的类圆形、边界清楚、壁厚的囊性病变，囊内信号可不均匀；脓肿表现与假性囊肿类似，不易区分。

3. 超声 ①急性水肿性胰腺炎：胰腺肿大，多为弥漫性，也可为局限性；边界常不清；内部回声稀少，回声强度减低；随病情好转上述改变可迅速消失。②出血坏死型胰腺炎：胰腺明显肿大，形态不规则，边缘模糊不清；胰腺内部非均匀回声增强或减弱，其中常有小片低回声区或液化无回声区，可伴有胰腺周围积液，血管周围积液等及肾旁间隙无回声区，提示胰液外溢和广泛侵袭。部分患者可见假性囊肿表现为胰腺内无回声区。急性胰腺炎常伴有邻近肠曲充气扩张，因而影响了超声的诊断效果。

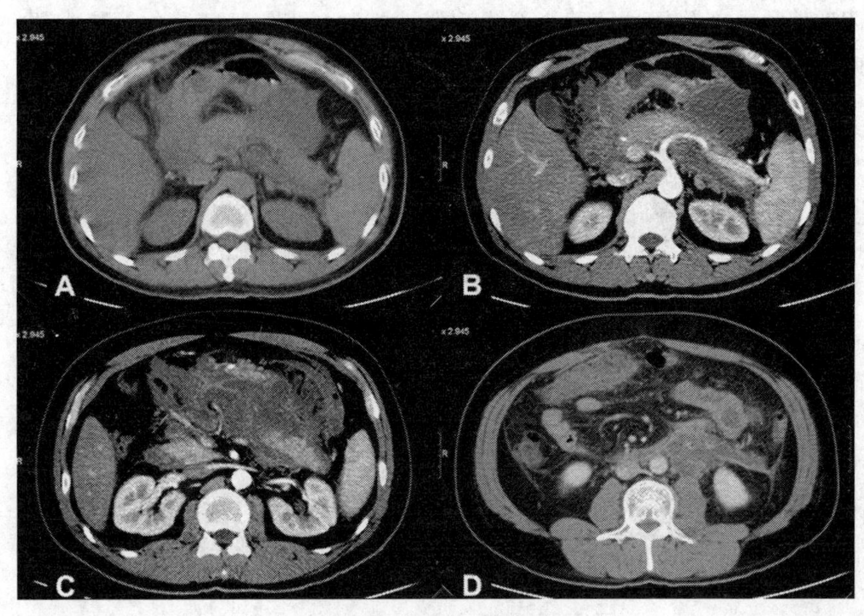

图5-47 急性胰腺炎CT

A. 平扫，胰腺肿胀，边缘模糊，胰周见低密度的渗出；B. 增强扫描，胰腺实质强化减弱，胰周的渗出显示更为清楚；C. 增强扫描，网膜囊、肠系膜根部的积液；D. 增强扫描，左侧肾旁前间隙的积液

【诊断与鉴别诊断】临床上，根据急性胰腺炎病史、体征及实验室检查结果，诊断并不困难。影像学检查的目的除进一步确诊外，主要是明确其类型、炎性渗出的范围及有无并发症，这些对于了解病情的严重程度、决定治疗方案及预后评估均有重要意义，此外，还有可能发现少数导致急性胰腺炎的胰腺肿瘤性病变。应当指出，在轻型急性水肿型胰腺炎时，影像学检查可无明确异常所见，此时诊断需依据临床资料而非影像学检查结果。

（二）慢性胰腺炎

【临床与病理】

1. 病因病理 慢性胰腺炎（chronic pancreatitis）指由于各种不同病因引起胰腺组织结构

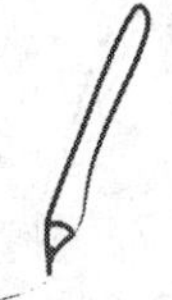

和功能持续性损害、胰腺组织节段性弥漫性的发生慢性进行性炎症，导致胰腺不可逆的损害。病理表现为灶性脂肪坏死，小叶和导管周围纤维化；胰管蛋白栓和结石形成，胰管可有狭窄、扩张改变，囊肿形成，胰腺萎缩。

2. 临床表现 轻度慢性胰腺炎无明显特异性临床表现。中、重度慢性胰腺炎的临床表现包括：腹痛、腹胀、黄疸、食欲下降、腹泻、营养不良、消瘦等，后期有明显的糖尿病表现。

【影像学表现】

1. ERCP 表现 过去 ERCP 是主要检查手段，对慢性胰腺炎诊断较敏感，表现为胰管的不规则狭窄、扩张和胰管内结石等。在 MRCP 应用广泛后，ERCP 目前很少应用。

2. CT 表现 慢性胰腺炎的 CT 表现多样，早期轻型的慢性胰腺炎 CT 表现可以是正常的。慢性胰腺炎比较典型的 CT 表现如下。

（1）胰腺形态的改变 胰腺大小可以增大、萎缩，也可以是正常，增大和萎缩可以是局部也可以呈弥漫性。

（2）胰腺实质钙化和胰管结石 结石及钙化是诊断慢性胰腺炎的较可靠征象（图 5-48）。

（3）胰管扩张 主胰管多呈“串珠状”扩张。CT 薄层扫描有助于胰管的显示，CPR（曲面重建）能全程显示胰管，对胰管的整体形态很好的了解。

（4）假性囊肿 部分慢性胰腺炎会出现假性囊肿，多位于胰腺内，胰头部好发，囊壁厚，增强有强化；囊腔常有分隔；假性囊肿时常伴有钙化。

（5）增强扫描 胰腺实质强化程度较正常胰腺减低且强化时相延后。

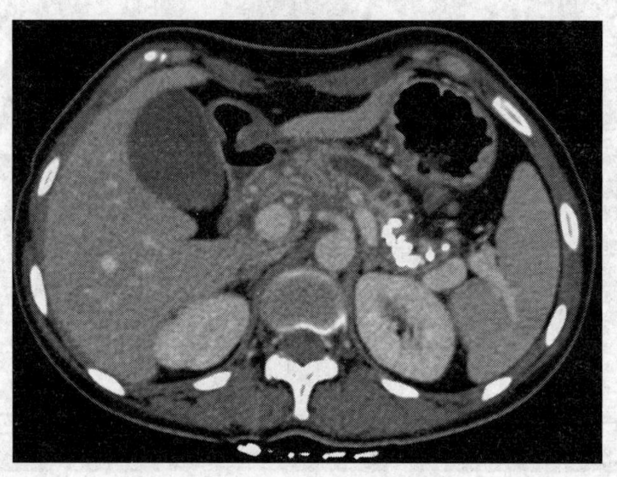

图 5-48 慢性胰腺炎 CT

强扫描门脉期，示胰腺萎缩，胰管扩张，胰尾部有较多的钙化

3. MRI 形态学的改变与 CT 表现一致。胰腺在 T_1WI 脂肪抑制序列及 T_2WI 上均为较低信号，增强扫描实质强化程度减低且强化时相延后。MRCP 能很直观地显示串珠状扩张的胰管。假性囊肿在 T_1WI 低信号，T_2WI 高信号。胰管结石在 T_2WI 及 MRCP 上表现为胰管内低信号结节充盈缺损。但 MRI 显示胰腺钙化较困难。

4. 超声 胰腺一般无增大，典型者腺体萎缩，少数胰头或体尾部局部增大，外形不规则；胰腺实质回声不均匀增粗、增强，实质和胰管内钙化和结石表现为点状或斑片状强回声伴后方声影；主胰管常扩张；如合并假性囊肿可见无回声区。

【诊断与鉴别诊断】 胰腺钙化，胰管结石，胰管“串珠状”扩张，有假性囊肿，是慢性胰腺炎的典型影像表现，再结合临床情况，诊断慢性胰腺炎不困难。但如前所述慢性胰腺炎的表现是多样的，有时与一些疾病鉴别起来较困难，肿块型慢性胰腺炎与胰腺癌的鉴别详见胰腺癌相关内容。

十二、胰腺癌

【临床与病理】

1. 病因病理 胰腺癌（pancreatic carcinoma）即胰腺导管腺癌，是胰腺恶性肿瘤中最常见的一种。多数发生胰头者，少数发生在体、尾部，极少数累及全胰腺者。肿块含有大量纤维间质，质硬边界不清。大多数导管腺癌为中到高分化，表现为形成较好的腺体结构，与正常胰管有不同程度的相似。

2. 临床表现 胰腺癌早期无明显症状，即使有也仅是较轻的非特异性消化道症状，胰头癌产生进行性无痛性梗阻性黄疸，有时可表现为反复发作性急性胰腺炎，体尾部肿瘤晚期出现持续性剧烈左腰背部痛。

【影像学表现】

1. CT 国内外权威的胰腺癌诊疗指南均将多期增强 CT 是胰腺癌诊断与分期的首选检查。

（1）直接征象 较大的胰腺癌可造成胰腺轮廓和外形的改变，表现为胰腺局部膨大、突出；较小的肿瘤（直径≤2cm），特别是瘤体位于胰腺中心区域时，可不造成轮廓或外形的改变。多数胰腺癌为稍低密度肿块影，直径较小的胰腺癌（直径≤2cm）也可呈等密度。胰腺癌为乏血供肿瘤，增强扫描时胰腺癌强化不明显，而胰腺实质明显均匀强化（图5－49）。若肿块内部已存在肿瘤液化坏死时，则表现为低密度病灶内更低密度影。

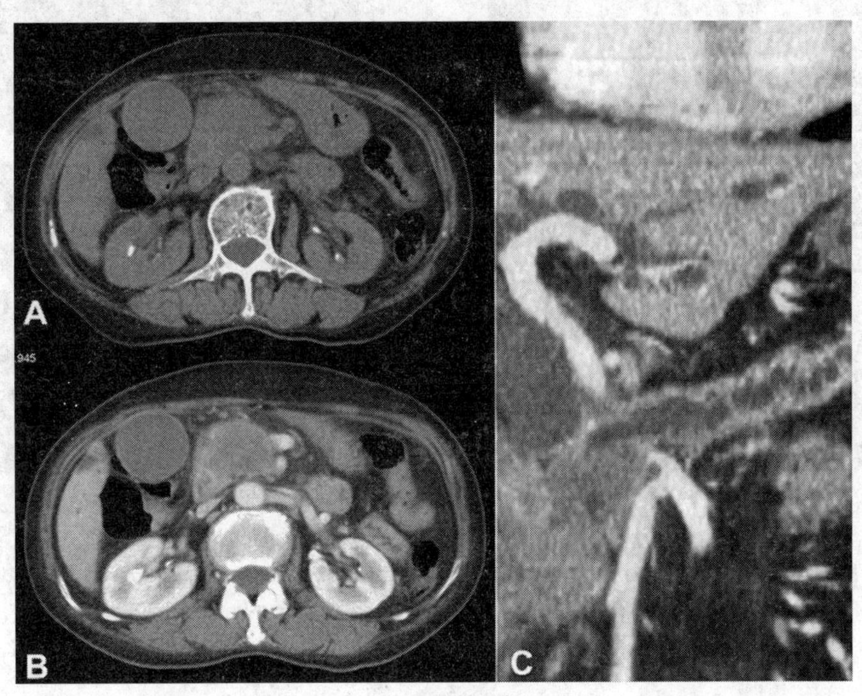

图5－49 胰腺癌增强 CT

A. 平扫，胰头部软组织肿块；B. 增强扫描，肿块弱强化；

C. 增强冠状位重建，肿块上方胆总管明显扩张，胰管明显扩张

（2）间接征象 胆胰管扩张，胰腺周围血管受侵，毗邻脏器受侵，转移胰腺癌起自胰腺导管上皮细胞，因此在肿瘤很小的时候，即可引起远端胰管扩张。胰头癌早期易侵犯胆总管，引起胆总管阻塞，其上肝内外胆管明显扩张。胰管和胆总管同时扩张，即“双管征”改变，是诊断胰头癌较可靠的征象。

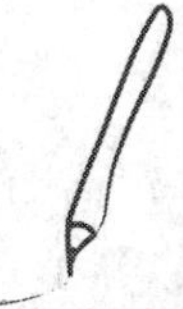

胰腺癌常见的转移方式有血行转移、淋巴转移、种植转移。血行转移常发生的是经门静脉转移到肝脏。淋巴转移最常见的是胰腺周围淋巴结，腹腔干和肠系膜上动脉根部周围淋巴结。种植转移常见的是转移到大网膜及肠系膜。

2. MRI 表现 胰腺癌在 T_1WI 上信号强度稍低于正常胰腺，T_1WI 脂肪抑制序列上病灶低信号更为显著；T_2WI 肿块信号强度稍高；增强扫描强化方式与 CT 增强一致。MRCP 可清晰显示胰胆管形态改变的情况。DWI 上有利于病变的检出（图 5－50）。

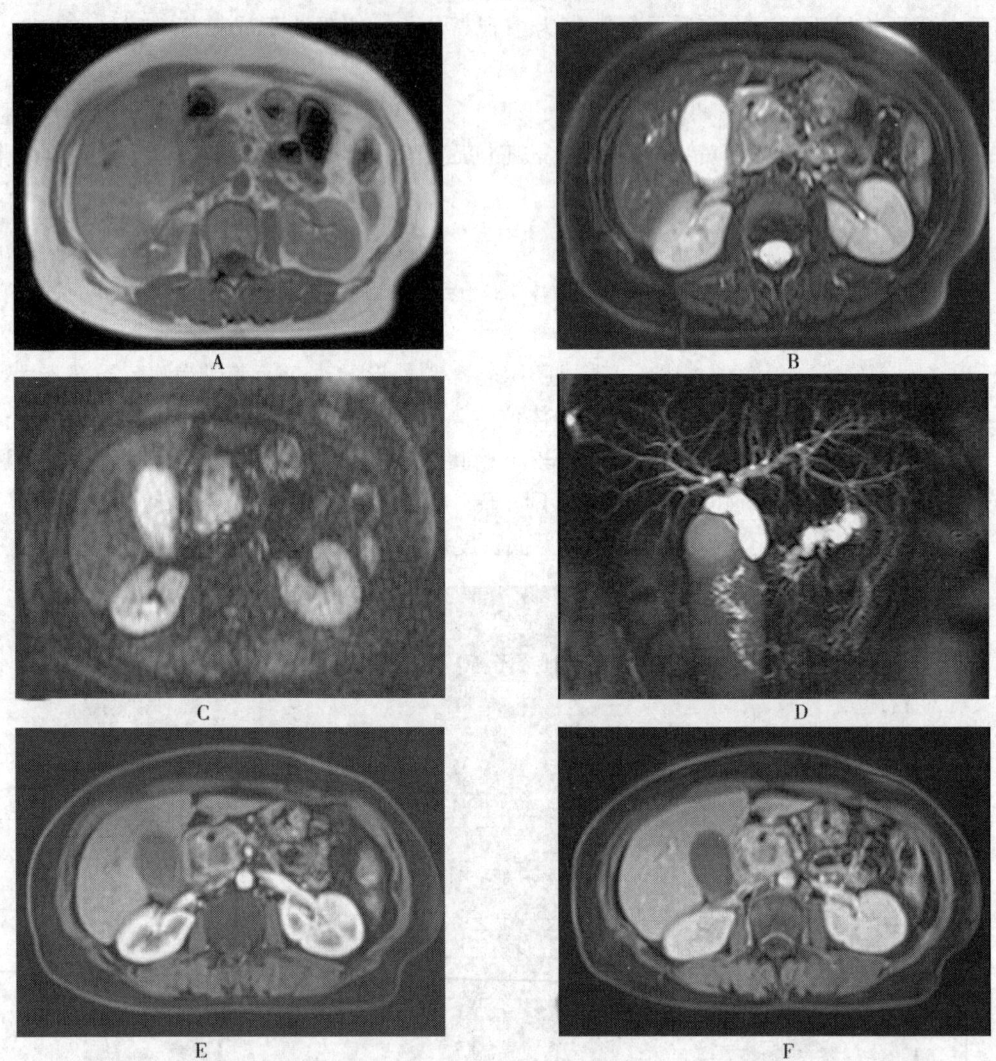

图 5－50 胰腺癌 MRI

A. T_1WI 平扫，胰头部稍低信号肿块；B. T_2WI，病灶呈稍高信号；C. DWI，病灶弥散明显受限；D. MRCP，胰头区域胰管及胆总管下端未显示，呈完全充盈缺损改变，病灶部位上方的肝内外胆管明显扩张，病灶部位远端的主胰管明显扩张；E～F. 增强扫描，肿块不均匀强化，强化程度弱于胰腺正常实质强化程度

3. 超声 ①直接征象：胰腺局限性增大，形态、边缘不规则，小于 2cm 的肿瘤常为圆形，无明显局限性肿大。肿瘤多数回声减低，少数呈等回声，其内回声不均，偶见肿瘤后方轻度回声增强，如癌瘤较大合并中心坏死，则可见不规则无回声区。CDFI 有多血流信号和少血流信号两种类型。②间接征象：肿块上游胰管常扩张，胰头癌可致上方肝内外胆管扩张和胆囊增大；淋巴结转移时，于胰周、腹膜后大血管周围可见多发圆形、椭圆形低回声结节；若同时肝内见异常低回声肿块，常提示肝转移。

【诊断与鉴别诊断】 胰腺癌的超声、CT 和 MRI 检查均有明确异常表现，结合临床和实验室检查，多能确诊。

肿块型慢性胰腺炎需与胰腺癌鉴别。根据典型的临床表现、病史过程和典型的影像表现在大多数情况下可以鉴别慢性胰腺炎和胰腺癌。但对不典型慢性胰腺炎，特别是表现为胰头或钩突肿大的肿块型慢性胰腺炎，由于炎症浸润及纤维变也可包绕血管，导致二者的鉴别十分困难。下列表现提示慢性胰腺炎可能性更大：胰头/钩突区出现钙化灶，胰管内或胆总管内结石；胆总管无突然截断、变形现象；胰管扩张形态不规则。

十三、脾脏血管瘤

【临床与病理】

1. 病因病理 脾脏血管瘤（splenic hemangioma）可分为海绵状血管瘤（成人多见）、毛细血管瘤（儿童多见）和静脉性血管瘤。

2. 临床表现 一般无症状，多为偶然发现，较大的血管瘤可侵犯整个脾脏而压迫周围脏器产生相应的临床症状。血管瘤破裂出血可出现急腹症。

【影像学表现】

1. CT 表现 类圆形、边界清楚的低密度或等密度肿块，偶有中心或边缘少许钙化；增强扫描，早期从边缘开始环形强化，随时间推迟，强化范围向中心扩大，最后填充整个瘤体。较大的海绵状血管瘤增强扫描仅有实性部分强化，在延迟扫描时呈散在的斑块状不均匀强化。因为中心瘢痕组织及血栓的存在，血流缓慢，延迟期病灶中心仍可有无强化区（图 5－51）。

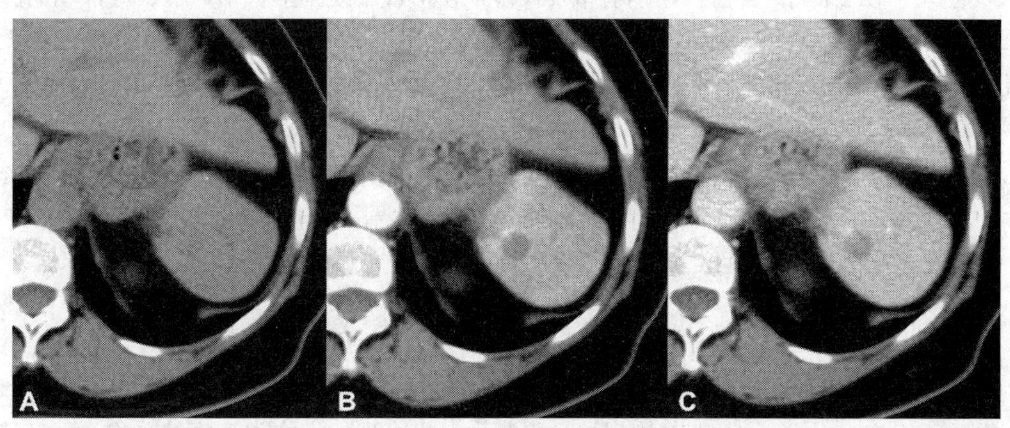

图 5－51 脾脏血管瘤增强 CT

A. 平扫，脾脏见略低密度结节；B. 增强动脉期，病灶边缘少许强化；C. 增强门脉期，病灶强化范围扩大

2. MRI 表现 大多数血管瘤呈 T_1WI 等或低信号，T_2WI 高或极高信号的特征性表现，增强扫描动脉期边缘结节状、斑点状强化，然后逐渐向中心推进，到延迟期强化达到最大范围。当肿瘤中有血栓形成或瘢痕时，则 T_2WI 呈等或稍低信号，增强扫描无强化。

3. 超声 ①二维超声检查，肿瘤多表现为圆形界清高回声，内部回声均匀或呈蜂窝状表现，与典型的肝血管瘤相似；②CDFI 示瘤内无血流，周围有点线或短线状血流。

十四、脾梗死

【临床与病理】

1. 病因病理 脾梗死（splenic infarction）为脾动脉或其分枝栓塞所造成的局部脾组织缺血坏死。脾梗死灶大小不等，可单发，也可数个病灶同时存在或融合；病灶多呈楔形，底部位于被膜面，尖端指向脾门。

2. 临床表现 可无症状或有左上腹疼痛、左侧胸腔积液、发热等表现。

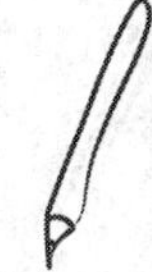

【影像学表现】

1. CT 表现 典型表现为尖端朝向脾门、边界清楚的楔形低密度区，增强扫描无强化（图 5 – 52）。

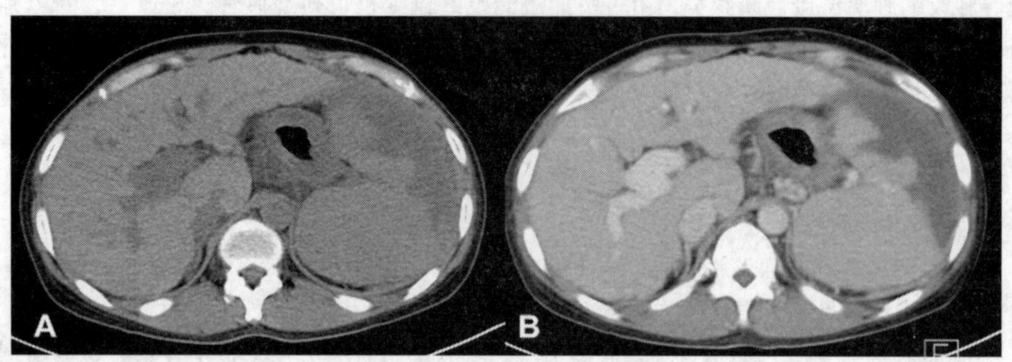

图 5 – 52 脾脏梗死增强 CT

A. 平扫，脾脏边缘片状楔形低密度影；B. 增强扫描，病灶未见强化，边界清楚

2. MRI 表现 梗死区信号依梗死时间而不同，急性和亚急性梗死区在 T_1WI 和 T_2WI 上分别为低信号和高信号影；而慢性期由于梗死区有瘢痕组织和钙化形成，在 MRI 各种序列上均呈较低信号改变；增强扫描，病灶无强化。

3. 超声 ①二维超声：脾实质内有单发或多发楔形或不规则形低回声区，底部朝向脾外侧缘，尖端指向脾门；内部有高回声光点或呈蜂窝状回声。②CDFI 检查，显示病变区内无血流信号。梗死灶坏死液化后可形成假囊肿，出现液性无回声区；陈旧性梗死灶纤维化、钙化时，回声明显增强，后方可伴有声影。

【诊断与鉴别诊断】在脾梗死，影像学上出现病灶呈楔形这一典型表现时，诊断不难；若形态不规则，则需与脾脓肿、脾破裂出血等鉴别。超声 CDFI 检查无血流，CT 和 MRI 增强检查病灶无强化，均是脾梗死的表现特征，也是鉴别诊断的主要依据。

第三节 急 腹 症

急腹症（acute abdomen）是一类以急性腹痛为突出表现的一大类疾病的总称，不仅涉及到消化、泌尿系统，也涉及到其他系统或全身性疾病，因此在临床工作中，急腹症的诊断与鉴别诊断是较为困难的，影像学检查有利于急腹症的诊断与鉴别诊断。

本节不对急腹症进行全面介绍，并且其中某些疾病已列入相应章节，故重点叙述胃肠道穿孔、肠梗阻、急性阑尾炎和腹部外伤。

一、影像学检查方法

急腹症影像检查的目的在于明确疾病的有无，病变的部位、范围、性质及并发症等，以便为疾病诊断、治疗计划制订和疗效评估提供依据。急腹症常用的影像检查技术包括 X 线检查、CT 检查、超声检查，而 MRI 的检查的应用相对较少。

1. X 线检查

（1）X 线平片 是常用的方法，对胃肠道穿孔和肠梗阻的诊断有较高价值。

（2）X 线造影检查 钡剂或空气灌肠检查，主要用于回盲部肠套叠、乙状结肠扭转、结肠癌所致梗阻等；对肠套叠和乙状结肠扭转，部分病例还可通过灌肠进行整复；上消化道造影检查，主要用于检查先天性幽门肥厚、十二指肠梗阻等；口服含碘对比剂可用于胃肠道穿孔及肠梗阻等检查；DSA 检查，对急性消化道大出血，需行选择性或超选择性 DSA 检查，在明确出血部位后，可滴注加压素或栓塞止血。

2. 超声检查 对于胆囊炎、胆石症、急性胰腺炎、肠梗阻、小儿肠套叠和腹部急性外伤，超声检查均有一定价值，也可作为这些疾病的初查方法。然而在急腹症时，由于患者未能饮食控制，肠道内气体干扰有时非常严重，影响了显示。

3. CT 检查 目前在急腹症影像学检查中，CT 是主要影像检查技术。尤其是腹部平片检查的价值有限的疾病如急性炎症、腹部脏器损伤等，应首选 CT 检查。腹部平片检查有一定价值的疾病如胃肠道穿孔、肠梗阻等，由于常常并发腹膜炎或其他疾病，为了全面了解疾病范围和程度，也应该首选 CT 检查。

二、正常影像表现

1. X 线检查 正常情况下，由于腹壁与腹内器官缺乏自然对比，因而腹部平片所能显示的结构较少，且细节有限。

2. 超声检查 腹部超声检查的正常表现，见腹部相关章节所述。

3. CT 检查 能够直接显示腹部各脏器及腹膜腔、腹膜后间隙内各解剖结构的密度和形态，血供是否正常。

三、基本病变表现

腹部空腔脏器与实质脏器的基本病变表现见本章前述内容，本处介绍急腹症引起的腹膜及腹膜腔改变的基本病变表现。

1. 腹腔游离积气 腹腔游离积气，也称游离气腹，常见于胃肠道穿孔，也可为腹部术后或合并感染。

超声、X 线平片和 CT 检查均可发现腹腔游离积气，分别呈气体样强回声反射、气体样低密度；其中 CT 检查效果最佳。

2. 腹腔积液 正常时，腹膜腔内可有少量液体，当病变致腹膜腔内有明显液体时称为腹腔积液。少量游离腹腔积液聚集在腹膜腔最低位；大量腹腔积液时，可占据腹膜腔各个间隙。引起腹腔积液的常见急腹症原因有炎症、肠梗阻、外伤等。

腹腔积液在超声、CT 检查时，分别呈液性无回声区、水样密度，其中 CT 检查能够整体显示腹腔积液的分布情况。应注意，正常生育期女性多可在盆腔腹膜陷凹处发现少量积液。

3. 腹膜、网膜和系膜增厚 急腹症有时会引起腹膜与腹膜返折结构增厚，如胃肠道穿孔继发的腹膜炎，腹部外伤引起的腹膜结构挫伤，这种增厚常常为受累区域的较为均一增厚，而不是结节状增厚。

4. 腹壁异常 包括肋腹线异常、腹壁软组织肿胀、腹壁组织间积气和腹壁肌张力异常等：①炎症或外伤使脂肪组织发生充血、水肿、坏死和出血等，可致使肋腹线增宽、透明度下降甚至消失；②炎症、外伤还可使腹壁软组织增厚、密度增加和向外膨出；③腹壁软组织内还可显示组织间积气，气体可来源于腹膜后或间位空腔脏器向腹膜外破裂，另外也见于开放性腹壁外伤。

四、胃肠道穿孔

【临床与病理】

1. 病因病理 胃肠道穿孔常继发于溃疡、外伤破裂、炎症及肿瘤：其中胃十二指肠溃疡穿孔最为常见；外伤性肠管破裂多由闭合性损伤引起；肿瘤穿孔是因肿瘤坏死或肿瘤引起肠梗阻继发所致。

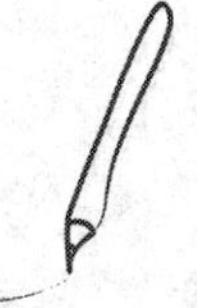

2. 临床表现 起病骤然，持续性上腹剧痛，不久可延及全腹，产生腹肌紧张，全腹压痛与反跳痛等腹膜刺激症状。

【影像学表现】 胃肠道穿孔的影像学检查主要依靠腹部X线平片及CT检查，主要影像改变两者均可显示，不过CT远比X线片敏感，显示的内容也比X线片多。

腹膜腔内肠管穿孔，气体进入腹膜腔，而腹膜间位肠管穿孔，气体进入腹膜后间隙，腹腔内并无游离气体。不同的穿孔部位，其影像表现有一定的差异。胃、十二指肠球部及结肠、直肠，在正常生理状态下管腔内就有较多气体，因此这几处部位穿孔后，游离积气的出现率较高，其气体量较多。而小肠及阑尾在正常生理状态下管腔内气体就很少，因此穿孔后不容易出现明显的游离积气。所以没有游离积气也不能除外胃肠道穿孔的可能。腹部X线片及CT上，游离积气出现在最高位，如腹部立位片时，游离积气一般在膈下；左侧卧水平位片，游离积气位于右侧腹壁与肝右叶外缘之间（图5-53）。CT仰卧位扫描，游离积气位于前腹壁下、肝周（图5-54）。

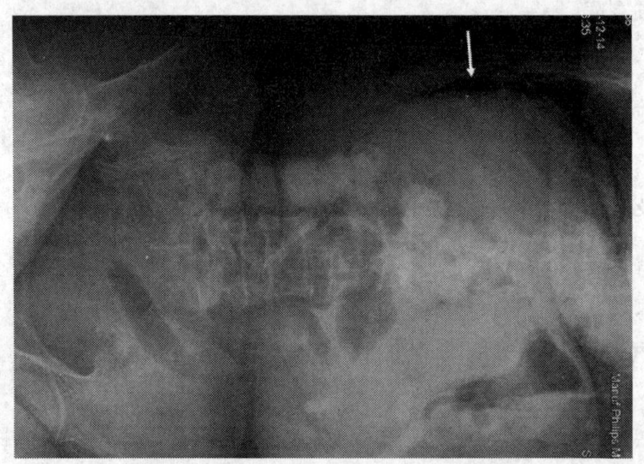

图5-53 腹部平片膈下游离积气。

左侧卧水平位，右侧腹壁与肝右叶外缘之间有透亮游离积气影（箭头）

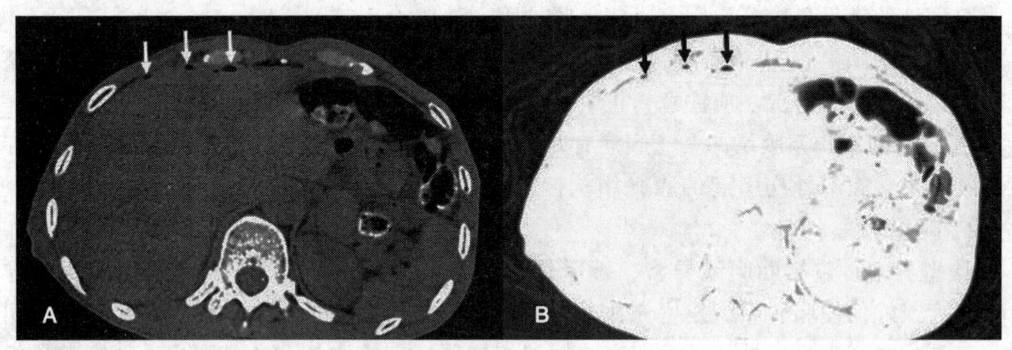

图5-54 腹部CT游离积气

A. 平扫，肝周数个游离小气泡（白箭头）；B. 同一层面，使用肺窗显示游离积气（黑箭头）更明显

胃肠道穿孔后，胃肠内容物进入腹腔引起的腹膜炎表现：腹水、脂肪间隙密度增高、腹膜及系膜肿胀，肠曲反应性淤积和肠麻痹等征象。严重者还可形成腹腔脓肿，CT可明确显示腹腔脓肿。

超声：胃肠道穿孔主要表现是腹腔内游离气体和腹腔积液。超声检查在左侧卧和右侧卧位可见随体位移动的气体引起的混响伪像，同时可见局部腹膜回声增强，似“腹膜增厚”表现；胃肠道穿孔后，内容物流入腹腔，腹膜受刺激而产生渗出液，出现腹水以及局限性或弥漫性腹膜炎征象。

【诊断与鉴别诊断】 胃肠道穿孔以胃、十二指肠溃疡穿孔最常见。腹平片检查，若发现游离气腹，结合临床症状、体征和发病经过，通常可以明确诊断。

腹部平片检查未见确切异常，但临床怀疑胃肠道穿孔时，应行 CT 检查。

五、肠梗阻

【临床与病理】

1. 病因病理 肠梗阻（intestinal obstruction）是临床上常见的急腹症之一。肠梗阻一般分为机械性、动力性和血运性三类。

2. 临床表现 主要临床表现是腹痛、呕吐、腹胀，停止排气排便。

【影像学表现】 不同类型肠梗阻有不同的影像学表现特点。

1. 单纯性小肠梗阻 梗阻近端肠曲胀气扩大，肠内有高低不等的阶梯状气液面；梗阻端远侧无气体或仅有少许气体。高位梗阻时，梗阻近端肠管主要存留液体，气体多因呕吐而排出，此时仅于上腹部见数目有限含气量少的扩张小肠影；低位小肠梗阻的特征是扩张的肠腔及液面多，分布范围可占据整个腹部。

CT 还可发现梗阻近端扩张肠管与梗阻远端塌陷肠管之间的“移行带”，其常为判断梗阻部位和原因提供重要依据（图 5－55）。

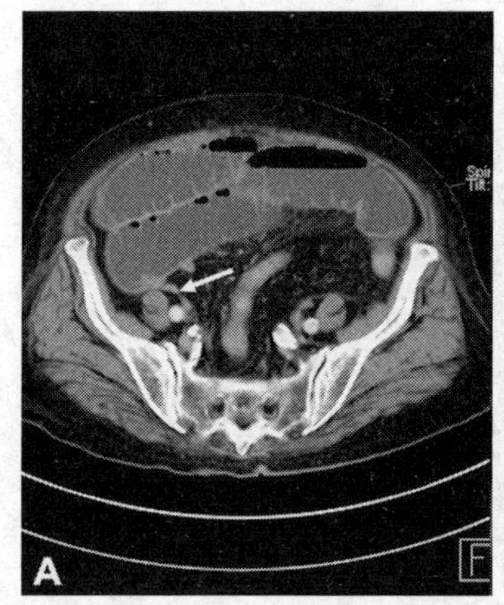

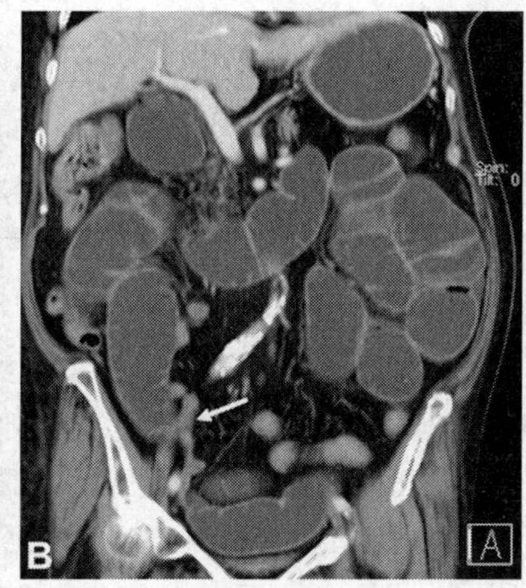

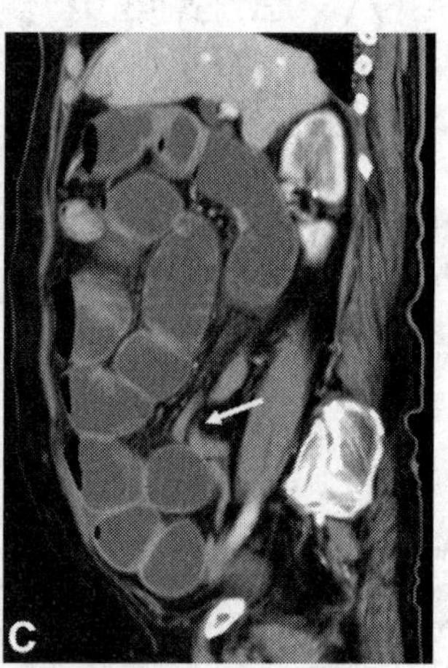

图 5－55 单纯性小肠梗阻 CT

A. 增强轴位；B. 增强冠状位重建；C. 增强矢状位重建，小肠肠管扩张积液，梗阻近端扩张肠管与梗阻远端塌陷肠管之间的“移行带”（箭头）

2. 绞窄性小肠梗阻 绞窄性肠梗阻多为闭袢性肠梗阻，常见于扭转、内疝、套叠和粘连等。

X 线及 CT 表现：梗阻近端肠管明显扩张积气积液。肠曲活动受限，在某一固定部位聚集，如粘连性肠梗阻；或肠曲排列顺序改变，如空肠位于右下腹、回肠位于左上腹，即“空回肠倒转征”。闭袢性肠梗阻，肠腔内充满液体，表现为软组织密度的肿块，称为“假肿瘤”征；如充气闭袢肠管呈“U”形，形态上类似咖啡豆，称为“咖啡豆”征，常常在小肠扭转和内疝时出现。

绞窄性小肠梗阻后期，由于肠系膜的血管常发生绞窄或闭塞，从而易引起肠坏死，还可并发腹腔积液。绞窄性肠梗阻肠壁循环障碍可导致肠壁水肿增厚（后期可变薄），黏膜皱襞增粗，CT 平扫，对判断肠管缺血程度有一定帮助，肠壁轻度增厚并分层（靶征）及肠系膜血管集中等征象反映肠管缺血并存在可复性；而肠壁密度增加、积气以及肠系膜出血等征象则指示肠管缺血严重，甚至已梗死；增强检查，通过肠壁强化表现，还可进一步显示缺血程度及判断是否发生肠坏死。

3. 结肠梗阻 肿瘤、炎性狭窄、结肠扭转是结肠梗阻常见的病因，均可能产生闭袢性肠梗阻征象。

闭袢段结肠明显扩张、积气积液。发生乙状结肠扭转时，扩张的乙状结肠形同马蹄状，其圆弧部向上，两肢向下并拢达左下腹梗阻点，这种特征性的表现可在立位X线平片上清晰显示；钡剂灌肠时，完全梗阻的患者表现为钡剂充盈乙状结肠下部，向上逐步变细，并指向一侧，呈鸟嘴状。

4. 麻痹性肠梗阻 又称肠麻痹，全部肠管均处于麻痹扩张状态，无器质性狭窄。常见于急性腹膜炎、脓毒败血症、腹部术后、低血钾症、严重外伤或外伤性休克以及腹膜后间隙感染或血肿等。

大小肠均呈普遍性扩张和积气，可有液面形成；除小肠大肠扩张外，有时胃也扩张；其中大肠扩张显著，通常以全部大肠充气为诊断本病的重要依据。麻痹性肠梗阻立位也可见到液平面，但一般少于机械性肠梗阻。多次检查肠管形态改变不明显是本病的又一重要征象。

【诊断与鉴别诊断】 肠梗阻有较为典型的影像表现，诊断不难。在临床工作中还需判断肠梗阻的大致部位以及判断是否有绞窄性肠梗阻。

六、急性阑尾炎

【临床与病理】

1. 病因病理 急性阑尾炎（acute appendisitis）是最常见的急腹症。病理上一般分四种类型：急性单纯性阑尾炎，急性化脓性阑尾炎，坏疽及穿孔性阑尾炎和阑尾周围脓肿。

2. 临床表现 持续伴阵发性加剧的转移性右下腹痛及、右下腹阑尾区（麦氏点）压痛、反跳痛、恶心、呕吐为其常见临床表现，多数病人白细胞和中性粒细胞计数增高。

【影像学表现】

1. CT表现 阑尾肿大增粗，阑尾壁肿胀，阑尾边缘模糊，阑尾强化明显，周围脂肪浑浊（图5-56）。并且进一步进展到化脓性阑尾炎，在阑尾周围出现显著的炎性改变。坏疽性阑尾炎表现为阑尾壁显著肿胀，强化减弱。阑尾穿孔时，阑尾壁连续性中断，阑尾周围散在气体及积液。

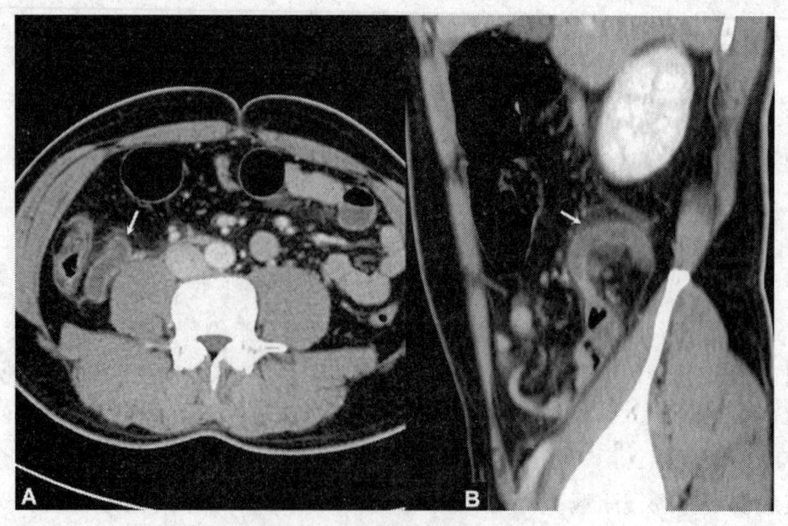

图5-56 急性阑尾炎CT

A. 增强轴位；B. 增强矢状位重建，阑尾肿胀，阑尾腔积液，阑尾浆膜毛糙，周围脂肪浑浊（箭头）

2. 超声 ①阑尾肿胀，外径成人≥7mm，儿童≥6mm，壁厚≥3mm。加压时管腔不可压缩，局部压痛明显；②纵断面呈盲管状结构，盲管一端与盲肠相连，回盲部水肿，横断面呈"同心圆"征象；③单纯阑尾炎，壁结构层次较清晰，若黏膜及其他层次回声中断或消失、阑尾形态不规则代表溃疡、坏死甚至穿孔，阑尾周围低回声或无回声区代表积液或积脓；④阑尾腔内可伴有粪石强回声，后伴声影；⑤间接征象包括阑尾周围脂肪增厚并伴压痛；儿童常伴肠系膜淋巴结肿大；相邻回肠盲肠黏膜增厚。

【诊断与鉴别诊断】 急性阑尾炎的临床表现与影像表现较为典型，诊断不难。在临床工作中，需与一些常见的右下腹部急腹症疾病鉴别。

（1）梅克尔憩室炎与急性阑尾炎 临床表现相似，但梅克尔憩室炎的阑尾为正常形态。

（2）盲肠憩室炎与急性阑尾炎 临床表现相似，阑尾形态正常，以盲肠憩室为中心的炎症，周围脂肪浑浊程度大于壁肿胀程度。

七、腹部外伤

【临床与病理】

1. 病因病理 腹部外伤（abdominal trauma）多为腹部受到外力撞击而产生的闭合性损伤，常累及实质性脏器如肝、脾、肾和（或）空腔脏器，可发生在腹膜腔或腹膜后间隙。腹部实质脏器损伤的发生率依递减顺序为脾、肝、肾、胰等。腹部外伤常见的类型有：挫伤、撕裂伤、实质血肿、包膜下血肿、活动性出血、梗死、脏器碎裂。

2. 临床表现 局部甚至全腹疼痛、腹膜刺激症状和血色素明显减低，肾损伤者可出现血尿。

【影像学表现】

1. CT 表现

（1）挫伤 CT 平扫一般不能显示。CT 增强扫描表现模糊的低密度影，强化程度较正常实质弱，随访复查挫伤区域可恢复至正常实质表现。

（2）撕裂伤 CT 上表现为实质内线状较低密度影，有时平扫不一定能显示出轻微的撕裂，增强扫描会显示清楚。CT 矢状面及冠状面重建有助于撕裂伤的显示（图 5－57）。

（3）实质血肿 新鲜血肿表现为实质内稍高或等密度影，随着时间推移，血肿密度逐渐降低至液体影。CT 增强扫描时，实质明显强化，而血肿不强化，表现为实质内斑片无强化低密度区（图 5－57）。

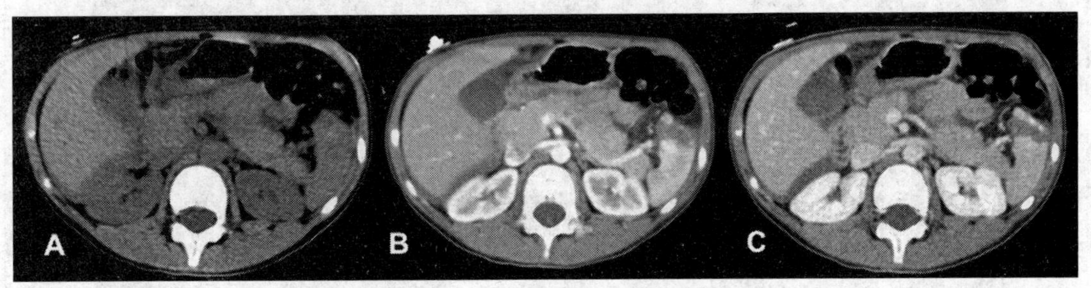

图 5－57 脾脏挫裂伤 CT

A. 平扫，图脾脏前下份局部密度稍增高；B. 增强扫描动脉期，脾脏强化不均匀，脾脏前下份见条片状无强化影，由内侧缘至外侧缘，边界稍显模糊，包膜不连续；C. CT 增强门静脉期，脾脏前下份的条片状无强化影，边界清楚，包膜不连续，脾脏其余区域强化均匀

（4）包膜下血肿 新鲜血肿表现为包绕实质的半月形或梭形稍高密度或等密度影，随着时间推移，血肿密度逐渐降低至液体影。CT 增强扫描无强化（图 5－57）。

（5）活动性出血 增强扫描出现对比剂外溢，提示血管损伤。

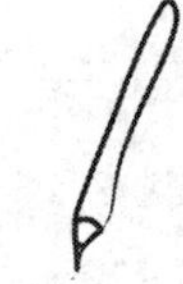

（6）梗死　实质内楔形低密度区，边界清楚或模糊，增强扫描梗死灶不强化，显示更清楚。若梗死灶内伴有出血，可出现稍高密度影。增强扫描如果整个脏器无强化，则为整个脏器梗死。梗死表现提示血管损伤，整个脏器梗死则强烈提示大血管中断（如脾动脉断裂、肝固有动脉及门静脉主干断裂、肾动脉断裂）。

（7）碎裂　脏器破裂成多份小碎片，碎片可强化或无强化，碎片周围为血肿及积液。

2. 超声　不同的脏器损伤的超声表现也不同。

（1）肝脏及脾脏损伤　①包膜下血肿：包膜与实质之间出现梭形无回声区，伴血肿后方组织回声增强；局部隆起，实质受压。②中央型破裂：实质轻度挫伤区出现不规则回声减低或增强，圆形或不规则，周围组织回声不均。③真性破裂：包膜中断、不齐，轮廓局部中断为真性破裂的直接征象，伴有伸向实质的无回声或低回声带；伴有周围积液和腹腔积液。

（2）肾脏损伤　①肾实质挫伤：包膜完整，局部实质回声不规则增强，其内见小片回声减低区；或包膜下出血，表现为包膜与肾实质之间新月形或梭形低回声或高回声区。②肾实质裂伤：肾周围积液（积血），表现为肾包膜外无回声或低回声包绕；肾破裂处包膜中断，局部肾实质内可有低回声和裂隙。③肾盏撕裂伤：肾包膜完整，实质回声不均，有小片低回声区，肾中央区扩大伴不规则回声，与肾实质边界不清；血块阻塞集合系统可见肾盂扩张。④肾广泛撕裂伤：断裂、损伤的肾脏结构模糊不清，肾周大量积液。CDFI：有助于显示肾血管及其分布异常，梗死区内缺乏血流信号。

【诊断与鉴别诊断】腹部闭合性损伤影像学检查时，实质脏器的各种类型损伤均有确切表现，结合外伤史和相应的临床症状与体征，诊断并不难。腹部闭合性损伤首选影像检查方法为CT检查，有很高的敏感性与特异性，且可明确损伤的类型与范围，必要时行CT增强检查还可提供更多的诊断信息。

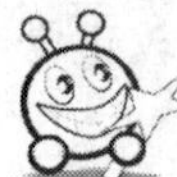

案例讨论

临床案例　男，50岁，黄疸、腰背痛半年加重1月，超声检查显示肝内外胆管扩张，遂行CT影像学检查如图所示。

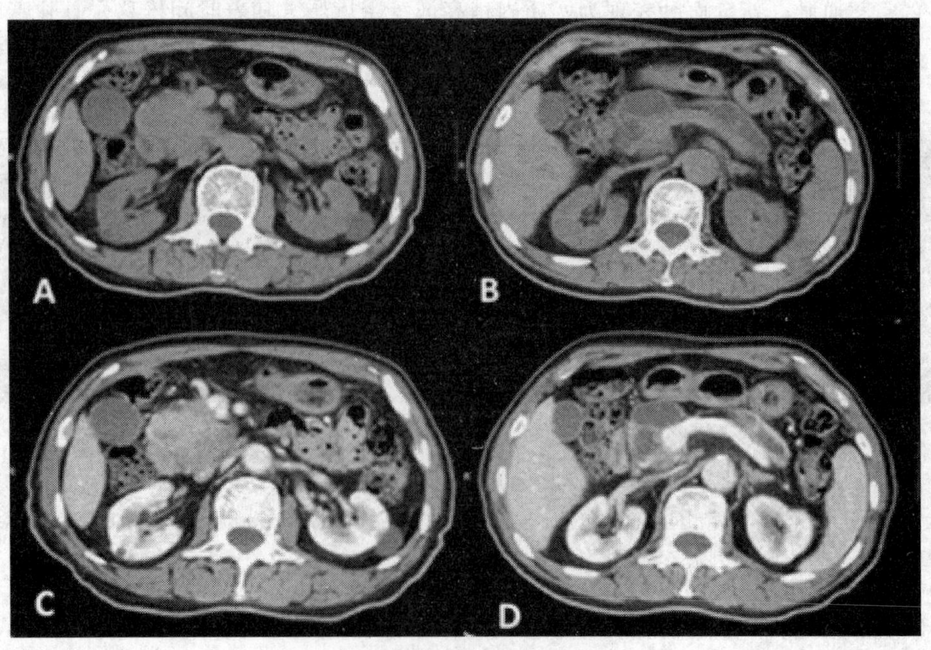

A～B　平扫；C～D　增强扫描

问题 1. 胆道梗阻有哪些影像学检查方法，各自的优缺点是什么？
2. 该例胆道梗阻的部位在哪里？
3. 病灶有哪些影像表现？
4. 胆道梗阻常见疾病的鉴别？
5. 谈谈你对胆道梗阻的影像诊断思路？

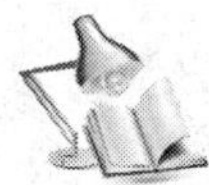

本章小结

消化道的主要影像检查技术是钡剂造影，现在CT及MRI的消化道检查技术也日趋成熟并有广泛应用。消化道作为空腔脏器，当发生病变时，会出现管腔形态的改变、管壁厚度的改变、位置的变动以及活动度的变化，这些基本异常改变是消化道疾病（炎症、肿瘤、溃疡）的表现基础。消化道主要的疾病是溃疡和肿瘤。CT和MRI对溃疡的显示较差，钡剂造影显示效果较好，溃疡的主要表现是龛影，良性溃疡为腔外龛影，轮廓较光整；恶性溃疡为腔内龛影，轮廓不规整。肿瘤的主要表现是充盈缺损，良性肿瘤充盈缺损轮廓较规整，恶性肿瘤充盈缺损轮廓毛糙。炎性肠病（克罗恩病、溃疡性结肠炎）现在逐渐成为消化道常见病，钡剂造影可以显示病变部位以及管腔狭窄、瘘道形成、早期溃疡形成，CT及MRI可以清楚显示肠管壁的增厚、肠系膜的肿胀、淋巴结增大。

肝胆胰脾的主要影像检查技术是CT及MRI，超声可作为筛查首选检查。肝脏的弥漫性疾病主要是脂肪肝和肝硬化。脂肪肝表现为肝实质密度减低，T_1WI反相位信号降低。肝硬化表现为肝叶比例失调、肝缘锯齿状等形态异常，肝实质出现再生结节、增生结节，并有门脉高压、脾大、腹水、侧枝循环开放等肝外表现。肝脓肿是常见的肝脏感染性病变，其典型表现为增强扫描出现“靶环征”，病灶内出现气体是其特异性征象。肝细胞肝癌是最常见的肝脏恶性肿瘤，典型表现是增强扫描“快进快出”的强化特点。肝脏转移瘤也是常见的肝脏恶性肿瘤，增强扫描“牛眼征”是其较为常见和特异性的征象，“牛眼征”与“靶征”较为相似，因此转移瘤与肝脓肿诊断有一定的难度，需要结合临床情况。肝脏海绵状血管瘤是常见的良性肿瘤，典型表现是增强扫描“快进慢出”的强化特点，也是较为特异性的征象。肝囊肿表现典型，超声即可明确诊断。慢性胰腺炎的典型影像表现有实质钙化灶、胰管结石、胰管串珠样扩张。脾脏血管瘤的影像表现与肝脏血管瘤相似，增强扫描呈渐进式强化。脾脏梗死灶典型表现为尖端朝向脾门、边界清楚的楔形无强化区。

胃肠道穿孔以消化性溃疡穿孔最常见，腹部平片和CT可发现游离积气。肠梗阻的梗阻近端管腔扩张积液，远端肠管空虚，影像检查可以判断梗阻的大致部位以及有无绞窄。急性阑尾炎阑尾肿胀，阑尾边缘模糊，周围脂肪浑浊，炎症进展可发展到化脓性阑尾炎、坏疽性阑尾炎以及阑尾穿孔。腹部闭合性损伤首选影像检查方法为CT检查，有很高的敏感性与特异性，且可明确损伤的类型与范围。

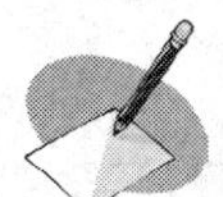

思考题

1. 简述良恶性胃溃疡的钡餐造影鉴别诊断。
2. 简述克罗恩病的影像表现。
3. 简述结肠癌的影像表现。

4. 简述肝细胞肝癌与肝脏海绵状血管瘤的影像鉴别诊断及其病理基础。
5. 简述肝脏转移瘤与肝脓肿的影像鉴别诊断及其病理基础。
6. 简述胆管癌的影像表现。
7. 简述急性胰腺炎的分型及其影像表现。
8. 简述绞窄性小肠梗阻的影像表现。
9. 简述急性阑尾炎的影像表现。

（杨伟振　黄子星　郑　芳）

第六章　泌尿与生殖系统

学习要求

1. 掌握　泌尿系统主要的影像学检查方法及价值，泌尿系统常见疾病的影像学表现及诊断要点。

2. 熟悉　泌尿、生殖系统的正常和异常影像学表现。

3. 了解　泌尿系统常见疾病的病因、病理及相关临床表现。

泌尿生殖系统疾病谱广泛，影像学检查是诊断疾病的主要手段，也是选择治疗方案的重要依据。但不同系统、不同部位、不同疾病需采用不同的成像技术和检查方法，包括X线、CT、MRI以及超声检查。

第一节　泌 尿 系 统

一、影像学检查方法

泌尿系统的各组成器官均由软组织构成，缺乏自然对比，X线检查多需造影才能使之显示。肾是碘造影剂排泄的主要器官，尿道又与外界相通，因而造影检查是泌尿系统常用的X线检查方法。超声、CT和MRI对泌尿系统疾病的检查优于X线，在临床应用日益普及。

（一）X线检查

1. 普通检查　腹部平片（kidney - ureter - bladder，KUB）是泌尿系统X线检查的初步手段，可观察肾的大小、形状和位置，并可显示泌尿系统结石和钙化。摄影前需要清洁肠道，以免其内粪便和气体干扰。

2. 造影检查　可显示泌尿器官的解剖结构，不少疾病可借此确诊。

（1）排泄性尿路造影　排泄性尿路造影（excretory urography）又称静脉肾盂造影（intravenous pyelography，IVP），是泌尿系统常用的造影检查方法。本法是通过有机碘液如泛影葡胺经静脉注射后，几乎全部经肾小球滤过排入肾盏肾盂而使之显影，不但可以显示肾盏、肾盂、输尿管及膀胱内腔的解剖形态，还可以了解肾脏的排泄功能。严重的肝、肾和心血管疾病为本法的禁忌证，甲状腺功能亢进、过敏体质、妊娠、多发性骨髓瘤及糖尿病（特别是合并尿中毒者）为相对禁忌证，应慎用。检查前需要清洁肠道，限制饮水，行造影剂过敏试验。

（2）逆行肾盂造影　逆行肾盂造影（retrograde pyelography）是在膀胱镜引导下将导管插入输尿管，注入造影剂而使肾盂、肾盏显影。常用于排泄性尿路造影显影不良或不适合行排泄性尿路造影的患者。

（3）膀胱及尿道造影　膀胱造影（cystography）是将导管插入膀胱，注入碘对比剂溶液，使膀胱充盈显影的方法，也可同时使用碘对比剂和气体，行双重对比造影。主要用于诊断膀胱瘤、膀胱憩室、前列腺肥大等疾病。尿道造影（urethrography）将导尿管插入前尿道，或将注射器直接抵住尿道口注入碘对比剂，可显示男性尿道病变。在排泄性尿路造影终末期，也可行排尿期尿道摄影，为排泄法尿道造影。适用于尿道狭窄，导尿管不能通过的患者。

（4）选择性肾动脉造影　选择性肾动脉造影（selective renal artetiography）可经皮行股动脉穿刺，置导管于腹主动脉，当导管尖端到达肾动脉开口上方快速注入对比剂，可显示腹主动脉和两侧肾动脉。主要用于诊断大动脉炎和肾血管疾病如肾动脉狭窄，也用于观察肾肿瘤和肾上腺肿瘤尤其是嗜铬细胞瘤。同时可行介入治疗，如肾癌的化疗、栓塞等。

（二）CT 检查

1. 平扫　为 CT 常规检查方法，主用于明确诊断泌尿系结石、钙化等。

2. 增强　平扫对疾病的诊断价值有限，借助 CT 增强扫描进一步明确病变范围、性质以及病变的血供情况。于静脉内快速注入非离子型含碘对比剂，于不同延迟时间点进行扫描，可分别获得肾皮质期、实质期和排泄期图像。但增强扫描不适用于肾功能损害患者。有肾功能损害的患者可选择 MRI 检查。

3. CT 尿路成像（CT urography，CTU）　在注射造影剂后 10 - 30 分钟后扫描，应用 MIP、VR、MPR 和 CPR 等三维重建技术获得类似 IVP 检查效果的图像，用于观察肾盂、输尿管和膀胱病变。该技术正逐步取代 IVP，存在辐射剂量偏高的不足。

（三）MRI 检查

MRI 采用多序列、多方位成像，具有组织分辨力高的优势，能够清楚显示病变的解剖和组织结构，因此常用于 X 线、CT 检查难以确诊之后。

1. 平扫　包括 T_1WI 和 T_2WI 成像、肾动脉 MR 血管成像（MRA）、磁共振尿路造影（MRU）等。此外脂肪抑制序列有利于含脂肪病变的诊断。扩散加权成像对疾病的诊断和鉴别诊断有重要的价值。

2. 增强　静脉内注入顺磁性对比剂 Gd - DTPA，应用快速 T_1WI 成像序列可获得肾、输尿管和膀胱不同期相的增强图像。可用于因碘对比剂禁忌证不能行 CT 增强检查者，但严重肾功能不全患者体内滞留的钆具有导致肾源性系统性纤维化的危害，因此严重肾功能不全患者禁忌 MRI 增强检查。

3. 磁共振尿路成像（MR urography，MRU）　利用磁共振水成像原理，让含尿液的肾盂肾盏、输尿管和膀胱呈高信号，周围组织结构均为低信号，如 IVP 所见，主要用于尿路梗阻性病变的诊断。适用于不能行 IVP 和 CTU 检查的患者。

（四）超声检查

超声通常作为泌尿系统疾病的初查方法，可经腹部、直肠进行检查。肾、输尿管宜选用经腹部超声检查。肾脏超声检查体位可为俯卧位、侧卧位及仰卧位等；输尿管超声检查可取侧卧或仰卧位；膀胱超声检查可采用经腹部或腔内途径检查，经腹部检查需要适度充盈膀胱，后者选用单平面或双平面直肠探头，需要清洁肠道并适度充盈膀胱，取膀胱截石位或侧卧位检查。

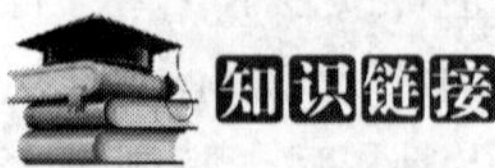

fMRI 评价肾功能

肾功能评价对肾脏疾病临床诊断及治疗意义重大。传统的方法包括实验室检测、放射性核素肾显像、超声、X 线检查等。鉴于上述传统方法存在各种各样的不足，学者们一直在寻找更好的方法来评价肾功能，特别是近年来利用 MRI 功能成像（fMRI）评价肾功能已成为研究热点。fMRI 具有多参数成像、定量分析，对人体无辐射，不用对比剂，患者依从性更好等优点，在肾功能评价方面具有潜在的价值。fMRI 包括肾脏血氧水平依赖（BOLD）、磁共振扩散加权成像（DWI）、MR 弥散张量成像（DTI）和 MR 灌注加权成像（PWI）等。

二、正常影像学表现

（一）正常X线表现

1. 腹部平片 常规腹部平片显示双肾轮廓，肾影长径10～15cm，宽径5～8cm，位于胸12椎体至腰3椎体之间，右肾比左肾略低半个椎体。肾的上下活动度不超过一个椎体的高度。肾轴自内上向外下，与脊柱纵轴形成一定的夹角，正常为15°～25°（图6－1A）。正常输尿管及膀胱一般不显影。

2. 尿路造影 排泄性尿路造影和逆行性尿路造影所显示的肾盏、肾盂、输尿管、膀胱及尿道内腔基本相同。

（1）排泄性尿路造影 注入对比剂后1～2分钟，肾实质显影；2～3分钟后肾盏和肾盂开始显影，15～30分钟时显影最浓；解除腹部压迫带后，输尿管、膀胱及尿道依次显影（图6－1B）。当肾功能不良时，整个肾显影延迟，严重时可不显影。

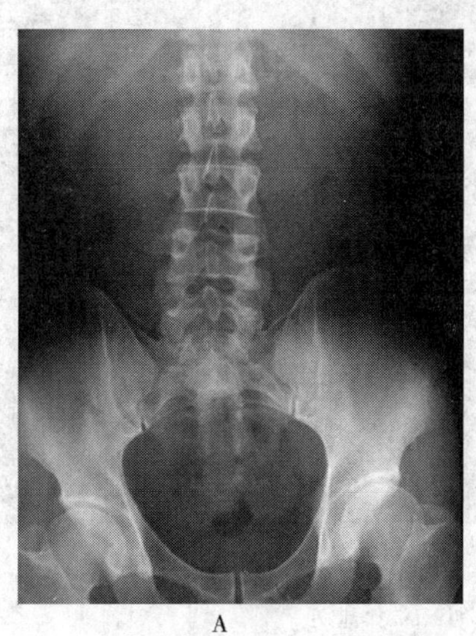
A

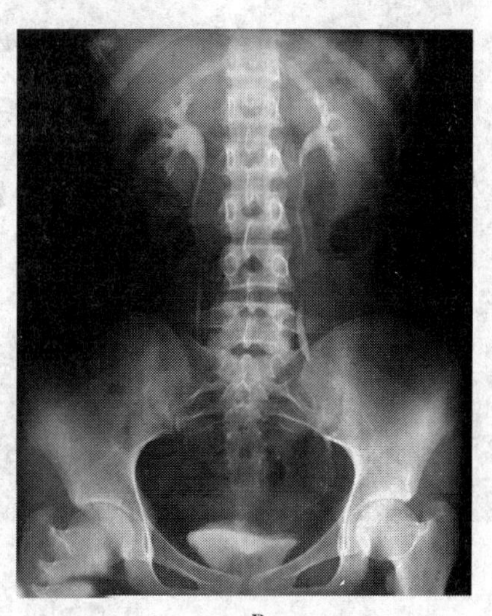
B

图6－1 腹部影像

A. 腹部X线平片；B. 静脉肾盂造影片

肾实质：肾实质显影，密度均匀，左右一致。肾盏包括肾小盏和肾大盏。肾大盏呈长管状与数个肾小盏相连。肾大、小盏的形状和数目变异较多，一般肾大盏常为3个。肾盂一般平第二腰椎水平，略呈三角形，上缘隆凸，下缘微凹，边缘光滑整齐。

输尿管：输尿管位于腹膜后，近端与肾盂相连，远端与膀胱相连。输尿管对比剂充盈后显影，全长约25～30cm，分为腹段、盆段和膀胱壁内段三段；输尿管有三个生理狭窄区，即上部与肾盂相连处、中部越过骨盆缘处和下部进入膀胱处。正常者边缘光滑整齐，走形柔和，宽度0.5cm左右。

膀胱：膀胱正常容量为350～500ml，其形态、大小取决于充盈程度及相邻结构对膀胱的推压。正位观察膀胱呈圆形、类圆形或横置的椭圆形，位于耻骨联合上方，边缘光滑整齐，密度多均匀一致。

尿道：为边缘光滑、柔软的管道。分前后两部分，膜部为尿道最窄处。

（2）逆行性尿路造影 除不能显示肾实质和观察肾功能外，其他表现与排泄性尿路造影相似。

（二）正常CT表现

1. 肾 平扫显示肾脏位于脊柱两侧，呈圆形或椭圆形软组织影，边缘光整，密度均匀；

肾周见低密度脂肪带。增强扫描显示肾脏的强化可分为三期。①皮质期（注入对比剂后60秒）：肾血管和外周肾皮质及伸入肾锥体之间的肾柱明显强化，而髓质仍维持较低的密度，因而可清楚分辨肾的皮、髓质。②实质期（注入对比剂后2～3分钟）：皮质强化程度减低，髓质密度增高与皮质密度近似并逐渐超过肾皮质，皮、髓质分界不再清晰。③排泄期（注入对比剂后5～10分钟）：肾实质强化程度降低，而肾盂和肾盏明显强化（图6－2）。

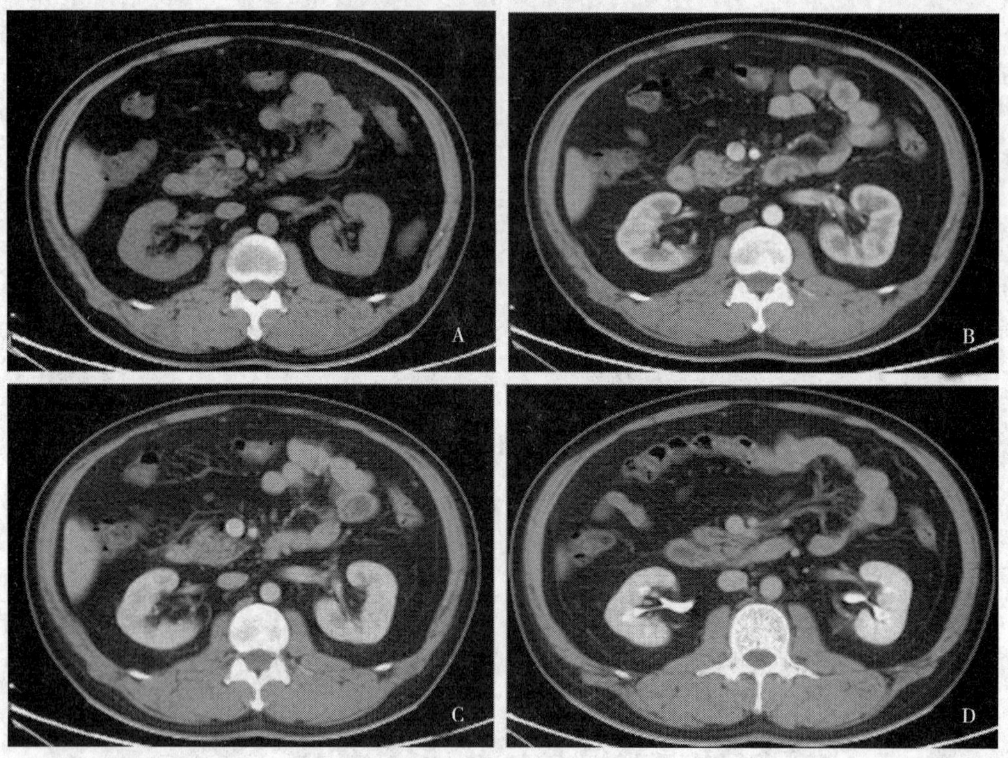

图6－2　正常肾脏CT表现

A. 平扫；B. 皮质期；C. 实质期；D. 排泄期

2. 输尿管　平扫显示输尿管位于腰大肌前缘处，呈小圆形软组织密度影，中心可呈低密度。增强扫描于注入对比剂10分钟以后的延迟扫描，显示输尿管呈点状高密度影。此时自肾盂向下连续追踪，常能观察到输尿管全程。

3. 膀胱　平扫显示充盈的膀胱呈圆形或椭圆形，膀胱壁厚度均匀一致，呈软组织密度影，其内尿液为均匀的水样密度。增强扫描可见膀胱壁强化；延迟10～30分钟后膀胱腔呈均匀高密度。

（三）正常MRI表现

1. 肾脏　T_1WI显示肾皮质信号强度略高于肾髓质，在预饱和脂肪抑制T_1WI序列上，肾皮髓质信号强度差异更加明显。T_2WI显示肾皮、髓质呈相似的稍高信号，其中髓质信号强度更高。增强检查，肾实质强化表现类似CT增强扫描（图6－3）。

2. 输尿管　T_1WI或T_2WI轴位显示输尿管腹段呈小圆形低信号影。

3. 膀胱　充盈的膀胱在轴位上呈圆形或椭圆形，其内尿液T_1WI呈低信号，T_2WI呈高信号；膀胱周围脂肪组织在T_1WI上呈高信号，在T_2WI上呈中信号；膀胱壁信号于肌肉信号相似，在T_1WI上高于腔内尿液信号，在T_2WI上低于尿液信号，表现为厚薄均匀的薄壁环状影。

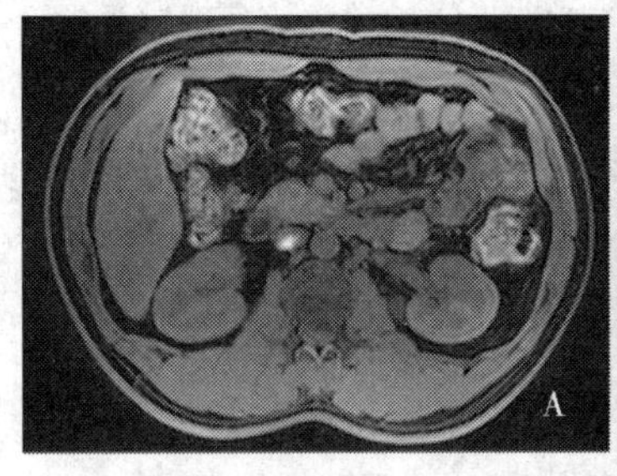
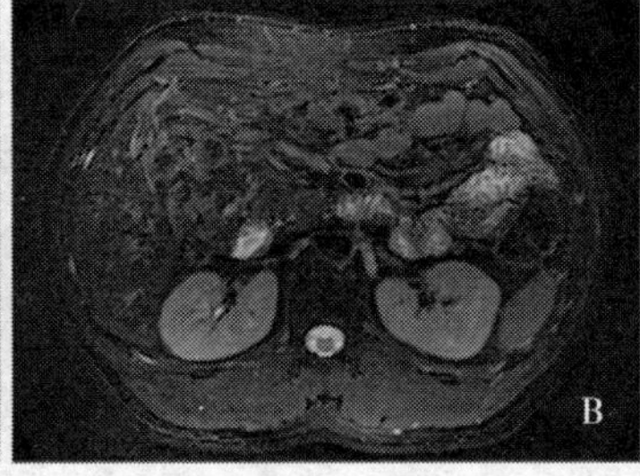
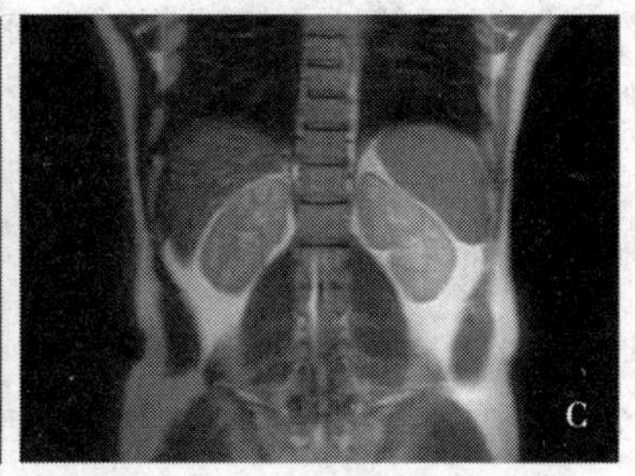

图6-3　正常肾脏MRI表现

A. T_1WI皮质信号强度略高于髓质；B. T_2WI皮质、髓质呈稍高信号，髓质信号稍高于皮质信号；C. 冠状位T_2WI

（四）正常超声检查表现

1. 肾脏　正常肾脏从外向内分别为周边的肾轮廓线、肾实质和中央的肾窦。肾包膜光滑、清晰，呈线状高回声；肾窦位于肾中央，通常表现为不规则的高回声区，其回声强度高于胰腺回声；肾实质呈低回声，包含肾皮质和肾髓质（肾锥体）回声，肾皮质回声略低于肝、脾的内部回声，呈均匀分布的点状低回声；肾锥体回声较肾皮质回声为低，呈弱回声。女性正常肾超声测值略小于男性。

2. 输尿管　正常输尿管超声不容易显示，当大量饮水使膀胱充盈时，输尿管才能显示。超声所见输尿管呈回声较高的纤细的管状结构，管壁清晰、光滑，内为细条带形无回声区。超声所见的正常输尿管内径一般不超过0.5cm。输尿管开口处位于膀胱三角左、右上角，稍向膀胱内隆起。CDFI可显示输尿管开口喷尿征象。

3. 膀胱　正常膀胱充盈时，膀胱壁呈光滑带状回声，厚度0.1~0.3cm，膀胱内尿液呈无回声，膀胱形态随尿液充盈情况而变化。正常人膀胱容量约250~400ml。

三、异常影像学表现

（一）异常X线表现

1. 肾脏　肾脏位置、大小、形态、轮廓改变和肾区高密度钙化影。先天性疾病如重复肾、多囊肾以及肾先天发育不良；后天性病变如肾肿瘤、肾积水、肾动脉狭窄、慢性肾盂肾炎等。尿路造影可进一步显示肾盂、肾盏的受压、变形、移位、破坏、充盈缺损等。

2. 输尿管　输尿管走行区异常高密度钙化影，多系结石，偶为钙化。

3. 膀胱　耻骨联合上方，膀胱区高密度钙化影，多系结石或肿瘤性钙化所致。

（二）异常CT表现

1. 肾脏　平扫可显示肾脏位置、大小、形态的改变；肾区高密度钙化影；肾实质肿块影。肿块密度多样化，可呈水样密度、低密度、等密度或混杂密度。增强扫描可呈不同形式和不同程度的强化。

2. 输尿管　平扫可显示输尿管结石、钙化、扩张积水等。增强扫描可显示输尿管腔内肿块、管壁增厚、狭窄等病变。

3. 膀胱　平扫可显示充盈膀胱形态、大小的改变，显示膀胱结石、钙化影。增强扫描可显示增厚膀胱壁、膀胱内软组织肿块的强化。

（三）异常MRI表现

1. 肾脏　平扫可显示肾脏位置、大小、形态的改变；形态、大小及信号改变的肾盂、肾盏；不同信号的肾实质肿块；增强扫描肿块呈不同形式和不同程度的强化。

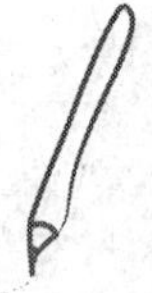

2. 输尿管 平扫可显示输尿管扩张积水及梗阻端；可在梗阻远端发现异常信号的结石或肿瘤；增强扫描肿瘤呈不同形式及不同程度的强化。

3. 膀胱 平扫膀胱结石在 T_1WI、T_2WI 上均呈低信号；膀胱肿瘤信号类似膀胱壁信号，增强扫描有强化。

（四）异常超声检查表现

1. 肾窦回声异常 内有高回声光团伴后方声影，见于肾盂结石；肾窦分离：高回声的肾窦部分或全部为液性暗区替代，为肾盂积水表现；肾窦区低回声肿块，见于肾盂肿瘤。

2. 肾实质回声异常 单发或多发边缘光滑的圆形或椭圆形液性暗区，壁菲薄，见于单纯性囊肿或多囊肾；肾实质内不规则形肿块，回声不均并有液性暗区，常为肾癌；而以高回声为主的肾实质肿块，且含脂肪成分，为血管平滑肌脂肪瘤表现。

四、先天性发育异常

泌尿系统先天发育异常的类型较多，与泌尿系统胚胎发育过程复杂有关。当来自不同始基的肾曲小管与集合系统连接、肾轴的旋转及肾从盆腔升至腰部的过程中，任何阶段发生异常，均会导致先天发育异常。

（一）肾缺如

【临床与病理】 肾缺如（renal agenesis）亦称孤立肾，多伴有单肾的代偿性增生、肥大、孤立肾移位和旋转不良等。一般无临床症状，体检时偶然发现。合并尿路梗阻或感染时，可出现尿路刺激症状，伴腹痛、发热等。

【影像学表现】 X 线、CT、MRI 及超声显示一侧肾缺如，对侧肾影增大。尿路造影显示缺如侧无肾、肾盂、肾盏显示。对侧肾正常显影或增大。

（二）异位肾

【临床与病理】 异位肾（entopic kidney），多为胚胎时期，肾脏在发育过程中未上升、上升不足或过度上升所致，异位肾可位于盆腔、髂窝、下腹、膈下或胸腔内。临床上单纯异位肾多无症状，可因结石、感染出现相应的症状和体征。

【影像学表现】 造影显示肾脏位置异常，常伴有肾旋转不良，肾盂、肾盏的形态变化。CT 和 MRI 显示肾区内无肾影，可于盆腔、髂窝、下腹、膈下或胸腔内见到肾形肿块影，增强扫描强化程度和形式均与正常肾脏相同。超声检查在肾窝探测不到肾回声，在盆腔、髂窝、下腹、膈下或胸腔内探及肾脏。

（三）肾脏旋转异常

【临床与病理】 肾脏旋转异常（malrotation of kidney），正常肾脏的肾盂及肾门指向前内方，如果肾旋转不良，则肾盂、肾门的位置发生异常，常见为肾盂、肾门指向前、外或后方。临床上多无症状，但也可因肾盂积水、肾结石和感染等产生相应的症状。

【影像学表现】 CT 平扫和增强显示肾盂、肾门的朝向异常，如肾盏转至肾盂内侧，肾盏指向前、后或内侧等（图 6－4）。声像图显示肾门位置异常，横切图像显示肾门清晰，彩色血流图探测到肾门血管明显向前或向外侧移位则诊断更为可靠。

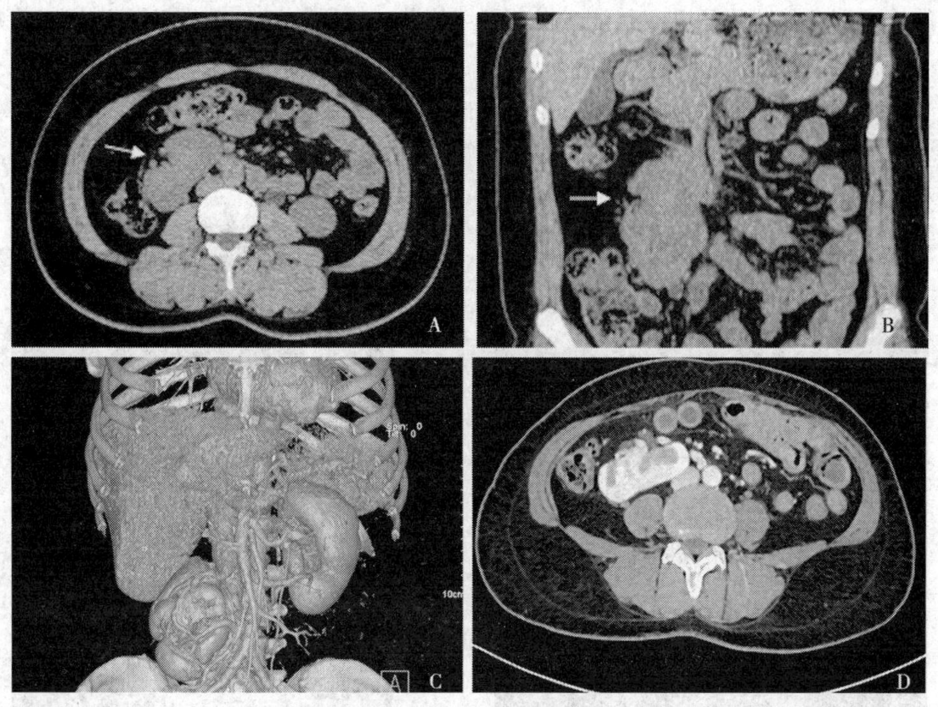

图6－4　肾旋转不良CT表现

A. CT平扫示右肾门朝向外侧（箭头）；B. 冠状位CT右肾门朝向外侧（箭头）；C. VR重建示右肾门位置异常；D. 增强CT扫描示右肾门朝向前外方

（四）马蹄肾

【临床与病理】 马蹄肾（horse－shoe kidney），两肾的上极或下极相互融合，以下极融合多见，融合部多为肾实质，少数为纤维组织相连。临床可无症状，也可因其他并发症产生相应的症状和体征。

【影像学表现】 X线、CT和MRI发现位于脊柱前方连接两肾下极或上极的肾实质，其密度、信号强度及强化规律与正常肾实质相同（图6－5）。超声在腹主动脉和下腔静脉前方，可探及左右两肾相连的回声，其内部回声强度与肾实质回声相同或相似；肾窦回声与肾的轴向一致。彩色血流图可进一步证实。

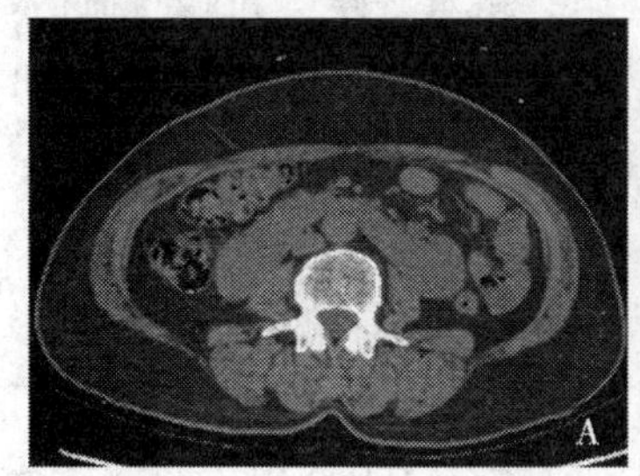

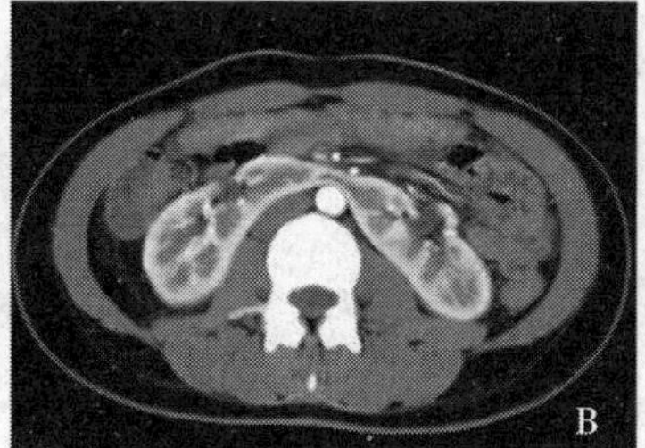

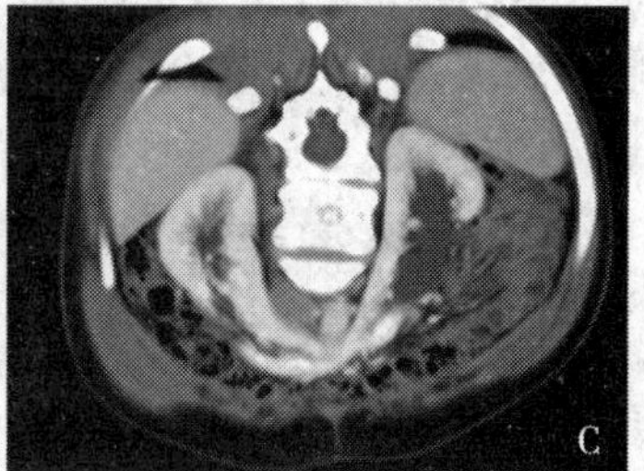

图6－5　马蹄肾CT表现

A. CT平扫；B. 增强CT皮质期；C. 增强CT实质期（斜冠状位）

（五）肾盂、输尿管重复畸形

【临床与病理】 肾盂、输尿管重复畸形（duplication of renal pelvis and ureter），一侧肾脏分为上、下两部，各自与独立的肾盂和输尿管相连。重复的输尿管向下走行时可相互汇合，也可分别汇入膀胱，其中与下方肾盂相连的输尿管在膀胱开口的位置正常，而与上方肾

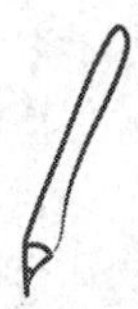

盂相连的输尿管在膀胱的开口常异常。临床可无症状，也可因其他并发症产生相应的症状和体征。

【影像学表现】 排泄性尿路造影是确诊本病的主要检查方法之一，可见同一侧肾区有两套肾盂、肾盏及输尿管，并可见两支输尿管汇合或分别进入膀胱。若上方的肾盂和输尿管扩张积水，则排泄性尿路造影可不显影（图6-6）。

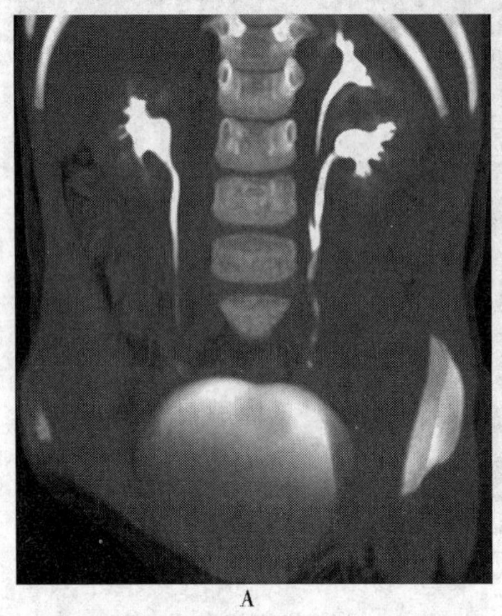
A

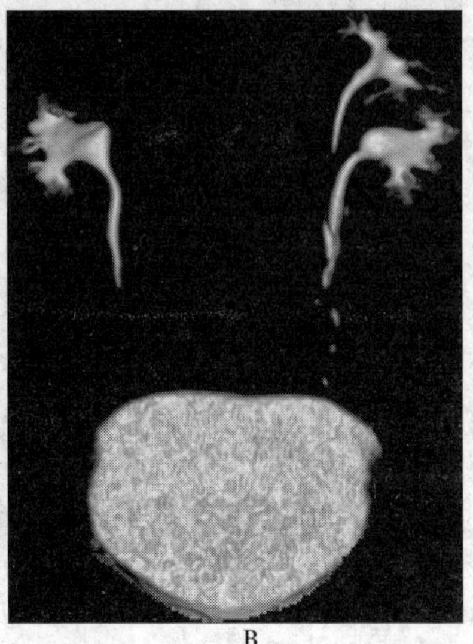
B

图6-6 肾盂、输尿管重复畸形

A. MIP 重建示左肾两套肾盂、输尿管；B. VR 重建示左肾两套肾盂、输尿管

五、泌尿系统结石

泌尿系结石亦称尿路结石，多见于青壮年，20~50岁为发病高峰期，男性多于女性。结石可发生于肾盂、肾盏至尿道的任何部位。尿路结石的成分差异大，含钙量不同，而分为阳性结石和阴性结石。通过X线、超声、CT检查显示。

（一）肾结石

【临床与病理】 肾结石（renal calculus）在泌尿系结石中最常见，常见于中青年男性，可单侧发生，也可双侧同时发生，以前者常见。可引起梗阻、积水、感染和黏膜损伤。临床表现为向下腹和会阴部的放射性疼痛及血尿，血尿以镜下血尿常见。如并发感染，可出现尿频、尿急、尿痛和脓尿。

【影像学表现】

1. X线表现 平片显示肾结石位于肾影内，表现为单发或多发的圆形、椭圆形、桑椹形或鹿角形高密度影（图6-7），密度均匀一致，也可分层。侧位片上，肾结石的高密度影与脊柱重叠，借此可与胆囊结石、淋巴结钙化及腹内容物相鉴别。尿路造影主要用于阴性结石的检查，表现为肾盏、肾盂内的充盈缺损，伴不同程度的积水。但需与肾盂肿瘤、血凝块所致者相鉴别。

2. CT表现 平扫能显示肾盏、肾盂内的高密度结石影，也可发现平片难以显影的阴性结石。但肾盂、肾盏的小结石不易与肾窦区肾动脉壁钙化影鉴别，特别是当患者年龄较大而有动脉壁多处钙化时，增强扫描早期显示动脉强化，有助于鉴别。

3. MRI表现 对结石、钙化不敏感，少用。结石在 T_1WI 及 T_2WI 均为低信号，MRU可显示结石的充盈缺损及不同程度的肾积水。

4. 超声表现 显示肾窦区单发或多发强回声，伴有后方声影。继发肾积水时，显示肾窦分离及内部不规则的无回声区。

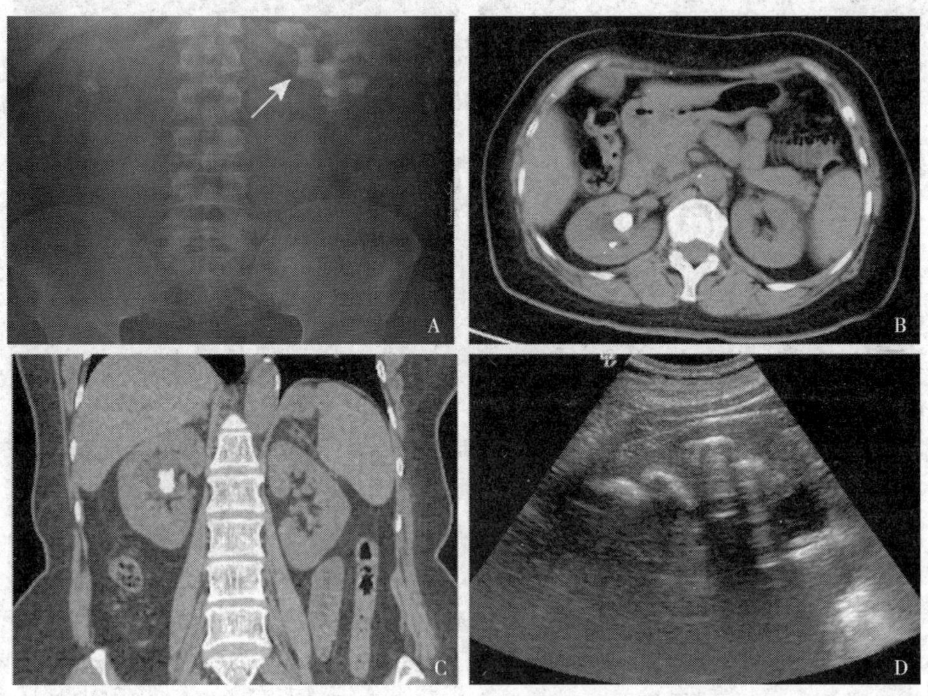

图 6－7 肾结石影像表现

A. X 线平片：双肾结石，左肾"鹿角形"结石（白箭）；B. CT 平扫示右肾结石及肾盂轻度积水；C. 冠状位 CT 示右肾结石及肾盂轻度积水；D. 超声示肾窦强回声伴后方声影

【诊断与鉴别诊断】 临床疑为肾结石时，常以 KUB 平片或超声作为初步筛查手段，典型的阳性结石，诊断不难。若平片诊断困难或为阴性结石，需与其他急腹症鉴别时，可选择 CT 检查。

（二）输尿管结石

【临床与病理】 输尿管结石（ureteral calculus）绝大多数为肾结石下移而来，易停留在输尿管三个生理狭窄处而造成尿路梗阻及不同程度的尿路扩张积水。临床主要症状为突发性肋腹部绞痛并向会阴部放射，同时伴有血尿。如并发感染，可出现尿频、尿急、尿痛和脓尿。

【影像学表现】

1. X 线表现 平片可发现输尿管阳性结石，表现为米粒至枣核大小的卵圆形致密影，边缘毛糙不整，长轴与输尿管走形一致，易见于输尿管三个生理狭窄处。尿路造影表现为输尿管内充盈缺损，同时可发现结石上方输尿管及肾盂肾盏有不同程度的扩张积水（图 6－8）。

2. CT 表现 平扫可发现输尿管走行区内的高密度影，横断面呈点状或结节状，其上方的输尿管常有不同程度的扩张。当输尿管结石仅表现为高密度影，不伴尿路扩张积水时，需行增强 CT 延迟扫描，以显示平扫的高密度影与强化的输尿管相重叠。

3. MRI 表现 MRI 对钙化显示不佳，很少用于输尿管结石的检查，但 MRU 可显示结石梗阻所致的输尿管扩张、积水，结石则表现为梗阻处的极低信号影。

4. 超声表现 输尿管走行区可探及斑点状、片状、团状、条状强回声，后方伴声影。多位于输尿管生理狭窄处。可继发同侧的输尿管、肾盂、肾盏不同程度积水的表现。输尿管蠕动时，彩色多普勒血流图在结石附近显示五彩缤纷尿流，有助于诊断。

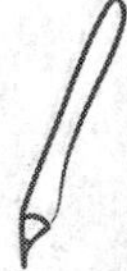

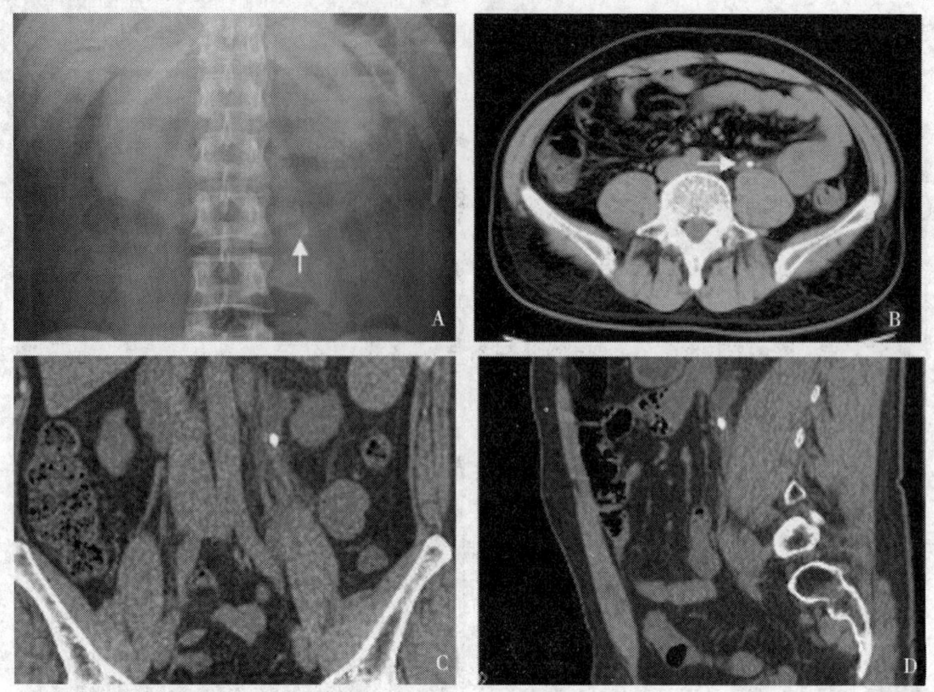

图 6－8　输尿管结石影像表现

A. X 线平片示左侧输尿管走行区高密度结石影（箭头）；B. CT 平扫示左侧输尿管内高密度结石，伴输尿管轻度扩张积水；C、D. 分别为冠状位、矢状位重建示左侧输尿管上段高密度结石伴输尿管扩张积水

【诊断与鉴别诊断】输尿管结石常有典型的临床表现，通常以 KUB 作为初查方法。若 KUB 检查不能发现结石，可进一步行超声、尿路造影或 CT 检查。

（三）膀胱结石

【临床与病理】膀胱结石（bladder calculus）主要见于男性，多为 10 岁以下的儿童或老年人，分为原发和继发性结石。当结石梗阻膀胱出口时，可致尿路扩张积水、膀胱壁增厚形成小梁以及形成假性憩室。临床表现为排尿疼痛、尿流中断、尿频、尿急和血尿。

【影像学表现】

1. X 线表现　膀胱结石多为阳性结石，表现为耻骨联合上方圆形、横置椭圆形或多角状致密影，可单发也可多发，大小不等，密度均匀、不均或分层。结石常随体位改变有一定动度。膀胱造影可进一步确定膀胱和膀胱憩室内结石，并可发现阴性结石（图 6－9）。

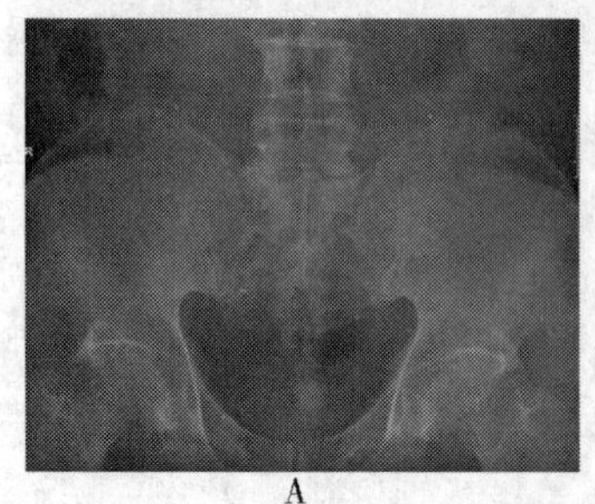
A

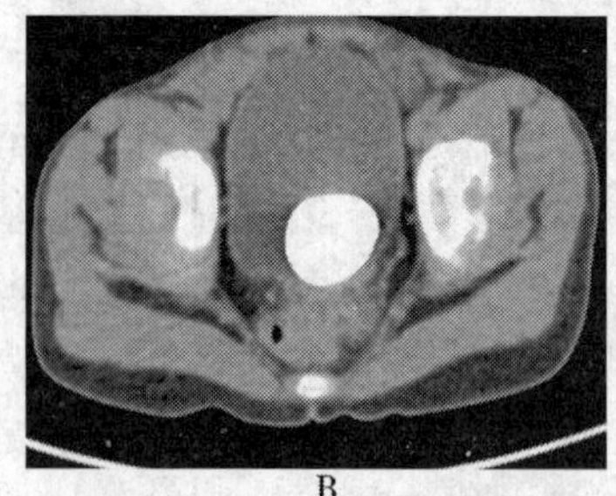
B

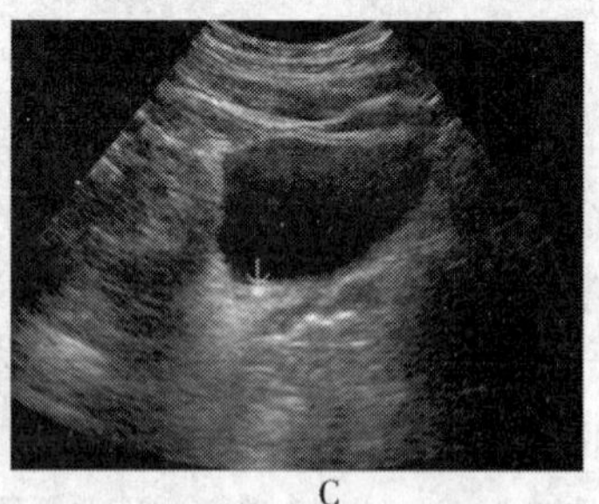
C

图 6－9　膀胱结石影像表现

A. X 线平片示耻骨联合上方类圆形高密度结石影；B. CT 平扫示膀胱内“蛋形”高密度结石影；C. 右侧输尿管膀胱壁段结石

2. CT 和 MRI 表现　CT 检查表现为膀胱内致密影，即使是阴性结石，密度也显著高于其他病变；MRI 检查在 T_1WI 和 T_2WI 均表现为低信号。

3. 超声表现 膀胱无回声区内见单个或多个强回声光团或弧形光带，后方伴声影，并随体位改变而移动。

【诊断与鉴别诊断】 膀胱结石诊断主要依赖于X线平片、膀胱造影和超声检查。根据结石位置和影像特征，通常不难诊断。平片表现不典型的阳性结石需与其他盆腔钙化如前列腺钙化、子宫肌瘤钙化及静脉石等鉴别。阴性结石在膀胱造影时表现为充盈缺损，应与血块、气泡或肿瘤鉴别，超声和CT检查有助于鉴别。

六、泌尿系统结核

泌尿系统结核多为继发性，其中最常见的是肾结核，输尿管结核和膀胱结核常继发于肾结核。

（一）肾结核

【临床与病理】 肾结核（renal tuberculosis）通常由血源性感染引起，结核杆菌随血流进入肾脏，大多数病灶位于皮质且多可自愈，若病变进展侵犯髓质则形成干酪样脓肿。病灶破入肾盏，产生空洞，并造成肾盏、肾盂的黏膜破坏和溃疡形成，导致肾盏、肾盂狭窄和壁增厚。结核灶内可发生钙盐沉积，全肾钙化则称为自截肾（autonephrectomy）。肾结核早期多无明显症状，当感染波及肾盂或输尿管、膀胱后，出现尿频、尿痛、脓尿和血尿，晚期可发生明显肾功能损害。

【影像学表现】

1. X线表现 平片检查可无异常发现，有时可见肾区内钙化灶。尿路造影显示疾病早期为肾小盏边缘不整如虫蛀状，当肾实质干酪样脓肿与肾小盏相通时，可见对比剂流出于肾实质以外，并形成窦道与肾盏交通。当病变进展造成肾盏、肾盂广泛破坏或形成肾盂积脓时，排泄性尿路造影常不显影，逆行尿路造影显示肾盂、肾盏及多发空洞形成一大而不规则空腔。

2. CT表现 早期显示肾实质内低密度灶，边缘不整，增强扫描呈环形强化，并可有对比剂进入，代表肾实质内结核性空洞；病变进展，发生肾盂肾盏狭窄，可见部分肾盏乃至全部肾盏、肾盂扩张，呈多个囊状低密度影，肾盂壁不规则增厚，可见不规则钙斑。肾结核钙化时，呈多发点状或不规则高密度影，甚至全部钙化（图6-10）。

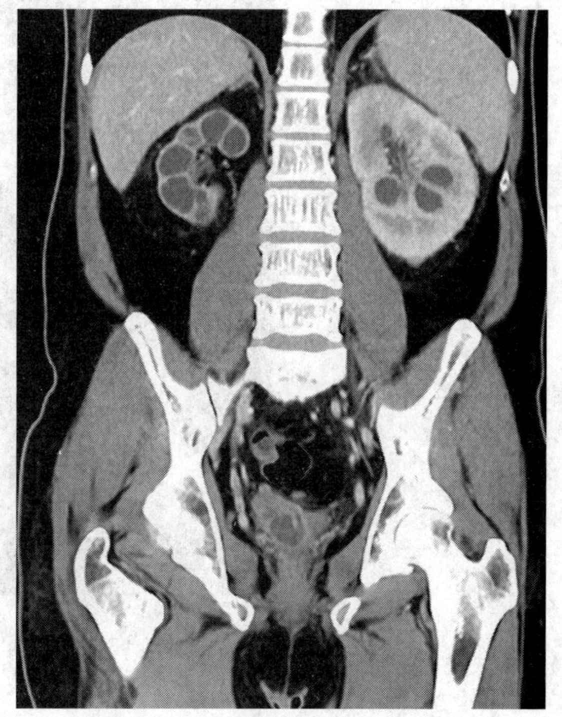

图6-10 肾结核CT表现

冠状位增强CT显示右肾肾盂、肾盏全部扩张，呈囊状改变；左侧肾盂、肾盏部分扩张，伴左肾体积增大

3. MRI表现 肾结核病灶的信号表现缺乏特征性，MRU可显示尿路系统的形态改变。

4. 超声表现 肾及输尿管结核表现多样，有扩张回声型、混合回声型、无回声型、强回声型、似结石型等五型；按其病理改变，分为早期髓质空洞型肾结核、结核性肾积脓、混合型肾结核及钙化型肾结核；不同类型肾结核其声像图表现差异甚大。

【诊断与鉴别诊断】 肾结核的诊断主要依赖于尿中查出结核分枝杆菌和相应的临床及影像学表现，后者多以尿路造影和CT检查为主，可显示病变范围、程度和病期。尿路造

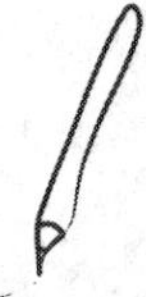

影能发现较早期的肾盏改变，CT 则能显示肾盂壁增厚、肾盂肾盏扩张、干酪样脓肿及病灶内钙化灶，有助于正确诊断。

（二）输尿管结核

【临床与病理】 输尿管结核（ureteral tuberculosis）多由肾结核向下蔓延所致，也可为膀胱结核分枝杆菌随尿液反流发生的逆行感染所致。早期表现为输尿管黏膜破坏、溃疡形成、管径扩大，后期表现为管壁增厚、僵直、管腔狭窄甚至闭塞，病变的输尿管可发生钙化。临床表现同肾结核。

【影像学表现】

1. X 线表现 平片多无异常发现，偶可见输尿管钙化。尿路造影表现为疾病早期输尿管全程扩张和管壁轻微不规则。随着病变进展，可见输尿管管壁僵直，蠕动消失，出现多发不规则狭窄与扩张而呈串珠状表现；输尿管外形可不规则呈扭曲状，犹如软木塞样表现；严重者输尿管壁硬化短缩形似笔杆。串珠状、软木塞样及笔杆样表现为输尿管结核的特征。

2. CT 表现 早期输尿管结核常无异常，或仅呈轻微扩张，但多无特异性。后期表现为输尿管管壁弥漫性增厚，管腔不规则狭窄与扩张（图 6－11）。

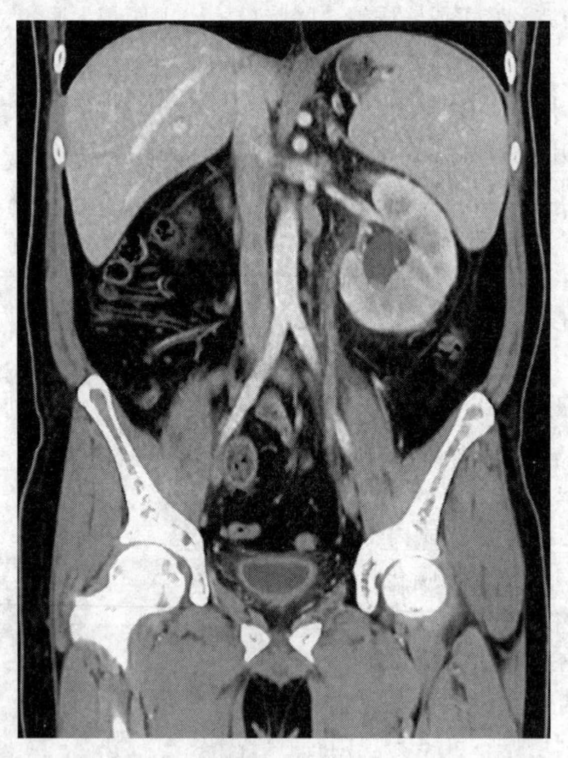

图 6－11 输尿管结核 CT 表现

增强 CT 冠状位显示左侧输尿管扩张，伴管壁弥漫性增厚

3. MRI 表现 类似 CT 所见。MRU 表现犹如造影所见。

4. 超声表现 偶可见输尿管不规则扩张积水。

【诊断与鉴别诊断】 输尿管结核影像学诊断主要依靠尿路造影、CT 和 MRU 检查，输尿管呈串珠状、软木塞样及笔杆样表现、输尿管管壁增厚及并存肾结核是诊断的可靠依据，结合临床表现，多可做出诊断。

（三）膀胱结核

【临床与病理】 膀胱结核（tuberculosis of urinary bladder）多由肾结核和输尿管结核

蔓延所致。早期表现为膀胱黏膜充血水肿，或形成不规则溃疡、肉芽肿等。晚期表现为肌层广泛受累，膀胱壁增厚并发生挛缩。临床表型为尿频、尿痛、血尿和脓尿。

【影像学表现】

1. X线表现 平片多无异常表现。尿路造影可见膀胱壁不规则或变形，甚至形成充盈缺损；晚期膀胱挛缩，体积变小，边缘不规则呈锯齿状改变。

2. CT、MRI和超声表现 表现为膀胱壁内缘不规整，膀胱壁增厚，膀胱体积缩小（图6－12）。

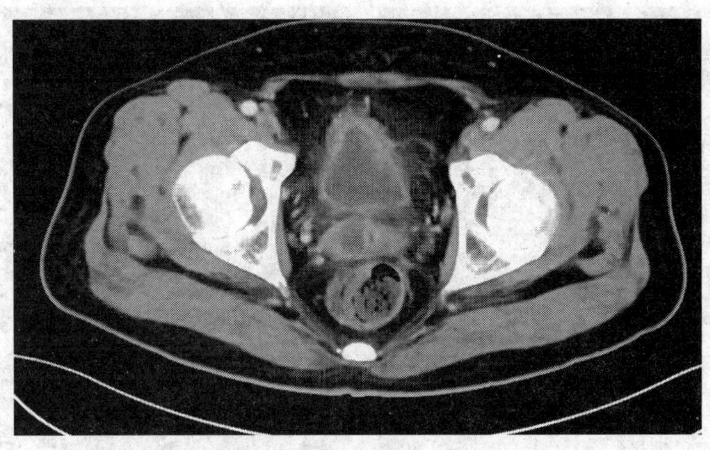

图6－12 膀胱结核CT表现

增强CT显示膀胱体积明显缩小，膀胱壁增厚、强化

【诊断与鉴别诊断】 膀胱结核早期影像学检查多无特征性表现，晚期表现为膀胱挛缩、体积变小、壁增厚，并常有肾结核和输尿管结核表现，结合临床和实验室检查，多可作出正确诊断。膀胱结核晚期需与慢性膀胱炎相鉴别，后者亦有体积缩小、壁增厚，但后者还多并有假性憩室，肾和输尿管多无异常，一般不难鉴别。

七、泌尿系统肿瘤

（一）肾细胞癌

【临床与病理】 肾细胞癌（renal cell carcinoma RBC）是最常见的肾脏恶性肿瘤，占全部肾脏恶性肿瘤的80%～90%，男性较女性多见。病理上分为透明细胞癌、乳头状细胞癌、嫌色细胞癌等，以透明细胞癌最常见，约占70%。肾细胞癌易发生在肾的上极或下极，瘤周可有假性包膜，瘤体血供丰富（主要指透明细胞癌），常伴出血、坏死、囊变和钙化。肾细胞癌易发生周围侵犯、淋巴结转移和肾静脉内瘤栓。典型临床表现为无痛性肉眼血尿、肋腹部疼痛和腹部包块。少数患者表现为副肿瘤综合征（paraneoplastic syndrome），如红细胞增多症、高钙血症等。

【影像学表现】

1. X线表现 平片上可见点状或弧线状钙化和肾轮廓局限性外突。尿路造影可见相邻肾盏拉长、狭窄和受压变形，也可表现相邻肾盏聚集或分离。

2. CT表现 平扫表现为肾实质内类圆形或分叶状肿块，较大者突出于肾轮廓外。肿瘤多数密度不均，其内见不规则低密度区，偶尔可呈囊性表现，10%～20%肿块内可见点状或不规则钙化。增强扫描常见透明细胞癌在肾皮质期呈明显不均匀强化，肿瘤中心可见坏死区，实质期强化程度迅速减低，呈所谓的“快进快出”表现；乳头状和嫌色细胞癌，在皮质期肿块的实性部分强化程度较低，低于肾皮质密度，其后各期强化程度有增高趋势，呈“缓慢升

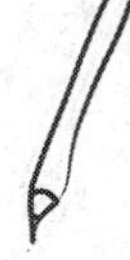

高”表现；如果肿瘤向肾外侵犯，可见肾周脂肪密度增高、肾筋膜增厚；肾静脉和下腔静脉内瘤栓形成时，可见管腔增粗，增强扫描时其内可见充盈缺损。淋巴结转移表现为肾门和腹主动脉旁类圆形软组织密度结节；远处组织和器官发生转移时，增强扫描可见显著强化的病灶。

3. MRI 表现 T_1WI 上，肿块信号强度常等于或低于肾皮质；T_2WI 上则多为混杂信号，周边可见低信号带，代表肿瘤的假包膜；增强检查，不同组织学亚型的肾细胞癌的强化形式和程度类似 CT 增强扫描（图 6－13）。

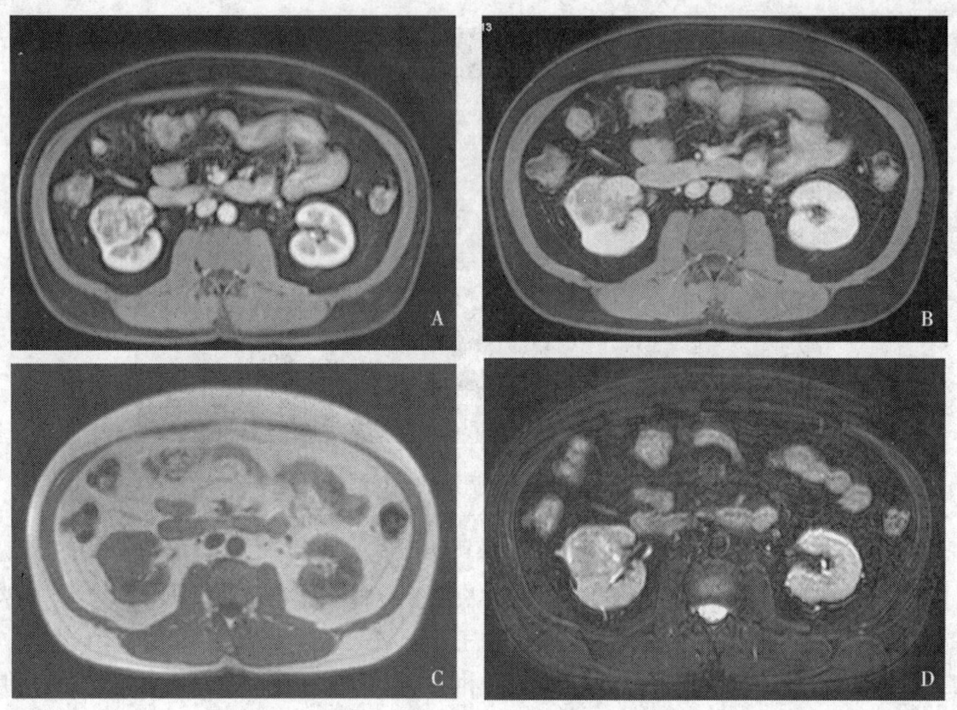

图 6－13 肾透明细胞癌 MRI 表现

A. 右肾实性肿块，动脉期呈明显不均匀强化，程度类似肾皮质；B. 实质期强化程度迅速减低，呈所谓的“快进快出”表现；C. T_1WI 肿块信号类似于肾皮质；D. T_2WI 上肿块呈混杂信号

4. 超声表现 二维超声肾实质内出现圆形或椭圆形实质性肿物，以低回声多见，其内部回声多样化。当肿瘤侵犯周围结构时可表现为肾包膜连续性中断，肾活动度受限；肾癌向内侵犯肾盂肾盏可造成肾盂积水；肿瘤血行转移时，肾静脉与下腔静脉可出现低回声栓子，肾门或腹主动脉旁出现低回声肿块。彩色多普勒血流显示肿块血流丰富、稀少或无血流信号。还有一些肿瘤表现为周边血流信号丰富的“抱球形”彩色血流信号。

【诊断与鉴别诊断】 肾细胞癌的影像学检查主要依赖于 CT 检查和超声检查，超声检查具有重要的筛选价值，CT 则为诊断的主要方法。典型的肾细胞癌表现为肾实质内不均质多血供肿块，呈浸润性生长，结合临床表现可做出诊断，还有助于肿瘤分期。

肾细胞癌需与肾血管平滑肌脂肪瘤鉴别，后者含有脂肪成分；还需与肾盂癌、复杂性肾囊肿、肾转移瘤、淋巴瘤等鉴别：①肾盂癌病变主要位于肾窦区，一般不造成肾轮廓的改变，强化程度不及大多数肾细胞癌；②复杂性肾囊肿壁和分隔薄而均一，无确切强化的壁结节和明显的实性部分；③肾转移瘤多伴发原发瘤和其他部位的转移灶；肾脏淋巴瘤多伴有腹腔和腹膜后多发显著肿大的淋巴结。

（二）肾盂癌

【临床与病理】 肾盂癌（renal pelvic carcinoma）好发于 40 岁以上男性，占肾恶性肿瘤的8%～12%，80%～90%为移行细胞癌，可向下种植至输尿管和膀胱。临床表现为无痛性全程肉眼血尿、肋腹部疼痛，瘤体较大或有肾积水时可触及肿块。

【影像学表现】

1. X线表现 尿路造影检查表现为肾盂肾盏内有固定不变的充盈缺损，形态不规则。当肿瘤侵犯肾实质，表现为肾盂肾盏受压、移位、变形。如果肿瘤引起阻塞，则可见肾盂肾盏扩张积水。

2. CT表现 平扫表现为肾窦区肿块，密度高于尿液而低于肾实质；肿块周围肾窦脂肪受压，肿块较大时可侵入邻近肾实质（图6－14）。当肾盂或肾盏梗阻时可出现肾积水表现。增强扫描肿块呈轻中度强化，延时扫描时当残存肾盂肾盏明显强化时，能清楚显示肿瘤造成的充盈缺损。CT检查还能发现局部淋巴结及远处转移。

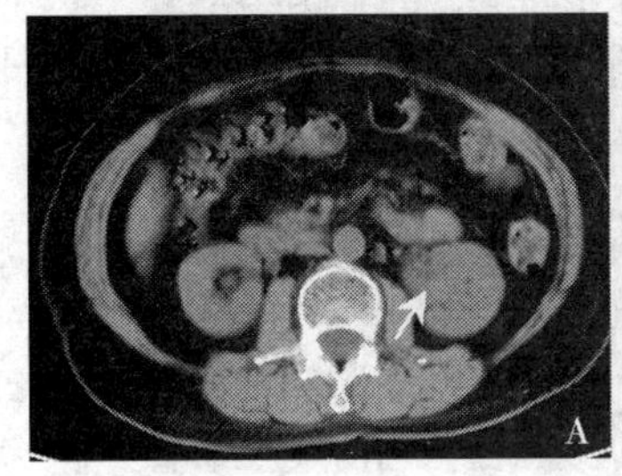

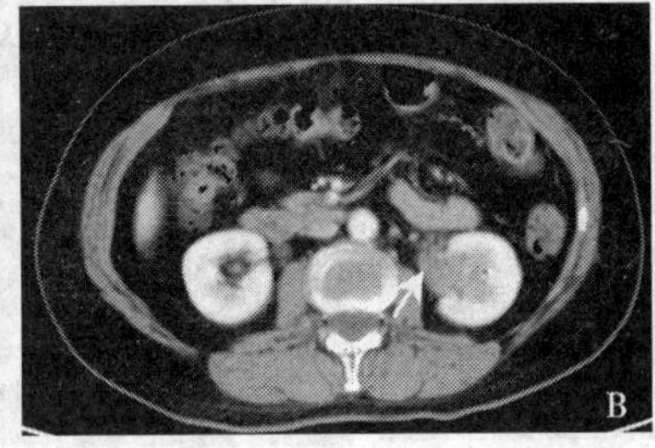

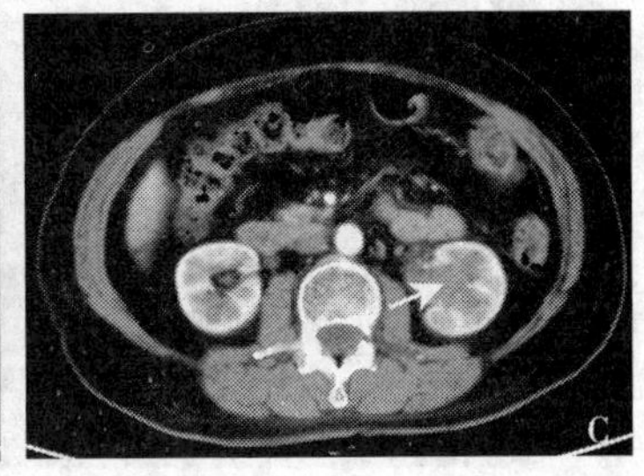

图6－14　肾盂癌CT表现

A. 平扫：左侧肾窦区实质性肿块（箭头）；B、C. 增强扫动脉期和实质期：肿块呈轻、中度强化（箭头）

3. MRI表现 T_1WI肾盂肾盏肿块的信号强度高于尿液，T_2WI上则低于尿液。MRU还能清楚显示肿瘤导致的肾盂肾盏内充盈缺损。

4. 超声表现 肾盏或肾盂内低回声肿块，边界欠清，可呈乳头形、椭圆形、平坦形等，若堵塞某一肾盏或肾盂，将引起肾盂内积水，此时肿瘤较易被发现。如果没有肾盂积水或肿瘤沿着肾盂地毯状浸润性生长时，则超声检查难以被发现，容易漏诊。

【诊断与鉴别诊断】肾盂癌的影像学诊断依据是肾盂肾盏内肿块。尿路造影检查较为敏感，可发现较小肿瘤。超声、CT、MRI检查有助于分期。肾盂癌应与肾盂内阴性结石及血块鉴别，结石及血块增强检查无强化；晚期肿块较大造成肾盂积水时还应与肾结核或黄色肉芽肿性肾盂肾炎相鉴别。

（三）肾血管平滑肌脂肪瘤

【临床与病理】血管平滑肌脂肪瘤（angioleiomyolipoma，AML）是肾脏最常见的良性肿瘤，亦称为错构瘤。常见于40～60岁女性，病理上由不同比例血管、平滑肌和脂肪组织构成。临床上早期多无症状，较大者可触及肿块、且易发生破裂出血而导致急性腹痛和休克。

【影像学表现】

1. X线表现 平片可显示较大的肿块所致的肾轮廓改变。尿路造影，较小的肿瘤多无异常所见，肿瘤较大则可见肾盂肾盏受压、移位和变形等改变。肾动脉造影可显示丰富迂曲的肿瘤性血管。

2. CT表现 平扫表现为肾实质内或突出肾轮廓外的边界清楚的混杂密度肿块，内有脂肪性低密度灶和软组织密度灶，前者为瘤内脂肪成分，后者为病变内血管和平滑肌组织，较大肿瘤发生出血时可见不规则高密度灶。增强CT肿块内低密度区和出血灶无强化，而平滑肌、血管成分则有明显强化（图6－15）。

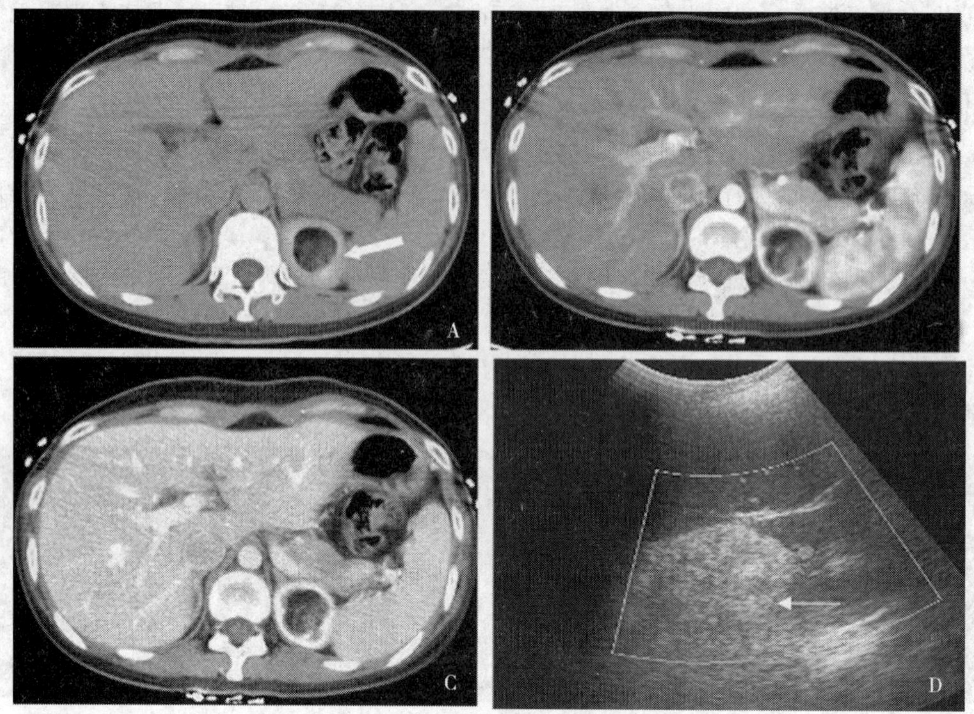

图 6－15　肾血管平滑肌脂肪瘤影像表现

A. 平扫显示肾实质内含脂肪密度的软组织肿块（箭头）；B、C. 增强 CT 动脉期和实质期显示肿块内脂肪无强化，血管成分明显强化；D. 超声示高回声肾血管平滑肌脂肪瘤（箭头）

3. MRI 表现　肿瘤在 T_1WI 和 T_2WI 上均呈混杂信号肿块，内有脂肪性高信号或中等信号灶，且可为脂肪抑制技术所抑制而转变为低信号。发生出血时信号强度与出血期龄有关。

4. 超声表现　因肿瘤由不同组织交错而成，声像图见肿瘤内部回声多较高；体积较大的肿瘤，其内部回声强度相对减低，可呈高、低回声相间的杂乱回声。肿瘤内部出血时，在瘤内可见低回声区，多次瘤内出血，声像图呈洋葱切片状，容易识别。彩色多普勒检查在较大肿块的周边或内部有短线状动脉和静脉血流信号。

【诊断与鉴别诊断】肾血管平滑肌脂肪瘤的影像学特征与瘤内脂肪成分的含量相关。通常脂肪成分含量较多的血管平滑肌脂肪瘤诊断不难，脂肪含量较少的肿瘤诊断较为困难，且多不易与其他肾实质肿瘤相鉴别。肾上极的血管平滑肌脂肪瘤应与肾上腺髓脂瘤相鉴别，两者均含脂肪成分，通过超声、CT 增强和 MRI 检查显示肾上极皮质是否完整有助于鉴别。

（四）输尿管肿瘤

【临床与病理】输尿管肿瘤（tumor of ureter）恶性肿瘤多起源于输尿管上皮组织，以移行细胞癌最为常见。约 80% 输尿管移行细胞癌呈乳头状生长，即乳头状癌，其余呈浸润性生长，为非乳头状癌，鳞状细胞癌和腺癌少见。输尿管癌晚期可侵犯周围组织，转移至周围淋巴结，也可通过血性或淋巴发生远处转移。常见临床表现为血尿和腹部或肋腹部疼痛。由于肿瘤引起输尿管梗阻，故腹部常可触及肾积水所致的肿块。

【影像学表现】

1. X 线表现　尿路造影价值较高，直接征象表现为输尿管内中心性或偏心性充盈缺损，形态不规则，表面凹凸不平；肿瘤呈浸润性生长，则病变处输尿管管壁不规则、僵硬。间接征象为肿瘤所致的输尿管梗阻，梗阻以上输尿管及肾盂肾盏扩张积水。

2. CT 表现 平扫表现为病变上方的输尿管、肾盂、肾盏不同程度的扩张积水。输尿管梗阻端可见类似肌肉密度的软组织肿块。增强 CT 肿块呈轻中度强化，病变区输尿管狭窄或闭塞、管壁不规则增厚或腔内充盈缺损。CT 检查还可了解肿瘤有无邻近结果侵犯及淋巴结转移。

3. MRI 表现 肿瘤上方的输尿管、肾盂、肾盏扩张积水，输尿管梗阻部位可发现肿块，T_1WI 信号强度高于尿液，T_2WI 信号强度低于尿液。

4. 超声表现 输尿管内可见实性团块，以低回声多见，团块处的输尿管增宽，团块以上的输尿管及肾盂多有积水的表现；位于输尿管膀胱开口处的肿瘤可表现为向膀胱内突出的低回声肿块。

【诊断与鉴别诊断】 影像学检查显示输尿管、肾盂、肾盏不同程度扩张积水，输尿管梗阻端发现腔内肿块、充盈缺损及管壁不规则增厚，是诊断输尿管肿瘤的主要依据。输尿管肿瘤需与输尿管结石及血块鉴别。CT 检查具有较高鉴别诊断价值，即使是阴性结石，密度也显著高于肿瘤；输尿管内血块的密度和形态短期内复查可发生变化，且增强 CT 无强化，可与输尿管肿瘤鉴别。

（五）膀胱肿瘤

【临床与病理】 膀胱肿瘤（tumor of urinary bladder）易发生于 40 岁以上男性，分为上皮性和非上皮性肿瘤，以上皮性常见且多为恶性，即膀胱癌（bladder carcinoma）。膀胱癌多为移行细胞癌，少数为鳞状细胞癌和腺癌。移行细胞癌常呈乳头状生长，称乳头状癌。膀胱癌易发生在三角区和两侧壁，主要症状为无痛性肉眼血尿，常并有尿频、尿急和尿痛等膀胱刺激症状。如血块阻塞膀胱出口，则出现排尿困难。

【影像学表现】

1. X 线表现 平片诊断价值不大。尿路造影，乳头状癌表现为自膀胱壁突向腔内的结节状或菜花状充盈缺损。当肿瘤侵犯膀胱壁或呈浸润性生长的非乳头状癌，局部膀胱壁表现僵硬。

2. CT 表现 平扫在低密度膀胱周围脂肪和腔内尿液的对比下，膀胱癌可清楚显示，表现为自膀胱壁突向腔内的软组织密度肿块，常位于三角区和膀胱侧壁；呈结节状、菜花状、分叶状或不规则状，密度常均匀，少数肿块表面可有点状或不规则状钙化。部分膀胱癌无明确肿块，仅表现膀胱壁局部不规则增厚，表面凹凸不平。增强检查：早期肿瘤多均匀强化，偶见肿瘤内坏死灶，无强化；延迟扫描显示更清楚（图 6－16）。CT 可显示邻近结构侵犯及淋巴结转移情况。

3. MRI 表现 在 T_1WI 上，肿瘤信号强度类似正常膀胱壁；在 T_2WI 上，信号强度显示高于正常膀胱壁，为中等信号强度。Gd－DTPA 增强检查早期，肿瘤强化且显著高于正常膀胱壁，可准确显示肿瘤范围。

4. 超声表现 肿瘤形状多样化，呈结节状、菜花状、分叶状或不规则状；部分肿瘤的表面有钙盐沉积，表现为局部强回声和后方声影，应注意与膀胱结石鉴别。增厚的膀胱壁呈低回声或中等强回声光团向墙内突起，边界清晰，后方无声影，改变体位不移动或轻微晃动。

【诊断与鉴别诊断】

根据膀胱癌的影像学表现，结合临床资料，多可作出诊断。膀胱癌应与膀胱内阴性结石、血块或其他类型膀胱肿瘤相鉴别。阴性结石和血块亦可造成膀胱内充盈缺损，但变换体位两者多有位置变化，增强检查无强化。早期膀胱癌与其他类型的肿瘤可有相似的影像学表现，可借助膀胱镜活检明确诊断。

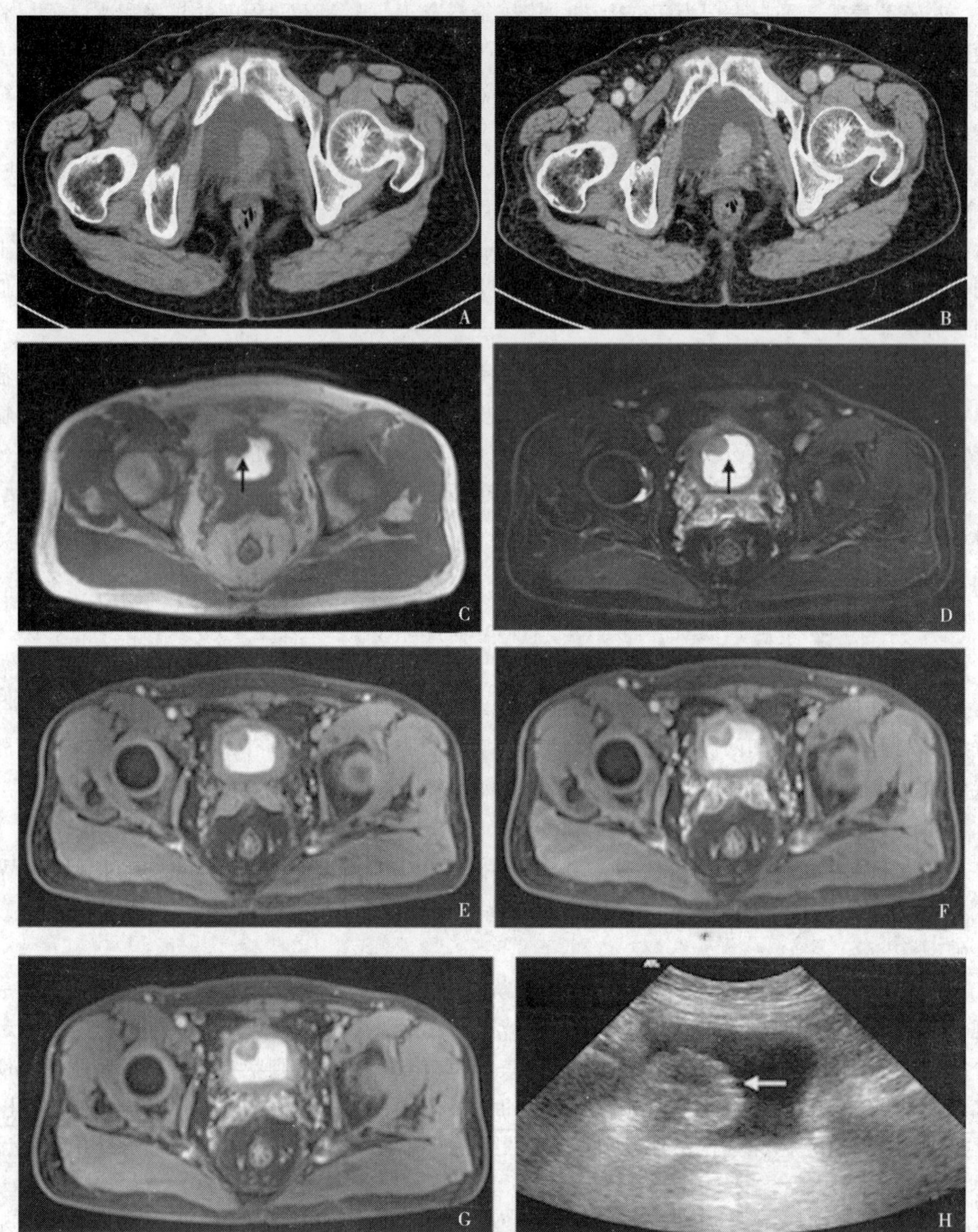

图 6－16　膀胱癌影像学表现

A. CT 平扫显示膀胱三角区自膀胱壁突向腔内的软组织密度肿块；B. 增强 CT 肿瘤明显强化；C. T_1WI 显示肿瘤信号强度类似正常膀胱壁（黑箭头）；D. T_2WI 显示肿瘤信号高于正常膀胱壁（黑箭头）；E－F 分别为增强检查动脉期、静脉期及平衡期，肿瘤明显强化；G. 超声显示膀胱内实质性肿块回声（白箭头）

八、肾囊肿与多囊肾

（一）单纯性肾囊肿

【临床与病理】 单纯性肾囊肿（simple cyst of kidney）极为常见，55 岁以上约 50% 有单纯性肾囊肿，30 岁以下者很少发生。可单发或多发，多起源于肾皮质，常突向肾外。囊内为浆液，囊壁薄，可有分隔。临床上多无症状，较大者可有季肋部不适，或可触及肿块。

【影像学表现】

1. X线表现 平片显示较大肾囊肿突出肾轮廓外，囊壁偶可见弧线状钙化。尿路造影较小的或主要向肾外方向生长的囊肿不造成肾盂肾盏改变，囊肿较大或位置较深可使相邻肾、肾盂受压变形，但不造成破坏。

2. CT表现 表现为肾内圆形或类圆形水样低密度影，边缘清楚，可单发也可多发。增强检查无强化。若囊肿发生出血、感染和钙化，则呈复杂性囊肿表现，表现为囊壁增厚、钙化和囊内密度增高（图6－17）。

3. MRI表现 表现为T_1WI低信号，T_2WI高信号，增强检查无强化。复杂性囊肿，由于囊液内蛋白含量较高或有出血性成分，T_1WI上可呈不同程度的高信号，T_2WI上仍呈较高信号（图6－17）。

4. 超声表现 肾囊肿表现为肾实质内一个或多个圆形或椭圆形液性无回声区，边界清楚，囊壁薄而光滑，后方回声内收、增强，呈锥形，在囊肿的两侧有时可见折射声影。囊肿常向肾表面凸出；肾盂旁囊肿表现为肾窦内囊性无回声，容易压迫肾盂肾盏导致肾积水。

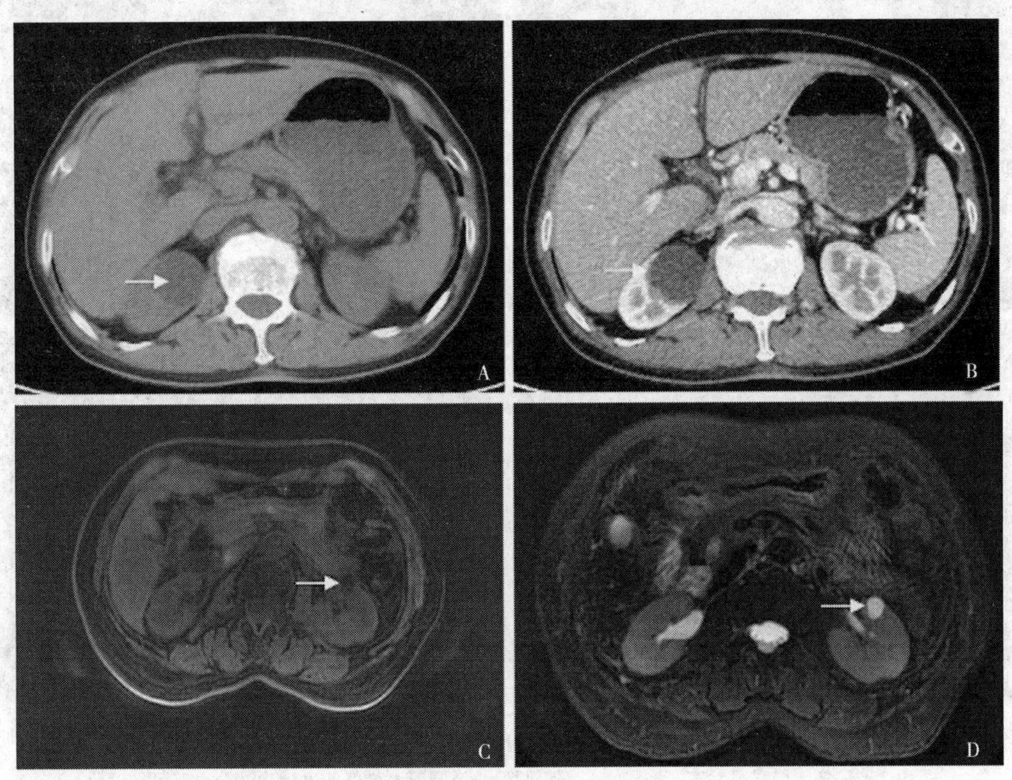

图6－17 肾囊肿CT及MRI表现

A. CT平扫肾内圆形水样低密度影，边缘清楚（箭头）；B. 增强CT囊肿无强化（箭头）；
C. T_1WI显示左肾类圆形低信号影（箭头）；D. T_2WI显示左肾类圆形高信号影（箭头）

【诊断与鉴别诊断】单纯性肾囊肿根据以上影像表现不难诊断，复杂性肾囊肿诊断较为困难，有时难以与囊性肾细胞癌鉴别。

（二）多囊肾

【临床与病理】多囊肾（polycystic kidney disease）为遗传性疾病，包括常染色体显性遗传性多囊肾（成人型）和常染色体隐性遗传性多囊肾（婴儿型）。成人型多囊肾表现为双肾多发大小不等囊肿，早期囊肿间仍有正常肾实质，晚期全部肾实质几乎完全被大小不等囊肿所替代。约1/2病例合并多囊肝。通常在30～50岁出现症状，表现为腹部肿块、高血

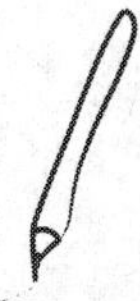

压、血尿等，晚期可死于肾衰竭。

【影像学表现】

1. X线表现 平片示双肾影呈分叶状增大，尿路造影见双侧肾盂肾盏移位、拉长、变细和分离。

2. CT表现 表现为双肾满布多发大小不等圆形或类圆形水样低密度灶，增强检查无强化。部分囊肿内可有急性出血而呈高密度。

3. MRI表现 囊内信号强度类似水的信号，表现为长 T_1 低信号和长 T_2 高信号，部分囊内可见出血性信号（图6-18）。

4. 超声表现 成人型多囊肾表现为两肾增大。肾内囊肿的多少和大小不同，轻症者囊大而少，仍可显示肾脏的结构；严重者囊小而极多，全肾布满大小不等的囊肿，分不清肾实质和肾窦回声。

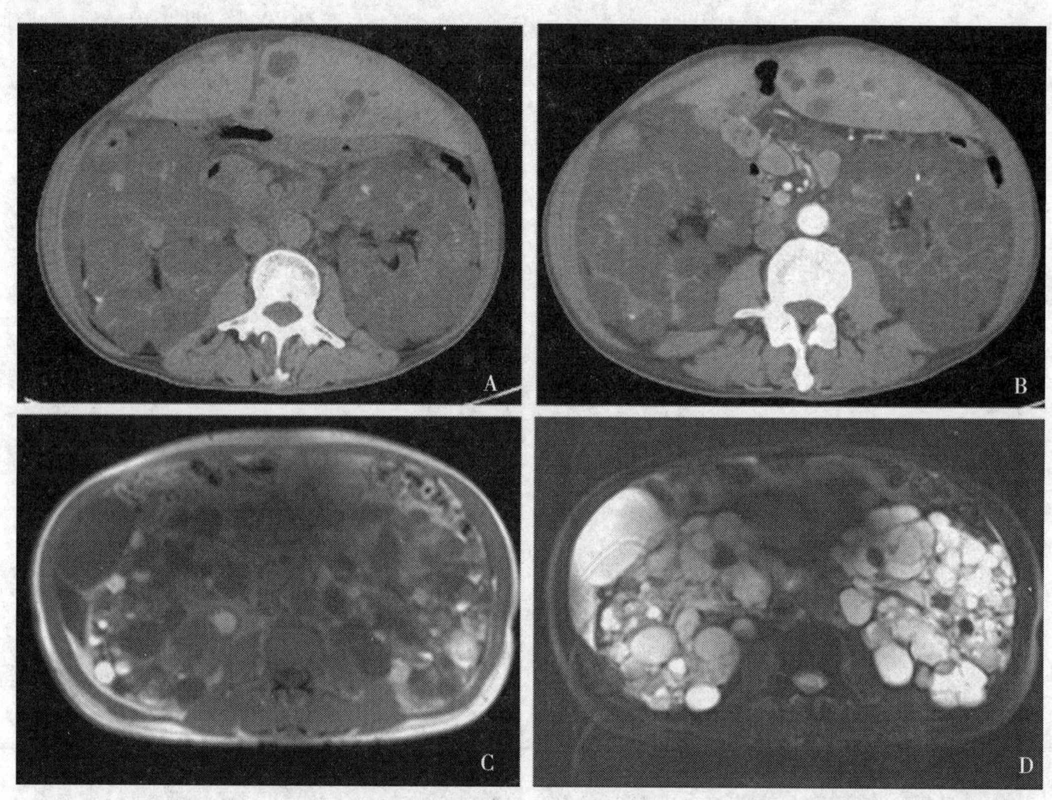

图6-18 多囊肾CT及MRI表现

A、B. CT平扫、增强显示双肾多发大小不等圆形或类圆形水样低密度灶，部分囊壁可见钙化，增强CT无强化；C、D. MRI显示双肾布满长 T_1 低信号和长 T_2 高信号的囊性病灶

【诊断与鉴别诊断】CT及MRI检查表现为双肾满布多发大小不等圆形或类圆形水样低密度或信号病灶，常并有多囊肝，不难诊断。需与双侧多发肾单纯性囊肿鉴别，后者肾脏增大不明显，囊肿数目相对较少，且无阳性家族史，易于鉴别。晚期患者肾功能严重受损，应慎用CT及MRI增强检查。

九、肾损伤

【临床与病理】肾外伤（renal injuries）较常见，肾脏是泌尿系统中较易发生损伤的脏器，包括肾被膜下血肿、肾周血肿、肾挫伤和肾撕裂伤。临床表现视损伤程度而异，主要为疼痛、血尿、伤侧腹壁紧张和腰部肿胀，严重者发生休克。

【影像学表现】

（1）肾被膜下血肿（renal subcapsular hematoma） CT检查早期表现为与肾实质边缘相连的新月形或双凸状高密度影，常致邻近肾实质受压、变形，增强检查病灶无强化。随访观察由于血肿液化和吸收，密度逐渐减低、病灶大小逐渐减小。MRI检查：T_1WI和T_2WI信号强度随血肿期龄而定（图6－19）。

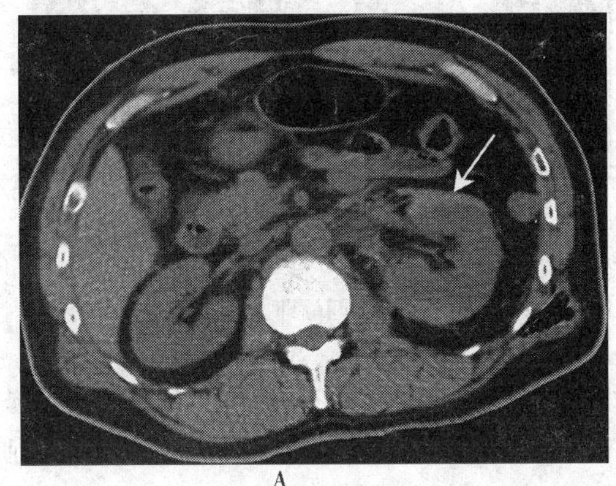
A

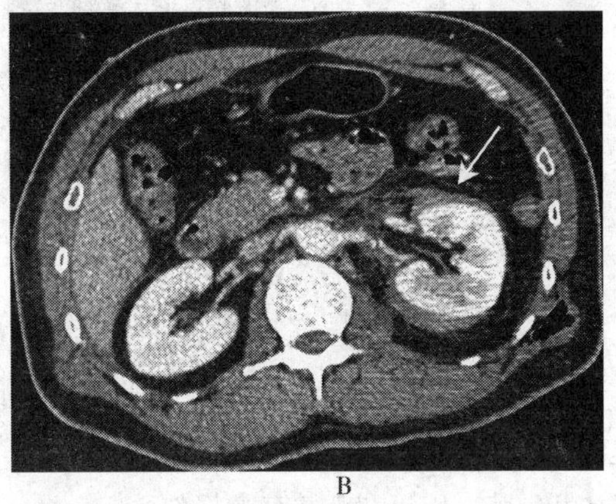
B

图6－19 肾周血肿CT表现

A. 平扫显示左肾实质边缘相连的新月形高密度影（箭头）；B. CT增强显示病灶无强化（箭头）

（2）肾周血肿（perinephric hematoma） CT检查肾周血肿早期表现为肾周新月形高密度影，范围较广，但限于肾筋膜囊内。常并有肾被膜下血肿。超声检查：血肿出现不久呈液性无回声区；有纤维素形成时，出现带状中等回声或高回声，随呼吸或大血管活动而飘动；血肿凝固，声像图呈低回声；血肿机化声像图呈实质性低回声。

（3）肾挫伤（renal contusion） CT表现示出血量的多少及并存的肾组织水肿及尿液外溢情况而有不同的表现，可表现为肾实质内高密度、混杂密度或低密度病灶。增强检查病灶多无强化，偶见对比剂血管外溢或由于肾集合系统损伤而致含对比剂的尿液进入病灶内（图6－20）。超声检查可见肾实质内出现多低回声或弱回声，肾被膜下可有小血肿回声。

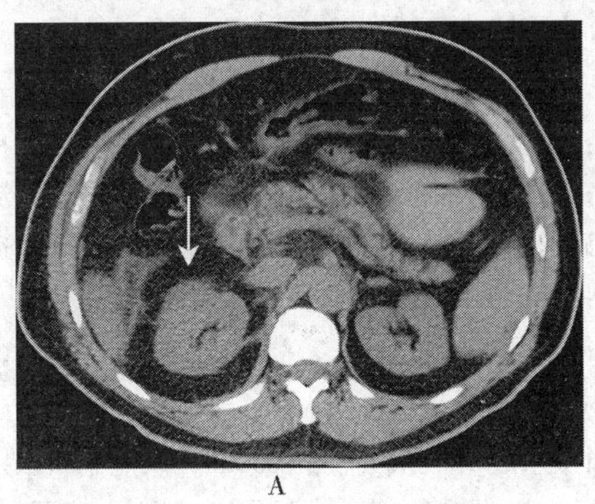
A

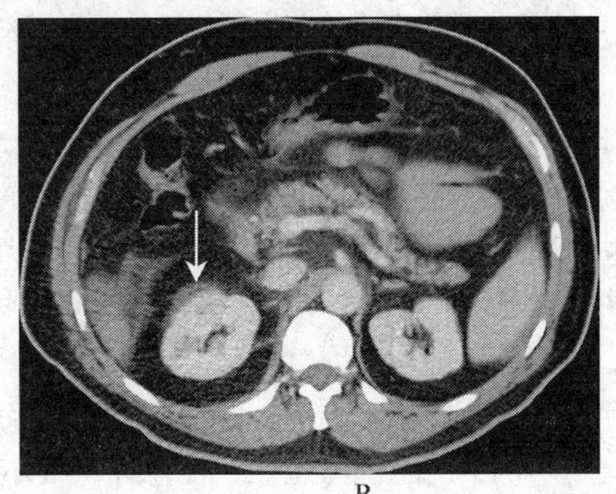
B

图6－20 肾挫伤CT表现

A. 平扫显示右肾实质边缘梭形低密度影（箭头）；B. CT增强显示病灶无强化（箭头）

（4）肾撕裂伤（renal laceration） CT检查表现为肾实质连续性中断，其间隔以血液和外溢的尿液而呈不规则带状高密度或低密度影。增强检查撕裂的肾组织可发生强化，但撕裂的肾组织完全离断则无强化（图6－21）。超声显示肾实质内不规则的无回声或弱回声区，肾周亦可有类似回声。

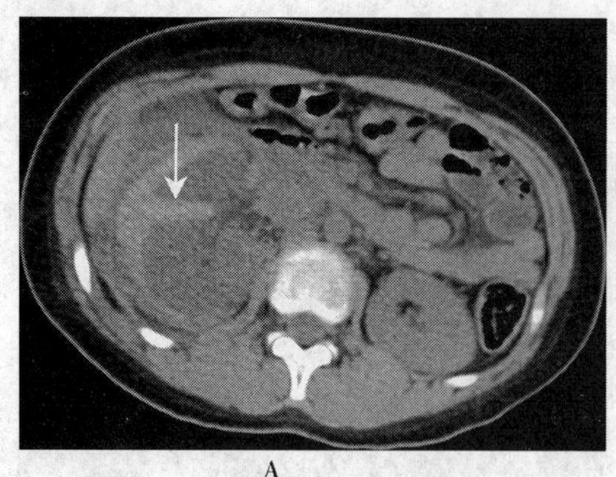

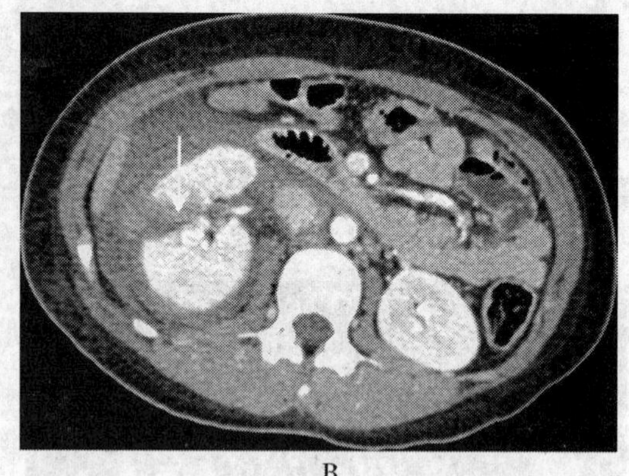

图6-21　肾撕裂伤CT表现

A. 平扫右肾实质连续性中断，以不规则带状高密度影间隔（箭头）；B. 增强CT间隔即撕裂处无强化（箭头）

【诊断与鉴别诊断】 CT和超声是肾外伤的主要影像学检查方法，以CT为首选。一般根据CT表现可做出诊断。但应注意的是在观察肾脏损伤的同时，还应注意检查其他脏器如肝、胰、脾等有无并存的损伤。

第二节　男性生殖系统

男性生殖系统包括前列腺、精囊、睾丸、输精管、附睾以及尿道海绵体（阴茎）。男性生殖系统常见病变是前列腺增生和前列腺癌。影像学检查方法包括CT检查、MRI检查、超声检查，影像学检查不但可以发现病变，且多可确定病变的位置、范围，对恶性肿瘤进行分期，从而指导及评价临床治疗。

一、检查技术

（一）X线检查

由于男性生殖系统与周围组织缺乏天然对比，所以一般不采用X线检查。

（二）超声检查

超声通常作为男性生殖系统疾病的初查方法，可经腹部、经直肠、经会阴或经尿道进行检查，常用的是经腹部及经直肠检查，经腹部需要适当充盈膀胱，但由于前列腺位于盆腔深部，经腹部检查对组织的精细结构和细小病灶的显示存在不足。经直肠超声需清洁肠道并适当充盈膀胱，可获得清楚的图像，并可引导穿刺活检，是目前常用的前列腺检查方法。

（三）CT检查

肾上腺周围有脂肪组织，CT是男性生殖系统疾病检查的常用检查方法，但有一定限度。

1. 平扫　在空腹状态下，检查前2~3小时口服水或1%泛影葡胺1000ml，以充盈和识别盆腔肠管。应在膀胱充盈状态下进行检查。常规行盆腔横断面扫描，层厚8~10mm，薄层3~5mm。可诊断前列腺增生，明确已确诊的前列腺癌有没有被膜外侵及、淋巴结转移，难以检出限于被膜内的早期前列腺癌。

2. 增强扫描　平扫后进行，方法是从静脉内快速注入对比剂后，即对病变区进行扫描。用于鉴别盆腔内血管影与肿大淋巴结，临床应用不多。

（四）MRI检查

MRI是男性生殖系统最有诊断价值的检查方法。MRI检查能够清楚地显示前列腺外周带与中央带、前列腺周围的脂肪与静脉丛等。对前列腺增生肥大、前列腺癌的诊断及鉴别诊断，有较高的敏感性及准确率。MRI 可清晰、确切的显示精囊和阴囊内结构，对精囊疾病和睾丸肿瘤的检出和诊断有重要价值。

1. 平扫 检查前准备同 CT 检查准备，常规行盆腔 SE、FSE 序列 T_1WI 和 T_2WI 检查，必要时辅以冠状和矢状位 FSE 序列 T_2WI 检查。层厚 3 ~ 5mm，间隔 0.5 ~ 1mm。

2. 增强扫描 平扫发现病变后，常需进行增强扫描。方法是静脉内快速注入 Gd - DTPA 后对病变区进行快速成像序列，分析病灶的动态强化特点。

3. 磁共振波谱成像（^{1}H - MRS） ^{1}H - MRS 检查可分析前列腺病变内枸橼酸盐（citrate，Cit）、胆碱复合物（choline，Cho）和肌酸（creatine，Cre）等代谢物的浓度变化及代谢特征，是目前诊断前列腺癌的最佳技术，具有很高的敏感性和特异性。

4. 磁共振扩散加权成像（DWI） 对于前列腺癌和前列腺增生的鉴别具有一定价值。

二、正常影像学表现

（一）超声检查

正常前列腺的横径、纵径及前后径约为 4cm、3cm、2cm 左右。前列腺横切面呈左右对称的栗子形，纵切面呈椭圆形，边缘整齐，包膜光滑，内部回声细小均匀，内腺回声略低，外腺包绕在内腺的两侧及后方，内外腺之比约 1:1。

（二）CT 检查

1. 前列腺（prostate） ①位置：紧邻膀胱下缘，在耻骨联合下缘以下。②形态：圆形或横置椭圆形。③密度：正常前列腺呈均匀软组织密度，边缘光滑，不能明确分辨前列腺各解剖带及被膜。④大小：前列腺经线随着年龄增大而增大，年轻人前列腺平均上下径为 3cm，前后径为 2.3cm，横径为 3.1cm。而老年人分别为 5cm、4.3cm、4.8cm（图 6 - 22）。增强呈均匀一致强化。

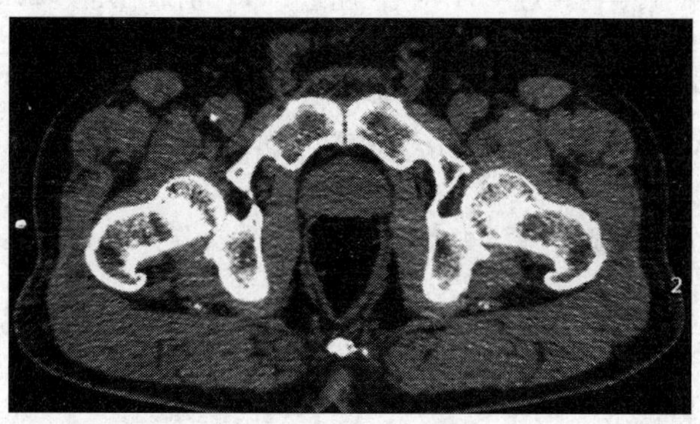

图 6 - 22 正常前列腺的 CT 表现

常前列腺位于直肠前方，呈横置的卵圆形软组织密度，边缘清楚

2. 精囊腺（seminal vesicles angles） ①位置：位于膀胱后方，临近前列腺上缘。②形态：精囊腺呈"八"字形，边缘呈小分叶状。③密度：正常精囊腺呈均匀软组织密度。④膀胱精囊三角：精囊前缘与膀胱后壁之间为三角形低密度脂肪间隙，称为膀胱精囊角，膀胱精囊三角的变化对前列腺癌、膀胱癌的分期很重要。

（三）MRI 检查

1. 前列腺 前列腺的大小、形态及毗邻关系同 CT。①常规 MRI：在 T_1WI 上呈均一低信号，强度类似肌肉信号，前列腺周围是高信号的脂肪组织，其中可见蜿蜒状低信号的静脉丛。T_2WI 上，前列腺各区可分辨，前列腺的外周带为较高信号，移行带和中央带位于中央呈低信号，周边可见低信号环影，代表前列腺被膜（图 6－23）。② ^{1}H－MRS 显示枸橼酸盐（Cit）峰值较高，胆碱复合物（Cho）和肌酸（Cre）峰值较低，（Cho＋Cre）/Cit 约为 60% 左右。③磁共振扩散加权成像（DWI）前列腺的周围带 ADC 值高于移行带和中央带。

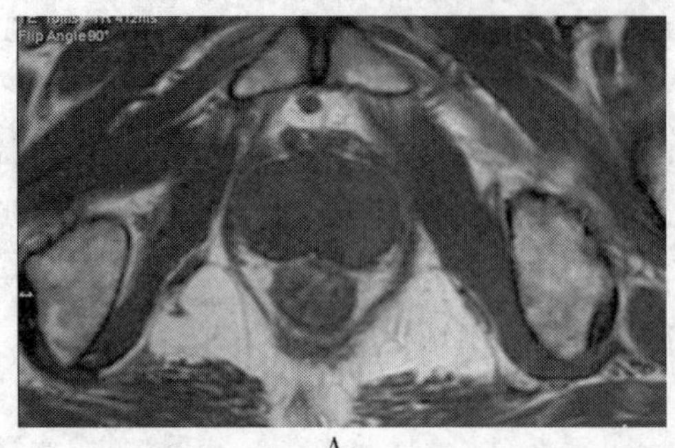
A

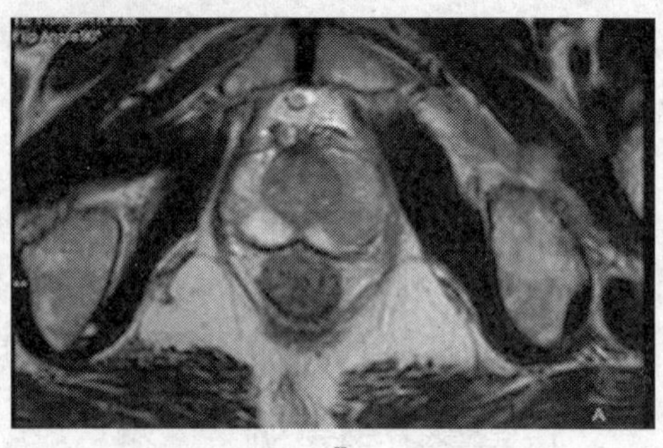
B

图 6－23　前列腺 MRI 表现

A. 正常前列腺 T_1WI 横轴位，前列腺呈均一低信号；B. 正常前列腺 T_2WI 横轴位，前列腺移行带和中央带呈低信号，周围带呈较高信号

2. 精囊腺　由卷曲的细管构成，内含液体，T_1WI 上呈低信号，T_2WI 上呈高信号，精囊壁为低信号。

3. 睾丸　正常睾丸呈卵圆形结构，T_1WI 信号强度低于脂肪而高于水，T_2WI 信号强度高于脂肪而低于水。

三、异常影像学表现

（一）异常超声检查

1. 体积增大　前列腺横径超过 4cm，纵径超过 3cm，前后径超过 2cm 为前列腺增生。

2. 形态改变　包括两侧不对称，形态失常，局部凸出，包膜不光整或连续中断。

3. 回声改变　其内部回声不均匀，出现低回声、等回声及稍高回声结节等，边缘清楚或模糊，形态规则或不规则。如前列腺内出现点状、小块状及条带状高回声，可能为前列腺结石或钙化灶所致。

4. 血流信号　正常前列腺血流为少血流性的，如合并结节，其内血流信号增加，出现较丰富血流则为异常。

（二）异常 CT 表现

1. 前列腺　①体积增大：最常见的影像表现，前列腺横径＞5cm 或其上缘超过耻骨联合上方 2cm 可诊断为前列腺增大。可分为对称性和非对称性，前者常见良性前列腺增生，但不能与局限于腺体内的前列腺癌鉴别，非对称性增大常见于前列腺癌。②形态异常：前列腺呈分叶状伴体积增大，多为前列腺癌。③密度异常：前列腺内低密度灶见于脓肿、囊肿或肿瘤坏死灶，高密度钙化灶常为腺体内结石。动态增强检查异常强化灶可能为脓肿或肿瘤。

2. 精囊腺　①大小异常：双侧精囊对称性增大通常为液体潴留所致，单侧增大可为囊肿、脓肿、肿瘤等。②形态异常：膀胱精囊角消失，对于膀胱癌和前列腺癌的病人，提示提示肿瘤侵犯精囊腺。精囊腺局限性形态改变常提示局部占位。③密度异常：低密度灶见于脓肿、囊肿或肿瘤坏死灶，不均匀软组织密度灶并强化时常为精囊腺肿瘤。

（三）异常 MRI 表现

1. 前列腺　①体积增大：对称性增大以移行带为主，周围带受压变薄，常见于前列腺增生；非对称性增大，常见于前列腺癌。②形态异常：前列腺呈分叶状伴体积增大，多为前列腺癌。③信号异常：T_2WI 上外周带内有低信号灶，常提示为前列腺癌，但也可能是良性病变，如慢性前列腺炎、肉芽肿性病变和活检后出血。④DWI 异常：前列腺内明显高信号结节，ADC 值低于周围组织，提示为前列腺癌。⑤MRS 异常：移行带 Cit 峰明显升高，Cho 峰和 Cre 变化不大提示前列腺良性增生，病变区 Cit 峰值明显下降和/或（Cho + Cre）/Cit 的比值显著增高，均提示为前列腺癌。

2. 精囊腺 大小和形态改变同 CT 检查；精囊腺肿块 T_1WI 呈低信号，T_2WI 呈高信号，常见于精囊腺囊肿，肿块若与前列腺相连，且 T_2WI 呈低信号，DWI 呈高信号，提示精囊腺受到侵犯。

3. 阴囊和睾丸 睾丸肿瘤在 T_2WI 低信号多见。

四、前列腺疾病

（一）前列腺增生

前列腺增生（hyperplasia of the prostate）又称良性前列腺增生（benign prostatic hyperplasia，BPH），是老年人常见的病变，60 岁以上发生率高达 75%。

【临床与病理】

1. 病因病理 前列腺增生主要发生在移行带，增生的前列腺由腺体、平滑肌和间质组成，增生不均匀呈结节状，可有钙化的小结，前列腺体积和重量均增大，增生的前列腺表面光滑，呈结节状，质韧有弹性。增大的前列腺使尿道前列腺段受压可引起下尿路梗阻，致膀胱残余尿增多。

2. 临床表现 主要表现为尿频、尿急、夜尿、排尿困难及尿潴留。血清前列腺特异性抗原（prostate specific antigen，PSA）水平略高于正常水平。

【影像学表现】

1. 超声表现 ①前列腺横径超过 4cm，纵径超过 3cm，前后径超过 2cm 为前列腺增生。②呈对称性增大，形态由板栗形变为圆形并向周边膨大，边界规则，包膜光滑无中断。③部分增大的前列腺明显向膀胱内凸出。④内部回声均匀，内外腺之间可见稍低回声带，此处可见前列腺结石形成的点状或斑片状强回声。⑤部分患者前列腺内出现边缘清楚的中等或稍强回声结节，边缘呈低回声，需与前列腺癌进行鉴别，需要定期复查或在超声引导下穿刺活检。

2. CT 表现 前列腺对称性增大，横径大于 5cm，其上缘超过耻骨联合上方 2cm，突入膀胱底部，可判断前列腺增大。增大的前列腺形态规则、密度均匀，其内可见圆形、小片状高密度钙化灶，增强扫描不均匀斑片状强化（图 6－24A）。

3. MRI 表现 前列腺体积增大，中央带和移行带均增大。增生的前列腺在 T_1WI 上为均匀低信号，T_2WI 上呈混杂信号，当移行带以高信号结节为主时，常提示以腺体为主的前列腺增生，若移行带以中等信号为主，则提示以基质为主的前列腺增生（图 6－24B）。增生的结节周围常可见环行低信号假包膜，外周带受压变薄。MRS 检查，增生的移行带常由于腺体增生 Cit 峰明显升高，Cho 峰和 Cre 变化不大。

【诊断与鉴别诊断】 前列腺体积对称性增大，中央带和移行带结节样增生，外周带受压变薄，DWI 其中未见高信号结节，^{1}H－MRS 与正常前列腺组织类似，可以明确诊断为前列腺增生。BPH 主要需与前列腺癌鉴别，前列腺癌多发生在外周带，表现为局部不规则分叶状增大，T_2WI 上呈低信号，DWI 呈明显高信号，^{1}H－MRS 显示病变区 Cit 峰值明显下降和/或（Cho + Cre）/Cit 的比值显著增高，血清前列腺特异性抗原（PSA）水平增高。

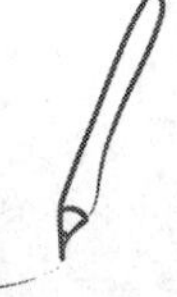

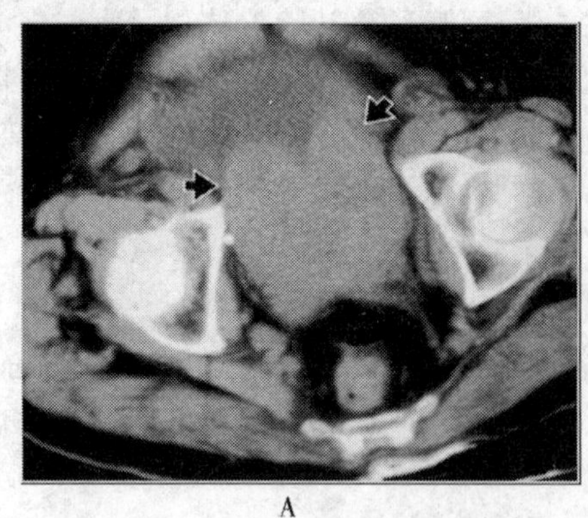

A

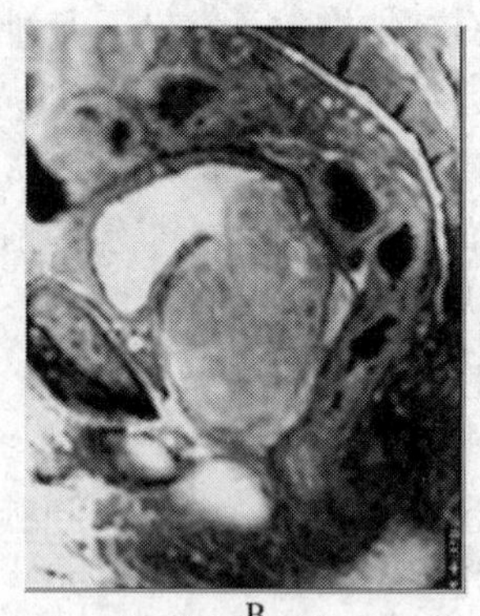

B

图 6 – 24 前列腺增生表现

A. CT 平扫，前列腺对称性增大，膀胱受压；B. MRI T_2WI 矢状位前列腺增大，增生结节呈不规则低信号，膀胱受压

（二）前列腺癌

前列腺癌（carcinoma of the prostate）是老年男性生殖系统较常见的恶性肿瘤，在我国发病率逐年上升。

【临床与病理】

1. 病因病理 前列腺癌约 75% 发生在前列腺外周带的腺体，多起源于被膜下的周边部。肿瘤质硬，呈结节状，境界不清。大多数（90% 以上）为腺癌，少数为黏液癌、移行细胞癌或鳞状细胞癌，前列腺癌的肿瘤分期主要应用国际抗癌联合会 TNM 分期和美国泌尿学会（AUA）的临床分期（Whitmore – Jewett 分期）标准（表 6 – 1）。前列腺癌早期可侵犯包膜，晚期突破包膜侵犯前列腺周围脂肪、精囊、膀胱和尿道，也可发生淋巴和血行转移。

2. 临床表现 早期可以没有临床表现或表现为排尿困难，晚期出现膀胱和会阴部疼痛及转移体征，指肛检查可触及前列腺表面不规则的结节。实验室检查，前列腺特异性抗原（PSA）增高。

表 6 – 1 前列腺癌的 Whitmore – Jewett 分期

Whitmore – Jewett 分期	TNM	病理表现
A	T_1	临床不可触及，影像检查难以显示，组织学检查偶尔发现
B	T_2	肿瘤局限在腺体内
C	T_3	肿瘤至被膜外或侵犯精囊，但肿瘤尚未固定
D	T_4	肿瘤已固定或侵犯 T_3 以外的邻近器官结构，有淋巴和骨转移等

【影像学表现】

1. 超声表现

（1）早期形态、大小无明显变化，表现为前列腺内低回声结节，以外腺区多见，形态不规则，边缘不清楚，内部回声不均匀。

（2）中晚期表现 ①前列腺体积增大，形态不规则，呈非对称性增大；②包膜不光滑或连续中断；③内部回声不均，内外腺分界不清；④CDFI：大部分结节内部和/或周边可见斑点状、短线状甚至较丰富的血流信号；⑤侵犯邻近组织时，可在局部发现软组织肿块；⑥肿块造成尿路梗阻时出现肾积水、膀胱尿潴留等。

2. CT 表现 早期前列腺癌仅能显示为局部结节状突起，不能发现早期局限的小癌肿。进展期肿瘤突出于包膜外时形态不规则，呈分叶状软组织密度，与前列腺增生 CT 表现相似，周围脂肪组织密度增高，临近结构受侵，可见淋巴及骨转移。动态增强检查，有早期强化。

3. MRI 检查 对于前列腺癌的诊断、分期和评估预后有重要价值。T_1WI 上为较低信号，T_2WI 为低信号，因正常的前列腺外周带呈高信号，故容易发现（图 6－25A、B）；DWI 上肿瘤呈明显高信号（图 6－25C）；MRS 检查，病灶 Cit 峰值明显下降和/或（Cho + Cre）/Cit 的比值显著增高（图 6－25D）；动态增强肿瘤明显强化，呈快进快出表现。MRI 能够发现早期限于前列腺被膜内的肿瘤，被膜显示完整；进展期前列腺癌被膜侵犯时呈被膜局部表面不光滑，连续性中断，被膜突出；向周围有侵犯时，T_1WI 上表现为前列腺周围的高信号脂肪消失，两侧精囊不等大，信号减低；累及膀胱时膀胱壁信号中断局部呈低信号。

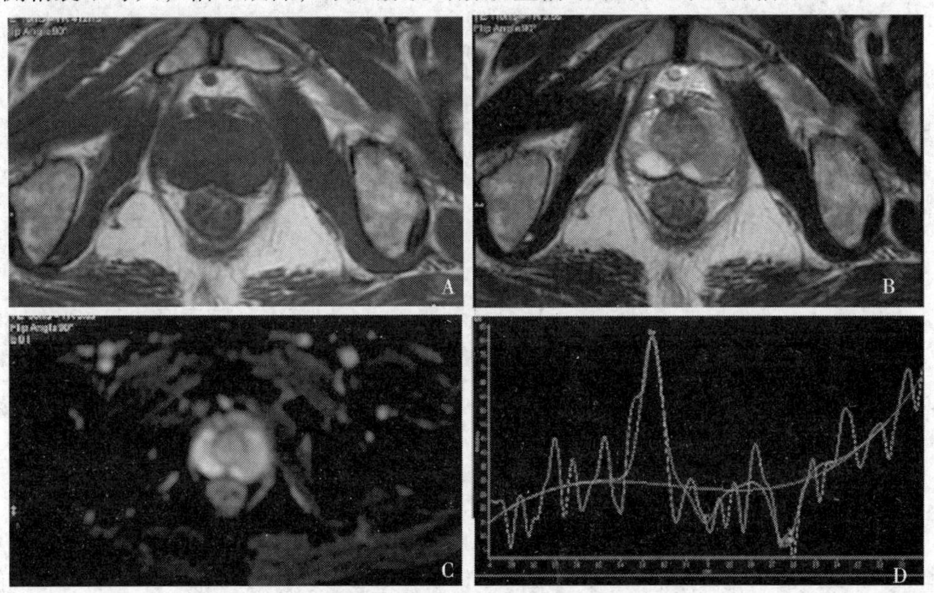

图 6－25 前列腺癌 MRI 表现

A. T_1WI 横轴位；B. T_2WI 横轴位；C. DWI 横轴位；D. MRS。前列腺左侧外周带见异常信号，T_1WI 呈低信号，T_2WI 呈稍低信号，DWI 呈高信号，Cit 峰值明显下降，Cho 峰增高

【诊断与鉴别诊断】 早期前列腺癌首选 MRI 检查，T_2WI 外周带内低信号，DWI 明显高信号，MRS 检查，病变区 Cit 峰值明显下降和/或（Cho + Cre）/Cit 的比值显著增高，动态增强病灶明显强化，呈快进快出表现，PSA 增高，即可明确诊断。局限在被膜内的前列腺癌需与前列腺增生鉴别。

第三节 女性生殖系统

女性生殖系统疾病包括先天畸形、炎症和肿瘤。影像学检查方法包括超声检查、CT 检查、MRI 检查，影像学检查不但可以发现病变，且多可确定病变的位置、范围，对恶性肿瘤进行分期，从而指导及评价临床治疗；影像学检查还可以评价妊娠及胎儿异常。

一、检查技术

（一）X 线检查

1. 子宫输卵管造影 子宫输卵管造影（hysterosalpingography）是经宫颈口注入有机碘剂以显示子宫和输卵管内腔的检查方法。常用来检查子宫的位置、宫腔的形态及观察输卵管是否通畅。

2. 盆腔动脉造影 经皮穿刺股动脉插管，将导管顶端置于腹主动脉分叉处行造影检查，可显示子宫动脉，多用于介入治疗。

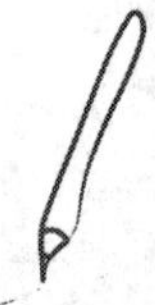

（二）超声检查

超声检查具有高度安全性，通常作为女性生殖系统疾病的首选检查方法，常经腹部及阴道检查，也可经直肠检查。经腹部需要适当充盈膀胱，对子宫、卵巢较大的肿物能清楚地显示其形态、大小及与邻近脏器的关系，对小肿物及小病变，分辨率低于经阴道检查。经阴道检查不需充盈膀胱，多用于已婚女性，对小病灶有较高的分辨率，能早期、准确的发现病变，但对大的子宫及超出盆腔的大肿块不能显示全貌及邻近脏器的关系。经直肠超声需清洁肠道并适当充盈膀胱，可用于未婚女性。

（三）CT 检查

CT 检查辐射剂量较高，一般不作为女性生殖系统常规检查方法，孕妇当禁忌。

1. 平扫　空腹检查前服用对比剂，检查应在膀胱充盈状态下进行。已婚妇女，可用纱条浸碘水填塞阴道，以便显示阴道及宫颈的位置。

2. 增强扫描　静脉推注含碘造影剂，推荐多期扫描，多用于观察肿块病变。

（四）MRI 检查

1. 平扫　常规行 SE 序列 T_1WI 和 FSE 序列 T_2WI 并脂肪抑制技术检查。其中 T_2WI 检查非常重要，不但能显示子宫各部解剖结构，且能显示卵巢，有助确定盆腔病变的起源部位和范围。

2. 增强扫描　静脉内快速注入顺磁性对比剂 Gd－DTPA 后行脂肪抑制 T_1WI 扫描。

二、正常影像学表现

（一）子宫输卵管造影表现

正常宫腔呈边缘光整的倒置三角形，子宫底在上，两侧角为子宫角，与输卵管相通，下端与宫颈管相连，宫颈管为柱形，边缘呈羽毛状。输卵管自子宫角向外下走行，为柔软的线状影，依次分为间质部、峡部、壶腹部和伞端。造影时对比剂进入腹腔内，呈多发弧线状或波浪状致密影，提示输卵管通畅（图 6－26）。

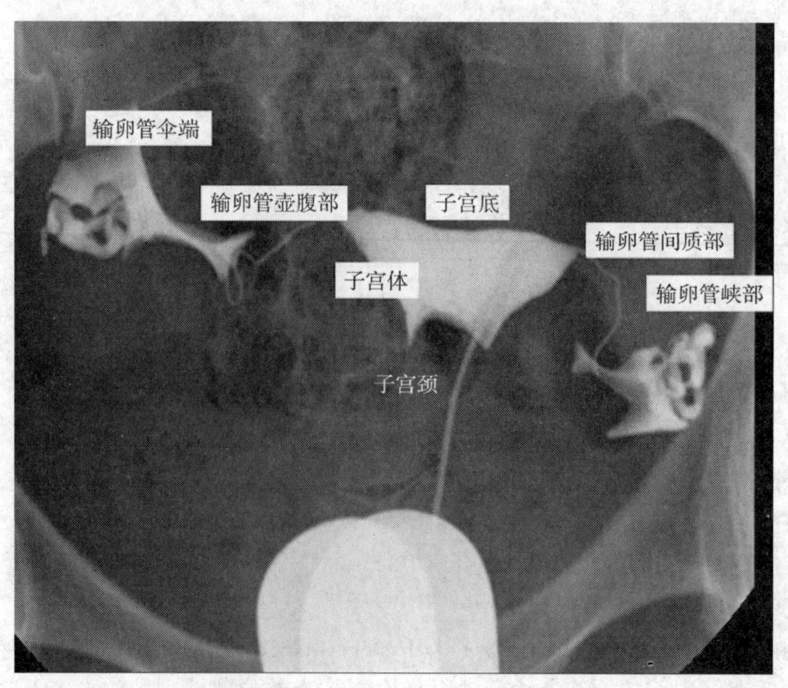

图 6－26　正常子宫输卵管造影

子宫输卵管造影，宫腔和双侧输卵管充盈对比剂，宫腔为倒置三角形，边缘光整，输卵管自宫角处向外行，呈柔软的线状影，底部膨大

（二）正常超声表现

1. 正常子宫 位于盆腔的中央，膀胱的后方，生理情况下子宫的位置变化较大，可以呈前位、水平位及后位。纵切面前倾或水平位子宫，呈倒置梨形，后倾屈子宫呈球形。正常子宫体轮廓清晰光滑，内部回声均匀，呈中等强度回声，宫腔线呈线状强回声，子宫内膜回声随月经周期变化。宫颈回声较宫体稍强且密，见带状的颈管高回声。

2. 正常卵巢及输卵管 通常位于子宫体两侧外上方，但位置较多变异，也不一定对称。卵巢切面呈扁圆形，内部回声强度略高于子宫，成人卵巢大小为4cm×3cm×1cm，并且卵巢大小随月经周期变化。卵巢内部有处在不同发育期的卵泡，成熟的优势卵泡直径可达17～24mm。

（三）正常CT表现

1. 平扫 子宫体为软组织密度影，边缘光滑，中心较小的低密度区为宫腔。宫颈在子宫体下方层面上，呈梭形软组织密度影，外缘光滑，横径小于3cm。子宫前方为膀胱，呈水样密度；后方为直肠，内常有气体。育龄妇女的正常卵巢常表现为子宫旁双侧性低密度结构，输卵管则难以识别。

2. 增强扫描 子宫肌层呈明显均一强化，中心低密度宫腔显示更为清晰。

（四）正常MRI表现

1. 平扫 T_1WI上正常宫体、宫颈和阴道表现为一致性较低信号。T_2WI上可显示宫体、宫颈和阴道的解剖结构。宫体由三层组成：①子宫肌层，厚度约为1～3cm，T_1WI上呈较低信号，T_2WI呈中等信号影；②子宫内膜，厚度为1～7mm。T_1WI上表现为稍高信号，T_2WI上表现为子宫中央的长条状均匀高信号；③结合带，是子宫肌与内膜之间的一条状结构。T_2WI上呈低信号，厚度约5mm，在月经期边界更清晰（图6－27）。宫颈T_2WI上自内向外分为四种信号：①宫颈管内含黏液呈高信号；②宫颈黏膜呈中等信号；③宫颈纤维化间质为低信号；④宫颈肌层呈中等信号。阴道全长约7～9cm，MRI矢状位显示最佳，阴道上T_1WI上阴道壁呈中等信号，T_2WI上呈低信号。阴道内主要为分泌液及上皮，呈明显高信号。正常卵巢在MRI上可以显示，通常位于子宫体两侧外上方，但有较多变异，位置常不确定，大小为4cm×3cm×1cm，T_1WI上呈低信号，T_2WI卵泡呈高信号，中心部为低至中等信号（图6－28）。

2. 增强扫描 宫体、宫颈和阴道各层强化表现随时间而异，同CT。

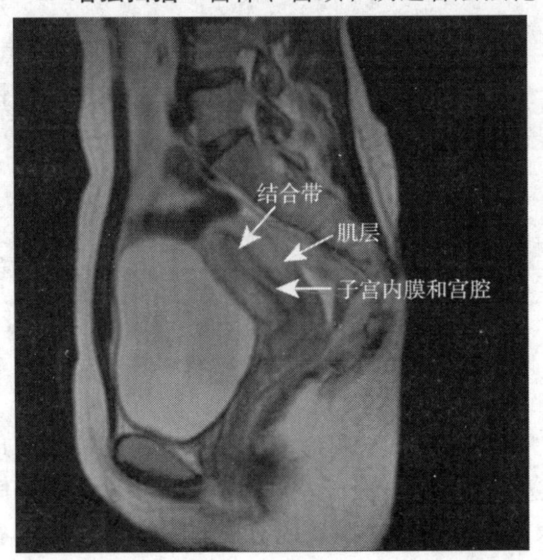

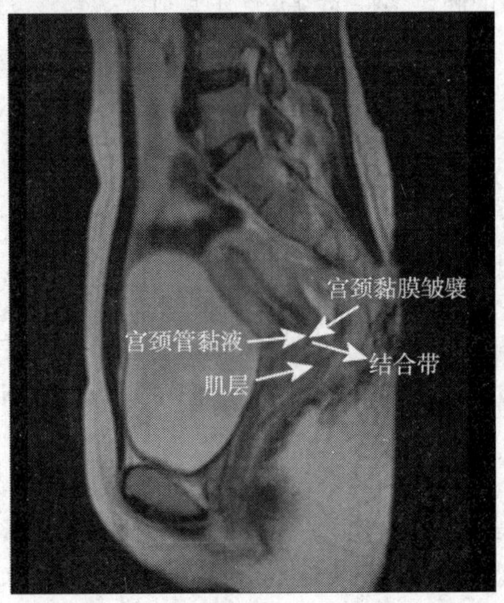

图6－27 正常子宫MRI表现

T_2WI矢状位，宫体信号分三层，即中心高信号为子宫内膜和分泌物，中间低信号为结合带，周围中等信号为子宫肌外层

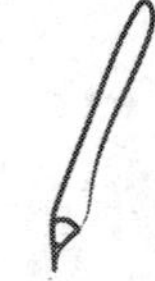

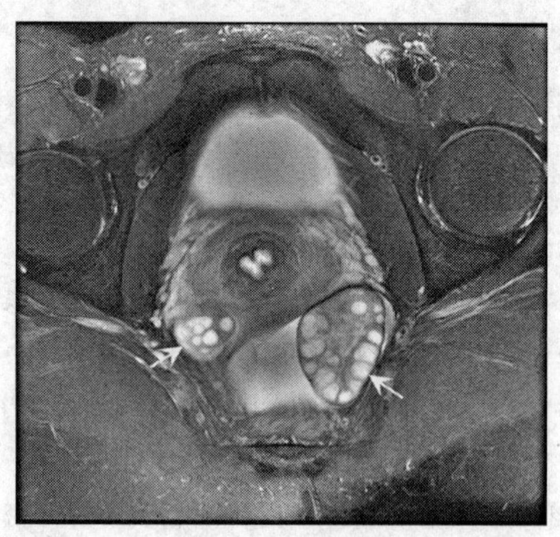

图 6－28　正常卵巢 MRI 表现

T_2WI 横轴位，正常卵巢位于子宫两侧分别可见含有数个高信号卵泡（箭头）

三、异常影像学表现

（一）异常子宫输卵管造影检查

1. 宫腔异常　子宫先天性发育异表现为子宫大小、形态改变；炎性病变宫腔变形、边缘不规则；黏膜下肌瘤及息肉表现为宫腔内充盈缺损。

2. 输卵管异常　结核和非特异性炎症可见输卵管僵硬、狭窄、扩张等改变。

（二）异常超声检查

1. 子宫异常　子宫大小、形态异常超声易发现子宫大小及形态改变。单纯子宫形态异常主要见于各种类型子宫先天发育异常，例如双子宫、双角子宫等，同时可伴有宫腔形态改变；子宫大小异常主要见于幼稚子宫、子宫肥大等。更常见的子宫形态和大小异常多合并子宫肿块；子宫肿块表现为子宫局部异常回声，呈低回声、高回声或混合回声，常合并子宫大小及形态改变，表现为局部变形或子宫体积增大。子宫肿块多见于各种类型的良恶性肿瘤。其中边界清楚、含有钙化、低回声的肿块常提示为良性子宫肌瘤；而边界不清、无包膜的低等回声的肿块多提示为恶性子宫肿瘤。

2. 盆腔肿块　女性盆腔肿块多来源于卵巢。超声对确定盆腔肿块的来源有很大的价值，当两侧卵巢正常显示时，有利于除外肿块来源于卵巢，反之，则提示肿块源于卵巢的可能性大。超声图像上，卵巢肿块常有一些特征性表现，可以帮助推断其性质。

（三）异常 CT 表现

1. 子宫异常　①子宫大小、形态异常：单纯子宫大小、形态异常少见，主要为各种类型先天性子宫发育异常；更常见的子宫大小和形态异常是子宫肿瘤和瘤样改变。②子宫密度异常：子宫内局灶性异常密度改变，常并有子宫大小和形态改变，其中边界清楚、含有钙化、低密度的肿块常提示为良性子宫肌瘤；而边界不清、无包膜的等密度的肿块多提示为恶性子宫肿瘤。

2. 盆腔肿块　女性盆腔肿块常来自卵巢。卵巢肿块呈类圆形或椭圆形肿块、壁薄而均一、呈水样密度，常为各种类型的卵巢囊肿；边缘不规则或分叶状肿块，呈多房状表现，同时含有液体和实性成分，为卵巢囊腺瘤或囊腺癌常见表现；肿块内有脂肪性低密度区或有“脂—液”分层，是卵巢囊性畸胎瘤的特征表现。

（四）异常 MRI 表现

1. 子宫异常　①子宫大小、形态异常：表现意义同 CT 检查。但 MRI 可显示子宫内部的解剖带，对病变的显示优于 CT。②子宫信号异常：T_2WI 上，宫腔内有类圆形中等信号，为息肉或黏膜下肌瘤。宫壁信号异常，联合带增宽，边界不清，见于子宫内膜异位。宫壁内信号异常见于子宫良、恶性肿瘤。宫颈信号异常，T_1WI 等信号、T_2WI 为中等信号，常见于宫颈癌。

2. 盆腔肿块 女性盆腔肿块常来自卵巢。卵巢肿块呈类圆形、液性信号常为卵巢囊肿；肿块形态不规则，呈多房状表现，同时含有液体和实性成分，为卵巢囊腺瘤或囊腺癌常见表现；肿块内有脂肪性高信号灶，是卵巢囊性畸胎瘤的特征表现。

四、女性生殖系统发育异常

女性生殖系统的先天性异常有多种类型，包括：①双子宫、双宫颈、双角子宫等；②单侧或双侧卵巢发育不良或缺如；③输卵管重复畸形、先天性憩室和管腔闭塞等。

子宫输卵管造影可显示大多数子宫输卵管畸形并能确定其类型，但不能发现卵巢异常；超声检查可诊断出多数子宫畸形，并能发现卵巢细小或缺如；MRI 对各种类型子宫畸形的发现和诊断有较高的准确率，要优于超声检查。

五、女性生殖系统肿瘤

（一）子宫平滑肌瘤

子宫平滑肌瘤（uterine leiomyoma）又称子宫肌瘤（myoma），由平滑肌及纤维间质所组成，是子宫最常见的良性肿瘤，好发年龄在 40～50 岁。

【临床与病理】

1. 病因病理 发病可能与长期和过度的卵巢雌激素刺激有关。肌瘤为实质性的球结节，由平滑肌细胞构成，表面光滑。肌瘤可发生退行性改变，如玻璃样变性、黏液样变性、脂肪样变性，也可发生坏死、囊变、出血、钙化。肌瘤可发生在子宫的任何部位，96% 发生在子宫体，按生长部位可分为肌壁间肌瘤、黏膜下肌瘤和浆膜下肌瘤三种类型。

2. 临床表现 为月经量过多、严重痛经、月经期长、不规则阴道出血及腹部肿块。

【影像学表现】

1. 超声表现 ①肌壁间肌瘤：子宫增大或局限性隆起致子宫切面形态失常，单发肌瘤常为结节状低回声，多发肌瘤宫壁呈多结节状低回声或杂乱回声，压迫宫腔可有宫腔线移位与变形，瘤体与宫壁正常肌层之间界限较清晰。②黏膜下肌瘤突向宫腔，使子宫内膜移位或变形，呈稍高回声、中等或低回声团块，另外黏膜下肌瘤可显示“宫腔分离征”。③浆膜下肌瘤，宫体形态不规则，表面有球状或结节状突出，多呈低或等回声。

肌瘤发生变性时，内部回声多样，其中玻璃样变最常见，肌瘤失去旋涡状结构变为栅栏状的弱回声区，后壁回声略增强。囊性变和钙化较具有特征性，钙化常发生于绝经期妇女。彩色多普勒肌瘤周围有较丰富环状或半环状血流信号，瘤体内部血流信号较少。

2. CT 表现 子宫增大，局部见团块状影，密度稍低于正常子宫肌，其内可见斑点状或蛋壳样钙化影，如发生坏死，可见低密度区。增强检查肿瘤可见略低于正常子宫肌的强化。

3. MRI 表现 是发现子宫肌瘤最敏感的方法，能发现小至 3mm 的子宫肌瘤。肿瘤 T_1WI 与邻近肌组织信号相似，T_2WI 上呈均一低信号，边界清楚，具有特征。肿瘤伴发囊性变，T_1WI上为低信号，T_2WI 上为高信号。增强检查，肌瘤常为不均匀强化（图 6－29）。

【诊断与鉴别诊断】 超声检查作为子宫肌瘤的筛查手段；CT 上发现子宫分叶状增大，局部密度减低伴有钙化，缺乏典型表现；MRI T_2WI 上子宫肌层内肿块呈边界清楚的低信号灶，即可明确诊断，因此 MRI 检查是主要检查方法。

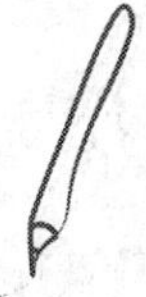

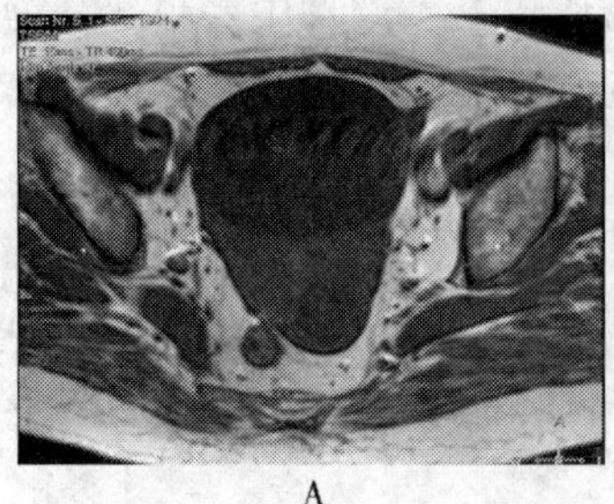
A

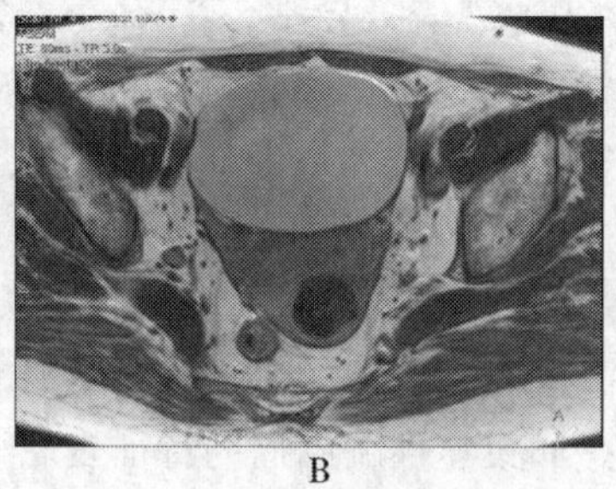
B

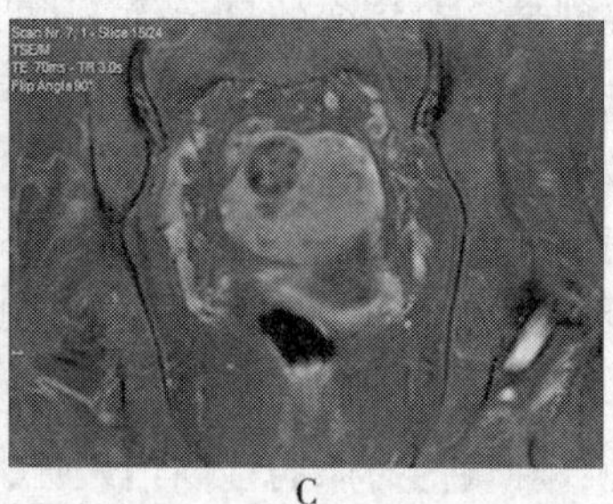
C

图 6－29　子宫肌瘤 MRI 表现

A. T_1WI 横轴位，子宫后缘及后壁肌内低信号，与子宫肌信号相近，浆膜下肌瘤信号不均，可能为黏液性变性；B. T_2WI 横轴位，肌瘤呈低信号，边界清楚，与子宫肌信号对比鲜明；C. T_2WI 冠状位压脂，可见肌瘤内有分隔

（二）子宫癌

宫颈癌（cervical carcinoma）是女性生殖器官最常见的恶性肿瘤，分为宫颈癌及宫体癌，以前者为多。患者年龄分布成双峰状，35～39 岁和 60～64 岁。

【临床与病理】

1. 病因病理　宫颈癌多为鳞状上皮癌，子宫内膜癌常为腺癌，主要转移途径为直接蔓延和淋巴转移，血行转移较少。子宫颈癌临床分期如下。

（1）Ⅰ期　肿瘤完全局限于宫颈。

（2）Ⅱ期　肿瘤延伸超过宫颈，但未达到盆壁和阴道下 1/3。

（3）Ⅲ期　肿瘤延伸至盆壁和阴道下 1/3。

（4）Ⅳ期　肿瘤延伸超过真骨盆或侵犯膀胱、直肠。

子宫内膜癌（endometril carcinoma）也称宫体癌，发病率仅次于宫颈癌。子宫内膜癌的病因与雌激素、晚绝经、高血压、糖尿病及遗传因素有关。临床上子宫内膜癌以其侵犯范围分为四期。

（1）Ⅰ期　肿瘤局限于宫体。

（2）Ⅱ期　肿瘤宫颈受侵。

（3）Ⅲ期　肿瘤侵犯至子宫外。

（4）Ⅳ期　肿瘤侵犯膀胱、肠管或发生远处转移。

2. 临床表现　宫颈癌早期常无症状；中期可出现自发性或接触性阴道出血，阴道分泌物增多，可有恶臭；晚期可侵及盆腔及邻近脏器，出现尿频、尿急、肛门坠胀、里急后重等。子宫内膜癌表现为不规则阴道出血，白带增多，并有血性和脓性分泌物。晚期发生疼痛和下腹部肿块。

【影像学表现】影像学检查主要用于观察子宫癌的侵犯范围和转移情况，有利于分期和制定治疗方案。

1. 超声表现　①宫颈癌：早期宫颈癌超声多无阳性发现，随着癌肿的进展，宫颈出现低回声肿块或者表现为宫颈肿大。②子宫内膜癌：早期多无明显特异性声像图改变，部分病例可表现为子宫内膜增厚。中晚期可有以下表现：子宫增大，病变累及浆膜层、附件和宫旁组织，可出现子宫变形，轮廓模糊；子宫内膜增厚，回声不均匀，宫腔内不均质团块状回声，癌组织侵犯子宫肌层，可见内膜形态不规则，与肌层界限不清；癌组织阻塞宫颈管时，宫腔内可见不规则液性暗区。

2. CT 表现　①宫颈癌：宫颈增大，呈软组织密度肿块，形态不规则，可局限于宫颈，或蔓延到子宫体和宫旁。如发生坏死可见低密度区。肿瘤向外蔓延侵犯膀胱、直肠及宫旁组织。②子宫内膜癌：子宫对称性或局限性分叶状增大，密度不均匀，有低密度坏死区。肿瘤累及宫颈，可见宫颈增大。增强扫描，病变强化程度低于周围正常子宫肌，坏死区不强化。

3. MRI 表现 ①宫颈癌：T_1WI 上呈中等信号肿块，T_2WI 上呈高信号，比正常宫颈组织信号高，DWI 呈明显高信号。MRI 能显示癌肿向腔内的生长情况，并能显示周围器官组织的层次（图 6－30）。②子宫内膜癌：子宫内膜增厚，宫体不对称性增大，T_1WI 呈等信号，T_2WI呈高信号，其间可混有结节状中等或低信号区。癌肿侵犯肌层时，T_2WI 上可见低信号的联合带破坏、中断且不规则。增强扫描，T_1WI 子宫内膜增厚，呈不均匀强化。宫旁组织受侵犯时，邻近结构不清，脂肪信号消失（图 6－31）。

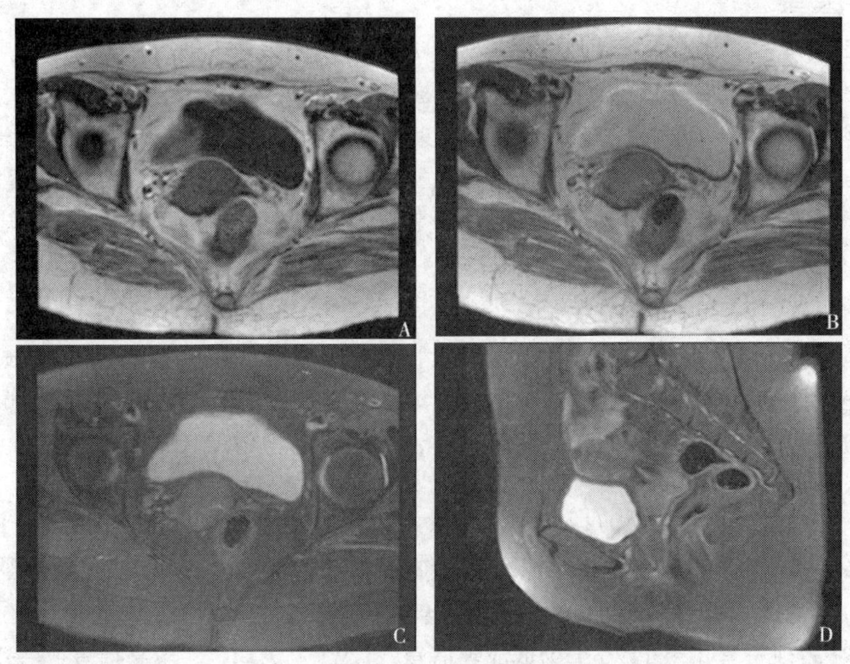

图 6－30　宫颈癌 MRI 表现

A. T_1WI 横轴位；B. T_2WI 横轴位；C. T_2WI 压脂横轴位；D. T_2WI 压脂矢状位，显示宫颈肿物 T_1WI 呈等信号肿块，T_2WI 上呈稍高信号，中断了临近正常的信号结合带，压脂可见病灶与周围分界不清

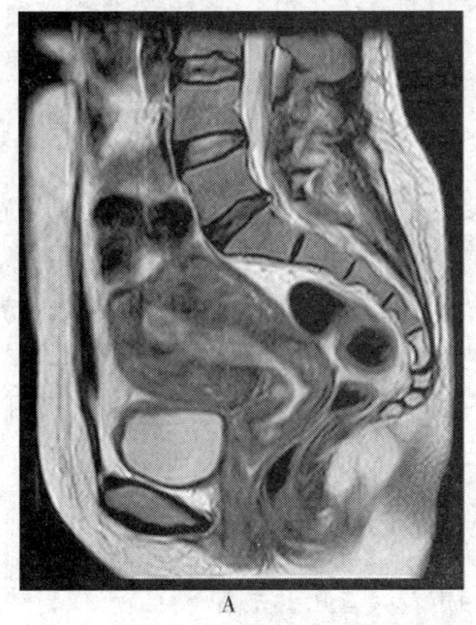

A

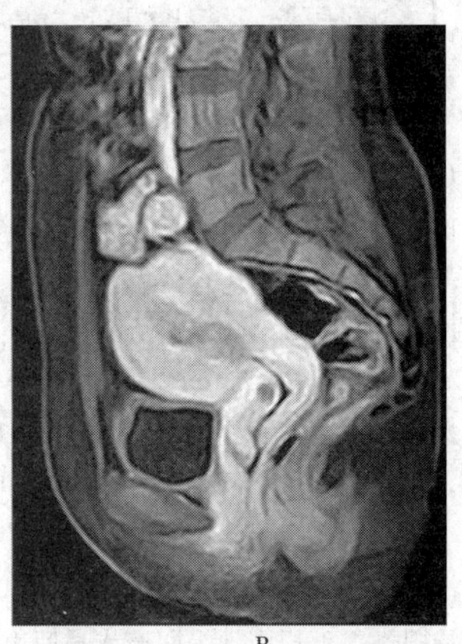

B

图 6－31　子宫内膜癌 MRI 表现

A. T_2WI 矢状位；B. T_1WI 增强矢状位；子宫内膜明显增厚，可见不均匀稍高信号，并中断了低信号结合带，增强肿块呈不均匀强化

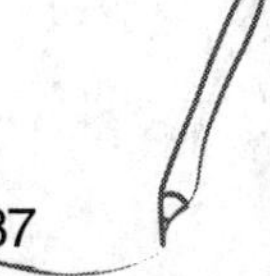

【诊断与鉴别诊断】中老年妇女，CT、MRI 检查发现宫颈内或宫体内实性肿块，结合临床有阴道出血等表现首先要考虑到宫颈癌或子宫内膜癌。需与常见的子宫黏膜下肌瘤鉴别，后者 T_2WI 上呈低信号。

（三）卵巢囊肿

卵巢囊肿（oophoritic cyst）是与卵巢功能密切相关的潴留性囊肿，可分为单纯浆液性囊肿、滤泡囊肿、黄素囊肿、多囊卵巢囊肿及巧克力囊肿等，以单纯性卵巢囊肿较多见，临床上常能自行消退。

【临床与病理】

1. 病因病理　单纯性卵巢囊肿好发于30～40岁，组织来源不清，常为薄壁单房，内含清亮液体，囊壁由纤维结缔组织构成，有时可见被覆的扁平上皮；滤泡囊肿是卵泡内液体潴留而成，常单发，直径一般不超过5cm；多囊卵巢囊肿是由于内分泌紊乱引起的卵巢囊状增生硬化，特点为重复性不排卵；巧克力囊肿是由子宫内膜异位引起卵巢出血形成的慢性血肿。

2. 临床表现　临床多无症状，囊肿大可引起腰痛，如囊肿破裂可产生急性腹痛，巧克力囊肿大小可随月经周期而变化。

【影像学表现】

1. 超声表现　单纯卵巢囊肿，附件区可见肿物轮廓清晰，囊壁光滑规整，呈圆形或椭圆形，内部呈无回声区或有少许细小光点，多房囊肿内部有线状间隔光带。单纯性囊肿的内径一般不超过5cm，多于经后消失。多囊卵巢时，双侧卵巢均匀增大，回声增强、血流丰富，卵巢包膜下可见大小相近的小囊，呈“车轮状”排列，单切面小囊数目大于10个，直径不超过10mm，彩色多普勒显示在卵巢髓质内常可见到一条贯穿卵巢的纵行血流信号。

2. CT 表现　宫旁附件区圆形或卵圆形囊性水样密度影，密度均匀，CT 值0～15HU，边缘光滑，分界清楚，囊壁薄而均匀，增强检查囊内无强化，囊壁可有轻度强化。

3. MRI 表现　囊肿在 T_1WI 上为低或等信号，T_2WI 上为均匀一致高信号，信号强度变化与一般体液相似。囊液含蛋白时在 T_1WI 上信号可高于水，囊内出血在 T_1WI 上呈高信号，巧克力囊肿在 T_1WI 和 T_2WI 上均表现为高信号具有特征。

【诊断与鉴别诊断】超声是检查囊肿最简单的方法，MRI 对囊肿的形态及囊液成分的判断较 CT 敏感。超声显示宫旁囊性肿物，薄壁，内无回声，CT、MRI 显示圆形或类圆形水样密度（信号）灶，增强不强化即可诊断为本病。

（四）卵巢畸胎瘤

卵巢畸胎瘤（teratoma of ovary）是常见的卵巢良性肿瘤，由三个胚层的成熟组织构成。

【临床与病理】

1. 病因病理　多为囊性少数为实性，表面光滑，囊壁较厚，内含皮脂样物质、脂肪、毛发，并可有浆液、牙齿或骨组织，多单侧，很少恶性，肿瘤可发生扭转、破裂。

2. 临床表现　常无症状，部分病人仅觉腹部不适或胀满，少数因肿瘤发生扭转可产生腹痛。

【影像学表现】

1. 超声表现　形态多较规则，瘤体球形、中等大，壁回声光滑完整，内部囊性无回声区间有局限性或不规则中等回声或强回声光团，团状回声较大者几乎充满囊腔，表现为“面团征”，亦可见脂液分层征，上部为增强的点状回声，由黏稠脂性液体及毛发构成，下部为黏液构成的暗区，两者构成一个液面；如有骨质、牙齿等成分，还可见片状强回声，后伴声影；此外还有散瀑布征、壁立结节征、线条征等多种声像图表现。

2. CT 表现 平扫表现为盆腔内囊实性肿块，密度不均匀，囊壁厚薄不等，内有脂肪密度，其 CT 值 -30 ~ 120HU，亦可见钙化、牙或骨组织，增强扫描呈不均匀强化。

3. MRI 表现 为混杂信号肿块，脂肪在 T_1WI 和 T_2WI 上呈高信号，STIR 呈低信号，可见脂肪信号是畸胎瘤的特点（图 6-32）。

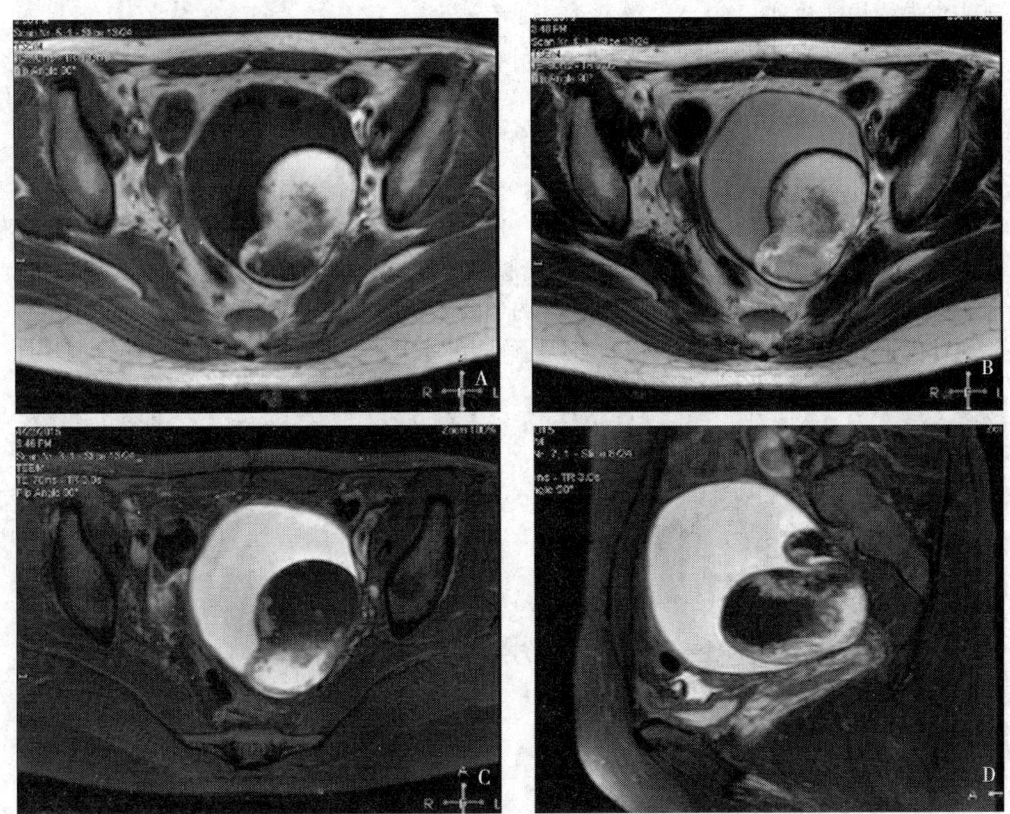

图 6-32 卵巢畸胎瘤 MRI 表现

A. T_1WI 横轴位，巨大混杂信号肿块，高信号内有稍低信号结节；B. T_2WI 横轴位，呈稍高信号；C. T_2WI 压脂横轴位，D. T_2WI 压脂矢状位；部分病灶信号明显下降

【**诊断与鉴别诊断**】CT 和 MRI 检查显示混杂密度或信号肿块，内有脂肪性密度或信号灶，即可诊断本病。应与脂肪瘤鉴别，脂肪瘤瘤体内全部是脂肪成分，信号或密度均匀。

（五）卵巢囊腺瘤

卵巢囊腺瘤（cystic adenoma 0f ovary）约占卵巢良性肿瘤的 45%，好发年龄为 20 ~ 50 岁，常单侧发生，15% 为双侧性。

【**临床与病理**】

1. 病因病理 发病年龄 20 ~ 50 岁，按其囊内成分可分为浆液性囊腺瘤和黏液性囊腺瘤两种，分别占卵巢全部肿瘤的 23% 和 22%。浆液性囊腺瘤又可分为单纯性浆液性囊腺瘤及浆液性乳头状囊腺瘤两种。在病理上，肿瘤皆可为多房性或单房性，囊壁和内隔较光滑或有乳头状突起，其内含有清亮或黏稠的液体。黏液性囊腺瘤通常较大，囊壁厚，囊内含胶冻样黏液。浆液性囊腺瘤可有钙化，呈沙粒状，30% ~ 50% 的病例可发生恶变。

2. 临床表现 早期常无症状，少数患者可出现下腹不适，腹部包块，消化不良，月经紊乱，若肿瘤发生蒂扭转或破裂时可出现腹痛。

【**影像学表现**】

1. 超声表现 浆液性囊腺瘤表现为圆形或椭圆形无回声区，囊壁纤薄、光滑完整；肿瘤轮廓清晰；囊肿后壁及后方回声增强，多房性囊内可见细光带间隔；部分为乳头状浆液性囊

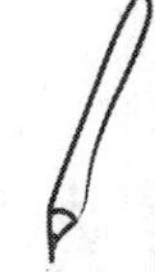

腺瘤，于分隔上可有大小不等的乳头状强回声，乳头之间有钙化小体，呈点状强回声；破裂时可见腹水。

黏液性囊腺瘤表现为肿瘤呈圆形或椭圆形无回声区，多单侧，边缘光滑、轮廓清晰、囊壁均匀厚壁型；多房，房腔大小不一，肿瘤体积较大，多大于10cm以上，囊壁上见局限性光团呈乳头突向囊内或囊外。

2. CT表现 平扫显示附件区有圆形或椭圆形囊性肿块，边界光滑，单房或多房。浆液性囊腺瘤呈水样密度，囊壁薄，体积常较小，囊内显示多个细条状间隔，囊壁上见有乳头状突起。黏液性囊腺瘤囊内液体密度稍高，囊内也有多个细条样间隔，囊壁较厚，体积大，而且多为单侧发生；增强扫描时，囊壁、乳头状突起和间隔有轻度均匀强化，囊腔无强化。

3. MRI表现 平扫肿瘤表现为盆腔内单房或多房囊性肿块，大小不等，呈圆形或椭圆形，边缘光整，肿块内有多发间隔。浆液性囊腺瘤 T_1WI 低信号、T_2WI 高信号，黏液性囊腺瘤由于含有较高的蛋白，导致肿瘤显示为 T_1WI 和 T_2WI 均呈高信号。增强扫描时，囊壁、乳头及间隔明显强化。

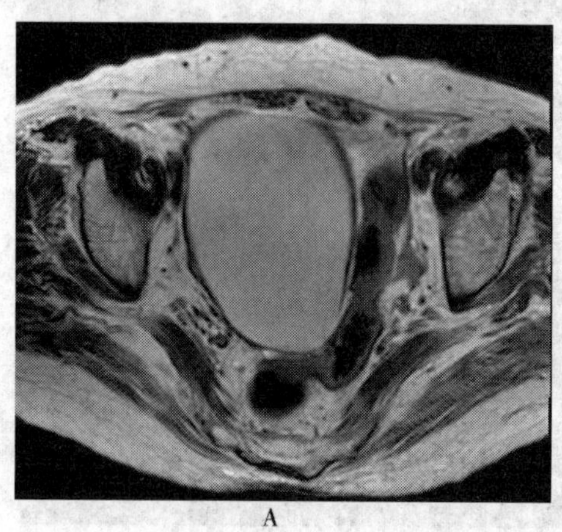
A

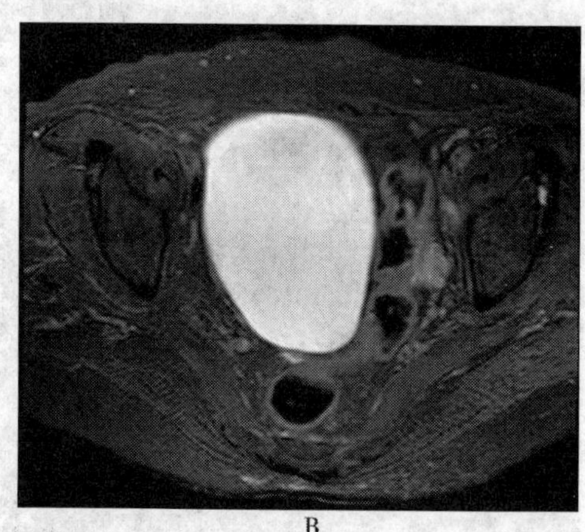
B

图6-33 卵巢囊腺瘤MRI表现

A. T_2WI 横轴位，巨大病灶呈稍高信号，边缘清楚；B. T_2WI 压脂，信号强度不变

【诊断与鉴别诊断】 根据超声、CT和MRI显示的盆腔内囊性肿块，呈液性回声、密度或信号，单房或多房，边缘光滑，壁较薄，囊内见多发间隔等征象，可诊断为卵巢囊腺瘤。

与卵巢巧克力囊肿鉴别，本病常为双侧发病的多囊或单囊状肿块，CT检查囊内密度因新旧出血而显示高低不一，MRI中 T_1WI 和 T_2WI 均呈高信号，增强扫描不强化。与卵巢囊腺癌鉴别，囊壁和分隔厚薄不均，增厚的囊壁或囊隔上乳头状突起多不规则，CT、MRI增强扫描时囊壁、囊隔强化明显，乳头状突起强化不均匀，囊腺癌晚期还出现远处转移征象。

（六）卵巢癌

卵巢癌（oophoroma）的发病年龄大多在30～60岁，发病率在女性生殖器官的恶性肿瘤中仅次于宫颈癌，接近宫体癌，居第三位，是最常见的卵巢肿瘤。

【临床与病理】

1. 病因病理 主要为浆液性囊腺癌和黏液性囊腺癌和实质恶性肿瘤，以浆液性囊腺癌最多见，单侧多见。病理上肿瘤为囊实性，内含陈旧性出血、囊壁上有乳头状突起。卵巢癌的转移以直接种植和淋巴转移为主，血行转移少见。

2. 临床表现 早期常无症状，发现时多属晚期。表现为腹部肿块，并有消瘦、乏力等。实验室检查，CA125和CEA明显升高。

【影像学表现】

1. 超声表现 ①浆液性囊腺癌表现为圆形无回声区伴散在浮动光点，囊壁厚薄不一，内壁有乳头状光团突向囊腔，或穿透囊壁，房隔厚薄不均，隔上可有乳头突起。如侵犯周围组织，可显示腹水及肠管粘连形成的固定强回声光团。②黏液性囊腺癌肿瘤呈椭圆形、分叶状无回声区，单侧多见。肿瘤边缘光滑，轮廓清晰，包膜较厚。囊内及房隔上可见乳头状物，较大肿瘤可占据整个腹腔。血管频谱多普勒呈低阻波形。③卵巢实质恶性肿瘤：形态不规则，边缘回声不光滑，内部回声杂乱不均，中心可见液性暗区，瘤体血流丰富，合并腹水，有转移时盆腔内可见大量大小不等的实性团块。

2. CT 表现 平扫盆腔内较大肿块，呈囊实性，其间隔和囊壁厚薄不均。增强检查间隔、囊壁及实性部分明显强化。可伴发腹腔及大网膜的转移，典型的大网膜转移表现为横结肠与前腹壁之间的扁平状软组织肿块，密度不均匀或呈蜂窝状，边缘不规则，界限不清。约 30% 的病人出现腹水。卵巢癌的淋巴结转移表现为主动脉周围淋巴结及髂外、髂总淋巴结肿大。

3. MRI 表现 癌肿在 T_1WI 上表现为中等信号，T_2WI 上呈不均匀高信号。腹水在 T_1WI 上呈低信号，但较一般液体信号高，因蛋白含量高，在 T_2WI 上呈明显高信号。MRI 在判断卵巢癌的范围、囊实性、盆腔脏器受累状况以及术前分期方面具有优势（图 6－34）。

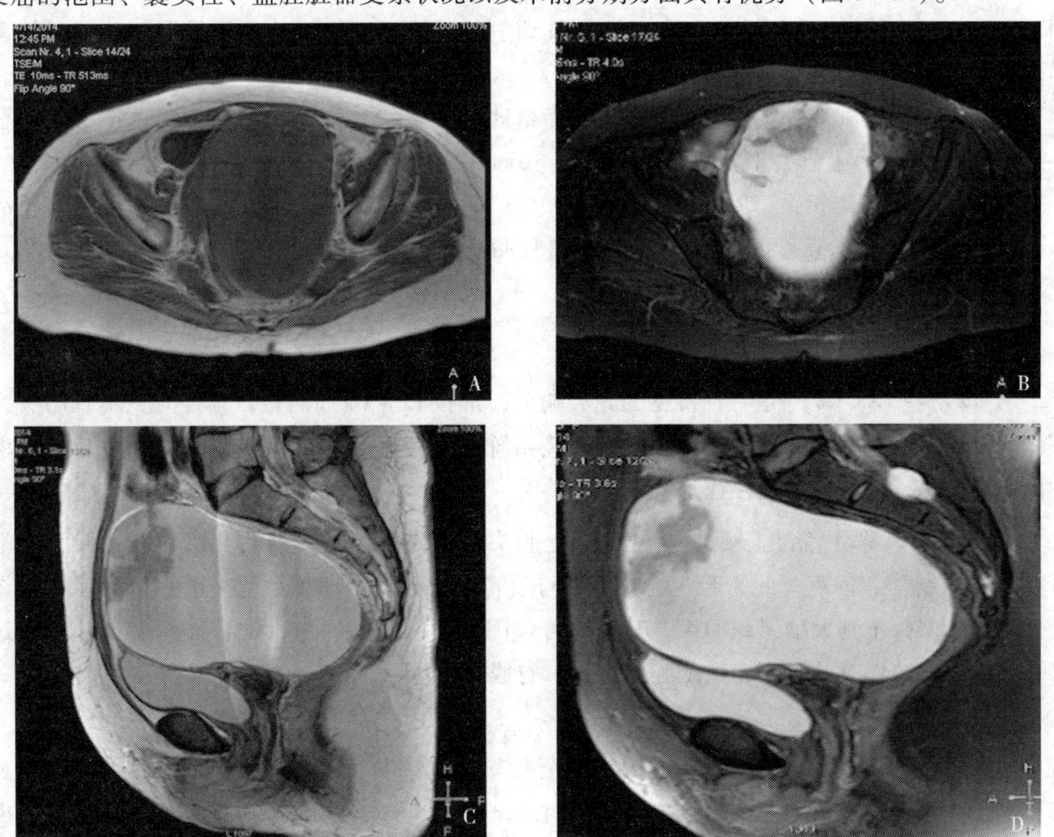

图 6－34 浆液性囊腺癌 MRI 表现

A. T_1WI 横轴位；B. T_2WI 压脂，病灶呈高信号，其内可见低信号结节；C. T_2WI 矢状位；D. T_2WI 压脂矢状位，巨大病灶 T_1WI 呈低信号，T_2WI 呈稍高信号，边缘清楚，囊内结节形态不规则

【诊断与鉴别诊断】 中老年妇女，发现盆腔内一侧附件区囊实性肿块，增强扫描呈不均匀不规则强化，结合实验室检查 CA125 和 CEA 明显升高，首先考虑为本病，若发现大网膜转移、腹水和盆腔淋巴结肿大，即诊断更加明确。

六、妊娠与计划生育

妊娠是指胚胎、胎儿在母体子宫内生长、发育的过程，自卵子受精开始至胎儿及其附属物自母体排出为止，胚胎、胎儿在整个孕期中处于不断发育成熟中。

（一）正常妊娠

【临床与病理】 正常妊娠有停经史，伴早孕反应。

【超声表现】 妊娠分3期，妊娠12周以前称早期妊娠，妊娠13～27周称中期妊娠，妊娠28周以后称晚期妊娠。

1. 早期妊娠

（1）子宫　随孕龄增长逐渐增大。

（2）妊娠囊（gestationalsac）　在孕五周可见，妊娠囊正常表现为位于宫腔中上部圆形或椭圆形无回声区，周边为一完整、厚度均匀的强回声环，形成特征性的“双环征”，提示早期妊娠。

（3）胚芽　孕6周后妊娠囊内可见胚芽，表现为妊娠囊内点状或不规则小块状回声，孕7周左右胚芽内出现一管状结构，有规律的跳动、即原始心管的搏动，是早期胚胎存活的重要标志。

（4）卵黄囊（yolksac，YS）　呈圆形，囊壁薄呈细线状，中央为无回声，透声好，在孕5～10周间，其大小稳步增长，最大不超过5～6mm，孕12周时卵黄囊囊腔消失。

2. 中晚期妊娠　抬头、胎儿的脊柱可见，孕12周可分辨心脏的房室结构并可见瓣膜活动，孕20周可大致分辨腹腔脏器，孕28周可见胎盘到达子宫内口。

（二）胎儿畸形

1. 无脑畸形

【临床与病理】 是一种常见的先天畸形，常在12～14周测量双顶径时见不到胎头光环而被发现，常合并颈胸椎脊柱裂。中枢神经系统的发育开始时可能是正常的，缺乏骨骼保护而变性萎缩，脑组织缺损往往是继发的。

【超声表现】 胎儿眼眶与后枕部以上胎头颅骨光环消失，沿胎儿纵切时，胎儿头端可呈一“瘤结”状回声，此为胎儿的颜面骨与颅底骨的回声；典型者呈“鱼雷形”由脑组织变性萎缩，多探不到大脑组织回声，其外周可包围纤薄的脑膜回声；常合并脊柱裂和羊水过多，其他并发畸形有脑膜膨出、脑膜脑膨出、脊膜膨出等。

2. 脑膨出及脑膜膨出

【临床与病理】 胚胎期中缝闭和不全，造成颅骨中断缺损。以枕部多见，缺损处脑膜膨出，内含脑脊液，即为脑膜膨出。如脑组织部分或全部连同脑膜一起由颅骨缺损处膨出即为脑膨出。

【超声表现】 在胎儿颅骨中线部位，膨出一囊性肿物，内含液性暗区。如其内见实性回声即合并脑膨出；膨出处颅骨缺损，肿物与胎头间颅骨光环消失；肿物壁清晰，内如为液性暗区回声则为脑膜膨出；如为实质性结构则合并脑膨出。

3. 脊柱裂

【临床与病理】 胎儿脊柱在孕7～8周开始骨化，在骨化的过程中，其中后部椎板完全或部分闭和不全所致。可发生于胸、腰、骶部，以腰骶椎为多见。颈胸段脊柱裂常合并无脑儿，腰骶部脊柱裂常合并脑积水。

【超声表现】

（1）纵切面　脊柱纵切时可见异常部位的平行光带变宽或成角；脊柱的后方皮肤、软组织连续性中断，此处有时可见囊状回声膨出为合并脊膜膨出；严重者脊柱排列紊乱，甚至显示不出完整脊柱形态。

（2）横切面　失去正常骨化中心排列结构，局部呈“V”字或“U”字形，朝向背部分开，越浅，脊柱裂越重，越深，脊柱裂越轻。

（3）常伴羊水过多及小脑异常。

4. 脑积水

【临床与病理】是指脑脊液过多地积聚于脑室系统内，致使脑室系统扩张（ventriculomegaly）和压力升高。其发生率在新生儿中约2‰。侧脑室后角>10mm，<15mm为轻度脑室扩张，侧脑室后角>15mm，应考虑脑积水或明显脑室扩张。

脑脊液过多的原因：①脉络丛产生脑脊液过多；②脑脊液从脑室系统或脑池的排出功能发生障碍；③蛛网膜绒毛吸收障碍。

【超声表现】

（1）脑室系统扩张　侧脑室率大于0.5，则为脑室系统扩张。

（2）轻度　双顶径可符合孕龄；脑中线无明显偏移。首先表现侧脑室无回声区扩大，侧脑室径大于10mm，小于15mm。脑中线可无偏移双顶径亦无增大。

（3）中度　侧脑室径大于15mm，颅内大部分为无回声区占据，脑组织受压变薄，胎儿双顶径增大，脑中线可偏移，并可见大脑帘薄膜随脑内动脉的搏动而漂动——此为诊断的可靠依据。

（4）重度　脑组织明显受压变薄，紧贴颅骨板，双顶径明显增大，脑中线偏移。

（5）胎儿头身比例失常，正常头围/腹围=1.089。脑积水时，头围明显大于腹围。

第四节　肾　上　腺

学习要求

1. 掌握　泌尿系统影像学检查方法的检查价值；常见疾病的影像学表现及鉴别诊断。

2. 熟悉　正常和异常影像学表现；常见疾病的临床表现。

3. 了解　常见疾病的病因病理。

肾上腺（adrenal glands）是人体重要的内分泌腺，位于肾筋膜内，周围通常是脂肪组织和疏松的纤维组织，能产生多种激素。影像学检查方法包括CT检查、MRI检查、超声检查和核素检查，CT是目前肾上腺疾病最佳影像检查方法，MRI是辅助检查手段，对肾上腺非功能性腺瘤有诊断价值。

一、检查技术

腹部平片和肾上腺血管造影对病变的诊断准确率低，现在临床基本不予应用。

（一）CT检查

1. 平扫　检查前30分钟可服用1%的泛影葡胺溶液或清水200~400ml。由于CT具有很高的密度分辨力和空间分辨力，对于肾上腺较小的病变多排螺旋 CT 有较高的诊断价值，应用 MPR、SSD 等多种后处理技术，能多方位和三维观察病变，并能显示病变的组织学特征，如脂肪、液体和钙化等成分。

2. 增强 静脉注射含碘对比剂 80～100ml 后进行扫描，动态增强 CT 有利于定性诊断肾上腺疾病。

（二）MRI 检查

1. 平扫 宜选用中、高场强的 MRI 成像设备，以横轴位为主，辅以冠状位和矢状位扫描。常规行 SE 或 FSE 序列 T_1WI 及 T_2WI，脂肪抑制技术可以明确脂肪组织的存在，从而定性诊断肾上腺髓脂瘤等含脂成分的肿瘤。

2. 增强扫描 静脉快速注入顺磁性对比剂 Gd－DTPA（0.1mmol/kg，2ml/s）后即行病变区 T_1WI 扫描。通过观察强化程度，进行定性诊断。

二、正常影像学表现

（一）CT 检查

1. 平扫 ①密度：正常肾上腺呈均匀软组织密度，低于肝实质，类似肾脏密度，边缘光滑。②位置：位于肾脏内上方，第 11～12 胸椎水平。③形态：个体差异较大，在不同扫描层面表现各异，右侧肾上腺通常表现斜线状，也可呈倒“V”或倒“Y”形；左侧肾上腺多为倒“V”、倒“Y”形，也可呈三角形。④大小：常用侧支厚度和面积表示，正常侧支厚度小于 10mm，面积小于 $150mm^2$（图 6－35A）。

2. 增强 均匀一致强化（图 6－35B、C）。

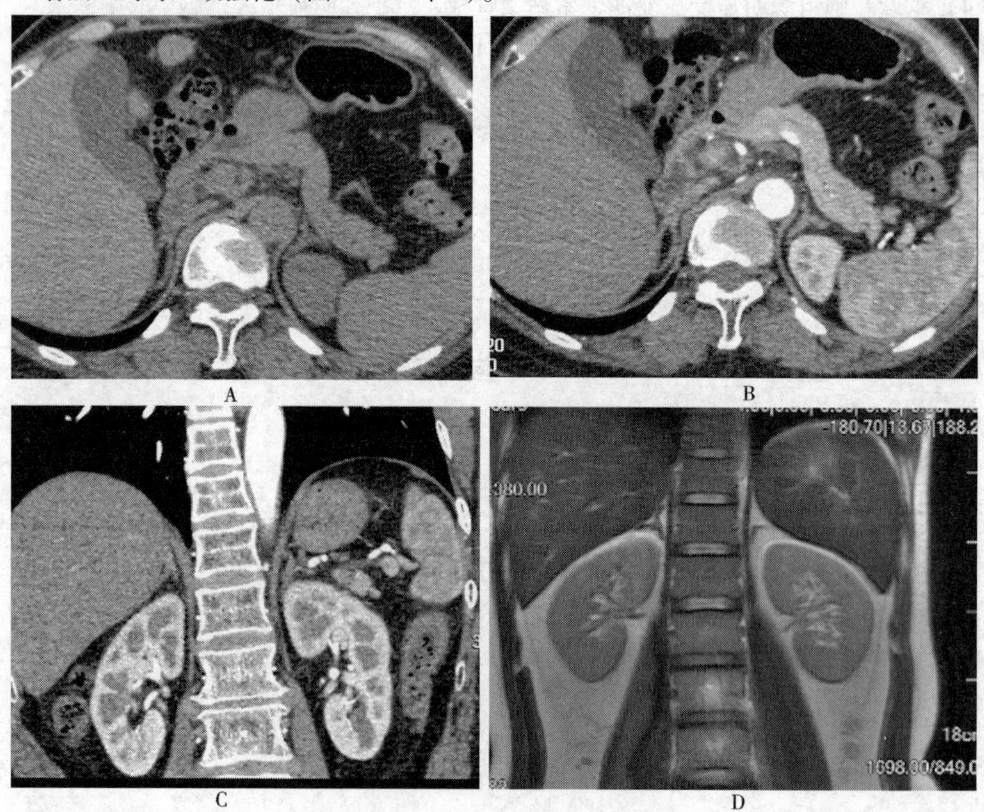

图 6－35 正常肾上腺影像表现

A. CT 平扫；B. CT 增强；C. CT 增强冠状面；D. MRI T_2WI 肾上腺呈倒“V”形软组织密度影，增强呈均匀一致强化，T_2WI 呈低信号

（二）MRI 检查

1. 平扫 SE 序列 T_1WI 呈中等信号，略高于膈肌角，明显低于周围脂肪组织，T_2WI 信号强度类似肝实质，低于周围脂肪；T_1WI 或 T_2WI 并脂肪抑制技术检查，肾上腺信号强度明显高于周围被抑制的脂肪组织（图 6－35D）。

2. 增强扫描 肾上腺均一强化。

三、异常影像学表现

（一）肾上腺大小改变

1. 肾上腺增大 通常为双侧性，弥漫增大，形态和密度正常，常见于肾上腺皮质增生，需结合实验室相关检查；肾上腺弥漫增大伴结节，密度正常，见于肾上腺结节性皮质增生。

2. 肾上腺缩小 肾上腺呈弥漫性缩小，形态和密度正常，见于肾上腺萎缩，主要见于特发性肾上腺萎缩和垂体下丘脑病变所致的继发性肾上腺萎缩。

（二）肾上腺肿块

肿块的数目、大小和密度（信号强度）及增强表现，并结合实验室检查可以判断其性质。

1. 数目 双侧肿块常见于肾上腺转移瘤，也可为肾上腺腺瘤、肾上腺嗜络细胞瘤和肾上腺结核；单侧肿块常见于肾上腺腺瘤、嗜络细胞瘤和肾上腺皮质癌。

2. 大小 良性无功能性肿瘤较小，如原发醛固酮增多症直径常小于 2cm，库欣综合征直径常小于 3cm；非功能性和恶性肿瘤常较大，肾上腺皮质癌直径可大于 8cm。

3. 密度 CT 呈均匀水样密度肿块，增强不强化，T_1WI 低信号、T_2WI 高信号为肾上腺囊肿；CT 呈均匀较低密度肿块，迅速强化并快速廓清，T_1WI 和 T_2WI 上信号强度类似于肝实质，反相位信号强度明显下降，常见于功能性腺瘤和非功能性腺瘤；CT 呈含脂肪密度和混杂密度肿块，MRI 有可被脂肪抑制的脂肪性高信号，这是肾上腺髓样脂肪瘤的特征性表现；CT 呈混杂密度，中心有形态不规则坏死、囊变、或钙化，MRI 呈混杂信号，增强呈不均匀强化，见于肾上腺皮质癌、嗜铬细胞瘤、转移瘤等。

四、肾上腺疾病

肾上腺病变分为有功能性和非功能性，肿瘤分为良性和恶性，临床中以无功能性良性腺瘤多见。

（一）肾上腺皮质增生

肾上腺皮质增生（adrenal cortical hyperplasia）可发生于任何年龄，青壮年多见，女性多于男性。

【临床与病理】

1. 病因病理 双侧肾上腺弥漫增生，可呈结节状；包括皮质醇分泌过多导致的库欣综合征（Cushing syndrome），尿中 17－羟皮质类固醇增多；血和尿醛固醇增高导致的原发醛固酮增多症即 Conn 综合征，以及性激素异常，尿中孕三醇增高。

2. 临床表现 Cushing 综合征的临床表现为向心性肥胖，皮肤紫纹，多毛、肌肉萎缩、高血压、骨质疏松，性功能障碍等；Conn 综合征表现为消瘦、周期性肌无力或麻痹，高血压及多尿，低血钾、高尿钾及碱中毒；肾上腺性征异常表现为性早熟，女性男性化或男性女性化，两性畸形。

【影像学表现】

1. 超声表现 双侧肾上腺增大，回声均匀，轻度增大发现敏感性低。

2. CT 表现 双侧肾上腺对称性增大，约占 85%，边缘光滑，形态正常，密度正常，当肾上腺侧支厚度大于 10mm，横断面最大面积大于 $150mm^2$ 即可诊断，一般不用增强检查；肾上腺结节样增生，多为双侧性，表现为增大的肾上腺边缘呈结节样改变，一个或多个结节，亦可为肾上腺不大，单纯结节增生，这种情况和腺瘤不易鉴别。

3. MRI 表现 肾上腺均匀增大，信号均匀，但是对于肾上腺边缘小结节显示不清晰，因此一般不用 MRI 检查。

【诊断与鉴别诊断】双侧肾上腺弥漫性增大，边缘光滑，形态及密度不变或者双侧肾上腺可见结节样增生，结合临床相关实验室检查不难诊断肾上腺皮质增生，但是约有 50% 的患者临床诊断肾上腺皮质功能亢进，而在影像中肾上腺形态并不发生变化，这点提醒大家注意。肾上腺皮质增生首选的影像检查方法是 CT 检查，MRI 检查空间分辨率较低，超声容易受伪影影响，故临床中一般不采用该项检查。

（二）肾上腺皮质腺瘤

肾上腺皮脂腺瘤（adrenocortical adenoma）是发生于肾上腺皮质的良性肿瘤，分为有功能性和无功能性，功能性的可引起临床的内分泌紊乱。

【临床与病理】

1. 病因病理 分泌皮质醇被称为皮质醇腺瘤又称 Cushing 腺瘤；分泌醛固酮者称为醛固酮腺瘤又称 Conn 腺瘤；无分泌功能者为无功能腺瘤。肾上腺皮质起源，多单侧、单发，圆形，直径多 1～2cm，包膜完整，醛固酮瘤内含脂类成分。生长缓慢，有恶变可能。瘤体内有血管，可出血，坏死少见。

2. 临床表现 好发 30～40 岁，男女比例 1∶4。无功能腺瘤，一般无临床症状，多数体检发现；功能性腺瘤依其来自肾上腺皮质的不同部位表现为原发性醛固酮增多症或皮质醇增多症，少数为性变态综合征。

【影像学表现】

1. CT 表现

（1）单侧肾上腺圆形或椭圆形，边界清楚，肾上腺内支、外支夹角间（图 6－36A）。

（2）密度均匀，呈等密度，大部分腺瘤含有脂类成分，CT 值可低于 10HU。

（3）增强扫描肿块强化明显，并廓清迅速（图 6－36B～D）。

（4）Cushing 腺瘤瘤体一般较大，直径 2～3cm。有同侧腺体残留和对侧肾上腺萎缩表现，肿块周围及腹壁脂肪常较多；Conn 腺瘤瘤体较小，多小于 2cm。肿块周围及腹壁脂肪少；无功能性腺瘤常为 3～5cm，甚至更大。

2. MRI 表现 腺瘤的形态和大小同 CT 检查所见。在 T_1WI 和 T_2WI 上信号强度均类似或略高于肝实质，反相位上肿块信号明显下降，是腺瘤的特征性表现。

【诊断与鉴别诊断】根据 CT、MRI 示单侧肾上腺圆形或类圆形肿块，低密度或类似肝实质信号的表现，临床诊断为库欣综合征或 Conn 综合征，即可诊断为 Cushing 腺瘤或 Conn 腺瘤。若没有临床表现，实验室检查无异常，则可诊断为无功能性腺瘤。应与以下疾病鉴别。

（1）肾上腺皮质癌　肿块较大，多＞5cm，形态不规则，内部密度、信号不均匀，出血、坏死、钙化多见，可伴其他部位转移。

（2）肾上腺囊肿　Conn 腺瘤为较小的水样密度肿块，需与囊肿鉴别，不同点是囊肿常较大而无强化。

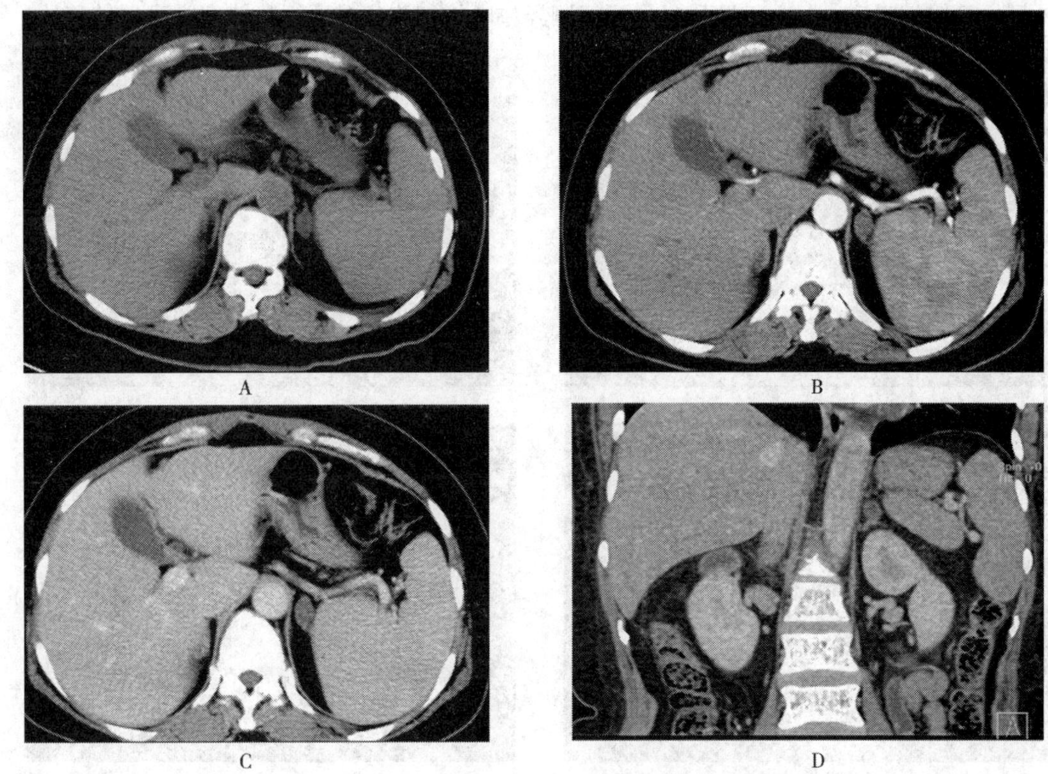

图 6－36　肾上腺腺瘤 CT 表现

A. 平扫；B. 增强动脉期；C. 增强静脉期；D. 增强冠状　左侧肾上腺可见类圆形低密度影，增强明显强化

（三）嗜铬细胞瘤

嗜铬细胞瘤（pheochromocytoma）是发生于肾上腺髓质的良性肿瘤，可发生恶变，约有 90% 的嗜铬细胞瘤发生在肾上腺，可发生于任何年龄，20～40 岁多见。

【临床与病理】

1. 病因病理　嗜铬细胞瘤产生和分泌儿茶酚胺，多为单侧，肿瘤一般较大，易发生出血、坏死和囊变；24 小时尿中儿茶酚胺的代谢产物香草鸡扁桃酸（vanilmandelic acid，VMA）明显高于正常值（10～35μmol/24h）。

2. 临床表现　阵发性或持续性高血压是其典型临床表现，还可出现头痛、心悸、多汗、面色苍白、恶心，数分钟可缓解。

【影像学表现】

1. CT 表现

（1）良性嗜铬细胞瘤　肾上腺圆形或类圆形肿块，约 3～5cm，边缘光滑、锐利，肿瘤较小时密度同肾脏，较大发生出血、坏死时密度不均，部分病灶中心或边缘可见点状或弧形钙化，增强病灶明显强化，中央液化坏死低密度区无强化（图 6－37）。

（2）恶性嗜铬细胞瘤　肿瘤大小 7～10cm，分叶状，边缘不规则，与周围腹主动脉和下腔静脉分界不清，可伴有腹膜后淋巴结转移。

2. MRI 表现　肿瘤在 T_1WI 呈低信号，少数为等信号，T_2WI 呈高信号，整个瘤体的信号强度接近脑脊液。增强扫描，肿瘤明显不均匀强化。

【诊断与鉴别诊断】　肾上腺区单侧较大肿块，临床阵发性高血压、24 小时 VMA 显著高于正常值的临床表现即可诊断。需与肾上腺腺瘤、肾上腺皮质癌和转移癌鉴别，临床表现是主要的鉴别点。临床考虑嗜铬细胞瘤，而肾上腺区未发现异常时，则应检查其他部位，除外异位嗜铬细胞瘤。肾上腺髓质显像可探测异位嗜铬细胞瘤或恶性嗜铬细胞瘤的转移灶。

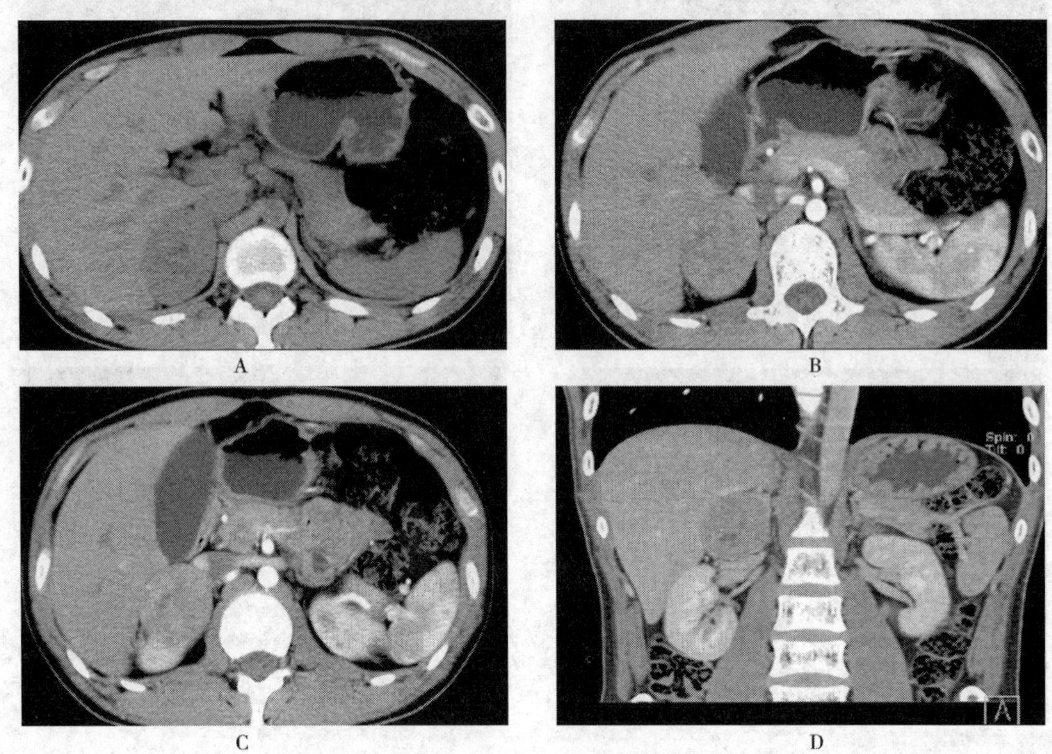

图6－37 嗜铬细胞瘤CT表现

A. 平扫；B. 增强动脉期；C. 增强静脉期；D. 增强冠状

右侧肾上腺可见类圆形团块影，其内密度不均，增强实质部分可见明显强化

10% 肿 瘤

嗜铬细胞瘤又称10%肿瘤，即肿瘤10%位于肾上腺之外，位于肾门、肠系膜根部、腹主动脉旁、膀胱和纵隔等部位，10%为双侧发病，10%为恶性肿瘤，10%为家族性发病。

（四）肾上腺皮质癌

肾上腺皮质癌（adrenocortical carcinoma）可分为有功能和无功能，有功能者占80%，多为皮质醇增多症。

【临床与病理】

1. 病因病理 常单发，肿瘤较大，多不规则形，包膜不完整，内有出血、坏死、囊变及钙化，侵犯包膜及血管，肿块周围及对侧肾上腺萎缩。

2. 临床表现 大多表现为醛固酮增多症。

【影像学表现】

1. CT表现 肿块较大，常超过6cm，呈圆形、分叶状及不规则形；肿块密度不均，周围为软组织密度，部分病灶可见点状钙化灶；增强扫描，病灶呈不规则强化，中心低密度区无强化；常有下腔静脉受侵、腹膜后淋巴结转移、肝脏侵犯。

2. MRI表现 形态和大小同CT表现，肿块信号取决于组织成分，信号一般不均匀，

T_1WI低或混杂信号，T_2WI 高或混杂信号，T_1WI 内出现高信号提示有出血。冠状面、矢状面检查有助于确定肿块来源于肾上腺。

【诊断与鉴别诊断】单侧肾上腺区巨大不规则实性肿块，密度不均，并发现下腔静脉侵犯及远处转移灶，应提示肾上腺皮质腺癌诊断，若患者有典型临床表现则可明确诊断。应与大的嗜铬细胞瘤鉴别，临床表现和实验室检查是鉴别的重点。

（五）肾上腺转移瘤

肾上腺转移瘤（Adrenal metastases）在临床中较常见，其中以肺癌转移居多，也常为乳腺癌、甲状腺癌、肾癌、胰腺癌等。

【临床与病理】

1. 病因病理 肾上腺转移瘤开始发生的部位为肾上腺髓质，而后累及皮质，转移瘤常为双侧性，但也可为单侧性，肿瘤内常有坏死和出血。

2. 临床表现 肾上腺皮质破坏发生90%时，才会产生肾上腺皮质功能低下，因此临床中很少发生临床表现，因此临床症状和体征主要为原发瘤表现。

【影像学表现】

1. CT 表现 肾上腺双侧或单侧肿块，呈圆形、椭圆形或分叶状，大小不等，常为2～5cm，也可更大。小的肿块密度均匀，类似于肾脏密度，大的肿块的密度不均，内有低密度区为液化坏死成分，合并急性出血时期内可见高密度灶，增强检查，肿块为均匀或不均匀强化，其内低密度无强化（图6－38）。

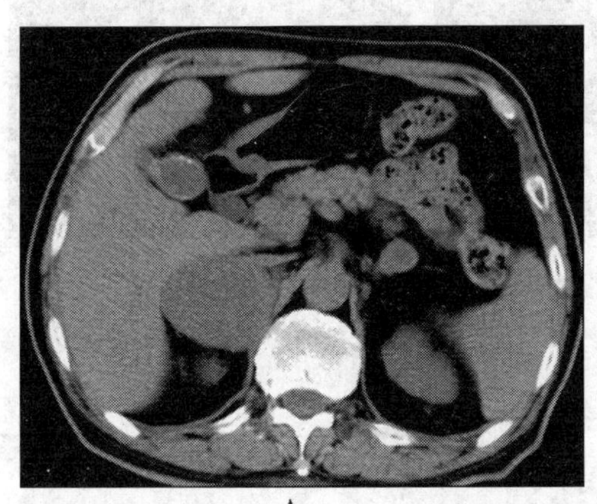

A

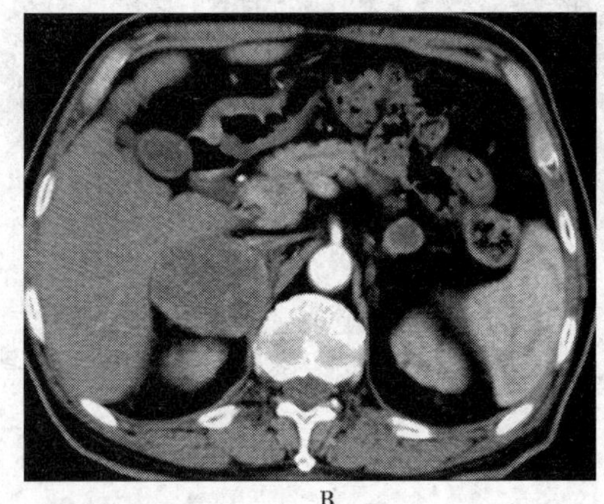

B

图6－38 肾上腺转移瘤CT表现

A. 平扫；B. 增强动脉期

该患者有肺癌病史，右侧肾上腺可见团块状软组织密度影，形态不规则，增强可见不均匀强化

2. MRI 表现 形态及大小表现同CT检查所见。T_1WI 低信号，信号低于肝实质，T_2WI 高或混杂信号，信号高于肝实质，T_1WI 内出现高信号提示有出血。增强检查，肿块为均匀或不均匀强化。

【诊断与鉴别诊断】CT、MRI 检查发现两侧肾上腺实性肿块，并有身体其他部位有原发恶性肿瘤，或其他转移，可诊断肾上腺转移瘤。两侧嗜铬细胞瘤和肾上腺结核等鉴别，临床病史、临床表现和实验室检查可鉴别。单侧肾上腺转移瘤需与非功能性腺瘤鉴别，MRI 反向位检查有助于诊断（表6－2）。

表 6-2 肾上腺常见疾病的影像学鉴别诊断

	肾上腺囊肿	肾上腺皮质增生	肾上腺皮质腺瘤	肾上腺皮质癌	嗜铬细胞瘤	肾上腺转移瘤
临床表现	无症状	皮质醇增多症 醛固酮增多症	皮质醇增多症 醛固酮增多症	皮质醇增多症	儿茶酚胺增多症状	无症状，有原发肿瘤
大小形态	圆形	弥漫增大	<4cm	类圆形、有分叶、病灶大	较大，圆形或椭圆形	较小、圆形、椭圆形
位置	单侧	双侧	单侧	单侧	单侧	双侧可单侧
密度	均匀水样密度，有钙化	均匀等密度	等或接近水密度	不均匀，出血、坏死、囊变	不均匀，出血、坏死、囊变	等密度
强化	无	轻度	轻到中度	不均匀	明显	无
临近侵犯	无	无	无	有	可有	可有

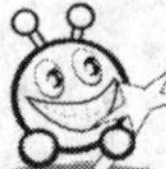

案例讨论

临床案例 男，49 岁，双侧腰部疼痛，活动及劳累后加重，血压 175/107mmHg，尿常规检查：红细胞（+++）。影像学检查如下。

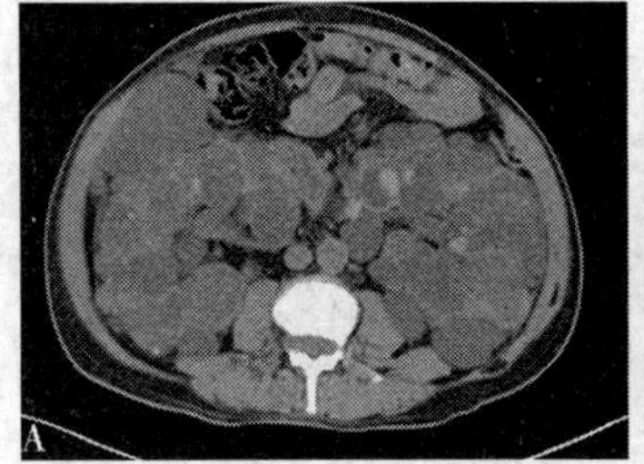
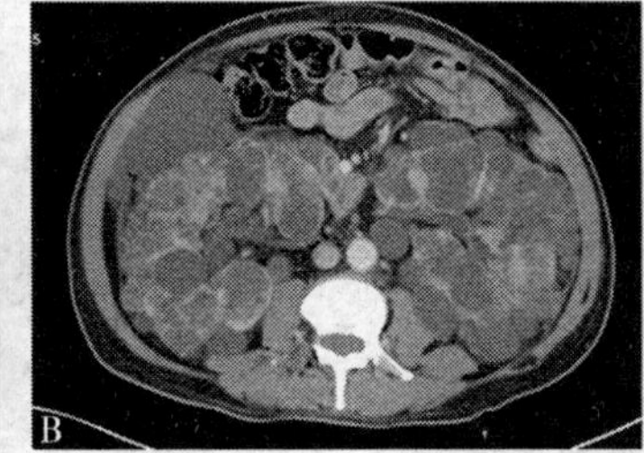
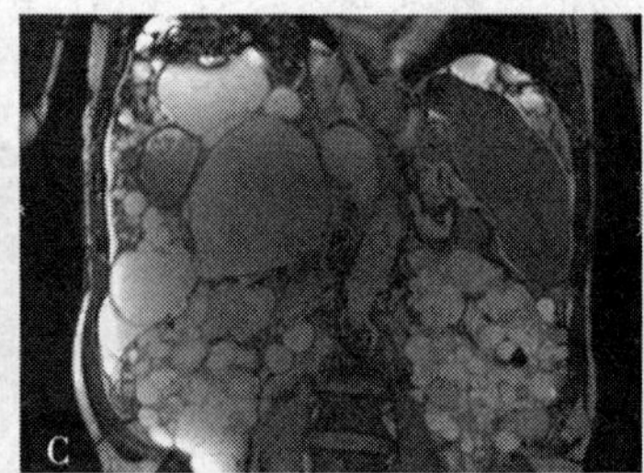

A. CT 平扫；B. CT 增强；C. MRI 冠状位

问题 试分析该疾病的诊断与鉴别诊断。

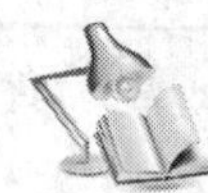

本章小结

肾及膀胱结石表现为高密度影，边缘清楚，超声检查可见肾窦区单发或多发强回声，伴有后方声影。肾结核早期显示肾实质内低密度灶，边缘不整，进展期发生肾盂肾盏狭窄，肾盂壁不规则增厚，可见不规则钙斑，增强扫描呈环形强化，可见空洞。输尿管结核可见输尿管呈串珠状、软木塞钻及笔杆样表现；膀胱结核表现为膀胱壁内缘不规整，膀胱壁增厚，膀胱体积缩小。肾细胞癌表现为肾实质内不均质多血供肿块，呈浸润性生长，肾实质内类圆形或分叶状肿块，其内见不规则低密度区，偶尔可呈囊性表现，增强扫描透明细胞癌呈“快进快出”表现。肾盂癌为肾盂肾盏内肿块，超声呈低回声，CT 呈等密度，T_1WI 肿块信号强度高于尿液，T_2WI 上则低于尿液，增强扫描肿块呈轻中度强化，延时扫描时当残存肾盂肾盏明显强化时，能清楚显示肿瘤造成的充盈缺损。肾血管平滑肌脂肪瘤的影像学特征与瘤内脂肪成分的含量相关。膀胱癌多在膀胱三角区膀胱壁突向腔内的软组织密度肿块，增强呈均匀强化。肾囊肿为圆形和类圆形低回声、低密度、T_1WI 低信号，T_2WI 高信号，边缘清楚，增强不强化。

前列腺增生表现为前列腺体积对称性增大，中央带和移行带结节样增生，外周带受压变薄，DWI 其中未见高信号结节；前列腺癌超声示前列腺不规则增大，包膜不光滑，T_2WI 外周带内低信号，DWI 明显高信号，病变区 Cit 峰值明显下降和/或（Cho + Cre）/Cit 的比值显著增高，动态增强病灶明显强化，呈快进快出表现。

子宫平滑肌瘤超声示结节状低回声或杂乱回声，CT 密度稍低于正常子宫肌，T_2WI 呈低信号，T_2WI 上为高信号，边界清楚，增强检查肌瘤常为不均匀强化。宫颈癌和子宫内膜癌 CT、MRI 检查发现宫颈内或宫体内实性肿块，T_1WI 呈等信号，T_2WI 呈高信号，增强呈不均匀强化。卵巢囊肿轮廓清晰，囊壁光滑规整，呈圆形或椭圆形，内部呈无回声区或有少许细小光点，多房囊肿内部有线状间隔光带；T_1WI 上为低或等信号，T_2WI 上为均匀一致高信号。卵巢畸胎瘤 CT 和 MRI 检查显示混杂密度或信号肿块，内有脂肪性密度或信号灶。卵巢囊腺瘤超声、CT 和 MRI 显示的盆腔内囊性肿块，呈液性回声、密度或信号，单房或多房，边缘光滑，壁较薄，囊内见多发间隔等征象。卵巢癌在 T_1WI 上表现为中等信号，T_2WI 上呈不均匀高信号。

Cushing 腺瘤或 Conn 腺瘤在 CT、MRI 示单侧肾上腺圆形或类圆形肿块，低密度或类似肝实质信号的表现，临床表现为库欣综合征或 Conn 综合征即可诊断；良性嗜铬细胞瘤为圆形或类圆形肿块，边缘光滑，肿瘤较小时密度同肾脏，较大发生出血、坏死时密度不均，增强病灶明显强化；恶性嗜铬细胞瘤呈分叶状，边缘不规则。

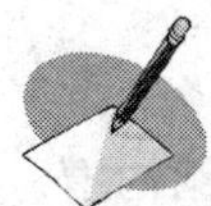

思考题

1. 泌尿系统疾病检查方法有哪些？各自的优势和不足是什么？
2. 试述泌尿系统结石的分类及影像学诊断。
3. 试述肾囊肿与多囊肾的影像诊断与鉴别诊断。
4. 试述肾脏常见良、恶性肿瘤的影像鉴别诊断思路和要点。
5. 试述膀胱癌的 CT 和超声表现。
6. 试述肾损伤的 CT 诊断要点。
7. 试述肾结核的 X 线、CT 表现。
8. 试述肾透明细胞癌的 CT、MRI 表现。
9. 试述前列腺癌的 MRI 表现。
10. 试述卵巢囊腺癌的 MRI 表现。
11. 试述肾上腺皮质增生的 MSCT 表现。
12. 试述嗜铬细胞瘤的影像学表现。

（邬颖华　胡嘉航　郑　芳）

第七章　骨骼肌肉系统

学习要求

1. 掌握　骨与关节基本病变的影像表现；骨折、椎间盘突出、骨髓炎骨结核及常见骨肿瘤的影像表现；良、恶性骨肿瘤的鉴别；关节炎症、结核的影像表现。

2. 熟悉　骨骼影像检查方法；骨折的并发症；骨折的愈合过程；骨髓炎、骨结核的好发部位、临床表现。

3. 了解　骨关节疾病影像表现的病例基础。

第一节　影像学检查方法

一、X 线检查

骨骼里含有大量钙盐，密度高与周围的软组织有着鲜明的对比。而在骨骼本身的结构中，外部为高密度的骨皮质，内部的松质骨和骨髓呈稍低密度，也存在着鲜明的对比。因此，一般摄影即可清晰地显示出骨关节。而骨关节疾病也易于在 X 线片上显示出来，经仔细观察、分析判断即可做出诊断。

二、CT 检查

当临床和 X 线诊断有疑难时可选用 CT 作进一步检查。对软组织病变和骨骼解剖结构较复杂的部位如骨盆和脊柱，也可首选 CT。

1. 平扫检查　一般行横断面扫描，调整窗宽和窗位，用来观察软组织和骨组织。

2. 增强检查　对于软组织病变和骨质内的软组织肿块常须进行增强扫描以进一步观察病变是否强化，以及强化的程度和有无坏死等。增强扫描常对确定病变的范围和性质有较大的帮助。

3. 造影检查　疑有椎管受累时，可向硬膜囊内注射专用的对比剂，再作 CT 扫描，即脊髓造影 CT。

三、MRI 检查

MRI 现已成为检查骨和软组织疾病的重要手段之一，对各种正常软组织如脂肪、肌肉、韧带、肌腱、软骨、骨髓等，同时对病变组织如肿块、坏死、出血、水肿等都能很好显示。但是 MRI 对钙化和细小骨化的显示不如 X 线和 CT。因此对多数骨和软组织病变的 MRI 检查应在平片的基础上进行。

1. 平扫检查　MRI 检查需要根据受检部位选择不同的体线圈或表面线圈。自旋回波和快速自旋回波的基本的扫描序列。使用脂肪抑制，可使病变组织与正常组织的信号差别更加明显，也可用于检测组织和病变中的脂肪成分。层面方向可根据部位和病变选用横断、冠状、矢状或各种方向的斜切面。

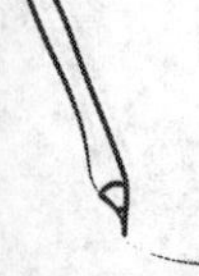

2. 增强检查 骨和软组织 MRI 增强扫描的目的和意义与 CT 增强扫描相同。MRI 动态增强扫描，可以显示不同的组织以及病变内不同成分的信号强度随时间的变化情况，据此可以了解它们的血液灌注，有助于对病变性质的判定。

第二节 正常影像学表现

骨骼肌肉系统的 X 线和 CT 图像一般是以人体不同密度的组织结构形成的自然对比，以高、中、低密度的影像，反映正常和病变。MRI 则是以高、中、低信号的图像反映正常和病变。所以，图像的密度和信号分析是影像诊断的基础，必须全面、细致地观察和识别轻微的密度和信号改变，推测其病理学基础，而且必须结合临床表现和实验室检查的结果，综合分析提出诊断意见。

一、正常 X 线表现

（一）骨的结构与发育

1. 骨的结构 骨组织是结缔组织的一种，是人体内最致密的组织，也具有一定的弹性和韧性。人体骨骼因形状不同而分长管状骨、短管状骨、扁骨和不规则骨四类。骨质按其结构分为密质骨和松质骨两种。长骨的骨皮质和扁骨的内外板为密质骨，主要由多数哈弗系统组成。哈弗系统包括哈弗管和以哈氏管为中心的多层环形同心板层骨共同组成。松质骨是由骨小梁组成，骨小梁自骨皮质向骨髓腔延伸，互相连接形成海绵状，骨小梁间充有骨髓。

2. 骨的发育 骨的发育包括骨化与生长，在胚胎期就开始进行。骨化有两种形式，一种为膜化骨，包括颅锁和面骨。膜化骨是先由间充质细胞演变为成纤维细胞，形成结缔组织膜，在膜的一定部位开始化骨，成为骨化中心。骨化中心再向四周生长扩大，完成骨的发育。另一种为软骨内化骨，躯干及四肢骨和颅底骨均来源于软骨内化骨。软骨内化骨是由间充质细胞演变为软骨细胞，逐渐形成具有成年骨形态的软骨原基，后由成骨细胞的成骨活动而形成原始骨化中心。至出生时骨干已完全骨化，而两端仍为软骨即骺软骨，它在出生后才发生骨化，称为继发骨化中心。骨化中心不断扩大，最后软骨原基全部骨化，原始与继发骨化中心互相愈合而完成骨骼的发育。锁骨及下颌骨则兼有两种形式的骨化。

骨骼在发育生长过程中不断增大，根据生理功能的需要，通过破骨细胞的骨质吸收活动而改建塑型。骨质的吸收过程称为破骨。骨髓腔的形成就是在骨发育过程中骨皮质内面骨吸收所造成的。骨骼的发育、发展主要是以成骨和破骨的形式进行的。

3. 影响骨发育的因素 骨组织的生长必须具备两个条件：一是由成骨细胞的作用形成细胞外的有机质，骨细胞埋置于其中，形成骨样组织；二是矿物盐在骨样组织上的沉积。与此同时，还由破骨细胞作用进行骨吸收、改建，以此维持正常骨组织代谢的平衡和使骨的外形适应生理功能的需要。如果成骨细胞活动、矿物盐沉积和破骨细胞活动发生变化，都将影响骨骼的发育。其中关系密切的有钙磷代谢、内分泌激素和维生素等。

（二）长骨

1. 小儿骨骼 长骨一般有 3 个以上的分化中心，一个在骨干，另外的在两端。前者为原始或一次骨化中心，后者为继发或二次骨化中心。出生时，长骨骨干已大部骨化，两端仍为软骨，即骺软骨。因此，小儿长骨的主要特点是骺软骨，且未完全骨化，可分为骨干（diaphysis）、干骺端（metaphysis）、骨骺（epiphysis）和骺板（epiphyseal plate）等部分（图 7－1）。

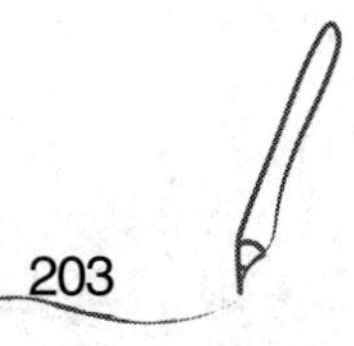

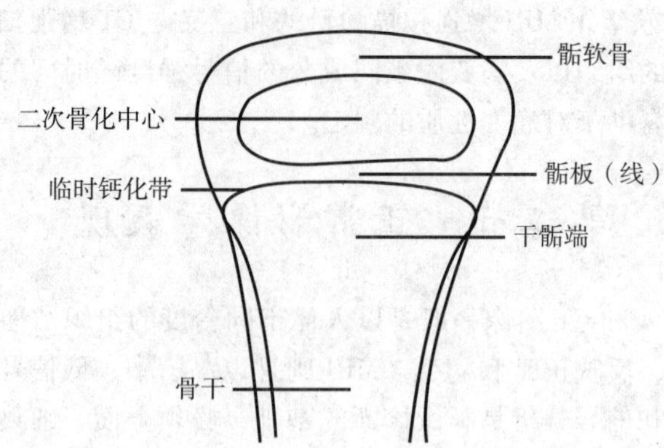

图 7-1　儿童长骨骨端示意图

儿童长骨骨端，可见骨干、干骺端、骺板和骨骺

（1）骨干　管状骨周围由密质骨构成，为骨皮质（cortical bone），含钙量多，X 线表现为密度均匀致密影，外缘清楚，在骨干中部最厚，越近两端越薄。骨干中央为骨髓腔（medullary space），含造血组织和脂肪组织，X 线表现为由骨干皮质包绕的无结构的半透明区。骨皮质外面和里面（除关节囊内部分的骨表面以外）均覆有骨膜（periosteum），前者为骨外膜，后者为骨内膜。骨膜为软组织，X 线上不能显影。

（2）干骺端　为骨干两端向骨骺移行的较粗大部分，周边为薄层骨皮质，内由松质骨构成，骨小梁彼此交叉呈海绵状。顶端为一横行薄层致密带影，为干骺端的临时钙化带。此临时钙化带随着软骨内成骨而不断向骨髓侧移动，使骨骼不断增长。骨干与干骺端间无清楚分界线。

（3）骺　为未完成发育的长骨末端。在胎儿及幼儿时期为软骨，即骺软骨，X 线片上不能显示。骺软骨有化骨功能。在骨化初期于骺软骨中出现一个或几个二次骨化中心，X 线片上表现为小点状骨性致密影。骺软骨不断增大，其中的二次骨化中心也不断由于骨化而增大，形成松质骨，边缘由不规则变为光滑整齐。

（4）骺板（骺盘）　当骺与干骺端不断骨化，二者间的软骨逐渐变薄而呈板状时，则称为骺板。因为骺板是软骨，X 线片上呈横行半透明线，在骺与干骺端之间，称之为骺线（epiphyseal line）。骺板不断变薄，最后消失，即骺与骨干结合，完成骨的发育，X 线表现为骺线消失。原骺线所在部位可见不规则的线样致密影为骺板遗迹（epithyseal plate residuum）（图 7-2）。

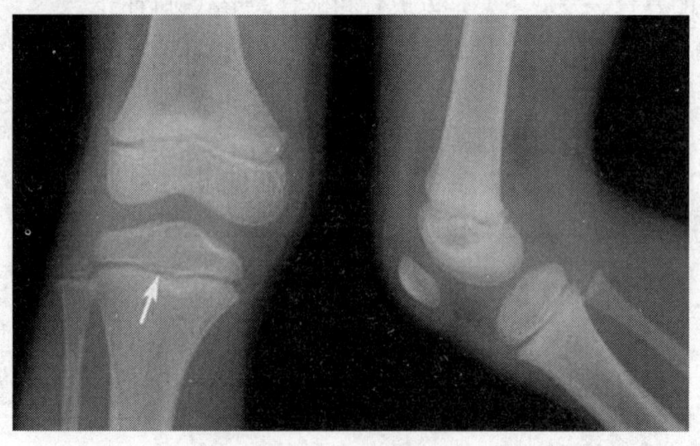

图 7-2　儿童长骨

儿童长骨骨端，可见骨干、干骺端、骺线和骨骺线状半透明影为骺线

检测骨龄可了解被检查者实际骨发育的年龄，并与正常儿童骨龄标准相比。如骨龄与被检查者实际年龄不符，且相差超出一定范围，常提示骨发育过早或过晚，对诊断内分泌疾病和一些先天性畸形综合征有一定的价值（图7-3）。

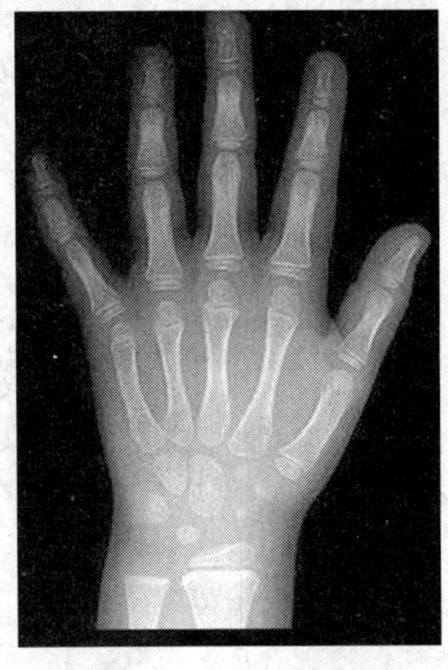
图7-3　四岁儿童骨龄

骨龄是判断骨骼发育的参考资料之一。但因种族、地区及性别而有所不同，正常标准还有一个范围。所以在进行骨龄判定时，也须考虑到这些因素。

2. 成年骨　成年骨骼的外形与小儿骨骼相似，但骨发育完全。骺与干骺端愈合，骺线消失，只有骨干和骨松质构成的骨端。骨端有一薄层壳状骨板为骨性关节面，表层光滑。其外方覆盖的一层软骨，即关节软骨（articular cartilage），软骨在X线上不能显示。成年长骨骨皮质较厚，密度高。骨端各部位因为所承受重力、肌肉张力以及功能活动不同，其骨小梁分布的比例和排列方向也不同。此外，某些关节附近，还常有光滑的籽骨附于骨骼附近的肌腱中，位置及数目也有所差异，以手及足部为多见（图7-4）。

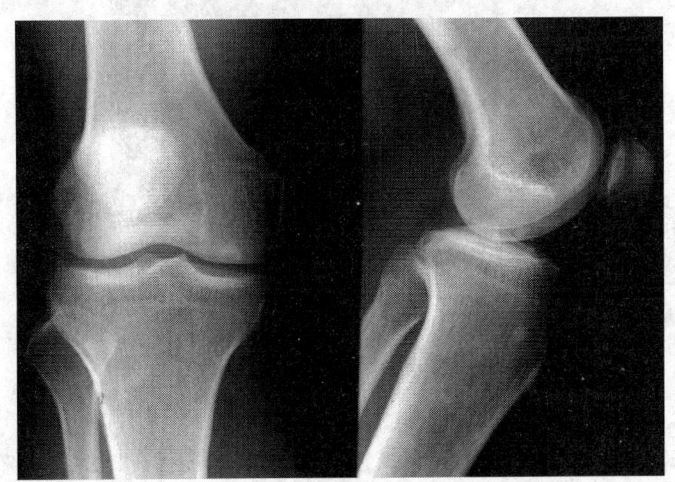
图7-4　成人正常长骨

为成人长骨，可见股骨、胫骨和腓骨的骨干和骨端，没有骺、骺线和干骺端

（三）脊柱

脊柱由脊椎（vertebra）和椎间盘（intervertebral disc）所组成。一般，颈椎7个、胸椎12个、腰椎5个、骶椎5个和尾椎4个。除第1颈椎外，每个脊椎分椎体及椎弓两部分。椎弓由椎弓根、椎弓板、棘突、横突和上下关节突组成。同侧上下两个关节突组成脊椎小关节，有关节软骨和关节囊。在正位片上，椎体呈长方形，从上向下依次增大，主要由松质骨构成，纵行骨小梁比横行骨小梁明显，周围为一层致密的骨皮质，密度均匀，轮廓光滑。椎体两侧有横突影。在横突内侧可见椭圆形环状致密影，为椎弓根横断面影像称椎弓环。在椎弓根的上下方为上下关节突的影像。椎弓板由椎弓根向后中部延续，在中线联合成棘突，投影于椎体中央的偏下方，呈尖朝上类三角形的线状致密影，大小与形状可有不同。

在侧位片上，椎体也呈长方形，其上下缘与前后缘成直角，椎弓居其后方。在椎体后方的椎管显示为纵行的半透明区。椎弓板位于椎弓根与棘突之间。棘突在上胸段因为斜向后下方，不易观察，在腰段向后突明显，易于显示。椎弓根与椎弓板连接处之上、下方有上下关节突，下关节突在下个脊椎上关节突的后方，以保持脊椎的稳定，不向前滑。脊椎小关节间

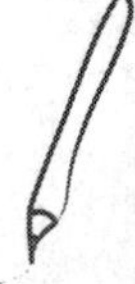

隙为均匀的半透明影。颈、胸椎小关节侧位显示清楚，腰椎者在正位清楚。椎间盘的纤维软骨板、髓核及周围的纤维环属于软组织密度，影像上表现为宽度匀称的横行半透明影，称之为椎间隙。椎间孔居相邻椎弓、椎体、关节突及椎间盘之间，呈半透明影，颈椎斜位显示清楚，胸、腰椎侧位显示清楚，呈类圆形（图7-5）。

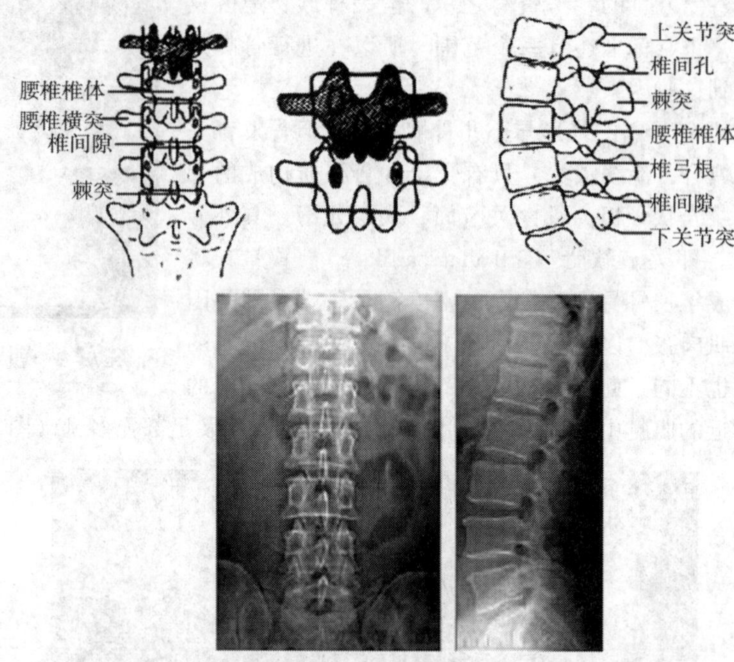

图7-5 正常腰椎正位、侧位、斜位示意图

骨性关节整齐，间隙清晰，宽度均匀

（四）软组织

骨骼肌肉系统中的软组织，包括肌肉、血管、神经、关节囊和关节软骨等，由于组织的密度差别不大，缺乏明确的自然对比，X线片上无法显示其各自的组织结构，观察受到较大的限制。在对比度良好的X线平片上，仅可通过较低密度的脂肪组织形成的对比观察到皮下脂肪层和大致的肌间轮廓，其余则均为中等密度影像。

（五）关节

关节为两骨或数骨的连接部分，关节有间接连接和直接连接两种类型。

间接连结：即滑膜关节，基本结构有关节骨端、关节囊和关节腔，如四肢各关节、脊柱小关节和颞颌关节。

直接连结：骨与骨的相对面以结缔组织、软骨或骨相连。这一类关节基本上不能运动或运动范围小。可分为三种类型：纤维连结、软骨连结、骨性结合。

X线平片做为关节的首选检查。摄片要求与四肢骨骼相同，必须包括正、侧两个摄影位置。除了相应的骨端以外，关节其他的结构如关节囊、关节软骨等均为软组织，缺乏天然对比而无法显示。因而X线平片对关节结构的观察，有较大的限度。过去用关节造影对关节腔进行观察，以作诊断。

滑膜关节在X线片上可见关节间隙、骨性关节面、关节囊、韧带和关节内外脂肪层。另外，不少关节有囊外或/和囊内韧带，有的关节还有关节盘。

1. 骨性关节面 边缘清楚光滑的线样致密影。

2. 关节间隙 X线表现为两个骨性关之间的透亮间隙，包括关节软骨、关节盘和关节腔这些软组织密度的投影像。关节软骨不能显影。关节腔表现为相邻骨端的透明间隙；双侧关节间隙通常等宽对称。新生儿由于骨骺二次骨化中心未出现，关节间隙极宽，随着二次骨化中心的出现和骨骺的逐渐增大，关节间隙逐渐变窄至骺线消失后达到正常宽度。

3. 关节囊、韧带、关节盘 在X线上不能分辨，有时在关节囊外脂肪层的衬托下可以显示其边缘。

二、正常CT表现

（一）长骨

1. 小儿骨骼

（1）骨干 CT上骨皮质为高密度线状或带状影，骨髓腔由于骨髓性质不同而密度不一，红髓可表现为软组织密度影或黄髓可表现为脂肪密度影。

（2）干骺端 在CT骨窗上干骺端骨松质表现为由交错骨小梁构成细密的网状影，密度低于骨皮质，网格间为低密度的骨髓组织。先期钙化带在CT上呈致密影。

（3）骺 CT上骺软骨为软组织密度影，其中的骨化中心的结构和密度类似于骺端。

（4）骺板（骺盘） 骺线在CT片上的密度与骺软骨相似。

2. 成年骨 成年骨的CT显示与小儿骨类似。

（二）脊柱

脊椎CT的横断像上，椎体在骨窗下显示为外为薄层骨皮质和内为海绵状松质骨结构。在椎体中部层面上有时会见到松质骨中的“Y”字形低密度的线条状影，为椎体静脉管。由椎体、椎弓根和椎弓板构成椎管骨环，硬膜囊在椎管中央，呈低密度影，与周围结构有较好的对比。黄韧带为软组织密度，附着在椎弓板和关节突的内侧，正常厚2~4mm。腰段神经根位于硬膜囊前外侧，呈圆形中等密度影．两侧对称。侧隐窝呈漏斗状，在其前方为椎体后外面，后方为关节突，侧方为椎弓根内壁，其前后径不小于3mm，隐窝内有神经根穿出。椎间盘由髓核与纤维环组成，其密度低于椎体，CT值为50~110HU，表现为均匀的软组织密度影，但由于层厚和扫描位置的原因常见椎体终板影混入其中。

（三）软组织

在CT图像上，骨髓腔因骨髓内的脂肪成分而表现为低密度；在软组织窗上，中等密度的肌肉、肌腱、关节软骨和骺软骨在低密度脂肪组织的衬托下也能清晰显示。

（四）关节

关节CT检查技术，原则上与骨和软组织的CT检查技术相似。关节结构较为复杂，一般宜采用薄层扫描，可进行多平面重建或表面重建。CT关节造影，是将对比剂注入所需检查的关节腔内再作CT扫描。对比剂可以是气体或有机碘制剂或两者同时使用双重对比，然后进行CT扫描。

1. 关节骨端 CT表现为高密度。

2. 关节间隙 CT表现为关节骨端间的低密度间隙，在冠状和矢状重建图像上比较直观。关节软骨及少量滑液在CT上常不能分辨。

3. 关节囊、韧带、关节盘 关节囊在CT表现为呈窄条状软组织密度影，厚约3mm。一些关节内的关节盘如膝关节的半月板在CT横断面上显示为轮廓光滑，密度均匀的“C”形或“O”形结构，CT值在70~90HU之间。

三、正常 MRI 表现

（一）长骨

1. 小儿骨骼 骨干在 MRI 上骨皮质在 T_1WI 和 T_2WI 上均为极低信号影，而骨髓腔可为红髓的中等信号影或黄髓高信号影。干骺端在 MRI 上由于干骺端骨髓常为红髓且含有一定量的骨小梁，信号往往低于骨干髓腔。先期钙化带在 MRI 上呈低信号。骺在 MRI SE 序列上骺软骨为中等信号影而骨化中心的信号特点与干骺端类似。骺板（骺盘）在 MRI 上的信号特点与骺软骨相似。

2. 成年骨 在 MRI 显示上由于随年龄的增长红髓中脂肪成分的增多，成人骨髓信号较婴幼儿的高。

（二）脊柱

在 MRI 中 T_1WI 和 T_2WI 上脊椎中骨性结构的骨皮质呈低信号，而骨髓呈高或等信号。椎间盘在 T_1WI 上信号较低，且不能区分纤维环和髓核，在 T_2WI 上纤维环为低信号、髓核为高信号。脊髓在 T_1WI 上呈中等信号，信号高于脑脊液；在 T_2WI 上则脑脊液信号高于脊髓。在分辨力高的 MRIT_2WI 上可见神经根穿行于高信号的脑脊液中。位于椎体前、后缘的前纵韧带和后纵韧带在 T_1WI 和 T_2WI 上均为低信号，一般不能与骨皮质区别。

（三）软组织

在 MRI 上，韧带、肌腱、纤维软骨和空气均呈低信号，肌肉和透明软骨呈中等偏低信号。正常成人骨髓因含脂肪成分而在 T_1WI 和 T_2WI 上均呈较高信号。MRI 能清楚显示脊椎、椎管和椎间盘，并能显示椎管内软组织，包括韧带、硬膜囊、脑脊液和脊髓等结构。

（四）关节

关节的 MRI 检查应尽量使用表面线圈以获得较好的信噪比。

1. 关节骨端 在 SE T_1WI 和 T_2WI 上关节软骨呈一层弧形中等偏低均匀信号影，在脂肪抑制 T_2WI 上可呈高信号影。

2. 关节间隙 滑液在 MRI T_1WI 上呈薄层低信号，在 T_2WI 上是细条状高信号。儿童因骺软骨未完全骨化，关节间隙较成人宽。

3. 关节盘 是关节腔二种不同形态的纤维软骨。关节盘位于两骨的关节面之间，其周边附着于关节囊。一般呈圆盘状，中部较薄，周缘略厚。如膝关节半月板，在各个序列均呈低信号。

4. 关节腔 为滑膜和关节面所围成的一个封闭的腔隙，腔内含有少量的滑液。T_2WI 呈条带状高信号影。

5. 关节囊 由结缔组织构成的膜囊，附着于关节周围，封闭关节腔。分为外层的纤维膜和内层的滑膜，滑膜表面有突起的滑膜绒毛，能产生滑液。正常时滑膜影像不易观察。

6. 韧带 由致密结缔组织构成，呈一带状的低信号影。

第三节　异常影像学表现

骨与软组织疾病的病理改变及其影像学的表现多种多样，根据病理改变在影像学图像上的反映，大多可概括为下列一些基本表现，认识和掌握这些基本影像学表现，并进一步推断其病理学基础，对疾病的诊断是重要的。

一、骨骼

1. 骨质疏松 骨质疏松（osteoporosis）是指单位体积内正常钙化的骨组织含量减少，即

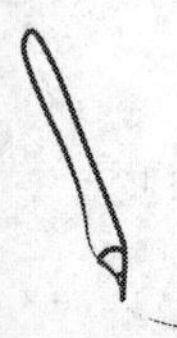

骨组织的有机成分和钙盐都减少，但骨内的有机成分和钙盐含量比例仍正常。组织学变化是骨皮质变薄，哈氏管扩大和骨小梁减少（图7－6）。

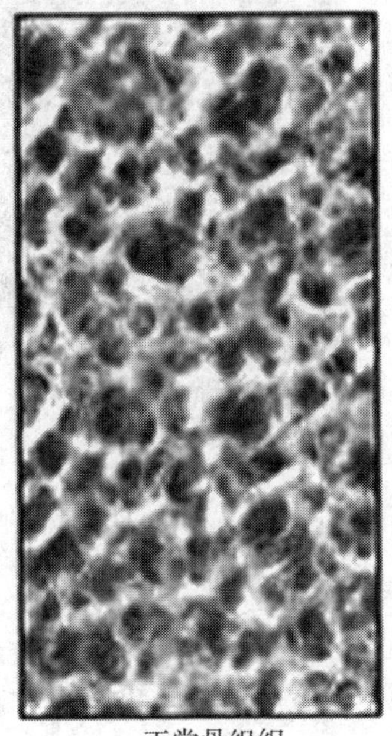

正常骨组织

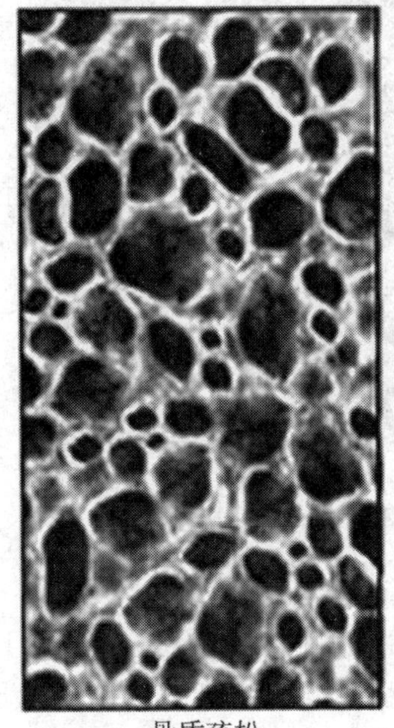

骨质疏松

图7－6　长骨骨皮质横断面示意图表示骨质疏松

骨质疏松在X线主要表现为骨密度减低。在长骨可见骨松质中骨小梁变细、数量减少、间隙增宽，骨皮质出现变薄和分层现象。严重者骨密度表现为骨小梁几乎完全消失，骨皮质呈细线状。在脊椎，椎体内结构呈不规则的纵行排列，周围骨皮质变薄，严重时，椎体内结构消失。椎体变扁，其上下缘内凹，而椎间隙增宽呈双凹状或是梭形，致椎体呈鱼脊椎状。疏松的骨骼易发生骨折。椎体有时可压缩呈楔状（图7－7）。

骨质疏松的CT表现与X线表现基本相同。但骨内钙盐丢失达30%～50%时才能在X线显示出来。MRI除可见骨外形的改变外，老年性骨质疏松由于骨小梁变细和数量减少以及黄髓的增多，骨髓在T_1WI和T_2WI上信号增高，骨皮质变薄及其内出现线状高信号代表哈氏管扩张和黄骨髓；炎症、外伤等的周围骨质疏松区因局部充血、水肿而表现为边界模糊的呈T_1WI低信号和T_2WI高信号影。除了影像学表现外，还可用一些骨矿物质定量的方法来早期诊断和定量检测骨质疏松。

骨质疏松见于多种疾病。广泛性骨质疏松主要是由于成骨减少。老年、绝经期后妇女、营养不良、代谢或内分泌障碍都可引起。局限性骨质疏松多见于失用、感染、恶性骨肿瘤等和因关节活动障碍而继发骨质疏松。只根据骨质疏松，难以对病因作出诊断。

2. 骨质软化　骨质软化（osteomalacia）是指单位体积内骨组织有机成分正常，而矿物质含量减少。因此，骨内的钙盐含量降低，骨质变软。组织学上显示骨样组织钙化不足，常见骨小梁中央部分钙化，而外面围以一层未钙化的骨样组织。

骨质软化的X线表现主要是由于骨内钙盐减少而引起的骨密度减低。与骨质疏松不同的是骨小梁和骨皮质因有大量未经钙化的骨样组织而边缘模糊。由于骨质软化，承重骨骼常发生各种变形，如膝内翻等。此外，还可见各种假骨折线，表现为宽约1～2mm的光滑透明线，与骨皮质垂直，边缘稍致密，好发于耻骨支、肱骨、股骨上段和胫骨等。在儿童期可见干骺端和骨骺的改变（图7－8）。

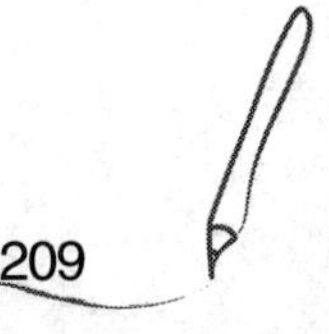

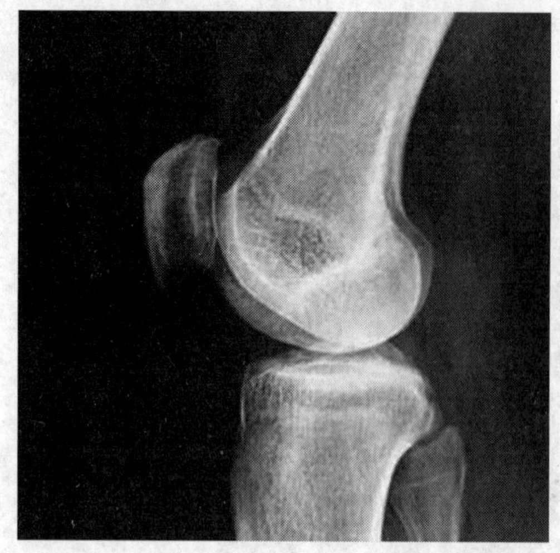

图7-7　骨质疏松

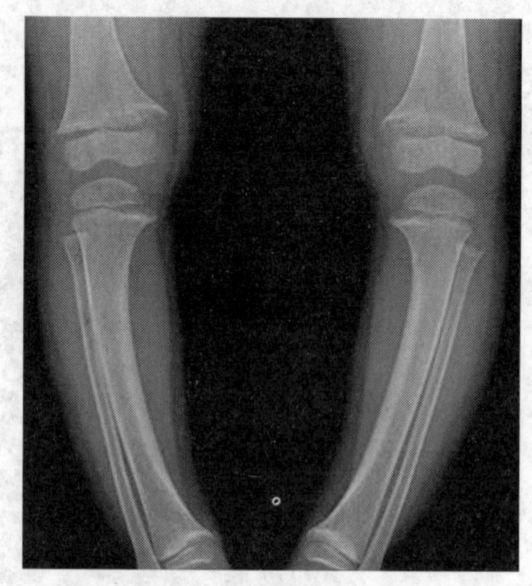

图7-8　骨质软化

骨质普遍密度减低，骨皮质薄，边缘不清

在成骨过程中，骨样组织的钙盐沉积发生障碍，即可引起骨质软化。造成钙盐沉积不足的原因可以是维生素D缺乏，肠道吸收功能减退，肾排泄钙磷过多和碱性磷酸酶活动减低。骨质软化是全身性骨病，常见者发生于生长期为佝偻病，于成年为骨软化症。亦可见于其他代谢性骨疾患。

3. 骨质破坏　骨质破坏（destruction of bone）是局部骨质为病理组织所代替而造成的骨组织缺失。可以由病理组织引起破骨细胞生成和活动增强或直接使骨组织溶解、消失所致。骨松质或骨皮质均可发生破坏。

骨质破坏的X线表现是骨质局限性密度减低，骨小梁稀疏消失而形成骨质消失，内全无骨质结构。骨松质的早期破坏可形成斑片状的骨小梁缺损。骨皮质破坏，在早期发生于哈氏管从而引起它的扩大在X线上呈筛孔状。骨皮质表层的破坏，则呈虫蚀状。当骨破坏进展到一定程度时，往往有骨皮质和骨松质的大片缺失（图7-9）。CT易于区分松质骨和皮质骨的破坏，松质骨的破坏表现为斑片状松质骨缺损区；骨皮质破坏表现为其内的筛孔样的破坏和其内外表面的不规则虫蚀样改变、骨皮质变薄或斑块状的骨皮质缺损。骨质破坏在MRI表现为低信号的骨质为病理组织所取代，呈不同信号强度，骨皮质破坏的形态改变与CT所见相同，松质骨的破坏常表现为高信号的骨髓被较低信号或混杂信号所取代。

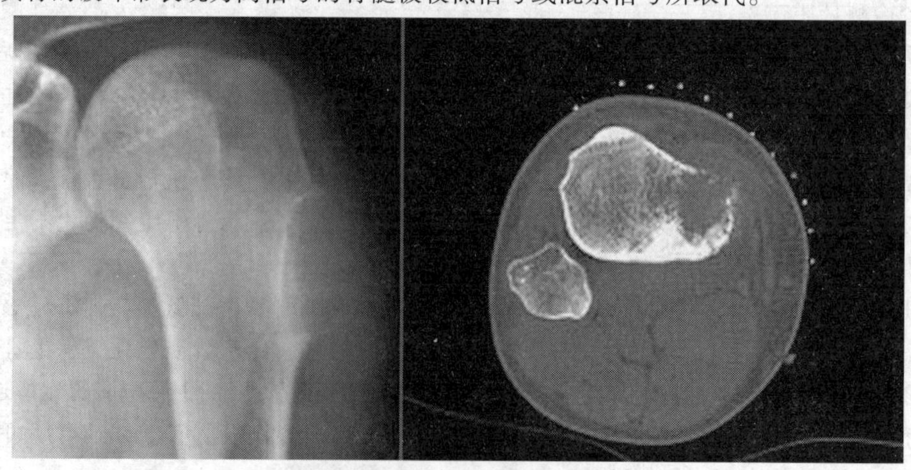

图7-9　骨质破坏

肱骨近端骨干呈类圆形骨质破坏，破坏区密度减低，无骨小梁结构，边界清楚

骨质破坏见于炎症、肉芽肿、肿瘤或瘤样病变。不同病因造成的骨质破坏，在影像学上表现虽无特征，但由于病变的性质、发展的快慢和邻近骨质的反应性改变等，又形成各自的一些特点。如炎症的急性期或恶性肿瘤，可呈融骨性破坏，破坏常较迅速，轮廓多不规则，边界模糊。炎症的慢性期或良性骨肿瘤，可呈膨胀性骨破坏，骨质破坏进展缓慢，边界清楚；有时还可见一致密带状影围绕，且可使局部骨骼轮廓膨胀。

4. 骨质增生硬化 骨质增生硬化（hyperostosisi and osteosclerosis）是单位体积内骨量的增多。表现为骨皮质增厚、骨小梁增粗增多，这是成骨增多或破骨活动减少或两者同时存在所致。大多是因病变影响成骨细胞活动所造成，属于机体代偿性反应，少数是因病变本身成骨，如肿瘤细胞成骨。

骨质增生硬化在X线表现是骨质密度增高，伴或不伴有骨骼的增大变形。骨小梁增粗、增多、密集，骨皮质增厚、致密。严重者，则难于分清骨皮质与骨松质。发生于长骨可见骨干粗大，骨髓腔变窄或消失。骨质增生硬化的CT表现与其X线平片的表现相似（图7－10）。MRI上增生硬化的骨质在T_1WI和T_2WI上均为低信号，松质骨的信号也较正常为低。MRI可以很好地显示骨质增生所造成的骨形态的改变。

骨质增生硬化见于多种疾病。多数是局限性骨增生，见于慢性炎症、外伤后的修复和某些骨肿瘤。少数为全身性骨增生，骨皮质与骨松质多同时受累，见于某些代谢或内分泌障碍如甲状旁腺功能低下或中毒性疾病，如铅中毒。

5. 骨膜增生 骨膜增生（periosteal proliferation）又称骨膜反应（periosteal reaction）是因骨膜受刺激，骨膜内层成骨细胞活动增加形成骨膜新生骨，均为病理现象。组织学上，可见骨膜内层成骨细胞增多，可形成新生的骨小梁。

骨膜增生的X线表现，在早期是一段长短不定、与骨皮质平行的细线状致密影，同骨皮质间透亮间隙较窄。继而骨膜新生骨增厚，常见的有与骨皮质表面平行排列的线状、层状或花边状骨膜反应。骨膜增生的厚度与范围同病变发生的部位、性质和发展阶段有关。一般发生于长骨骨干的较明显，炎症者较广泛而肿瘤者则较局限。随着病变的好转与痊愈，骨膜增生可变得致密，逐渐与骨皮质融合，表现为皮质增厚（图7－11）。痊愈后，骨膜新生骨还可逐渐被吸收。如引起骨膜反应的病变进展。已形成的骨膜新生骨可被破坏，破坏区两侧的残留骨膜新生骨可呈三角形或袖口状，称为Codman三角（Codman's triangle）或骨膜三角（periosteal triangle）。

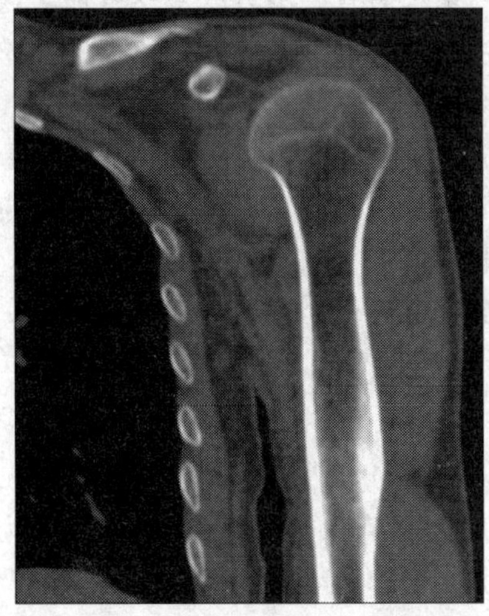

图7－10 骨质增生硬化

质增生硬化，局部轮廓增粗，骨皮质增厚，骨髓腔变窄，骨密度明显增高

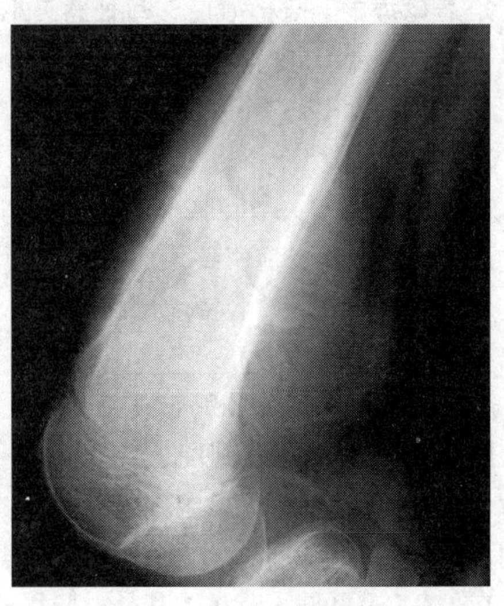

图7－11 骨膜增生

股骨远端可见针状的骨膜增生致密影

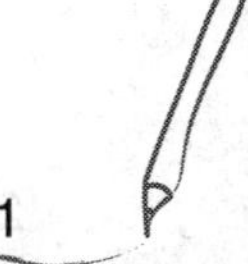

骨膜反应的CT表现与X线平片的表现相似。MRI显示骨膜改变可早于X线和CT，早期的骨膜反应在T_1WI为中等信号、T_2WI为高信号，骨膜新生骨在各序列均为低信号。

骨膜增生多见于炎症、肿瘤、外伤、骨膜下出血等，也可继发于其他脏器病变和生长发育异常等。只根据骨膜增生的形态，不能确定病变的性质，需结合其他表现才能作出判断。

6. 骨内与软骨内钙化 可为生理性的或病理性的，软骨类肿瘤可出现肿瘤软骨内钙化。骨梗死所致骨质坏死可出现骨髓内钙化，少数关节软骨或椎间盘软骨退行性变也可出现软骨钙化。瘤软骨钙化的X线表现为颗粒状、小环或半环状的致密影，数量不等，可在瘤体内广泛分布或局限于某一区域。CT能显示平片所不能见到的钙化影，瘤软骨钙化的形态与X线所见的类似。MRI对发现和确定细小的钙化不敏感。

7. 骨质坏死 骨质坏死（bone necrosis）是骨组织局部代谢的停止，坏死的骨质称为死骨。形成死骨的原因主要是血液循环的中断。组织学上是骨细胞死亡、消失和骨髓液化、萎缩。在早期骨小梁和钙质含量无何变化，此时X线上也无异常表现。当血管丰富的肉芽组织长向死骨，则出现破骨细胞对死骨的吸收和成骨细胞的新骨生成。

死骨的X线表现是骨质局限性密度增高。其原因：一是死骨骨小梁表面有新骨形成，骨小梁增粗，骨髓内亦有新骨形成，或坏死的骨质压缩密度高，这是绝对密度增高；二是死骨本身密度不变而是死骨周围骨质被吸收密度降低，或周围有肉芽、脓液包绕，死骨亦显示为相对高密度。死骨的形态因疾病的发展阶段而不同，并随时间而渐被吸收。骨质坏死多见于慢性化脓性骨髓炎、骨缺血性坏死、外伤骨折后及恶性肿瘤的残留骨。

8. 矿物质沉积 铅、磷、铋等进入体内，大部沉积于骨内，在生长期主要沉积于生长较快的干骺端。X线表现为多条平行于骺端的致密带，厚薄不一。于成年则不易显示。

氟进入人体过多，可激起成骨活跃，使骨量增多；亦可引起破骨活动增加，骨样组织增多，发生骨质疏松或软化。骨质结构变化以躯干骨为明显，有的病例X线表现为骨小梁粗糙、紊乱，而骨密度增高；但也有的病例可表现为骨密度减低、骨皮质变薄、骨小梁粗疏等骨质疏松的改变，有的甚至可出现骨质软化的X线表现。

氟进入人体过多可使成骨活跃，是骨量增多、破骨活动增加，骨样组织增多，可发生骨质疏松或软化。氟与骨基质中的钙质结合称为氟骨症，骨质结构变化以躯干部明显，X线表现为骨小梁粗糙、紊乱而骨密度增高。

9. 骨骼变形 骨骼变形多与骨骼大小改变并存，可累及一骨、多骨或全身骨骼。局部病变或全身性疾病均可引起。如骨软化症和成骨不全使全身骨骼变形。

二、关节

1. 关节肿胀 关节肿胀（swelling of joint）是由于关节积液或关节囊及其周围软组织充血、水肿、出血和炎症所致。X线表现为软组织影隆起，脂肪垫和肌肉间脂肪层移位变形、模糊和消失，整个关节区密度增高；如大量可见关节间隙增宽。关节肿胀常见于炎症、外伤和出血等。

关节肿胀常由于关节积液或关节囊及其周围软组织充血、水肿、出血和炎症所致。X线均表现为关节周围软组织肿胀、密度增高，而难于区别病变的结构，大量关节积液可见关节间隙增宽。在CT上可见软组织密度的关节囊肿胀、增厚，关节腔内积液在CT上表现为关节腔内水样密度影，如合并出血或积脓时其密度可较高。在MRI上关节肿胀除见关节囊增厚外，在T_2WI上可见关节囊尤其是滑膜层的高信号。另外，关节周围软组织肿胀也可呈T_1WI低信号、T_2WI高信号。MRI对关节积液很敏感，一般积液T_1WI低信号、T_2WI高信号，合并出血时T_1WI和T_2WI均为高信号。关节肿胀常见于关节炎症、外伤和出血性疾病。

2. 关节破坏 关节破坏（destruction of joint）是关节软骨及其下方的骨质被病理组织所侵犯或代替所致。X线表现是当破坏累及关节软骨时可见关节间隙狭窄；当累及关节面骨质时会出现相应的骨质破坏或缺损（图7－12）。关节间隙变窄和骨破坏的程度不同，严重时可引起关节半脱位和变形。虽然目前CT尚不能显示软骨，但软骨破坏导致的关节间隙狭窄却易于发现，尤其是与健侧对比时。CT可清晰地显示关节软骨下的骨质破坏，即使是微细的改变也能发现。在MRI关节软骨的破坏早期可见关节软骨表面毛糙、凹凸不平、表层缺损致局部软骨变薄，严重时可见关节软骨不连续、呈碎片状或者大部分破坏消失。关节骨质破坏时低信号的骨性关节面中断不连续。关节破坏是诊断关节疾病的重要依据。破坏的部位与进程因疾病而异。急性化脓性关节炎，软骨破坏开始于持重的关节面或从关节边缘侵及软骨下骨质，软骨与骨破坏范围可十分广泛。关节滑膜结核，软骨破坏常开始于边缘，逐渐累及骨质，表现为边缘部分的虫蚀状破坏。类风湿性关节炎到晚期才引起关节破坏，也从边缘开始，多呈小凳状。关节破坏常见于急慢性关节感染、肿瘤及通风等。

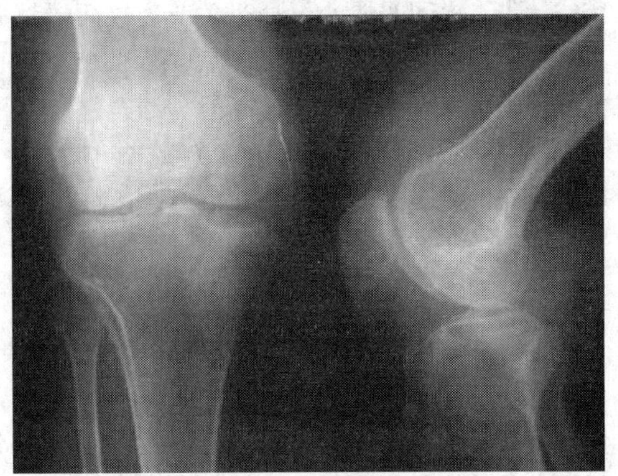

图7－12 关节破坏

膝关节破坏，显示膝关节间隙变窄，股骨和胫骨相邻关节面骨质破坏

3. 关节退行性变 关节退行性（degenerarion of joint）变为关节软骨变性坏死，逐渐被纤维组织取代，可引起不同程度的关节间隙狭窄。X线表现主要是骨性关节面模糊、中断和消失（图7－13）。后期可出现关节间隙狭窄，骨性关节面增厚、不光滑，关节面下骨质增生致密并可出现囊变区，关节面边缘骨赘形成，但一般不发生明显的骨质破坏，也可出现骨质疏松。关节退行性变的各种X线征象在CT上均可发现。MRI在关节退行性变时除可见关节软骨的改变和关节间隙变窄外，还可见骨性关节面中断或局部增厚，关节面下的骨质增生在T_1WI和T_2WI上均为低信号。骨赘的表面为低信号的骨质，其内可见高信号的骨髓。关节面下的囊变区呈T_1WI低信号、T_2WI高信号，大小不等，边缘清晰。

关节退行性变多见于老年，以承受体重的脊柱和髋、膝关节为明显，是生理性退行性变的表现。此外，也常见于运动员和搬运工人，由于慢性创伤和长期承重所致。还可继发于其他关节病变导致的关节软骨和骨质的破坏。

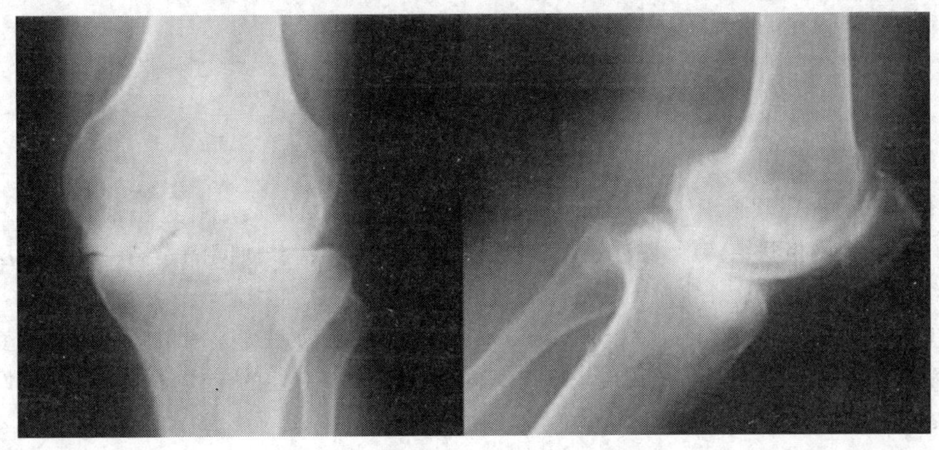

图7－13 关节退行性变

膝关节的关节间隙变窄，边角锐利，有骨赘形成，关节面平而致密

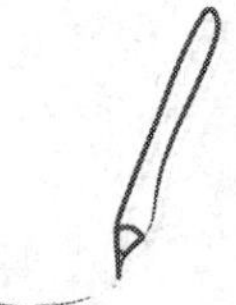

4. 关节强直 关节强直（ankylosis of joint）可分为骨性和纤维性两种。

骨性强直是在关节明显破坏后，关节骨端由骨组织所连接。X 线表现为关节间隙明显变窄或消失，并可见骨小梁通过关节连接两端骨端。多见于化脓性关节炎的愈后。

纤维性强直是关节破坏的后果。关节活动消失，X 线可见狭窄的关节间隙，但无骨小梁贯穿，常见于关节结核。诊断时需结合临床（图 7－14）。

CT 上关节骨性强直亦表现为关节间隙消失并有骨小梁连接两侧骨端，应对各个层面作仔细观察才能对关节强直情况作出全面的评价。关节骨性强直时，MRI 见关节软骨完全破坏，关节间隙消失，可见骨髓贯穿于关节骨端之间。纤维性强直时关节间隙仍可存在，但关节骨端有破坏，骨端间可有高、低混杂的异常信号。

5. 关节脱位 关节脱位（dislocation of joint）构成关节的两个骨端正常相对位置的改变或距离增宽。连接关节的骨完全脱开为全脱位，部分脱开为半脱位，X 线变现为相对的关节面尚有部分对在一起（图 7－15）。对一般部位的关节脱位平片可作出诊断。CT 图像避免了组织的重叠，易于显示一些平片难以发现的关节脱位，如胸锁关节前、后脱位。MRI 不但可显示关节脱位，还可以直观地显示关节脱位的合并损伤如关节内积血、内外韧带和肌脏断裂以及关节周围的软组织损伤。对解剖结构复杂部位的关节脱位的显示，MRI 有其独到之处，如矢状面成像可清楚显示寰枢关节的脱位和对颈髓的压迫。

关节脱位多为外伤性，也有先天性或病理性。任何关节疾病造成关节破坏后都可能发生关节脱位。

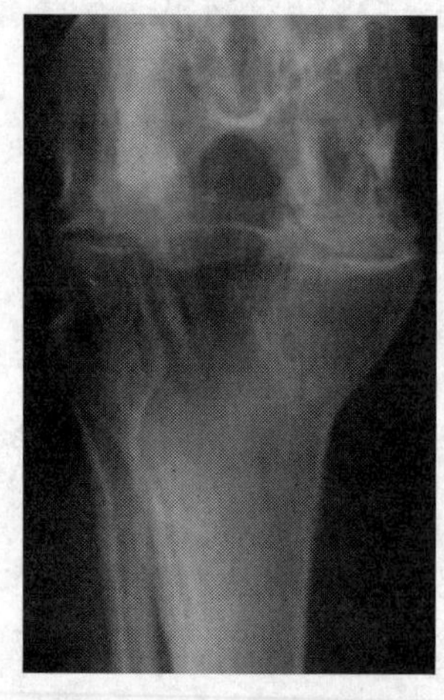

图 7－14 关节强直

膝关节平片示关节间隙消失，骨小梁贯通关节连接两侧骨端

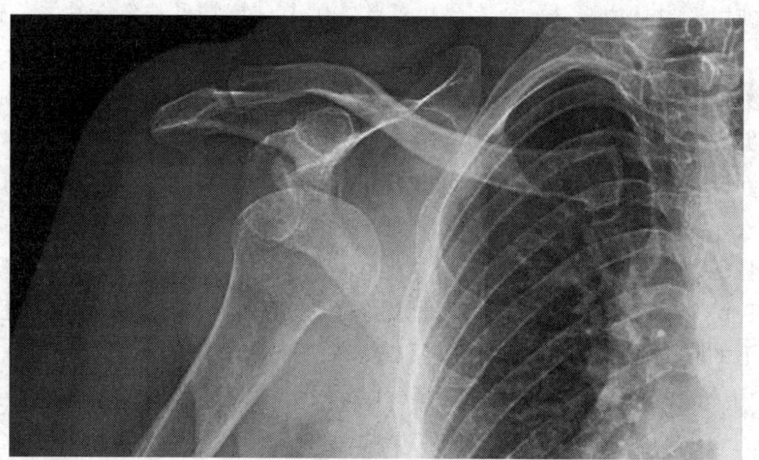

图 7－15 肩关节脱位

三、软组织

1. 软组织肿胀 软组织肿胀（soft tissue swelling）密度可略高于邻近正常软组织，皮下脂肪层内可出现网格状结构影，皮下组织与肌肉之间境界不清，肌间隔模糊、软组织层次不清。软组织肿胀可因炎症、水肿或邻近骨的急性化脓性骨髓炎而引起。

2. 软组织肿块 软组织肿块（soft tissue mass）因软组织的良、恶性肿瘤或瘤样病变而引起，也可见于恶性肿瘤突破骨皮质侵入软组织内以及某些炎症性的包块。一般表现良性者境界清楚，而恶性的边缘模糊。

3. 软组织内钙化和骨化 软组织内的出血、坏死、退行性变、肿瘤、结核和血管病变均可导致软组织中发生钙化。钙化可发生于肌肉、肌腱、关节囊、血管、淋巴结等。X 线表现为不规则无结构的斑片状高密度影。钙化多表现为环形、半环形或点状高密度影。

4. 软组织内气体 正常软组织内并无气体存在，外伤或手术时气体可进入软组织内，产生不同形态的低密度影，产气菌感染时，软组织间隙内也可见气体影。

5. 肌肉萎缩 先天性骨疾病可因为全身肌肉发育不良，肢体运动长期受限可导致肌肉萎缩。X 线表现为肢体变细、肌肉较正常的薄而小。

第四节　骨与关节创伤

骨与关节创伤是临床常见病多发病。X 线平片是诊断、观察骨折，并制定临床治疗的最简便有效而常用的方法，但不能很好的显示软组织结构，CT、MRI 可补充不足。

四肢创伤是外科常见病，一般均需行影像学检查，其目的是：①明确有无骨折或肌腱韧带断裂；②了解骨折错位的情况；③需要时可在透视监视下行复位治疗；④复位固定后摄片，复查复位情况；⑤定期复查观察愈合情况和有无并发症；⑥轻微外伤引起的骨折，可用于判断是否为病理性骨折。骨折患者一般行 X 线平片检查，而软组织损伤则需行 MRI 检查。

一、骨折

骨折（fracture）是指骨的连续性中断，包括骨小梁和（或）骨皮质的断裂。骨折以长骨骨折和脊椎骨折较为常见。

（一）长骨骨折

【临床与病理】 患者一般均有明显的外伤史，并有局部持续性疼痛、肿胀、功能障碍，有些还可出现缩短。骨折是骨或软骨结构发生断裂，骨的连续性中断，骨骺分离也属骨折。骨折后在断端之间及其周围形成血肿，是日后形成骨痂，修复骨折的基础。活动患肢可听到或触到骨擦音。还可出现局部软组织撕裂，有时出现相邻脏器或神经损伤。

【影像学表现】

1. X 线平片

（1）骨折的基本 X 线表现　骨折的断裂多为不整齐的断面，X 线片上呈不规则的透明线，称为骨折线（图 7－16），于骨皮质显示清楚整齐，在骨松质则表现为骨小梁中断、扭曲、错位。

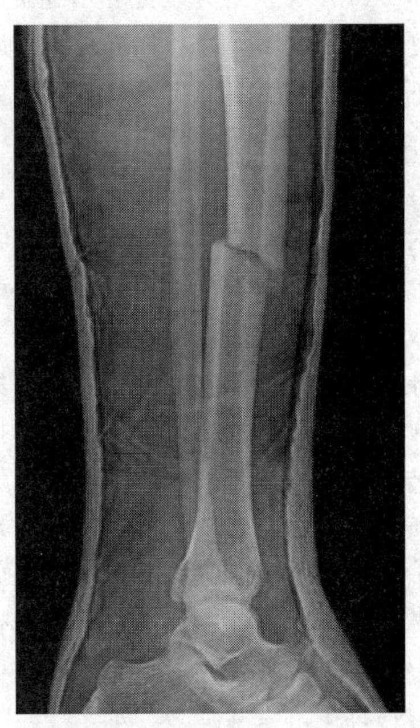

图 7－16　胫骨骨折

胫骨斜型骨折，可见骨折线、断端移位

（2）骨折的类型　根据骨折的程度可分为完全性和不完全性。前者骨折线贯穿骨全径，后者则不贯穿全径。成人的骨折多为完全性中断，根据骨折线的形状和走向，可将骨折分为横形骨折、斜形和螺旋形骨折。复杂的骨折又可按骨折线形状分为 T 形、Y 形等。骨折断裂三块以上称为粉碎性骨折。根据骨碎片情况还有撕脱性和嵌入性骨折。压缩性骨折常发生在椎体，可出现骨小梁紊乱，甚至局部骨密度增高，而可能看不到骨折线。颅骨骨折常表现为塌陷性、线形或星芒状骨折。不完全骨折仅有部分骨皮质、骨小梁断裂。表现为骨皮质的皱褶、成角、裂痕和（或）骨小梁中断。

（3）骨折的对位和对线关系　完全性骨折，要注意骨折断端的移位。确定移位时，是以骨折近段为准，借以判断骨折远段的移位方向和程度。骨折断端可发生于内外或前后移位，下断端亦可相错重叠或分离，重叠时必然有内外或前后移位。骨折端还可呈成角，即两断端纵轴形成大小不等的交角。此外，骨折还可发生旋转移位，即断端可绕骨纵轴向内或向外回旋。

骨折断端的内外、前后和上下移位称为对位不良，而成角移位则称为对线不良。骨折的对位及对线情况与预后关系密切，故应注意观察。X 线摄影需要包括正、侧位，而观察旋转移位时需包括上下两个关节。在骨折复位后复查时，应注意骨折断端的对位与对线关系。

（4）骨折断端的嵌入　骨折断端可能相互嵌入，形成嵌入性骨折。X 线片上并没有透明的骨折线，反而表现为密度增加的条带状影，是因相互嵌入的骨断端重叠所致。骨皮质与骨小梁连续性消失，断裂相错。由于嵌入可引起骨骼的缩短与变形，但断端移位多不明显。嵌入性骨折以股骨颈部发生较多，一般不难诊断。

（5）儿童骨折的特点　儿童青枝骨折常见于儿童长骨骨干，表现为骨皮质发生皱褶、凹陷或隆起而见不到骨折线，由于骨骺尚未与干骺端结合，外力可经过骺板达干骺端而引起骨骺分离，即骺离骨折。由于骨骺软骨不能显影，所以它的骨折线并不能显示，X 线片上只显示为骺线增宽或骺与干骺端对位异常。还可以是骺与部分干骺端一并撕脱。

（6）骨折的愈合　骨折愈合是一个连续的过程，其基本过程是先形成肉芽组织，再由成骨细胞在肉芽组织上产生新骨称为骨痂（fibrous callus），依靠骨痂使骨折断端连接并固定。

骨折后，断端之间、骨髓腔内和附近软组织间隙形成血肿。2～3 天后血肿开始机化形成纤维性骨痂，进而骨化形成骨性骨痂，此时，X 线片上骨折线表现为模糊不清。随着骨痂的形成和不断增多，骨折断端不再活动，即达到临床愈合期。此后，骨痂范围加大，生长于骨折断端之间和骨髓腔内，使骨折联接坚实，骨折线即消失而成为骨性愈合。机体为了适应负重和活动的需要，愈合的骨折还要进行改建，使承力部骨小梁致密，不承力的骨被吸收，而不足处，则经骨膜生骨而补足，使断骨恢复正常形态，但如变形严重则不能恢复。

骨折愈合的速度与患者年龄、骨折类型及部位、营养状况和治疗方法有关。一般，儿童、肌肉丰富区骨折、嵌入性骨折愈合快，而老年、关节内骨折、骨折断端移位严重、营养状态差或并发感染者，则愈合慢，需时较长。

（7）骨折的并发症和后遗症　常见的并发症如下述，在治疗复查时应加以注意。①骨折延迟愈合或不愈合：骨折经治疗后，若超过一般愈合所需的时间较多仍未愈合，又未达到骨不愈合的程度，即属于骨折延迟愈合。复位不良、固定不佳、局部血供不足、全身营养代谢障碍、软组织嵌入断端间和并发感染等都可引起延迟愈合或不愈合。愈合不良的 X 线表现是骨痂出现延迟、稀少或不出现，骨折线消失迟缓或长期存在。不愈合的表现是断端为密质骨封闭，致密光整，或骨折断端吸收变尖，断端间有明显裂隙。有时可形成假关节。②骨折畸形愈合：是由于整复固定不理想或根本没有整复固定，骨折没有合适的复位，但骨折断端有成桥骨痂形成。可有成角、旋转、缩短和延长改变。轻者不影响外观与功能。③外伤后骨质疏松：骨折复位固定后引起伤肢失用性骨质疏松，轻者恢复，重者则持续较久，且影响功能。④骨、关节感染：见于开放性骨折的伤口或闭合性骨折手术复位后，伤口部形成骨髓炎，如转为慢性，则较难治愈，已较少见。⑤骨缺血性坏死：由于动脉供血中断或因反复手术复位所致，例如股骨颈骨折后股骨头坏死。⑥关节强直：多因关节周围及关节内粘连所致，X 线上关节间隙依然存在，但可见骨质疏松和软组织萎缩。⑦关节退行性变：关节内骨折或骨折畸形愈合，可引起这种改变。⑧骨化性肌炎：骨折后于软组织内的血肿处理不当就可经机化形成广泛性骨化，称为异位性骨化，系发生于肌纤维之间，可引起局部疼痛和关节活动受限。异位骨化可逐渐吸收缩小。

（8）常见部位的骨折

Colles 骨折（又称伸展型桡骨远端骨折）：为桡骨远端，距离远端关节面 2～3cm 以内的横行或粉碎骨折，骨折远段向背侧移位，断端向掌侧成角畸形，可伴尺骨茎突骨折。还可合并尺骨茎突骨折和下尺桡关节分离。

肱骨髁上骨折：多见于儿童。骨折线横过喙突窝和鹰嘴窝，远侧端多向背侧移位。

股骨颈骨折：多见于老年人骨质疏松。骨折可发生于股骨头下、中部或基底部。按骨折是否稳定，股骨颈骨折分为无错位嵌入型骨折和错位型骨折：嵌入型股骨骨折占10%，比较稳定，但常由于X线不易显示骨折线而漏诊，有时仅有部分骨小梁中断及重叠；错位型股骨颈骨折多见。股骨头下骨折在关节囊内，易引起关节囊的损伤，影响关节囊血管对股骨头及颈的血供，使骨折愈合缓慢，甚至发生股骨头缺血性坏死。

2. CT检查 CT不作为常规的检查方法，但对骨盆、髋、肩、膝等关节以及脊柱和骨外伤的检查非常重要，可以了解这些解剖结构比较复杂的部位有无骨折和骨折碎片的数目及位置，三维重建时可以立体显示骨折的详情，有利于临床处理。

3. MRI检查 MRI在显示骨折线方面不如CT，但可清晰显示骨折断端及周围出血、水肿和软组织损伤情况，以及邻近组织和脏器的损伤情况。骨折后骨髓内的水肿或渗出表现为骨折线周围边界模糊的T_1WI低信号和在T_2WI高信号影。

（二）脊柱骨折

【临床与病理】 脊柱损伤较常见，损伤后易引起神经功能障碍，甚至截瘫、死亡。患者多有自高处跌下足或臀部着地，或由重物落下冲击头肩部的外伤史。由于脊柱受到突然的纵轴性暴力冲击，使脊柱骤然过度前屈，使得受应力的脊椎发生骨折。脊椎骨折分为次要损伤和重要损伤，前者包括单纯的横突、棘突、关节突和椎弓峡部骨折，很少引起神经损伤及脊柱畸形；重要损伤包括压缩或楔形骨折、爆裂骨折、安全带型损伤。常见于活动范围较大的脊椎，如颈椎5、6，胸椎11、12，腰椎1、2等部位，以单个椎体多见。外伤患者出现局部肿胀、疼痛、活动功能障碍，甚至神经根或脊髓受压等症状。有些还可见脊柱局部轻度后突成角畸形。由于外伤机制和脊柱支重的关系，骨折断端常重叠或嵌入，椎体变扁。

【影像学表现】

1. X线平片 以胸腰椎最常见。表现为椎体压缩呈楔形，前缘骨皮质嵌压。由于断端嵌入，所以不仅不见骨折线，反而可见横形不规则线状致密带（图7－17）。有时，椎体前上方有分离的骨碎片，骨碎片突入椎管，同时也可由椎板骨折，椎弓间距加大，呈爆裂骨折。严重时常并发脊椎后突成角、侧移，甚至发生椎体错位。常并发棘间韧带撕裂，使棘突间隙增宽，也可并发棘突撕脱骨折。横突也可发生骨折。

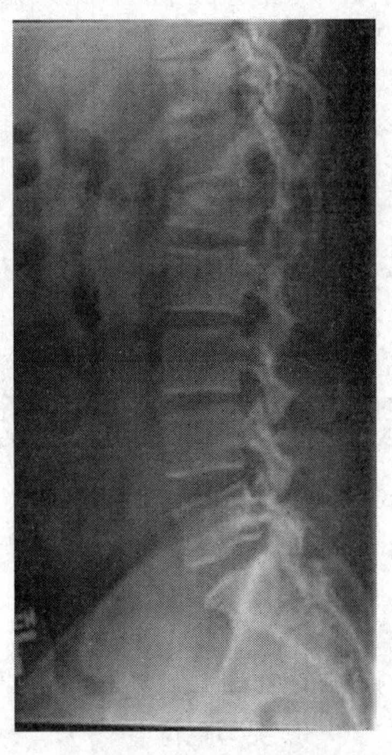

图7－17 脊椎椎体压缩性骨折
侧位片见椎体呈楔形，上缘密度增高

2. CT检查 X线检查常不能完全显示脊椎外伤的范围和严重程度，而CT可以充分显示脊椎骨折、骨折类型、骨折端移位程度、椎管变形和狭窄以及椎管内骨碎片或椎管内血肿等。CT还可以对某些脊髓外伤情况作出判断。

椎体骨折可分为爆裂骨折和单纯压缩骨折。前者表现为椎体垂直方向上的粉碎骨折，正常的外形与结构丧失，骨折片向左右前后各个方向移位以及椎体的楔形改变。后者仅表现为椎体密度增高而见不到骨折线，在矢状重建图像上见椎体压缩变扁呈楔形。CT较容易发现各种附件骨折和椎间小关节脱位，如椎弓骨折、椎板骨折和横突骨折

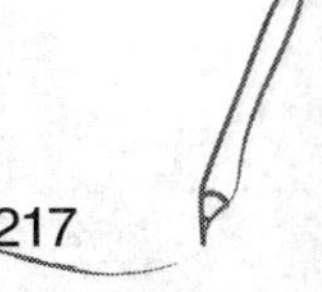

等。CT 检查的重点是观察骨折对脊髓和神经根的影响，了解有无骨折片突入椎管以及骨折移位对脊髓的压迫情况（图 7–18）。

3. MRI 检查 在脊柱外伤，MRI 可用以观察椎体骨折，椎间盘突出和韧带撕裂。同时还可以观察脊髓挫裂伤和脊髓受压等，有较高的诊断价值。脊柱骨折可见以下情况：

（1）爆裂骨折 除了能显示 CT 所见的骨折情况外，在矢状和冠状位上可见椎体上下骨板的皮质骨低信号带失去完整性表现凹凸不平。由于受伤椎体内的渗出和水肿，在 T_1WI 呈低信号，在 T_2WI 上呈高信号。骨折线也呈相对的 T_1WI 低信号和 T_2WI 高信号。

（2）单纯压缩骨折 在矢状面上可见典型的楔形改变，受伤脊椎的信号改变与爆裂骨折相同（图 7–19）。

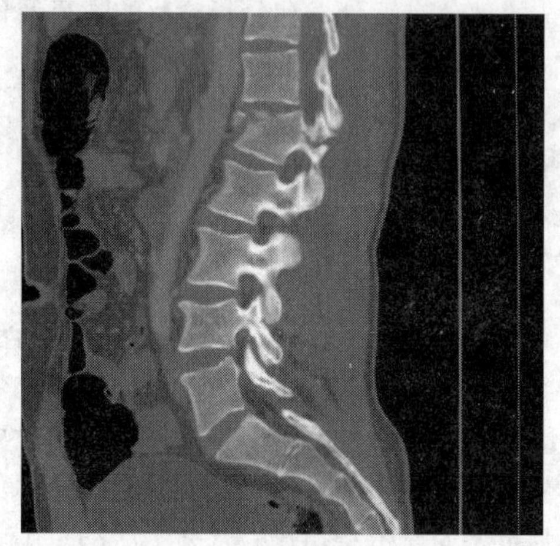

图 7–18 脊椎椎体骨折

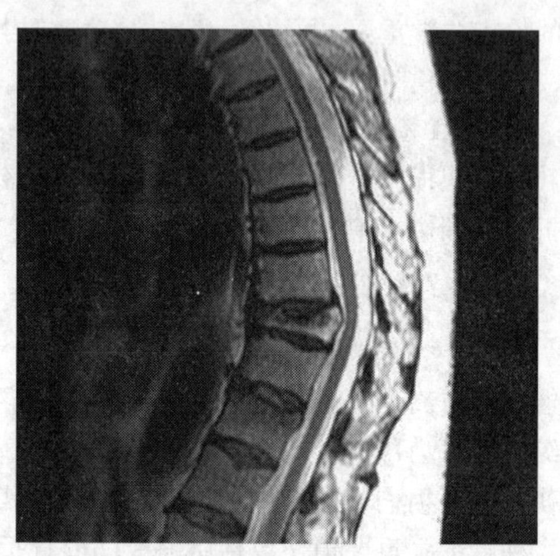

图 7–19 脊椎椎体单纯压缩骨折 MRI

（3）骨折脱位 错位的椎体或突入椎管的游离骨折片可压迫和损伤脊髓，附件骨折和椎间关节脱位在 MRI 上也易于发现。

（4）椎间盘损伤 常见于伤后晚期，损伤的椎间盘呈退行性改变，信号变低，在矢状面 T_2WI 上显示最好。

（5）韧带断裂 脊柱的韧带包括前纵韧带、后纵韧带、棘间韧带和棘上韧带等在各成像序列中均呈低信号，损伤或断裂后其低信号影失去正常的连续性且因水肿或（和）出血而表现为不同程度的高信号影。

（6）脊髓损伤 外伤骨折后脊膜囊和脊髓可受压、移位，严重时脊髓内可见出血、水肿甚至脊髓横断。MRI 还能观察到神经根撕脱和硬膜囊撕裂等情况。

【诊断与鉴别诊断】 脊柱外伤性骨折应注意与脊椎病变所致的椎体压缩变形鉴别，后者常见椎体或附件骨质破坏，波及椎间盘时可见椎间隙变窄，椎间盘破坏或消失，椎旁可见脓肿或软组织肿块形成等。结合临床病史不难鉴别。

脊柱结构比较复杂，且邻近脊髓、神经根，外伤后诊治不当，常引起多种并发症。X 线片由于其前后结构重叠，征象观察受到较大的限制。因此，脊椎骨折，特别是爆裂骨折，在 X 线平片的基础上应进一步行 CT 检查，必要时还需行 MRI 检查。

二、关节创伤

关节创伤常见的有关节脱位与关节软骨损伤。

（一）关节脱位

关节外伤性脱位大都发生于活动范围大、关节囊和周围韧带不坚强、结构不稳定的关节。在四肢以肩和肘关节常见；而膝关节少见，外伤多只引起其韧带撕裂。

【临床与病理】 患者外伤后关节局部肿痛，活动功能障碍。关节脱位常伴有关节囊的撕裂，有的还有骨折。

【影像学表现】

1. X 线平片

（1）肩关节脱位　肩关节活动范围最大，肩胛盂浅，关节囊与韧带松弛而薄弱，易因外伤而脱位。分为肱骨头前脱位和后脱位两种，以前脱位为常见。肱骨头前脱位时，常同时向下移位，位于肩胛盂的下方，称为盂下脱位。也可向上移位，位于喙突下方或锁骨下方，分别称之为喙突下或锁骨下脱位。肩关节脱位常并发肱骨大结节或肱骨颈骨折。肱骨头后脱位少见，只有侧位才能发现肱骨头在肩胛盂的后方，正位易漏诊（图 7－20）。

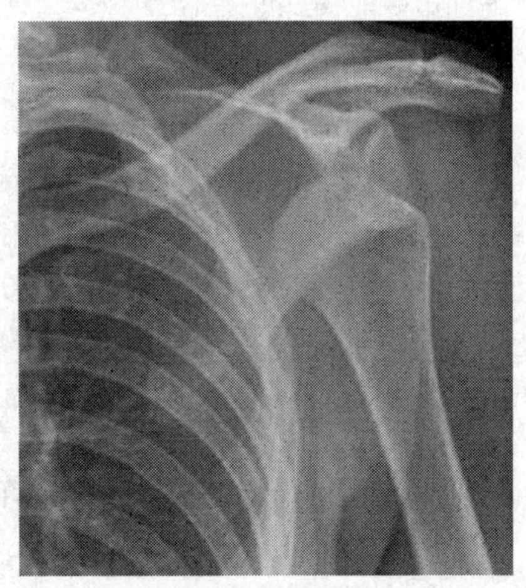

图 7－20　肩关节脱位

（2）肘关节脱位　较常见，多因肘关节过伸引起，常为后脱位。尺骨与桡骨端同时向肱骨后方脱位，尺骨鹰嘴半月切迹脱离肱骨滑车。少数可为侧方脱位，尺、桡骨向外侧移位。肘关节脱位常并发骨折，关节囊及韧带损伤严重，还可并发血管及神经损伤。

2. CT、MRI 检查　不但可显示关节脱位，还可以直观地显示关节脱位的合并损伤如关节内积血、内外韧带和肌肉断裂以及关节周围的软组织损伤。

【诊断与鉴别诊断】 成年大关节脱位，特别是完全性脱位，征象明确，临床诊断不难诊断，但仍需 X 线检查以了解脱位的情况和有无并发骨折，这对复位治疗很重要。成年小关节脱位和骨髓未完全骨化的关节脱位，特别是不完全脱位，X 线征象不明确，诊断较难，常需对照健侧进行比较，才能确诊，CT 或/和 MRI 检查常有助于此类脱位的确诊。

（二）关节软骨损伤

关节骨端的骨折常引起关节软骨的损伤或断裂。X 线平片和 CT 不能直接显示关节软骨的骨折，但如发现骨折线波及骨性关行面甚至骨性关节面因此而错位时，应考虑合并有关节软骨骨折。MRI 可以直接显示断裂的关节软骨，表现为低信号的关节软骨有较高信号区，甚至关节软骨和骨性关节面呈现阶梯状，受损的软骨下的骨髓腔内可见局部水肿和出血。如有软骨撕脱，须通过 CT 关节造影或 MRI 方可发现。

第五节　骨坏死和骨软骨病

以前大多将骨坏死（osteonecrosis）和骨软骨病（osteochondrosis）统称为骨软骨缺血性坏死。现在其分类和命名仍比较混乱。有些学者将成人发病的归为一类，包括成人股骨头缺血性坏死、骨梗死、自发性骨坏死等；将儿童发病的归为另一类，包括股骨头骨骺缺血性坏死、胫骨结节缺血性坏死等。

一、儿童股骨头骨骺缺血坏死

【临床与病理】

1. 病因病理　儿童股骨头骨骺缺血性坏死又称 Legg－Perthes 病，是常见的儿童骨软骨缺血坏死，多与外伤有关。其发病主要与小儿股骨头的血供有关，5 岁前，股骨头骨骺血供主要来源于外骺动脉和下干骺动脉；9 岁后血供主要来源于外骺动脉和内骺动脉；5～9 岁，血

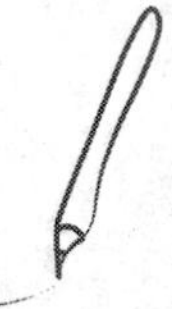

供只依靠外骺动脉，所以当股骨头骨骺受到损伤时，不论是否有骨折，却可以引起血供障碍，故导致缺血坏死。

2. 临床表现 好发于3～14岁男孩，以5～9岁多见。一般单侧发病，也可双侧先后发病。本病进展缓慢。临床主要表现为髋部疼痛、乏力和跛行，有间歇性缓解。患侧下肢稍短，晚期患肢肌肉轻度萎缩。

【影像学表现】

1. X线表现

（1）初期 髋关节周围骨质轻度骨质疏松，髋关节间隙内侧轻度增宽。

（2）早期 表现为骨质硬化和骨发育迟缓。股骨头骺软骨骨化中心缩小、密度均匀增高，有关节囊肿胀及滑膜增厚，造成股骨头向前外侧移位，表现为关节间隙增宽。股骨头受压变扁，并可见骨折线。干骺端表现为骺线增宽，近骺线骨质有囊状透亮区。

（3）进展期 主要为坏死骨骺内肉芽组织增生明显。股骨头扁平并呈不均匀密度增高，坏死骨质节裂为多个小块致密骨，有多发囊状透亮区。骺线不均匀增宽，可有骨骺干骺端早期闭合。干骺端骨质疏松和囊变更明显。

（4）晚期 治疗及时，股骨头骨骺恢复正常。治疗不当或延误，股骨头呈蕈样或圆帽状畸形，股骨颈增粗缩短，大粗隆升高，颈干角缩小表现为髋内翻和髋关节半脱位。最终形成继发性退行性骨关节病。

2. MRI表现

（1）髋臼面关节软骨和股骨头关节软骨明显增厚。

（2）股骨头软骨下骨内可见坏死区。

（3）MRI能清楚显示软骨的形态、坏死区及骺板情况，对确定分期及判断预后有较大价值。

【诊断与鉴别诊断】 根据患儿发病年龄（3～14岁）和髋关节表现（关节间隙内侧增宽和二次骨化中心外移）可考虑本病。

本病需与髋关节结核相鉴别。髋关节结核时较早即可出现关节间隙变窄，骺板及干骺端增宽不明显；骨质破坏区少有硬化带；关节周围骨质疏松范围较大。

二、成人股骨头缺血坏死

【临床与病理】

1. 病因病理 成人股骨头缺血性坏死（ischemic necrosis of femoral head in adult）病因很多，常见病因为创伤、皮质激素治疗和酗酒。病理早期表现为缺血导致骨内细胞的坏死崩解。进展期表示为周围正常骨组织内肉芽组织增生，并向死骨浸润。晚期表现为侵入的肉芽组织化生成骨并重建为正常骨结构，也可形成瘢痕组织。病理上自中心坏死区到正常骨结构分为四个带：细胞坏死带、缺血损伤带、充血反应修复带、正常组织。

2. 临床表现 好发于30～60岁男性，50%～80%患者最终双侧发病。临床主要表现为髋部疼痛、压痛、活动受限、跛行和“4”字实验阳性。晚期可出现活动受限加重，患肢缩短、肌肉萎缩、屈曲和内收畸形。

【影像学表现】

1. X线表现

（1）早期 股骨头形态正常，股骨头内出现斑片状密度增高区和周围低密度骨质疏松区。

（2）进展期 密度增高区周围出现更高密度硬化边，呈弯曲走行，两者之间可见低密度

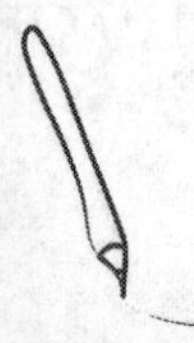

带。病灶呈椭圆形、三角形或楔形，为本病特征性改变。继续发展，关节软骨下股骨头骨质反复发生微骨折，X 线片可出现与关节面平行的弧形低密度带，为新月征（crescent sign），是本病的重要征象。

（3）晚期 股骨头塌陷变扁，股骨头内骨小梁嵌插及修复，使股骨头局部密度更致密，髋关节间隙无变窄。塌陷变扁股骨头使关节软骨受力不均而损伤退变，最终关节间隙变窄（图 7－21）。最后出现典型的继发性髋关节退行性关节炎。

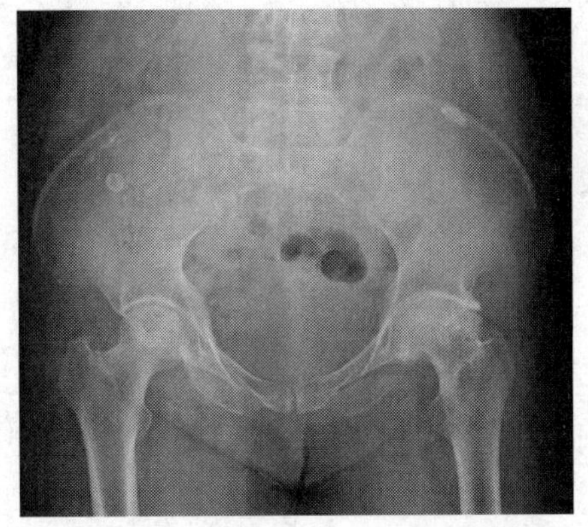

图 7－21 股骨头缺血性坏死 X 线表现

左侧股骨头见不规则低密度区，边缘可见硬化，股骨头塌陷变扁，髋关节间隙变窄

2. CT 表现

（1）早期 股骨头内簇状、条带状和斑片状高密度硬化影，边缘模糊。条带状硬化区有三种形式：沿正常股骨头星芒状结构分布走行、与正常股骨头星芒状结构交叉走行、沿股骨头边缘骨皮质下走行。斑片状高密度硬化区多呈扇形或地图状分布，其内骨小梁结构模糊或消失，可呈磨玻璃样改变，边缘有硬化改变。不同形态的硬化区可交织融合。

（2）进展期 股骨头高密度硬化周围及边缘部出现条带状或类圆形低密度区，其内为软组织密度。条带状低密度区周围可有并行硬化带，类圆形低密度周围可见硬化缘和邻近骨皮质局限性骨质吸收。

（3）晚期 高密度硬化区逐渐缩小，或呈高低混杂密度改变。股骨头塌陷，表现为股骨头皮质成角、台阶征、双边征、裂隙征和股骨头碎裂。新月征为股骨头皮质下线性或新月形软组织低密度区；台阶征为股骨头断裂呈台阶状改变；股骨头边缘出现双皮质线影。裂隙征表现为股骨头高密度硬化区内低密度线状改变。此外，还可出现股骨头和髋臼边缘增生肥大，关节面硬化，关节间隙变窄。

3. MRI 表现 双线征为特征性征象，表现为股骨头前上部边缘异常信号线，T_1WI 低信号，T_2WI 低信号或内高外低并行信号带（图 7－22）。

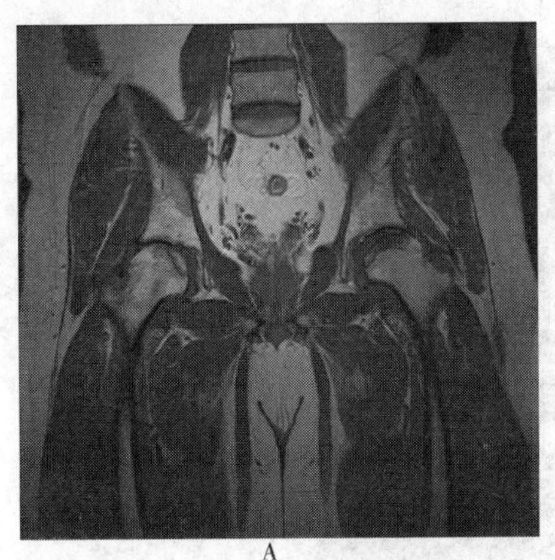

A

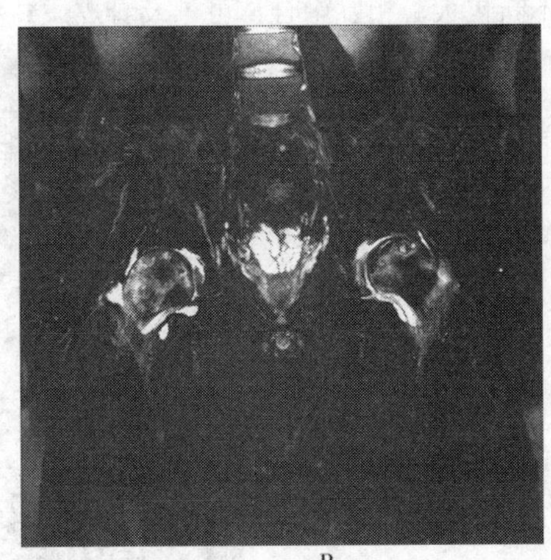

B

图 7－22 股骨头坏死 MRI 表现

A. T_1WI 冠状位，显示双侧股骨头双线征；B. T_2WI 脂肪抑制序列冠状位

A、B 均显示双侧股骨头地图状异常信号，双侧髋关节腔积液

【诊断与鉴别诊断】 诊断依据：股骨头出现斑片状密度增高区伴周边硬化边、新月征、股骨头塌陷而髋关节间隙正常。

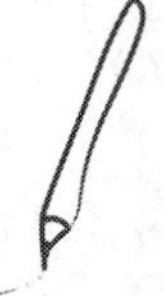

本病需与骨岛、暂时性骨质疏松、股骨头退行性变鉴别。

（1）骨岛　孤立的圆形硬化区，密度较高，边缘光滑。

（2）暂时性骨质疏松　MRI 可出现类似股骨头坏死的长 T_1 长 T_2 信号，不出现典型的双线征，短期随访异常信号消失。

（3）股骨头退行性变　髋关节间隙变窄，关节软骨变薄和骨质增生明显，可出现承重骨关节面下囊变，但无“双线征”和股骨头变形。

第六节　骨与关节化脓性感染

一、急性化脓性骨髓炎

【临床与病理】

1. 病因病理　急性化脓性骨髓炎（acute purulent osteomyelitis）是化脓性细菌经滋养动脉进入干骺端，发生充血、水肿及大量炎性细胞浸润，发病 1～2 周后形成脓肿，并引起骨质破坏。脓肿蔓延方向：向髓腔内蔓延，最多见；突破骨皮质形成骨膜下脓肿；突破骨膜，侵犯软组织，形成软组织脓肿或皮肤窦道。脓肿压迫使骨干血供中断，同时供血动脉发生血栓性动脉炎，形成死骨。

2. 临床表现　高热、寒战等全身中毒症状；局部红、肿、热、痛及患肢功能障碍；实验室检查血液白细胞计数升高，中性粒细胞比率增高。

【影像学表现】

1. X 线表现

（1）软组织改变　发病 2 周内，骨质结构无明显改变。软组织改变为皮下脂肪层出现略高密度条纹或网状影，皮下脂肪层与肌间隙模糊或消失。

（2）骨质疏松　干骺端出现局限骨质密度减低。

（3）骨质破坏　干骺端骨松质出现筛孔状或斑片状密度减低灶，边缘模糊（图 7－23）；病灶不断扩大、相互融合，可累及骨皮质；有时可见病理性骨折。

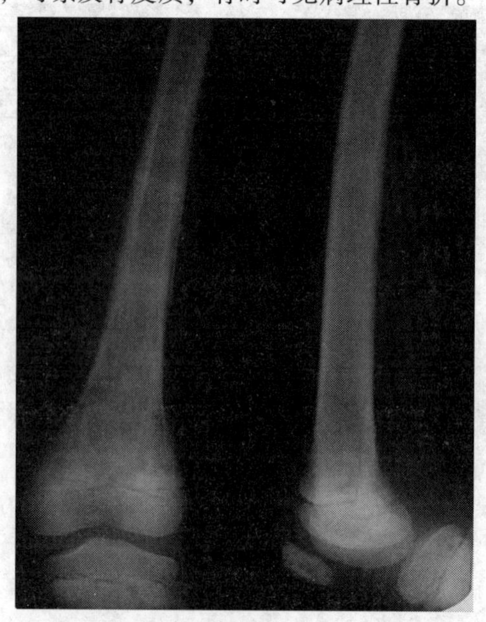

图 7－23　急性化脓性骨髓炎 X 线表现

股骨中下段急性化脓性骨髓炎，股骨下段多发虫蚀状骨质破坏区，并可见骨膜反应

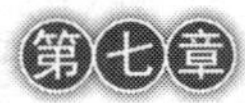

（4）骨膜反应　骨膜反应同骨病变范围一致，呈分层状或花边状。

（5）死骨　与骨干长轴一致的条状高密度骨块。

2. CT 表现　可发现早期的小的骨质破坏、骨膜反应及小的死骨。

3. MRI 表现　能最早显示骨髓化脓性改变，并可准确显示化脓性骨髓炎的髓腔侵犯范围和软组织感染范围（图 7－24）。

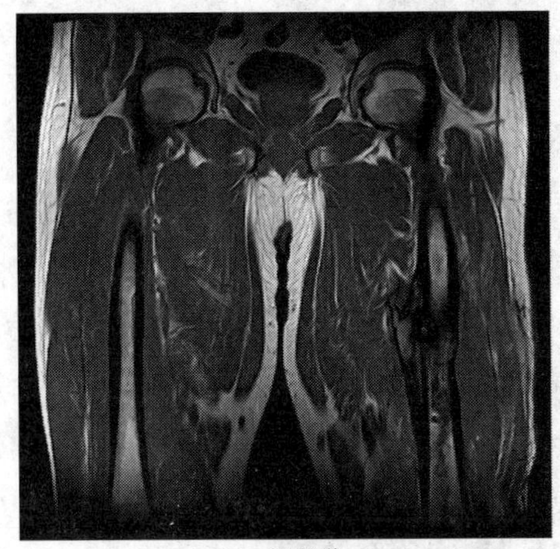

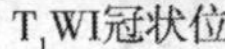

T_1WI冠状位

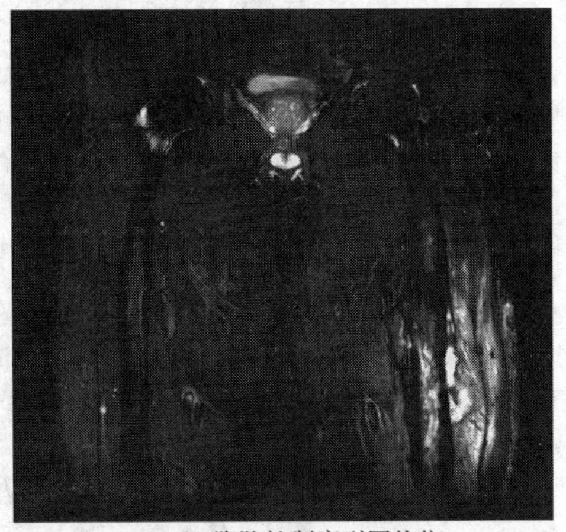

T_2WI脂肪抑制序列冠状位

图 7－24　急性化脓性骨髓炎 MRI 表现

左侧股骨中上段呈斑片状长 T_1 长 T_2 信号，骨皮质破坏，邻近肌肉软组织间隙不清，呈长 T_2 高信号，T_2WI 脂肪抑制序列显示更清晰

【诊断与鉴别诊断】根据其影像特点，不难做出准确诊断。本病需与骨结核相鉴别。骨结核发病隐匿，骨质破坏范围小，死骨多为碎屑状死骨，一般无骨质反应。

二、慢性化脓性骨髓炎

【临床与病理】

1. 病因病理　慢性化脓性骨髓炎（chronic purulent osteomyelitis）多由急性化脓性骨髓炎治疗不彻底转化而来。骨质增生硬化明显，骨膜新生骨增多，多与骨皮质融合；破坏区缩小，边界清楚。

2. 临床表现　多无全身症状，局部病变反复发作，症状可轻可重，有时局部可见窦道形成。

【影像学表现】

1. X 线、CT 表现

（1）骨质增生硬化　骨小梁增粗、致密，骨密度增高，骨皮质增厚，骨干增粗（图 7－25）。

（2）骨膜反应　骨膜新生骨显著，与骨皮质融合，骨干外缘呈花边状，骨髓腔变窄或闭塞。

（3）死骨　长条状，与骨干长轴平行，周围低密度区环绕为肉芽组织或脓液，死骨周围骨质增生硬化明显。

（4）愈合后，骨质破坏与死骨消失，骨质增生硬化吸收，骨髓腔再通。

2. MRI 表现　骨质增生硬化、骨膜反应、死骨于 T_1WI、T_2WI 均为低信号；死骨周围肉芽组织和脓液 T_1WI 呈低信号或等信号，T_2WI 为高信号。

慢性骨脓肿又称 Brodie 骨脓肿，为一种慢性局限性骨髓炎。好发于长骨干骺端松质骨内，以胫骨上下端及桡骨远侧端多见。X 线、CT 均表现为干骺端中心部位圆形、类圆形或不规则

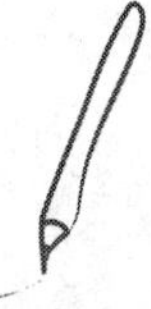

形骨质破坏区，边缘为增生硬化环。周围无骨膜反应和软组织改变。MRI 病变呈 T_1WI 低信号、T_2WI 高信号，边缘为低信号硬化环，周围骨髓 T_2WI 呈高信号水肿区。

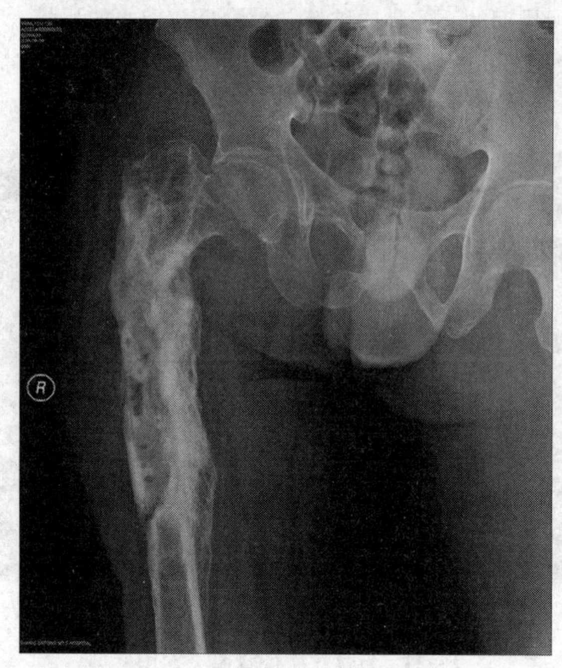

图 7－25　慢性化脓性骨髓炎

右侧股骨中上段不规则增粗，骨质内可见不规则高密度骨质增生硬化及低密度骨质破坏

【**诊断与鉴别诊断**】诊断依据：大量骨质增生硬化和骨膜增生，残存骨质破坏区，死骨。本病需与成骨性骨肉瘤相鉴别。成骨性骨肉瘤有不同密度肿瘤骨形成，无死骨，不成熟骨膜新生骨，周围软组织肿块有瘤骨形成。

三、化脓性关节炎

化脓性关节炎（pyogenic arthritis）是细菌感染关节滑膜引起的关节化脓性炎症。致病菌以金黄色葡萄球菌常见，可以通过三种途径进入到关节内：①血行感染；②邻近软组织或骨髓的炎症蔓延；③外伤或穿刺直接感染。病变累及关节以承重大关节多见，多为单一关节发病。

【**临床与病理**】

1. 病因病理　致病菌累及关节滑膜，引起关节滑膜充血、水肿，关节腔脓液渗出，白细胞释放的蛋白酶破坏关节软骨及软骨下骨质，愈合期关节腔内肉芽组织形成，最后形成关节骨性强直。

2. 临床表现　患者常急性起病，局部关节肿胀，周围软组织出现红、肿、热、痛及功能障碍，同时有全身中毒症状。

【**影像学表现**】

1. X 线表现

（1）急性期　关节囊肿胀和关节间隙增宽。

（2）进展期　关节间隙变窄；骨性关节面骨质破坏，承重部分出现早且明显。

（3）愈合期　病变区骨质增生硬化，严重出现骨性强直。

2. CT 表现　适用于结构复杂的大关节，能够显示关节肿胀，关节腔脓液及关节骨端骨质破坏范围。

3. MRI 表现 对关节滑膜炎症、关节积液及关节周围软组织受累范围的显示优于 X 线及 CT 检查。

【诊断与鉴别诊断】 诊断依据：急性起病，单关节发病，早期出现关节间隙增宽，关节软骨破坏后关节间隙变窄，关节承重部位骨质破坏，晚期关节骨性强直。本病需与关节结核相鉴别。关节结核起病缓、病程长，无急性症状及体征，晚期表现为关节纤维性强直。

第七节 骨关节结核

骨关节结核多数是继发于肺结核，病程进展缓慢，主要发生于儿童和青少年。脊柱结核发病率最高，其次为关节结核。

一、骨结核

（一）长骨结核

【临床与病理】

1. 病因病理 好发于骨骺及干骺端。结核菌随血流到达血供丰富的干骺端松质骨及骨髓内，形成结核灶，侵蚀邻近骨质形成骨质破坏区，极少出现骨膜新生骨。骨结核可侵犯骨骺，向关节方向蔓延，形成关节结核。

2. 临床表现 全身症状表现为低热、乏力、盗汗等；局部症状表现为肿胀、疼痛、功能障碍，无明显发热，晚期冷脓肿形成可出现窦道。

【影像学表现】

1. X 线表现

（1）骨质疏松 早期干骺端骨质出现。

（2）骨质破坏 早期为小破坏区，随病变进展融合成大破坏区，其边缘无硬化改变。

（3）死骨 破坏区内可见碎屑状、沙粒状死骨。

（4）骨膜反应 骨膜新生骨轻微或不出现。

（5）侵犯骺软骨 破坏区常横跨骺线。

2. CT 表现 同 X 线表现，对早期骨质疏松、早期小骨质破坏区显示优于 X 线，能够显示结核冷脓肿及骨关节周围软组织受累。增强扫描病灶呈斑片状或环形强化。

3. MRI 表现

（1）早期骨髓水肿 呈长 T_1 长 T_2 信号，边界不清。

（2）骨质破坏 如果是肉芽组织为主，T_1WI 低信号，T_2WI 为混杂信号，周围可见长 T_1 长 T_2 水肿带；如果是干酪样坏死，则 T_1WI 低信号，T_2WI 为显著高信号。

（3）死骨 T_1WI、T_2WI 均为低信号。

（4）增强扫描 肉芽组织呈明显不均匀强化，干酪样坏死不强化；冷脓肿壁呈环形强化。

【诊断与鉴别诊断】

本病需要累及骺板的肿瘤及肿瘤样病变鉴别。

肿瘤及肿瘤样病变时边缘大多有高密度硬化边，病灶内无死骨；邻近软组织内无冷脓肿。

（二）短骨结核

【临床与病理】

1. 病因病理 也称结核性指（趾）骨炎或骨气臌，多发生于 5 岁以下幼儿。主要是幼儿短骨骨干内为红骨髓，血运丰富，为结核好发部位。同时小儿的骨膜再生能力强，结核灶周围容易形成骨膜新生骨。主要骨质破坏和骨膜增生同时进行，缓慢病程后形成骨气臌。

2. 临床表现 病变常为双侧多发，好发于近节指（趾）骨。仅有肿胀轻微症状，大多可自愈，少数破溃出现窦道。

【影像学表现】

（1）早期 软组织肿胀和骨质疏松。

（2）进展 骨干出现圆形、类圆形骨质破坏，向外膨胀改变，长径与骨干长轴一致；边缘有轻度硬化及层状骨膜新生骨。

（3）修复期 软组织肿胀消失；破坏区缩小或出现高密度硬化。

【诊断与鉴别诊断】

本病需要与多发性内生性骨软骨瘤鉴别。

多发性内生性骨软骨瘤好发干骺端或骨干，偏心性膨胀性生长，瘤内可见嵴状或斑点状钙化，骨皮质变薄，无鼓膜新生骨。

（三）脊椎结核

【临床与病理】

1. 病因病理 占全身骨关节结核发病率首位，儿童好发于胸椎，成人以腰椎最多。结核杆菌经血液循环进入脊椎，形成结核性肉芽肿引起骨质破坏，进一步侵犯椎间盘，晚期多个椎体融合。

2. 临床表现 儿童好发胸椎，成人以腰椎多发。发病隐匿，症状较轻。全身结核症状如乏力、食欲减退等。

【影像学表现】

1. X 线表现

（1）椎体及附件骨质破坏 椎体中心或边缘出现骨质破坏，继发椎体塌陷变扁或呈楔形变（图 7－26A、图 7－26B）。

（2）椎间隙变窄或消失

（3）椎体曲度改变 腰椎常见侧弯畸形，胸椎常见后突畸形。

（4）椎旁脓肿 腰椎结核形成腰大肌脓肿，表现为腰大肌轮廓不清或弧形突出；胸椎结核形成椎旁脓肿，表现为病变椎体两侧梭形软组织影，边界清；颈椎结核形成咽后壁脓肿，侧位片表现为咽后壁软组织增厚及弧形前突。

2. CT 表现

（1）对较小骨质破坏、死骨及椎旁脓肿显示优于 X 线平片（图 7－26C、图 7－26D）。

（2）对冷脓肿的显示优于 X 线平片，尤其是增强扫描后显示更清楚。

（3）可显示冷脓肿及骨碎片突入椎管情况（图 7－26C、图 7－26D）。

3. MRI 表现

（1）椎体及附件骨质破坏 T_1WI 低信号，T_2WI 混杂高信号；破坏区周围骨髓反应性水肿，T_1WI 低信号、T_2WI 高信号，边界不清（图 7－26E、图 7－26F）。

（2）椎间盘破坏 椎间盘缺损，T_2WI 信号增高或消失，矢状位显示清晰。

（3）椎旁脓肿 T_1WI 低信号，T_2WI 高信号，内可见条索或斑片状低信号纤维化、钙化，增强扫描脓肿壁明显强化。

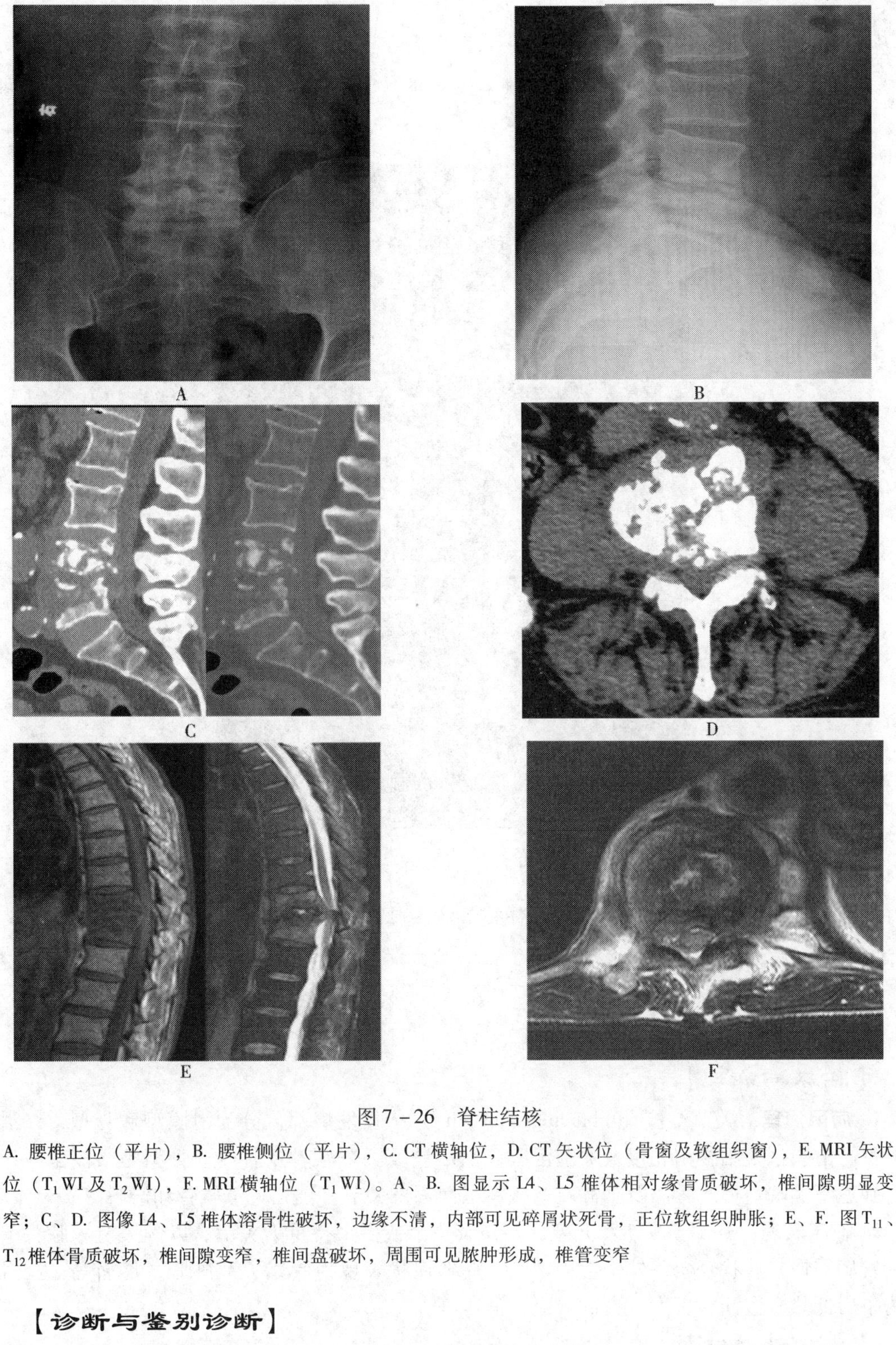

A

B

C

D

E

F

图 7－26　脊柱结核

A. 腰椎正位（平片），B. 腰椎侧位（平片），C. CT 横轴位，D. CT 矢状位（骨窗及软组织窗），E. MRI 矢状位（T_1WI 及 T_2WI），F. MRI 横轴位（T_1WI）。A、B. 图显示 L4、L5 椎体相对缘骨质破坏，椎间隙明显变窄；C、D. 图像 L4、L5 椎体溶骨性破坏，边缘不清，内部可见碎屑状死骨，正位软组织肿胀；E、F. 图 T_{11}、T_{12}椎体骨质破坏，椎间隙变窄，椎间盘破坏，周围可见脓肿形成，椎管变窄

【诊断与鉴别诊断】

诊断要点：起病隐匿，发病缓慢。多个椎体溶骨性骨质破坏，椎间隙变窄或消失，椎旁冷脓肿形成，脊柱曲度改变。

本病需要与椎体压缩性骨折及椎体转移瘤鉴别。

（1）椎体压缩性骨折　明确外伤史，单个椎体楔形变，邻近椎间隙正常。

（2）椎体转移瘤　原发肿瘤病史，单发或多发椎体溶骨性破坏，多累及椎体附件，椎间隙正常。

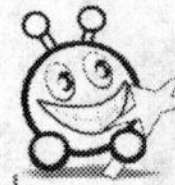

案例讨论

临床案例 女，20岁，近1月出现午后低热，盗汗症状，近日背部疼痛，行影像检查，CT片如下（图7－27）。

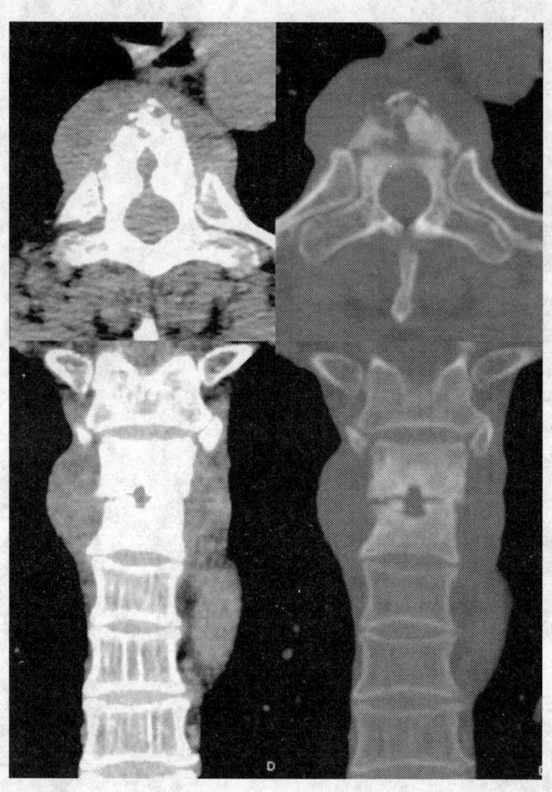

图7－27 胸椎CT

问题 应考虑哪种疾病？需要与哪些疾病鉴别？

二、关节结核

【临床与病理】

1. 病因病理 关节结核（tuberculosis of joint）依据发病部位分为滑膜型和骨型，以滑膜型多见。滑膜型是结核菌先侵及关节滑膜，然后波及关节软骨及骨端。骨型是结核菌先通过血行到达干骺端，形成骨骺及干骺端结核，继而累及关节，侵犯关节软骨和滑膜。

2. 临床表现 好发于少年和儿童，多累及一个或多个持重大关节，以髋关节和膝关节常见。发病缓慢，症状轻微，外伤常为诱因。局部症状表现为受累关节肿胀，疼痛等；全身症状为午后低热、盗汗、乏力、食欲减退、消瘦等。

【影像学表现】

1. X线表现

骨性关节结核：多为干骺端结核侵犯关节所致。

（1）骺、干骺端结核征象。

（2）骨性关节面破坏，关节间隙不对称变窄。

（3）关节周围软组织肿胀。

滑膜型关节结核：多见。

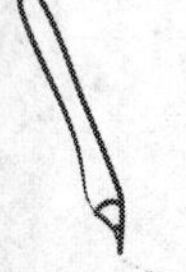

（1）关节周围软组织　早期关节周围软组织肿胀，密度增高。

（2）关节间隙　早期关节间隙正常或轻度增宽，随后呈慢性进行性狭窄（图 7－28）。

（3）骨质破坏　关节面边缘部分虫蚀状骨质破坏。

（4）关节脱位或半脱位。

（5）晚期可发生关节纤维性强直。

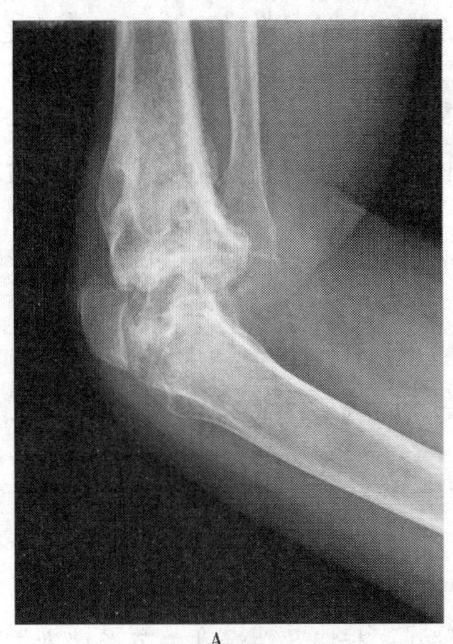

A

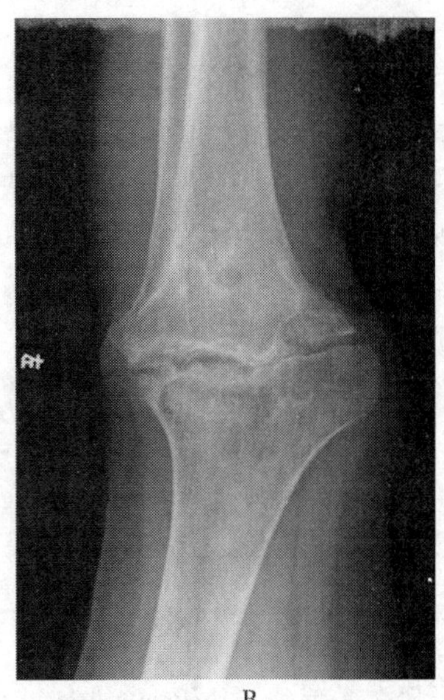

B

图 7－28　肘关节结核

A. 肘关节正位片；B. 肘关节侧位片，肘关节间隙变窄，关节面不光滑，关节面骨质破坏

2. CT 表现　同 X 线表现，对关节囊增厚、关节周围软组织肿胀、关节腔积液显示优于 X 线；能够清晰显示关节间隙变窄及骨性关节面边缘部分虫蚀状骨质破坏（图 7－29）。

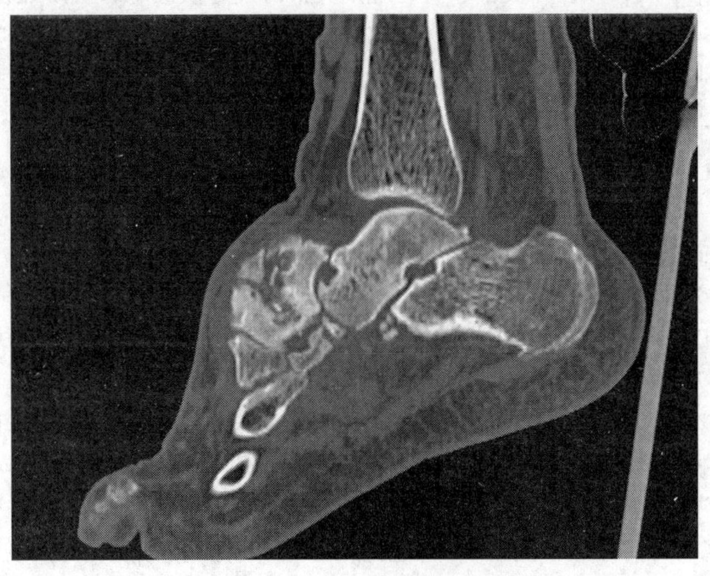

图 7－29　足跗骨间关节结核

CT 矢状位显示距骨、足舟骨、楔骨骨质破坏，关节间隙变窄

3. MRI 表现

（1）早期关节周围软组织肿胀、关节腔积液、关节滑膜增厚显示优于 X 线及 CT。增厚滑膜呈 T_1WI 低信号、T_2WI 略高信号。

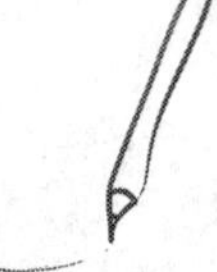

（2）关节腔结核性肉芽肿形成，T_1WI 均匀低信号，T_2WI 等或高信号。

（3）关节软骨破坏　软骨不连续，碎裂或消失。

（4）关节周围冷脓肿形成，呈 T_1WI 低信号，T_2WI 高信号。

（5）增强扫描　增厚滑膜明显强化，结核性肉芽组织及结核性脓肿边缘强化明显。

【诊断与鉴别诊断】

诊断要点：起病缓慢；骨质破坏从骨性关节面边缘部分开始；关节软骨破坏晚，关节间隙晚期出现不对称性狭窄。

本病需要与化脓性关节炎及类风湿关节炎鉴别。

（1）化脓性关节炎　病变进展快；早期出现关节软骨破坏及关节间隙变窄；骨质破坏同时出现骨质增生；晚期形成关节骨性强直。

（2）类风湿关节炎　手足小关节对称多发；早期关节间隙均匀性狭窄；关节囊肿胀及骨质疏松明显。

第八节　慢性关节病

慢性关节病是指发病隐匿、进展缓慢、病程较长、累及多个关节的疾病。病因多不明确。

一、类风湿关节炎

类风湿关节炎（rheumatoid arthritis，RA）是以多发性、非特异性慢性关节炎症为主要表现的全身性疾病。以对称性侵犯手足小关节为特征。

【临床与病理】

1. 病因病理　病因大多不明确，多数学者认为是遗传因素与环境因素共同作用的结果。病理主要表现为关节滑膜的非特异性慢性炎。早起滑膜充血、水肿，关节腔有渗出液；进展期形成滑膜血管翳形成，并破坏关节软骨；晚期关节骨端骨质破坏、骨质疏松。

2. 临床表现　多发生于中年女性。发病隐匿，早期出现低热、疲劳、肌肉酸痛等症状。对称性侵犯周围小关节，表现为关节呈梭形肿胀、疼痛等。晚期由于关节的滑膜炎侵蚀骨质，出现多关节畸形，如指间关节屈曲和过伸畸形，且常合并肌肉萎缩。

实验室检查：类风湿因子阳性，血沉加快。

【影像学表现】

1. X 线和 CT 表现　多出现在发病 3 个月之后。

（1）手足小关节软组织梭形肿胀。

（2）关节间隙　早期关节腔积液造成关节间隙轻度增宽或正常，晚期关节软骨破坏使关节间隙变窄（图 7 - 30B）。

（3）骨质破坏　位于关节面边缘部分；骨性关节面模糊、中断，关节面下囊变。

（4）骨质疏松　多发生于周围小关节及关节周围骨质（图 7 - 30A）。

（5）晚期关节半脱位或脱位，四肢肌肉萎缩。

2. MRI 表现　可清晰显示关节软骨、血管翳和骨质微小侵蚀灶，对病变早期诊断优于 X 线和 CT。

（1）早期关节炎性滑膜强化，关节腔积液。

（2）关节软骨破坏后，出现软骨面毛糙和关节面下骨质破坏。

（3）增强扫描主要是显示侵蚀病灶内血管翳，为长 T_1 长 T_2 信号，明显强化。

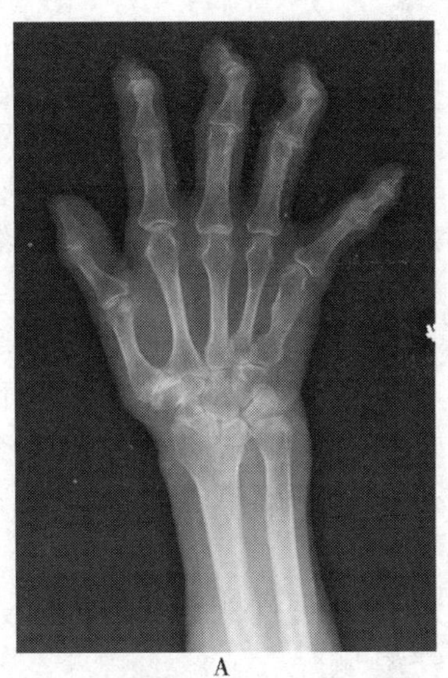
A

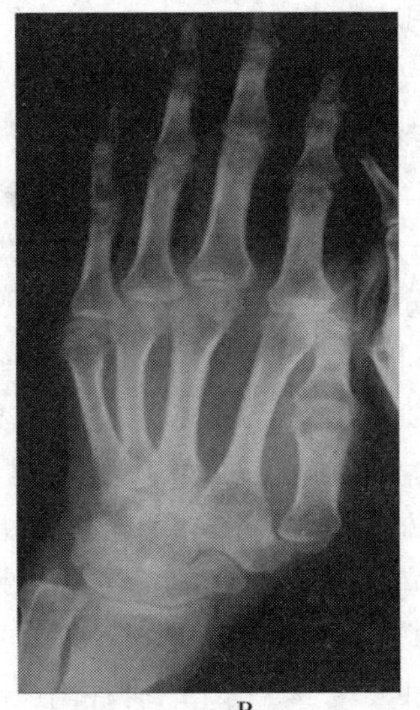
B

图 7－30 类风湿关节炎

A. 早期，图显示指骨基底部、腕骨骨质密度减低；B. 晚期、图显示指间关节、掌指关节间隙变窄，关节面骨质呈侵蚀性破坏，第 1 掌指关节半脱位

【诊断与鉴别诊断】根据临床表现、类风湿因子阳性和 X 线表现可考虑本病。本病需与关节结核、强直性脊柱炎相鉴别。

（1）关节结核多发生于大关节，单关节发病，关节软骨和骨质破坏发展较快。

（2）强直性脊柱炎见下表 7－1。

表 7－1 类风湿关节炎与强直性脊柱炎鉴别要点

	类风湿关节炎	强直性脊柱炎
家族史	一般无	有
发病年龄	30～50 岁	20～30 岁
性别	女性多见	男性多见
类风湿因子	多为阳性	阴性
受累关节	多关节、对称性、小关节多见	少关节、非对称、大关节多见
骶髂关节	很少受累	大多受累
脊柱	仅累及颈椎	全脊柱受累（自下而上）
X 线表现	对称性侵蚀性关节病	非对称性关节病伴新骨形成，关节强直及骶髂关节炎

二、强直性脊柱炎

【临床与病理】

1. 病因病理 强直性脊柱炎（ankylosing spondylitis，AS）是以中轴关节慢性炎症为主的全身疾病，病因不清。病理学上主要是滑膜增生，并有淋巴样细胞及浆细胞聚集，形成血管翳，继而发生关节软骨破坏、软骨下骨侵蚀、关节囊纤维化和关节强直。

2. 临床表现 发生于 10～40 岁，以 20 左右的男性发病多见。起病隐匿，早期多为下腰部轻微疼痛、腰部活动不便和僵硬，晨起加重，活动后缓减。活动期，骶髂关节、耻骨联合、脊椎棘突、大转子、坐骨结节、胫骨结节和跟骨结节疼痛及压痛。半数以上患者出现外周关节疼痛及功能障碍，主要侵犯髋关节和肩关节，关节肿痛有游走的特点。

【影像学表现】

1. X线表现

（1）骶髂关节改变　①最早受累，且100%受累，双侧对称性发病是本病的主要诊断依据。②骨质破坏以髂骨侧为主，表现为关节面模糊、虫噬状骨质破坏、边缘增生硬化（图7-31A）。③关节间隙先是“假性增宽”，随后关节间隙变窄，最后骨性强直。④骶髂关节炎依程度分为5级。0级：正常；Ⅰ级：可疑异常；Ⅱ级：轻度异常，可见局限性侵蚀、硬化，但关节间隙无变化；Ⅲ级：明显异常，为中度或重度骶髂关节炎，有以下一项或一项以上改变：侵蚀、硬化、关节间隙增宽或狭窄，或部分强直；Ⅳ级：严重异常，关节完全骨性强直。

（2）脊柱改变　病变最先侵蚀椎体前缘上、下角及骨突关节，致椎体前缘凹面变平直，形成“方椎”；椎间盘纤维环及前纵韧带的骨化，使脊柱呈竹节状外观（图7-31C）；晚期，骨突关节囊、黄韧带、棘间韧带及棘上韧带骨化。

（3）肌腱、韧带及关节囊与骨附着处改变　有与骨面垂直的骨化，呈胡须状。坐骨结节、股骨大转子、髂嵴、脊柱的棘突和跟骨结节是常见发病部位。

（4）髋关节改变　多双侧对称受累，表现为关节间隙变窄、关节面侵蚀、骨性关节面下囊变、反应性骨质增生硬化，最后出现髋臼和股骨头关节面外缘骨赘形成、发生骨性强直。

2. CT表现　CT扫描能减少关节前后结构重叠的干扰，较平片能更清晰显示关节受累情况，有利于早期发现病变（图7-31B）。

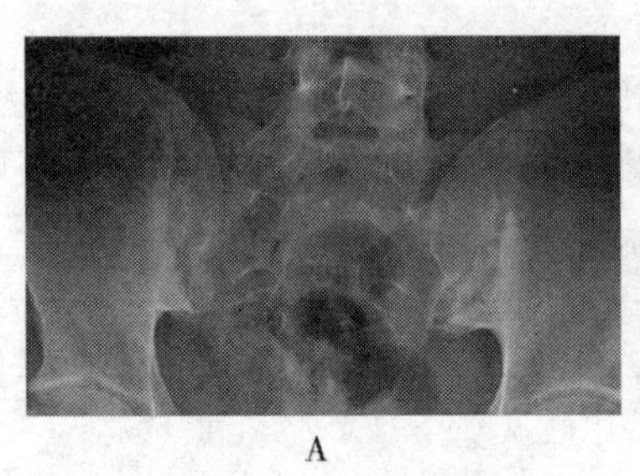

A

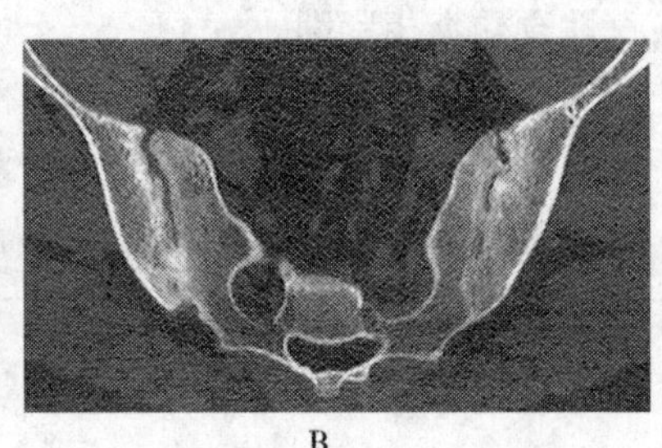

B

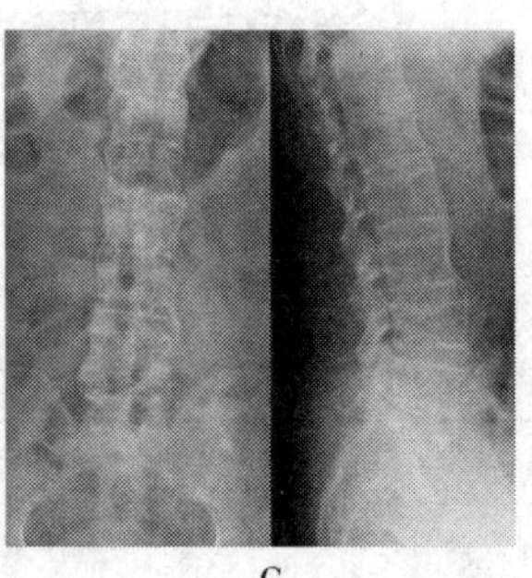

C

图7-31　强直性脊柱炎

A. 骨盆正位片，图显示双侧骶髂关节对称性侵蚀性骨质破坏，关节间隙变窄；

B. CT横轴位，图双侧骶髂关节面骨质破坏，右侧骶髂关节形成骨性强直；

C. 腰椎正侧位片，强直性脊柱炎晚期，脊柱呈竹节样改变

3. MRI表现　是本病最敏感的影像检查方法。早期关节滑膜形成血管翳，MRI表现为长T_1长T_2信号，增强呈明显强化，并与病变相延续。根据强化的程度可判断病变的活动情况。

【诊断与鉴别诊断】双侧骶髂关节对称性虫蚀状骨质破坏、骨质硬化、关节间隙变窄，甚至消失；脊柱呈竹节样改变可确诊本病。本病需与类风湿关节炎鉴别，见表7-1。

三、退行性骨关节病

退行性骨关节病（degenerativeoseoarthropathy）也称为骨关节炎，是以关节软骨退行性变、关节面及其边缘形成新骨为特征的一组非炎症性病变。

【临床与病理】

1. 病因病理　一般认为本病与衰老、多次轻微外伤、关节结构失稳、内分泌失调等原因所致。可分为原发性和继发性两类。原发性多见，无明显原因，多见于老年人，是随年龄增长关节软骨退行性变的结果。继发者为任何原因引起的关节软骨破坏。

病理主要是关节软骨水分减少、表面侵蚀或磨损，关节软骨不光滑、变薄，甚至碎裂，游离于关节腔，形成关节游离体。关节滑液可通过关节软骨缺损，引起关节软骨下囊变。承重部分关节软骨完全消失，骨性关节面暴露，骨质硬化，边缘形成骨赘。

2. 临床表现 原发者起病缓慢，多见于40岁以上成年人。好发于髋关节、膝关节、指间关节、脊柱等。发病早期主要表现为受累关节活动障碍，晨起或久坐后明显，活动后缓解。关节疼痛。

【影像学表现】

1. X线表现

（1）关节间隙变窄　最常见早期表现。

（2）骨性关节面硬化　关节软骨下反应性硬化（图7－32A、图7－32B），邻近关节面明显，向骨干侧减轻。

（3）骨赘形成　关节非承重部分骨性突起（图7－32A、图7－32B）。

（4）关节面下囊变　骨性关节面下单发或多发的圆形、类圆形透亮区，常有窄硬化带。

（5）游离体形成　骨赘脱落进入关节腔形成，表现为类圆形高密度环。

2. CT表现 采用多平面重组技术，对复杂结构关节病变的显示，优于X线（图7－32C、图7－32D）。

3. MRI表现 唯一显示关节软骨的影像学方法。

（1）早期　软骨肿胀，T_2WI高信号。

（2）进展期　关节软骨变薄，软骨内出现囊变、表面糜烂和小溃疡（图7－32E、图7－32F）。

（3）晚期　关节软骨缺损或纤维化，T_1WI、T_2WI均为低信号。

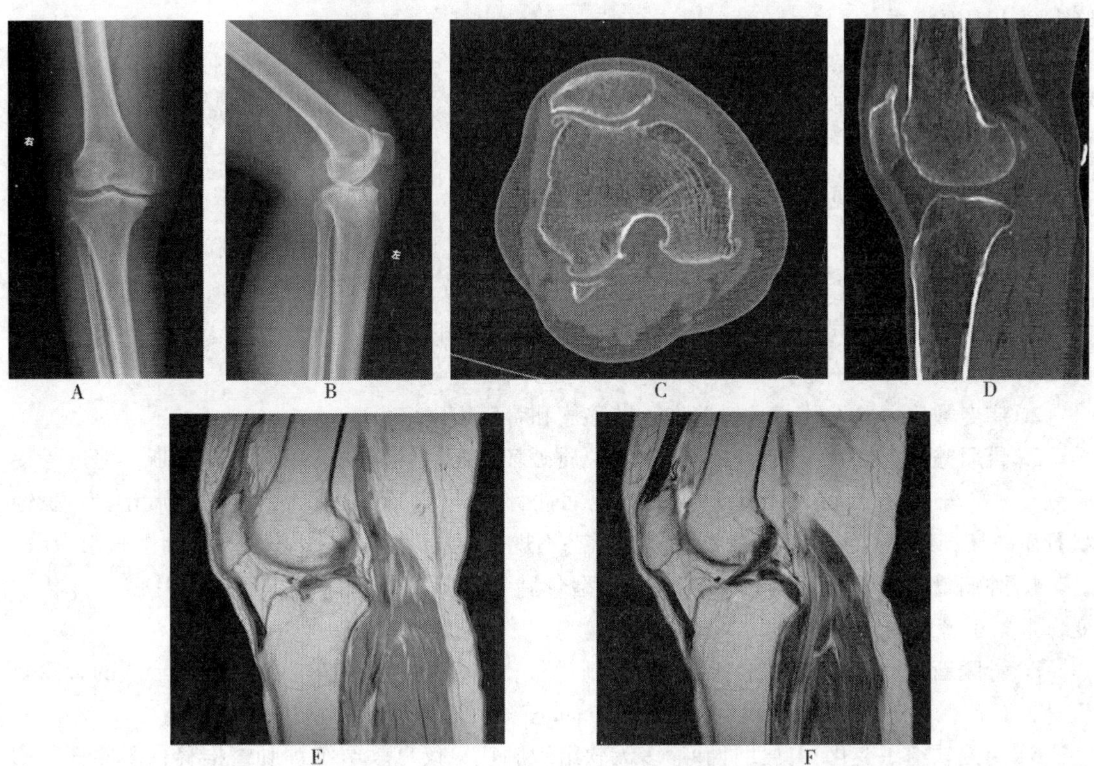

图7－32　退行性骨关节病

A. 膝关节正位片，B. 膝关节侧位片，显示膝关节间隙变窄，骨性关节面硬化，关节边缘骨赘形成；C. 膝关节CT横轴位，D. 膝关节矢状位，显示膝关节间隙变窄，边缘骨赘形成；E. 膝关节MRI T_1WI，F. 膝关节MRI T_2WI，显示关节软骨变薄，部分缺损，关节面硬化，关节间隙积液

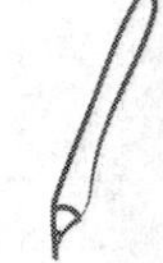

【诊断与鉴别诊断】诊断依据：患者年龄（40岁以上），病变常发生于持重关节或易损关节，关节间隙变窄，关节面增生硬化及骨赘形成。

第九节　骨肿瘤与肿瘤样变

一、概论

骨肿瘤的临床、病理和影像学表现复杂多变。影像学检查除对少数有典型征象病变易于确诊外，大多数病例的影像学缺乏特征性，再者其临床表现往往不具有特征性，甚至有些单凭病理学检查也难以确定诊断，因此影像、临床、病理三者结合才是诊断骨肿瘤的正确方法。

（一）临床表现

1. 发病率　原发性骨肿瘤占全身肿瘤的2%～3%，恶性骨肿瘤仅占全身恶性肿瘤的1%。良性骨肿瘤以骨软骨瘤发病率最高，其余为软骨瘤和巨细胞瘤。恶性骨肿瘤以转移瘤多见，原发骨肿瘤以骨肉瘤常见。

2. 年龄和性别　多数骨肿瘤患者的年龄分布有相对的规律性。婴儿以急性白血病和神经母细胞瘤的骨转移多见，少年以尤文肉瘤常见，青年好发骨肉瘤、骨软骨瘤，而转移瘤、骨髓瘤和软骨肉瘤多见于40岁以上中老年。性别上男性多于女性，大致比例约1.6∶1。

3. 症状与体征　良性肿瘤一般无全身症状，很少有局部疼痛症状，恶性骨肿瘤疼痛常是首发症状，而且常为剧痛，夜间明显。大多数恶性肿瘤境界不清，表面皮肤红肿，血管充血扩张，邻近关节常有活动受限。良性肿瘤多不影响患者健康；恶性骨肿瘤发展快、病程短，晚期可出现恶病质。

4. 实验室检查　良性骨肿瘤血液、尿液和骨髓检查均正常；恶性骨肿瘤则常有异常改变，如尤文肉瘤的白细胞增高，骨肉瘤的碱性磷酸酶增高，骨髓瘤血中出现异常免疫球蛋白，尿中出现本-周蛋白。

（二）影像学表现

骨肿瘤的影像诊断主要依据病变的部位、数目、骨质改变、骨膜异常和周围软组织改变等进行综合诊断（表7-2）。

1. 发病部位　不同的肿瘤有其一定好发部位，如骨肉瘤好发于长骨的干骺端、尤文肉瘤好发于骨干、骨髓瘤好发于中轴骨如颅骨、脊柱等。

2. 病变数目　原发肿瘤一般单发，转移瘤和骨髓瘤常多发。

3. 骨质破坏　良性骨肿瘤常为膨胀性骨质破坏、压迫性骨质破坏，边界清晰，邻近骨皮质完整，部分有硬化缘；恶性骨肿瘤多为浸润性骨质破坏，界限不清，早期呈筛孔状、虫蚀状骨质破坏，继而呈大片的溶骨性破坏，形态不规则，同时可穿破骨皮质侵入周围软组织内。

4. 肿瘤骨　恶性骨肿瘤，尤其是成骨型骨肿瘤常见，可呈磨玻璃状、斑片状、针状改变，常见于骨肉瘤。

5. 骨膜新生骨　良性骨肿瘤常无骨膜新生骨；恶性骨肿瘤常有广泛的不同形式的骨膜新生骨，而且后者还可被肿瘤破坏，形成Codman三角。

6. 周围软组织变化　良性骨肿瘤多无软组织肿块，仅见软组织被肿瘤推移；恶性骨肿瘤常侵入软组织，形成软组织肿块，与邻近软组织分界不清。

表 7-2　良恶性骨肿瘤的鉴别

	良性	恶性
生长速度	缓慢	迅速
生长方式	膨胀性	浸润性
骨质破坏边缘	界限清晰，边缘锐利	界限模糊，边缘不整
骨皮质改变	变薄、膨胀，多完整	骨质破坏、缺损、中断
骨膜反应	一般无，病理性骨折后可有少量骨膜反应	常见，不同形式的骨膜反应，并可被肿瘤侵犯
肿瘤骨	无	常有，针状、放射状
软组织肿块	多无肿胀或肿块	常见，与周围组织分界不清
远隔器官转移	无	常见

二、骨良性肿瘤

（一）骨软骨瘤

骨软骨瘤（osteochondroma）又名骨软骨外生性骨疣，是指在骨的表面覆盖以软骨帽的骨性突出物。骨软骨瘤是最常见的骨肿瘤。

【临床与病理】

1. 病因病理　肿瘤由骨性基底、软骨帽和纤维包膜三部分构成。骨性基底可宽可窄，为骨小梁和骨髓，外被薄层骨皮质，二者均分别于母体骨的相应部分相连续。软骨帽位于骨性基底的顶部，为透明软骨，其厚度随年龄的增大而减退，至成年可完全钙化。

2. 临床表现　本病多见于 10～30 岁男性。好发于股骨远端和胫骨近端。早期一般无症状，仅触及一硬结。肿瘤增大局部可有压痛和局部畸形，近关节处可引起活动障碍。

【影像学表现】

1. X 线表现

（1）骨性基底　母体骨向外延伸突出的骨性赘生物，发生于长管状骨者多背离关节方向生长。其中可见骨小梁，与母体骨延续。肿块顶端略膨大，或呈菜花状。基底部顶端为不规则致密线（图7-33）。

（2）软骨帽　不显影，当软骨帽钙化时可显示点状或环形钙化。

2. CT 表现

（1）骨性基底的骨皮质与骨松质均与母体骨向延续；

（2）软骨帽呈低密度区，钙化时可见肿瘤顶部高密度改变。

3. MRI 表现

（1）肿瘤的形态特点与 X 线、CT 相似。

（2）软骨帽　T_1WI 低信号，脂肪抑制 T_2WI 明显高信号，有钙化时 T_1WI、T_2WI 均为低信号。

（3）骨性基底各部信号特点与母体骨相同，骨皮质 T_1WI、T_2WI 均为低信号，内部松质骨呈高信号。

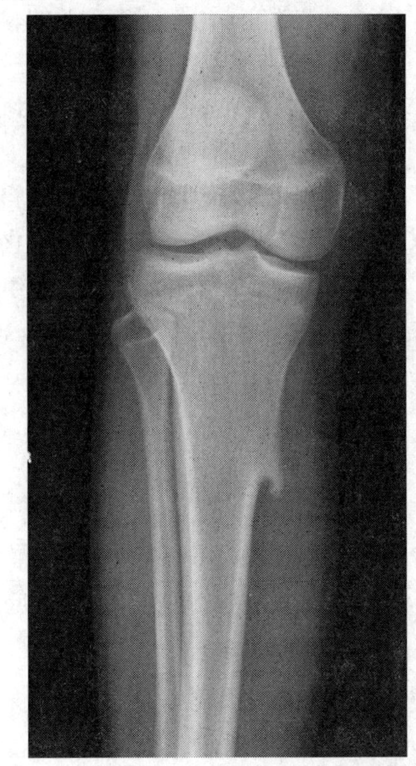

图 7-33　骨软骨瘤

桡骨远侧段骨软骨瘤，肿瘤基底部皮质及松质骨均与母体骨相连续，肿瘤背离关节方向生长

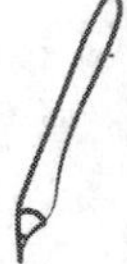

【诊断与鉴别诊断】 根据上述影像特征，能准确做出诊断。MRI 可清晰显示软骨帽，有助于早期发现恶变。

本病需要骨旁骨瘤鉴别。骨旁骨瘤的肿瘤来自骨皮质表面，肿瘤骨的松质骨与母体骨髓腔不相通。

（二）骨巨细胞瘤

骨巨细胞瘤（gaint cell tumor of bone）是一种局部侵袭性肿瘤，大部分为良性，部分生长活跃，少数为恶性。

【临床与病理】

1. 病因病理 骨巨细胞瘤好发于骨骺闭合后的四肢长骨骨端，以股骨下端、胫骨上端和桡骨下端常见。一般认为来源于骨内不成骨的间充质组织。肉眼观察肿瘤似肉芽组织，质软，富含血管，易出血；内部可见出血灶和含液的坏死囊腔。镜下肿瘤主要由单核基质细胞和多核巨细胞组成，前者是决定肿瘤性质的细胞，可表现为良性、生长活跃、恶性。

2. 临床表现 好发年龄为 20 ~ 40 岁。主要症状为患部疼痛、肿胀和压痛。位于表浅部位的，可出现局部肿胀或形成肿块，压迫有捏乒乓球样的感觉。

【影像学表现】

1. X 线、CT 表现

（1）骨质破坏 位于骨端，多为横向偏侧性、膨胀性破坏，破坏区与正常骨间分界清，无硬化缘；邻近骨皮质变薄，连续完整。破坏区内大多有纤细的骨嵴，形成大小不一间隔，呈多房改变；少数病例破坏区内无骨嵴，呈单一的骨质破坏区。

（2）骨膜增生 无反应性骨膜增生。

（3）关节改变 一般不穿破关节软骨，偶有发生，甚至穿越关节侵犯邻近骨质。

（4）CT 较平片可更清楚显示骨壳、骨嵴、软组织的改变。

（5）CT 增强扫描肿瘤组织有较明显的强化，坏死囊变区无强化。

2. MRI 表现

（1）瘤体 T_1WI 呈均匀的低或中等信号，T_2WI 呈混杂信号。

（2）增强扫描瘤体有不同程度强化。

（3）优势在于显示肿瘤周围的软组织情况，与周围血管、神经的关系等。

【诊断与鉴别诊断】 诊断要点：干骺端闭合的骨端，膨胀性骨质破坏。

良性骨巨细胞瘤需要与骨囊肿鉴别。骨囊肿多在骨骺闭合前发生，位于干骺端而不在骨端。膨胀性改变不明显。

三、骨恶性肿瘤

骨肉瘤（osteosarcoma）又称成骨肉瘤，是指瘤细胞能直接形成骨样组织或骨质的恶性肿瘤。其恶性程度高，发展快，示最常见的原发恶性骨肿瘤。

【临床与病理】

1. 病因病理 骨肉瘤的主要成分是肿瘤性成骨细胞、肿瘤性骨样组织和肿瘤骨，此外还有少量的肿瘤性软骨组织和纤维组织。长骨肿瘤多位于干骺端，在髓腔内生长，产生骨质破坏和增生；向一侧或四周骨皮质侵蚀，穿透骨皮质出血骨膜反应；侵入周围软组织，形成软组织肿块。

2. 临床表现 青少年多见，好发年龄为 11 ~ 20 岁，男性多于女性。多放射于股骨下端、胫骨上端和肱骨上端，干骺端为好发部位。主要症状为局部进行性疼痛、肿胀和功能障碍，局部皮温较高并可见浅静脉怒张。病变进展迅速，早期可放射远处转移，预后差。

【影像学表现】

1. X 线表现

（1）骨质破坏多始于干骺端边缘部分，初为虫蚀状、筛孔状骨质破坏，后融合成大片的骨缺损。

（2）肿瘤骨　为云絮状、斑块状、针状致密影。

（3）软组织肿块　肿瘤侵犯骨外软组织，表现为边界不清的软组织密度影，其内可见肿瘤骨，以针状瘤骨多见。

（4）骨膜反应　可呈分层状、平行状，且可被再破坏形成骨膜三角。

2. CT 表现

（1）对骨质破坏尤其是早期骨质破坏、肿瘤骨、软组织肿块的显示优于 X 线平片。

（2）可显示肿瘤侵犯髓腔，髓腔内脂肪低密度被软组织密度的肿瘤代替（图 7－34）。

（3）增强扫描肿瘤的实性部分（非骨化部分）明显强化。

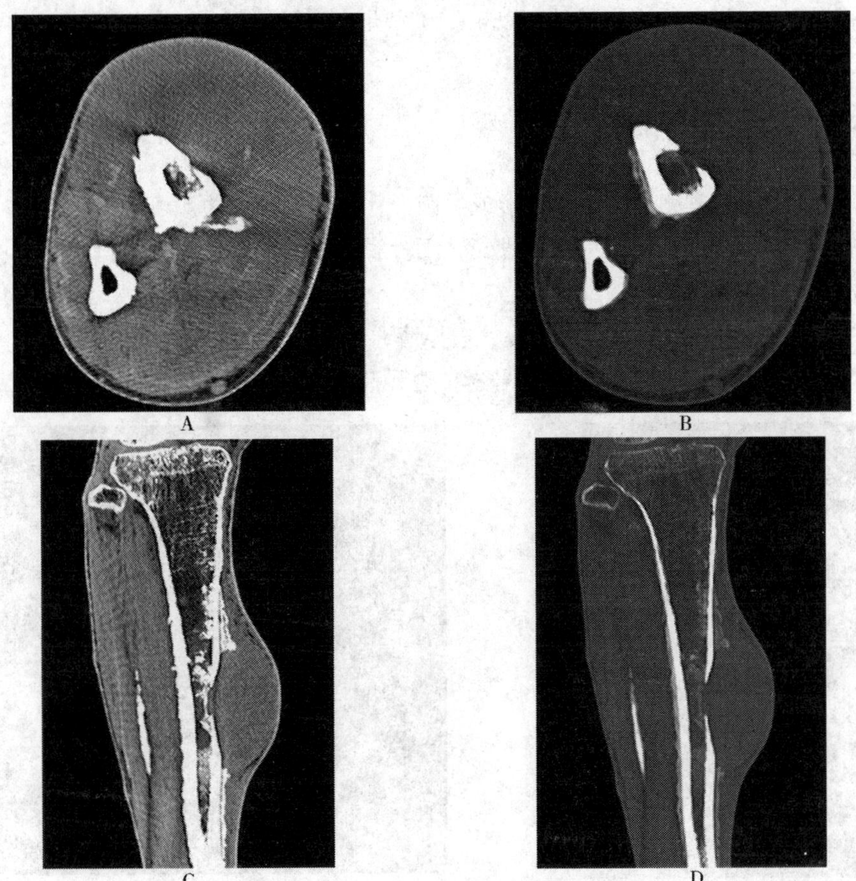

图 7－34　胫骨中段骨肉瘤

A. CT 横轴位（软组织窗），B. CT 横轴位（骨窗），C. CT 冠状位（软组织窗），D. CT 冠状位（骨窗），胫骨中段溶骨性骨质破坏和周围软组织肿块，骨膜三角形成

3. MRI 表现

（1）瘤体 T_1WI 呈不均匀的低信号，T_2WI 呈不均匀高信号，外形不规则，边界不清。

（2）瘤骨及瘤软骨钙化 T_1WI 及 T_2WI 均为低信号。

（3）优势在于显示肿瘤与周围正常结构如肌肉、血管、神经的关系，能清楚显示肿瘤在髓腔内及向骨骺和关节腔的蔓延。

【诊断与鉴别诊断】大多数骨肉瘤依据X线平片即可确立诊断。其诊断要点：干骺端边界不清骨质破坏区，穿破骨皮质形成软组织肿块，内有瘤骨，不同形状骨膜新生骨，Codman三角常见。

本病需要与化脓性骨髓炎鉴别。

化脓性骨髓炎早期有范围广泛的软组织肿胀，骨质破坏与骨质增生并存，早期骨质破坏模糊、新生骨密度低，骨膜反应轻，晚期骨质破坏明显、新生骨密度高，骨膜新生骨光滑完整。

四、骨肿瘤样病变

【临床与病理】

1. 病因病理 骨囊肿（bone cyst）病因不明，大多认为与外伤有关。一般单发，最好发于肱骨近端，其次为股骨近端。囊肿壁呈壳样变薄，内壁衬以疏松结缔组织，囊内含黄色或褐色液体。

2. 临床表现 好发于青少年男性，以4～10岁儿童多见。临床一般无症状，多发生病理性骨折而发现。

【影像学表现】

1. X线表现

（1）长骨干骺端低密度透亮区，圆形或类圆形，周围有硬化边。

（2）有时呈膨胀性，骨皮质呈薄层骨壳，无骨膜新生骨。

（3）易发生病理性骨折。

2. CT表现 病灶呈均匀液体密度囊，边界清，骨壳完整（图7－35）。

3. MRI表现 病变呈长T_1长T_2信号囊，边界清，圆形或类圆形。增强扫描无强化。

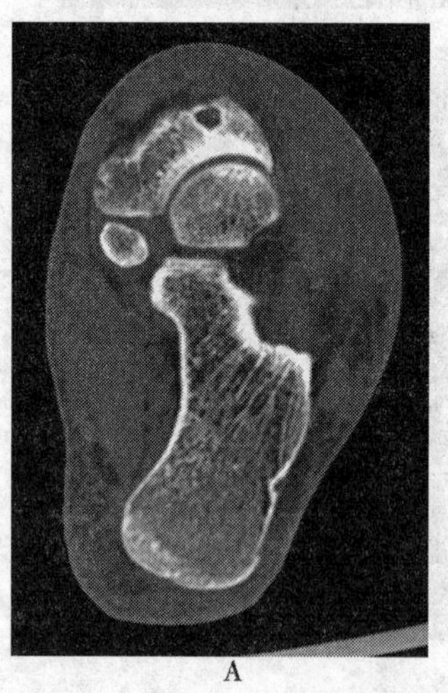

A

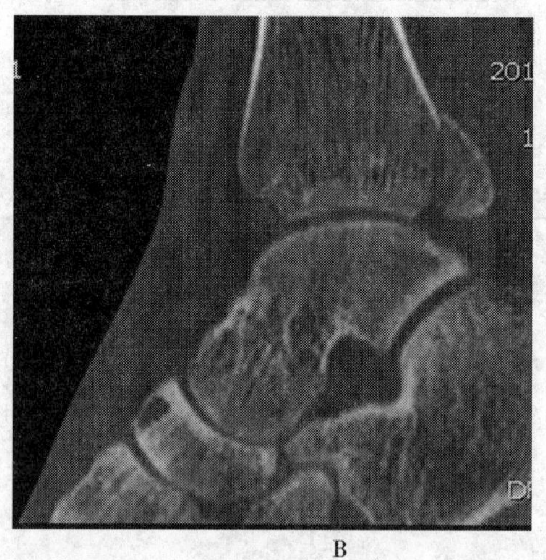

B

图7－35 骨囊肿

A. CT横轴位片，B. CT矢状位片，足舟骨局限性囊状透亮区，边缘可见硬化环

【诊断与鉴别诊断】本病需要与骨巨细胞瘤鉴别。

骨巨细胞瘤好发于骨骺闭合后的骨端，偏心性生长，膨胀性骨质破坏，多呈多房囊性改变。

第十节　脊柱病变

一、脊柱退行性改变

脊柱退行性变多为生理性老化过程，一般不引起明显症状。遗传性、自身免疫性、急性创伤和慢性劳损等原因，也可促使脊柱发生退行性变。

【临床与病理】

1. 病因病理　脊柱退行性变包括椎间盘、椎间关节和韧带的退行性变。①椎间盘退行性变包括：纤维环退变：多发生于20岁以后，出现网状、玻璃样变及裂隙改变，并向周围膨出，退变处可有钙盐沉着；软骨终板退行性变：表现为软骨细胞坏死、囊变、钙化和裂隙；髓核退行性变：晚于纤维环退变，表现为脱水、碎裂，有时可出现气体（“真空”现象）和钙化。②椎间关节退行性变：多为椎间盘退行性变导致的椎间关节异常活动和失稳所致。早期表现为损伤性滑膜炎，随之出现关节软骨损伤，关节间隙变窄，软骨下骨质增生、硬化，边缘部骨赘形成，关节囊松弛、钙化，关节脱位等。③韧带退行性变：脊柱失稳引起周围韧带受力增加，出现纤维增生、硬化、钙化和骨化，多见于前纵韧带、后纵韧带和黄韧带。④脊柱骨骼改变：椎间盘变性可引起相邻椎体发生骨髓水肿、脂肪沉积和骨质增生。⑤继发性改变：上述诸结构的退行性变可引起椎管、椎间孔及侧隐窝的继发性狭窄。

2. 临床表现　一般无明显症状或仅有颈、腰背部僵硬、疼痛。并发椎间盘突出、椎管狭窄和脊椎滑脱等病变时，常压迫脊髓、神经根和血管，引起相应症状和体征。

【影像学表现】

1. X线表现

（1）椎间盘退行性变　椎体终板骨质增生硬化，边缘部分骨赘形成，严重形成骨桥（图7－36A、图7－36B）。

（2）髓核退行性变　椎间隙变窄。

（3）椎间关节退行性变　上下关节突变尖，关节间隙变窄，关节面硬化。

（4）继发性改变　椎体滑脱，椎管狭窄。

2. CT表现

（1）椎间盘膨出　椎间盘向四周均匀膨出与椎体边缘，硬膜囊前缘及椎间孔内脂肪可受压，脊髓可有或无受压移位。膨出的椎间盘外周可有弧形钙化，有时显示髓核钙化和椎间盘“真空”现象（图7－36C、图7－36E）。

（2）椎体增生硬化　椎体边缘部唇样骨质增生、硬化。

（3）黄韧带肥厚、钙化　椎板内侧高密度影，硬膜囊侧后缘受压、移位。

（4）后纵韧带肥厚、钙化或骨化　椎管前壁椎体后缘的圆形、椭圆形高密度影，边界清楚。

（5）椎间关节退行性变　椎间关节突肥大，骨赘形成，椎间关节间隙变窄（图7－36D）。

3. MRI表现

（1）椎间盘变性　椎间隙变窄，T_2WI上椎间盘呈中低信号，失去正常的夹层样结构。

（2）椎间盘积气、钙化　T_1WI、T_2WI均为无信号或低信号区。

（3）椎间盘膨出　纤维环低信号影向四周均匀膨出，硬膜囊前缘及双侧椎间孔脂肪呈光滑、对称的弧形压迹，高信号的髓核仍位于纤维环内。

（4）椎体骨质增生　椎体终板前后缘骨皮质呈三角形外突骨赘，T_1WI、T_2WI低信号。

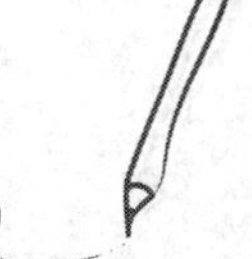

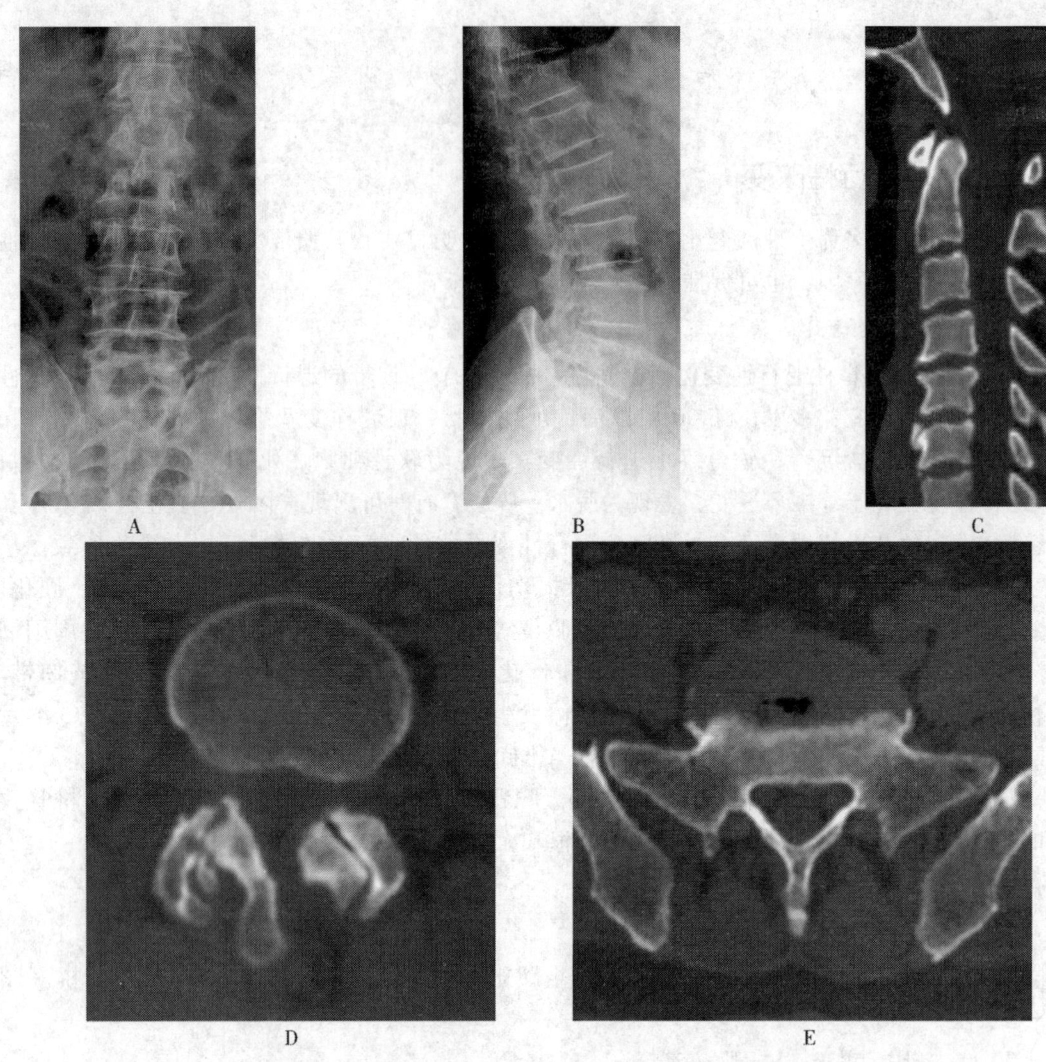

图 7－36　脊柱退行性变

A. 腰椎正位片，B. 腰椎侧位片图显示椎体边缘骨质增生硬化；C. 颈椎 CT 矢状位，颈椎前缘骨赘形成；D. 腰椎 CT 横轴位，双侧椎间关节突增生，形成骨赘，关节间隙积气；E. 腰骶椎 CT 横轴位，椎间盘积气

【诊断与鉴别诊断】 本病影像具有特征性，一般不需要与其他疾病鉴别。

二、椎间盘膨出与突出

【临床与病理】

1. 病因病理　由于椎间盘发生变性，致使椎间盘变薄并向椎体周围膨隆，称为椎间盘膨出；由于退行性变或外伤，致纤维环破裂，部分髓核通过纤维环缺损处突出，称为椎间盘突出。当突出的髓核通过有裂隙的后纵韧带进入椎管内，形成髓核脱出。此外，髓核经相邻椎体软骨板的薄弱区突入椎体骨松质内，形成压迹，称之为 Schmorl 结节。

2. 临床表现　本病多见于 30～50 岁男性。主要为局部刺激症状及脊髓、神经根的压迫症状。

【影像学表现】

1. X 线表现

（1）椎间隙变窄，可匀称或不匀称，呈前窄后宽。

（2）椎体边缘骨质增生，形成骨赘。

（3）脊柱生理曲度异常或侧弯。

（4）Schmorl 结节　相邻椎体缘对称的隐窝状压迹，边缘清楚。

2. CT 表现

（1）椎间盘变性　退变的椎间盘可产生氮气，称为“真空”现象，CT 值为负值。

（2）椎间盘膨出　椎间盘超出椎体边缘；硬膜囊前缘平直；硬膜外脂肪间隙存在；硬膜囊及神经根无受压移位（图 7－37A、图 7－37B）。

（3）椎间盘突出　分为中央型、侧后型和外侧型。

直接征象：突出椎体后缘的局限性软组织密度影（图 7－37C、图 7－37D），其内可有钙化。

间接征象：①硬膜外脂肪间隙变窄、移位或消失；②硬膜囊前缘或侧方、神经根受压移位；③Schmorl 结节表现为椎体上下缘的隐窝状压迹，中心低密度为髓核和软骨板，边缘为反应性骨硬化带（图 7－37G、图 7－37H）。

3. MRI 表现

（1）椎间盘变性　T_2WI 低信号。

（2）椎间盘膨出　椎间盘超出椎体边缘，矢状面椎间盘向前后隆起；硬膜囊前缘平直；硬膜外脂肪间隙存在；硬膜囊及神经根无受压移位。

（3）椎间盘突出　呈三角形或半球形局限突出于椎体后缘或外侧缘；硬膜囊、脂肪囊、神经根鞘受压（图 7－37E、图 7－37F）。

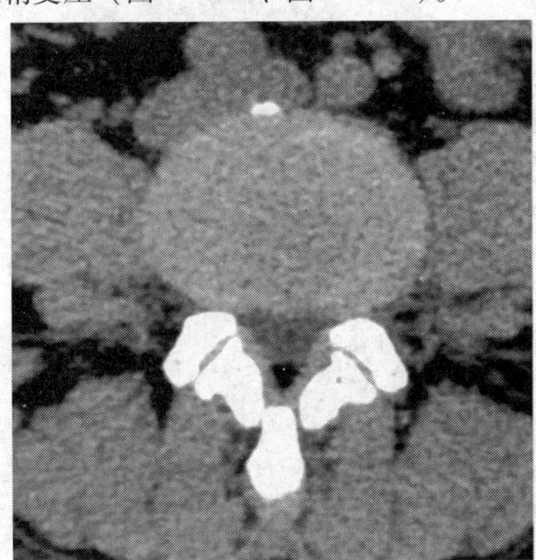

A.椎间盘膨出（CT横轴位）

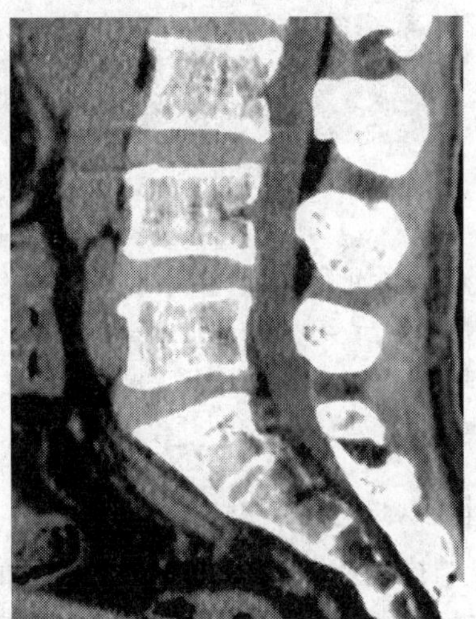

B.椎间盘膨出（CT矢状位）

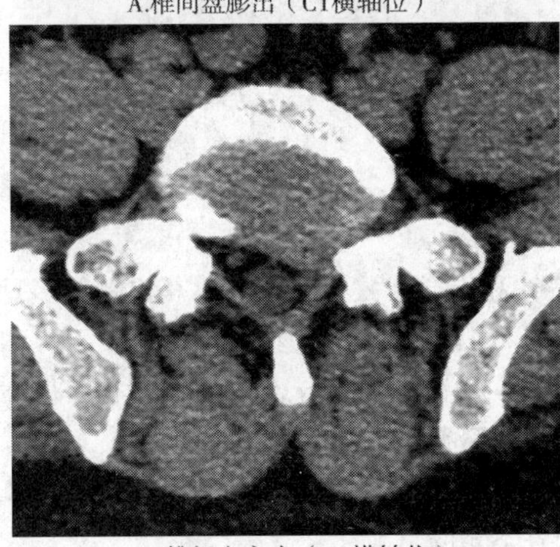

C.椎间盘突出（CT横轴位）

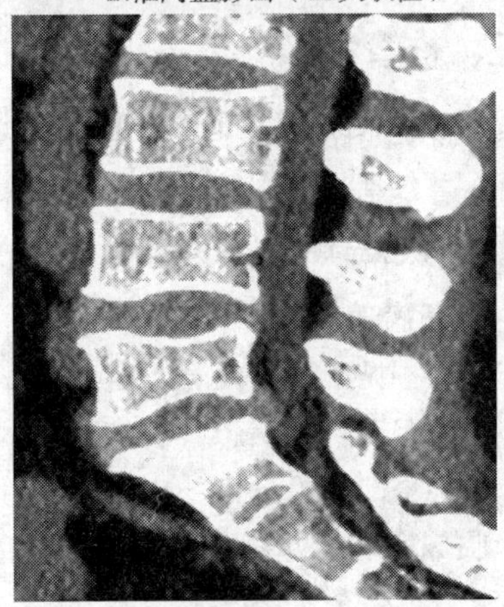

D.椎间盘突出（CT矢状位）

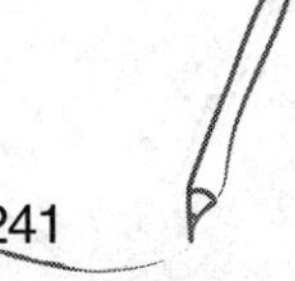

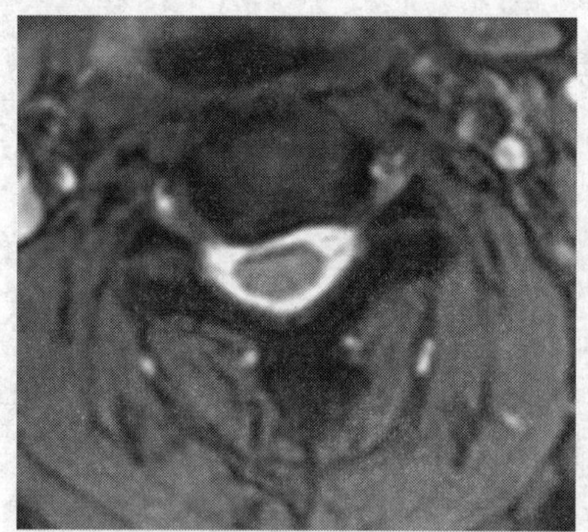

E.椎间盘突出（MRI横轴位）

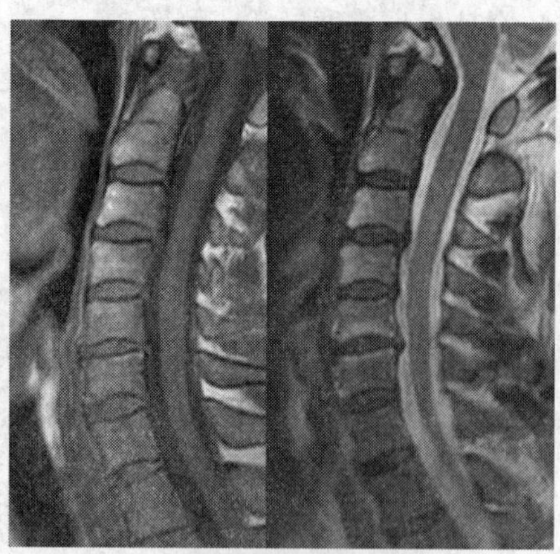

F.椎间盘膨出（MRI矢状位）

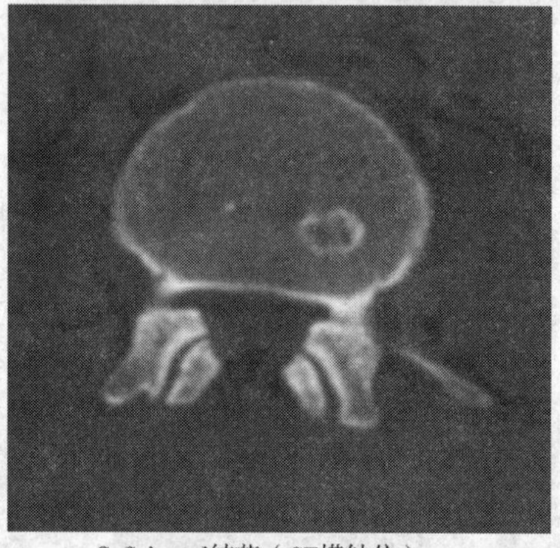

G. Schmorl结节（CT横轴位）

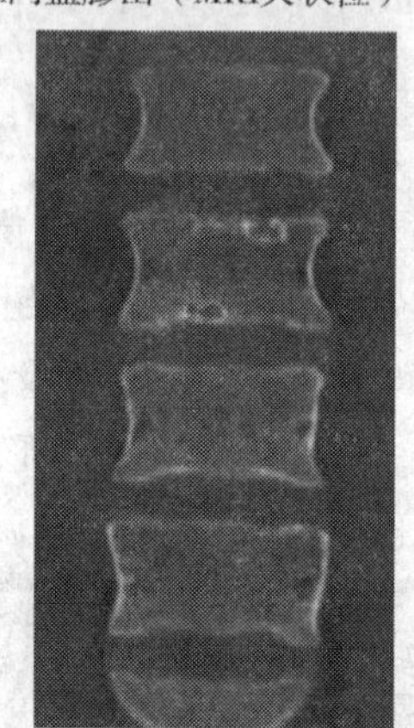

H. Schmorl结节（CT矢状位）

图 7－37　椎间盘膨出与突出

A. CT 横轴位，B. CT 矢状位，C. CT 横轴位，D. CT 矢状位，E. MRI 横轴位，F. MRI 矢状位，G. CT 横轴位，H. CT 矢状位。A、B. 腰 5～骶 1 椎间盘膨出，中等密度的椎间盘边缘均匀超出相邻椎体终板边缘；C、D. 腰 5～骶 1 椎间盘突出，椎体后缘偏左侧弧形中等密度椎间盘突入椎管，左侧神经根受压；E、F. 颈椎椎间盘突出，椎间盘局限向后突入椎管；G、H. Schmorl 结节，椎体缘高密度硬化环

【诊断与鉴别诊断】诊断：一般具有典型的临床表现，CT 和 MRI 上突出或膨出的椎间盘结构以及硬膜囊、神经根受压情况，可明确诊断。

本病需要与硬膜外瘢痕、肿瘤等鉴别。

三、椎管狭窄

椎管狭窄是指构成椎管的脊柱、软骨和软组织异常，引起椎管有效容积减少，压迫脊髓、神经和血管等结构而引起的一系列临床症状和体征。

【临床与病理】

1. 病因病理　椎管狭窄分为先天性、获得性和混合性狭窄三类，以获得者最多见。先天性狭窄少见，见于软骨发育不全、黏多糖和椎弓根肥大等疾病；获得性是继发于骨和椎管的狭窄，常见于退行性疾患、外伤和手术等；混合性是在先天性异常基础上并有获得性疾患所致。依据狭窄部位可分为：中心型椎管狭窄、侧隐窝狭窄、神经孔狭窄。

2. 临床表现　起病隐匿，发展缓慢，病史长，呈进行性进展，多在 50～60 岁出现症状，男性多于女性。依据狭窄部位不同，临床表现各不相同。

【影像学表现】

1. X线表现

（1）脊柱曲度改变　脊柱侧凸，脊柱滑脱。

（2）脊柱退行性变　椎体边缘骨质增生硬化，椎间隙变窄。

（3）椎管中央前后径变小　侧位X线片显示。

2. CT表现

（1）椎体后缘骨质增生，颈椎表现较明显且常见。

（2）黄韧带肥厚、钙化，腰椎常见，腰椎正常黄韧带厚度2～4mm，大于5mm为黄韧带肥厚。

（3）上下关节突增生肥大（图7－38A）。

（4）椎间盘突出。

（5）椎体滑脱，椎弓峡部裂。

（6）后纵韧带骨化，表现为椎体后缘正中或偏侧有骨化块向后突入椎管。

3. MRI表现

（1）椎管形态　多平面成像显示清晰，尤其是矢状位观察较佳（图7－38B、图7－38C）。

（2）狭窄程度　T_2WI横轴位或矢状位能精确测量椎管前后径、椎管面积等。

（3）脊髓、神经根、椎动脉受压。

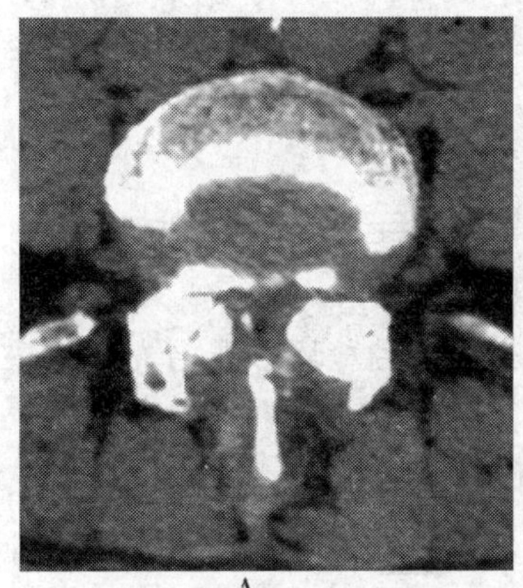
A

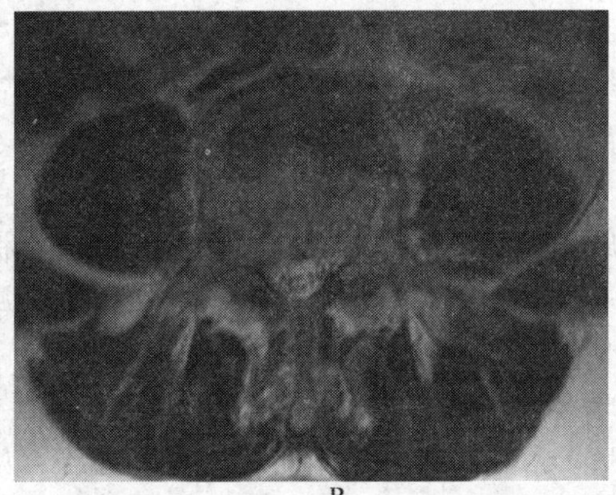
B

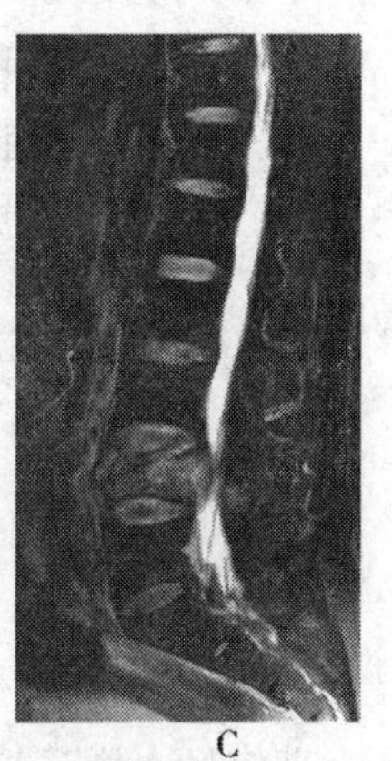
C

图7－38　椎管狭窄

A. CT横轴位，侧椎体小关节突增生，双侧侧隐窝狭窄，骨性椎管狭窄；B. MRI T_2WI横轴位，C. MRI T_2WI矢状位，腰4椎体爆裂骨折，椎体塌陷变扁，呈长T_2高信号，骨块向椎管内移位，同平面骨性椎管狭窄

【诊断与鉴别诊断】诊断：影像学检查显示椎管各径线小于正常，同时显示椎体骨质增生、韧带肥厚或钙化、椎间关节退行性变、椎间盘膨出或突出，硬膜囊、脊髓及神经根受压情况，可明确诊断。

第十一节　软组织病变

一、软组织损伤

【临床与病理】

1. 病因病理　韧带与肌腱的损伤多发生于急性创伤，少数为长期劳损所致。根据损伤的程度可分为不完全性撕裂和完全性撕裂。韧带与肌腱急性损伤时，可合并附着处的撕脱性骨折，关节腔积液或积血。

2. 临床表现 局部肿胀、疼痛、活动受限。完全断裂时，施加外力可出现关节的异常活动。

【影像学表现】

MRI 为目前韧带与肌腱损伤的最佳影像检查方法。

（1）不完全性撕裂 损伤韧带肌腱增粗、边缘不清，T_2WI 低信号的韧带肌腱内出现斑片状高信号，部分低信号纤维仍保持连续性。

（2）完全性撕裂 韧带肌腱的低信号结构完全中断，为混杂长 T_1 长 T_2 信号取代。

二、软组织炎症

【临床与病理】

1. 病因病理 可原发于软组织或继发于骨的感染，以软组织脓肿多见。病理上急性期主要为充血、水肿、炎性细胞浸润及组织坏死，形成脓肿；慢性期病灶内可见出现钙化，边缘可有纤维包膜。

2. 临床表现 主要为病变局部的红、肿、热、痛。

【影像学表现】

1. X 线表现

（1）软组织肿胀，密度略增高，边界不清。

（2）肌间脂肪层模糊。

（3）皮下脂肪出现网状影。

2. CT 表现

（1）受累肌肉肿胀增粗，呈片状低密度，肌间隙及皮下脂肪模糊。

（2）形成脓肿，表现为局部液性密度区，内壁光滑；增强扫描脓肿壁环形强化。

3. MRI 表现

（1）炎症期，受累肌肉肿胀、肌间隙模糊，呈长 T_1 长 T_2 信号改变。

（2）脓肿形成后，脓液呈长 T_1 长 T_2 信号，脓肿边缘可见低信号包膜，DWI 脓肿部分常为高信号。增强扫描脓肿壁呈环形强化。

三、脂肪瘤

【临床与病理】

1. 病因病理 脂肪瘤是一种由成熟脂肪细胞构成的良性肿瘤。多位于皮下，以身体的近心端，如躯干、肢体的近端多见。病理上，脂肪瘤包膜完整，圆形或分叶状，巨大时内部可有液化坏死；镜下，肿瘤主要由成熟的脂肪细胞组成。

2. 临床表现 30～50 岁女性多见。常无明显临床症状。

【影像学表现】

1. X 线表现 脂肪瘤表现为圆形或类圆形脂肪样低密度区，边界清。

2. CT 表现

（1）平扫 圆形、类圆形脂肪密度区，CT 值通常为 -100 至 -40HU 左右；内部可有分隔。

（2）增强扫描 无强化。

3. MRI 表现

（1）平扫 圆形、类圆形短 T_1 长 T_2 高信号区，脂肪抑制序列病变信号减低；瘤内可有分隔，T_1WI 及 T_2WI 均为低信号。

（2）增强扫描　无强化，间隔有轻度强化。

【诊断与鉴别诊断】 本病需要与畸胎瘤鉴别。畸胎瘤由 3 个胚层组织构成，除脂肪外，还有其他成分，如肌肉、骨骼和液体成分等。

本章小结

长骨骨折 X 线检查可发现骨折线，结合外伤病史即可明确诊断；脊柱骨折 X 线可显示椎体压缩变形、椎间隙保持正常，CT 可显示椎体骨碎块及骨性椎管的情况，MRI 则可明确脊髓的外伤改变。儿童股骨头骨骺缺血坏死主要表现为髋关节关节间隙内侧增宽和二次骨化中心外移；成人股骨头缺血性坏死主要表现为股骨头出现斑片状密度增高区伴周边硬化边、新月征、股骨头塌陷而髋关节间隙正常。急性化脓性骨髓炎主要表现为骨质破坏、死骨形成；慢性化脓性骨髓炎主要表现为大量骨质增生，骨质增生与骨质破坏共存，死骨；化脓性关节炎表现为早期关节间隙增宽，关节软骨破坏后关节间隙变窄，关节承重部位骨质破坏，晚期关节骨性强直。长管状骨结核表现为骨质破坏区、泥沙状死骨及侵犯关节的特点；短管状骨结核骨质呈膨胀性骨质破坏，表现为骨气臌；椎体结核表现为多个椎体溶骨性骨质破坏，椎间隙变窄或消失，椎旁冷脓肿形成，脊柱曲度改变；关节结核表现为骨质破坏从关节面边缘开始，关节间隙不对称性狭窄。类风湿关节炎表现为手足等小关节软组织肿胀、关节面边缘部分骨质破坏、关节间隙变窄，晚期出现关节脱位后半脱位；强直性脊柱炎表现为双侧骶髂关节对称性虫蚀状骨质破坏、骨质硬化、关节间隙变窄，甚至消失；脊柱呈竹节样改变；退行性骨关节病表现为持重关节或易损关节的关节间隙变窄，关节面增生硬化及骨赘形成。骨软骨瘤表现为长管状骨向外延伸突出的骨性赘生物，背离关节方向生长，由骨性基底、软骨帽和纤维包膜三部分构成；骨巨细胞瘤表现为骨端偏侧性膨胀性骨质破坏，呈多房或单房改变；骨肉瘤表现为干骺端骨质破坏区，穿破骨皮质形成软组织肿块，内有瘤骨，不同形成骨膜新生骨，Codman 三角。脊柱退行性变包括椎间盘、椎间关节和韧带的退行性变；椎间盘退行性变表现为椎间盘膨出，椎间盘真空现象及椎间隙变窄；椎间关节退行性变表现为关节突肥大，骨赘形成，椎间关节间隙变窄；韧带退行性变主要表现为韧带钙化。椎间盘膨出与突出表现为椎间盘向后局限或均匀超出椎体后缘，硬膜囊前缘、脂肪囊、神经根鞘不同程度受压。椎管狭窄主要表现为显示椎管各径线小于正常。软组织病变主要介绍了软组织损伤、软组织感染及脂肪瘤，X 线是首选检查方法，MRI 检查为最佳手段，诊断不难。

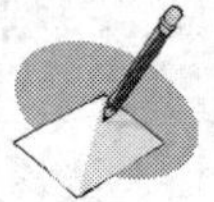

思考题

1. 简述化脓性骨髓炎的影像诊断要点及鉴别诊断。
2. 简述脊柱结核的影像诊断要点及鉴别诊断。
3. 简述良、恶性骨肿瘤的鉴别诊断。

（于　昊　郭文强）

第八章　中枢神经系统

学习要求

1. 掌握　颅脑和脊髓的基本病变的影像学表现，尤其CT、MRI表现；常见颅内肿瘤、外伤、脑血管疾病的影像学表现；椎管内肿瘤的影像学表现。

2. 熟悉　颅脑和脊髓的X线、CT和MRI正常表现；颅内常见感染性疾病的影像学表现；脊髓外伤、椎管内血管畸形的影像学表现。

3. 了解　中枢神经系统影像检查方法。

中枢系统包括颅脑与脊髓。目前影像学检查主要依靠CT和MRI。

第一节　影像学检查方法

一、X线检查

1. 平片　颅脑常规采用正、侧位，对颅骨骨折、先天性畸形以及某些颅骨肿瘤的诊断有一定价值。脊椎正、侧位可较好显示椎管及椎骨病变，但对脊髓病变诊断价值有限。

2. 血管造影　脑血管造影包括颈内动脉造影和椎动脉造影，是根据脑血管的分布、形态、位置等变化来判断颅内疾病，并可经导管行介入治疗。

脊髓血管造影主要用于显示脊髓血管畸形，是目前显示和诊断脊髓血管畸形的可靠方法，也是介入治疗所用的方法。

3. 脊髓造影　将非离子型碘水对比剂注入蛛网膜下隙内，以观察椎管内病变的方法。

二、CT检查

颅脑CT检查为颅脑疾病的常规检查方式。可分平扫和增强扫描，一般采用横断面，鞍区病变常用冠状面。CT平扫对急性脑出血的敏感性高，对于脑积水、脑萎缩、颅骨疾患等也能明确诊断。大多数颅脑疾病如颅内肿瘤、炎症、动脉瘤、血管畸形等常加用增强扫描，根据强化程度和方式多可明确诊断。

CT灌注成像（CT perfusion，CTP）主要应用于急性脑卒中的诊断。

CT血管造影（CTA）主要用于脑血管疾患如动脉狭窄和闭塞、动脉瘤、血管畸形等的检查。

脊髓CT常规横断面扫描，多采用平扫，必要时可行矢状、冠状面重组及立体三维重组，以确定病变位置，了解病变与邻近组织的解剖空间关系。但CT观察脊髓有困难。脊髓造影CT（CTM）是将非离子型碘水对比剂注入蛛网膜下隙内，然后再行CT扫描，在高密度蛛网膜下隙的衬托下，可清楚显示硬脊膜囊及脊髓情况。

三、MRI检查

MRI适用于各种颅脑疾病的检查和诊断。颅脑MRI常规采用SE或FSE序列T_1WI及

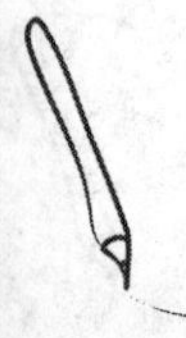

T_2WI，T_1WI 显示解剖结构较清晰，而 T_2WI 显示病变较敏感，水抑制成像（FLAIR）也常在颅脑应用。横断面为 MRI 扫描的基本方位，根据诊断需要再做矢状面和冠状面扫描。一般先做平扫，根据病情再选择做增强扫描。

MRI 血管造影（MRA）一般无需应用对比剂，能清楚显示脑血管的大中分枝，已经成为脑血管疾病的筛选检查方法，在临床得到较广泛的应用。常用于脑血管狭窄和闭塞、动脉瘤、血管畸形等检查。

磁敏感成像（SWI）对静脉系统、出血后的代谢产物以及铁含量的变化具有很高的敏感度，因此在弥漫性轴索损伤所致小灶性出血、脑内小静脉异常及高血压微出血等疾病的诊断中具有重要应用价值。

MRI 脑功能成像（fMRI）包括扩散加权成像（DWI）、扩散张量成像（DTI）、脑灌注成像（PWI）、磁共振波谱（MRS）技术和血氧水平依赖成像（BOLD）等。

脊髓 MRI 检查一般以矢状面扫描为基础，辅以病变区横断面及冠状面扫描。能清楚显示脊髓的病变，是目前检查脊髓病变的最佳方法。常规获取 SE 或 FSE 序列 T_1WI 及 T_2WI，脂肪抑制序列也常使用。一般先做平扫，根据病情再选择做增强扫描。

脊髓水成像（MRM）是用重 T_2 加权快速自旋回波序列加脂肪抑制技术，获得脊髓蛛网膜下隙脑脊液影像，类似脊髓造影效果。

四、各种检查方法的优选

1. 外伤 对于颅脑外伤，常需要行 CT 检查来了解颅内有无出血等情况，如临床症状明显而 CT 检查无明显出血表现，则需 MRI 检查以明确有无脑轴索损伤。

对于脊柱外伤，一般先行脊柱平片检查，发现骨折后，再对骨折节段进行 CT 检查，以进一步明确骨折情况和移位情况。对于脊髓压迫情况的判断需要用 MRI 检查。MRI 对椎体新旧骨折的判断也有重要价值。

2. 血管性疾病 出血的急性期，CT 检查敏感，而 MRI 信号表现复杂。出血的亚急性期和慢性期，MRI 检查价值优于 CT，其中 SWI 可以发现微出血灶。脑梗死首选 MRI 检查，可以发现早期脑梗死。对于动脉瘤、血管畸形，可以选用 CT 或 MRI，但 MRI 优于 CT。CTA、MRA 可显示大部分病变的血管改变，血管造影只有在 CT 和 MRI 检查不能明确诊断或需要介入治疗时才进行。

3. 肿瘤 对于颅内肿瘤，直接选用 CT 或 MRI 检查，平扫和增强扫描多能明确诊断。MRI 多参数、多方位的特性有利于对肿瘤的诊断和鉴别诊断。

对于椎管内肿瘤应首先选用 MRI 检查，MRI 对椎管内肿瘤定位准确，甚至能定性诊断。

第二节　正常影像学表现

一、正常 X 线表现

（一）头颅 X 线平片

1. 头颅的大小与形状 个体差异较大，仅作一般参考。

2. 颅骨 儿童较薄，成人较厚，分为内板、外板及板障三层。

3. 颅缝与囟门 颅缝与囟门指颅骨与颅骨之间的缝隙，细者为缝，大者为囟（图 8-1）。

4. 颅壁压迹 表现为颅壁多种形态的低密度影，常见压迹有脑回压迹、脑膜中动脉压迹、蛛网膜颗粒压迹、板障静脉压迹、导静脉压迹。

5. 颅底 颅底在侧位片上分为前、中、后颅凹，后前位片显示不佳，颏顶位片上则可显示出颅底全貌。蝶鞍居颅底中央，其内容纳脑垂体，正常蝶鞍前后径、左右径、上下径范围为：7～16mm、8～20mm、7～14mm。后前位片可在眶内观察内耳道，内耳道的形状可分为管状、壶腹状及喇叭状，两侧比较正常宽径差不超过0.5mm。

6. 颅内非病理性钙化 松果体钙化居于中线，位于鞍背后上方约3cm处，成人出现率为40%。其他钙化包括大脑镰钙化、侧脑室脉络丛钙化、前后床突钙化、基底核、小脑齿状核、小脑蒂及硬脑膜钙化等。

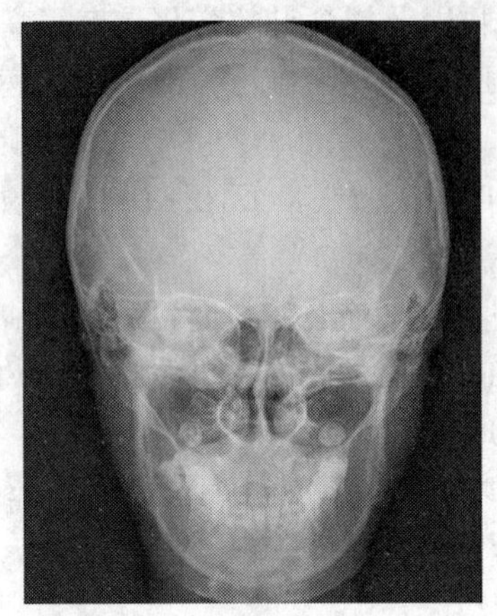

A.正常头颅正位

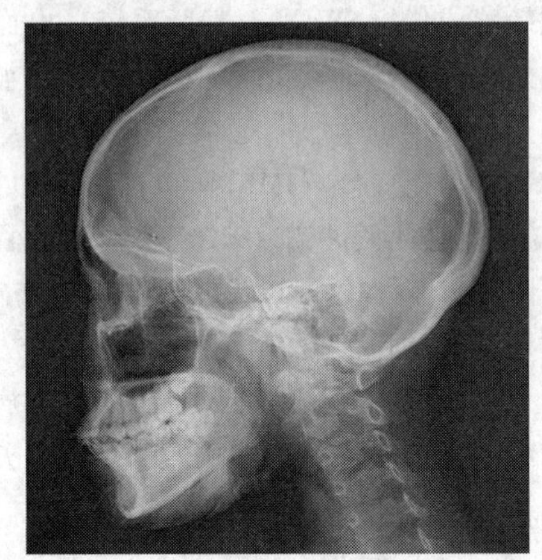

B.正常头颅侧位

图8－1 正常颅骨平片

（二）脑血管造影

1. 动脉期 脑动脉走行自然，由近至远逐渐变细，管径光滑，分布均匀，包括颈动脉系统（图8－2）及椎动脉系统。

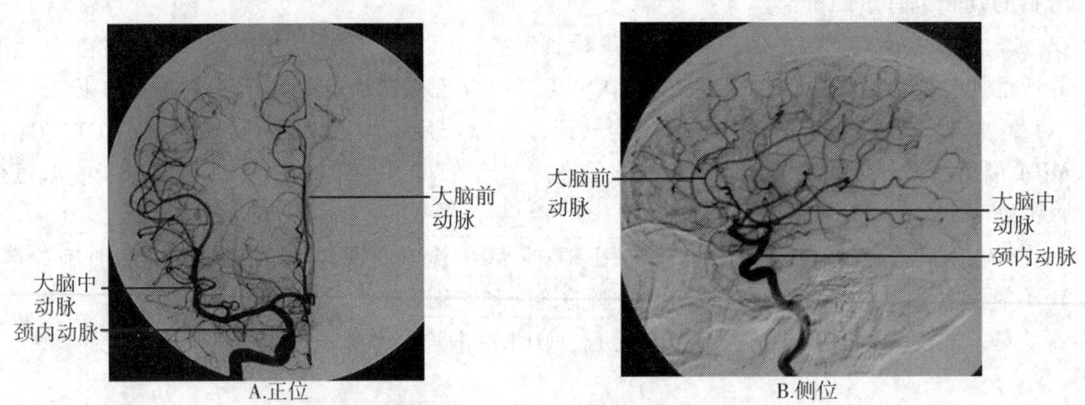

A.正位　B.侧位

图8－2 正常颈内动脉造影

2. 平衡期 亦称微血管期，此期动脉基本排空，静脉尚未充盈，造影剂潴留于微血管中，可在一定程度上反映脑实质的血液供应情况。

3. 静脉期 可显示大脑浅静脉、深静脉及静脉窦。

（三）脊髓与脊椎

1. 脊椎X线平片

（1）正位片 椎体呈方形，椎体两侧为横突，横突内缘见环形椎弓根影，椎弓根上下方见上下关节突影，各棘突连线在一条直线上。

（2）侧位片 脊柱存在生理曲度。椎体呈方形，椎弓居后方，椎体与椎弓围成椎管，容纳脊髓，脊髓在平片上不显影。上关节突与上一椎体的下关节突构成椎小关节。相邻两椎体之间为椎间隙，内有椎间盘，一般不显影。

（3）斜位片　颈椎斜位主要显示椎间孔的大小、形态。腰椎斜位主要显示椎弓峡部骨质。

2. 脊髓造影

（1）正位片　椎管内造影剂呈柱状，两侧高密度窄条影为蛛网膜下隙，中央相对低密度的宽带状影为脊髓影，在颈膨大及腰膨大处稍宽。第一腰椎平面以下，因无脊髓，造影剂柱呈均匀密度。造影剂柱对应椎间孔处有近似三角形的外突致密影为根囊，其内可见细带状透明影为神经根影像。

（2）侧位片　椎管内造影剂呈柱状，在椎间隙后方略凹陷，深度较浅，不大于2mm。

二、正常CT表现

（一）颅脑

1. 颅骨及气腔　用骨窗观察（WW1000、WL300）可显示颅骨三层结构、颅缝、颈静脉结节、岩骨、蝶骨小翼、蝶鞍、颈静脉孔、破裂孔及诸鼻窦，颅骨为高密度，鼻腔为低密度。

2. 脑实质

（1）髓质及皮质　脑实质分脑髓质及皮质，髓质CT值为28～32HU，皮质CT值为32～40HU。髓质分布于皮层下方广泛的深部脑实质之中，皮质分布于皮层及髓质内的灰质核团。

（2）灰质团块　两侧大脑半球深部的一些灰质团块，主要包括尾状核、豆状核（壳核和苍白球）以及屏状核。丘脑位于第三脑室的两侧。尾状核、丘脑和豆状核之间的带状白质结构为内囊，分为前肢、膝部和后肢。豆状核与屏状核之间的带状白质结构为外囊（图8－3）。

3. 含脑脊液的间隙　脑室系统与蛛网下腔内因含有脑脊液而呈低密度，CT值为0～20HU。脑室系统包括双侧侧脑室、第三、四脑室。蛛网膜下隙包括脑池、脑裂和脑沟，脑池包括鞍上池、桥小脑角池、纵裂池、外侧裂池、枕大池、桥池、环池、四叠体池、大脑大静脉池等，其中鞍上池为五角或六角形。新生儿发育期部分脑裂、脑池较宽，老年人脑萎缩故含脑脊液的腔隙扩大。

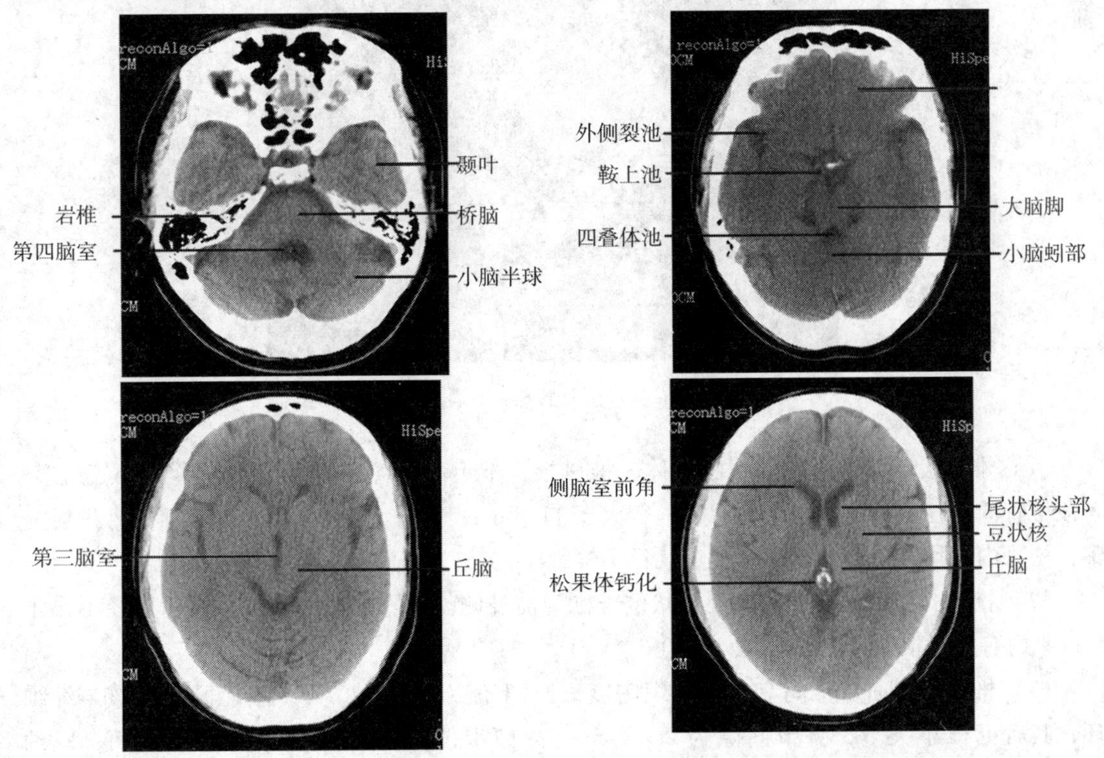

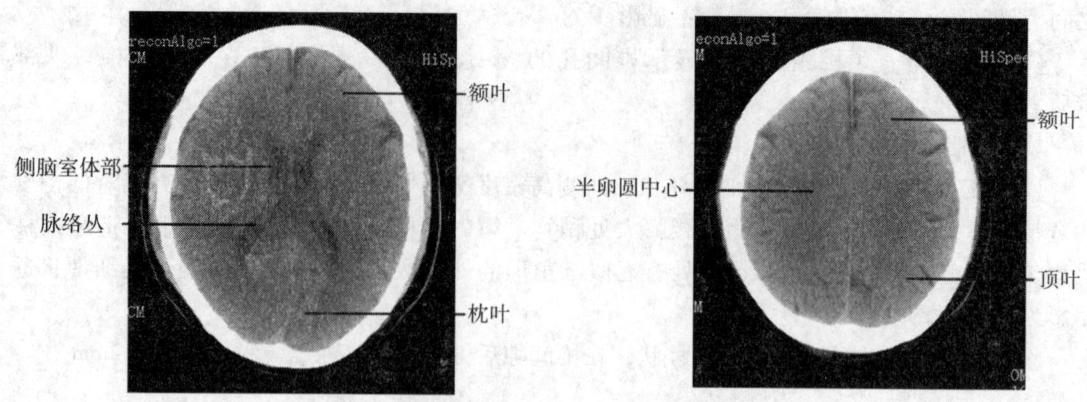

图 8-3 正常脑 CT 表现

A. 桥脑层面；B. 中脑层面；C. 第三脑室层面；D. 丘脑层面；E. 侧脑室体部层面；F. 半卵圆中心层面

4. 非病理性钙化 颅内非病理性钙化 CT 检出率明显高于平片，常见部位为松果体、缰联合、脉络丛、大脑镰、基底核及齿状核，一般钙化多见于 40 岁以上成人。

5. 增强扫描 注入对比剂后扫描，正常脑实质密度有不同程度增高，正常脑实质因血脑屏障而轻度强化，脑内血管明显强化，其他结构如硬脑膜、垂体和松果体因无血脑屏障均可发生明显强化。

（二）脊髓与脊椎

1. 平扫 可显示各椎体及附件，硬膜囊位于椎管内，借周围脂肪显影，呈圆形或椭圆形，囊内含脊髓，平扫二者不能区分（图 8-4）。依扫描层面位置不同可大致分为椎弓根层面、椎间孔层面和椎间盘层面。

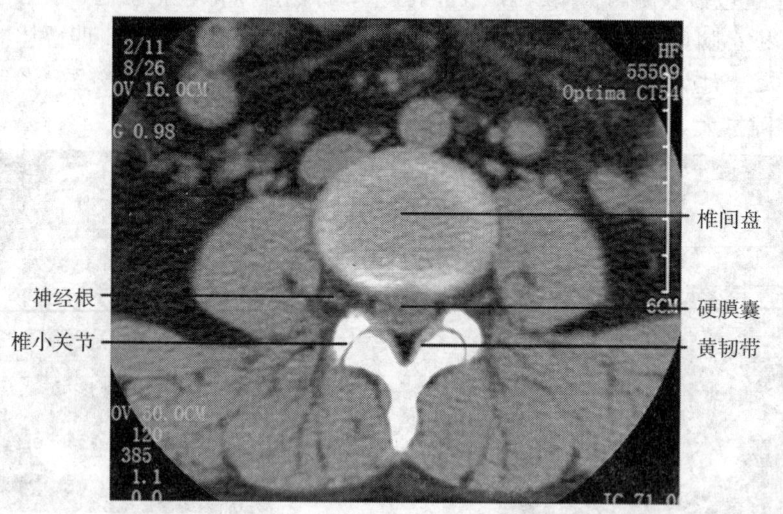

图 8-4 正常腰椎 CT 表现

（1）椎弓根层面 可见椎管由椎体、椎弓根、椎板和棘突围成，呈类圆形或近三角形，各段椎管前后径及横径不同，前后径一般大于 11.5mm，横径大于 16mm。正常椎体骨皮质完整，松骨内见均匀分布的稍高密度点状骨小梁影。

（2）椎间孔层面 椎间孔呈裂隙状位于椎管前外侧。侧隐窝呈漏斗形，其前后径不小于 5mm，内有神经根通过。

（3）椎间盘层面 椎间盘呈软组织密度影，CT 值为 80～120HU，不能区分髓核与纤维环，其后见椎小关节，关节间隙为 2～4mm。黄韧带位于椎板和小关节突内侧面，厚约

2～4mm。

2. CT 脊髓造影（CTM） 目前已较少应用。可显示脊髓形态及大小，正常颈髓前后径范围6～8mm，横径7～12mm，颈髓膨大横径可达12～15mm，胸腰髓的前后径5～7mm，横径7～9mm。脊髓圆锥轻度增粗，逐渐变细成终丝，马尾神经在蛛网膜下隙呈均匀分布点状低密度影。

三、正常 MRI 表现

（一）颅脑

1. 脑实质 在 T_1WI 上脑髓质的信号高于脑皮质，在 T_2WI 上则低于脑皮质，在髓质深部的尾状核、豆状核、红核、黑质及齿状核等灰质核团信号与皮质相似，但其内铁质沉积较多时在 T_2WI 上可呈低信号。MRI 图像无颅骨伪影干扰，是小脑、脑干病变的最佳检查方法（图8－5，图8－6）。

2. 含脑脊液的结构 脑室和蛛网膜下隙含脑脊液，其信号均匀，T_1WI 为低信号，T_2WI 为高信号，FLAIR 为低信号，但在双侧孟氏孔附近可有局部高信号。

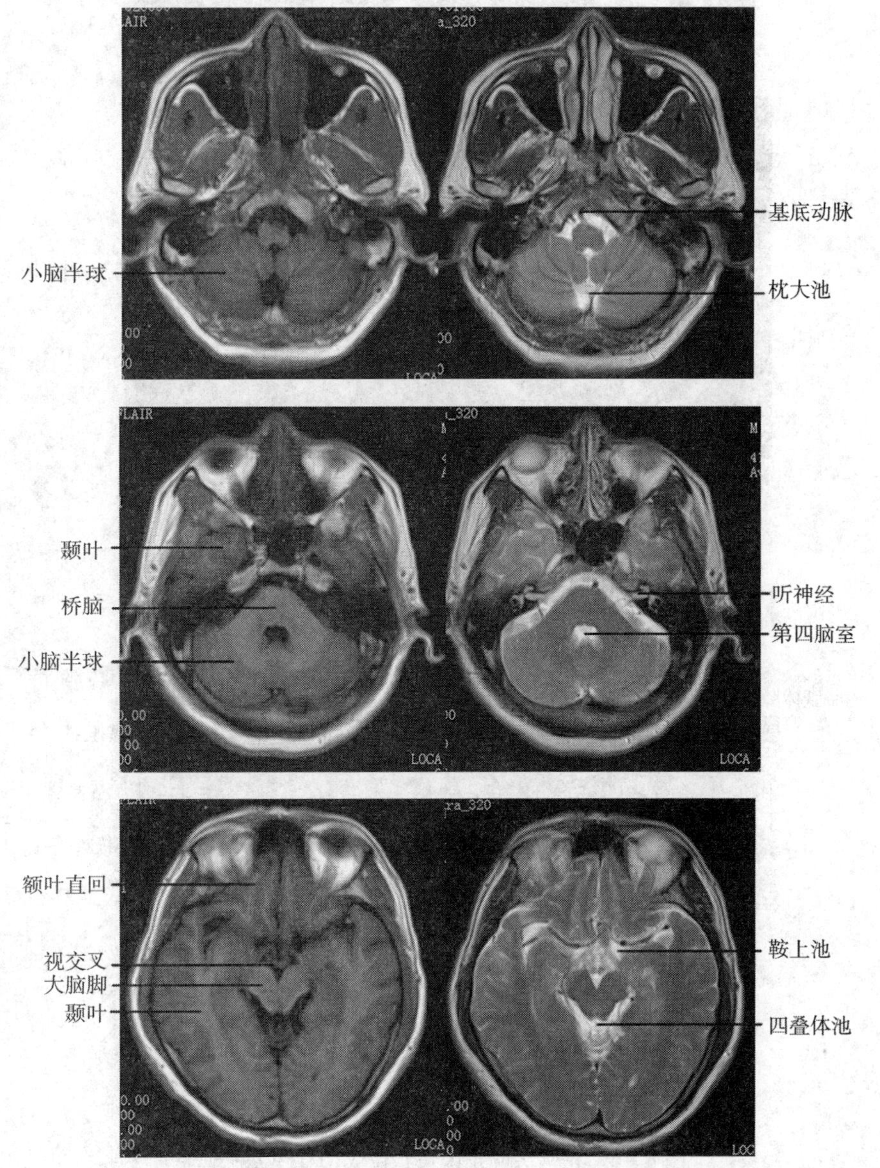

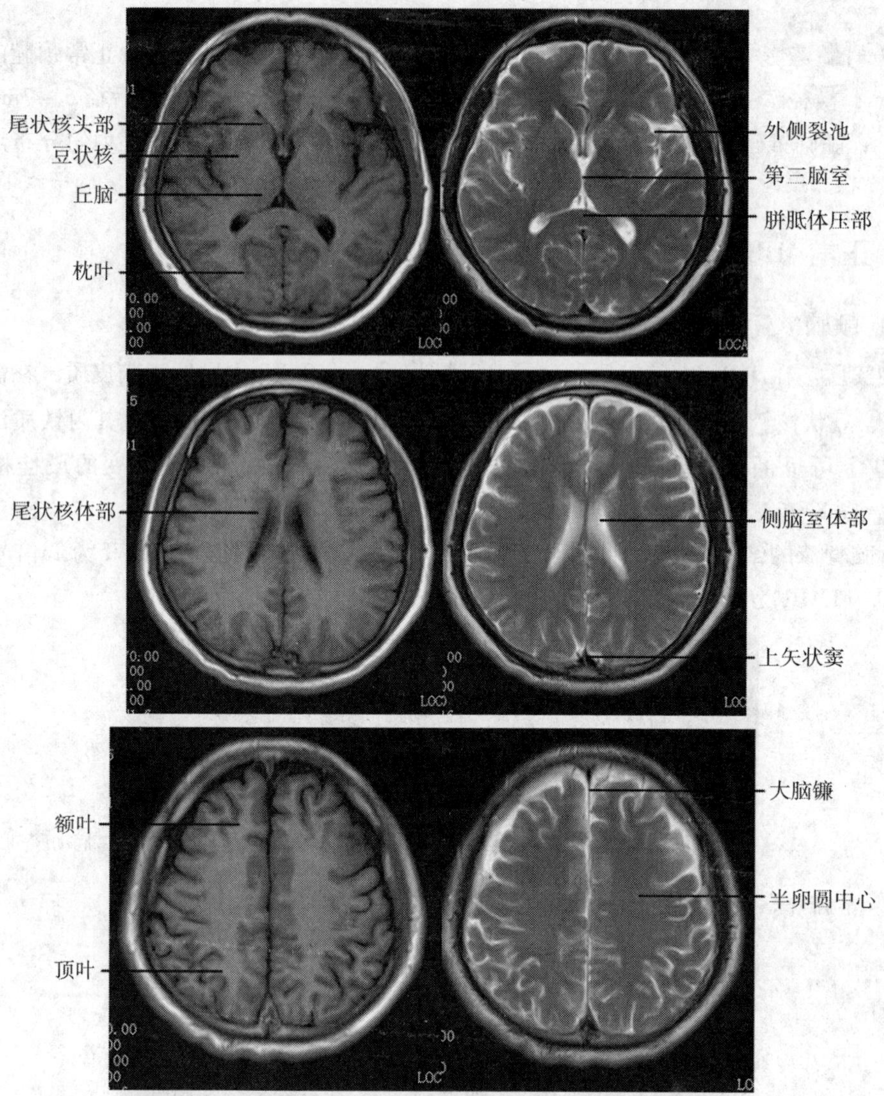

图 8－5　正常颅脑横断面 MRI 表现

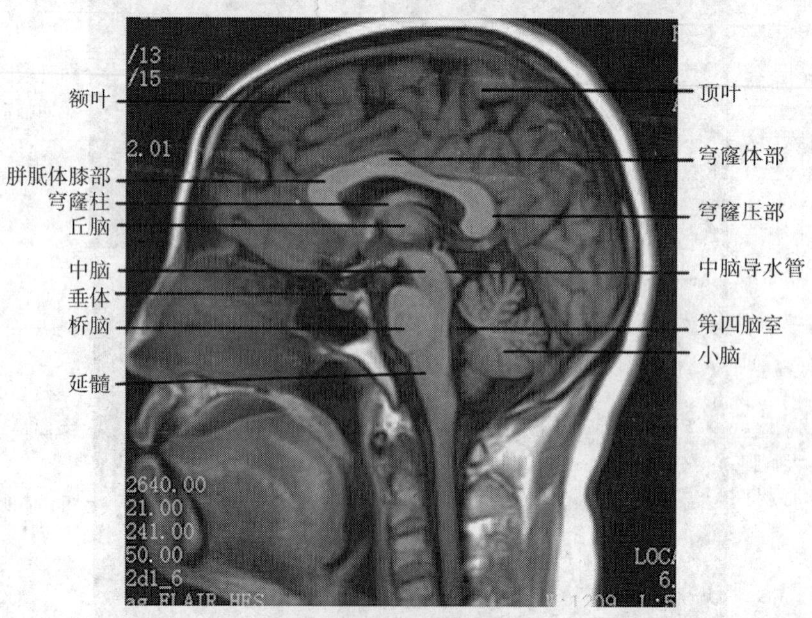

图 8－6　正常头颅正中矢状位 MRI T_1WI 表现

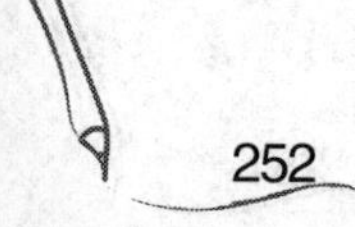

3. 脑血管 血管内流动的血液因“流空效应”常显示无信号区，即 T_1WI、T_2WI 均呈低信号，而血流缓慢或梯度回波成像时则呈高信号。MRA 和 MRV 一定程度上可代替 DSA 显示脑血管形态及分布，Willis 环变异较多，完整的 Willis 环由颈内动脉的床突上段、大脑前动脉的 A1 段、前交通动脉、后交通动脉、大脑后动脉的 P1 段组成（图 8－7、图 8－8）。

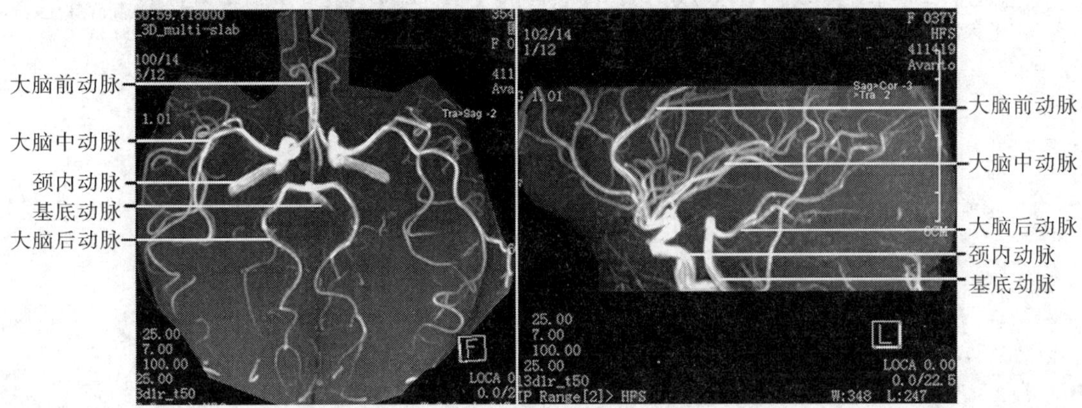

图 8－7 正常颅内 MRA 表现

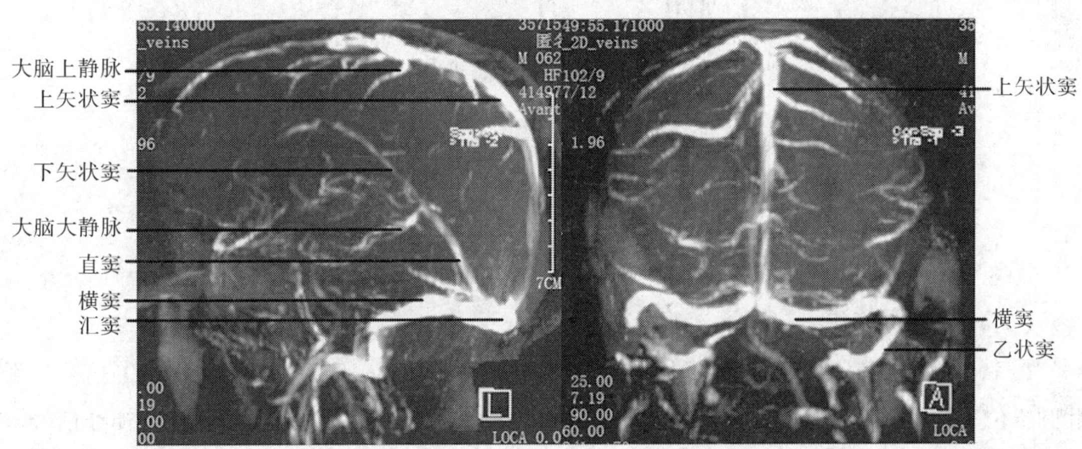

图 8－8 正常颅内 MRV 表现

4. 颅神经 高分辨 MRI 能清晰显示多对颅神经，T_1WI 为等信号，从上向下层面依次可显示出第Ⅲ、Ⅳ、Ⅴ、Ⅱ、Ⅵ、Ⅶ、Ⅷ、Ⅸ、Ⅹ、Ⅺ、Ⅻ对颅神经。

5. 颅骨 颅骨内外板、钙化因含水量和氢质子数很少，故 T_1WI、T_2WI 均为低信号，板障内含有脂肪组织，T_1WI、T_2WI 均为高信号。

磁共振新技术如扩散张量成像（DTI）能显示脑白质纤维束，SWI 显示脑内微小静脉及微出血效果好。MRS 提供脑组织化学物质含量的信号；NAA（N－乙酰门冬氨酸）波峰位于 2.0ppm，为正常神经元标志，为谱线中最高峰，降低表示神经元受损；CHO（胆碱）波峰位于 3.2ppm，与细胞膜增生代谢有关，其含量增多常提示肿瘤病变；Cr（肌酸）波峰位于 3.0，代谢稳定，常作为参考值（图 8－9～图 8－11）。

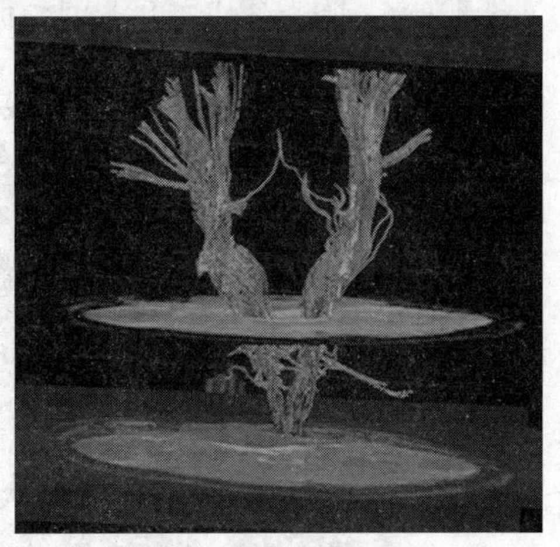

图 8－9 正常脑 DTI

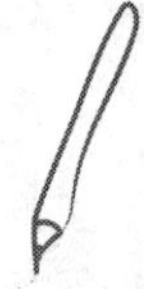

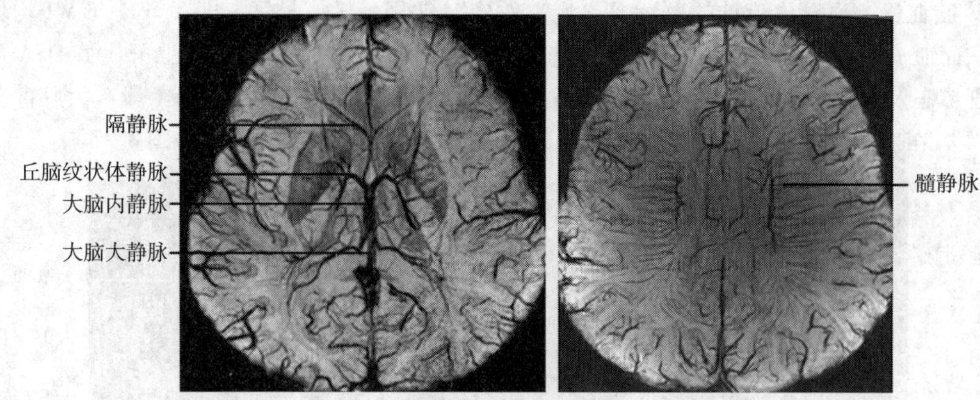

图 8－10　正常脑 SWI

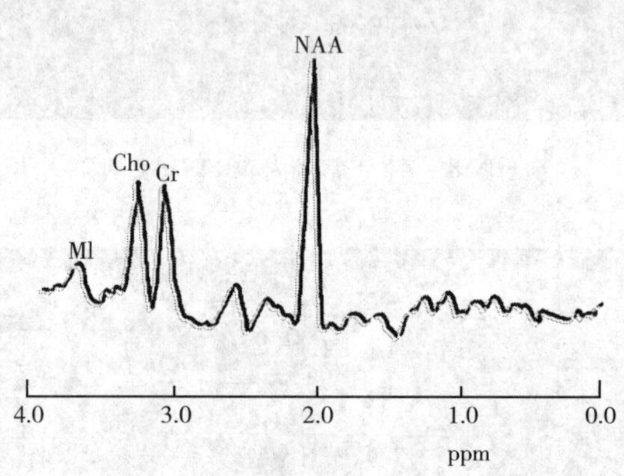

图 8－11　正常脑 ^{1}H－MRS 示意图

（二）脊髓与脊椎

1. 脊髓　矢状位可显示完整结构，其位于蛛网膜下隙内，T_1WI、T_2WI 均呈等信号，脊髓圆锥位于胸 11～12 水平，向下圆锥逐渐变细，其末端位于腰 1～2 水平，马尾神经信号较圆锥略低。横断位可清楚显示脊髓与硬膜囊及脊神经根的关系（图 8－12、图 8－13）。冠状位用于显示脊髓两侧的神经根和脊髓病变形态、位置。

2. 椎体及附件　椎体内部因含脂肪在 T_1WI、T_2WI 均呈中等或略高信号，椎体和椎弓表面骨皮质在 T_1WI、T_2WI 均呈低信号。

3. 椎间盘　椎间盘的信号在 T_1WI 与椎体相似或略低；在 T_2WI 中心髓核呈较高信号，外周纤维环及上、下透明软骨呈低信号。

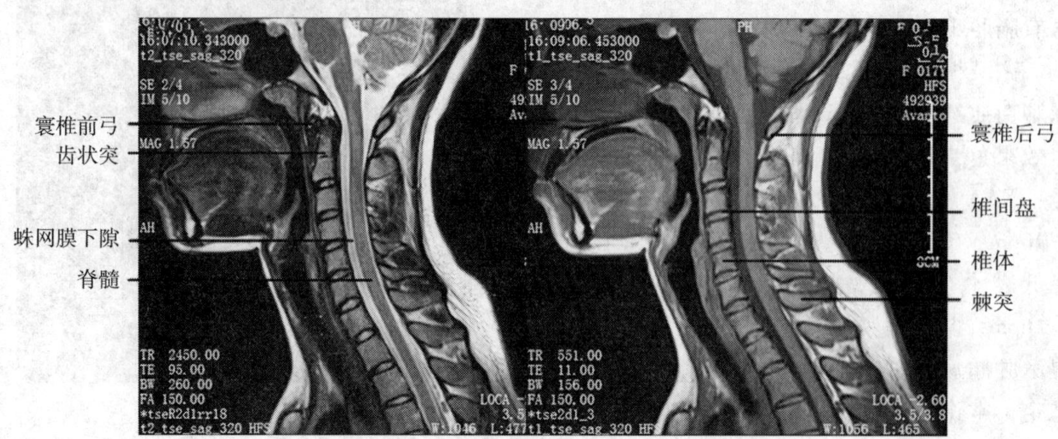

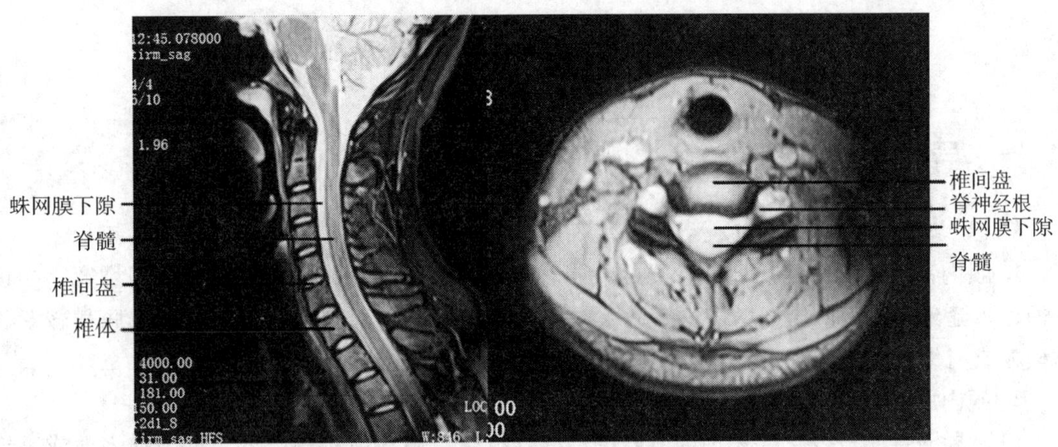

图 8－12　正常颈椎 MRI 表现

A. 矢状位 MRI T_2WI；B. 矢状面 MRI T_1WI；C. 矢状面 MRI 抑脂 T_2WI；D. 横断面 MRI T_2WI

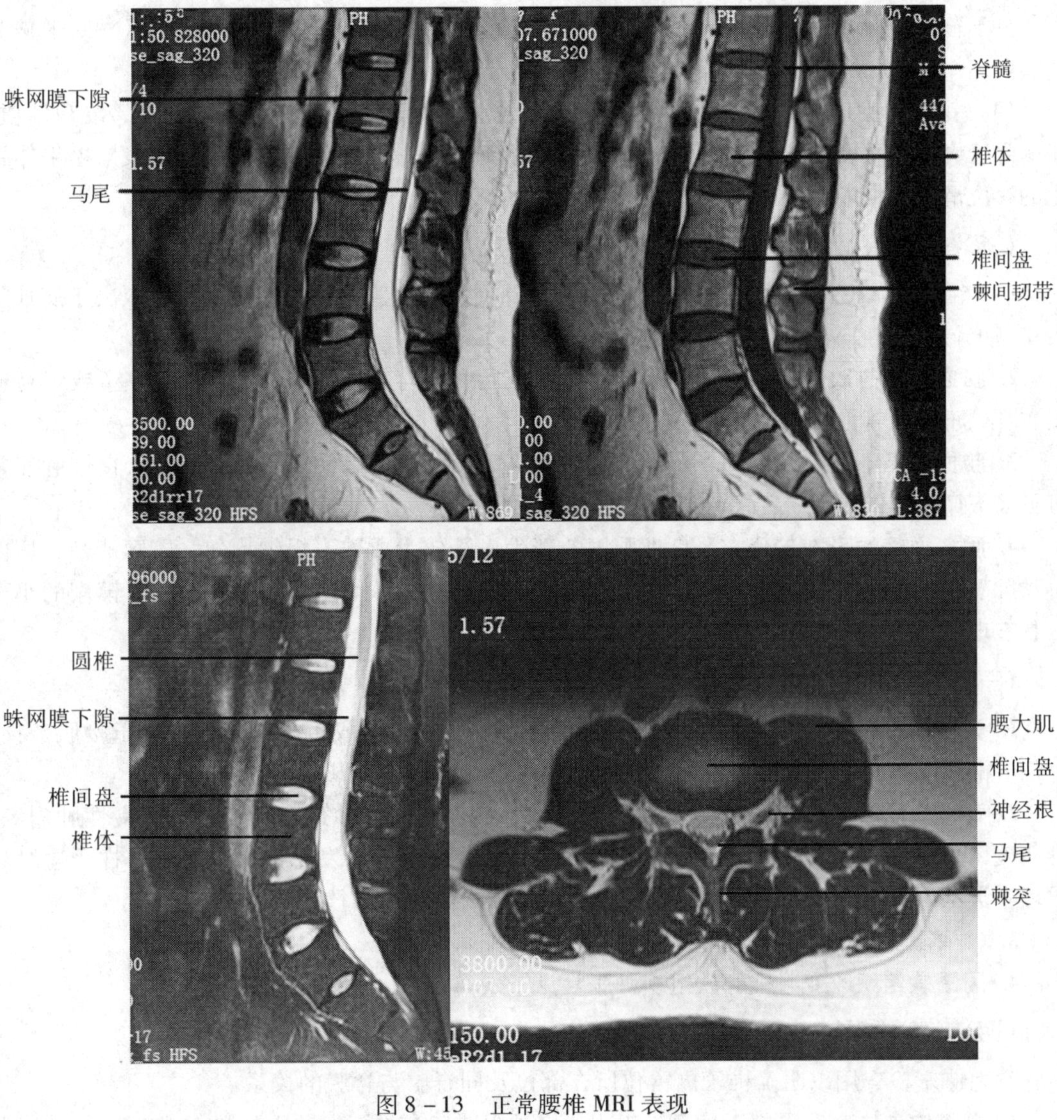

图 8－13　正常腰椎 MRI 表现

A. 矢状位 MRI T_2WI；B. 矢状面 MRI T_1WI；C. 矢状面 MRI 抑脂 T_2WI；D. 横断面 MRI T_2WI

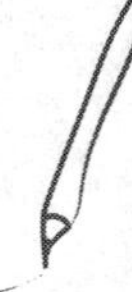

第三节 异常影像学表现

一、异常X线表现

（一）头颅X线平片

1. 颅内高压 是颅内病变较常见的共同表现。在儿童表现为头颅增大，囟门增宽，颅板变薄，颅缝分离和脑回压迹增多；在成人主要是蝶鞍改变，表现为蝶鞍增大，鞍底和鞍背骨质模糊或消失。

2. 颅内肿瘤定位

（1）局限性颅骨变化 表现为颅骨的局限性增生、破坏或结构改变，见于脑表面或靠近颅骨的肿瘤。颅骨增生多见于脑膜瘤，岩骨尖破坏、缺损多见于三叉神经瘤，内耳道扩大多见于听神经瘤。

（2）蝶鞍改变 鞍内型，蝶鞍气球样膨大，见于垂体瘤；鞍上型，蝶鞍扁平，鞍背缩短，见于鞍上肿瘤；鞍旁型，鞍底受压下陷，形成双鞍底，前床突上翘或破坏，见于鞍旁肿瘤。

（3）钙化 肿瘤钙化比率为3% ~15%，根据钙化表现可初步判断肿瘤的部位和性质，如颅咽管瘤的钙化多位于鞍上，少突胶质细胞瘤多位于额叶发生条带状钙化；根据松果体钙化的移位情况可推断肿瘤的大致部位。

（二）脑血管造影

1. 脑血管移位 颅内占位病变及周围的水肿可使脑血管移位，移位的程度取决于病灶的大小与位置。

2. 脑血管形态改变 可表现为脑动脉增粗、迂曲，均匀或不均匀性狭窄、痉挛或走行僵硬，常见于脑血管性疾病、肿瘤等。

3. 脑血管循环改变 有助于定位和定性诊断。颅内压增高时，脑循环减慢；良性肿瘤常可见局部循环时间延长，而恶性肿瘤则局部血循环加速。

4. 肿瘤血管的形态与分布 良性肿瘤的新生血管较为成熟、粗细均匀，轮廓清楚，瘤内小动脉显影如网状。恶性肿瘤的新生血管粗细不均，密度不均匀，分布弥漫，呈模糊的小斑点状表现。

（三）脊椎X线平片

1. 脊柱曲度改变 可表现为生理曲度变直、反弓、侧弯或后凸畸形，多见于腰肌劳损、外伤、椎间盘病变、强直性脊柱炎，脊柱结核等。

2. 脊椎骨质改变 骨质破坏边缘硬化多见于良性病变，如化脓性脊柱炎、良性肿瘤等；骨质破坏边缘模糊呈虫蚀状则多见于恶性病变，如转移瘤或原发恶性骨肿瘤。脊柱骨边缘骨质增生常见于慢性疾病如退行性改变、强直性脊柱炎或脊柱结核愈合期等。

3. 椎间隙变化 常为椎间盘变窄，主要见于椎间盘脱出、脊柱结核等。

4. 周围软组织改变 椎旁软组织肿胀常见于外伤、感染、肿瘤等。

（四）脊髓造影

脊髓造影检查用以明确椎管内占位所在部位及同脊髓与脊膜的关系。

1. 脊髓内占位 造影剂于病变处出现不全梗阻或完全梗阻，梗阻面呈“大杯口”状，两侧脊蛛网膜下隙均匀变窄或闭塞。常见于室管膜瘤和星形细胞瘤。

2. 脊髓外硬脊膜内占位 脊髓受压变窄并侧移，受压侧脊蛛网膜下隙增宽，梗阻面呈

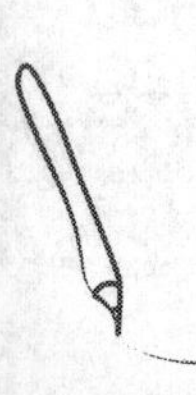

“小杯口”状，对侧脊蛛网膜下隙变窄。常见于神经鞘瘤、神经纤维瘤和脊膜瘤。

3. 硬脊膜外占位 脊髓及脊蛛网膜下隙均受压侧移，受压侧脊蛛网膜下隙增宽，梗阻面较平直，对侧脊蛛网膜下隙变窄。常见于转移瘤和淋巴瘤。

二、异常CT表现

（一）头颅

1. 脑实质密度改变 病灶的密度变化可分为以下几种类型。

（1）高密度病灶 指密度高于正常脑组织的病灶，CT值常大于40HU，如钙化、出血、肿瘤等。

（2）等密度病灶 指密度类似于正常脑组织的病灶，CT值常在28～40HU之间，如亚急性出血、脑肿瘤、脑梗死模糊效应期等。可根据脑室、脑池及中线结构的移位和变形或周围水肿带的衬托来判断病灶的存在。

（3）低密度灶 指密度低于正常脑组织的病灶，CT值常小于28HU，如脑梗死、囊肿、脑肿瘤、陈旧性出血、脑水肿、炎症或脑脓肿等。

（4）混杂密度灶 指同时存在两种或两种以上密度的病灶，如颅咽管瘤、恶性胶质瘤和畸胎瘤等。

2. 占位效应 由于颅腔容积固定，所有肿瘤、出血等占位性病变及其引起的周围脑组织水肿均可有占位效应，常见占位征象如下。

（1）中线结构的移位 正常中线结构包括大脑镰、松果体钙化、三脑室、四脑室及透明隔等，一侧占位性病变可使这些结构向对侧移位。

（2）脑室、脑池与脑沟的改变 脑室与脑池外占位性病变可引起脑室与脑池的移位与变形，甚至闭塞。脑室与脑池内占位性病变及其导致的脑积水可引起脑室与脑池扩大。脑内占位性病变常因推压周围脑组织致邻近脑沟变窄、闭塞。

3. 脑积水 是指因脑脊液产生和吸收失衡或脑脊液循环通路障碍所致的脑室系统异常扩大。因脑脊液产生过多或吸收障碍而形成的脑积水称为交通性脑积水，表现为脑室系统普遍扩大，脑沟正常或消失（图8－14）；因脑室系统或第四脑室出口处阻塞而形成的脑积水称为梗阻性脑积水，表现为梗阻远端脑室系统扩大积水，近端正常或缩小。

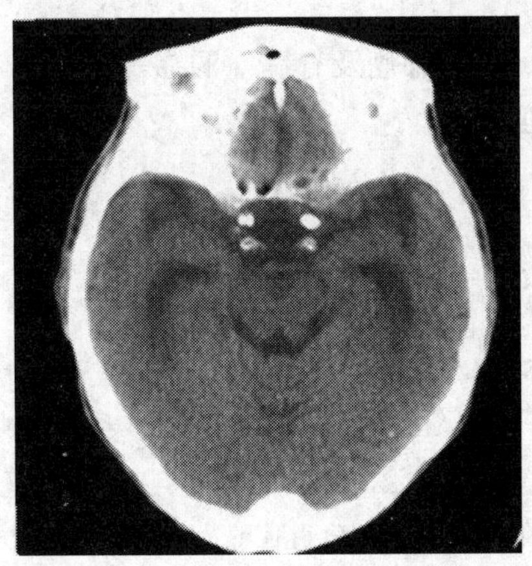

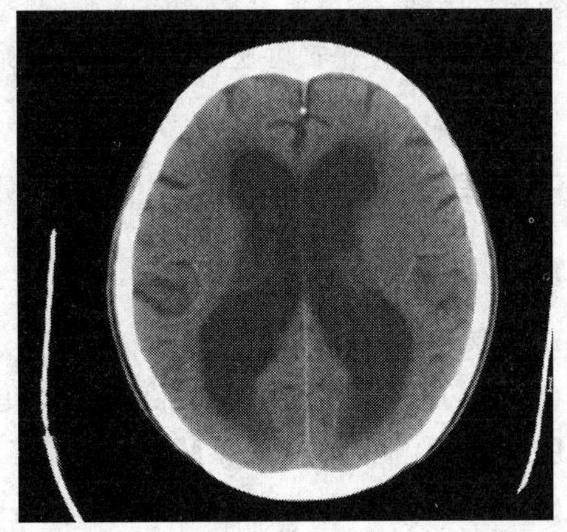

图8－14 脑积水CT表现

4. 脑萎缩 是指各种原因所引起的脑组织减少而继发的脑室和蛛网膜下隙扩大。表现为脑沟、脑池增宽和脑室扩大，脑沟宽度大于5mm可认为扩大（图8－15）。常见于老年脑萎缩、退行性脑病等。

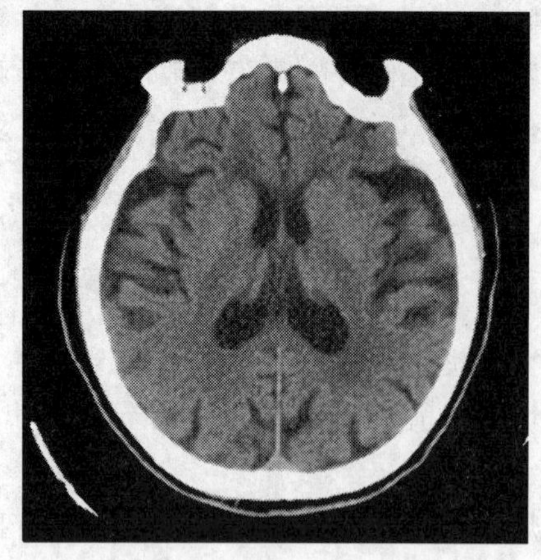
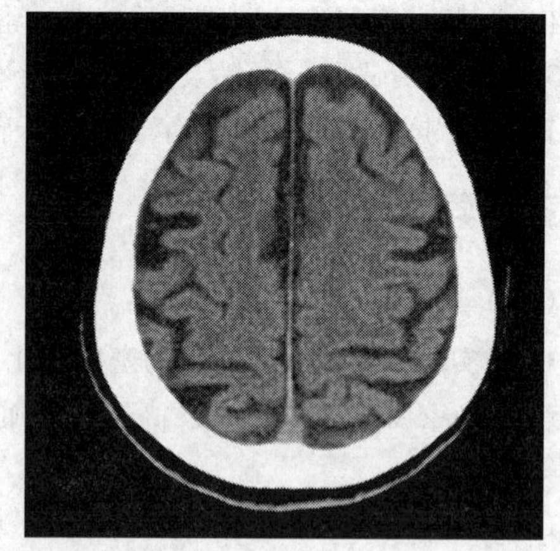

图 8-15　脑萎缩 CT 表现

5. 颅骨改变　骨肿瘤可表现为骨质破坏、软组织肿块；脑膜瘤还可出现邻近颅骨骨质增生变厚；骨折常表现为骨连续性中断，有时需与正常颅缝区别。

6. 增强改变　增强后病灶是否强化以及强化的程度，与病变组织血供是否丰富以及血脑屏障被破坏的程度有关。强化程度因病变性质不同亦有很大差异，分为明显强化、轻中度强化或无强化等。强化形式又分为均匀强化、斑片状强化、环形强化、不规则强化及脑回状强化。均匀强化常见于脑膜瘤、生殖细胞瘤、髓母细胞瘤等；斑片状强化常见于血管畸形、星形细胞瘤、脱髓鞘疾病、炎症等；环形强化常见于脑脓肿、脑转移瘤、星形细胞瘤等；不规则强化常见于恶性胶质瘤等；脑回状强化多见于脑梗死。

（二）脊髓与脊柱

1. 椎体及附件改变　因无重叠，能较早发现骨折、脱位、骨质破坏、发育异常以及周围软组织异常。

2. 椎管及椎间孔变化　椎管及椎间孔扩大常见于良性肿瘤，如神经源性肿瘤、脊膜瘤等；恶性肿瘤的浸润性破坏也使孔径扩大，但边缘模糊，常伴软组织肿块，增强后可表现为多形式的强化。椎管狭窄可分为骨性狭窄和纤维性狭窄，后者常由椎间盘突出、后纵韧带及黄韧带增厚引起。

3. 脊髓病变　平扫可显示脊髓肿胀、断裂和萎缩、脊髓肿瘤及脊髓空洞症等。CTM 有助于病灶的定位。脊髓血管病变及肿瘤常需进行对比增强检查。

三、异常 MRI 表现

（一）头颅

1. 脑实质信号异常

（1）长 T_1、长 T_2 信号　即在 T_1WI 上呈低信号，T_2WI 上呈高信号。见于大多数的脑肿瘤、脑梗死、脱髓鞘病变、脑脓肿及脑炎等。

（2）长 T_1、短 T_2 信号　即在 T_1WI、T_2WI 上均为低信号。见于动脉瘤、动静脉血管畸形（AVM）、钙化、纤维组织增生等。

（3）短 T_1、长 T_2 信号　即在 T_1WI、T_2WI 上均为高信号。见于脑出血的亚急性期、含脂肪类肿瘤等。

（4）短 T_1、短 T_2 信号　即在 T_1WI 上呈高信号，T_2WI 上呈低信号。主要见于急性出血、黑色素瘤、肿瘤内出血等。

（5）混杂信号　动脉瘤出现湍流现象，AVM 伴血栓形成，肿瘤合并坏死、囊变、钙化、出血等，表现为混杂信号。

2. 形态、结构异常　MRI 的软组织分辨力较 CT 更高，且可以时行多方位成像和功能成像，可清楚显示颅内病变与邻近结构的关系，有利于颅内各种病变的定位和定性诊断。

3. 脑血管改变　脑动脉走行僵硬、节段性狭窄、分枝减少，常见于动脉硬化；脑动、静脉狭窄或中断多见于脑血管栓塞、脑梗死；脑血管扭曲成团并见供血动脉及引流静脉多见于脑动静畸形；脑动脉局部增粗或向外突出多见于动脉瘤；脑动脉移位多见于肿瘤、血肿等占位性病变。

4. 增强改变　与 CT 基本相同。

（二）脊髓

1. 脊髓增粗　局部脊髓宽度超过相邻脊髓呈梭形，相应的蛛网膜下隙发生对称性狭窄乃至闭塞。常见于脊髓炎症、肿瘤、外伤、脊髓血管畸形等，后者常合半有迂曲、粗大的流空血管影。

2. 脊髓变细　矢状面上均可直接观察脊髓萎缩的程度与范围，常见于脊髓损伤后期、髓外硬膜内肿瘤、脊髓空洞症等。

3. 脊髓信号异常　①髓内长 T_1、长 T_2信号，常见脊髓缺血、感染及脱髓鞘病变、肿瘤等；②长 T_1、短 T_2信号，常见于脊髓血管畸形、钙化、纤维组织增生等；③短 T_1、长 T_2信号，见于亚急性期出血、肿瘤内出血等。

4. 脊髓移位　髓外硬脊膜内占位，脊髓局部移位较为明显，常伴有病灶一侧上下方蛛网膜下隙的显著增宽。硬脊膜外占位，脊髓轻度移位但移位范围常较长，常伴有病灶上下方蛛网膜下隙的变窄。椎间盘向后脱出，对硬膜囊前缘形成局限性压迫，脊髓局部受压移位。纤维性椎管狭窄显示韧带肥大增厚，使硬脊膜囊变窄，脊髓亦受压移位并发生形态改变。

第四节　颅 脑 外 伤

颅脑外伤常引起颅骨骨折和脑实质损伤，严重脑外伤死亡率非常高，影像检查不仅能确定有无颅骨骨折，更重要的是能明确有无颅内损伤情况，对颅脑外伤的诊断与预后具有很高价值。

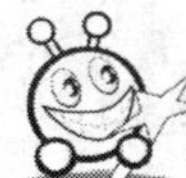

案例讨论

临床案例　患者，男，34 岁，车祸后昏迷 2 小时，急诊行 CT 检查示：两侧脑叶肿胀，侧裂池密度增高，两基底节区内见多发小片高密度影，中线结构轻度移位（图 8－16）。

问题　本病例除诊断“蛛网膜下隙出血”外，还要考虑到什么疾病？

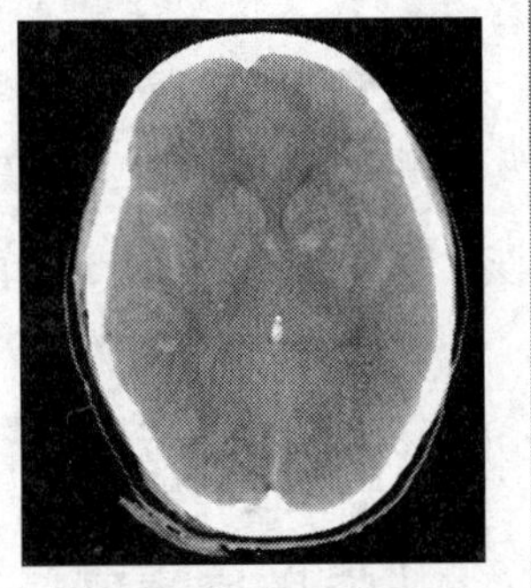

图 8－16　颅脑外伤

一、颅骨骨折

【临床与病理】

1. 病因病理 颅骨骨折（fracture of skull）在颅脑外伤中比较常见。按骨折部位分为颅盖骨折和颅底骨折，颅盖骨折最常见，约占4/5；按骨折形态分为线样骨折、凹陷骨折、粉碎骨折和穿入骨折等；按骨折是否与外界相通分为开放性与闭合性骨折。各种骨折类型可以并存。颅骨骨折多合并有颅内其他损伤。

2. 临床表现 局部头皮肿胀，压痛。颅底骨折可出现脑脊液鼻漏、耳漏等症状。合并颅内其他损伤可出现不同程度的头痛、头晕、呕吐等表现。

【影像学表现】

1. X线表现 表现为边缘锐利的线条状低密度影或局部颅骨凹陷，粉碎性骨折时，骨碎片可向颅内移位或伴有颅内异物。

2. CT表现 CT是颅骨骨折的主要检查方法，常用骨窗观察，表现为骨的连续性中断、移位。CT能更清楚地显示骨折的部位、骨碎片分布、骨折凹陷程度，更重要的是CT可显示颅骨骨折继发和并发的颅内损伤。薄层高分辨力扫描时能清楚显示颅底骨折骨折线，如发现颅内积气、副窦窦腔积液等间接征象，提示颅底骨折的存在（图8－17）。

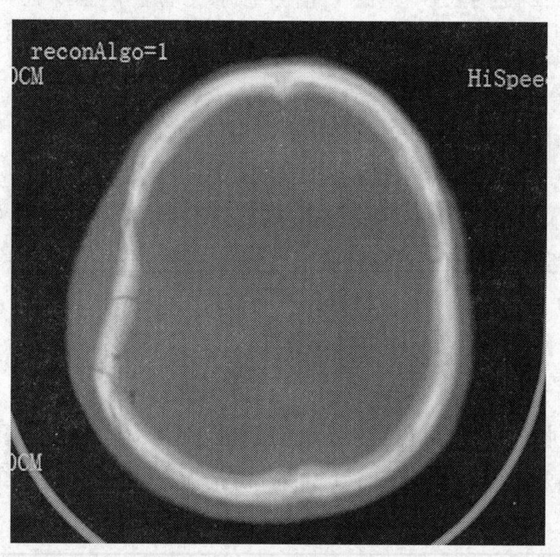

图8－17 颅骨骨折

横断面骨窗显示右侧额骨多发骨折、凹陷，颅内可见积气影，邻近脑皮肿胀

【诊断与鉴别诊断】结合外伤史，CT发现颅骨连续性中断即可诊断颅骨骨折。若发现颅内积气，即使没有发现颅底骨骨折线，也可提示有颅底骨折。颅骨骨折的骨折线要与正常颅缝相鉴别，正常颅缝有固定的位置和走行，而且两侧对称。

二、颅内血肿

（一）硬膜外血肿

【临床与病理】

1. 病因病理 硬膜外血肿（epidural hematoma）是指外伤后血液聚集于颅骨与硬膜之间，多发生于头颅直接损伤部位，局部多伴骨折，损伤血管可为动脉、静脉窦或板障静脉。因硬脑膜与颅骨粘连紧密，故血肿范围局限，形成梭形。硬膜外血肿可单发或多发，也可合并有颅内其他损伤。按其病程和血肿形成的时间不同，可分为急性（3 天内）、亚急性（3 天 ~ 3 周）和慢性（3 周以上），以急性多见。

2. 临床表现 典型表现为昏迷、清醒、再昏迷，即可有中间清醒期，其他还可有头痛、呕吐等颅内高压表现，严重者出现脑疝症状。

【影像学表现】

1. CT 表现

（1）急性硬膜外血肿 应适当增加脑窗的窗宽观察，典型表现为颅骨内板下方梭形或双凸透镜形高密度区（图 8 – 18），范围一般不超过颅缝，可伴中线结构移位、侧脑室受压等占位效应和其他颅内损伤。

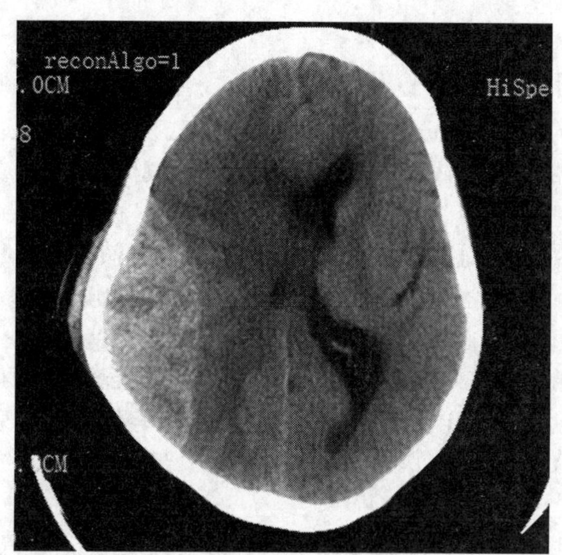

图 8 – 18 急性硬膜外血肿 CT 表现

横断面显示右侧颅骨下见梭形高密度影，邻近脑实质受压内移

（2）亚急性、慢性硬膜外血肿 表现为颅骨内板下方梭形或双凸透镜形等、低密度区。增强扫描可见线状强化的包膜。

2. MRI 表现

（1）急性硬膜外血肿 T_1WI 上信号强度与脑实质相近，血肿与脑实质相邻的边缘可见线状低信号的硬脑膜，T_2WI 上血肿呈低信号。

（2）亚急性硬膜外血肿 血肿在 T_1WI 和 T_2WI 均呈高信号（图 8 – 19）。

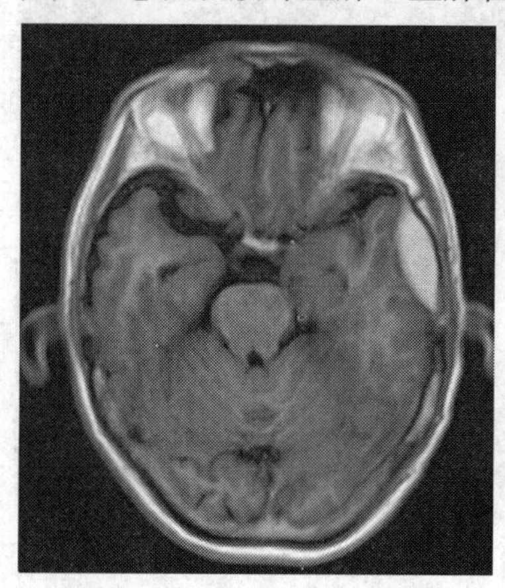

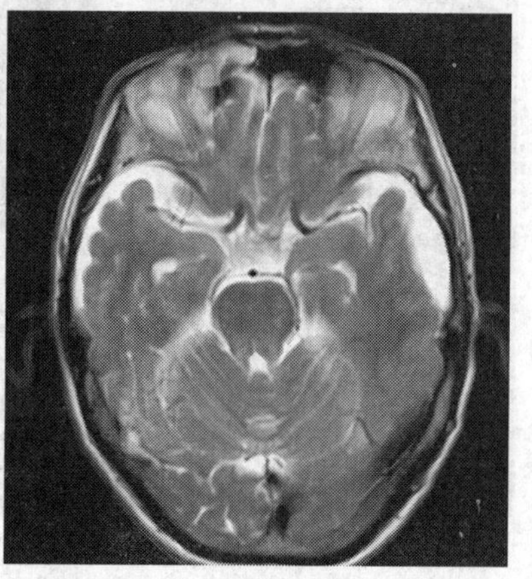

图 8 – 19 亚急性硬膜外血肿 MRI 表现

横断面显示左侧颞骨下梭形 T_1WI（A）、T_2WI（B）均为高信号

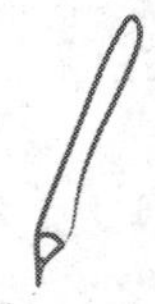

（3）慢性硬膜外血肿　血肿 T_1WI 上逐渐呈低信号，T_2WI 呈高信号，周边呈低信号（含铁血黄素沉积）。

【诊断与鉴别诊断】

结合外伤史及临床“中间清醒期”表现，影像表现为颅骨内板下方梭形或双凸透镜形高密度影或异常信号影，可明确诊断。对于急性硬膜外血肿的诊断 CT 较 MRI 有优势，但对亚急性和慢性硬膜外血肿 MRI 显示优示 CT。

主要与硬膜下血肿鉴别。硬膜下血肿也表现为紧贴颅骨内板下方的异常影，但与硬膜外血肿不同的是：①硬膜下血肿呈新月形，而硬膜外血肿呈梭形；②硬膜下血肿范围较广泛，硬膜外血肿较局限；③硬膜下血肿常不伴有颅骨骨折，而硬膜外血肿常伴有颅骨骨折。

（二）硬膜下血肿

【临床与病理】

1. 病因病理　硬膜下血肿（subdural hematoma）是指发生于硬脑膜与蛛网膜之间的血肿。多发生于头颅直接损伤部位或对冲部位。损伤血管可为静脉、小动脉或矢状窦旁桥静脉。硬膜下血肿常与脑挫裂伤同时存在。因为蛛网膜柔软无张力，血液可沿脑表面分布到硬膜下腔的广泛腔隙，形成较大范围的血肿，多呈新月形或半月形，额、顶和颞部可同时受累。根据血肿形成时间分为急性（3 天之内）、亚急性（3 天 ~3 周）和慢性（3 周以上）。

2. 临床表现　急性硬膜下血肿病情危重，发展较快。多为持续性昏迷，且进行性加重，很少有中间清醒期，脑疝和颅内压增高出现较早。亚急性和慢性硬膜下血肿的特点是有轻微头部外伤史或没有明显外伤史，患者症状轻，可有头痛、头晕、轻偏瘫等表现，也可无明显症状。

【影像学表现】

1. CT 表现

（1）急性硬膜下血肿　表现为颅骨内板下新月形高密度区（图 8－20），血肿范围广泛，不受颅缝限制，占位效应明显，中线结构向对侧移位，有时少量出血与颅骨难以区别。

（2）亚急性硬膜下血肿　随病程长短不同，血红蛋白逐渐破坏、溶解和吸收，平扫表现为从稍高密度、等或略低密度逐渐变化（图 8－21），或分为沉淀在下层的血细胞和上浮的血清，表现为新月形血肿的上半部为低密度、而下半部呈高密度。增强扫描可见远离颅骨内板的脑皮质表面血管强化和线状强化的血肿包膜。

（3）慢性硬膜下血肿　呈新月形、梭形或“3 字”形的低密度影或混杂密度影，其内有时可见分隔，有占位表现。

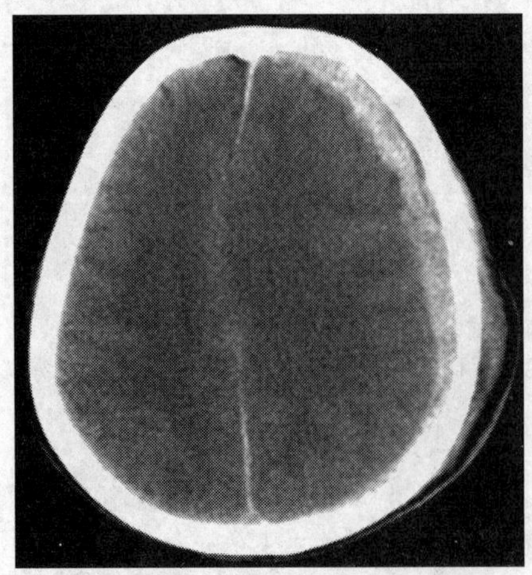

图 8－20　急性硬膜下血肿 CT 表现

平扫脑窗示左侧颅骨下方新月形高密度影，C 中线结构向对侧移位，邻近头皮肿胀

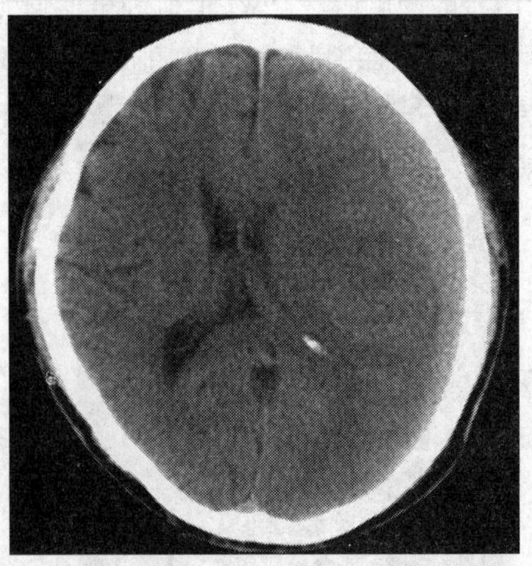

图 8－21　亚急性硬膜下血肿 CT 表现

平扫脑窗示左侧颅骨下方新月形等密度影，脑皮质受压内移

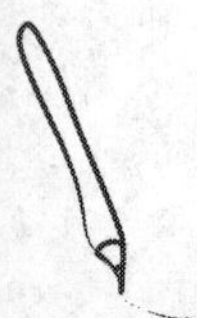

2. MRI 表现　颅骨内板下的新月形异常信号灶（图 8－22），其各期信号改变与硬膜外血肿相同。

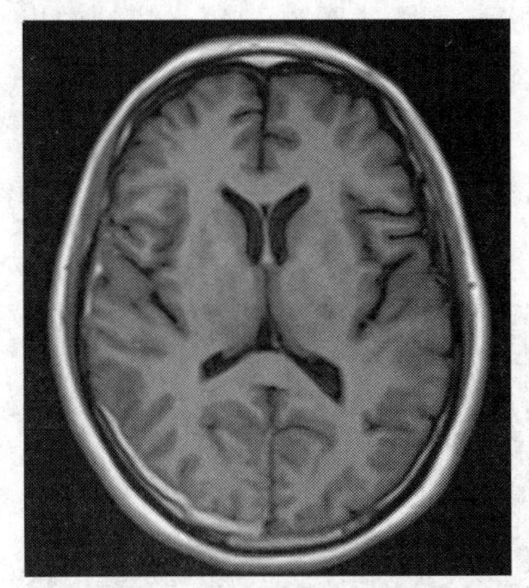

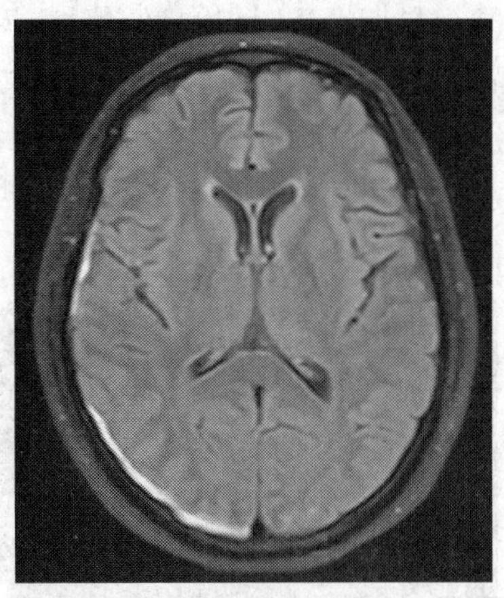

图 8－22　亚急性硬膜下血肿 MRI 表现

右侧颅骨下方新月形异常信号，T_1WI（A）、FLAIR（B）均为高信号

【诊断与鉴别诊断】 根据外伤史及临床典型表现，影像表现为颅骨内板下方新月形异常密度影或异常信号影，可明确诊断。本病主要与硬膜外血肿鉴别，详见“硬膜外血肿”。低密度的慢性硬膜下血肿要与硬膜下积液鉴别，后者表现为颅骨内板下方新月形低密度影，CT 值与 MRI 信号与脑脊液相似。

三、脑挫裂伤

【临床与病理】

1. 病因病理　脑挫裂伤（laceration and contusion of brain）是指颅脑外伤所致的脑组织器质性损伤，分脑挫伤和脑裂伤，脑挫伤是指脑实质表层或深层散在充血、淤血、脑水肿和脑肿胀，脑裂伤是指脑和软脑膜血管的破裂，二者常同时发生，故称脑挫裂伤。损伤部位常位于着力点附近或对冲部位，好发于额叶底部和颞极。

病理改变包括外伤引起的局部脑水肿、坏死、液化和多发散在小灶出血等改变，常伴有蛛网膜下隙出血、脑内血肿、脑外血肿、颅骨骨折等。

2. 临床表现　患者伤后出现头痛、恶心、呕吐、意识障碍等。

【影像学表现】

1. CT 表现

（1）形态不一、大小不一的低密度区，边界不清，白质和皮质常同时受累；低密度区中可见散发点片状高密度出血（图 8－23），有些可融合成较大血肿；出血一般 3～7 天开始吸收，1～2 月完全吸收或留有低密度软化灶。

（2）占位效应，表现为邻近的侧脑室受压变小或完全闭塞，中线结构移位等。

（3）并发脑内血肿、脑外血肿、蛛网膜下隙出血、颅骨骨折、颅内积气等。

（4）晚期轻者可恢复至正常脑组织密

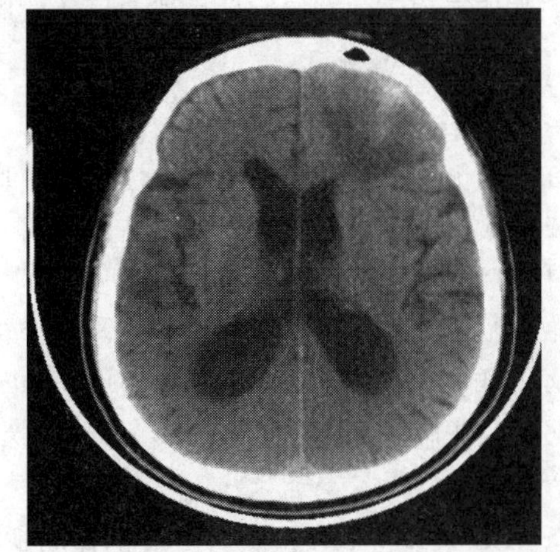

图 8－23　脑挫裂伤 CT 表现

平扫示左侧额叶大片低密度灶，内有斑片状高密度出血

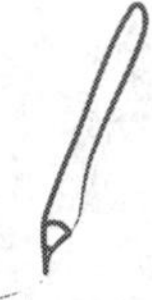

度，严重者则可形成软化灶，表现为局部水样低密度灶，邻近脑沟增宽，脑室扩大。

2. MRI 表现

（1）早期T_1WI 呈片状低信号，T_2WI 及 FLAIR 呈片状高信号（图 8－24），病灶内出血与水肿混杂，信号可不均匀，有占位效应；病灶内出血与脑出血信号变化一致。

（2）晚期软化灶表现为T_1WI 低信号，T_2WI 高信号，FLAIR 呈低信号。由于其中有含铁血黄素沉积，表现为T_2WI 高信号病灶外周或内部散在的低信号区。伴局部脑室扩大，脑沟增宽。

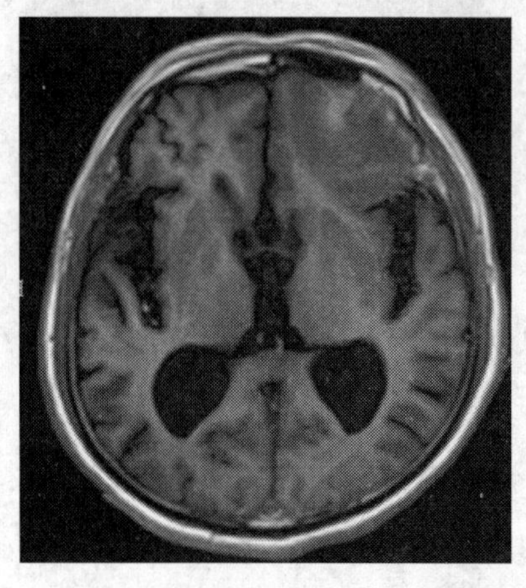

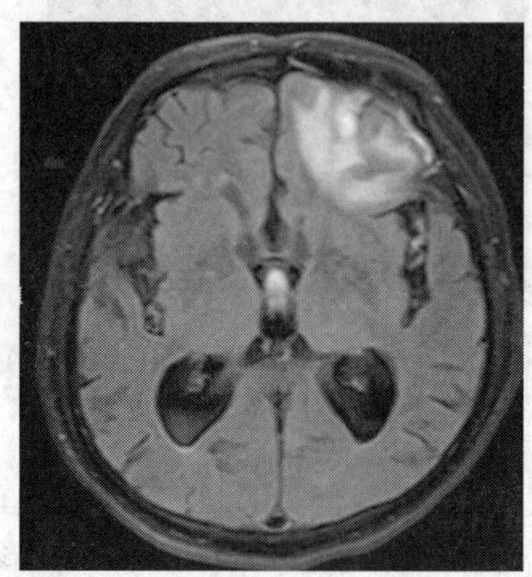

图 8－24　脑挫裂伤 MRI 表现

左额叶挫裂伤伴出血，T_1WI（A）左侧额叶大片低信号，内见斑片状高信号；FLAIR（B）示左侧额叶大片高信号，内见斑片状低信号

【诊断与鉴别诊断】根据外伤史，有颅压增高和局灶性脑损伤症状，脑内出现片状低密度或长T_1长T_2信号，伴点片出血及占位效应，可诊断脑挫裂伤。主要与脑震荡与高血压等所致颅内出血鉴别。

四、弥漫性轴索损伤

【临床与病理】

1. 病因病理　弥漫性轴索损伤（diffuse axonal injury，DAI）是头部受到瞬间旋转暴力或弥漫施力所致的脑内剪切伤，主要累及皮髓质交界区、胼胝体压部、深部灰质及脑干。

2. 临床表现　常有持续性昏迷，可达数周至数月，存活者常有严重的神经系统后遗症。

【影像学表现】

1. CT 表现

（1）两侧幕上半球多脑叶弥漫性脑水肿和脑肿胀，密度减低，灰白质界限不清。

（2）大脑半球灰白质交界处、基底节区、胼胝体、脑干以及小脑可见单发或多发点状到15mm 以下的小出血灶（图 8－25）。

（3）脑室、脑池普遍受压而变小，但少有中线结构移位或仅有轻度移位。

（4）部分病例可见蛛网膜下隙出血、脑室内出血或少量硬膜下出血或积液。

（5）对于临床症状严重，而头颅 CT 未发现异常或改变轻者，要考虑到 DAI 可能，应注意随访。

2. MRI 表现　MRI 检查对 DAI 的诊断敏感性明显优于 CT。

（1）如病变为非出血性，T_2WI 表现为脑白质、灰白质交界处和胼胝体、脑干及小脑散在、分布不对称的点片状异常高信号，T_1WI 呈等或低信号。

（2）急性期出血病灶呈 T_2WI 低信号，T_1WI 等或高信号，周围可见水肿信号。

（3）亚急性期和慢性期出血的信号强度随时间而异。

（4）DWI 对诊断超急性期及急性期脑 DAI 具有很高的敏感性，显示出血为低信号而水肿为高信号（图 8－26）；DTI 可显示脑白质损伤的程度。

（5）SWI 示微小出血灶为低信号。

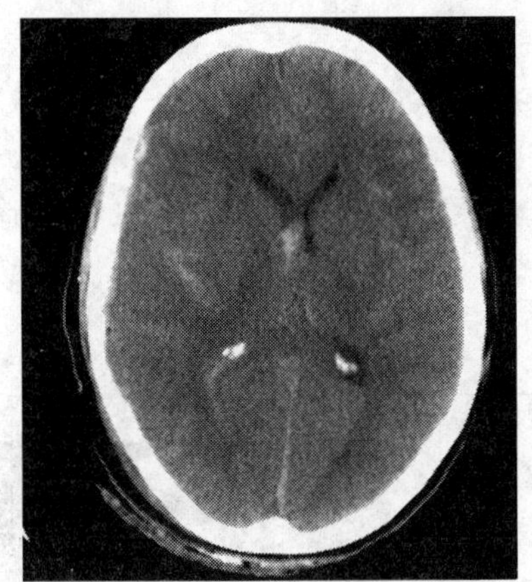

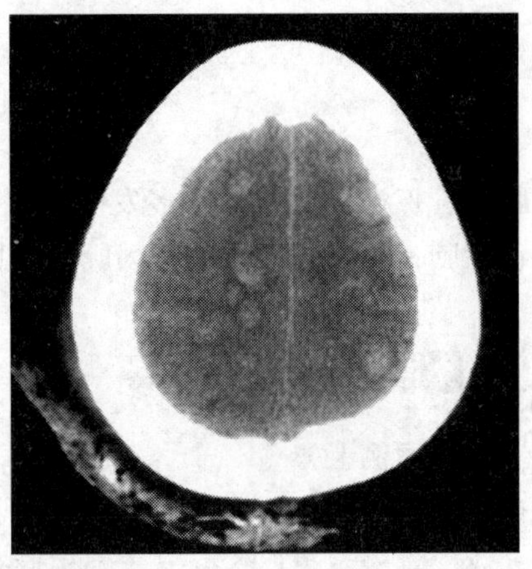

图 8－25　弥漫性轴索损伤 CT 表现

平扫（A、B）示颅内多发高密度小出血灶，伴右侧硬膜下出血、脑室内出血、头皮血肿

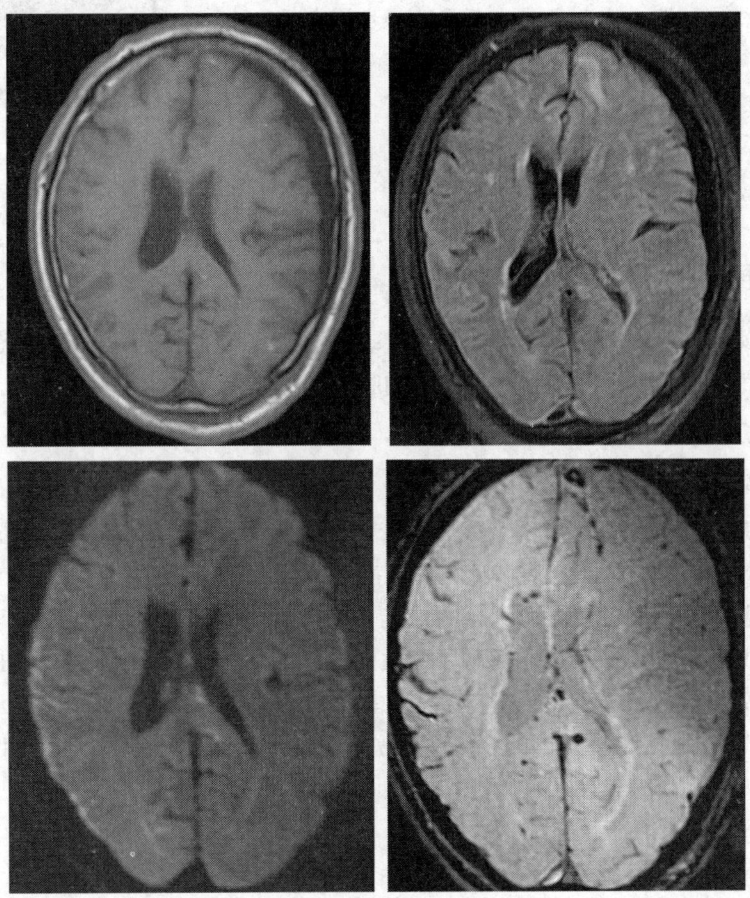

图 8－26　弥漫性轴索损伤 MRI 表现

颅内多发斑点状异常信号灶，T_1WI（A）、FLAIR（B）及 DWI（C）均呈高信号，SWI（D）呈低信号；伴左侧硬膜下积液，左侧侧脑室受压，中线结构略右移

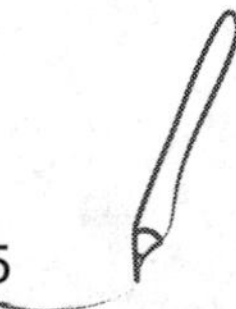

【诊断与鉴别诊断】根据严重的脑外伤史，表现为多灶性低密度或长 T_1 长 T_2 信号及小出血灶，且患者病情危重，无颅内大的出血或不能用颅内血肿解释临床表现，提示 DAI 可能。MRI 比 CT 更敏感，DWI 及 SWI 对诊断脑 DAI 具有很高的敏感性。需要与多灶性出血性或非出血性病变鉴别，如高血压微出血、海绵状血管瘤、出血性转移瘤及脱髓鞘性病变等，根据病史及病灶的分布鉴别不难。

第五节　脑血管疾病

脑血管疾病是常见病和多发病，可分为缺血性和出血性脑血管疾病以及脑血管畸形等，主要包括脑梗死、脑出血、脑动脉瘤与脑动静脉畸形等。

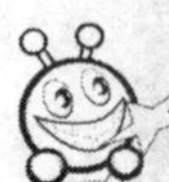

案例讨论

临床案例　患者，女，72 岁，脑中风，恶心、呕吐、失语 2 小时入院。右侧肢体肌力下降，血压 160/85mmHg，无发热。急诊行 CT 检查示：左侧脑沟变浅，灰白质界限欠清，但未见明显低密度影或高密度影，中线结构居中（图 8－27）。

问题　本病例考虑什么疾病？还需进一步检查吗？

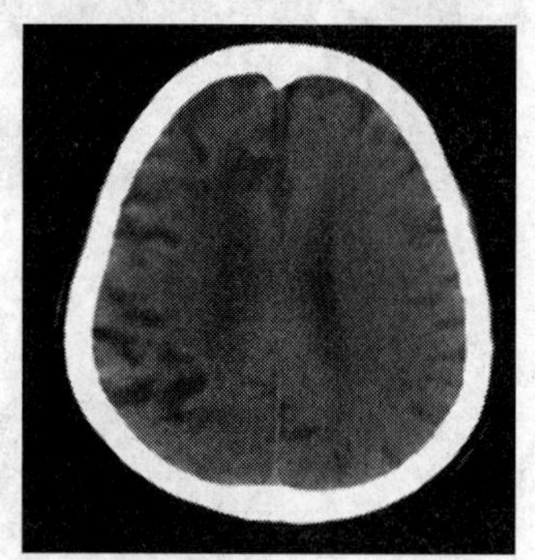

图 8－27　脑中风

一、脑梗死

脑梗死（cerebral infarction）为脑血管闭塞所致脑组织缺血性坏死，其发病率在脑血管病中占首位，主要可分为脑动脉闭塞性脑梗死和腔隙性脑梗死。

（一）脑动脉闭塞性脑梗死

【临床与病理】

1. 病因病理　主要病因是脑的大或中等管径的动脉粥样硬化，继发血栓形成，导致管腔狭窄、闭塞。以大脑中动脉闭塞最多见，引起病变血管供应区脑组织坏死。

多见于中老年动脉硬化、高血糖、高血脂患者。脑缺血发作 4～6 小时，脑组织代谢异常，继而脑组织出现坏死，1～2 周后脑水肿逐渐减轻，坏死脑组织液化，同时有胶质细胞增生，髓鞘脱失变性，坏死区变为囊腔，牵拉脑室及脑沟，致局部脑室扩大、脑沟增宽。

2. 临床表现　因梗死区部位不同而异，常见的临床症状和体征为偏瘫、偏身感觉障碍、偏盲、失语等，小脑或脑干梗死常出现共济失调、吞咽困难、呛咳等症状。

【影像学表现】

1. X 线表现　脑血管造影早期可见血管闭塞。

2. CT 表现

（1）脑梗死在 24 小时内，CT 检查可无阳性发现；或仅显示模糊的低密度区，邻近脑沟变浅；部分病例可显示动脉致密征（大脑中动脉或颈内动脉等血栓形成表现为条状高密度影）、岛带征（脑岛、最外囊和屏状核灰白质界面消失）。

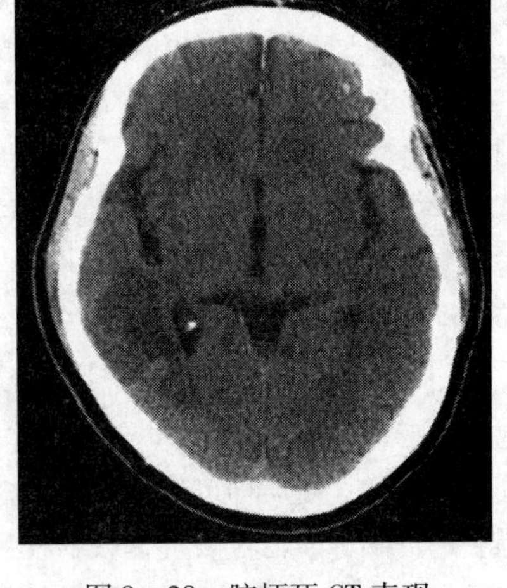

图 8－28　脑梗死 CT 表现

CT 平扫示右侧颞叶片状低密度区，无明显占位效应

（2）24 小时后 CT 可显示清楚的低密度病变区，其部位和范围与闭塞血管供血区一致，皮髓质同时受累，多呈扇形，基底贴近硬膜，可有占位效应（图 8－28）；由于缺血区血管重新恢复血流灌注，导致的梗死区内出现继发性出血时称为出血性脑梗死。

（3）2～3 周时因脑水肿消失及吞噬细胞浸润可出现“模糊效应”，病变变为等密度。

（4）1～2 月后形成边界清楚的软化灶，而导致脑萎缩。

（5）增强扫描时脑梗死灶可出现强化，表现为不均匀、脑回状、条状或环状强化，梗死区强化是由于血脑屏障破坏，新生毛细血管和血液灌注过度所致。

3. MRI 表现

（1）在脑梗死 6 小时内，可见局部脑回肿胀，脑沟变浅，随后呈 T_1WI 低信号、T_2WI 及 FLAIR 高信号。DWI 较敏感，显示为异常高信号（图 8－29）。

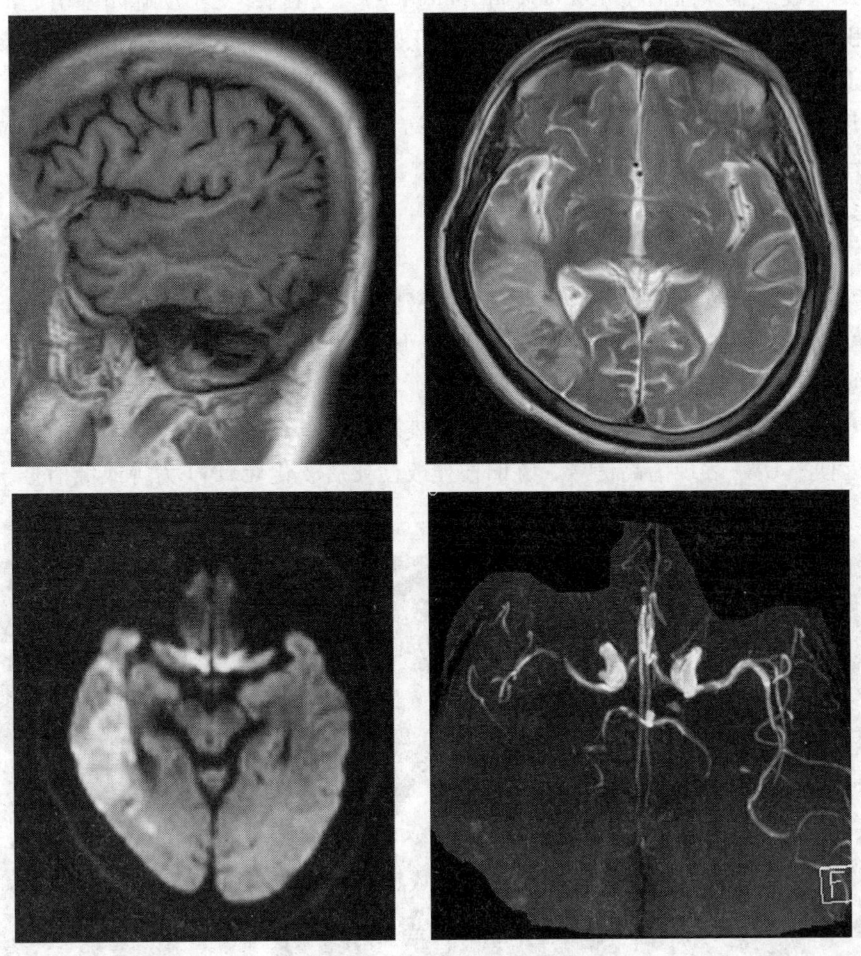

图 8－29　脑梗死 MRI 表现

MRI 平扫示右侧颞、枕叶异常信号灶，T_1WI（A）呈低信号，T_2WI（B）及 DWI（C）呈高信号，病灶同时累及灰白质，MRA（D）示右侧大脑中动脉狭窄，分枝明显减少

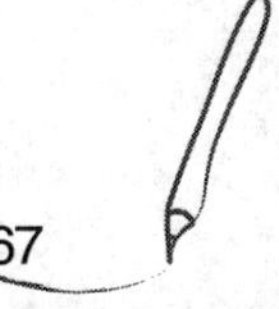

（2）梗死1天后至一周末，水肿逐渐加重，占位效应明显，病变仍表现为T_1WI低信号、T_2WI高信号，有时可见血管流空消失。

（3）梗死后期，小病变可不显示，大的病灶形成软化灶，信号改变似脑脊液，并出现局限性脑萎缩。

（4）MRA可直接显示血管的狭窄或中断情况。PWI结合DWI可判断梗死周边缺血半暗带（复血供后可存活的区域）的存在。通常认为PWI异常信号区大于DWI异常信号区时，不匹配区域即为半暗带。

【诊断与鉴别诊断】根据对侧偏瘫、偏身感觉障碍、偏盲等临床表现，脑实质内出现扇形低密度或呈长T_1、长T_2信号且DWI为高信号的病变区，与某一血管供应区相一致，同时累及皮、髓质即可诊断脑梗死。不典型脑梗死应与脑胶质瘤、转移瘤、脑炎、脱髓鞘病等鉴别。脑肿瘤占位表现常较脑梗死更显著，胶质瘤多呈不规则强化，转移瘤常多发，呈均匀或环形强化；脑脓肿常呈规则的环形强化；脱髓鞘疾病的病灶形态更不规则，多位于侧脑室周围，临床症状常反复发作。

（二）腔隙性脑梗死

【临床与病理】

1. 病因病理 腔隙性脑梗死（lacunar infarction）是指脑穿支小动脉闭塞引起的深部脑组织较小面积的缺血性坏死，约一个月后形成软化灶。病因常见于高血压，长期吸烟、糖尿病等，好发于基底节、内囊、丘脑、脑干等部位，梗死灶直径在5～15mm之间。

2. 临床表现 可表现为轻度偏瘫、偏身感觉障碍，下肢运动受限等，梗死部位不同，临床表现各异，多表现为症状轻且局限，预后相对较好，也可以没有明显的临床症状。

【影像学表现】

1. CT表现

（1）平扫 基底节、丘脑或脑干类圆形低密度灶，边界清楚，直径在5～10mm，无水肿及明显占位效应，可多发。4周左右病灶吸收或形成低密度软化灶。

（2）增强扫描 梗死3天～1个月可出现均一或不规则强化。

2. MRI表现 MRI显示病灶比CT敏感，表现为T_1WI低信号，T_2WI高信号，FLAIR高信号，新近梗死DWI表现为高信号，陈旧梗死或梗死后软化灶DWI为等或低信号，无占位征象（图8－30）。

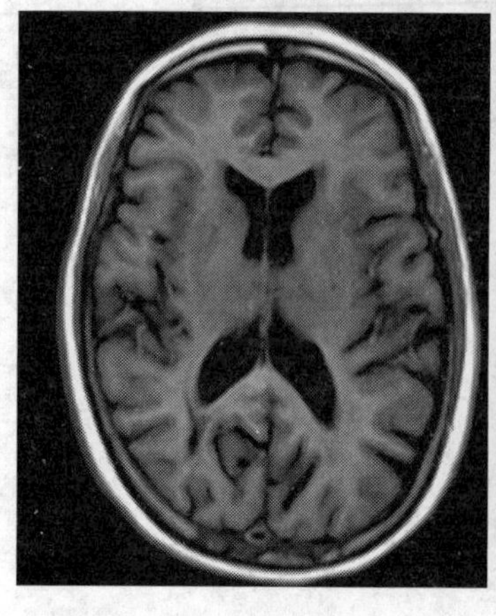
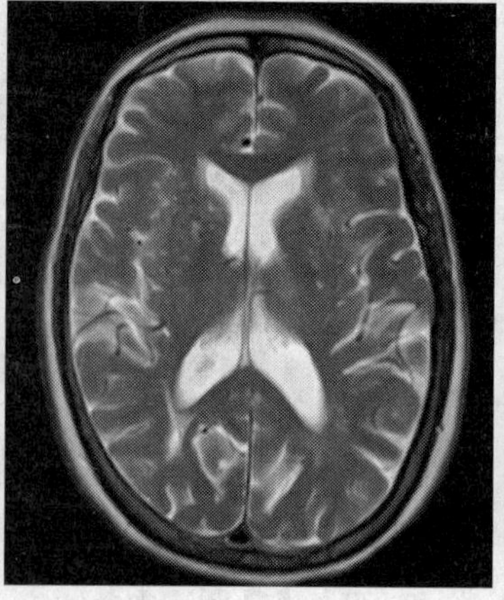
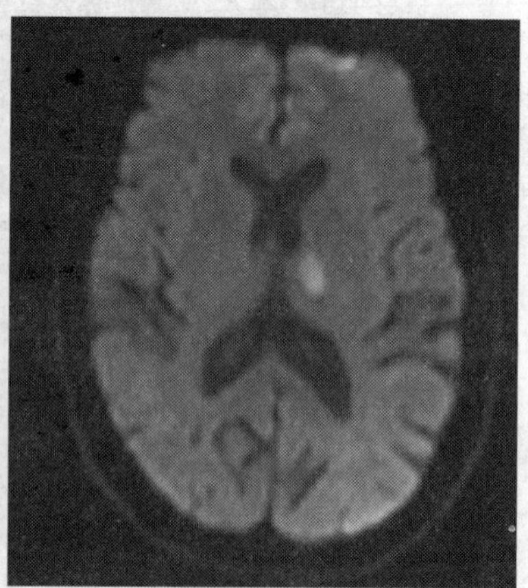

图8－30 腔隙性脑梗死MRI表现

MRI平扫示左侧丘脑异常信号灶，T_1WI（A）呈稍低信号，T_2WI（B）呈稍高信号，DWI（C）呈高信号，无明显占位效应。另示两侧基底节多发血管周围间隙

【诊断与鉴别诊断】基底节区、丘脑或脑干单发或多发类圆形小病灶，CT 上呈低密度，MRI 上呈长 T_1、长 T_2信号，DWI 呈高信号，边界清楚，无明显占位表现，结合临床症状较轻，可以明确诊断。腔隙性脑梗死有时需与脑软化灶、血管周围间隙鉴别，临床上要结合病史。

二、颅内出血

颅内出血（intracranial hemorrhage）主要继发于高血压动脉硬化破裂、脑动脉瘤破裂、脑血管畸形出血、脑梗死后再灌注所致的出血性梗死等。出血可发生于脑实质、脑室内和蛛网膜下隙。高血压脑出血最常见，多发于中老年患者，动脉瘤破裂出血多发于中年人，脑血管畸形出血多发于儿童及青壮年。颅内出血起病急、病情重，诊断主要依据影像学检查。

（一）高血压性脑出血

【临床与病理】

1. 病因病理 高血压性脑出血（hypertensive intracerebral hemorrhage）为高血压病患者在血压骤升时导致的小动脉破裂出血，其病理基础是高血压所致脑小动脉的微型动脉瘤或玻璃样变。发病率仅次于脑梗死，但死亡率占脑血管病的首位。出血好发于基底节、丘脑、脑干、小脑，易破入脑室或蛛网膜下隙，亦可由血肿压迫室间孔、导水管或第四脑室而引起脑积水。脑内血肿在不同时期有不同的病理学改变。

（1）超急性期（≤6 小时） 血肿红细胞完整，主要含有氧合血红蛋白，3 小时后出现灶周水肿。

（2）急性期（7～72 小时） 红细胞明显脱水，氧合血红蛋白逐渐变为脱氧血红蛋白，灶周水肿及占位效应明显。

（3）亚急性期（4 天～2 周） 亚急性早期（4～6 天）从血肿外周向中心发展，红细胞内的脱氧血红蛋白转变为正铁血红蛋白；亚急性晚期（1～2 周）红细胞破裂，正铁血红蛋白释放到细胞外，血肿周围出现炎性反应，有巨噬细胞沉积，灶周水肿、占位效应减轻。

（4）慢性期（2 周后） 血块周围水肿消失，反应性星形细胞增生，巨噬细胞内含有铁蛋白和含铁血黄素；坏死组织被清除，缺损部分由胶质细胞和胶原纤维形成瘢痕；血肿小可填充，血肿大则遗留囊腔，成为囊变期。

2. 临床表现 起病急骤，常有情绪激动、体力活动过度诱发，表现为剧烈头痛、频繁呕吐，病情迅速恶化，可出现不同程度的意识障碍、肢体偏瘫、失语或昏迷状态，24 小时内达到高峰。其神经定位体征，随出血部位而异。

【影像学表现】

1. CT 表现

（1）急性期及超急性期 脑内肾形或不规则形均匀高密度影，CT 值 50～80HU，周围水肿及占位效应明显（图 8－31）。

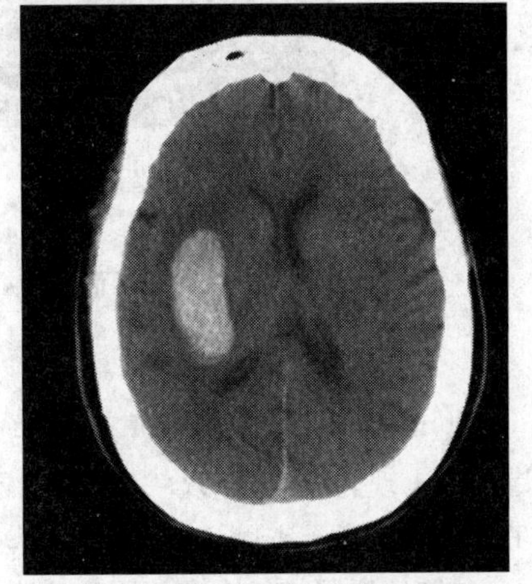

图 8－31 急性高血压脑出血 CT 表现

右侧基底节区肾形高密度灶，灶周可见低密度水肿带环绕，右侧侧脑室受压

（2）亚急性期 血肿向心性吸收，密度逐渐降低，边缘模糊；周围水肿及占位效应由明显逐步减轻。

（3）慢性期 病灶呈圆形、类圆形或裂隙状低密度影，病灶较大者呈囊状低密度区。此期周围水肿及占位效应消失。

（4）其他表现 血液可破入脑室、蛛网膜下隙，表现为脑室、脑沟及脑池密度增高；如血肿压迫或阻塞室间孔、中脑导水管或第四脑室，可引起脑积水。

2. MRI 表现 脑出血的 MRI 表现比较复杂，其信号强度随出血期的不同而异。

(1) 超急性期 T_1WI 为等信号，T_2WI 为高信号。

(2) 急性期 T_1WI 为等或略低信号，T_2WI 为低信号。

(3) 亚急性期 亚急性早期 T_1WI 为周边高信号环，中心低信号，T_2WI 为低信号；亚急性晚期 T_1WI、T_2WI 均呈高信号（图 8－32）。

(4) 慢性期 T_1WI 为低信号，T_2WI 为高信号，血肿周围 T_2WI 可见低信号的含铁血黄素环。

(5) 部分高血压患者，SWI 可显示脑内微小出血灶，表现为直径 1～5mm 大小的圆形低信号，而这些病灶用 CT 或 MRI 常规则序列均难以显示。

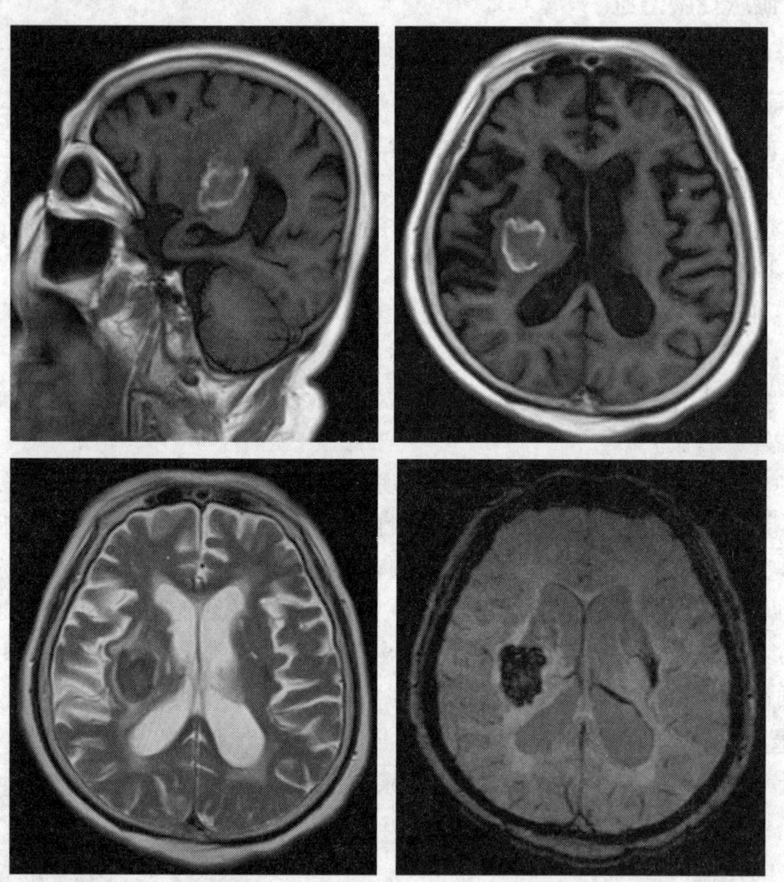

图 8－32 亚急性期高血压脑出血 MRI 表现

右侧基底节出血灶，T_1WI（A、B）表现为环形高信号，病灶中心部分为低信号，T_2WI（C）表现为周边薄层高信号，中心部分为低信号，病灶周围见水肿带，DWI（D）表现为低信号，右侧侧脑室受压

【诊断与鉴别诊断】 中老年人，急性起病，出现意识障碍、肢体偏瘫、失语等症状，CT 表现为脑内肾形高密度伴周围水肿，可以明确诊断。临床症状不明显的出血吸收期 CT 检查可能为等密度，需和脑肿瘤鉴别，肿瘤起病缓慢，病灶的形态、部位与脑出血常不同，脑肿瘤增强扫描多有不同程度强化，以及脑肿瘤无 MRI 信号随血肿演变而多变，一般均可鉴别。

对急性脑出血不建议做 MRI 检查，主要因为信号不典型且检查时间较长，亚急性脑出血

MRI 检查有一定特征性，可见 T_1WI、T_2WI 均呈高信号。

（二）蛛网膜下隙出血

【临床与病理】

1. 病因病理 蛛网膜下隙出血（subarachnoid hemorrhage，SAH）是由于颅内血管破裂，血液进入蛛网膜下隙所致。分外伤性和自发性，后者以颅内动脉瘤（占51%）、高血压动脉硬化（15%）和脑动静脉畸形（6%）最常见，可发生于任何年龄段。其病理改变如下：①无菌性脑膜炎：由脑积液中的氧合血红蛋白引起；②脑血管痉挛：使脑组织水肿；③脑积水：急性期过后形成正压性脑积水，慢性期由于蛛网膜颗粒受阻所致。

2. 临床表现 出现三联征：剧烈头痛、脑膜刺激征、血性脑脊液。

【影像学表现】

1. CT 表现

（1）平扫 SAH 的直接征象为脑沟、脑池和脑裂内被高密度影充填（图 8－33），随着时间延长，出血被脑脊液冲淡及血红蛋白的降解，密度逐渐减低，3 天后呈等密度，1 周后 CT 检查为阴性。大脑中动脉破裂，血液多积聚于同侧外侧裂附近；大脑前动脉破裂，血液多积聚于视交叉池及侧裂池的前部；椎基底动脉破裂，血液主要沉积于脚间池。间接征象有：脑积水、脑水肿、脑梗死、脑内血肿、脑室内出血、脑疝等。

（2）增强扫描 平扫可确诊，增强扫描可用于寻找出血原因。

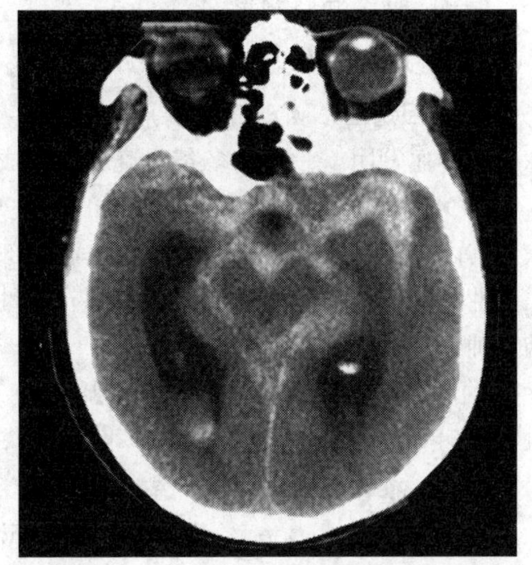

图 8－33 蛛网膜下隙出血 CT 表现

CT 平扫示鞍上池、两侧外侧裂池、环池呈高密度，两侧侧脑室下角扩张，内可见少量积血

2. MRI 表现 由于脑脊液的稀释作用及含氧量较高，急性蛛网膜下隙出血无论在 T_1WI 还是 T_2WI 上都难以和正常脑脊液区分；FLAIR 可表现为蛛网膜下隙内线样高信号（图 8－34）；SWI 可表现为低信号。亚急性期 T_1WI、T_2WI 及 FLAIR 均可表现为高信号。慢性期在 T_2WI 上可出现低信号的含铁血黄素影，较具特征性。

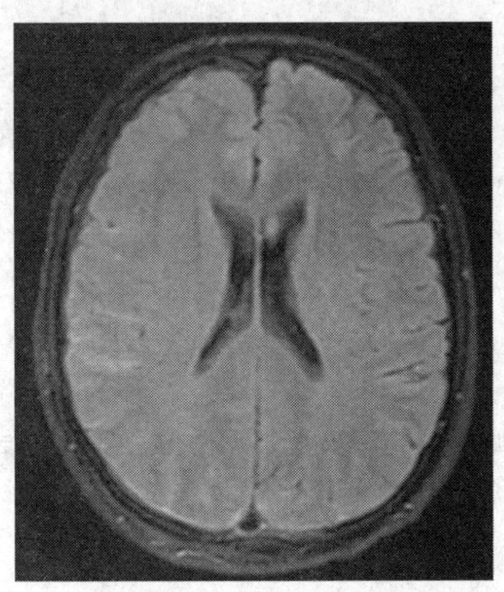

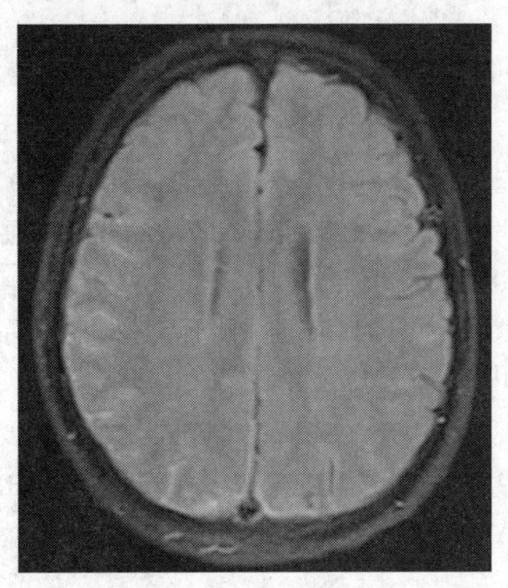

图 8－34 蛛网膜下隙出血 MRI 表现

MRI 平扫 FLAIR（A、B）示两侧多发脑沟线状高信号

【诊断与鉴别诊断】根据头痛、脑膜刺激征和血性脑脊液三联征，CT表现为蛛网膜下隙出现高密度影充填即可诊断。MRI上FLAIR发现蛛网膜下隙内线样高信号，也要考虑到SAH。

三、脑血管畸形

脑血管畸形（cerebral vascular malformation）是脑血管的先天发育异常，包括动静脉畸形（AVM）、海绵状血管瘤、毛细血管扩张症和静脉性血管瘤。其中AVM最多见，常为单发。毛细血管扩张症又称毛细血管瘤，病理上为一团扩张的仅有一层内皮细胞的毛细血管被正常的神经组织分开，CT和MRI很难显示。

（一）脑动静脉畸形

【临床与病理】

1. 病因病理　脑动静脉畸形（aterio - venous malformation，AVM）由一条或多条供养动脉、畸形血管团、一条或多条引流静脉组成，占脑血管畸形的50%。

AVM常见于大脑中动脉分布区的脑皮质，大小不一，病变中畸形的血管粗细不一呈团状，其内血管可极度扩张、扭曲、出血，部分可见动脉与静脉直接相通，血管区内夹杂正常或变性神经组织，病灶周围脑组织常有变性和胶质增生，而继发脑萎缩。有些部位还可以有脑水肿、梗死、钙化和出血。

2. 临床表现　可发生于任何年龄，约72%在40岁前起病，主要表现有头痛、急性脑出血和癫痫等症状。

【影像学表现】

1. X线表现　脑血管造影是诊断AVM最可靠最准确的方法。在动脉期可见粗细不等、迂曲成团的血管，有时表现为网状或血窦状，供血动脉增粗，并有引流静脉显现，约20%AVM脑血管造影为阴性，称隐匿性AVM。

2. CT表现

（1）平扫　脑浅表部位不规则形高低混合密度病灶，常无占位效应（图8-35A）。其中出血、钙化为高密度影，软化灶为低密度。周围脑组织常有脑沟增宽等脑萎缩改变。

（2）增强扫描　可见点、条状血管强化影，亦可显示粗大引流血管。CTA可见异常血管团，并可见增粗的供血动脉和引流静脉。

3. MRI表现

（1）平扫　①异常血管团在T_1WI、T_2WI、SWI上均显示流空的无信号影；供血动脉为低或无信号区（图8-35B~C）；其引流静脉由于血流缓慢，T_1WI为低信号，T_2WI为高信号。②病变区常可见新鲜或陈旧的局灶性出血信号。③周围脑组织萎缩，病灶内及周围胶质增生，FLAIR显示高信号。

（2）增强扫描　可显示异常血管明显强化。MRA可直接显示AVM的供血动脉、异常血管团、引流静脉及静脉窦（图8-35D）。

【诊断与鉴别诊断】CT上脑浅表部位不规则形混杂密度灶，无占位表现，增强扫描显示出点状或弧形状血管影；在MRI上见毛线团状或蜂窝状血管流空影，均可诊断为AVM。

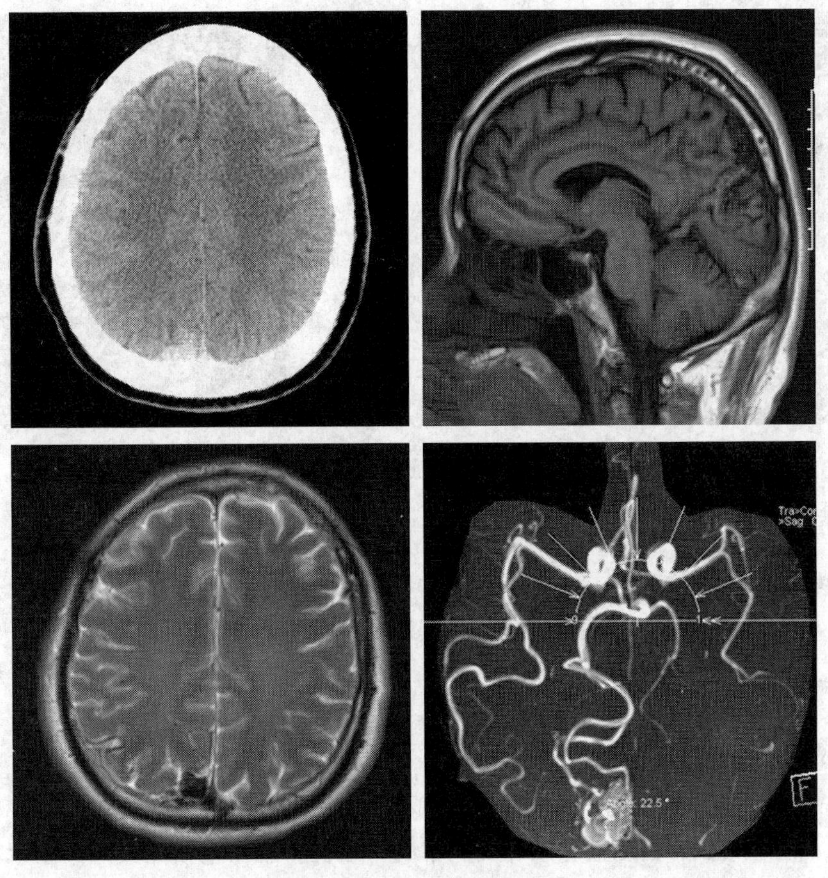

图 8－35 脑动静脉畸形

CT 平扫（A）和 MRI（B～D）显示右侧枕叶动静脉畸形，CT（A）呈不规则形略高密度，T_1WI（B）、T_2WI（C）示迂曲流空信号，MRA（D）示排列紊乱的异常血管团，并可见增粗的供血动脉和迂曲的引流静脉

（二）海绵状血管瘤

【临床与病理】

1. 病因病理 海绵状血管瘤（cavernous angioma）占脑血管畸形的 7%，肿瘤由许多大小不等的血管间隙构成，断面呈海绵状，边缘清楚，周围有包膜，内有钙化、出血和含铁血黄素沉着及胶质增生。多发生于幕上脑组织深部，也可发生于幕下，并有 50% 病例为多发。

2. 临床表现 可无症状和体征，亦可表现为癫痫、头痛和局灶性症状。

【影像学表现】

1. X 线表现 脑血管造影绝大部分无异常血管出现。

2. CT 表现

（1）平扫 呈等密度或略高密度肿块，可伴钙化，密度多不均匀，周围水肿及占位效应不明显。合并出血时可表现为高密度，且短时间内病灶增大，出现明显占位征象。

（2）增强扫描 可有明显强化或轻度强化，部分无强化。

3. MRI 表现 MRI 是诊断海绵状血管瘤的最佳影像学检查方法，反复出血使 MRI 图像表现为 T_1WI 呈等高混杂信号，T_2WI 中心呈高低混杂信号，周边为低信号的含铁血黄素环，形态不规则呈“爆米花”状，具有特征性。病灶在 SWI 中显示尤为清楚，呈均匀低信号（图 8－36）。

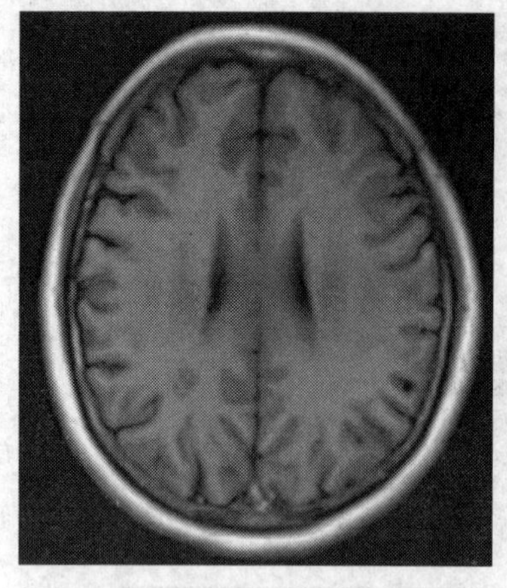
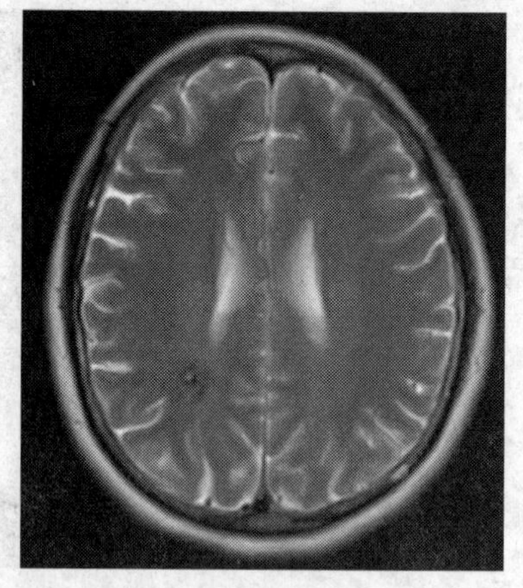

图 8-36　海绵状血管瘤

MRI 示右侧顶叶小圆形异常信号，T_1WI（A）呈等低信号，T_2WI（B）呈高低混杂信号，无占位效应

【诊断与鉴别诊断】 根据在 CT 上脑实质深部单发或多发等或略高密度结节，周围无水肿、占位效应，可提示本病；在 MRI 上呈“爆米花”样改变，周边见低信号环，可明确诊断。

四、颅内动脉瘤

【临床与病理】

1. 病因病理 颅内动脉瘤（intracranial aneurysm）是指颅内动脉的局限性扩张，是蛛网膜下隙出血的首位病因，占脑血管意外发病率的第三位。病因包括先天性因素、动脉粥样硬化、感染性因素、外伤。病理特点包括动脉壁呈病理性局限扩张，与载瘤动脉腔有一颈部相连。起自前交通动脉者最常见，依次为后交通动脉、颈内动脉及椎基底动脉，影像学依据其形态分五种类型：①粟粒状动脉瘤；②囊状动脉瘤；③假性动脉瘤；④梭形动脉瘤；⑤夹层动脉瘤。

2. 临床表现 临床上动脉瘤未破裂时常无症状，偶有头痛、癫痫、颅神经压迫症状等，破裂时造成蛛网膜下隙出血、脑内出血等相应症状。

【影像学表现】

1. X 线表现 脑动脉造影可见动脉瘤起源于动脉壁一侧，突出呈囊状，多为圆形、卵圆形或不规则形。

2. CT 表现

（1）平扫　①无血栓动脉瘤：为类圆形稍高密度影，边界清楚；②部分血栓动脉瘤：血流部分呈稍高密度区，血栓部分呈等密度；③完全血栓动脉瘤：呈等密度灶，其内可见点状钙化，瘤壁可有弧形钙化。

（2）增强扫描　①无血栓动脉瘤：均匀强化；②部分血栓动脉瘤：血流部分明显强化，血栓部分不强化，如果血栓位于血管腔内周边，则强化可呈“靶征”；③ 完全血栓动脉瘤：仅瘤壁呈环形强化，其内血栓不强化；④CTA 可清晰显示动脉瘤部位、大小、形状及与邻近血管的关系（图 8-37）。

3. MRI 表现

（1）平扫　①无血栓动脉瘤由于存在流空效应，在 T_1WI 和 T_2WI 上均为圆形低信号；②动脉瘤内的涡流会导致信号不均匀；③动脉瘤内有血栓时，其信号随血栓形成时间不同而变化。

（2）增强扫描　无血栓部分明显强化，血栓不强化。MRA 上显示为与载瘤动脉相连的囊状物，其显示动脉瘤内部结构，如血栓、夹层及瘤周出血等方面有优势。

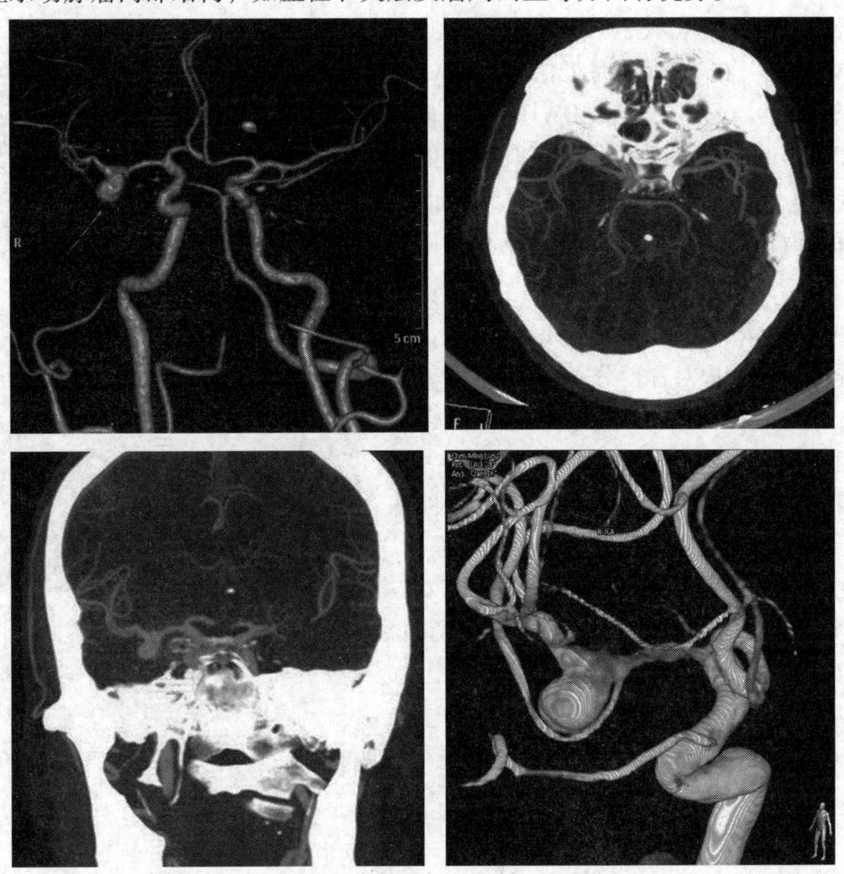

图 8－37　脑动脉瘤 CTA 表现

CT 血管造影 VR 重组及 MIP 显示右侧大脑中动脉动脉瘤

【诊断与鉴别诊断】CT 见等或高密度影，MRI 见流空信号，增强扫描呈血管样强化，特别是 CTA 显示瘤体与邻近血管相连，可明确诊断。鞍区附近的动脉瘤有时需与鞍区肿瘤如垂体瘤、颅咽管瘤和脑膜瘤鉴别，根据增强扫描表现可以鉴别。

五、脑白质疏松症

【临床与病理】

1. 病因病理　脑白质疏松症（leukoaraiosis，LA）是多种不同病因引起的一组以脑室周围及半卵圆中心区脑白质的弥漫性斑点状或斑片状缺血性改变为主的临床综合征。随着 CT 和 MRI 的广泛应用，LA 越来越多地在中、老年人中被发现。可由皮质下动脉硬化性脑病、阿尔茨海默病、血管性痴呆及一氧化碳中毒等多种疾病引起。

LA 病变主要位于脑白质，该部位的血供特点是动脉垂直于脑表面进入脑白质，且为终末动脉，很少或完全没有侧支循环，易导致缺血性脑血管病和脱髓鞘改变。其病理表现为脑室周围深部脑白质、半卵圆中心、放射冠区出现脱髓鞘、室管膜层细胞脱失、反应性胶质增生及轴突减少；皮质下白质穿及动脉内膜增厚、脂质沉积、小血管玻璃样变或淀粉样变；小血管周围间隙和脑室周围间隙扩大。

2. 临床表现　表现为记忆、情绪、计算、定向等认知功能障碍。

【影像学表现】

1. CT 表现

（1）两侧侧脑室周围、半卵圆中心对称性斑片状或弥漫性互相融合的低密度灶，边缘模

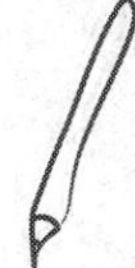

糊。增强后病灶无强化。

（2）常合并两侧室扩大、脑萎缩或腔隙性脑梗死。

2. MRI 表现 在 T_1WI 上呈低信号，T_2WI 及 FLAIR 上呈高信号（图 8－38），DWI 呈等或低信号，病灶部位与 CT 相一致，但较 CT 显示更敏感，增强无强化；DTI 可了解脑白质纤维束的微细结构改变，有助于认识白质病变部位和皮质功能活动。

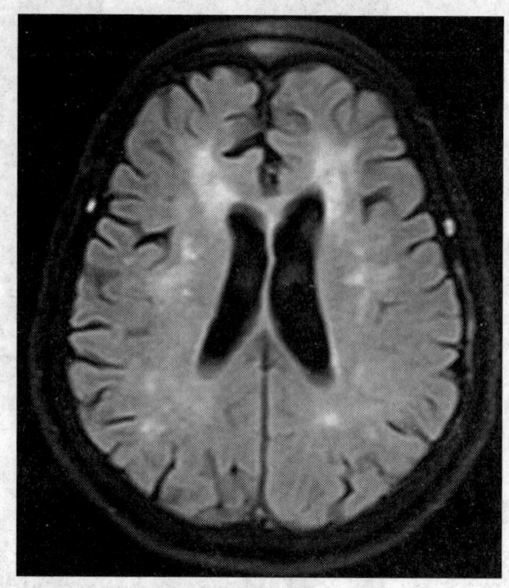

图 8－38 脑白质疏松

MRI FLAIR 示两侧侧脑室旁见对称性斑片状高信号，部分病灶融合，边界模糊

【诊断与鉴别诊断】 根据老年人，出现认知功能障碍，脑内对称性分布的脑白质病变，影像表现为模糊低密度或长 T_1、长 T_2 信号，合并脑萎缩，可明确 LA 诊断，应与以下疾病相鉴别。

（1）多发性硬化 发病以 20～40 岁女性多见，临床上有时间和空间多发性，急性期有强化。

（2）腔隙性脑梗死 多为基底节区的多发点状或小圆形低密度影，病灶可发生于一侧或两侧，一般不对称。

（3）炎性病变 范围较广泛，部位不固定。

（4）肾上腺脑白质营养不良 儿童或青少年期起病，病灶分布以侧脑室后角及三角部为主。

第六节 颅内肿瘤

颅脑肿瘤是中枢神经系统常见病、多发病，分为原发性和继发性两大类。包括来源于颅脑所有组织以及胚胎残余组织的肿瘤和身体其他部位的恶性肿瘤经血液循环转移而来的转移瘤。2007 年世界卫生组织（WHO）对中枢神经系统肿瘤依其组织起源和部位分为神经上皮组织起源肿瘤、脑神经和脊神经根起源肿瘤、脑膜起源肿瘤、淋巴瘤和造血组织肿瘤、生殖细胞起源肿瘤、鞍区肿瘤和转移性肿瘤。

颅脑肿瘤的发病率、病理类型及发病部位与年龄有关，儿童和婴儿多位于幕下，成人多位于幕上。儿童颅内肿瘤的发病率低，以星形细胞瘤和胚胎性肿瘤多见；中年人最常见的是神经上皮起源肿瘤和脑膜起源肿瘤；老年人最常见的是转移瘤。肿瘤所引起的临床表现依据其部位的不同而多种多样，相同的肿瘤由于部位不同而出现不同的表现，不同的肿瘤由于部位相同而出现相同的表现，临床表现缺乏特异性，头痛是最常见的表现，初期即可出现，随着病情的进展，可出现高颅压以及神经功能受损的表现。影像学检查不仅可以明确颅内是否有肿瘤，还可以了解其位置、范围，甚至病理类型。因此影像学检查，特别是 CT、MRI 在肿瘤的诊断中占有重要地位。

一、星形细胞瘤

星形细胞瘤（astrocytoma）是神经上皮肿瘤中最常见的，任何年龄均可发病，30～40 岁为发病高峰年龄，男性多于女性。

【临床与病理】

1. 病因病理 来源于神经上皮组织的星形细胞。可发生于脑和脊髓的各部，儿童多见于幕下，多位于小脑半球；成人多见于幕上，多位于额、颞叶，顶叶次之，部分可累及两个以上脑叶。依据 WHO 中枢神经系统肿瘤分类和分级将其分为Ⅰ～Ⅳ级：Ⅰ级分化良好，属于低度恶性；Ⅲ～Ⅳ级分化不良，为高度恶性；Ⅱ级介于二者之间。低度星形细胞瘤分化良好，多位于大脑半球白质，含神经胶质纤维较多，肿瘤血管近于成熟，多为实体性，可有囊变，出血少见，多数最终恶变为高度星形细胞瘤；高度星形细胞瘤分化不良，呈弥漫浸润性生长，边界不清，形态不整，半数以上有囊变、坏死，可有出血，肿瘤血管形成不良，血脑屏障不完整，可沿白质纤维或胼胝体向临近脑叶或对侧半球发展。

2. 临床表现 主要取决于肿瘤所致的定位体征和高颅压症状。症状可以是短到数天，也可长达数年，症状出现与持续的时间与肿瘤的良恶性有关，恶性程度低的肿瘤症状出现晚，持续时间长；恶性程度高的肿瘤症状出现早，症状重，持续时间短。

【影像学表现】

1. CT 表现

（1）平扫 Ⅰ级星形细胞瘤为类圆形或不规则形等或低密度肿块，边界清晰，水肿轻微或无水肿。Ⅲ～Ⅳ级星形细胞瘤多为类圆形或形态不规则高低混合密度灶常有囊变、坏死、出血，可有斑点状钙化，边界不清，周围水肿及占位效应明显。

（2）增强 Ⅰ级星形细胞瘤常无强化或有轻度强化；Ⅲ～Ⅳ级星形细胞瘤常呈结节状、不规则或花环状中－重度强化，并可见壁结节，但也有极少数高度恶性星形细胞瘤可表现为无强化（图 8－39）。

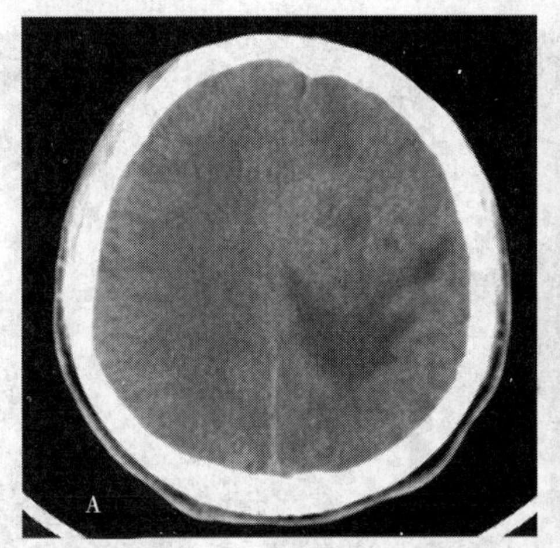

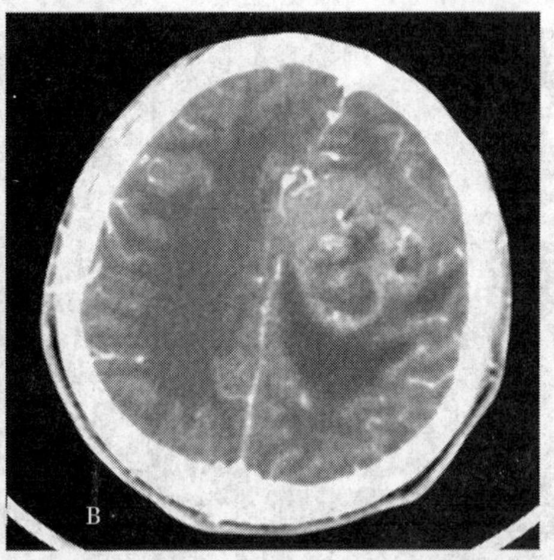

图 8－39 高度星形细胞瘤

A. CT 平扫，左侧额叶见团块状软组织密度影，密度不均，边界不清，周边见片状低密度，中线结构右移；B. CT 增强扫描，肿块呈不均匀明显强化，周边低密度未强化

2. MRI 表现

（1）平扫 ①表现为 T_1WI 呈低信号、T_2 WI 呈高信号。一般而言，Ⅰ级星形细胞瘤信号较均匀、边缘较清，占位效应轻，90% 无瘤周水肿，少数有轻～中度瘤周水肿；Ⅲ～Ⅳ级星形细胞瘤 T_1WI 呈以低信号为主的混杂信号，T_2 WI 呈不均匀高信号。②DWI 肿瘤恶性程度越高，细胞增殖越快，DWI 可表现为稍高信号，研究表明通过表观扩散系数（apparent diffusion coefficient，ADC）值的测量有助于评估肿瘤的分级，ADC 值越低，肿瘤的恶性程度越高；ADC 值越高，肿瘤的恶性程度越低。③MRS 各级星形细胞瘤中均可表现有 N－乙酰天门冬氨酸（NAA）含量不同程度的下降，胆碱（Cho）含量增高，Cho/Cr 比值上升，恶性程度越高，此比值升高越明显。另外由于肿瘤细胞自身代谢旺盛，往往会造成乳酸堆积，因此还可以看

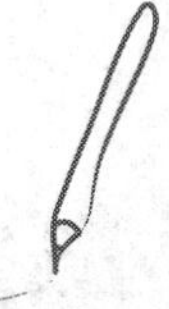

到异常增高的乳酸（Lac）峰。

（2）增强扫描　Ⅰ级星形细胞瘤一般无增强或轻度强化，Ⅲ～Ⅳ级星形细胞瘤90%以上肿瘤实质有中－重度增强，呈斑块状、线条状、结节状或花环状明显强化，坏死及出血区不强化（图8－40、图8－41）。灌注成像（perfusion weighted imaging，PWI）可以更准确的反映微血管的密度和通透性，有助于评估星形细胞瘤的病理分级。

【诊断与鉴别诊断】 根据病变发生的部位、密度和信号强度及强化特点，大多数星形细胞瘤诊断并不困难；但由于肿瘤细胞分化程度不一，影像学表现互有重叠，有时分级诊断仍有困难。诊断要点：①肿瘤直接引起的密度和信号强度的改变；②低度恶性的星形细胞瘤坏死囊变少、占位效应轻、强化不明显；高度恶性的星形细胞瘤密度、信号多不均匀、坏死囊变多、占位效应重、强化明显。

鉴别诊断：低度恶性的星形细胞瘤需与近期发病的脑梗死鉴别；高度恶性的环形强化病灶需与脑脓肿、单发的转移瘤相鉴别；小脑星形细胞瘤需与幕下的髓母细胞瘤、血管母细胞瘤等鉴别。

（1）脑梗死　发病年龄较大，多有高血压病史。病灶分布符合一定的血管分布区，增强扫描多为脑回状强化。

（2）脑脓肿　多表现为环形厚壁强化，厚薄均匀，内壁光滑，一般无壁结节。

（3）转移瘤　多有原发肿瘤病史。环形强化壁厚且不均匀，内缘凹凸不平，瘤周水肿广泛，占位效应明显。

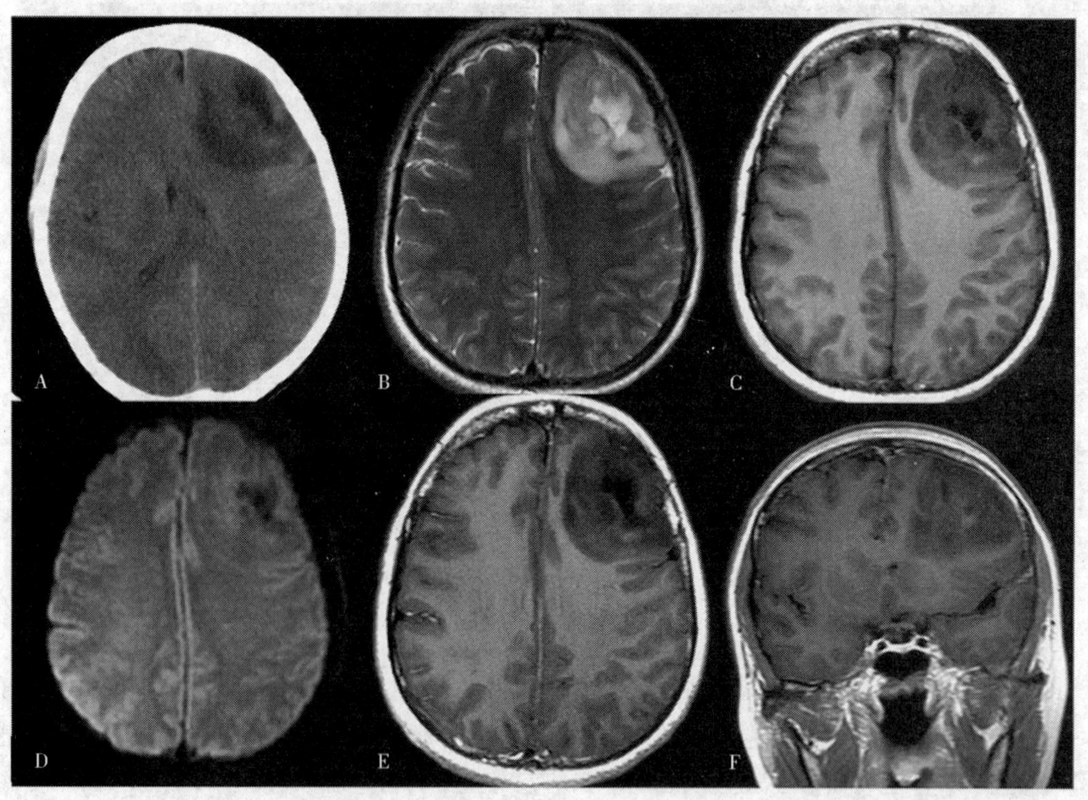

图8－40　低度恶性星形细胞瘤

A. CT平扫，左侧额叶见不规则团块影，周边见片状低密度；B、C、D分别为轴位T_2WI，T_1WI，DWI，左侧额叶见团块状软组织信号影，信号不均，边缘不整，中线结构略右移，DWI未见高信号；E、F分别为轴位和冠位T_1WI增强扫描，肿块未见强化

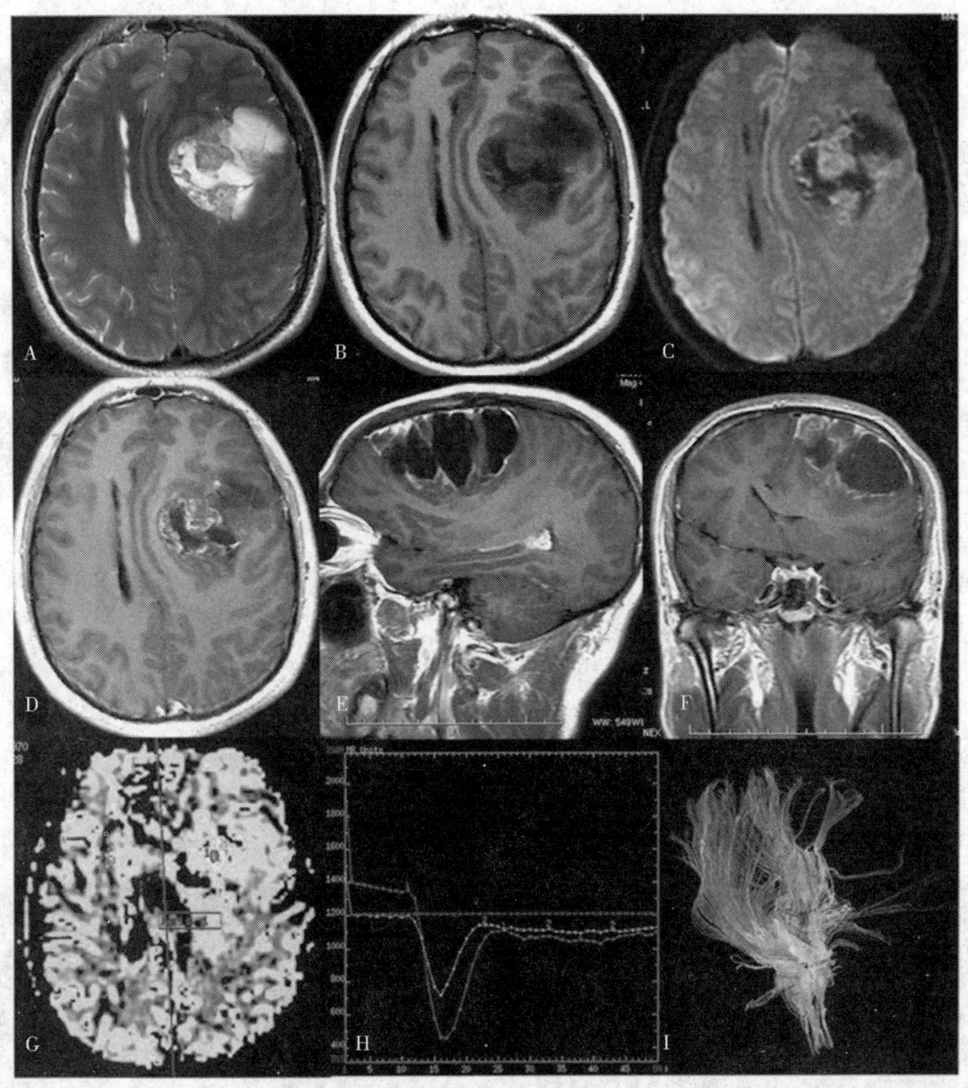

图 8-41 高度恶性星形细胞瘤

A、B、C 分别为轴位 T_2WI，T_1WI，DWI，左侧额叶见团块状混杂信号影，边缘不整，DWI 肿块实质部分呈稍高信号，中线结构右移；D、E、F 分别为轴位、矢位、冠位 T_1WI 增强扫描，肿块实质部分呈明显不均匀强化；G、H 为 PWI，肿块（紫色）呈高灌注；I 为 DTI，肿块区纤维束大部缺失，周围纤维束受压变形

二、脑膜瘤

脑膜瘤（meningioma）又称蛛网膜内皮瘤，发病率仅次于神经上皮性肿瘤，为最常见的脑外非胶质性良性肿瘤，位居颅内肿瘤第二位，约占颅内肿瘤的 15% ~20%。40 ~60 岁的成人多见，男女发病比例为 1∶2。脑膜瘤生长缓慢，病程长，可达数年之久。

【临床与病理】 脑膜瘤来源于蛛网膜颗粒的帽细胞。可发生于脑膜附着的任何部位，大多位于脑外颅内，部分可发生在脑室内。好发部位依次为矢状窦旁、大脑凸面、大脑镰旁、蝶骨嵴、嗅沟、鞍结节、桥小脑角及小脑幕下等部位。多为单发，偶为多发，可与听神经瘤或神经纤维瘤并发。肿瘤生长缓慢，常以广基底与脑膜相连。质硬、有完整包膜，肿瘤血供丰富，供血动脉多来自颈外动脉的分枝脑膜中动脉或颈内动脉脑膜支。肿瘤可有钙化、较少出现囊变与出血。组织学分为 7 个亚型：脑膜上皮型、纤维母细胞型、过渡型、砂粒体型、乳头型、成血管型和间变型。

由于肿瘤生长缓慢，症状及体征不明显，且出现较晚，即使出现也无特征性改变。常有癫痫、偏瘫、偏麻、抽搐等症状；位于功能区的脑膜瘤可有不同程度的神经功能障碍。

【影像学表现】

1. CT 表现

（1）平扫　病变多以宽基底与颅骨或硬脑膜相连，多表现为圆形、椭圆形或分叶状等密度或略高密度，边界清楚；大部分肿瘤密度均匀，10% ~20% 的病例可见瘤内钙化（图8－42），呈斑点状或整个瘤体钙化，出血、坏死、囊变少见。

（2）增强　多表现为明显均匀强化，边缘锐利。邻近肿瘤的硬脑膜常呈带状强化，称为脑膜尾征。

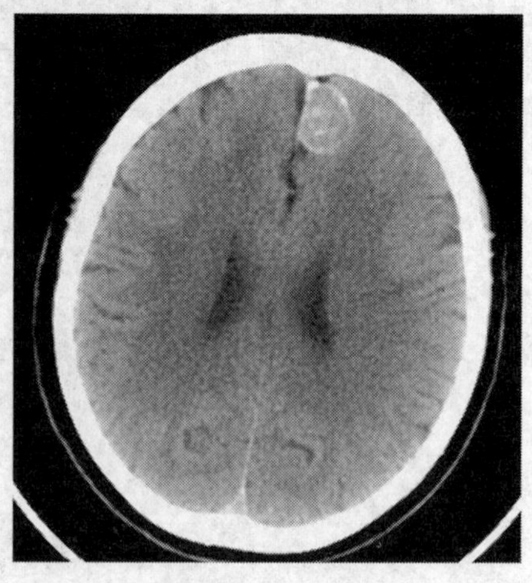

图 8－42　脑膜瘤

额部左侧大脑镰旁见半圆形稍高密度影，内见点状钙化，呈宽基底与大脑镰相连

2. MRI 表现

（1）平扫　①肿瘤信号接近于脑灰质，T_1WI 多为等信号，少数为稍低信号，T_2WI 可表现为等信号、高信号或低信号；②多数肿瘤信号均匀，少数信号不均匀；③T_1WI 可见介于肿瘤与水肿之间的低信号环，称为假包膜征；④肿瘤侵及颅骨时骨结构变得不规则，邻近肿瘤侧凹凸不平；⑤MRA 可显示肿瘤与静脉窦的关系，对病变的定性及确定治疗方案有重要意义；⑥MRS 表现为 NAA 峰缺乏，Cho 峰升高，Cr 峰下降，在 1.5ppm 处出现丙氨酸（Ala）峰可提示脑膜瘤。

（2）增强扫描　大多数呈均匀明显强化，持续时间长；肿瘤周围脑膜增厚呈窄带状强化，称为脑膜尾征（图 8－43）。

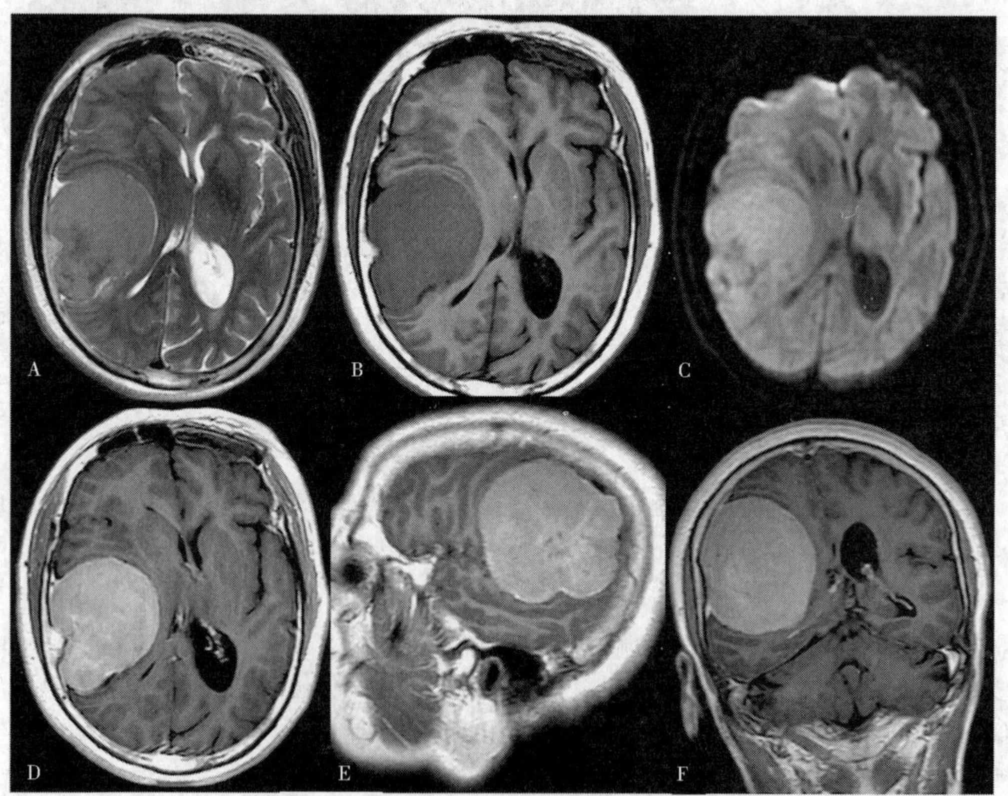

图 8－43　脑膜瘤

A、B、C 分别为轴位 T_2WI，T_1WI，DWI，右侧颞顶枕部大脑凸面见团块状等 T_1、等 T_2 信号，边缘光滑，信号较均匀，DWI 呈稍高信号，邻近脑组织及右侧侧脑室明显受压变形，中线结构左移；D、E、F 分别为轴位、矢位、冠位 T_1WI 增强扫描，肿块呈明显均匀强化，病变贴近颅板面见强化“脑膜尾”征

【诊断与鉴别诊断】根据脑膜瘤的好发部位、性别、年龄特征，易于明确诊断。诊断要点：①CT 肿瘤多为均匀略高密度或等密度，增强扫描呈均匀一致显著强化，边界清晰；②MRI 肿瘤 T_1WI 多为等、低信号，T_2WI 为等、高信号或低信号，强化明显；③具有脑外肿瘤的特点，可见假包膜征和脑膜尾征。

鉴别诊断：不同发病部位的脑膜瘤需与不同的肿瘤相鉴别。鞍区脑膜瘤需与垂体大腺瘤进行鉴别，桥小脑角区的脑膜瘤需与听神经瘤鉴别。脑室内脑膜瘤需与脉络丛乳头状瘤相鉴别。

三、垂体腺瘤

垂体腺瘤（pituitary adenoma）属脑外颅内肿瘤，约占颅内肿瘤的 8% ~15%，是鞍区最常见的良性肿瘤，本病成人多见，男女发病率无明显差异。

正常垂体位于鞍内，上缘平直、下凹或轻微膨隆。垂体正常高度与性别及年龄有关，男性一生中变化不大，女性在生育期最高，且随年龄增长而下降。在成人中，一般认为垂体高度≤10mm。

【临床与病理】肿瘤起源于垂体前叶，位于蝶鞍内，肿瘤长大后可突破鞍隔进入鞍上池，向下可侵入蝶窦，向两侧可侵入海绵窦。肿瘤较大时常因缺血或出血引起中心坏死、囊变。临床症状取决于肿瘤有无功能、肿瘤大小、部位及有无并发症。功能性腺瘤，分泌相应的激素，产生激素分泌过多的临床综合征，一般就医早，体积小；无功能性腺瘤体积较大，常出现压迫症状，如头痛、视力障碍等。

分类：①按大小分为微腺瘤（肿瘤位于鞍内，直径≤1cm）和大腺瘤（肿瘤直径 >1cm，且突破鞍隔）；②按有无激素分泌分为功能性（75%）和无功能性（25%）。

【影像学表现】

1. CT 表现 CT 检查常需行冠状位薄层增强扫描。

（1）垂体微腺瘤 平扫难以发现肿瘤的密度异常。

（2）垂体大腺瘤（图 8 -44） ①平扫病变位于鞍内及鞍上池，肿瘤形态为圆形、椭圆形、分叶状或不规则形。冠状位由于鞍隔的束缚肿瘤呈束腰状改变，可见特征性的“雪人征”；②多为等密度（60%），部分呈略高密度（26%），低密度最少（7%），出血者可表现为高密度；③肿瘤向上突破鞍隔进入鞍上池，使鞍上池变窄或闭塞，视交叉受压抬高，阻塞室间孔可引起梗阻性脑积水；向两侧侵及海绵窦，可致海绵窦两侧不对称，颈内动脉被包绕或受压移位；④增强扫描多数表现为均匀明显强化，少数表现为不均匀强化，坏死、囊变区不强化。

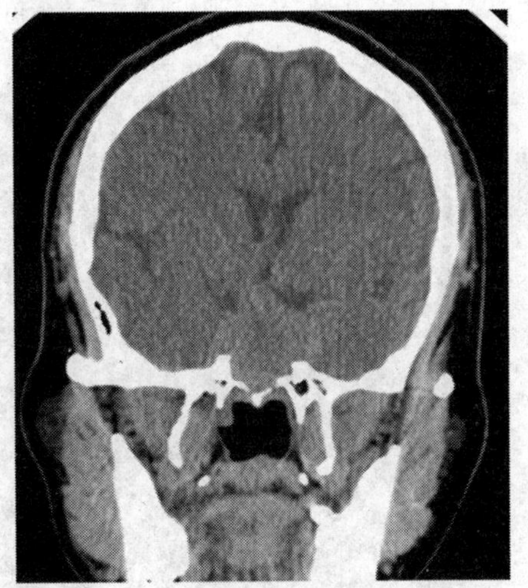

图 8 -44 垂体瘤

蝶鞍扩大，鞍内及鞍上见团块状稍高密度影，鞍底骨质变薄、破坏，鞍上脑组织明显受压

2. MRI 表现 MRI 显示垂体瘤优于 CT。

（1）垂体微腺瘤 一般需要矢状位和冠状位薄层扫描，包括 T_1WI 及 T_2WI。直接征象为垂体内信号异常，多为 T_1WI 低信号，T_2WI 信号等或高信号，病变多偏于一侧；间接征象可表现为垂体高度增加和上缘膨隆、垂体柄偏移或变短、鞍底骨质倾斜、变薄、下陷。增强扫描早期正常垂体、海绵窦明显强化，微腺瘤无强化或轻微强化呈低信号，延迟扫描肿瘤呈高信号（图8 -45）。因 10% ~30% 的微腺瘤只能在动态增强扫描中发现，故增强扫描早期对发现微腺瘤有重要意义。

（2）垂体大腺瘤 肿瘤实体呈等 T_1、等 T_2 信号或稍长 T_1、长 T_2 信号；出血多为亚急性

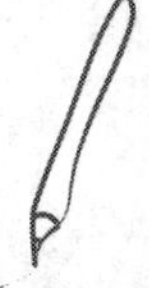

期呈双高信号；囊变呈更长 T_1，更长 T_2 信号。肿瘤向鞍上生长，表现为葫芦状，称束腰征，视交叉受压上移；较大的肿瘤常压迫海绵窦，部分或完全包绕颈内动脉。Gd－DTPA 增强扫描，病变呈中等度不均匀强化（图 8－46），MRA 可显示脑底动脉环的扩大和变形。

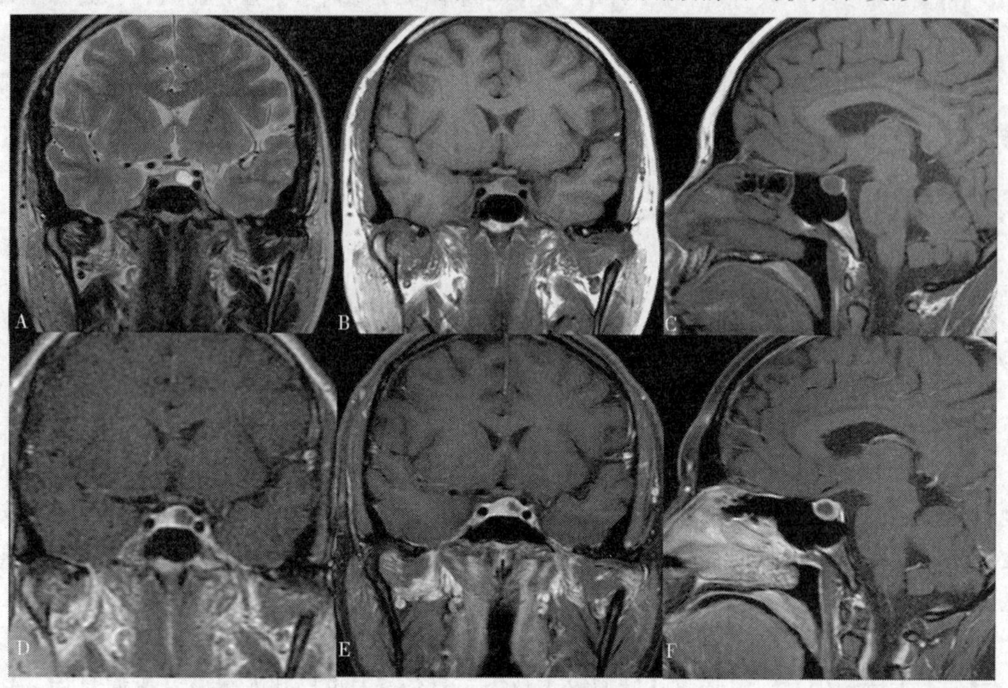

图 8－45　垂体微腺瘤

A、B、C 分别为平扫冠位 T_2WI，T_1WI 和矢位 T_1WI，垂体上缘膨隆，其内左侧见类圆形长 T_1、长 T_2 信号；D、E、F 分别为冠位动态增强扫描、冠位、矢位 T_1WI 增强扫描，病变随时间延长呈边缘强化

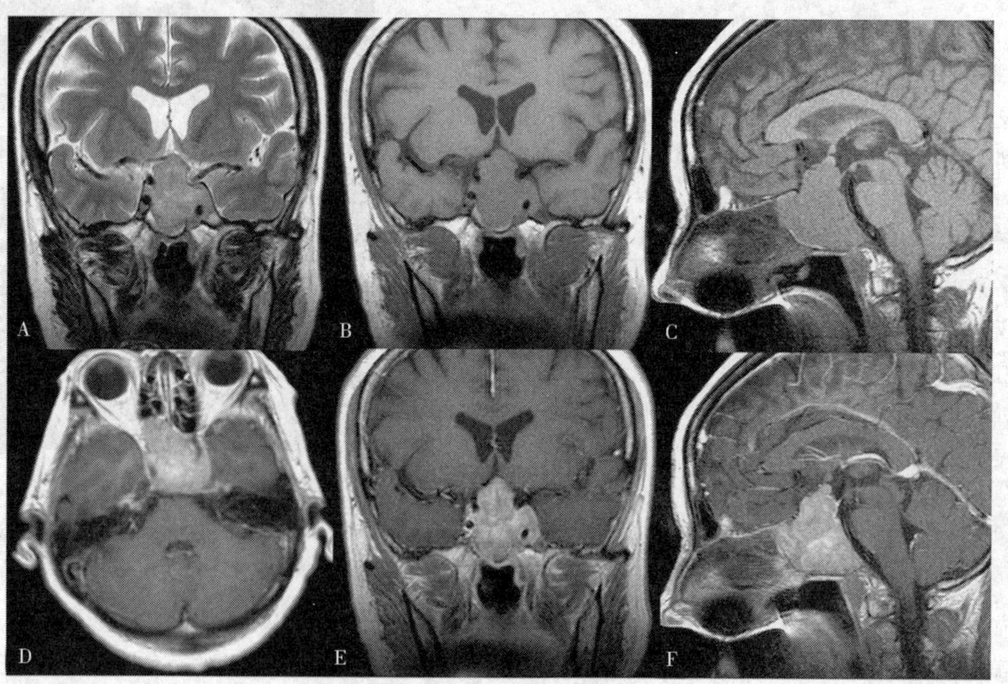

图 8－46　垂体大腺瘤

A、B、C 分别为平扫冠位 T_2WI，T_1WI 和矢位 T_1WI，蝶鞍扩大，鞍内及鞍上见团块状软组织信号，鞍底骨质变薄，肿块包绕双侧颈内动脉海绵窦段，鞍上脑组织明显受压；D、E、F 分别为轴位、冠位、矢位 T_1WI 增强扫描，肿块呈明显较均匀强化

【诊断与鉴别诊断】CT 与 MRI 对垂体瘤有较好的诊断价值，95% 以上的垂体瘤均可明确诊断。MRI 因其软组织对比度高，可以任意方位扫描，无骨伪影产生，对垂体瘤的诊断和对周围组织结构的观察优于 CT，是垂体瘤的首选的影像学检查方法。

垂体微腺瘤的诊断主要靠 MRI，应与垂体囊肿、垂体脓肿、垂体梗死相鉴别。垂体大腺瘤要与颅咽管瘤、脑膜瘤等进行鉴别。

四、颅咽管瘤

颅咽管瘤（craniopharygioma）是鞍区仅次于垂体瘤的常见先天性良性肿瘤，约占颅内肿瘤的2% ~4%。常见于儿童，也可发生于成人，40% 发生于 5 ~ 15 岁，较小的第二个高峰 40 ~ 60 岁，男性略多于女性。

【临床与病理】一般认为在胚胎发育期，咽突形成垂体过程中，靠近垂体蒂的胚胎残留物 Rathke 囊或迷走的鳞状上皮细胞可发生颅咽管瘤。多位于鞍上，少数可鞍上、鞍内同时发生或位于第三脑室。

颅咽管瘤可分为囊性、实性或囊实混合性 3 类。大多为以囊为主的囊实混合性，全为实性及全为囊性者少见。肿瘤生长缓慢，边界清楚，圆形或不规则形，肿瘤在鞍上生长，可压迫或嵌入第三脑室，甚至侧脑室，引起梗阻性脑积水。85% 囊壁和肿瘤实性部分发生钙化是肿瘤的特征之一。

临床表现：儿童以内分泌紊乱、发育障碍、颅压增高为主，成人以视力障碍、双颞侧视野缺损、精神异常以及垂体功能低下为主。

【影像学表现】

1. X 线表现　平片显示鞍区条状或团状钙化，钙化的发现率占颅内肿瘤首位，80% ~ 90% 的儿童可见钙化。

2. CT 表现

（1）平扫　颅咽管瘤多位于鞍上，略呈分叶状圆形或类圆形肿块，边界清楚，多表现为以低密度为主的混杂密度，大多数病例出现较为特征性的钙化，在实体部分的钙化呈点状、条状、不规则形；囊壁呈壳状连续或间断性钙化，偶见斑块状钙化；肿瘤可突入鞍上池，阻塞室间孔可出现脑积水（图 8 – 47）。

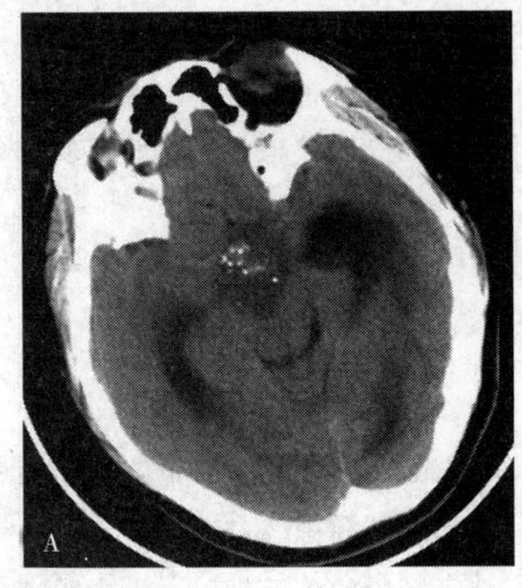

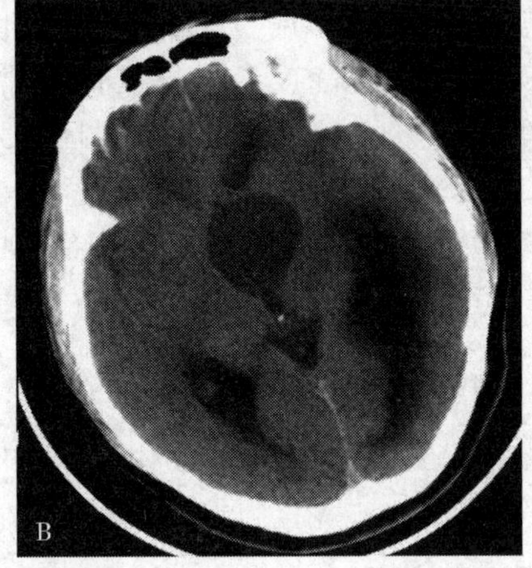

图 8 – 47　颅咽管瘤

A、B 为 CT 平扫不同层面，鞍上见囊实性密度影，内见簇状钙化，幕上脑室积水

（2）增强扫描　肿瘤的实质部分 90% 强化，囊性者呈环形或多环形囊壁强化，实性部分呈均匀或不均匀强化。

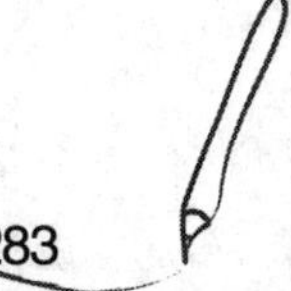

3. MRI 表现

（1）平扫　颅咽管瘤信号强度多种多样，常表现为混杂信号，是鞍上信号强度最不均匀的肿瘤。T_1WI 呈高、等、低、混杂信号，T_2WI 呈高信号或混杂信号。

（2）增强扫描　实质部分多为不均匀强化，囊变部分无强化，囊壁呈壳状强化，除钙化区外，其他部分往往有不同程度强化（图 8－48）。

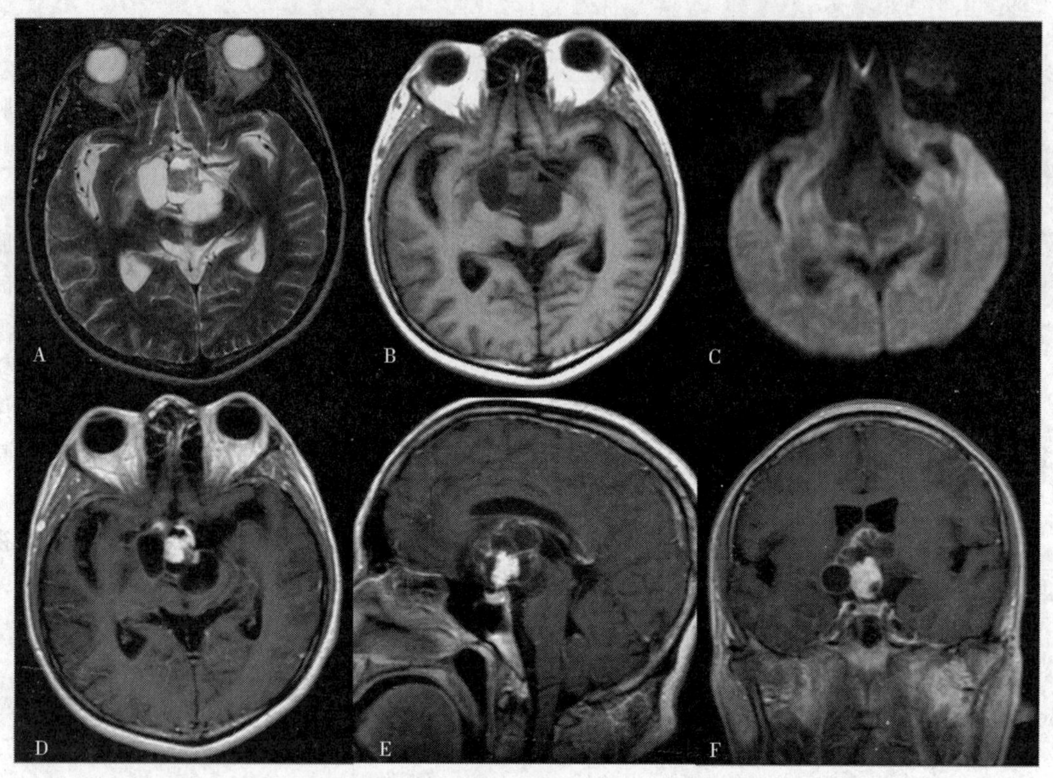

图 8－48　颅咽管瘤

A、B、C 分别为平扫轴位 T_2WI，T_1WI 和 DWI，鞍区见囊实性混杂信号，DWI 未见高信号，邻近脑组织受压变形；D、E、F 分别为轴位、矢位、冠位 T_1WI 增强扫描，肿块实性部分呈明显强化

【诊断与鉴别诊断】

诊断要点：①儿童多见，多有内分泌紊乱、发育障碍、颅压增高等改变；②CT 病变位于鞍上，呈圆形或类圆形密度不均匀的肿块，常有形态不一的各种钙化，囊壁及实性部分呈均匀或不均匀强化；③MRI 颅咽管瘤是鞍上信号最不均匀的肿瘤，增强扫描，实质部分多为不均匀强化，囊壁呈壳状强化。

囊性颅咽管瘤应与表皮样囊肿、皮样囊肿、囊性畸胎瘤鉴别；实性颅咽管瘤要注意与生殖细胞瘤、错构瘤等鉴别。

五、听神经瘤

听神经瘤（acoustic neurinoma）是后颅凹最常见的良性脑外肿瘤，是脑神经鞘瘤中最常见的一种，约占桥小脑角区肿瘤的 85%，多在成年发病，高峰年龄为 30～60 岁。

【临床与病理】起源于听神经前庭神经支神经鞘膜的施万细胞，沿内听道向阻力较小的桥小脑角区生长。绝大多数为神经鞘瘤，常为单发，若发生于双侧则为神经纤维瘤病Ⅱ型。肿瘤生长缓慢，呈圆形或椭圆形，早期位于内听道内，以后长入桥小脑池，有完整包膜，肿瘤易发生囊变、脂肪变性、出血和坏死。

临床主要表现为桥小脑角综合征，即病侧听神经、面神经、三叉神经受损以及小脑症状，肿瘤较大时可压迫四脑室造成颅内高压。

【影像学表现】

1. CT表现

（1）平扫　肿瘤位于岩骨后缘，多以内听道口为中心向桥小脑角区生长，表现为桥小脑角区圆形或类圆形肿块，50%～80%为低、等、混杂密度，其余为低、高密度。不足50%的病例肿瘤周围可有轻到中度水肿。肿瘤较大时可压迫脑干、小脑及四脑室，使其变形移位，引起阻塞性脑积水（图8-49）。

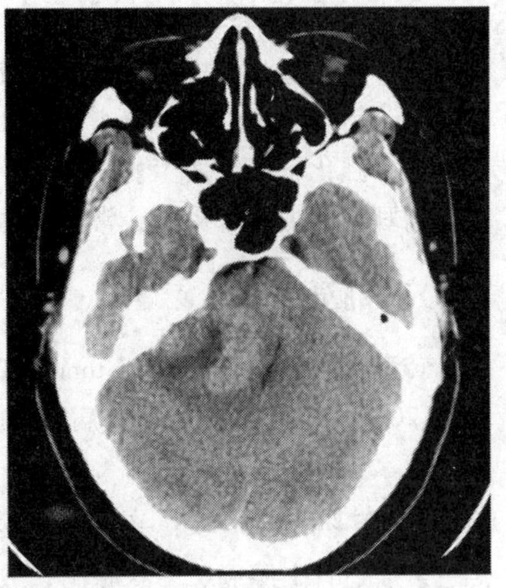

图8-49　听神经瘤

右侧桥小脑角区见团块状软组织密度影，内见囊变，桥脑及右侧小脑受压变形

（2）增强扫描　肿瘤实性部分明显均匀强化，囊性者为环形强化。

2. MRI表现

（1）平扫　位于桥小脑角区的圆形或半圆形肿块，与硬脑膜呈锐角相交。无坏死囊变的肿瘤多呈等或稍长T_1低信号，95%为长T_2信号，信号均匀，听神经根部增粗；合并囊变坏死呈更长T_1、更长T_2信号，信号不均匀，并可出现液平；水肿、占位征象与CT表现相同。

（2）Gd-DTPA增强扫描　实体部分明显均匀强化，囊变坏死无强化（图8-50）。

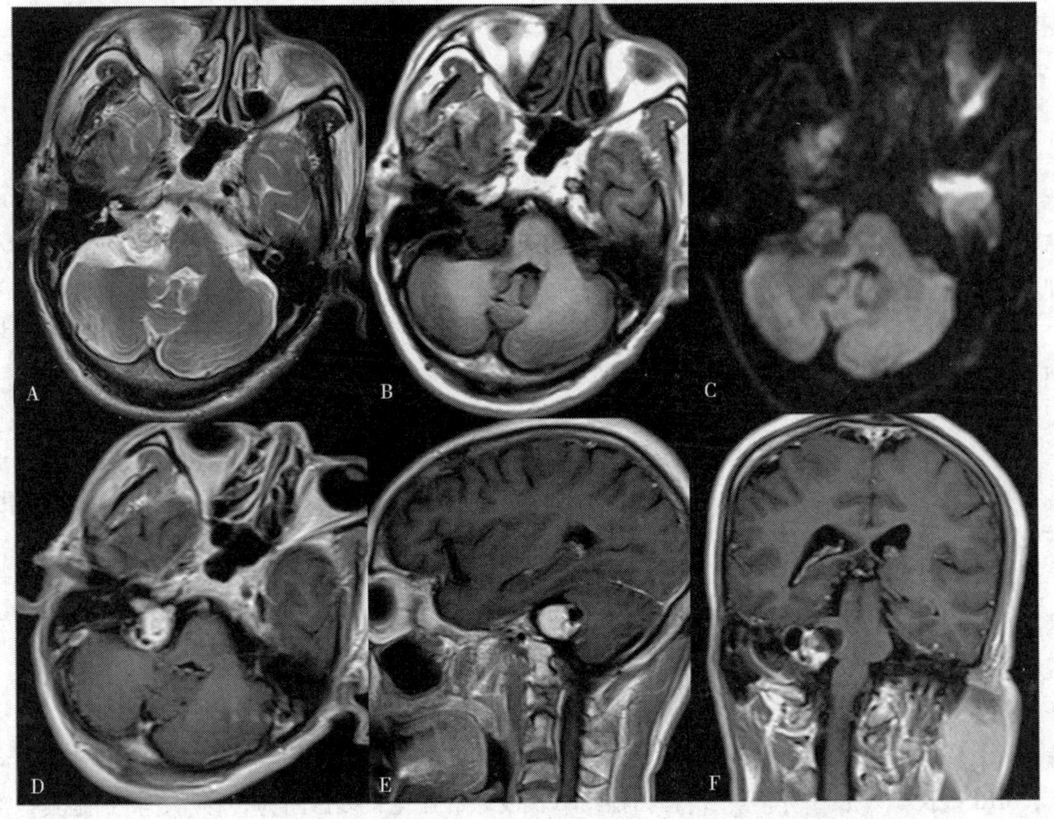

图8-50　听神经瘤

A、B、C分别为平扫轴位T_2WI，T_1WI和DWI，右侧桥小脑角区见团块状混杂信号，病变与面听神经根部相连，桥脑及右侧小脑半球受压变形；D、E、F分别为轴位、矢位、冠位T_1WI增强扫描，肿块实性部分呈明显强化

（3）微小听神经瘤是指瘤体直径小于1cm的小肿瘤，位于内听道内，表现为双侧听神经不对称，检出微小听神经瘤的关键是增强扫描，正常听神经无强化，微小听神经瘤听神经增粗且明显强化。

【诊断与鉴别诊断】根据听神经瘤特征性的发病部位及影像学表现，绝大多数可以诊断。MRI增强扫描更是有助于直径小于1cm的微小听神经瘤的显示。当听神经瘤表现不典型时，需与脑膜瘤、胆脂瘤及三叉神经瘤鉴别。脑膜瘤以宽基底与岩骨相连，增强扫描为明显均一强化，极少发生囊变坏死；胆脂瘤无强化，且DWI表现为明显高信号；三叉神经瘤位于内耳道前方岩骨尖处，常常跨中后颅窝生长。

六、脑转移瘤

转移性肿瘤（metastatic tumor of brain）是常见的颅内恶性肿瘤，发病率占颅内肿瘤的3%～20%。任何年龄均可发病，常见于成人，儿童少见，以40～60岁最多见，男性多于女性。

【临床与病理】恶性肿瘤转移至颅脑，常见为肺癌、乳腺癌，其他包括消化道肿瘤、黑色素瘤、肾上腺癌、甲状腺癌、绒癌、肾癌等，男性脑转移63%来自肺癌，女性50%以上来自乳腺癌，10%转移灶来源不清。多发占70%～80%，单发占20%～30%。转移部位以幕上多见，多位于皮髓交界区，幕下约占15%，也可发生于颅骨、脑膜。肿瘤大小不一，多为圆形、边界清楚的结节，肿瘤中心常发生坏死、出血、囊变，瘤周水肿明显。

临床上多有原发恶性肿瘤病史，常有头痛、高颅压、癫痫、精神障碍等，约30%的病人颅脑表现为首发症状。

【影像学表现】

1. CT表现

（1）平扫　转移瘤多呈大小不等、边缘不清的圆形、类圆形结节病灶，肿瘤小者无坏死，为实性结节，较大的肿瘤多有中心坏死，残存的肿瘤壁为不规则环状，其内有时可见壁结节，内壁凹凸不平。绝大多数的肿瘤周围可见低密度水肿，呈指状分布，多累及白质，小肿瘤大水肿为转移瘤的另一特征。

（2）增强扫描　有助于转移灶的检出，95%的病人有增强，无坏死的肿瘤呈结节状增强，有坏死的肿瘤呈环形增强，环壁厚而不规则，内壁见结节状突起。

2. MRI表现　与CT相比更容易发现脑干和小脑的病变。

（1）平扫　肿瘤多为长T_1、长T_2信号，出血时表现为短T_1、长T_2信号；小的转移灶通常无坏死，瘤体信号多较均匀，大肿瘤合并坏死，信号多不均匀；多数肿瘤周围水肿较重、占位效应明显。

（2）Gd－DTPA增强扫描　无坏死病变呈明显结节状强化，有坏死病变呈环形强化，环壁不规则内可见结节状增强，水肿区及坏死无强化（图8－51）。增强扫描可区分肿瘤实质和水肿区及坏死区、发现平扫未能发现的较小病灶以及脑膜受累时的线状强化。

【诊断与鉴别诊断】根据典型的CT、MRI表现，结合原发恶性肿瘤的病史诊断不难做出。诊断要点：多发病灶，位于皮髓质交界区，病灶周边水肿明显，CT呈低、等、高密度，MRI呈长T_1、长T_2信号，增强扫描结节状或环形强化，多诊断为转移瘤，特别是其他部位有原发恶性肿瘤病史的。

单发的环形强化转移瘤要注意与多形性胶质母细胞瘤、脑脓肿鉴别，多发病灶时应注意与多发脑脓肿、结核球、多中心性胶质瘤相鉴别。

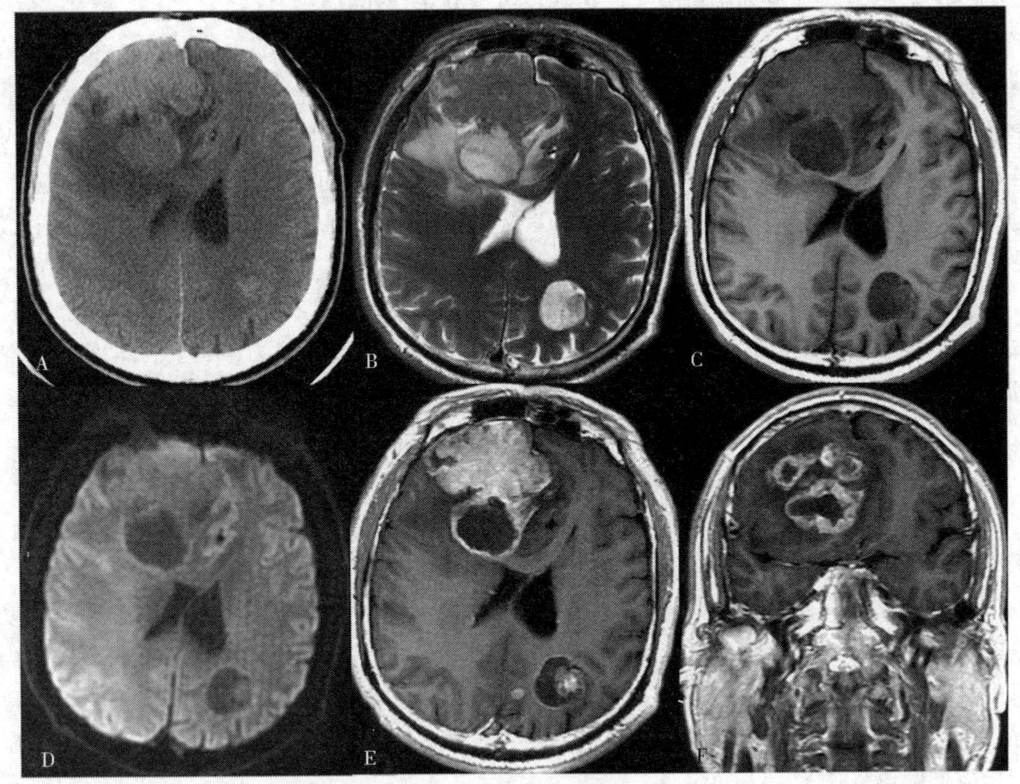

图 8－51　转移瘤

A 为 CT 平扫，右侧额叶、左侧顶叶见团块状软组织密度影，周边见片状低密度影；B，C，D 分别为轴位 T_2WI、T_1WI、DWI，右侧额叶、左侧顶叶多发团块状软组织信号，信号不均，周边见片状水肿信号，双侧侧脑室前角、胼胝体膝部受压变形；E，F 为轴、冠增强 T_1WI 图，可见肿块实性部分呈显著不均匀强化，囊性部分及水肿信号未强化

第七节　颅内感染性疾病

颅内感染性疾病是由细菌、病毒、螺旋体、立克次体、真菌及一些寄生虫、原虫和虫卵等引起。感染途径为血行感染、直接蔓延和迁入性感染。颅内感染可侵及脑实质引起脑炎和脑脓肿，或累及脑膜或室管膜引起脑膜炎或室管膜炎，二者可同时受累，形成脑膜脑炎。

一、脑脓肿

化脓菌进入颅内引起脑组织炎性改变，在早期称为化脓性脑炎，脓肿形成后称为化脓性脑脓肿。

【临床与病理】

1. 感染途径　可分为耳源性（50%）、血源性（25%）、鼻源性（10%～20%）、外伤性（10%）、和隐源性脑脓肿，10%左右找不到感染灶。常见致病菌为金黄色葡萄球菌、厌氧链球菌和肺炎球菌、变形杆菌，脑脓肿大多是混合感染。

2. 部位　大多位于幕上，以颞叶居多。病灶中心多位于灰白质交界区，部位与原发感染有关，耳源性多位于颞叶，少数位于小脑半球及桥小脑角处。脓肿可单发或多发，多发者常互相邻近或融合，偶可分散于不同部位。

3. 病理分期　分为急性炎症期、化脓坏死期和脓肿形成期。

（1）急性脑炎期（3 天～2 周）　病变多位于白质。化脓菌侵入引起局灶性或多灶性炎症、白质充血、水肿，炎细胞浸润，斑点状出血，及小软化灶。

（2）化脓坏死期（3~4周） 脑炎扩散，坏死液化区扩大融合，白细胞崩解液化，形成较大脓腔，出现脓汁，多中心融合可见分隔，破溃外溢，可形成多房脓肿，并可破入脑室。周围肉芽组织和胶原组织增生，形成不规则的脓肿壁，脓肿壁外围水肿明显。

（3）包膜形成期（4~8周） 脓腔增大，周围结缔组织明显增多，神经胶质细胞增多，脓肿壁增厚。脓肿可以是单发或多发，单房或多房，形状不一，大小不定，多为圆形或椭圆形。

4. 临床表现 轻重不一，发病急者数天内意识不清。病人多有原发感染史，出现畏寒、高热、乏力等全身感染症状。以脓肿部位不同，可出现头痛、记忆力减退、癫痫、偏瘫等症状和体征。

【影像学表现】

1. CT表现 依脑脓肿的不同病理阶段而表现不同。

（1）急性脑炎期 显示正常或表现为位于皮髓质交界区边界不清的片状低密度区，邻近脑沟变窄或消失，范围较大时可有占位效应。增强扫描无强化或斑点状强化。

（2）化脓期和包膜形成期 平扫脓汁和坏死组织为低密度，在低密度区周边见等密度脓肿壁，脓肿壁多为完整环形，厚薄均匀，壁厚约2~3mm；若为产气菌感染，低密度脓腔内有时可见液气平面，周围水肿带呈低密度，范围较前缩小。增强扫描，脓肿壁多呈明显完整环形强化，具有完整、平滑、均匀、壁薄的特点，少数环壁不完整，厚薄不均匀。脓肿形态多为圆形或椭圆形（图8-52）。

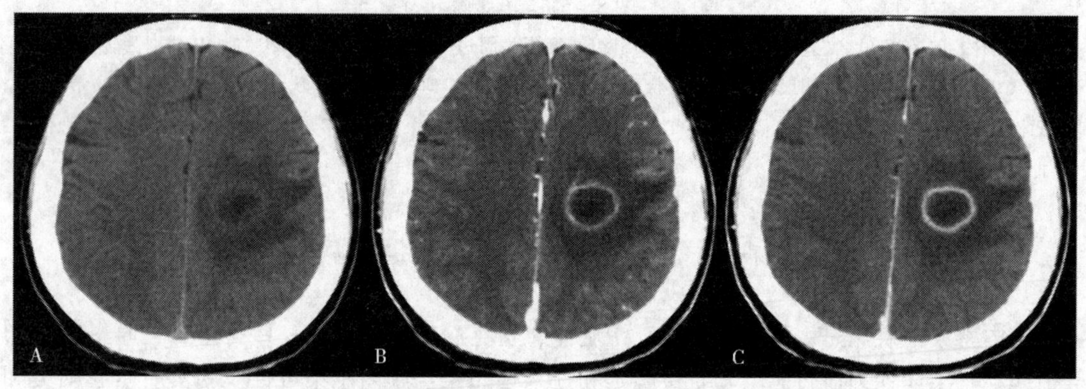

图8-52 脑脓肿

A为CT平扫，左侧额顶叶见环形低密度影，边缘光滑，周边见大片水肿密度；B、C为增强扫描动脉期和延迟期，病变呈明显环形强化，延迟期强化更明显，囊壁光滑

2. MRI表现

（1）急性脑炎期 T_1WI白质内不规则等或低信号，T_2WI呈略高信号，占位效应明显，FLAIR序列呈明显高信号。增强扫描，多数无强化，部分为结节状及斑片状强化。

（2）化脓期和包膜形成期 T_1WI脓腔与外周水肿呈低信号，脓肿壁为两者之间等或略高信号环，该环的出现是脓肿成熟的标志；T_2WI脓肿壁为低或等信号，脓腔与水肿为高信号；DWI脓腔为高信号。增强扫描脓腔及周围水肿不强化、脓肿壁显著环形强化，环壁多完整，光滑，无结节。可清楚的区分脓腔、脓肿壁和水肿带三个部分（图8-53）。

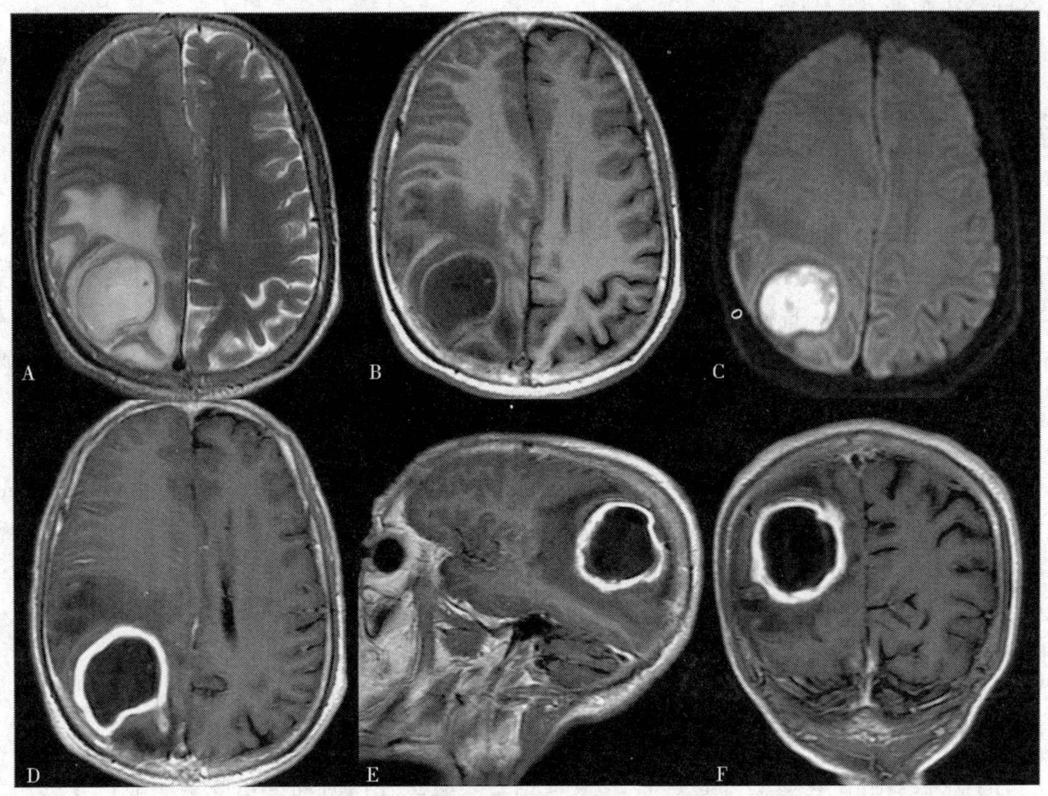

图 8-53 脑脓肿

A、B、C 分别为轴位 T_2WI、T_1WI、DWI，右侧顶叶见囊状长 T_1、长 T_2 信号，囊壁光滑，病变周边见片状长 T_1、长 T_2 信号，DWI 囊内呈高信号；D、E、F 为轴、冠增强 T_1WI 图，病变呈明显环形强化

【诊断与鉴别诊断】 CT、MRI 对急性脑炎期敏感性高，但缺乏特异性；脓肿形成期，二者均可看到脓腔、脓肿壁和周围水肿，增强扫描可确定其大小、数目及多房性，做出定位及定性诊断。本病应注意与囊性星形细胞瘤、转移瘤、放射性脑坏死、手术残腔等疾病进行鉴别。

二、脑寄生虫病

脑囊虫病（cerebralcysiticerosis）是最常见的脑寄生虫病，约占囊虫病的 80%。为猪绦虫的蚴虫囊尾蚴寄生于脑部所致，又称囊尾蚴病，以华北和东北地区为高发区。

【临床与病理】 猪绦虫被误食入胃，六钩蚴脱出进入十二指肠钻入肠壁，通过血液循环进入脑组织，在脑组织内演变为囊尾蚴并形成囊泡，其内含有囊液及头节。囊尾蚴寄生于脑内形成囊泡，囊液清亮，内见偏心性囊虫头节。虫体死亡后由炎性细胞包裹，外层包绕富于血管的胶原纤维形成肉芽肿。晚期死亡虫体发生钙化。

1. 分类 依据其所在部位的不同可分 3 类。①脑实质囊虫病：结节多发、散在分布于脑实质，以白质区多见，单发少见，多为大小 2~8mm 圆形或卵圆形囊性病变，内有液体和白色头节，可弥漫分布于脑实质内，成活期无脑组织水肿，死亡期可见脑组织水肿。②脑室内囊虫病：囊泡游离或附在室管膜上，直径 10~30mm，壁薄，常见于四脑室，可引起室管膜炎及阻塞性脑积水。③蛛网膜下隙内囊虫病：囊泡位于蛛网膜下隙，尤其是脑底部基底池和侧裂池，聚集如葡萄状，可引起慢性蛛网膜炎和粘连，阻塞脑脊液循环，引起梗阻性脑积水。

2. 临床表现 因囊虫侵入神经组织的数目、部位不同，症状和体征多种多样，部分患者可无症状，部分可有癫痫和颅内高压等神经系统症状和体征。查体可见皮下结节，囊虫补体

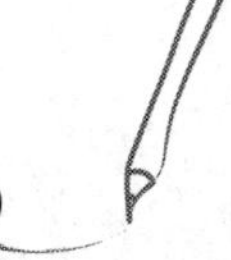

结合试验为阳性。

【临影像学表现】

1. CT 表现

（1）脑实质型　是临床上最常见的类型。急性脑炎型：病变多位于幕上脑白质呈散在多发斑片状低密度影，增强扫描无强化；多发小囊型：多发散在圆形或卵圆形低密度灶，大小 2～8mm 的囊性病变，其内有偏心的小点状等或高密度影附在囊壁上，无水肿或轻微水肿，增强扫描一般无强化或环行强化；单发大囊型：单一圆形、卵圆形或分叶状脑脊液密度，边界清楚，无实性结节，直径可达 7cm，增强扫描一般无强化；多发结节或环状强化型：平扫表现为散在多发不规则低密度影，灶周水肿明显，增强扫描低密度影出现环状强化或结节状强化，中心呈点状强化；多发钙化型：脑实质内多发钙化，1～2mm 圆形或椭圆形点状，钙化周围无水肿，增强扫描无强化。

（2）脑室型　以第四脑室多见，因囊泡密度与脑脊液相似，囊壁薄，大小约 10～20mm。脑室形态异常或脑室局限性不规则扩大、脉络丛移位、阻塞性脑积水等间接征象有助于诊断。

（3）脑膜型　多位于侧裂池、鞍上池，病灶呈葡萄状；蛛网膜下隙扩大、变形；脑室对称性扩大，增强扫描可见囊壁强化、结节状强化或脑膜强化。

（4）混合型　兼有上述以上两种或两种以上表现同时存在。

2. MRI 表现

（1）脑实质型　单发或多发、圆形、大小 2～8mm 的囊性长 T_1、长 T_2 信号，头节表现为偏心的小点状影附在囊壁上，呈等 T_1、短 T_2 信号，囊虫存活时周围水肿不明显；囊虫死亡时，死亡头节显示不清，周围水肿加剧，占位明显。增强扫描，囊虫存活囊壁无强化，囊虫死亡囊壁强化（图 8－54）。T_2WI 中囊肿内囊液及周围水肿呈高信号，囊壁及头节为低信号，为“白靶征”；T_1WI 中囊肿内除头节为高信号外低信号，为“黑靶征”。

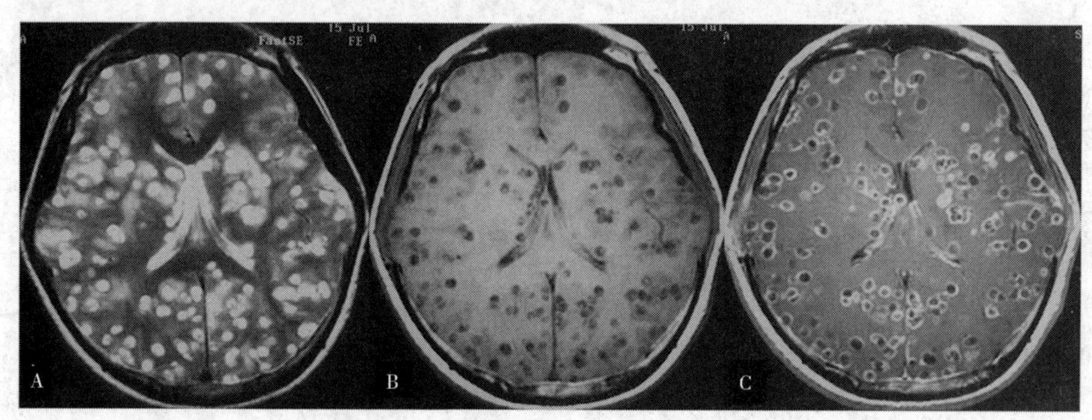

图 8－54　脑囊虫

A、B 分别为轴位 T_2WI、T_1WI，脑内见弥漫分布囊状长 T_1、长 T_2 信号，T_1WI 大部病灶内见结节状稍高信号；C 为轴位增强 T_1WI 图，病变囊壁及其内结节呈明显强化。

（2）脑室及脑膜型　10～20mm 圆形长 T_1、长 T_2 信号，常见不到头节，靠近脑实质可有光滑压迹，大囊病变常有分隔，偶见头节位于边缘。增强扫描有时可见环形强化。

【诊断与鉴别诊断】根据上述典型的 CT、MRI 表现，结合患者的临床表现、接触史以及囊虫补体实验阳性即可做出诊断。多发脑实质型要与转移相鉴别，脑室及脑膜型要与蛛网膜囊肿、皮样囊肿等囊性占位进行鉴别。

第八节　脊髓和椎管内病变

脊柱由椎骨借韧带、椎间盘、关节等组织连接构成的人体支柱，结构复杂，具有静力学、动力学特点及保护性功能。脊髓是延髓的延续，呈圆柱状，位于椎骨串联而成的椎管中，全长有两个膨大，即颈膨大和腰膨大。

X线、CT、MRI等影像学检查可直接观察病变发生的部位、病变大小、范围及周围组织结构的改变，因此在对病变做出定位、定量诊断中，具有其他检查不可取代的位置，临床应用广泛。特别是CT、MRI检查技术明显提高了脊柱和脊髓疾病的诊断质量和水平，对疾病的治疗具有重要指导意义，并可判断预后和观察疗效。

一、椎管内肿瘤

椎管内肿瘤包括髓内肿瘤、髓外硬膜下肿瘤和硬膜外肿瘤三种类型，其中髓外硬膜下肿瘤最为常见，约占整个椎管内肿瘤的60%，硬膜外肿瘤次之，髓内肿瘤较少见。

（一）髓内肿瘤

髓内肿瘤（intramedullary tumors）仅占椎管内肿瘤的10%～15%，主要为室管膜瘤、星形细胞瘤、少突神经胶质瘤及血管母细胞瘤等。

1. 室管膜瘤　室管膜瘤（ependymomas）占髓内肿瘤的55%～65%，为成年人最常见的髓内肿瘤，以30～50岁多见，平均年龄42岁，男性略多于女性。

【临床与病理】室管膜瘤源于室管膜细胞，是一种最常见的缓慢生长的偏良性髓内肿瘤，发生于脊髓中央管以及终丝的室管膜上皮细胞，60%发生在延髓和终丝，有时可伴有神经纤维瘤病。终丝之室管膜瘤占马尾、终丝区的原发肿瘤的90%。绝大多数室管膜瘤具有假包膜，肿瘤呈柔软红色或灰紫色肿块，边界锐利，可见囊变、坏死、出血，多位于肿瘤边缘。

肿瘤生长缓慢，首发症状以自发性疼痛常见，程度相对较轻，部位模糊。局限性颈背痛占65%，可出现肿瘤节段以下的运动障碍和感觉异常。约20%～25%的患者可出现肢体无力，肌肉萎缩或截瘫、肌张力和腱反射异常。位于腰骶髓者常伴脊髓栓系综合征，括约肌功能障碍出现较早，从而导致大小便异常。

【影像学表现】

1. CT表现

（1）平扫　可见脊髓外形不规则膨大增粗，肿瘤呈均匀或不均匀低密度，少数为等密度或稍高密度，肿瘤与正常组织分界不清，钙化比较少见。

（2）增强扫描　可见肿瘤内可见轻度不规则强化。

2. MRI表现　室管膜瘤常达4～5个椎体节段。

（1）平扫　T_1WI脊髓明显增粗，肿瘤区呈均匀的低或等信号，当肿瘤发生囊变时，囊变部分信号更低，常呈不均质低信号；T_2WI肿瘤信号增高，边界显示更加清楚。

（2）增强扫描　肿瘤的实性部分有明显异常对比强化（图8－55），延迟扫描时强化可能更著。

【诊断与鉴别诊断】典型的室管膜瘤CT表现为低密度，增强扫描轻度强化；MRI呈长T_1、长T_2信号，增强扫描较明显强化。肿瘤囊变较多时要注意与脊髓空洞症进行鉴别，后者无实性成分且增强扫描无强化；其次还要注意与髓内的星形细胞瘤进行鉴别，星形细胞瘤多见于儿童，颈、胸段多见，囊变机会少。

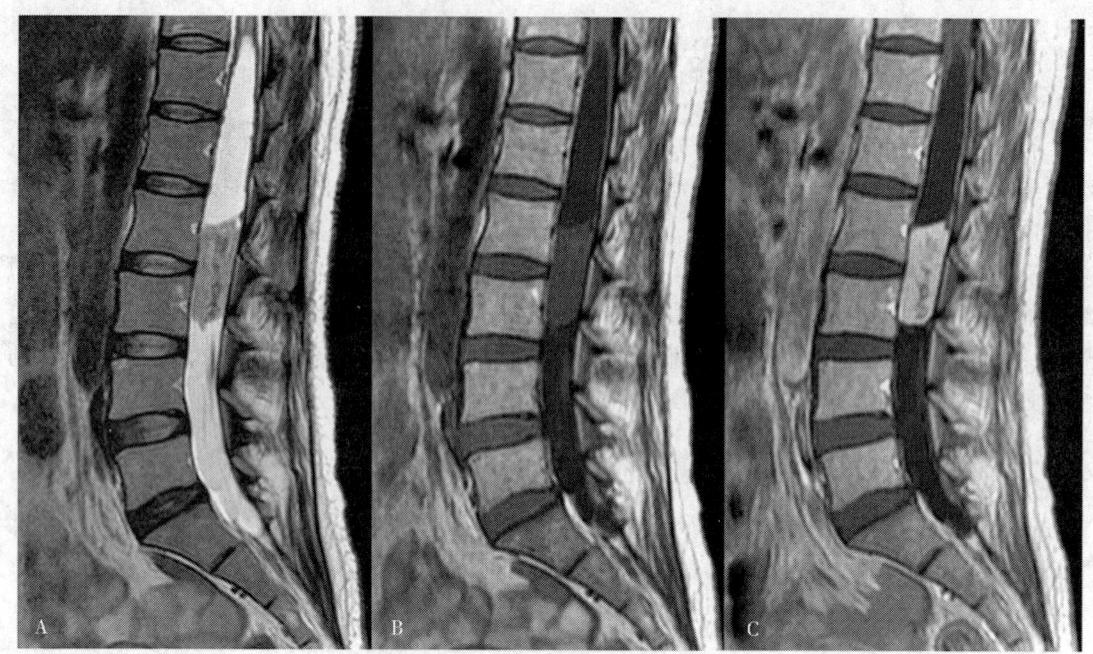

图 8-55　室管膜瘤

A、B 分别为矢位 T_2WI，T_1WI，腰 2、3 椎体水平椎管内见团块状软组织信号，周边见条状长 T_1、长 T_2 信号；C 为矢位 T_1 增强，病变呈明显强化，周边长 T_1、长 T_2 信号未强化

2. 星形细胞瘤　脊髓星形细胞瘤（astrocytomas）起源于脊髓的星形细胞，发病仅次于室管膜瘤，约占髓内肿瘤的30%～40%，是成人第二位常见，儿童最常见的髓内肿瘤。发病部位以胸、颈段最多见。

【临床与病理】 肿瘤多数为良性，生长缓慢，呈膨胀性沿纵轴浸润性生长，往往累及多个脊髓节段甚至脊髓全长。脊髓增粗，表面可有粗大迂曲的血管匍匐，肿瘤组织与正常脊髓组织无明显界限，常见偏心、不规则的囊变，可合并脊髓空洞。

疼痛最常见，为慢性起病、渐进性进展的脊髓功能损害。

【影像学表现】

1. CT 表现

（1）平扫　可见脊髓不规则增粗，肿瘤呈低密度或等密度，少数为稍高密度，邻近的蛛网膜下隙变窄，边界不清，常累及多个脊髓节段。肿瘤内常出现囊变或囊腔形成，囊变位于肿瘤的实质部分，而空洞则位于肿瘤的两端，出血较常见，钙化少见。

（2）增强扫描　可见肿瘤轻度强化或不强化。

2. MRI 表现

（1）平扫　正常髓内结构消失，T_1WI 呈低信号，T_2WI 呈高信号，合并有囊变、坏死、出血时信号不均匀，肿瘤多累及脊髓多个节段，常位于脊髓后部，呈偏心非对称性，部分呈外生性。

（2）增强扫描　肿瘤的实性部分呈均匀显著强化，肿瘤囊变部分不强化，囊壁可以强化，肿瘤两端继发的空洞及周围水肿区不强化（图 8-56）。

【诊断与鉴别诊断】 根据其发病年龄、发病部位及典型的 CT、MRI 表现，髓内星形细胞瘤不难诊断。鉴别诊断主要与髓内发生的室管膜瘤进行鉴别。

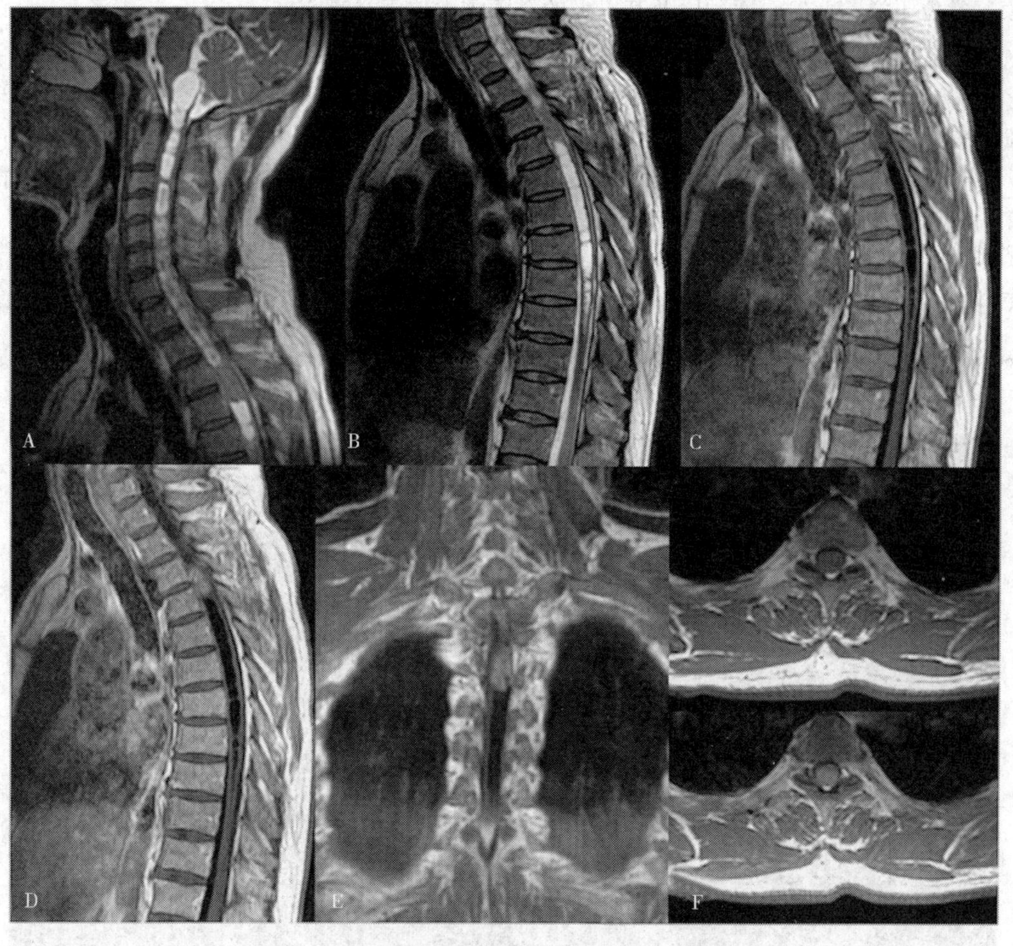

图 8－56　星形细胞瘤

A、B 分别为平扫矢位 T_2WI，C 为矢位 T_1WI，F 为平扫轴位 T_1WI，胸 3、4 水平椎管脊髓内见团块状软组织信号，周边脊髓呈空洞改变；D、E、G 为矢位、冠位、轴位 T_1WI 增强，病灶呈明显强化，周边空洞未强化

（二）髓外硬膜下肿瘤（intradural extramedullary tumors）

髓外硬膜下肿瘤绝大多数为良性肿瘤，界限清楚，约占椎管内肿瘤的 60%，主要是神经源性肿瘤和脊膜瘤。

1. 脊膜瘤　脊膜瘤（meningiomas）占所有椎管内肿瘤的 25%，最常见于中上胸段，约占 80%，枕大孔附近及颈段占 15%，腰段较少见，好发年龄为中年，高峰在 30～50 岁，女性略多于男性。大多数脊膜瘤为缓慢生长的良性肿瘤，手术切除预后良好，10% 可见术后复发，极少数可见恶变。

【临床与病理】脊膜瘤大多为良性，起源于蛛网膜帽细胞或软脊膜和硬脊膜的间质成分。多数脊膜瘤生长于髓外硬膜内，少数可长入硬膜外。绝大多数呈圆形或卵圆形，大小不一，一般为 2～3.5cm，较大的可以超过数节椎体，常见为单发，呈实质性，质地较硬。

肿瘤可压迫脊髓使之移位、变形，根据被肿瘤压迫脊髓所在部位的不同而临床表现不同，常见症状为运动和感觉障碍如现四肢无力、肌肉萎缩或痉挛、位置感觉异常、步态障碍、反射异常等。

【影像学表现】

1. CT 表现

（1）平扫　显示病灶为实性，密度稍高于脊髓，椭圆形或圆形，可有不规则钙化；胸段

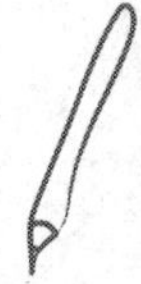

脊膜瘤常位于脊髓背侧，而颈段及其以上的脊膜瘤常位于脊髓前方。

（2）增强扫描　可见肿瘤中度强化。

（3）CTM　可见肿瘤部位蛛网膜下隙增宽，对侧蛛网膜下隙变窄或完全阻塞，脊髓受压变细向健侧明显移位。

2. MRI 表现　显示脊膜瘤优于 CT，矢状位可见胸髓后方或脊髓前方软组织肿物，脊髓受压向健侧移位，脊髓受压明显时可引起水肿。

（1）平扫　T_1WI 显示肿瘤呈均匀的稍低或等信号，T_2WI 呈等或稍高信号，钙化 T_1WI、T_2WI 均为低信号，边缘光滑，病灶多呈椭圆形以宽基底附着在脊髓背侧的硬脊膜上，也可在脊髓的前方或侧后方，很少超过两个节段；

（2）增强扫描　肿瘤呈持久性的均匀强化，邻近的硬脊膜可见“脊膜尾征”（图 8－57）。

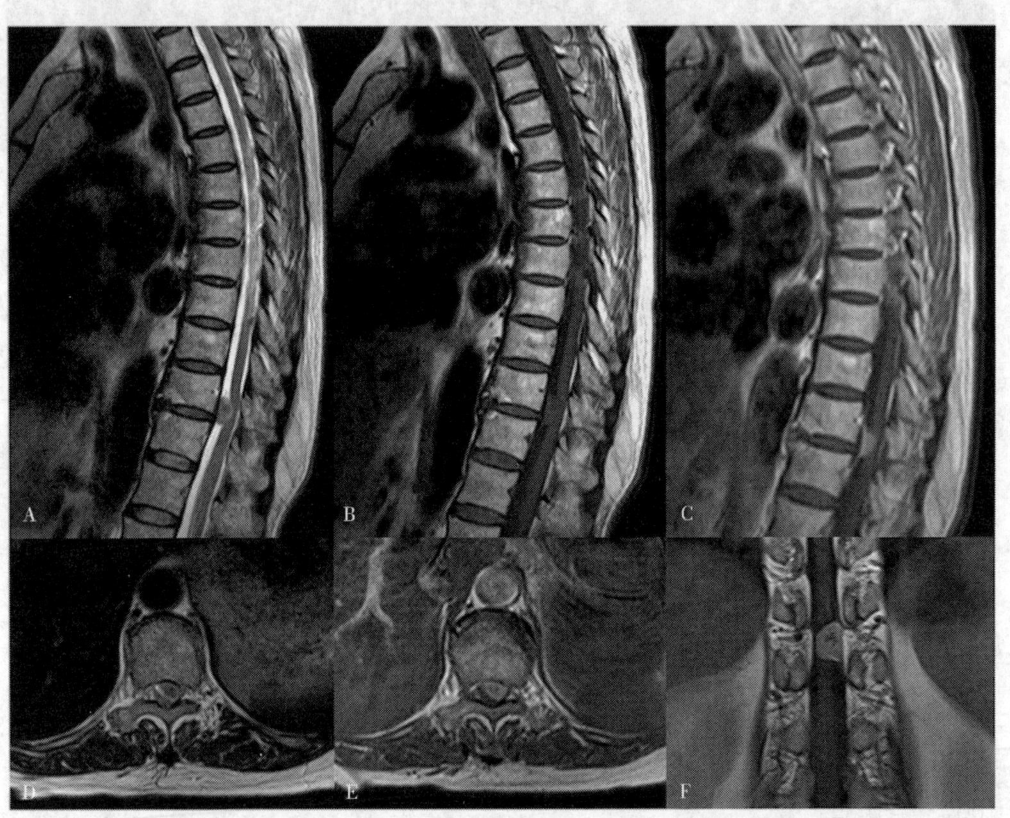

图 8－57　脊膜瘤

A、B 分别为平扫矢位 T_2WI，T_1WI，D 为轴位 T_2WI，胸 11/12 水平椎管内脊髓外见半圆形等 T_1、等 T_2 信号，相应水平脊髓呈明显受压改变；C、E、F 为矢位、轴位、冠位 T_1WI 增强，病灶呈明显较均匀强化，矢位见病灶宽基底与硬脊膜相连，并见强化“硬膜尾征”

【诊断与鉴别诊断】脊膜瘤的表现具有一定的特征性，诊断较为明确。需与神经鞘瘤鉴别。脊膜瘤好发于胸段、女性多见，钙化出现率高；而神经鞘瘤往往沿椎间孔生长，呈哑铃状改变。

2. 神经鞘瘤　神经鞘瘤（nerve sheath tumors）为最常见的髓外硬膜下肿瘤，占髓外硬膜下肿瘤 30%，好发于 20～40 岁，男性略多于女性。

【临床与病理】神经鞘瘤起源于神经鞘膜的施万细胞，可发生于脊髓的各个节段，以腰段稍多，颈胸段次之。肿瘤多单发，呈孤立结节状，有完整包膜，常与 1～2 个脊神经节相连，与脊髓无明显相连。肿瘤可发生囊变，肿瘤较大时可有出血，钙化少见。有时肿瘤从硬脊膜囊向神经根孔方向生长，使相应的神经根孔扩大，延及硬膜内外的肿瘤常呈典型的哑铃状。

临床症状多为神经根性疼痛，晚期出现腰背痛及肢体麻木、感觉和运动障碍。

【影像学表现】

1. CT表现

（1）平扫　显示肿瘤密度稍高于脊髓密度，呈圆形或卵圆形，相应脊髓受压移位，肿瘤易向椎间孔方向生长，引起椎管或椎间孔的扩大，椎弓根骨质吸收破坏。当肿瘤穿过硬脊膜囊沿神经根鞘向硬脊膜生长时，可形成哑铃状肿瘤位于硬脊膜内、外部分。

（2）增强扫描　肿瘤中度均匀强化。

（3）CTM　可见肿瘤上下方蛛网膜下隙增宽，脊髓受压移位，健侧蛛网膜下隙变窄或消失。

2. MRI表现　对判断肿瘤与脊髓的关系、肿瘤的范围要优于CT。肿瘤多位于脊髓的腹外侧方，边界清晰，边缘光滑，矢状位图像多呈圆形、类圆形或方形，轴位或冠状位图像可见肿瘤沿神经向外生长，呈长条状或哑铃状。

（1）平扫　T_1WI显示肿瘤常为稍低信号，T_2WI呈高信号，由于肿瘤易出现囊变坏死，可表现为不均匀的混杂高信号。

（2）增强扫描　示肿瘤呈明显强化，囊变部分呈环形强化（图8－58）。

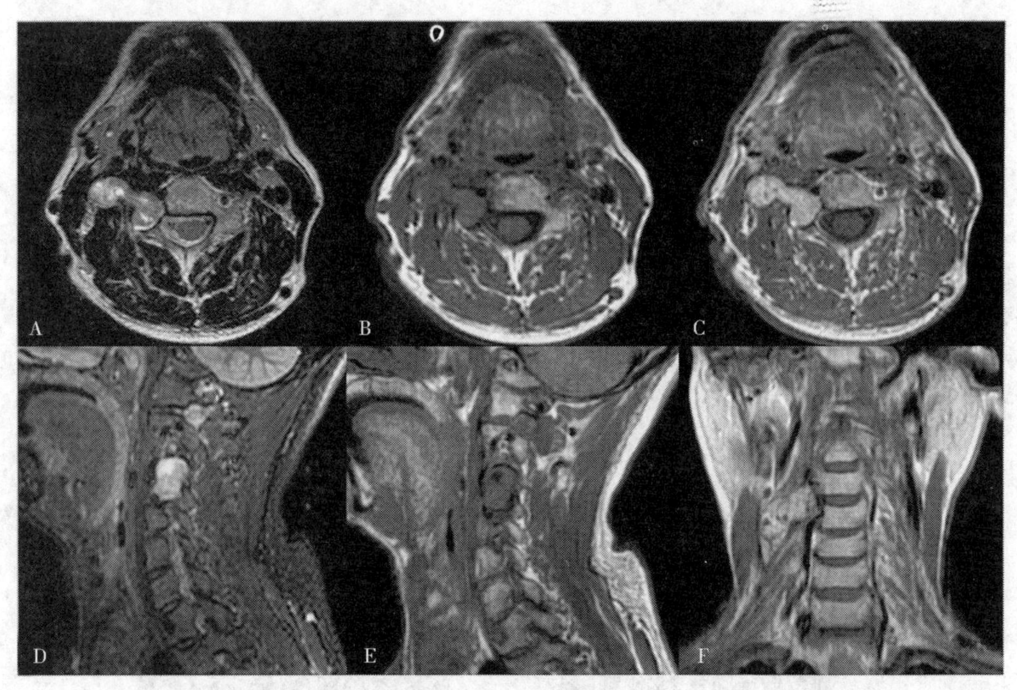

图8－58　神经鞘瘤

A、B分别为平扫轴位T_2WI，T_1WI，D、F为矢位STIR，T_1WI，颈3/4水平右侧椎间孔见不规则团块状等T_1、长T_2信号，信号不均，呈“哑铃形”；C、E为轴位、冠位T_1WI增强扫描，肿块呈明显较均匀强化

【诊断与鉴别诊断】神经鞘瘤主要需与髓外硬膜下发生的脊膜瘤进行鉴别。

（三）硬膜外肿瘤（epidural extramedullary tumors）

硬膜外肿瘤是指肿瘤位于椎管内硬脊膜外，通常以转移瘤或淋巴瘤多见。

转移瘤（metastases）是硬脊膜外最常见恶性肿瘤。多见于老年人，无明显性别差异。

【临床与病理】转移可经动脉、椎静脉、淋巴系统、蛛网膜下隙播散以及邻近病灶的直接侵犯。成人的原发病灶最常见于肺癌和乳腺癌，以下胸段最为常见，腰段次之，颈段最少。影像学可表现为仅有椎管内硬膜外的转移，或者合并有椎体附件骨的转移。

临床上主要的症状有原发肿瘤病史，继而出现腰背部疼痛、夜间为著，进行性神经脊髓功能减退，最后可引起感觉麻痹，感觉功能丧失和括约肌功能失调。

【影像学表现】

1. X线表现 正常骨结构消失，病灶周边的椎弓根和椎板出现低密度的溶骨性破坏，容易合并病理性压缩性骨折。

2. CT表现

（1）平扫 显示硬脊膜外边缘不规则的软组织肿块，呈弥漫浸润性生长，压迫硬膜囊；椎体、椎弓根常有不同程度的骨质破坏，大多数为低密度的溶骨性破坏，破坏区内正常骨结构消失，代之以软组织肿块，少数可见骨质成骨硬化。

（2）增强扫描 病灶可见不均匀显著强化。

3. MRI表现

（1）平扫 显示硬脊膜外软组织肿块，常伴有椎体及椎弓根信号的异常改变，硬脊膜外软组织肿块在T_1WI表现为低或等信号，T_2WI常表现为等或高信号。受累椎体和椎弓根的溶骨性破坏T_1WI常呈边界不清的低信号，T_2WI常呈等信号或高信号。

（2）增强扫描 肿瘤一般表现为异常对比增强（图8-59）。

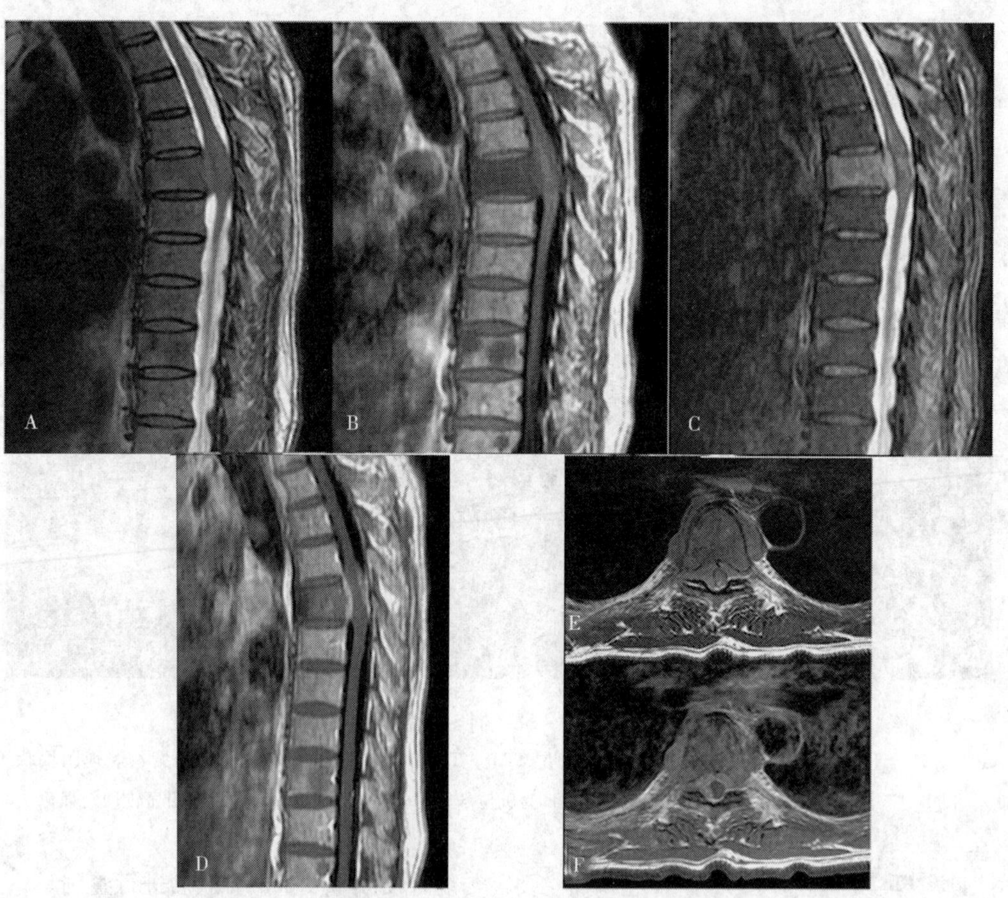

图8-59 转移瘤

A、B、C、E分别为平扫矢位T_2WI，T_1WI，STIR和轴位T_2WI，胸6椎体呈长T_1、等T_2信号，相应水平硬膜囊呈环形软组织信号改变，STIR呈高信号，胸10、腰1椎体亦见片状长T_1、长T_2信号；D、F矢位、轴位T_1WI增强扫描，胸6椎体及相应水平椎管内病变呈明显强化

二、脊髓外伤

脊髓损伤（spinal cord injury）常见于脊柱外伤后，是一种非常严重的损伤。脊椎骨折中伴有脊髓损伤者约占20%。好发于颈髓和胸腰段。

【临床与病理】 按脊髓损伤轻重程度可分为脊髓震荡、脊髓挫裂伤、脊髓内血肿和脊髓横断四大类。脊髓震荡属于最轻的类型，是指脊髓外伤后功能出现暂时性障碍，但无器质性损伤，类似于脑震荡。当发生严重的脊柱骨折和滑脱时，脊髓容易形成挫裂伤；脊髓内血肿，可以是点状或小片状出血，可以合并液化、坏死，病变可上下波及数个节段，以至脊柱受损水平与脊椎受损水平不一致，同时可伴有蛛网膜下隙出血。最严重的脊髓损伤是脊髓横断，可发生于单一或多个节段，相应硬脊膜囊破裂，脊髓节段结构紊乱，可分为完全横断和部分横断。

车祸、运动及火器伤是脊髓损伤的主要原因。

【影像学表现】

1. X线表现 可以显示椎体及其附件的骨折、脱位、碎片及小关节绞锁现象。

2. CT表现 脊髓震荡患者呈阴性表现；脊髓挫裂伤时，表现为脊髓肿胀，边缘模糊，其内密度不均匀，可见低密度水肿区，有时可见点状高密度出血灶；脊髓内血肿可呈高密度，常常伴有蛛网膜下隙出血。

3. MRI表现 可以多方位、多角度、多序列显示脊髓病变，显示椎管内出血、外伤性椎间盘病变、神经根等软组织损伤等方面也明显优于CT。脊髓震荡多无阳性发现；脊髓挫裂伤时，表现为脊髓外形膨大，边界模糊，其内信号不均匀，水肿区表现为长T_1、长T_2信号，有时可见点状出血灶，表现为点状短T_1信号（图8-60）；脊髓出血明显形成脊髓内血肿时可呈双高信号，常伴有蛛网膜下隙出血；脊髓横断时MRI可显示其部位、形态及合并的椎管内损伤和脊柱的损伤。

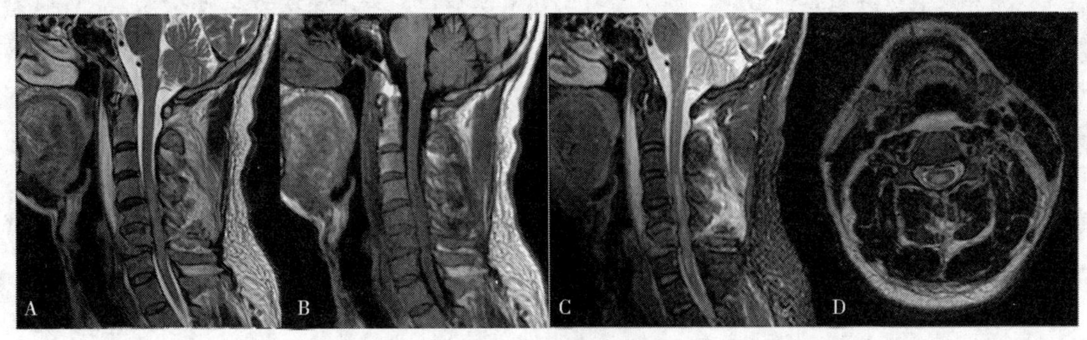

图8-60 脊髓损伤

A、B分别为平扫矢位T_2WI，T_1WI，颈5、6椎体变扁，呈长T_1、长T_2信号改变，颈4-7水平椎管狭窄，颈4-7水平颈髓内见片状长T_1、长T_2信号；C为矢位STIR，病变均呈高信号；D为轴位T_2WI，颈髓中央见片状高信号

【诊断与鉴别诊断】 根据明显的外伤史，结合X线、CT、MRI的典型表现一般可明确诊断。外伤后脊髓软化灶要注意与脊髓空洞症以及髓内肿瘤囊变进行鉴别。

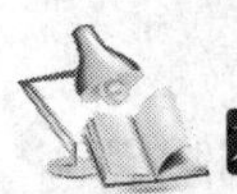

本章小结

颅脑外伤的患者，X 线平片及 CT 检查对于颅骨骨折有极大的诊断意义，CT 的断层扫描更优于 X 线。硬膜外血肿典型表现为颅骨内板下方梭形或双凸透镜形的高密度区，MRI 则因出血时间的不同而信号各异。硬膜下血肿影像表现为颅骨内板下方新月形高密度影或异常信号影，占位效应明显，且不受颅缝影响。对于急性硬膜外血肿的诊断 CT 较 MRI 有优势，但对亚急性和慢性硬膜外血肿 MRI 显示优示 CT。MRI 显示脑挫裂伤及轴索损伤的病变有独特的优势。根据外伤史，有颅压增高和局灶性脑损伤症状，脑内出现片状低密度或长 T_1、长 T_2 信号，伴点片状出血及占位效应，可诊断脑挫裂伤。MRI 检查对 DAI 的诊断敏感性明显优于 CT，DWI 及 SWI 对诊断脑 DAI 具有很高的敏感性。对急性脑出血不建议做 MRI 检查，亚急性脑出血 MRI 检查有一定特征性，可见 T_1WI、T_2WI 均呈高信号。动静脉畸形是最常见的血管畸形，CT 上脑浅表部位不规则形混杂密度灶，无占位表现，增强扫描显示出点状或弧形状血管影；在 MRI 上见毛线团状或蜂窝状血管流空影，均可明确诊断。海绵状血管瘤在 MRI 上呈"爆米花"样改变，周边见低信号环，可明确诊断。动脉瘤在 CT 呈等或高密度影，MRI 见流空信号，增强扫描呈血管样强化，特别是 CTA 显示瘤体与邻近血管相连，可明确诊断。

低度恶性的星形细胞瘤坏死囊变少、占位效应轻、强化不明显；高度恶性的星形细胞瘤密度、信号多不均匀、坏死囊变多、占位效应重、强化明显。脑膜瘤为最常见的脑外非胶质性良性肿瘤，肿瘤多为均匀略高密度或等密度，MRI 肿瘤 T_1WI 多为等、低信号，T_2WI 为等、高信号或低信号，强化明显；可见假包膜征和脑膜尾征。MRI 显示垂体瘤优于 CT。颅咽管瘤位于鞍上，呈圆形或类圆形密度/信号不均匀的肿块，常有形态不一的各种钙化，囊壁呈壳状强化，囊壁及实性部分呈均匀或不均匀强化。位于桥小脑角区的圆形或半圆形肿块，与硬脑膜呈锐角相交，听神经根部增粗；易合并囊变，增强扫描，实体部分明显均匀强化，诊断为听神经瘤。转移性肿瘤是常见的颅内恶性肿瘤，临床上多有原发恶性肿瘤病史，脑内多发病灶，位于皮髓质交界区，病灶周边水肿明显，CT 呈低、等、高密度，MRI 呈长 T_1、长 T_2 信号，增强扫描结节状或环形强化。

颅内感染性疾病包括脑脓肿及脑寄生虫病。脑脓肿的不同病理阶段而影像学表现不同，MRI 可清楚的区分脓腔、脓肿壁和水肿带三个部分。脑实质囊虫病依据其所在部位分为脑实质型、脑室内及蛛网膜下隙内囊虫病，头节及钙化是该病的特征改变。

CT、MRI 检查技术明显提高了脊柱和脊髓疾病的诊断质量和水平。椎管内肿瘤包括髓内肿瘤、髓外硬膜下肿瘤和硬膜外肿瘤三种类型。髓外硬膜下肿瘤介绍了脊膜瘤与神经鞘瘤，脊膜瘤平扫显示病灶为实性，椭圆形或圆形，可有不规则钙化；增强扫描可见肿瘤中度强化。神经鞘瘤易向椎间孔方向生长，引起椎管或椎间孔的扩大，椎弓根骨质吸收破坏。当肿瘤穿过硬脊膜囊沿神经根鞘向硬脊膜生长时，可形成哑铃状肿瘤位于硬脊膜内、外部分，增强扫描肿瘤中度均匀强化。硬膜外肿瘤通常以转移瘤或淋巴瘤多见。髓内肿瘤主要为室管膜瘤、星形细胞瘤等。典型的室管膜瘤 CT 表现为低密度/或长 T_1、长 T_2 信号，增强扫描中等度强化；星形细胞瘤表现为正常髓内结构消失，脊髓不规则增粗，肿瘤呈低/等密度，MRI 呈长 T_1、长 T_2 信号，邻近的蛛网膜下腔变窄，常累及多个脊髓节段，增强扫描肿瘤的实性部分呈均匀显著强化。对于脊髓损伤，MRI 具有明显的优势，根据损伤的严重程度分为脊髓震荡、脊髓挫裂伤、髓内血肿和脊髓横断。

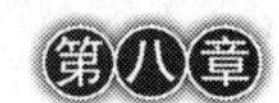

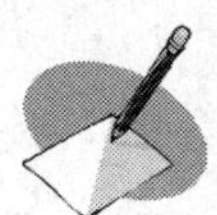

思考题

1. 常见的桥小脑角区肿瘤有哪些？如何进行鉴别？
2. 垂体腺瘤（大腺瘤及微腺瘤）的影像学表现。
3. 简述常见环形强化的病变有哪些？如何鉴别？
4. 常见的髓外硬膜下肿瘤有哪些？影像学表现如何？

（余忠强　高　阳）

第九章 头 颈 部

学习要求

1. **掌握** 头颈部影像学检查方法及其各自检查价值；常见疾病的影像学表现及鉴别诊断。
2. **熟悉** 正常和异常影像学表现；常见疾病的临床表现。
3. **了解** 常见疾病的病因病理。

头颈部指颅底至胸廓入口的区域，包括眼、耳、鼻腔、鼻窦、咽部、喉部、涎腺、颌面部、甲状腺、甲状旁腺、颈部淋巴结及颈部间隙，是人体头部与体部神经、血管的交通枢纽，解剖结构复杂，生理功能重要，疾病种类繁多。

影像学检查方法有X线平片、血管造影、超声、CT、MRI等。不同器官或不同病变应酌情选择不同的成像技术和检查方法，遵循精准、高效的原则。目前头颈部影像学检查一般首选超声、CT，必要时MRI检查。

目前影像学检查不仅能客观反映头颈部的精细解剖结构及其变异，还能显示头颈部病变及其部位、大小和范围，并能对大部分病变做出定位定性诊断。

第一节 眼及眼眶

一、影像学检查方法

1. X线检查 平片：包括后前位、侧位、视神经孔位等，可显示眼眶形状及眶骨的改变，主要用于某些先天畸形和眶内金属异物的判定。眼动脉造影用于确诊眶内动脉瘤和动静脉畸形等。

2. 超声 眼部超声检查快速、无伤，诊断灵敏度高，因此在眼科影像诊断中为首选的检查方法。

3. CT检查 常规采用薄层扫描（层厚≤3mm），横断面、冠状面扫描，软组织窗进行观察；外伤时结合骨窗观察，有时需要HRCT检查。对于占位性病变多数需要CT增强扫描。CT不仅能显示眼眶和眼球病变的位置、形态、大小和结构，尤其是骨质的变化，还能准确显示眼眶骨折的直接、间接征象，对异物进行准确定位。

4. MRI检查 MRI可多方位、多参数成像，对软组织病变的显示优于CT，适合诊断眼球及眼眶肿瘤和肿瘤样病变、视网膜剥脱、眼肌及视神经病变等。采用颅脑线圈或眼表面线圈。横断面、冠状面及斜矢状面成像，层厚3～4mm，扫描序列包括FSE T_1WI及FSE T_2WI，脂肪抑制序列可降低球后脂肪信号强度，有利于病变显示。增强扫描亦为眼部病变的常规检查技术。

二、正常影像学表现

眼眶由额骨、筛骨、泪骨、蝶骨、颧骨、颚骨和上颌骨构成，与鼻窦、颅前窝、颅中窝毗邻。眼眶呈四棱锥形，眶前缘朝向前外，眶尖指向后内方。眼眶内有眼球及眼外肌、视神

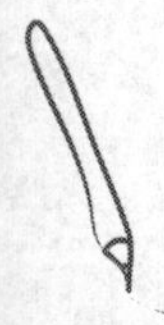

经等结构。眼眶经视神经管、眶上裂与中颅窝相通，经眶下裂与翼腭窝、颞下窝相通。

1. 超声 眼睑及角膜呈高回声带，前房及玻璃体呈无回声暗区，晶状体呈双凸椭圆形低回声区，球后脂肪呈高回声，其内可见带状低回声的视神经和眼外肌。

2. CT 眶壁为条形高密度，内、下壁薄，外壁最厚，上壁厚薄不均，眶腔呈锥形。眼球壁呈环形等密度，亦称眼环，其内为低密度的玻璃体，前方为梭形高密度的晶状体。球后间隙为脂肪组织形成的低密度区。视神经以及眼外肌于不同横断面上显示，呈等密度，在眼球后的冠状面上显示更为清楚（图9－1）。

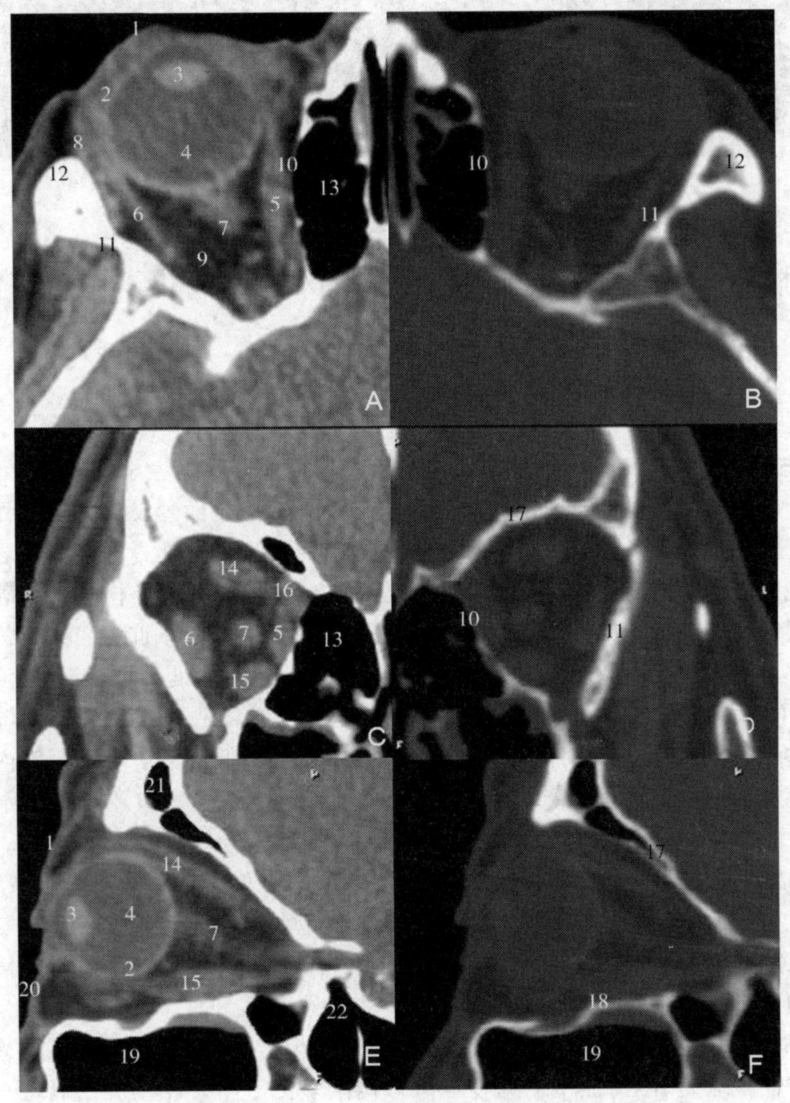

图9－1 正常眼部CT解剖

图A轴位软组织窗；图B轴位骨窗；图C冠状位软组织窗；

图D冠状位骨窗；图E斜矢状位软组织窗；图F斜矢状位骨窗。

1＝上眼睑；2＝眼环；3＝晶状体；4＝玻璃体；5＝内直肌；6－外直肌；7＝视神经；8＝泪腺；9＝球后间隙；10＝眶内壁；11＝眶外壁；12＝颧骨眶突；13＝筛窦；14＝上直肌；15＝下直肌；16＝上斜肌；17＝眶上壁；18＝眶下壁；19＝上颌窦；20＝下眼睑；21＝额窦；22＝蝶窦

3. MRI 眶壁骨皮质呈低信号，眼外肌、视神经、眼环呈等信号，晶状体在T_1WI呈等信号、T_2WI呈低信号，房水和玻璃体在T_1WI呈低信号、T_2WI呈高信号，眶内脂肪T_1WI呈高信号、T_2WI呈中等高信号，脂肪抑制序列信号减低（图9－2）。

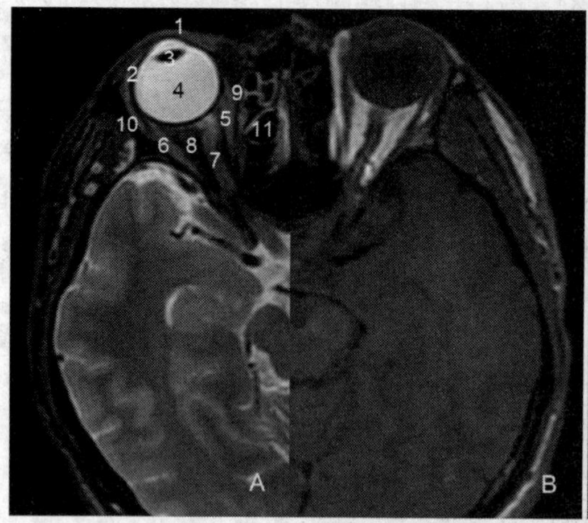

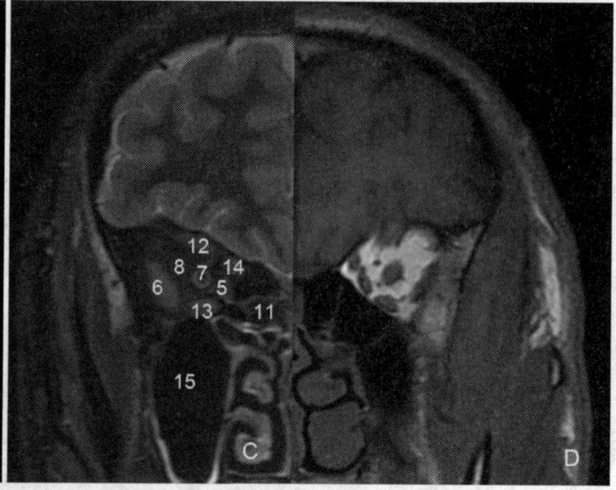

图 9－2　正常眼眶 MRI 解剖

图 A 轴位脂肪抑制 T_2WI；图 B 轴位 T_1WI；图 C 冠状位脂肪抑制 T_2WI；图 D 冠状位 T_1WI。1 = 上眼睑；2 = 眼环；3 = 晶状体；4 = 玻璃体；5 = 内直肌；6 = 外直肌；7 = 视神经；8 = 球后间隙；9 = 眶内壁；10 = 眶外壁；11 = 筛窦；12 = 上直肌；13 = 下直肌；14 = 上斜肌；15 = 上颌窦

三、异常影像学表现

1. 大小与形态异常　X 线平片、CT、MRI 检查均可观察眼眶大小及形态改变，以 CT 观察最为准确。眼眶增大主要见于占位性病变。眼眶浅小见于颅面骨发育畸形、无眼球、小眼球等。眼眶变形见于先天发育畸形或骨纤维异常增殖症、筛窦黏液囊肿等。眼球增大见于眼球占位、青光眼晚期、高度近视、巩膜葡萄肿等；眼球缩小常见于外伤性眼球破裂、先天发育畸形等。眼外肌增粗见于炎性病变、外伤、甲状腺眼病等；眼外肌变细见于各种原因引起的眼球运动神经受损。视神经增粗常见于炎症、肿瘤等；视神经变细见于视神经萎缩。

2. 密度（信号）异常　X 线平片或 CT 显示眼眶密度增高是眶内占位性病变的常见表现。眶内钙化灶多见于视网膜母细胞瘤、眶内静脉畸形。密度减低可见于外伤后眶内积气、表皮样囊肿等。病变内钙化显示为高密度，坏死表现为低密度，病变密度不均匀提示病变构成成分复杂。

MRI 可显示眶内信号异常。眶内大部分病变呈 T_1WI 低信号，T_2WI 高信号；脉络膜黑色素瘤较特殊，呈 T_1WI 高信号，T_2WI 低信号；表皮样囊肿或皮样囊肿因含脂类成分，T_1WI 及 T_2WI 均呈高信号，脂肪抑制序列信号减低；硬化性炎性假瘤或陈旧性出血呈低信号。病变内部信号不均匀通常提示病变内有坏死、钙化或多种成分并存。

3. 位置异常　眼球突出常见于球后占位性病变、外伤后出血、甲状腺眼病及颈动脉海绵窦瘘等；体位性眼球突出见于脉管性病变。眼球内陷多见于爆裂性骨折或眶内静脉曲张。眼外肌或视神经位置异常时，可根据移位方向判断病变的位置或起源。

4. 眶壁骨质异常　骨质破坏见于眶内、眶周恶性病变或转移瘤。泪腺肿瘤可致泪腺窝局限性骨质吸收、扩大。蝶骨大小翼骨质缺损见于神经纤维瘤病。眶骨增生可见于骨纤维异常增殖症、脑膜瘤以及眶骨骨髓炎。

5. 眼眶通道异常　视神经管扩大见于视神经胶质瘤、视神经鞘脑膜瘤或神经纤维瘤病；视神经管窄小少见，可见于骨纤维异常增殖症、蝶骨嵴脑膜瘤等。眶上裂扩大见于神经鞘瘤和颈动脉海绵窦漏；眶上裂缩小见于骨纤维异常增殖症。

6. 肿块　良性肿瘤多表现为密度中等、均匀、边界光滑清楚；而密度不均匀、边界不规则常提示炎性病变；如伴有骨质破坏多为恶性肿瘤。病变强化程度可以反映其血供状态：血供丰富的病变强化明显，见于炎性病变、恶性肿瘤、血管瘤等；而黏液囊肿、皮样囊肿等乏血供病变一般无明显强化。

7. 邻近组织结构改变 发现眶内病变，需要注意毗邻结构，如鞍区、颅底、鼻窦是否受累，以利于眶内病变的鉴别诊断。

四、眼部外伤

（一）眼部异物

【临床与病理】 眼部异物（foreign body）是一种常见眼部创伤，可产生严重后果。异物可直接损害眼球，也可因异物存留引起感染或化学性损伤，因此，及早对眼内各种异物进行确诊至关重要。临床上有眼部外伤史，眼部疼痛，常合并其他眼外伤的症状，如并发眼内炎症则存在眼部刺激症状和疼痛加剧，视力迅速下降甚至消失。

眼部异物分类：按异物位置可分为眼内异物、球壁异物、眶内异物。按异物种类分为金属异物和非金属异物，金属异物包括：钢、铁、铜、铅及其合金颗粒等，非金属异物包括玻璃、塑料、橡胶、砂石、骨质和木质碎片等。按异物 X 线吸收程度分为：不透 X 线异物（阳性异物），如铁屑、铅弹等能较完全吸收 X 线，表现为致密阴影；砂石、玻璃等可部分吸收 X 射线，表现为密度较淡阴影；可透 X 线异物（阴性异物），如木屑等不吸收 X 线则不显影。

【影像学表现】

1. 超声 超声检查异物的优点是对金属、非金属异物都能检查，使用方便，适应范围广泛，亦能实时观察异物。超声表现。①异物的强回声，与异物大小和形态有关；②伴随尾影，如金属异物后方常伴多重反射所致的“彗星尾”征；③隆起假象，较大异物在球壁上出现与异物相同大小的隆起；④声影，在异物后方出现的无回声区；⑤如继发出血、渗出和感染则出现相应的声像图表现。

2. X 线 阳性异物平片上可明确显示高密度，易诊断；而阴性异物不易形成影像。常规采用正侧位摄片，可以显示阳性异物的大小、形态、数量及位置。

3. CT 探测眶内异物简便、快捷且密度分辨率高，目前已成为眶内异物及异物定位的主要方法之一。CT 横断面及冠状面图像可清晰显示异物位置、大小及数目，并能反映异物与眼球、眼外肌、视神经的关系。金属异物表现为高密度影，周围可见明显放射状伪影（图 9－3）。非金属异物又分为高密度或低密度异物，高密度异物包括砂石、玻璃或骨片等，CT 值多在 300HU 以上，一般无伪影；低密度异物包括植物类、塑料类等，CT 值多在 －200 ~ 50HU 之间，对木屑、泥沙等 X 线可透性异物不易检出。

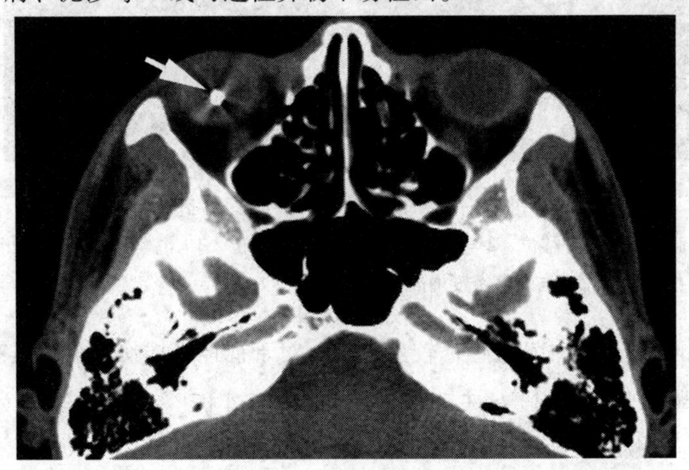

图 9－3 眼球异物

右眼球玻璃体内金属异物（短箭），大小约 5mm，周围星芒状伪影

4. MRI 金属磁性异物禁用MRI检查。非金属异物因缺乏氢质子，MRI表现为低信号，异物显示清楚。

【诊断与鉴别诊断】 详细询问有无外伤史是诊断的关键。眼球钙斑：多见于视网膜母细胞瘤、脉络膜骨瘤等，较易鉴别。钙化也可见于创伤后改变如晶体钙化、出血钙化等。眶内钙化：常见于脑膜瘤，一般可见明确肿块影。人工晶体及义眼：询问病史有助于诊断。眶内气肿：有时与木质异物难于鉴别，异物具有固定形状有助于鉴别两者。

（二）眼眶和视神经管骨折

【临床与病理】 眼眶骨折（orbital fracture）和视神经管骨折（optic canal fracture）是眼科常见病之一。根据暴力作用于眼眶的方向和力度不同可发生眼眶不同部位的骨折，产生不同的临床症状，如复视、眼球运动障碍、失明等。眼眶骨折可分为爆裂骨折、直接骨折和复合型骨折。眼眶爆裂骨折容易发生在眶壁薄弱的内壁和下壁。

【影像学表现】

1. X线 平片对眼眶下壁骨折显示较好，表现为眶下壁局部骨质不连续及邻近上颌窦浑浊；眼眶内壁骨折则出现同侧筛窦内密度增高。

2. CT 直接征象为眶壁或视神经管的骨质连续性中断、粉碎及移位改变（图9-4）。间接征象为骨折邻近软组织肿胀，形成血肿或眼肌增粗、移位及嵌顿、脂肪间隙密度增高等，眶内容物可通过骨折部位疝入邻近鼻窦内。诊断时切记不要将眶下孔、筛前、后动脉走行通道及眶壁正常弯曲处误认为骨折。视神经管骨折应采用HRCT检查技术，有时需要结合MPR、CPR观察。

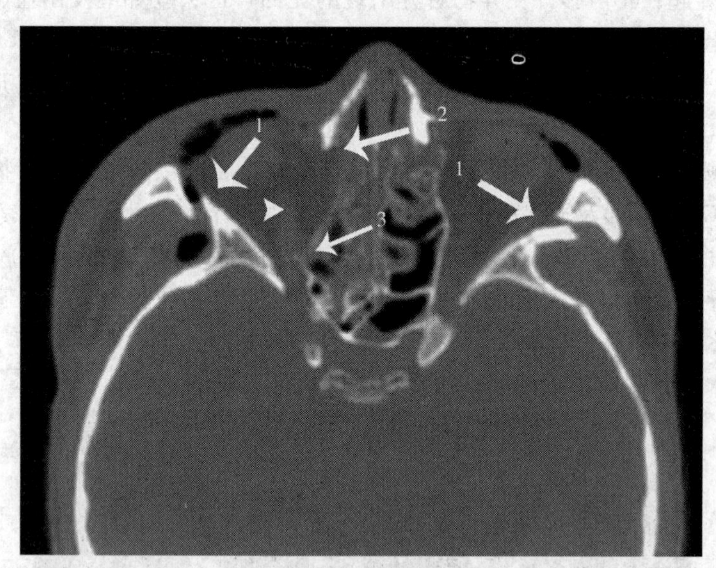

图9-4 眼眶壁及视神经管骨折

1=双侧眼眶外壁骨折并移位，2=右侧眼眶内壁骨折并移位，3=右侧视神经管骨折，断端压迫视神经（箭头），筛窦与蝶窦密度增高

3. MRI 显示骨折不及CT敏感，较少采用。对于视神经损伤的显示具有明显优势。

【诊断与鉴别诊断】 对于眼眶和视神经管骨折，需密切结合外伤史，CT结合MPR、CPR一般不难做出准确诊断。

五、眼眶炎性假瘤

【临床与病理】 眼眶炎性假瘤（inflammatory pseudotumor）病因不清，目前认为可能与免疫功能异常有关。临床常见，可发生于任何年龄，中年、男性多见。炎症表现为急性、亚急性或慢性，单侧多见，可单侧或双侧交替发生。

病理：以成熟淋巴细胞为主的多形性炎性细胞浸润及纤维血管增生。根据炎症累及的范围可将炎性假瘤分为眶隔前型、肌炎型、泪腺炎型、巩膜周围炎型、视神经束膜炎型、肿块型及弥漫型。

临床表现：急性炎性假瘤一般发病急，可有眼周不适或疼痛、眼球转动受限、眼球突出、球结膜充血水肿、眼睑皮肤红肿、复视和视力下降等，症状的出现与炎症累及的眼眶结构有关。亚急性患者的症状和体征可于数周至数月内缓慢发生。慢性病例的症状或体征持续数月或数年。炎性假瘤对激素治疗有效但容易复发。

【影像学表现】

1. CT 表现 ①眶隔前型主要表现为隔前眼睑肿胀增厚；②肌炎型为眼外肌增粗，典型表现为眼外肌肌腹和肌腱同时增粗，以上直肌和内直肌最易受累；③泪腺炎型表现为泪腺增大，单侧或双侧；④巩膜周围炎型为眼球壁增厚，周围脂肪间隙模糊；⑤视神经束膜炎型为视神经增粗，边缘模糊；⑥肿块型表现为眶内软组织肿物；⑦弥漫型可累及眶隔前软组织、肌锥内外、眼外肌、泪腺以及视神经等，典型的 CT 表现为眶内弥漫性软组织密度影，眼外肌增粗，泪腺增大，眼外肌与肌锥内软组织影无明确分界，视神经可不受累而被眶内脂肪浸润影包绕，增强后浸润影强化呈高密度而视神经不强化呈低密度（图 9-5）。

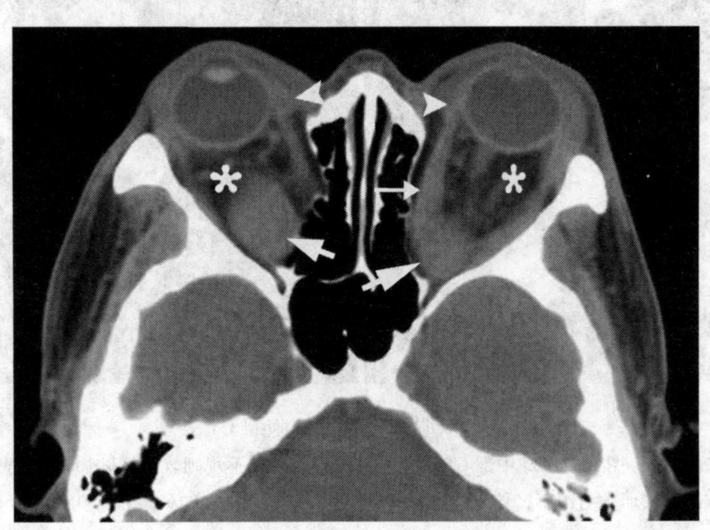

图 9-5 眼眶炎性假瘤 CT 表现

双侧眼眶下直肌（短箭）、左眼内直肌（长箭）增粗，肌腱增粗（箭头），眼球后脂肪间隙密度增高（*），眼眶炎性假瘤（肌炎型）

2. MRI 表现 较 CT 能更清晰显示病变程度和范围。

【诊断与鉴别诊断】

诊断依据：CT 或 MRI 上眼眶多种结构异常，包括眼睑肿胀、泪腺增大、眼外肌肌腹和肌腱增粗、眶内脂肪密度增高或软组织影、眼环增厚、视神经增粗。眼眶骨质无异常。

鉴别诊断：肌炎型应与以下疾病相鉴别。①颈动脉海绵窦瘘：常有多条眼外肌增粗，眼上静脉增粗，同时海绵窦增大，一般于颅面部外伤后发生，较易鉴别。②甲状腺眼病：眼外肌增粗，外形清楚，以肌腹增厚为主，肌腱附着处正常。③淋巴瘤：眼外肌肌腹和肌腱均增厚，一般上直肌或提上睑肌易受累，眼睑和眼球周围软组织增厚，需行活检明确诊断。

弥漫型需与眼眶蜂窝织炎鉴别，一般蜂窝织炎的病程短而急，临床症状重，可有眶骨破坏及脓肿形成，眶内通常不形成实性肿块。

肿块型应与眶内肿瘤相鉴别，一般良性肿瘤多有完整包膜；淋巴瘤则边界模糊、边缘欠规整；转移瘤多伴骨质破坏。

六、视网膜母细胞瘤

【临床与病理】 视网膜母细胞瘤（retinoblastoma，RB）为神经外胚层肿瘤，起源于视网膜的神经元细胞或神经节细胞，是婴幼儿最常见的眼内恶性肿瘤，在婴幼儿眼病中，是性质最严重、危害性最大的一种恶性肿瘤，对视力和生命有严重的威胁。具有家族遗传倾向，多发生于5岁以下，可单眼、双眼先后或同时罹患，本病易发生颅内及远处转移。病理特征为瘤细胞呈菊花团状，95%患者瘤组织中可发现钙质。早期症状为“猫眼”，即瞳孔区黄光反射，表现为“白瞳症”。

【影像学表现】

1. CT表现 眼球内椭圆形或不规则形软组织肿块，肿块有增强，并伴点状、片状或团块状钙化，是本病的特征性表现（图9－6）。CT易发现钙化，故为该病的常规检查方法，但强调要薄层扫描，多方位重建观察。

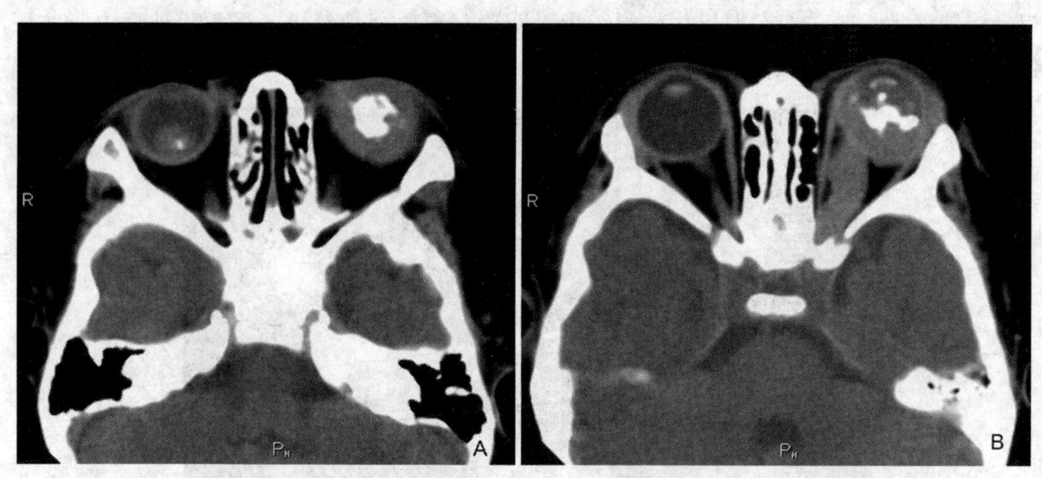

图9－6 双眼视网膜母细胞瘤CT表现

图A双眼球下部CT轴位，图B双眼球中部CT轴位，左侧眼球内见不规则软组织肿物，伴大块及点状钙化（图A、图B），右眼球内椭圆形软组织影，伴点状钙化（图A），左眼视神经转移增粗（为视神经转移）（图B）

2. MRI 肿瘤表现为不均匀长T_1、长T_2信号，肿瘤有明显强化，MRI对钙化显示不敏感，大钙斑T_1、T_2加权像均为低信号，小钙斑不易显示。MRI对视神经转移和颅内侵犯显示更好。

【诊断与鉴别诊断】 婴幼儿眼球内发现钙化性肿块应首先考虑本病。

需与Coats病鉴别。Coats病常为单侧，发病年龄一般为4～8岁。CT表现为玻璃体后部密度增高。MRI上可见视网膜脱离和视网膜下积液信号，增强后脱离的视网膜明显强化。

七、颈动脉海绵窦瘘

【临床与病理】 颈动脉海绵窦瘘（carotid cavernous fistula，CCF），一般指海绵窦段

的颈内动脉本身或其在海绵窦内的分枝破裂，与海绵窦之间形成异常的动静脉沟通，是一种较为常见的神经眼科综合征。75%以上的CCF由外伤引起，称为外伤性CCF；其余称为自发性CCF。临床表现：CCF的临床表现与海绵窦充血、压力增高以及回流静脉的方向有关。常有搏动性突眼，患侧眶周或颞部闻及吹风样杂音，球结膜水肿和充血，眼球运动障碍，视力减退以及蛛网膜下隙出血等。

【影像学表现】

1. X线 全脑DSA可显示瘘口的大小、部位、引流静脉、伴发的假性动脉瘤及脑循环代偿情况等，并可同时行介入栓塞治疗。

2. 超声 ①眼上静脉明显扩张；②扩张的眼上静脉为红色血流（反向）或五彩镶嵌血流；③扩张的静脉频谱多普勒显示静脉动脉化血流频谱，即在静脉的频谱中出现收缩期峰值的动脉血流频谱；④同侧颈动脉内出现高速血流。

3. CT 表现为眼上静脉增粗（有时眼下静脉可同时增粗），海绵窦增大，继发征象包括眼球突出，眼外肌增粗，眼睑肿胀等，CT增强扫描显示增粗的眼上静脉和增大的海绵窦明显强化（图9－7）。

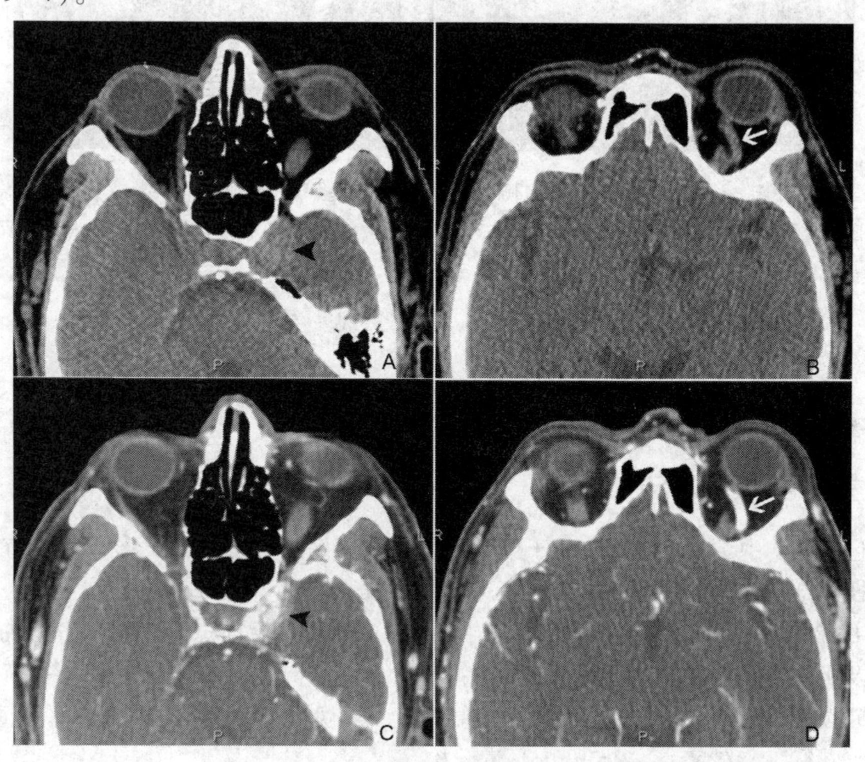

图9－7 左侧颈动脉海绵窦瘘CT表现

图A海绵窦层面CT平扫；图B眼上静脉层面CT平扫；图C海绵窦层面CT增强；图D眼上静脉层面CT增强。左侧海绵窦增大（箭头），左眼上静脉迂曲扩张（长箭），左侧海绵窦（箭头）与眼上静脉（长箭）明显强化

4. MRI 由于流空效应，MRI平扫就能清楚显示增粗的眼上静脉和扩大的海绵窦（图9－8）；MRA检查还可以观察海绵窦血液的其他引流途径，如岩上窦、岩下窦、蝶顶窦或颅底导静脉的扩张。

【诊断与鉴别诊断】临床有外伤史，CT、MRI显示眼上静脉增粗和海绵窦扩大，要首先考虑该病的诊断；DSA可直接显示瘘口，为诊断的金标准。CT上主要与海绵窦肿瘤继发眼上静脉增粗相鉴别，MRI有助于诊断。与硬脑膜动脉海绵窦瘘的鉴别则主要依赖DSA。

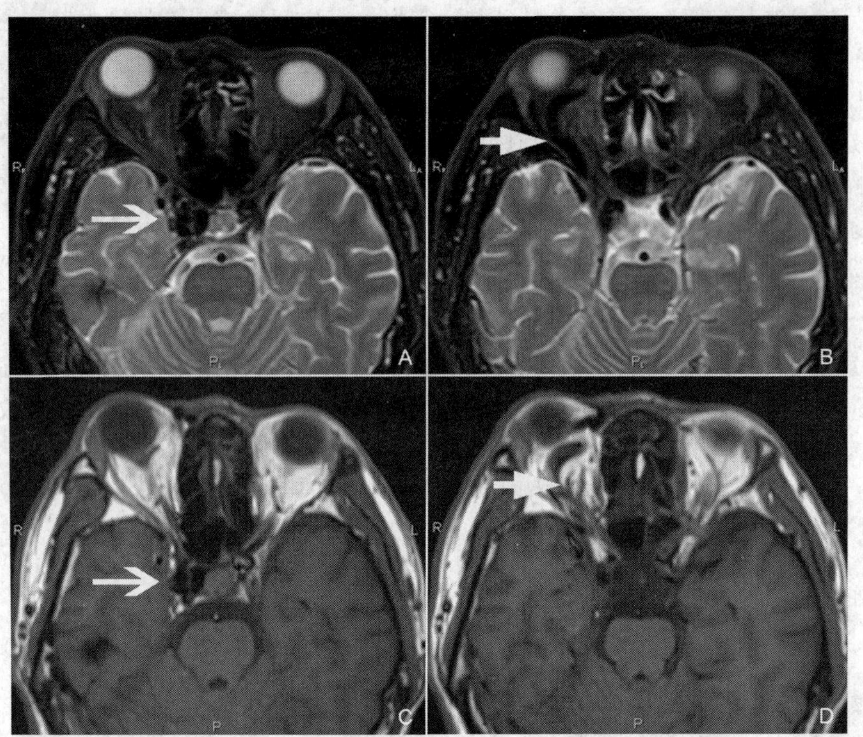

图 9－8　右侧颈动脉海绵窦瘘 MRI 表现

图 A、B 横断面 T_2WI；图 C、D 横断面 T_1WI。右侧海绵窦增大（长箭），右眼上静脉迂曲扩张（短箭），动脉流空效应呈无信号

第二节　耳　　部

一、影像学检查方法

耳部包括外、中、内耳结构，位于颞骨内，具有良好的自然对比，影像学检查很容易观察耳部骨性解剖结构。

1. X 线检查　X 线平片包括颞骨及其岩部轴位、侧位、后前位等，对于中耳乳突内有无慢性炎症及胆脂瘤、先天发育异常及变异有一定价值。

2. CT 检查　CT 是耳部病变的主要成像技术，常规行 HRCT，并结合多平面重组技术，观察鼓室、乳突窦（鼓窦）、迷路及内耳道结构。

3. MRI 检查　MRI 可直接显示听神经、面神经、迷路内腔结构及软组织病变，可以观察桥小脑角区颅神经与邻近血管的关系，目前，MRI 检查对于内耳道肿瘤具有重要诊断价值，尤其是局限于内耳道的微小听神经瘤显示效果更好。

二、正常影像学表现

HRCT 可清楚显示颞骨各部分，包括鳞部、鼓部、乳突部、岩部和茎突。外耳分为耳廓和外耳道。外耳道为弯曲的管道，起于外耳门止于中耳骨膜，在成人平均长度约 2.5～3.5cm。外 1/3 为软骨部，内 2/3 为骨部。中耳包括鼓室、咽鼓管、鼓窦和乳突四部分。鼓室为鼓膜和内耳外侧壁之间的空腔，内含听骨链。向前借咽鼓管咽口与鼻咽部相通，向后借鼓窦入口与鼓窦相通，以骨性外耳道分为上、中、下鼓室。听骨链由锤骨、砧骨、镫骨三块听小骨以关节相连而成。鼓窦是鼓室后上方的含气骨性空腔。乳突依气化程度分为：①气化

型 ②板障型 ③硬化型 ④混合型。咽鼓管是连接中耳鼓室和鼻咽部的通道，成人长约35mm，呈外高内低，起平衡鼓室和外界气压的作用。儿童咽鼓管短、粗、平，感染机会多。内耳又称迷路，位于颞骨岩部，内含听觉及位置感受器，自前向后由耳蜗、前庭和半规管构成，分为骨迷路与膜迷路。前庭位于耳蜗及半规管之间，大小约5mm×5mm×5mm。耳蜗位于前庭的后面，形似蜗牛壳，分为基底圈、中圈、顶圈。面神经走行于颞骨内，长约30mm，分三段即迷路段、鼓室段（水平段）、乳突段（垂直段）。内耳道大致水平走行，宽约5mm，长约8～13mm，两侧对称（图9－9）。

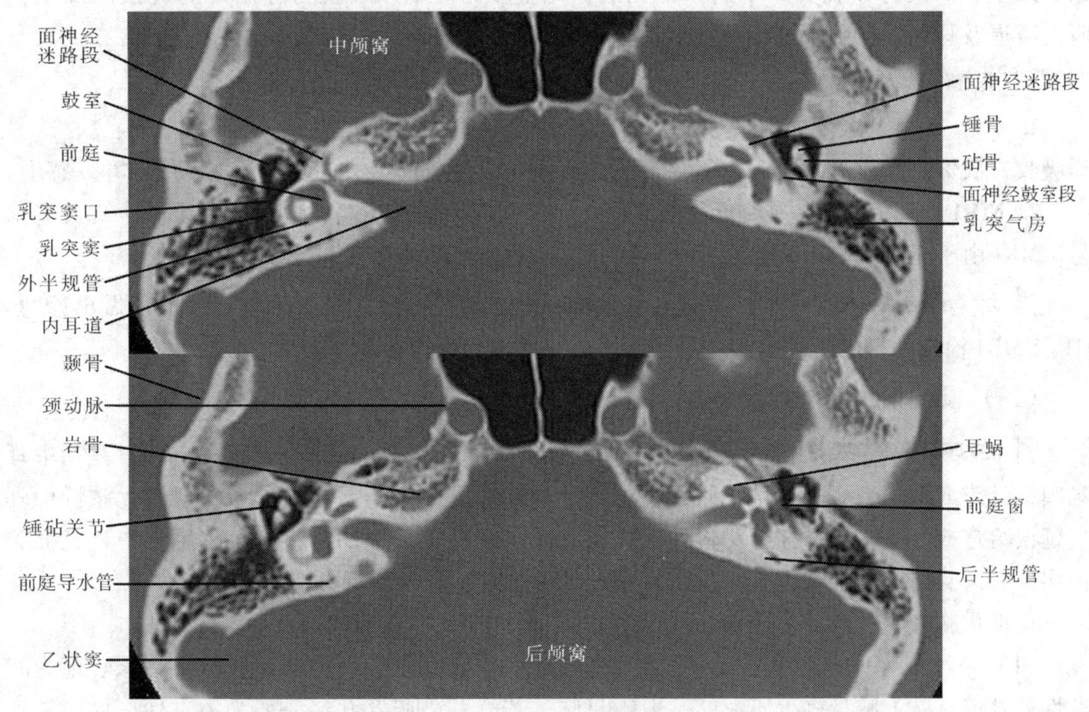

图9－9 颞骨HRCT横断面解剖

MRI检查骨质及气体均为低信号，T_2WI可见迷路淋巴液及内耳道内脑脊液呈高信号，T_1WI呈低信号，听神经、面神经呈细条状中等信号

三、异常影像学表现

1. 外耳道 狭窄或闭锁常见于先天发育畸形；肿块可见于胆脂瘤、耵聍腺瘤、癌等；骨质破坏常提示恶性肿瘤的存在，外耳道炎也可出现局部骨质破坏。

2. 中耳 鼓室狭小常见于先天发育畸形，鼓室扩大则在胆脂瘤、肿瘤中常见；鼓室内软组织影可出现于炎性病变、外伤后出血、颈静脉球瘤等疾病。听小骨畸形多为先天发育异常所致，常伴有外耳道或鼓室畸形等其他畸形；听骨链不连续或脱位多出现于外伤或术后；胆脂瘤、骨疡型中耳炎或肿瘤可出现听小骨和/或中耳区骨质侵蚀、破坏征象。

3. 迷路 耳蜗、前庭、半规管单纯形态异常主要见于先天发育畸形；耳蜗、前庭、半规管骨质受侵见于炎症、肿瘤、畸形性骨炎或骨纤维异常增殖症等。骨化性迷路炎时可导致迷路内密度增高或信号异常。

4. 内耳道 内耳道狭窄可因先天发育畸形所致，也可见于骨纤维异常增殖症患者中；内耳道扩大常见于听神经瘤或面神经瘤等。

5. 颞骨大范围骨质增生硬化 应考虑炎症、骨纤维异常增殖症或畸形性骨炎等。

四、化脓性中耳乳突炎

化脓性中耳乳突炎是累及中耳全部或部分结构的炎性病变。

（一）急性化脓性中耳乳突炎

【临床与病理】 急性化脓性中耳乳突炎（acute suppurative otomastoiditis）是中耳黏膜的急性化脓性炎症，常继发于上呼吸道和鼻咽部感染。感染多由咽鼓管侵入鼓室，病变常累及鼓室、咽鼓管和乳突。本病为常见病，儿童多见。临床表现为耳内疼痛（夜间加重）、听力减退及耳鸣、骨膜穿孔、耳溢液甚至流脓。

【影像学表现】

1. CT 表现为鼓室、乳突窦、乳突气房密度增高，有时可见液平，气房间隔完整或骨质吸收、破坏。当靠近脑板和乙状窦板的骨质破坏或骨质边缘模糊时，常提示颅内并发感染。

2. MRI 中耳积液，有时见气液平面，乳突气房内信号增高，表现为点片状等 T_1 长 T_2 信号。MRI 由于无骨伪影干扰，是显示颅内并发症的最佳检查方法。

【诊断与鉴别诊断】 急性化脓性中耳乳突炎根据病史及临床表现一般可做出诊断，CT 及 MRI 检查的目的是了解病变范围及颅内外并发症情况。

（二）慢性化脓性中耳乳突炎

【临床与病理】 慢性化脓性中耳乳突炎（chronic suppurative otomastoiditis）是指中耳黏膜、骨膜或深达骨质的慢性化脓性炎症，常与慢性乳突炎合并存在。多因急性化脓性中耳炎延误治疗或治疗不当、迁延为慢性；或为急性坏死型中耳炎的直接延续。患者中耳乳突腔内多伴有肉芽组织。临床表现为反复发作的耳道流脓、传导性听力下降。

慢性化脓性中耳炎分为三型。

（1）单纯型　炎症主要局限于鼓室黏膜层，黏膜充血增厚，亦称黏膜型。临床表现为间歇性外耳道流脓，脓量多少不一，一般无臭味。若合并鼓膜穿孔，一般为中央性，周围常见残存骨膜。耳聋多为传导性，一般不重。

（2）肉芽肿型　又称为坏死型或骨疡型。多发生于乳突气化差的板障型或硬化型乳突，炎症往往累及骨质深部，引起听小骨及乳突窦周围骨质结构破坏，无明显硬化环，范围一般比较局限，同时伴有肉芽组织形成。临床表现为持续性流脓，并伴臭味。骨膜紧张部边缘性较大穿孔，鼓室内可见肉芽组织和黏稠的脓液，其他症状同单纯型。

（3）胆脂瘤型　详见胆脂瘤部分。

【影像学表现】

1. CT 单纯型表现为鼓室黏膜增厚，乳突窦或较大的乳突气房黏膜增厚。气房间隔及周围骨质增生，气房间隔增粗密度增高，无明显骨质破坏。肉芽肿型可见听小骨破坏，严重者可见听骨链中断，上鼓室、乳突窦入口和乳突窦骨壁破坏、模糊，密度增高，其中的肉芽组织表现为高密度的软组织影（图 9－10），增强后肉芽组织可见强化。

2. MRI 与脑灰质相比，炎性肉芽组织在 T_1WI 上显示为等信号或略高信号，在 T_2WI 上表现为高信号，增强扫描可见强化。而胆固醇性肉芽肿在 T_1WI 和 T_2WI 上均为高信号。

【诊断与鉴别诊断】 结合病史及临床症状和体征，一般可做出诊断，HRCT 目前为首选检查方法。

肉芽肿型中耳乳突炎需与胆脂瘤和中耳的良恶性肿瘤进行鉴别：一般胆脂瘤的骨质破坏较肉芽肿型更为明显，但病变早期二者不易鉴别。MR 增强扫描和 DWI 有助于鉴别。中耳癌常见于中年以上患者，见不规则虫蚀样骨质破坏，且临床上常伴有耳流血及同侧面瘫。

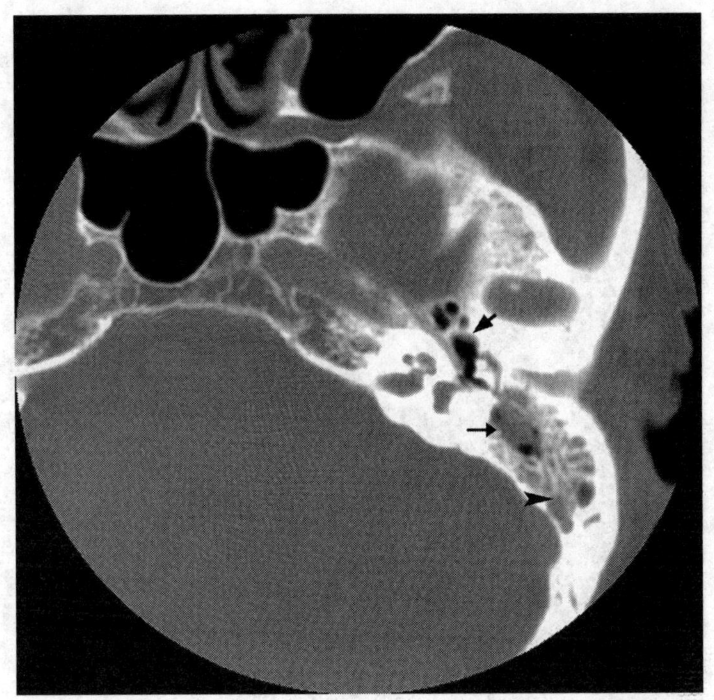

图 9－10　肉芽肿型中耳乳突炎

左侧鼓室黏膜增厚（短箭），乳突气房密度增高（箭头），乳突窦内见椭圆形软组织影，边界清晰，局部骨质破坏（长箭）

五、胆脂瘤

中耳乳突胆脂瘤（cholesteatoma）是产生角蛋白的鳞状上皮异常积聚。

【临床与病理】 肉眼观胆脂瘤呈白色牙膏样或豆腐渣样，由角化上皮和胆固醇混合组成，典型表现为上皮呈葱皮样层状堆积。胆脂瘤多始发于鼓膜松弛部，向上鼓室、乳突窦和乳突方向发展，不断向四周扩大，从而造成邻近的骨质破坏，有可能造成周围器官的并发症。本病临床表现为长期持续性耳流脓，脓量多少不等，但有特殊恶臭。多数会引起混合性听力下降。查体鼓膜松弛部或紧张部后上方有边缘性穿孔，于穿孔处可见鼓室内有灰白色鳞屑状或豆渣样无定形物质，伴恶臭。

【影像学表现】

1. CT 表现为上鼓室、乳突窦口及乳突窦内边缘光滑、膨胀性的软组织密度肿块影，听小骨破坏、移位，使部分或全部岩骨尖扩大成一空腔状（图 9－11）。岩尖骨质破坏边缘整齐、有硬化。病灶增大时，骨迷路、内耳道、颈动脉管及面神经管等均可能受累。

2. MRI 一般表现为 T_1WI 等低信号，T_2WI 高信号，DWI 明显高信号，无强化或仅有周边强化。

【诊断与鉴别诊断】 典型的胆脂瘤横断面结合冠状面 HRCT 为首选检查，能显示较轻微骨质破坏及相关并发症。MRI 对颅内并发症的显示更为敏感。鉴别诊断如下。

（1）胆固醇性肉芽肿、炎性肉芽肿　胆固醇性肉芽肿 T_1WI、T_2WI 均可呈高信号；炎性肉芽肿常见强化，肉芽肿型中耳炎虽有上鼓室和乳突窦骨质吸收，但一般不合并窦腔膨大。

（2）中耳癌　其骨质破坏区呈虫蚀样并见肿瘤明显强化。

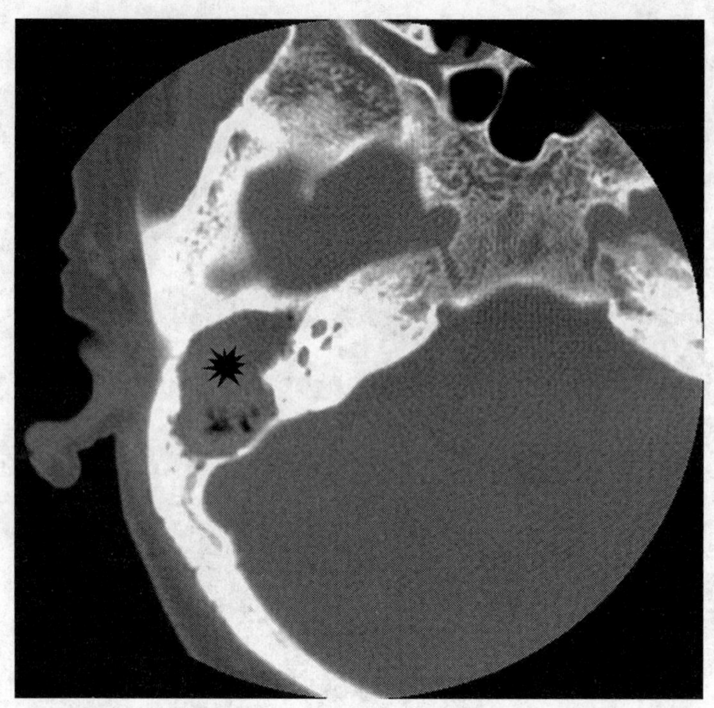

图9－11　胆脂瘤型中耳乳突炎

右侧鼓室、乳突窦口、乳突窦见不规则软组织肿物，听小骨破坏，骨质破坏区边缘密度增高，局部岩骨后缘膨隆

第三节　鼻和鼻窦

一、影像学检查方法

鼻和鼻窦由多块面颅骨构成。鼻腔外侧壁有上、中、下三对鼻甲，对应三个鼻道，鼻窦与鼻腔有窦口相通，鼻窦包括上颌窦、额窦、筛窦、蝶窦。分前、后两组，开口于中鼻道的称为前组鼻窦，包括上颌窦、前组筛窦和额窦；开口于上鼻道的称为后组鼻窦，包括后组筛窦和蝶窦。目前影像学检查已成为鼻和鼻窦病变诊断及鼻内镜手术前不可或缺的一项检查手段。

1. X线检查　包括瓦氏位、柯氏位、侧位，除鼻骨侧位用于诊断鼻骨骨折外，目前已很少使用。

2. CT检查　鼻和鼻窦首选检查技术，轴位和冠状位扫描，常采用骨窗和软组织窗进行观察，对于鼻腔和鼻窦肿瘤性病变还需进行增强扫描。如出现脑脊液鼻漏可行脑池造影确诊。

3. MRI检查　采用头部线圈，横断面 T_1WI 和 T_2WI 为基本扫描序列，辅以冠状面和矢状面。增强扫描有助于鼻窦肿瘤的诊断及鉴别诊断。水成像技术对脑脊液鼻漏显示较好。

二、正常影像学表现

1. 鼻和鼻腔　鼻腔与鼻咽部相通，鼻中隔分为左右两腔，鼻腔外侧壁显示上、中、下鼻甲和上、中、下鼻道。中鼻道区有鼻道窦口复合体（ostiomeatal complex，OMC），包括额窦、前组筛窦及上颌窦开口、筛漏斗、半月裂孔、钩突和中鼻道构成的含气通道。

2. 鼻窦

（1）上颌窦　由前壁、内壁、后外壁、上壁和底壁围成近似三角锥体形气腔。

（2）筛窦　位于鼻腔上方，由多个大小不等气房组成，分为前后两组。

（3）额窦　位于额骨内外板之间，可以不发育或部分发育。

（4）蝶窦　位于蝶骨体内，窦腔发育变异性大。

CT 检查鼻腔和鼻窦为含气低密度区，窦壁、间隔、鼻中隔骨质呈线样高密度，窦腔黏膜薄一般不显示（图 9－12）。MRI 检查窦壁骨质及窦腔为极低信号，黏膜 T_1WI 为等信号、T_2WI 为高信号。对于鼻腔、鼻道软组织病变的范围以及颅内、眼眶的侵犯显示清楚。

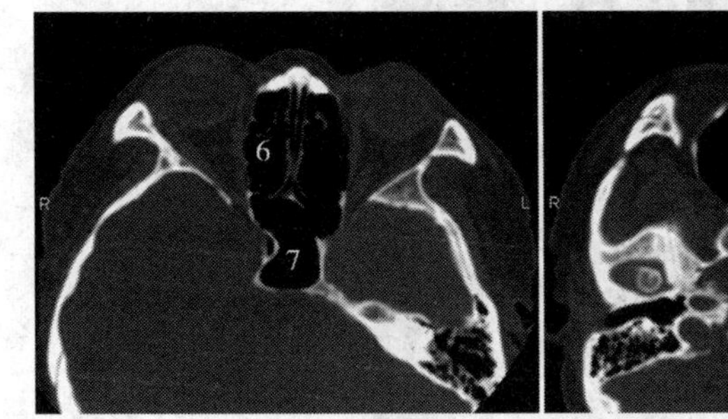

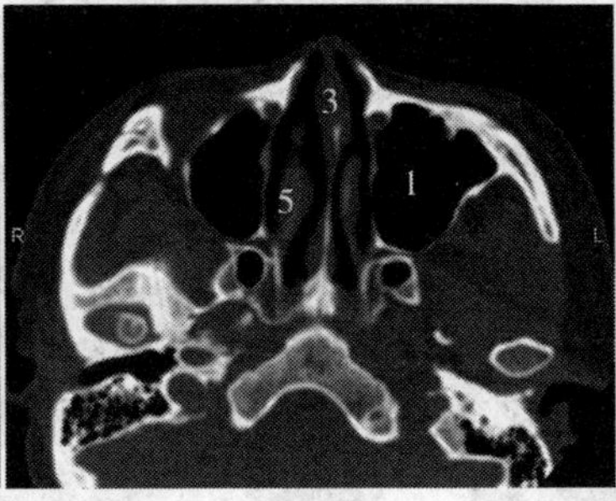

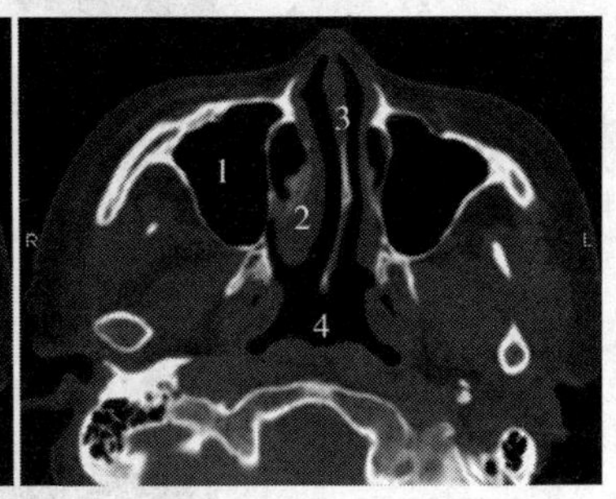

图 9－12　正常鼻窦 CT 解剖

1＝上颌窦；2＝下鼻甲；3＝鼻中隔；4＝鼻咽部；5＝中鼻甲；6＝筛窦；7＝蝶窦

三、异常影像学表现

1. 黏膜增厚　黏膜增厚常见于鼻窦各种炎性病变。正常情况下黏膜呈细线状或不能显示。黏膜增厚在 HRCT 上显示为条带形中等密度影；MRI 图像上，T_1WI 呈等信号，T_2WI 呈高信号。

2. 窦腔积液　窦腔内出现液体密度或信号，可见气－液平面，常见于炎症、外伤等病变。

3. 肿块　出现软组织肿块时，若密度中等、均匀，且边缘光滑清楚，增强扫描呈轻中度强化者多为良性肿瘤；无强化或仅见周边强化者，多见于黏膜或黏液囊肿；若密度欠均匀，边界不规则，且明显强化者多考虑为恶性肿瘤；密度较高而接近骨密度，边界清楚，提示为骨瘤。

4. 鼻腔和窦腔大小、形态异常　鼻腔狭小或闭塞常见于先天发育畸形、鼻甲黏膜肥厚、鼻息肉及鼻腔肿瘤等。窦腔增大多提示病变原发于鼻窦或窦口阻塞；窦腔缩小则提示病变可能来源于窦周结构，但窦腔发育个体差异性大，应注意鉴别。

5. 骨质改变　骨质破坏可见于各种恶性肿瘤，也可见于急性炎症、真菌感染及部分良性肿瘤。骨质增生多见于长期慢性炎症刺激、骨纤维异常增殖症等。骨质连续性中断、移位见于外伤骨折。

6. 邻近解剖结构改变　鼻和鼻窦病变易累及眼眶、颅底、颅内、口腔及鼻咽部，引起上述部位形态、密度和信号或骨质的改变。

四、鼻窦炎

【临床与病理】 鼻窦炎（sinusitis）是鼻黏膜的病变，多继发于急性鼻炎或上呼吸道感染，上颌窦是最常见的发病部位，常为多发。临床表现主要为鼻塞、流涕、失嗅、头痛等。

鼻镜检查显示中鼻道或嗅裂见分泌物或脓液。慢性期可见中鼻甲息肉样变和鼻息肉。

【影像学表现】

1. CT 表现为黏膜增厚和窦腔内密度增高，若窦腔内分泌物潴留，则可见气－液平面（图9－13）。长期慢性炎症刺激可引起窦壁骨质增生硬化或骨质吸收，窦腔体积变小。窦腔软组织内出现不规则钙化常提示并发霉菌感染。

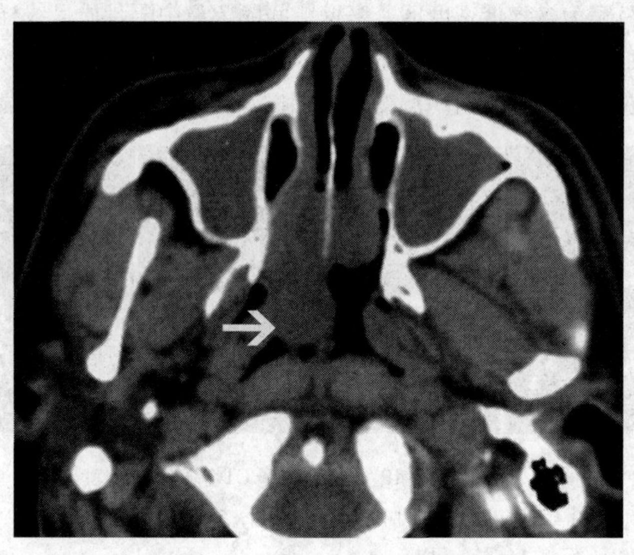

图9－13 双侧上颌窦炎并鼻息肉

双侧上颌窦内密度增高，右侧下鼻甲与鼻中隔后部鼻道内见稍低密度软组织影，类似乳头状，为鼻息肉（长箭）

2. MRI 增厚的黏膜于T_1WI上多呈等信号，T_2WI为高信号。急性期窦腔内渗出液多为T_1WI低信号，T_2WI高信号，若渗出液蛋白含量较高则T_1WI、T_2WI均呈高信号。

【诊断与鉴别诊断】依据临床表现，结合鼻窦黏膜增厚、窦腔密度增高、积液等影像学表现，诊断并不困难。

五、鼻窦囊肿

鼻窦囊肿较小时多无症状，逐渐长大压迫邻近骨质后出现症状。分为黏液囊肿和黏膜下囊肿。

（一）黏液囊肿

【临床与病理】黏液囊肿（mucocele）多认为是鼻窦口的长期闭塞，窦内分泌潴留而形成，故称潴留囊肿。近年来有报告指出，无窦口阻塞者仍可发生，或因黏膜分泌物中蛋白含量过高引起的一系列生化和免疫反应所致。囊肿壁是窦腔内变薄的黏膜，囊内液体多呈淡黄色稀薄浆液、棕褐色稠厚黏液。好发于额窦及筛窦，早期多无症状，增大后压迫窦壁可引起疼痛、局部膨隆和触之波动感等。巨大囊肿可突入眼眶导致眼球移位、突出及视力下降等症状。

【影像学表现】

1. CT 典型表现为窦腔膨大，骨壁吸收变薄甚至部分消失，病变为均匀较低密度，退变时密度增高，增强扫描无强化。黏液囊肿较大时压迫邻近组织（图9－14）。

2. MRI 囊内黏液蛋白含量不同MRI信号表现不一，蛋白少、水分多表现为T_1WI中低信号、T_2WI高信号；蛋白较多时T_1WI和T_2WI均表现为中等信号或高信号。

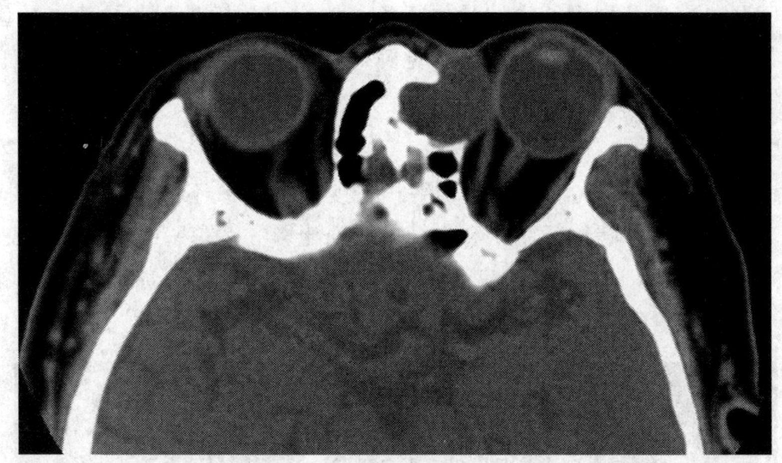

图 9－14 筛窦黏液囊肿

筛窦见椭圆形稍低密度影，密度均匀，边界清晰，有包膜，筛窦、左眼眶内壁、额突骨质破坏，左侧内直肌受压

【诊断与鉴别诊断】 临床资料结合影像表现，本病诊断并不难。

（二）黏膜下囊肿

【临床与病理】 黏膜下囊肿（mucous cyst）多因黏液腺阻塞或炎症导致腺体内分泌物潴留或浆液流入黏膜下层所致。多发生于上颌窦，蝶窦次之。通常无症状。

【影像学表现】

1. CT 窦腔内椭圆形低密度影，或呈基底部位于窦壁的球形或半球形均匀水样密度影，边界清晰，体积一般较小，增强扫描无强化（图 9－15）。

2. MRI T_1WI 呈等低信号，T_2WI 呈高信号，信号均匀。

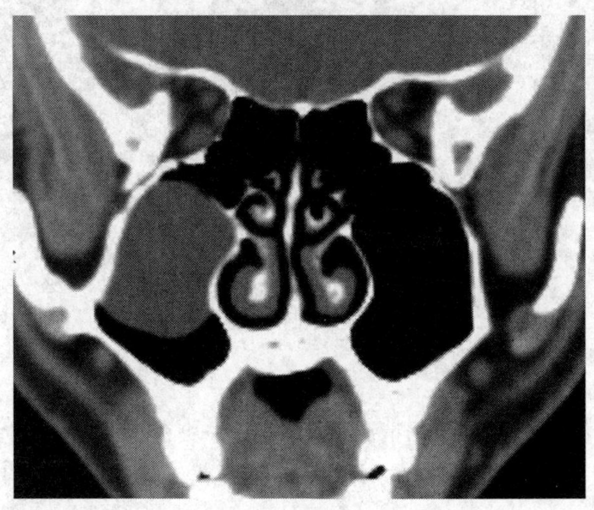

图 9－15 上颌窦黏膜下囊肿

右侧上颌窦见椭圆形低密度影，大小 35mm×25mm，密度均匀，CT 值 23HU

【诊断与鉴别诊断】 黏膜下囊肿容易诊断。

六、上颌窦癌

【临床与病理】 鼻窦恶性肿瘤，起于黏膜，好发于上颌窦，其次为筛窦。早期临床症状比较隐匿，且缺乏特异性，诸如鼻塞、血涕、头痛、不适等，与慢性炎症不易鉴别。晚期可出现面部肿胀、畸形及周围结构的受侵征象，如侵犯牙槽骨引起牙痛、牙齿松动，侵犯颞下窝及翼内外肌引起三叉神经痛、面部感觉障碍等。病理上包括鳞状细胞癌、腺癌、腺样囊性癌等，以鳞状细胞癌最多见。

【影像学表现】

1. CT ①窦腔内不规则软组织肿物，平扫密度欠均匀或不均匀。增强扫描表现为中度或明显强化，不均匀呈小片状、云絮状和小结节状强化影。②窦壁的单发或多发溶骨性破坏。③晚期侵犯邻近组织结构，并引起相应改变。④上颌窦癌多数为骨破坏与骨增生硬化并存(图9-16)。

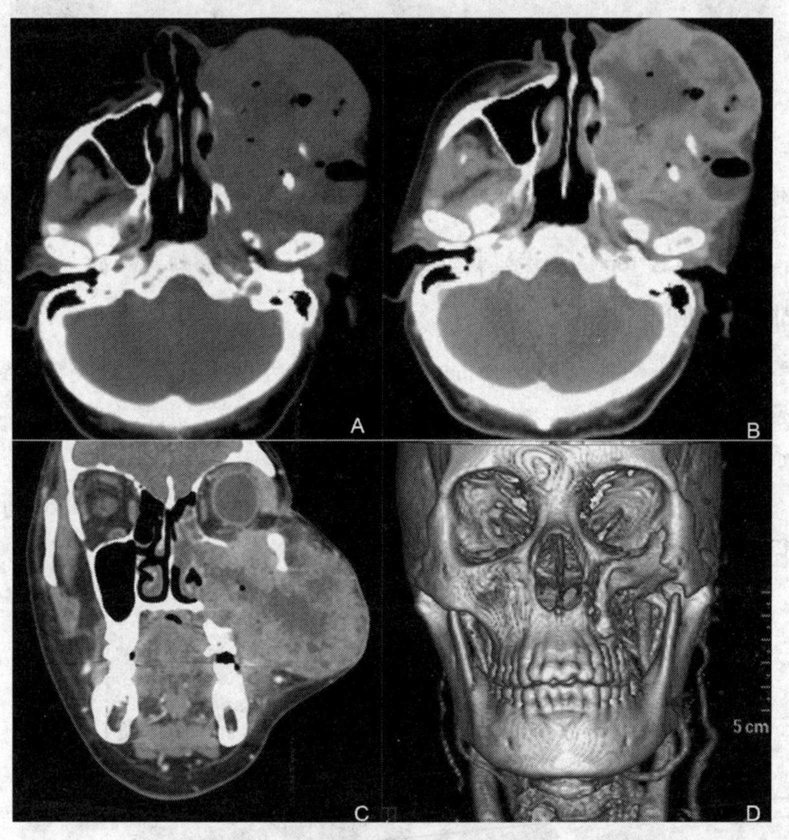

图9-16　上颌窦癌

图A轴位CT平扫；图B轴位CT增强；图C增强冠状位重组；图D容积再现。左侧上颌窦壁大部分破坏，窦腔内形成巨大不规则软组织肿块，向前上凸起，肿块密度不均匀，有明显不规则低密度区和气体影，增强扫描明显不均匀强化

2. MRI 对肿瘤侵犯周围软组织情况优于CT。肿块在T_1WI图像上呈低至中等信号，T_2WI呈等或高信号，信号均匀或不均匀。增强后肿瘤强化，强化可不均匀。病变可直接破坏窦壁向窦腔外蔓延。

【诊断与鉴别诊断】鼻窦恶性肿瘤需与内翻乳头状瘤、鼻息肉、血管瘤、真菌感染等鉴别，还需与鼻部恶性肉芽肿、淋巴瘤等进行鉴别。鼻腔鼻窦内生长迅速的不规则软组织肿块，增强明显不均匀强化，骨壁破坏，并向周围侵犯，需要考虑本病。

七、鼻及鼻窦骨折

【临床与病理】面部外伤多累及鼻骨、鼻窦，造成骨折。主要表现为面部青紫肿胀、鼻出血、脑脊液鼻漏、鼻塞、鼻部变形及感觉异常等。

【影像学表现】 CT表现如下。

（1）鼻骨区骨折　①骨折征象：鼻骨、上颌骨额突骨质中断或/和移位，以鼻骨骨折最多见。②骨缝分离增宽，鼻额缝、鼻骨与上颌骨额突缝、上颌骨额突与泪骨缝分离或/和错位（图9－17）。

（2）鼻窦骨折　表现为窦壁骨质中断、移位，窦腔积血，黏膜肿胀等。累及筛板和硬脑膜，形成脑脊液鼻漏。蝶窦骨折易引起严重的临床症状，损伤颈内动脉时形成颈内动脉海绵窦漏。

（3）CT多平面重建和VR技术有助于轻微骨折显示和立体观察。

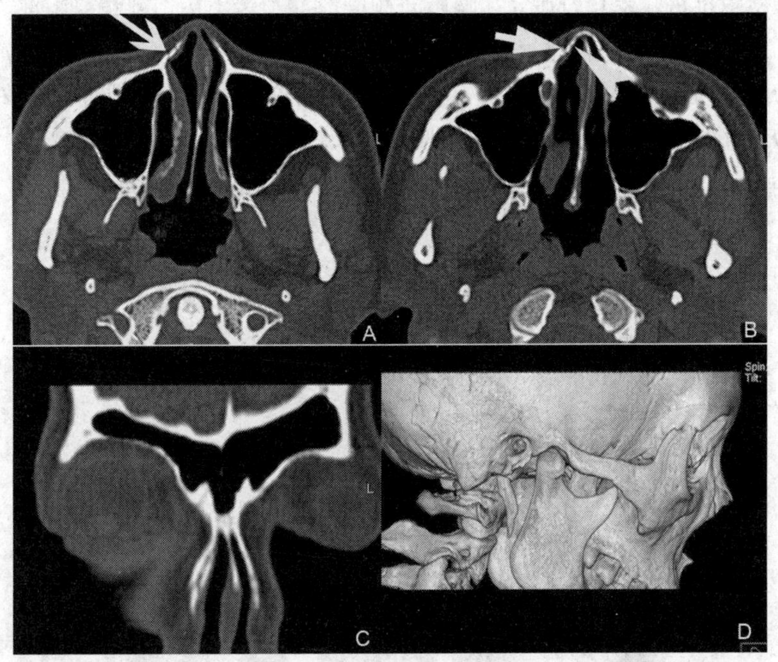

图9－17　鼻骨骨折

图A－B轴位CT平扫；图C冠状位重组；图D容积再现。右侧上颌骨额突骨折（长箭），鼻骨与上颌骨额突缝错位（短箭），右侧鼻背骨折（箭头）

【诊断与鉴别诊断】 结合外伤史，CT易于明确诊断。诊断时勿将神经血管沟和骨缝当作骨折线。

第四节　咽　喉　部

咽是呼吸道和消化道上端的共同通道，全长约12cm，上宽下窄、前后扁平略呈漏斗形，上起颅底，下至第6颈椎下缘，前壁自上而下分别与鼻腔、口腔和喉相通，分为鼻咽、口咽和喉咽三部分。

喉是呼吸道的一部分，位于颈前正中部，又具有发音功能。上以会厌上缘为界与口咽相通；下以环状软骨为界，与气管相连。以声带为界，分为声门上区、声门区（喉室）和声门下区。

一、影像学检查方法

1. CT　多采用横断面薄层连续扫描，并行多方位重建观察。常规选用软组织窗观察，对颅底部层面加用骨窗观察。平扫发现病变应行增强扫描。

2. MRI 因其软组织分辨力高和多平面成像特点，对喉部检查优于 CT 扫描。采用颈部线圈、常规 SE 序列，行横断面、矢状面、冠状面多方位 T_1WI、T_2WI 检查，扫描层厚一般选择3～5mm。必要时行增强扫描，以利于观察和诊断血管性病变、肿瘤颅内受侵情况及明确肿瘤大小、形态和邻近组织的浸润程度等。

二、正常影像学表现

1. 鼻咽部 鼻咽部位于鼻腔后方，上界为颅底，下界为软腭后方。鼻咽腔两侧大致对称，位于中央，略呈方形，为一含气空腔，其正前方为鼻中隔及两侧鼻腔，后方与椎前软组织与环椎前弓及枢椎齿状突相对应。鼻咽腔两侧壁前部为翼突内、外板；中部为突出的结节状软组织影，即鼻咽圆枕，圆枕前方的凹窝为咽鼓管咽口，后方的裂隙为咽隐窝。鼻咽旁肌肉组织显示为从内向外斜行的软组织结构。翼突内、外板之间为翼内肌，翼突外板与下颌骨髁状突之间为翼外肌。CT 和 MRI 检查能清晰显示上述结构（图9-18、图9-19）。

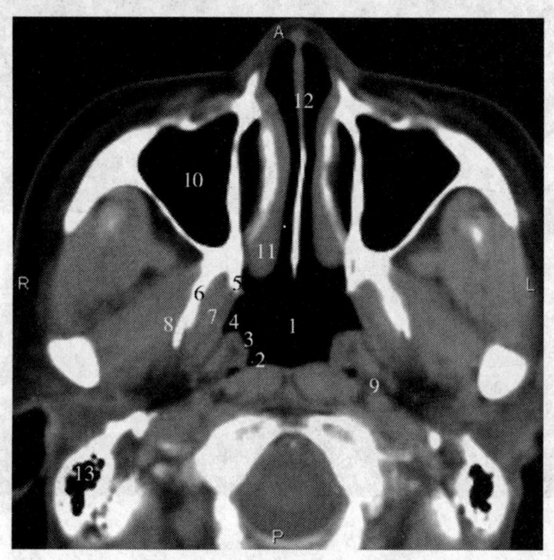

图9-18 鼻咽部正常 CT 表现

1=鼻咽腔；2=咽隐窝；3=咽鼓管圆枕；4=咽鼓管咽口；5=翼内板；6=翼外板；7=翼内肌；8=翼外肌；9=咽旁间隙；10=上颌窦；11=下鼻甲；12=鼻中隔；13=乳突气房

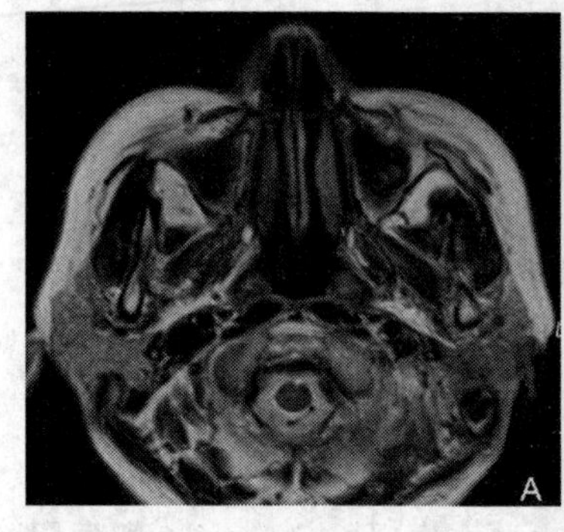

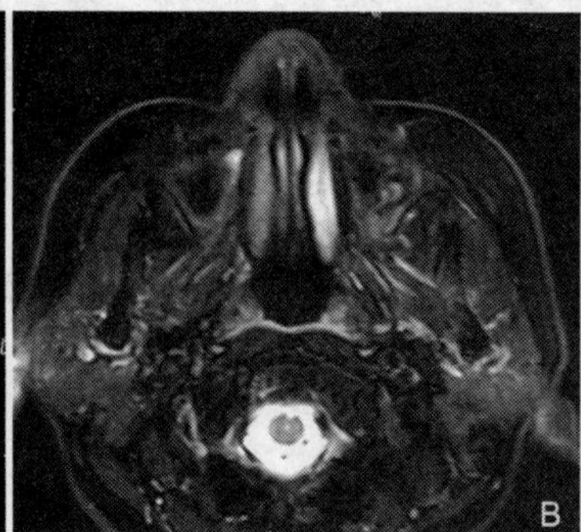

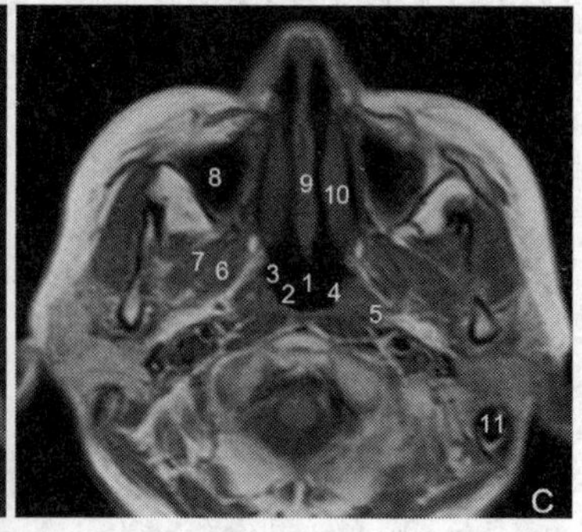

图9-19 鼻咽部正常 MRI 表现

图 A 轴位 T_2WI；图 B 轴位脂肪抑制 T_2WI；图 C 轴位 T_1WI。1=鼻咽腔；2=咽隐窝；3=咽鼓管咽口；4=咽鼓管圆枕；5=咽旁间隙；6=翼内肌；7=翼外肌；8=上颌窦；9=鼻中隔；10=下鼻甲

2. 口咽部 口咽部上界为软腭，下界为会厌游离缘。不同层面口咽形状也不同，通过舌根的层面口咽呈横置的椭圆形，位于中央，前方可见舌根及口底肌群。咽后间隙可分别显示

颈长肌和头长肌。颈动脉间隙，从前内向后外分别可见颈外动脉、颈内动脉及颈内静脉，平扫时表现上下走行类圆形软组织影。

3. 喉咽部 喉咽部上界为会厌游离缘，下界为环状软骨下缘。CT 和 MRI 能显示会厌、梨状窝、两侧杓会厌皱襞、喉前庭、声带与室带、喉室及声门下区的形态结构；还可清晰显示舌骨、甲状软骨、杓状软骨和环状软骨的形态、位置及毗邻关系，MRI 软骨在未钙化前呈中等信号，钙化后为不均匀低信号。对喉外肌肉、血管、喉旁间隙等结构显示良好（图 9－20）。

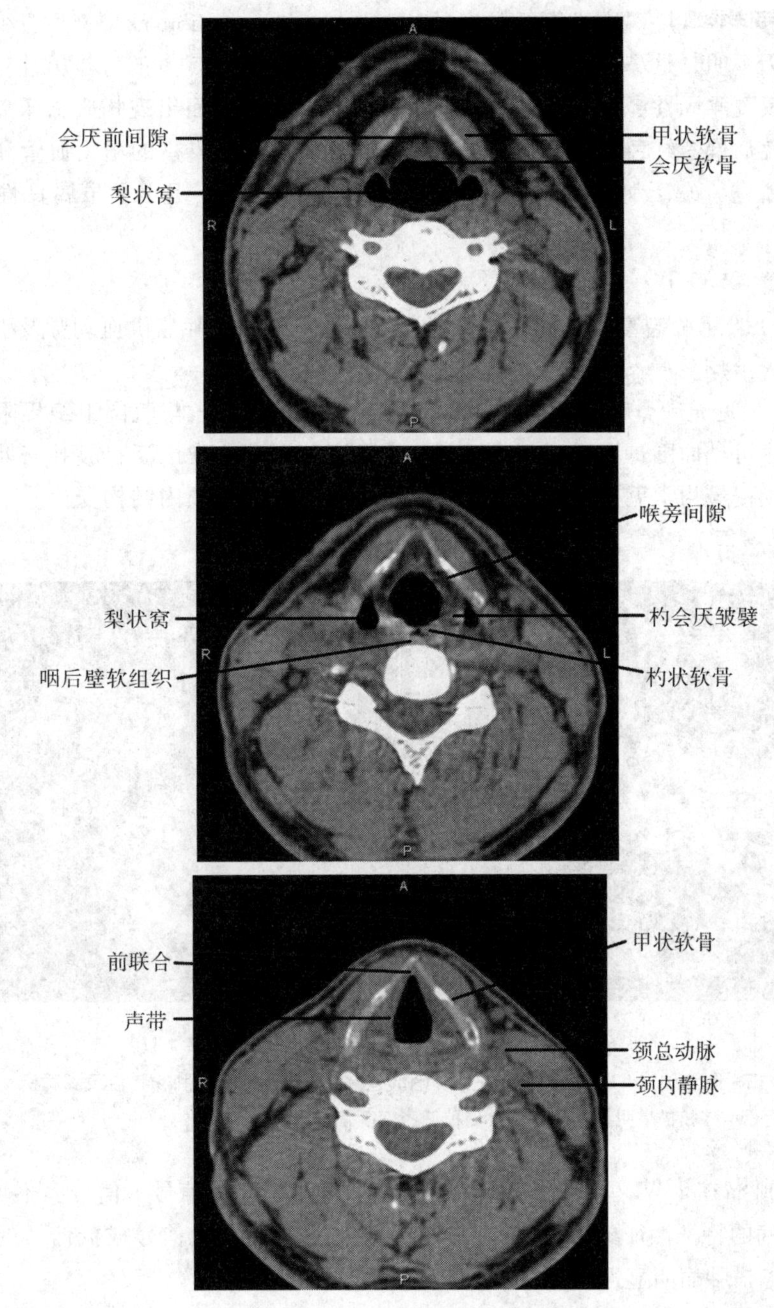

图 9－20 喉部正常 CT 表现

三、异常影像学表现

1. 咽喉腔狭窄或闭塞 咽喉腔狭窄或闭塞主要见于肿瘤、外伤、声带麻痹等病变。

2. 咽喉壁增厚或不对称 咽壁增厚或不对称常见于炎症、肿瘤；喉腔或声带、室带增厚见于慢性炎症、息肉、肿瘤或声带水肿等。

3. 异常密度（信号）或肿块 咽喉腔或咽喉周异常密度（信号）影，见于炎症、肿瘤。

4. 咽喉旁间隙异常 咽喉旁间隙的移位或消失，多见于急性炎症或恶性肿瘤的侵犯。

5. 喉软骨破坏 喉部软骨破坏见于各型喉癌晚期，外伤时可见软骨的断裂移位。

四、鼻咽血管纤维瘤

【临床与病理】 鼻咽血管纤维瘤（nasopharyngeal angiofibroma）又称青少年出血性纤维瘤，本病病因不明，是鼻咽部常见的良性肿瘤，多见于10~25岁的青年男性。典型症状为进行性鼻塞和反复顽固性鼻出血，肿瘤较大时可压迫邻近结构而出现相应临床症状。鼻腔检查见鼻腔或鼻腔后部紫红色肿物，触之硬，易出血。病理上由丰富的增生血管和纤维结缔组织组成，血管壁薄，缺乏弹性组织，不易收缩，易大出血。组织学上虽属良性，但具有侵袭性。

【影像学表现】

1. X线 DSA示肿瘤富血供，呈高密度染色，可明确显示肿瘤供血动脉及引流静脉，还可同时进行介入治疗。

2. CT 平扫见充满鼻咽腔的软组织肿块影，密度较均匀，与肌肉组织界限不清，鼻咽腔变形不对称，可见周围骨质受压及破坏。肿瘤侵犯范围可非常广泛，故肿瘤外观可呈不规则形；翼腭窝受侵最为常见，亦可破坏颅底骨质造成海绵窦及颅内结构受侵。增强扫描肿瘤明显强化（图9－21）。

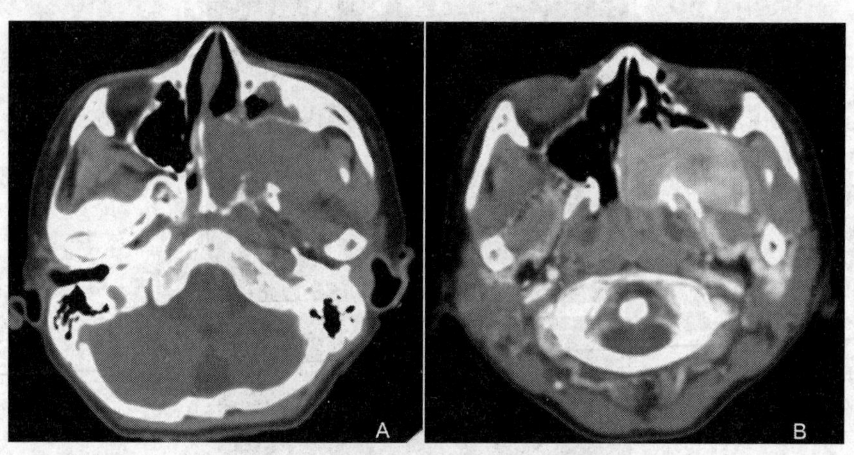

图9－21 鼻咽血管纤维瘤

图A轴位CT平扫；图B轴位CT增强扫描。左侧鼻咽部、鼻腔不规则软组织肿物，侵及翼腭窝，平扫密度较均匀，边界不清，增强扫描呈明显强化，中央见稍低密度区，边界清晰

3. MRI 肿瘤在T_1WI呈中等或偏低信号，T_2WI为明显高信号，信号多不均匀。“椒盐征”是诊断该病的特征性征象，表现为在高信号的肿瘤内，有无信号或低信号的点条状流空血管影。增强扫描肿瘤明显强化。

【诊断与鉴别诊断】 本病应与腺样体肥大、鼻咽部淋巴瘤、鼻咽癌等病变鉴别。①腺样体肥大：多见于儿童、青少年，鼻咽部软组织对称性增厚；②鼻咽部淋巴瘤：病变广泛弥漫分布于咽扁桃体、咽鼓管口扁桃体及淋巴组织，致软组织增厚，增强扫描呈较均匀轻中度强化；③鼻咽癌表现为鼻咽腔不光滑肿块，增强扫描呈轻中度强化，且常伴颈部淋巴结肿大。

五、鼻咽癌

【临床与病理】鼻咽癌（nasopharyngeal carcinoma，NPC）是我国常见恶性肿瘤之一，大多发病于中年人，男性多见。病因不清，近年发现与遗传、环境和EB病毒感染等多种因素相关。本病早期症状较隐匿，晚期因肿物的侵犯范围不同而表现各异。主要临床症状有涕血、鼻出血、耳鸣、鼻塞、听力减退、头痛等。晚期可引起复视、视野缺损、视力障碍等。侵犯神经可引起声嘶、吞咽困难等咽喉部症状。颈部淋巴结转移发生率高达79.37%，部分患者就诊时往往以颈部淋巴结肿大为首发症状。鼻咽镜检查早期为局部黏膜粗糙或轻微隆起，肿瘤长大时呈紫红色结节状，触之易出血，表面易破溃。

【影像学表现】

1. CT ①咽隐窝变浅、消失、隆起；②鼻咽侧壁包括圆枕增厚、僵直，表面不光整，咽鼓管咽口狭窄或闭塞；③鼻咽腔内软组织肿块，多以咽隐窝为中心，咽腔两侧不对称；④鼻咽癌可侵犯周围结构出现颅底骨质破坏和颅内海绵窦、桥小脑角等处受累；⑤肿块平扫以等密度为主，多呈浸润性生长，与周围结构境界不清；增强扫描肿块可见不同程度的强化，多为轻中度不均匀强化；⑥鼻咽癌早期可出现淋巴转移，最早常为咽后组淋巴结。增强扫描淋巴结多呈轻中度均匀强化，部分呈环形强化（图9－22）。

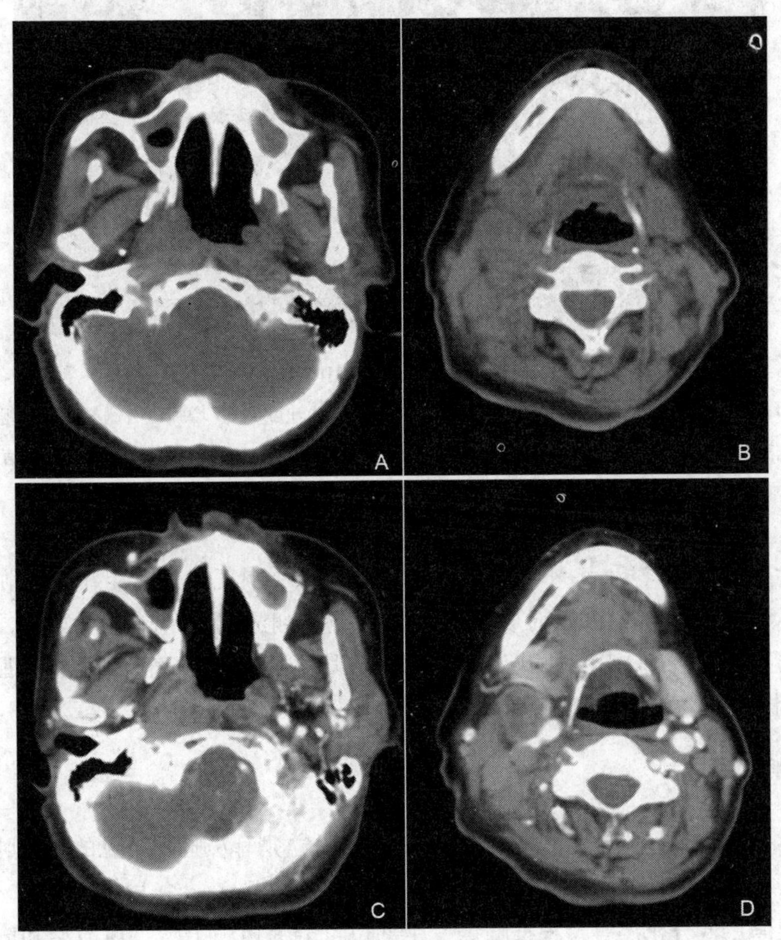

图9－22 鼻咽癌CT表现

图A－B轴位CT平扫；图C－D轴位CT增强扫描。右侧鼻咽部见软组织肿物，咽隐窝、咽鼓管咽口闭塞，喉旁间隙受侵、变窄；右侧颈部多发淋巴结肿大，右侧颌下腺及颈部血管受压；增强扫描右侧鼻咽部肿物明显强化，肿大淋巴结呈轻度均匀强化和不规则环形强化

2. MRI T_1WI 肿瘤多表现为低、中信号，T_2WI 呈中、高信号，同时可见同侧乳突气房高信号，DWI 肿瘤呈高信号。增强扫描后肿瘤实质部分明显强化（图 9－23）。MRI 对斜坡、岩骨尖等骨松质侵犯、海绵窦和下颌神经受侵的显示优于 CT，还可显示 CT 不能发现的咽后外侧淋巴结。

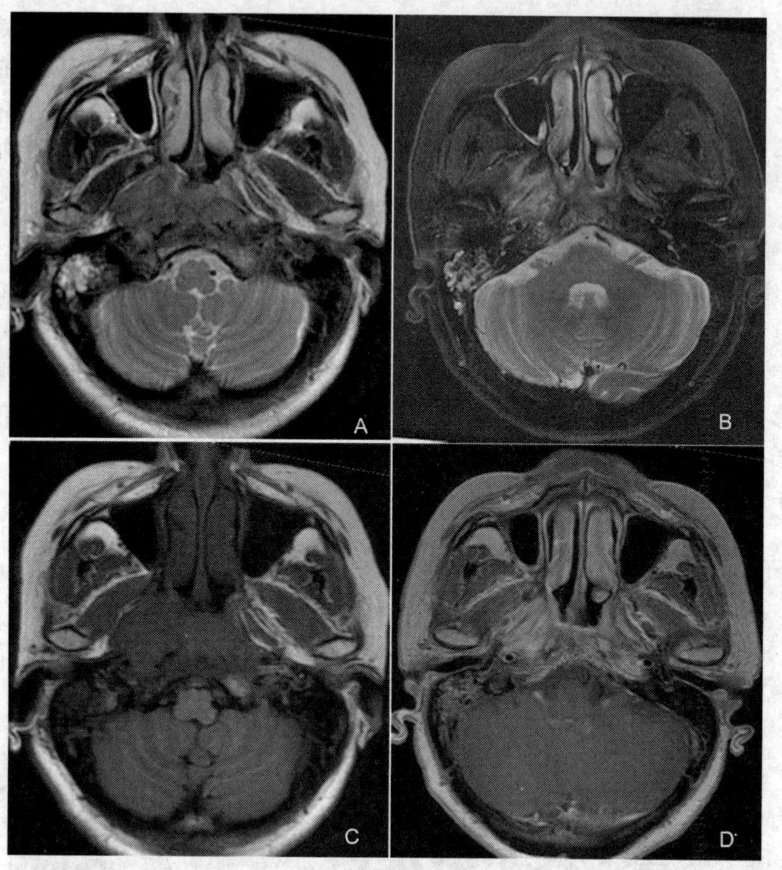

图 9－23 鼻咽癌 MRI 表现

图 A 轴位 T_2WI，图 B 轴位脂肪抑制 T_2WI，图 C 轴位 T_1WI，图 D 轴位 T_1WI 增强。右侧鼻咽部软组织肿物，呈等 T_1、混杂长 T_2 信号，肿物进入咽旁间隙，咽旁间隙受压变窄、移位，右侧乳突气房长 T_2、长 T_1 信号；增强扫描肿物明显不均匀强化

【诊断与鉴别诊断】 MRI 能正确区分肿块与周围正常的软组织，对肿瘤侵犯颅底和颅内的显示明显优于 CT，并且对放疗后疗效评价和放射性脑损伤有很大帮助，故 MRI 可作为首选影像检查方法。但 MRI 对肿瘤引起的骨质破坏不及 CT。本病需与腺样体肥大、鼻咽部淋巴瘤等鉴别，见鼻咽血管纤维瘤鉴别诊断。

六、喉癌

【临床与病理】 喉癌（carcinoma of the larynx）是耳鼻喉科常见的恶性肿瘤，占全身恶性肿瘤的 2%，好发于 40 岁以上男性。组织学上以鳞癌最多，约占 93% ~96%，少数为基底细胞癌、腺癌、低分化癌等。根据喉癌发生部位可分为声门上型、声门型和声门下型，当肿瘤累及声门上以及声门下结构时，又称跨声门型或全喉型。

临床症状多为声音嘶哑、咽喉部不适、异物感及疼痛、吞咽困难及呛咳、咯血和呼吸困难及因颈部淋巴结转移而出现颈部不适或包块等。喉镜检查显示肿瘤表面不光滑呈菜花状，声带或室带活动受限及固定。

【影像学表现】

1. CT 平扫可见病变区软组织不规则增厚及肿块，喉腔变形，梨状窝受压变小、消失，因肿瘤与正常肌肉组织皆为中等密度，故 CT 平扫难以区分二者。肿块通常表现为边界不清、形态欠规则的等密度影，瘤内坏死、液化则呈低密度，周围可见软组织浸润。增强扫描肿瘤轻中度强化（图 9－24）。肿瘤侵犯及转移征象：肿瘤可向前通过前联合累及对侧；向外侵犯喉旁间隙，进而可破坏甲状软骨板，若会厌前间隙和喉旁脂肪间隙内密度增高，表示肿瘤侵及喉外。CT 还可显示颈部肿大淋巴结。

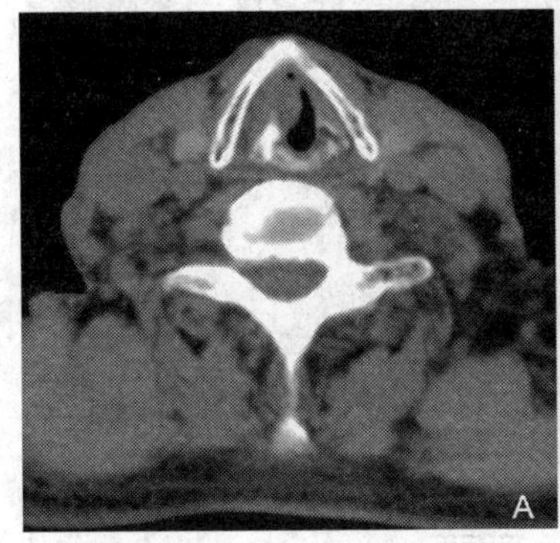

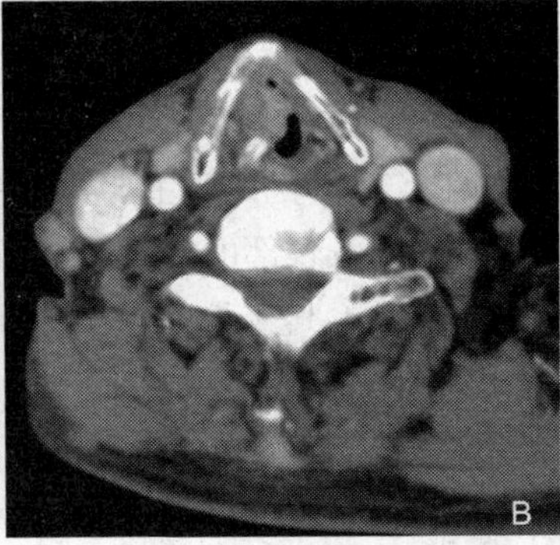

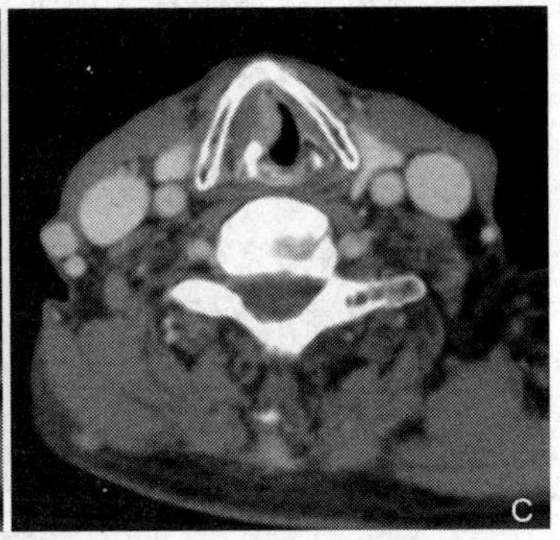

图 9－24 喉癌 CT 表现

图 A 轴位 CT 平扫；图 B 轴位增强扫描动脉期；图 C 轴位增强扫描延迟期。右侧声带见菜花状软组织影，喉腔变形，增强扫描肿物较均匀中度强化

2. MRI T_1WI 肿瘤呈与肌肉相似的等或稍低信号，液化、坏死区信号更低，T_2WI 表现为稍高信号，增强扫描肿瘤明显强化。MRI 显示肿瘤的部位和累及范围更加准确。肿瘤侵犯喉软骨表现为软骨内出现高信号，或正常高信号的骨髓中出现中、低信号，结合存在邻近的肿瘤信号，可诊断为喉软骨破坏。

【诊断与鉴别诊断】CT 是喉癌影像检查中最主要的方法。MRI 可以更好地观察肿瘤的全貌，易于发现早期的软骨侵犯。

临床依据病史，结合喉镜和活检，对该病的定性诊断并不困难。影像学检查对喉癌的侵犯程度、范围和颈部淋巴结转移情况的显示更加全面、准确，为术前常规检查。需要鉴别的疾病包括喉息肉、喉结核、喉淀粉样变、乳头状瘤等。喉息肉和乳头状瘤多发生于声带前端，病变一般局限于黏膜面，不侵犯深层组织。喉结核和喉淀粉样变很少破坏喉软骨。

第五节 口腔颌面部

口腔颌面部包括上下颌骨、牙及牙周组织、口腔、涎腺（包括腮腺、颌下腺、舌下腺）、咀嚼肌、颌面部间隙及颞下颌关节等。

一、影像学检查方法

1. X 线检查 口腔颌面部的平片检查根据病变所在的部位，选择不同的投照位置。例如根尖片、曲面体层摄影等，用于观察牙尖、牙根、牙槽骨情况，可诊断阻生齿、龋齿、牙周炎、根尖脓肿、根尖肉芽肿和囊肿、牙周病等；下颌骨采用前后位、侧位进行观察；上颌骨采用瓦氏位、侧位等；颞下颌关节采用开、闭口薛氏位。

2. CT 检查 采用薄层连续扫描并多平面重建，用软组织窗观察，必要时加用骨窗。

（1）横断面扫描 主要用于上下颌骨、鼻窦、颞下窝、翼腭窝等病变的检查。

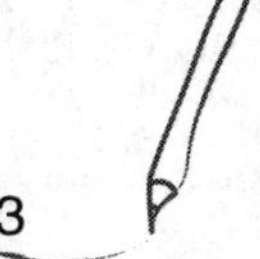

（2）冠状面扫描　主要用于显示颌面部病变向鼻腔、鼻窦、眼眶、颅底的侵犯。

（3）增强扫描　主要用于了解病变的富血管程度及病变与周围结构的关系。

3. MRI检查　采用头线圈，扫描包括矢状位、横轴位、冠状位 T_1WI 及 T_2WI，层厚3～5mm，必要时行增强扫描。目前认为MRI是颌面部病变的最佳检查方法，也是无创检查颞下颌关节的影像学方法。

二、正常影像学表现

1. 牙齿　X线平片牙釉质高密度，牙本质和牙骨质较高密度，牙髓呈低密度，牙周膜呈连续线状低密度影，牙槽骨牙周骨板呈高密度，骨松质呈网格状。CT显示上述牙齿的横断面影像，各层结构显示更加清晰。

2. 上颌骨　上颌骨分为骨部和四个突起。骨部主要由上颌窦组成，四个突起分别为额突、颧突、齿槽突和腭突。CT可观察上颌骨各部的形态及结构。

3. 下颌骨　下颌骨由体部和升支组成，其交界处为下颌角。下颌骨体部上缘为齿槽骨，体部有下颌管。升支分为喙突和髁状突，升支中部舌侧面有下颌孔。X线平片下颌骨皮质致密、锐利，呈高密度，松质骨呈致密网格状，下颌管呈线条状低密度透光影。髁状突皮质光滑致密，喙突密度稍低。CT和MRI能清晰显示下颌骨各部分。

4. 舌与口底　CT平扫可见舌体呈中等均匀密度，舌根部边缘光滑整齐；口底肌群呈束状止于下颌颏部。MRI T_1WI 和 T_2WI 对舌肌的形态和结构显示优于CT，可进一步显示舌体纵肌和横肌的肌纤维走行、舌黏膜的厚度、口底肌群及间隙。黏膜在 T_2WI 上显示为高信号。

5. 颞下颌关节　颞下颌关节包括下颌骨髁状突、颞骨关节窝、关节结节、关节盘、关节囊等。CT和MRI能清晰显示颞下颌关节及周围软组织，MRI优于CT。

三、异常影像学表现

1. 形态改变　形态改变包括变形、扩大、缩小甚至消失，通常见于面部外伤、肿瘤、畸形等病变。

2. 位置改变　指正常颌面部各结构发生移位，表现为上下左右及前后位置的改变，通常提示存在外伤、畸形或占位性病变。

3. 骨质改变　骨质连续性中断常为外伤引起的骨折，骨质破坏则提示存在恶性肿瘤或转移瘤等。

4. 异常密度或信号　低密度病变提示病变内含脂肪、坏死或气体成分；等密度病变多见于炎症或肿瘤性病变；高密度病变则见于骨瘤、钙化等。信号异常多见于炎症和肿瘤性病变，表现为 T_1WI 低信号、T_2WI 高信号。

四、牙源性囊肿

【临床与病理】牙源性囊肿（odontogenic cyst）发生于颌骨内，约占颌骨囊肿的90%。牙源性囊肿的发生与牙齿及成牙组织有关，为病理性囊腔，大多数囊肿的包膜内都衬以鳞状上皮组织，囊肿内为黄色清亮的液体。

本病多见于青壮年，可发生于颌骨任何部位。囊肿生长缓慢，早期无明显症状，若继续生长则表现为缓慢发展的颌骨膨隆变形，颜面不对称。囊肿长期压迫骨质，可引起颌骨皮质变薄，扪之有乒乓球样感；若皮质吸收，囊肿突向面部，触之可有波动感，压迫神经还可产生疼痛；合并感染时出现肿胀、发热及全身不适。穿刺有草黄色或草绿色囊液。

【影像学表现】

1. CT　一般表现为颌骨膨胀，其内见圆形或类圆形囊性密度区，CT值介于20～45HU

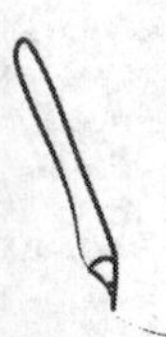

之间；病灶边缘光滑清楚，颌骨皮质变薄甚至吸收消失（图9－25），合并感染时囊肿边缘模糊；周围骨质可发生增生硬化致骨质密度增高。

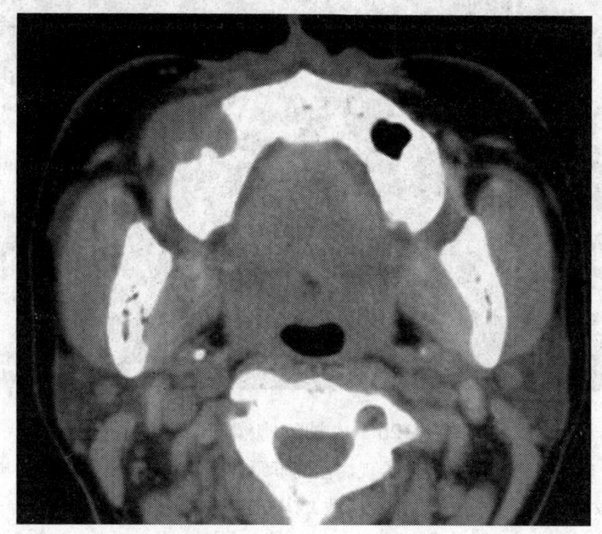

图9－25 牙源性囊肿CT表现
上颌骨局部骨质吸收，形成椭圆形稍低密度影，边界清晰，内部密度较均匀

2. MRI 大多表现为T_1WI低信号，T_2WI高信号，周围绕以薄层的低信号环，囊内信号均匀，含牙囊肿其内信号可不均。合并感染时囊肿壁模糊。

【诊断与鉴别诊断】 CT和MRI是诊断该病的有效手段，结合病史及临床表现一般均可明确诊断。

五、成釉细胞瘤

【临床与病理】 成釉细胞瘤（ameloblastoma）又称造釉细胞瘤，是最常见的颌骨牙源性良性肿瘤，多见于青壮年，男性略多于女性，约80%发生于下颌骨。肿瘤生长缓慢，病程较长。早期可无症状，随病变进展逐渐出现无痛性、缓慢发展的颌骨膨大，面部畸形，牙齿松动、脱落等。可产生吞咽、咀嚼、语言、呼吸障碍等。

肿瘤主要来源于牙板和造釉器的残存上皮和牙周组织的残存上皮，少数来源于牙源性囊肿或口腔黏膜上皮。肿瘤包膜不完整或无包膜。大体分为实性和囊性两种，实性部分呈灰白色或灰黄色，囊性部分多表现为大小不等囊腔，其内为黄色或黄褐色液体。

【影像学表现】

1. X线 平片是诊断成釉细胞瘤的可靠方法之一，能明确病变的部位和范围。分为4型：多房型，约占59%；蜂窝型，约占22%；单房型，约占14%；恶变型，约占5%。典型表现为下颌骨磨牙或升支区多房、蜂窝状或单囊状膨胀性透光区，内见厚度不一骨间隔，囊壁边缘硬化，囊内有时可见到牙齿或未发育完全的牙齿结构，局部骨皮质变薄甚至吸收。

2. CT 可清晰显示肿瘤的位置、边缘、内部结构、密度及局部骨皮质情况等。表现为局部颌骨膨隆，皮质变薄甚至吸收。颌骨内见类圆形或分叶状肿块，呈低密度与等密度混合的囊状区，为多房状、蜂窝状或单房状，其内可见部分残存的骨嵴（图9－26）。增强扫描病变实性部分明显强化。

3. MRI 病变信号欠均匀，T_1WI呈稍低信号，T_2WI瘤组织呈高低混杂信号。增强后肿瘤实质部分明显强化。

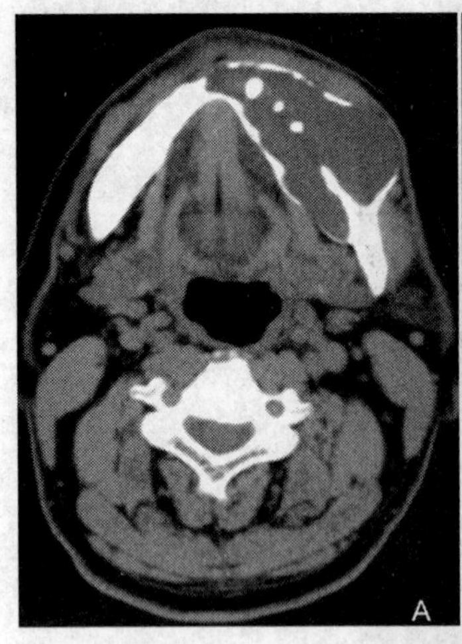

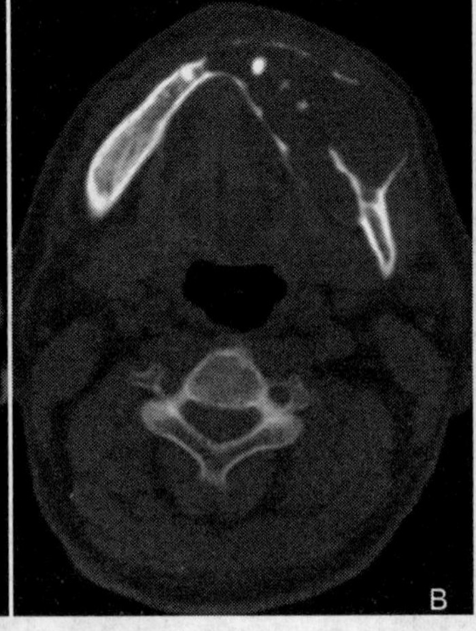

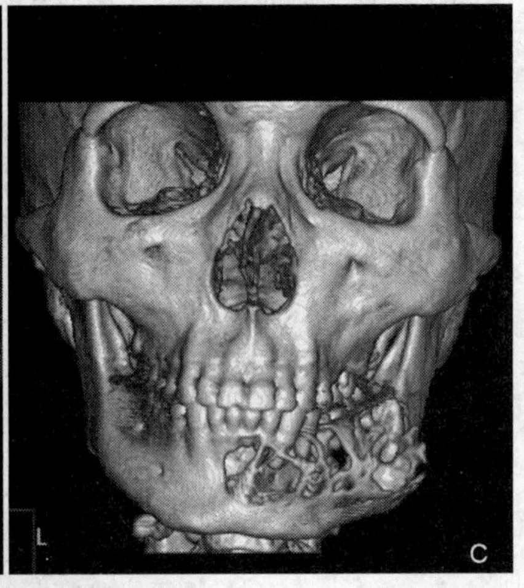

图 9－26　成釉细胞瘤 CT 表现

图 A 轴位软组织窗；图 B 轴位骨窗；图 C 容积再现。左侧下颌骨体部及升支膨大，骨质破坏，内见粗细不均匀骨分隔，形成大小不等多房样，骨皮质与骨分隔部分吸收，病变腔内见牙齿影

【诊断与鉴别诊断】成釉细胞瘤一般局限于颌骨内，X 线平片能明确病变的部位，是较为经济的筛选方法之一。由于 CT 密度分辨率更高，对病变的显示更为清晰，当出现肿瘤突破皮质时，CT 可以进一步明确病变的范围，是目前首选的检查手段。

鉴别诊断主要包括牙源性囊肿和骨巨细胞瘤。前者多表现为圆形或椭圆形低密度，边缘光滑锐利，囊壁硬化完整，囊内可见牙齿。后者多呈分隔状，瘤壁无硬化。

六、颞下颌关节紊乱综合征

【临床与病理】颞下颌关节紊乱综合征（temporo－mandibular joint dysfuction syndrome）是口腔颌面部常见的疾病之一。在颞下颌关节疾病中，此病最为多见。好发于青壮年，以 20～30 岁患病率最高，女性多于男性。病因不完全清楚，病理上分为三期：功能紊乱期、结构紊乱期和器质性改变期。临床上以关节区疼痛、发生弹响或摩擦音和开闭口异常为主要症状。

【影像学表现】

1. X 线　最常用的是开口、闭口薛氏位片。主要表现：①关节间隙改变：可增宽或变窄，髁状突移位；②髁状突骨质增生硬化；③关节结节及关节面骨皮质增厚，密度增高；④两侧关节形态发育不对称；⑤髁状突动度改变：可过大或受限。

2. CT　冠状位为最佳扫描体位。表现为髁状突变形呈楔形、方形、鸟嘴状，关节结节变平、关节窝变浅，关节面骨质增生，关节间隙变窄等。

3. MRI　T_1WI 可见关节盘变形，关节盘前、中、后带分辨不清，甚至发生关节盘移位，关节盘信号由低信号转为中等信号；关节盘增厚，由正常的“双凹形”转为“双凸形”或“Y”字形；此外，MRI 对关节囊积液显示良好。

【诊断与鉴别诊断】X 线平片经济简单，且能动态观察显示骨质改变、髁状突的位置、关节间隙情况，是首选的检查方法。MRI 不需对比剂即可显示大部分骨及关节盘的改变，是首选的辅助检查手段。

七、涎腺肿瘤

涎腺肿瘤在口腔颌面肿瘤中的发病率较高。其中以腮腺肿瘤最为多见，约占到 80%；颌

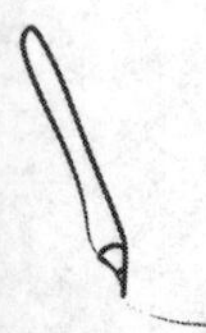

下腺肿瘤约占15%；舌下腺肿瘤最少，约占5%。

【临床与病理】腮腺肿瘤90%来自腺上皮，以良性肿瘤多见，约占75%，其中又以良性多形性腺瘤（亦称混合瘤）多见，占70%左右，其次为腺淋巴瘤（Warthin瘤），约占5%～10%。腮腺肿瘤中仅有少部分是恶性肿瘤。良性肿瘤临床上主要表现为无痛性、生长缓慢的腮腺肿块，常因无意或体检时偶然发现，肿瘤表面光滑或呈结节状，易活动，边界清楚；肿瘤过大则可影响咀嚼或吞咽。恶性肿瘤生长迅速，伴局部侵犯和转移。

【影像学表现】

1. 超声 ①良性肿瘤表现为肿块呈圆形、类圆形或分叶状，回声清楚、边界光滑，内部均匀的实性回声，有时可伴有细小的蜂窝状结构，肿块囊变时可出现无回声区；②恶性肿瘤表现为肿块形态不规则，边缘模糊，内部回声不均匀，后方回声可衰减。如有出血、坏死、钙化，可表现为成簇的强回声或不规则暗区，CDFI显示肿瘤内部丰富的血流信号。

2. CT ①良性肿瘤表现为边界清楚的圆形或类圆形软组织密度肿块影，部分也可表现为分叶状或不规则形，边缘光滑清楚，大部分密度较均匀，呈较均匀强化，部分可囊变而不均匀强化（图9－27）；②恶性肿瘤表现为外形不规则，内部密度不均匀，呈不均匀强化，部分合并颈部淋巴结转移。

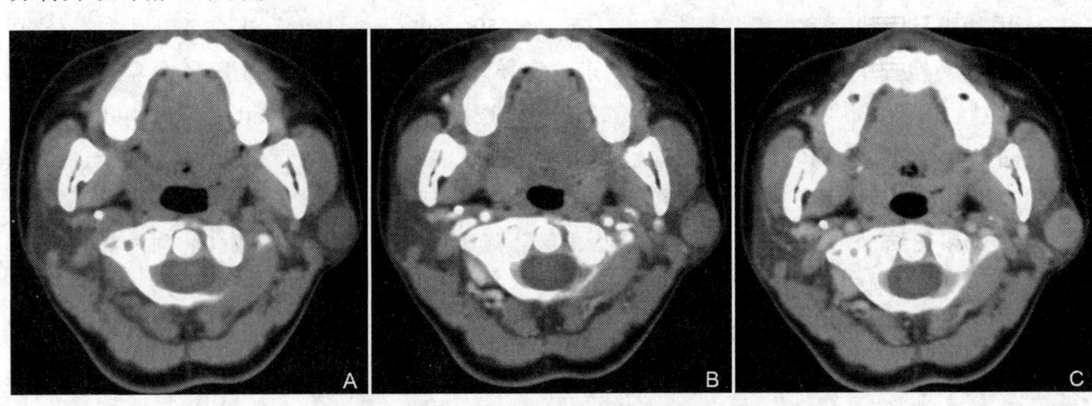

图9－27 腮腺多形性腺瘤CT表现

图A轴位CT平扫；图B轴位动脉期增强；图C轴位延迟期增强。左侧腮腺见圆形软组织结节，大小约2cm，边界清晰，内部密度均匀；增强扫描动脉期轻度强化；延迟期中度强化，中央密度稍减低

3. MRI 肿瘤T_1WI呈低－中等信号，T_2WI呈略高或高信号。①良性肿瘤显示为境界清晰、表面光滑、信号均匀的圆形或类圆形肿块，肿瘤较大发生坏死、囊变、出血时信号不均匀，呈较均匀强化；②恶性肿瘤信号不均匀，增强扫描明显不均匀强化。

【诊断与鉴别诊断】腮腺肿瘤种类多，定性诊断和鉴别诊断有一定难度，动态增强扫描或灌注扫描有帮助。鉴别诊断包括腮腺结核、淋巴瘤和转移瘤。

第六节 颈 部

颈部解剖结构复杂，上界为下颌骨下缘、下颌角至乳突的连线、上项线及枕骨隆凸，下界为胸骨上切迹、胸锁关节、锁骨和肩峰至第7颈椎棘突连线。内含咽、喉、气管、食管、甲状腺和甲状旁腺、神经、血管、淋巴结。

一、影像学检查方法

1. X线检查 DSA检查用以观察病变与血管间的关系，了解病变的血供情况。

2. 超声检查 主要检查甲状腺、甲状旁腺和颈部淋巴结，为甲状腺疾病首选和主要检查技术。

3. CT 检查 是颈部主要影像检查技术，行薄层扫描结合多方位重组。必要时需要增强扫描。通常选择软组织窗观察颈部结构，必要时选择骨窗观察颈椎或颈部软骨结构。

4. MRI 检查 采用颈部线圈，矢状面、横断面、冠状面 T_1WI，横断面或冠状面的 T_2WI，发现病变后增强检查。

二、正常影像学表现

1. 颈部软组织及其间隙 DSA 可显示颈部大血管及其分枝形态和走行。超声检查淋巴结表现为椭圆形，皮质为低回声，髓质为高回声。颈部血管横断面呈圆形，纵断面呈管状，动脉内膜为线样光带、中膜为低回声带、外膜呈亮光带。正常颈动脉管腔呈单一红色或蓝色血流。CT 平扫可分辨颈部软组织，皮下脂肪显示为低密度影，肌肉、血管、淋巴结均呈中等密度，颈部间隙内可见低密度脂肪组织充填。CT 增强扫描亦可观察颈部大血管形态和走行。颈部皮下脂肪在 T_1WI 和 T_2WI 上呈双高信号，肌肉为中低信号，含气管道为无信号。喉部软骨 T_1WI 和 T_2WI 一般呈均匀等信号。颈部血管由于流空效应而呈低信号。

2. 甲状腺及甲状旁腺 甲状腺左右叶上下径约 50～60mm，前后径 10～25mm，左右径 20～30mm。超声检查甲状腺被膜呈线样高回声，实质均匀中等回声。CDFI 腺体内见点状、条状血流信号。由于甲状腺内含有丰富的碘，CT 平扫密度高于周围肌肉组织，两侧叶呈三角形，中间为峡部，密度均匀。增强扫描呈明显均匀强化。MRI 检查在 T_1WI 和 T_2WI 上，甲状腺信号高于邻近肌肉组织，通常信号较均匀。正常甲状旁腺体积小，影像检查不易显示。

3. 颈部淋巴结 颈部淋巴结分为七区。Ⅰ区：颏下及颌下淋巴结；Ⅱ区：颈内静脉链上组；Ⅲ区：颈内静脉链中组；Ⅳ区：颈内静脉链下组；Ⅴ区：颈后三角区淋巴结，即胸锁乳突肌后缘、斜方肌前缘及锁骨构成的三角区内淋巴结；Ⅵ区：中央区淋巴结，包括喉前、气管前和气管旁淋巴结；Ⅶ区：上纵隔淋巴结。

三、异常影像学表现

1. 颈部结构形态与大小异常 许多病变可引起组织器官形态及大小的改变，如结节性甲状腺肿或甲状腺炎可表现为甲状腺弥漫性增大，而甲状腺腺瘤或甲状腺癌可出现甲状腺局限性增大。

2. 软组织异常 主要包括软组织增厚和软组织肿块。咽、喉、椎体及椎前软组织的炎症、肿瘤及淋巴增生可造成软组织的增厚；颈部肿块多见于炎症、肿瘤。

3. 颈部脂肪间隙的受压与推移 组织器官的增大和异常肿块均可引起相邻脂肪间隙的受压及推移改变。脂肪组织在 CT 上显示为低密度，在 MRI 图像上表现为高信号，通过脂肪间隙的改变，易于对病变的大小、形态及侵犯程度和范围做出准确评估。

4. 回声、密度和信号异常 回声、密度或信号异常多见于炎症、外伤、肿瘤。良性肿瘤回声、密度或信号多较均匀，恶性肿瘤回声、密度或信号多不均匀且与周围结构分界欠清。

5. 淋巴结增大 一般正常淋巴结短径小于 5mm，5～8mm 可疑淋巴结增大，大于 8mm 为淋巴结增大。淋巴结增大常见于炎症、结核、转移瘤、淋巴瘤等。

四、颈部淋巴结肿大

（一）颈淋巴结转移瘤

【临床与病理】 颈部淋巴结转移瘤（lymph nodes metastasis）多于原发性肿瘤，约占

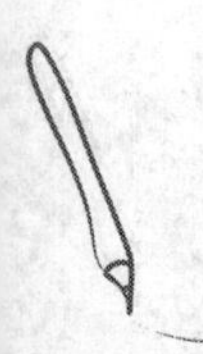

颈部恶性肿瘤的80%。多见于头颈部恶性肿瘤，如鼻咽癌、甲状腺癌、喉癌等的转移，约20%可源于胸腹部肿瘤。多数病人在原发肿瘤病史的基础上，发现颈部结节状肿块，常常多发，质硬、无痛、固定。少数病人以颈部肿物为首发症状。

【影像学表现】

1. CT 颈部转移性肿瘤一般为单侧性，晚期病例可累及双侧，好发部位有颈动脉间隙、颌下区及乳突下区，表现为多发类圆形大小不等软组织密度结节或肿块，边界清楚或不清楚，中心可出现坏死液化，淋巴结较大时可相互融合而呈分叶状。平扫密度与周围组织密度相似，增强扫描轻度强化。结节内无坏死时强化均匀，中央出现坏死液化时呈不规则厚壁环形强化。正常大小淋巴结出现明显强化或环形强化亦为淋巴结转移较可靠征象（图9-28）。

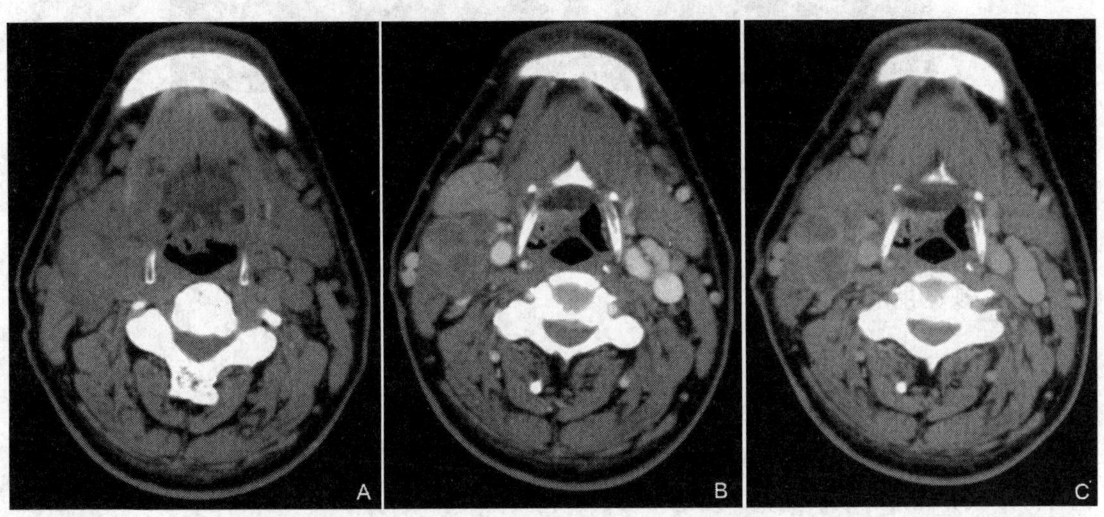

图9-28 颈部淋巴结转移瘤CT表现

图A轴位CT平扫；图B轴位增强动脉期；图C轴位增强延迟期。双侧颈部多发淋巴结肿大，以右侧为著，右侧肿大淋巴结相互融合成软组织块，增强扫描不均匀强化，大部分成不均匀环形强化

2. MRI T_1WI呈等信号或呈略低信号，与邻近高信号的脂肪组织对比明显，T_2WI呈等信号或高信号，中央液化坏死T_1WI呈低信号，T_2WI呈高信号。增强扫描呈均匀中等强化或环形强化。

【诊断与鉴别诊断】有原发肿瘤病史有助于本病的诊断。鉴别诊断包括淋巴结结核、淋巴瘤和神经鞘瘤等。①颈部淋巴结结核：多发淋巴结肿大，呈“簇状”分布或相互融合，边界模糊。增强呈环形强化，环壁较均匀；②淋巴瘤多发肿大淋巴结，密度均匀，有时相互融合呈块状，边界清晰。增强扫描轻中度均匀强化。

（二）颈部淋巴瘤

【临床与病理】颈部淋巴瘤是指原发于颈部淋巴结的恶性肿瘤，为全身淋巴瘤一部分，分为霍奇金病与非霍奇金淋巴瘤，是青年人颈部淋巴结肿大常见原因之一。可为单侧或双侧，以双侧散在、多发无痛性淋巴结肿大常见，病灶稍硬，可推动，逐渐呈相互融合趋势，进展迅速。主要临床症状为不规则发热、消瘦等。

【影像学表现】肿块常多发，可多个淋巴结相互融合成较大团块。CT平扫呈软组织密度，MRI T_1WI为等或略低信号，T_2WI呈高信号；病变密度/信号均匀。增强扫描病变轻中度均匀强化（图9-29）。

【诊断与鉴别诊断】本病诊断主要依赖于淋巴结穿刺活检或手术病理证实，典型CT和MRI表现可提示本病。鉴别诊断见颈部淋巴结转移瘤。

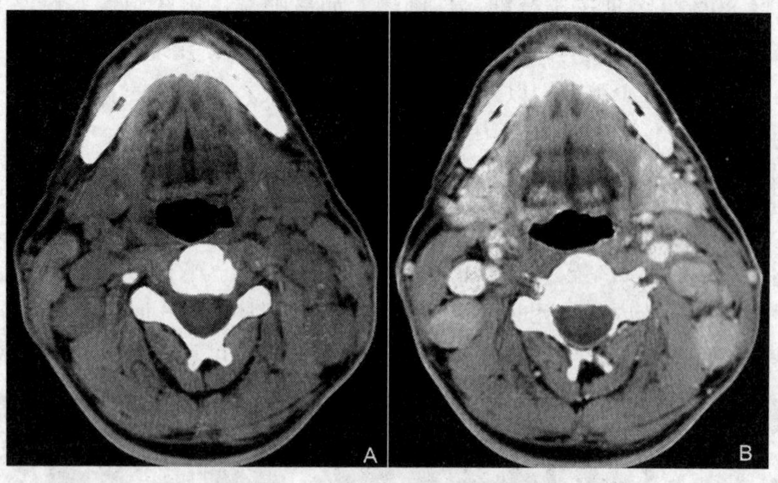

图9－29　颈部淋巴瘤 CT 表现

图 A 轴位 CT 平扫；图 B 轴位 CT 增强。双侧颈部多发大小不等肿大淋巴结，边界较清晰，密度均匀，呈轻中度均匀强化

五、颈动脉体瘤

【临床与病理】 颈动脉体瘤（carotid body tumor）为副神经节瘤，是发生在颈动脉体化学感受器的肿瘤，常见于颈总动脉分叉处。临床较少见，多发生于青壮年，女性多见。临床上患者常以颈部无痛性肿块而就诊，质地较软，可压缩，边缘光滑。肉眼观察肿瘤为红棕色，圆形或卵圆形，表面光整，质地中等，有包膜。

【影像学表现】

1. X 线　DSA 颈动脉分叉角度扩大，分叉处明显富血供肿瘤。

2. CT　①平扫示颈动脉分叉处圆形或椭圆形、境界清楚的软组织密度肿块；②增强扫描肿块明显强化，颈动脉、颈静脉受压移位，颈内、外动脉分叉角增大（图9－30）。

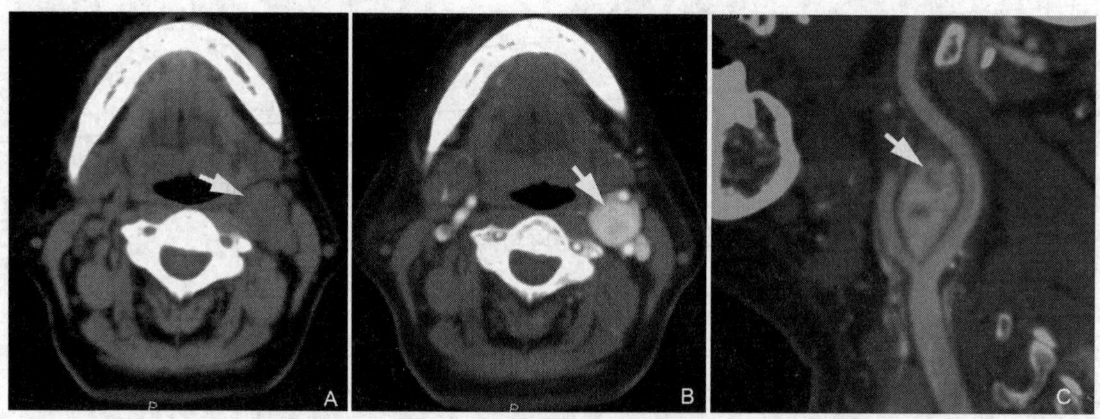

图9－30　颈动脉体瘤 CT 表现

图 A 轴位 CT 平扫；图 B 轴位 CT 动脉期增强；图 C 颈部动脉 CTA 多平面重组。左侧颈动脉分叉处类圆形软组织密度肿物，大小约 2cm，边界清晰；增强扫描动脉期肿物明显强化，与血管强化一致，颈内、外动脉分离，颈动脉分叉角度扩大

3. MRI　①T_1WI 呈中等信号，T_2WI 呈高信号，肿瘤较大时瘤体内见多发流空信号影，即“胡椒盐”征，具有一定特征性；②增强扫描肿瘤明显强化，颈动脉分叉角度增大。

【诊断与鉴别诊断】颈动脉间隙软组织肿块，呈明显强化，应首先考虑到本病。DSA 是诊断该病的金标准，但为有创性检查。CT 与 MRI 具有典型表现。本病需与颈动脉间隙淋巴结增大、神经纤维瘤、神经鞘瘤等鉴别，增强扫描有助于区分。

六、甲状腺肿

甲状腺肿（goiter）是甲状腺激素分泌不足，垂体分泌促甲状腺激素增多，引起甲状腺滤泡上皮增生，滤泡肥大所致。

【临床与病理】本病见于碘缺乏地区，好发于中老年女性，一般不伴有甲状腺功能异常。多偶然发现，表现为颈部肿块。病理分为弥漫性甲状腺肿和结节性甲状腺肿。近年来结节性甲状腺肿发病率逐年增高。

【影像学表现】

1. 超声 甲状腺增大，内部回声不均匀，伴单发或多发中低回声结节。CDFI 甲状腺血流信号异常丰富，称为“火海”征。

2. CT 甲状腺增大，表面不光滑，内部密度不均匀，伴单发或多发大小不等低密度结节，有时内部出现较大钙化灶。增强扫描呈不均匀强化，结节呈低密度或高密度（图 9－31）。

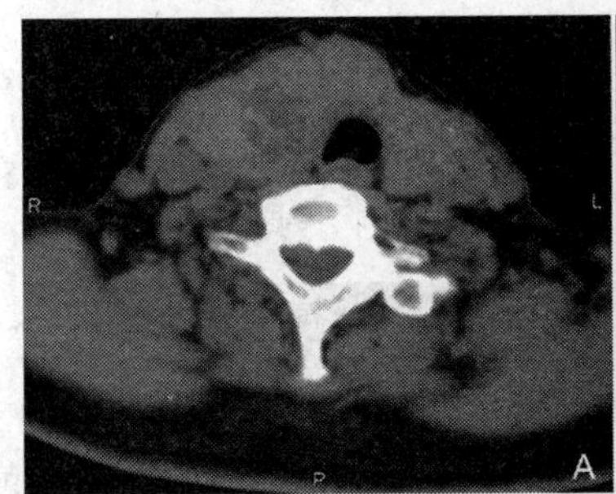

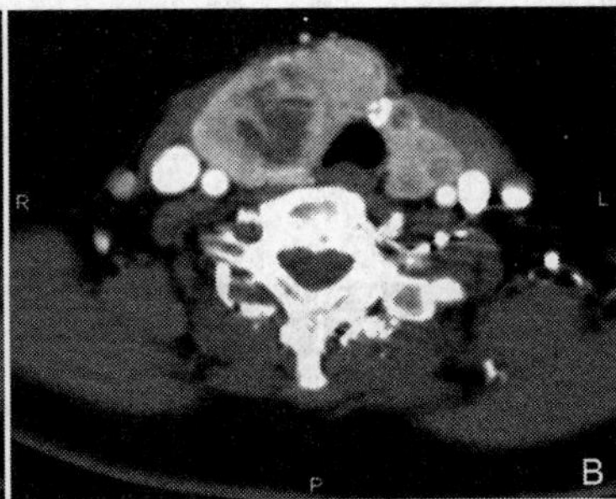

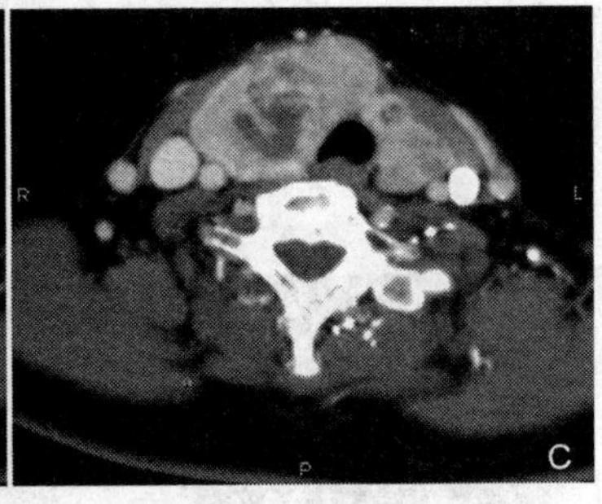

图 9－31 结节性甲状腺肿 CT 表现

图 A 轴位 CT 平扫；图 B 轴位动脉期增强；图 C 轴位静脉期增强。甲状腺增大，表明不光滑，内部密度不均匀减低；增强扫描明显不均匀强化，内部多发大小不等结节，边界不清晰

3. MRI 肿大甲状腺 T_2WI 信号不均匀，T_1WI 信号与内部胶体蛋白含量有关，信号从低到高不等。

【诊断与鉴别诊断】本病影像诊断较具特征，合并腺瘤样增生时诊断困难。

七、甲状腺肿瘤

甲状腺肿瘤（thyroid tumor）分良性、恶性，良性主要为腺瘤，占 60%，恶性主要为乳头状腺癌。

【临床与病理】甲状腺肿瘤好发于 20～40 岁，女性多于男性。良性肿瘤、低度恶性肿瘤生长缓慢，早期无症状，多体检发现。当发生坏死、出血、囊性变时，短期增大。生长迅速的恶性肿瘤产生压迫症状，有时出现颈部淋巴结转移。

【影像学表现】

1. 超声 ①良性肿瘤：圆形或椭圆形结节或肿块影，边界清晰，包膜完整，内部常见无回声区，肿块边缘多有晕圈征。CDFI 见肿瘤周边有丰富的血流信号。②恶性肿瘤：肿块形态不规则，边界不清，回声不均匀，多无包膜和晕圈，呈“蟹足样”向周围浸润生长，癌肿内

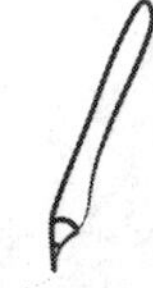

常见砂砾状钙化。CDFI 肿瘤内丰富血流信号。

2. CT ①良性肿瘤：圆形或类圆形低密度结节或肿块，边界较清晰，内部密度均匀，较大时可以出现更低密度区，增强扫描轻中度均匀强化或结节样强化（图 9－32）。②恶性肿瘤：圆形或不规则形低密度结节或肿块，边界模糊，内部密度不均匀，增强呈明显不均匀强化为主。颈部淋巴结呈明显结节样强化或环形强化（图 9－33）。

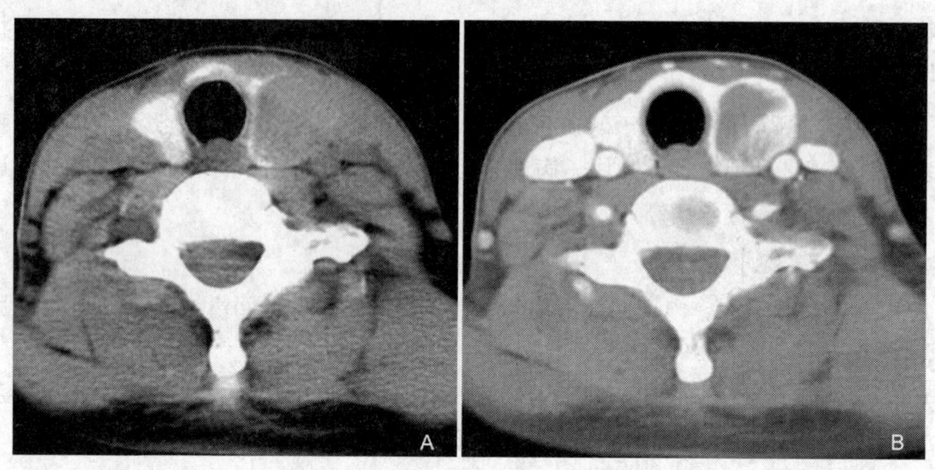

图 9－32 甲状腺腺瘤 CT 表现

图 A 轴位 CT 平扫；图 B 轴位增强。左侧甲状腺见椭圆形低密度肿物，边界清晰，密度均匀；增强扫描病变边界大部分清晰，明显不均匀强化，内见结节状强化影

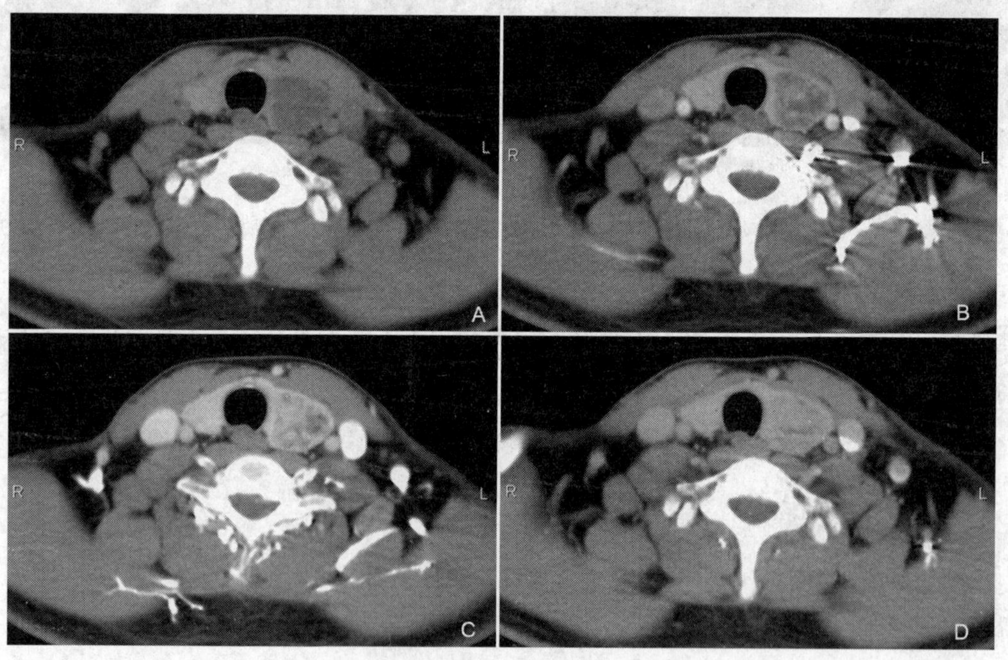

图 9－33 甲状腺乳头状腺癌

图 A 轴位 CT 平扫；图 B 轴位增强动脉期；图 C 轴位增强静脉期；图 D 轴位增强延迟期。左侧甲状腺见类圆形低密度肿物，边界较清晰，内部密度欠均匀；明显不均匀强化，延迟期强化减弱，边界模糊

3. MRI ①良性肿瘤：T_1WI 呈圆形边界清晰的低、中、高信号，T_2WI 呈高信号。②恶性肿瘤：T_1WI 呈边界不规则的低信号，T_2WI 均匀或不均匀高信号。

【诊断与鉴别诊断】 根据临床病史，结合影像检查可以鉴别良恶性肿瘤。

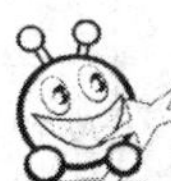

案例讨论

临床案例 女，24岁，右侧颈部反复肿胀10月余。自发病以来低热、食欲不振、消瘦。右侧颈部触及大小约5cm×4cm肿物，质硬，呈多个融合，活动差CT检查见下图9-34。

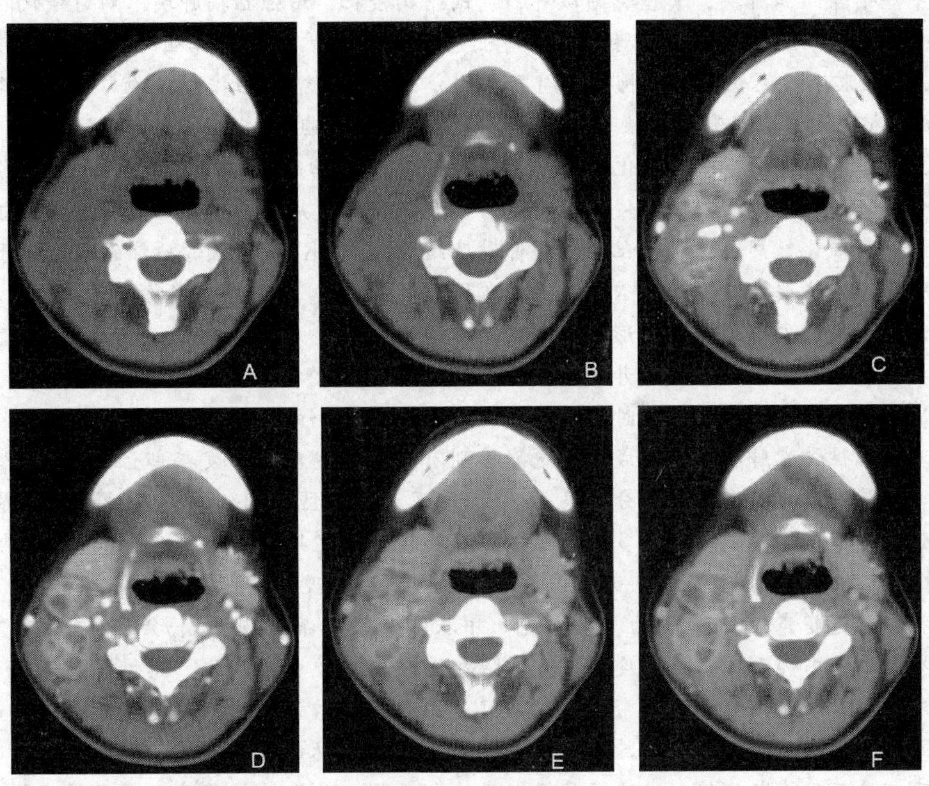

图9-34 CT检查

问题 根据患者临床表现及CT表现，结合已掌握的知识，分析、讨论该患者最可能的诊断，列举诊断依据。那些疾病需要鉴别？推荐下一步辅助检查方法？

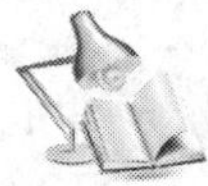

本章小结

头颈部指颅底至胸廓入口的区域，包括眼及眼眶、耳部、鼻腔、鼻窦、鼻咽部、口咽部、喉部、涎腺、颌面部、甲状腺、甲状旁腺、颈部淋巴结及颈部间隙，是人体头部与体部神经、血管的交通枢纽，解剖结构复杂，生理功能重要，疾病种类繁多。涉及临床科室包括：眼科、耳鼻喉头颈外科、口腔科、脑外科、普通外科等学科。

眼及眼眶主要影像检查方法为CT，眼球病变超声首选，MRI重要补充。眼眶异物中大部分CT很容易发现，表现为高、低密度影，少部分不透X线异物需要超声检查。眼眶骨折CT表现为骨质连续性中断。眼眶炎性假瘤分型不同CT多种多样，表现为眼环增厚、眼肌增粗、泪腺增大、球后肿块、视神经增粗等，MRI对于细节的显示优于CT。视网膜母细胞瘤CT特征性表现为眼球内肿块伴钙化，增强扫描软组织肿块强化。颈动脉海绵窦瘘听诊颞部闻及杂音，海绵窦增大，眼上静脉增粗为特征性表现。

耳部主要影像检查方法为HRCT结合MPR。慢性化脓性中耳炎表现为鼓室、鼓窦黏膜增厚，乳突密度增高，鼓室、鼓窦内软组织影，伴或不伴听小骨破坏。增强扫描和DWI有助于

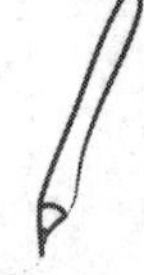

肉芽肿型与胆脂瘤型的鉴别，对于胆脂瘤型累及颅内时，MRI 明显优于 CT。

鼻和鼻窦 CT 为首选检查方法。鼻和鼻窦骨折表现为骨质连续性中断，鼻骨骨折需要和正常骨缝区别。鼻窦炎表现为黏膜增厚，窦腔内积液。鼻窦囊肿表现为圆形水样密度影，当囊肿密度增高时，需要与鼻窦内实性占位鉴别，增强扫描有助于区别。鼻窦恶性肿瘤表现为窦腔内不规则软组织肿块，窦壁骨质破坏，周围结构侵犯，增强扫描肿块不均匀强化。

咽部主要影像检查方法为 CT 和 MRI，鼻咽癌 MRI 明显优于 CT。鼻咽纤维血管瘤多见于青年男性，鼻咽腔不规则软组织肿物，与周围结构分界不清，增强扫描明显均匀或不均匀强化，MRI “椒盐征”对于本病有特征性。鼻咽癌表现为鼻咽部软组织增厚，局部形成肿物，正常结构消失，增强扫描肿物轻中度强化。早期可出现颈部淋巴结转移，转移淋巴结不均匀强化或环形强化。MRI 对于鼻咽癌颅内侵犯显示更好。喉癌表现为声带、声带上方、下方软组织影，软组织影明显强化，周围结构侵犯，伴颈部淋巴结肿大。MRI 对于软骨破坏的显示优于 CT。

口腔颌面部主要检查方法为 X 线平片和 CT，对于牙齿、牙周疾病的诊断首选牙片。牙源性囊肿表现为颌骨内圆形、椭圆形水样密度影，边界清晰，局部骨质膨大变薄或吸收。成釉细胞瘤典型表现为下颌骨磨牙或升支区多房、蜂窝状或单囊状膨胀性透光区，内见厚度不一骨间隔，囊壁边缘硬化，囊内有时可见到牙齿或未发育完全的牙齿结构，局部骨皮质变薄甚至吸收。牙源性骨囊肿和单房型成釉细胞瘤鉴别有时有一定难度，发病部位和增强扫描有助于区别。腮腺肿瘤种类多，大部分为良性。CT 表现为腮腺区软组织结节或肿块，边界清晰，动态增强扫描有助于鉴别。腮腺多形性腺瘤轻度强化，延迟期进一步强化，表现为“缓慢上升”；腺淋巴瘤动脉期明显强化，延迟期强化明显减弱，表现为“速升速降”。

甲状腺首选超声检查，CT 为重要补充。甲状腺良性肿瘤表现为圆形或椭圆形结节或肿块，边界清晰，内部无回声或密度均匀，增强扫描轻中度较均匀强化。恶性肿瘤表现为结节或肿块外形不光滑，内部回声或密度不均匀，边界模糊，增强扫描不均匀强化，颈部淋巴结结节样或环形强化。颈部淋巴结肿大主要包括：淋巴瘤、淋巴结转移瘤、淋巴结结核。增强扫描具有重要鉴别诊断价值。淋巴瘤呈轻中度均匀强化；淋巴结转移瘤呈明显结节样强化或不规则环形强化；淋巴结结核淋巴结“簇样”分布，边界模糊，呈明显均匀环形强化。

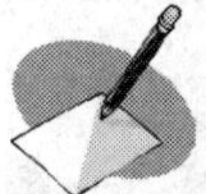

思考题

1. 试述眼眶炎性假瘤 CT、MRI 表现。
2. 试述视网膜母细胞瘤的影像学表现及分期。
3. 试述颈动脉海绵窦瘘的 X 线、CT 表现及其鉴别诊断。
4. 简述中耳胆脂瘤的影像学表现。
5. 试述上颌窦癌的 CT、MRI 表现。
6. 简述鼻咽血管纤维瘤的影像学诊断。
7. 简述鼻咽癌的影像诊断与鉴别诊断。
8. 何种影像学检查对喉癌的诊断更具优势？简述其表现。
9. 简述造釉细胞瘤的影像学表现。
10. 试述腮腺混合瘤的 CT 表现。
11. 简述颈淋巴结转移瘤的影像学诊断标准及影像学表现。
12. 简述颈动脉体瘤的影像学表现。
13. 简述甲状腺腺瘤和甲状腺癌的影像诊断和鉴别诊断。

（刘挨师　郑　芳）

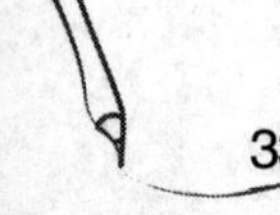

第十章　儿科医学影像诊断学

学习要求

1. 掌握　掌握儿童各系统临床常见疾病影像学表现。

2. 熟悉　影像各种成像技术和检查方法在儿科疾病检查的应用价值。

3. 了解　儿科疾病选用影像检查和检查方法的原则。

儿科医学影像诊断学是医学影像学的重要组成部分，儿科疾病各种医学成像技术和检查方法的使用范围与成人有所不同，更需注意合理选择。儿科疾病不同于成人，有其特殊性，遗传性、先天性疾病最多见，感染性疾病容易发生。儿童时期是机体处于不断生长发育的阶段，儿科医学影像诊断中需明确以下几点。首先，儿童全身组织和器官逐步成熟，影像表现与成人不同之处很多，个体差异、性别差异和年龄差异非常大，不宜用单一标准衡量。如新生儿疾病常与先天遗传和围生期因素有关，婴幼儿疾病中感染性疾病占多数；其次，儿童自身防护能力较弱，易受各种不良因素影响而导致疾病的发生，疾病谱不同于成人。如肺炎球菌导致肺内感染，婴儿常为支气管肺炎，成人常引起大叶性肺炎病变；心血管疾病，儿童以先天性心脏病为主，成人则以冠状动脉心脏病居多；再次，儿童期病情变化快，对疾病造成损伤的恢复能力较强，发育过程中比较严重的损伤可以实现改善或修复，可迅速痊愈；也可以迅速进展，部分疾病导致严重后遗症。如儿童骨骺分离愈合快，损伤生发层软骨可导致骨骼畸形。

第一节　儿科影像学检查方法

从安全角度考虑，儿科疾病医学影像检查方法首先选用超声检查或 MRI 检查，若医学影像检查方法受到限制可选用 X 线或 CT 检查，如呼吸系统、骨骼肌肉系统或胃肠道疾病，检查中要注意患儿防护。

一、医学影像检查前准备

医学影像检查尤其是 CT 或 MRI 检查时常需安静状态，儿童检查期间以自然睡眠最为理想，药物镇静一般适用于 6 个月至 4 岁患儿。常用镇静药物为 10% 水合氯醛，可口服或保留灌肠。水合氯醛吸收快，维持时间较长；剂量为 0.5ml/kg，一般总剂量不应超过 1g，过量将影响血液循环和抑制呼吸；用药前应详细了解病史，观察患儿一般情况和了解肝、肾功能；用药后则需密切观察生命体征变化。MRI 检查可用心电门控检测心脏搏动，注意听力保护。

二、X 线检查

（一）普通 X 线检查

1. 透视检查　主要用于支气管异物的初步评估以及胃肠道不透光异物和胃肠道造影

检查。

2. X线平片 儿童呼吸系统、骨骼疾病和一些胃肠道先天性发育畸形的首选影像检查方法。摄片采用尽可能低的剂量和减少曝光次数并特别注意晶状体、甲状腺和性腺防护。数字化X线成像设备如DR摄片，在一定程度上降低X线辐射剂量。

3. X线造影检查 造影检查是儿童消化道和泌尿系统先天性发育畸形的常用影像检查方法。

三、超声检查

超声检查具有实时、无辐射、安全性能高等优势，对于儿科许多疾病显示敏感。二维超声是先天性心脏病和腹盆部病变的首选影像检查方法；对胃肠道先天性发育畸形也有较高的诊断价值。此外，二维超声还可通过前囟对新生儿和婴幼儿的颅脑疾病进行检查。

M型和D型超声主要用于儿童心脏病变检查，与二维超声联合应用可以全面评估心脏各房室形态、运动功能和血流状况。CDFI可提供病变的血流信息。

三维实时成像和声学造影检查也可用于儿科疾病诊断，其中声学造影能够通过病变内对比剂到达、充盈、排空变现，反映病变的血流情况，诊断价值可类似甚至优于CT增强检查。

四、CT检查

CT检查对于儿科疾病显示良好，由于射线辐射剂量大，可做为X线平片和超声检查的重要补充；对于某些儿童疾病如纵隔肿瘤、颅脑外伤等病变，已成为首选影像检查。CT检查分为平扫和增强扫描。

1. 平扫检查 CT检查时，应常规先行平扫检查，对于病变的检出及某些病变如先天性畸形、外伤后出血等诊断具有重要价值。

2. 增强扫描 当CT平扫发现病变而难以确定性质时，应常规行CT增强检查。此外，在婴幼儿期，各脏器未发育成熟且周围脂肪量少，因而平扫时解剖结构对比较差，增强检查则可以为疾病的检出和诊断提供更多的信息。

3. 后处理功能 目前多层螺旋CT容积扫描的临床应用，强大的后处理功能在不增加患儿接受辐射的基础上可以为疾病诊断和治疗提供更多相关信息。

五、MRI检查

MRI具有良好的软组织分辨能力，可多层面成像及功能成像，主要用于检查儿童颅脑疾病、腹部肿块和某些先天性发育畸形等，并可作为颅内肿瘤、炎症、发育畸形等以及肝、肾、腹膜后肿瘤、炎症和外伤等疾病的首选影像检查；同时可以显示骨髓病变。缺点是检查时间长，噪音大。

1. 平扫检查 常规包括T_1WI和T_2WI成像。宜选用快速成像序列，以尽量减少图像的运动性伪影。脂肪抑制T_1WI和T_2WI梯度回波、同反相位T_1WI、水抑制T_2WI的应用指征和成人相同，可为某些儿科疾病的诊断提供有价值的信息。

2. 增强检查 MRI对比增强检查的适应证、所用对比剂及检查方法基本与成人类似。增强检查常有助于儿科某些疾病检出及肿瘤性、炎症性等病变的诊断与鉴别诊断。

3. MRI其他成像方法 儿科疾病MRI检查，MRA、MR水成像、^{1}H－MRS和DWI等方法也经常应用。

第二节　中枢神经系统

一、新生儿缺氧缺血性脑病

【临床与病理】新生儿缺氧缺血性脑病（neonatal hypoxic ischemic encephalopathy，HIE）是指各种围生期窒息引起的部分或完全缺氧、脑血流减少或暂停而导致胎儿或新生儿脑损伤。当缺氧缺血为部分性或慢性时，血流重新分配，大脑半球血流减少以保证代谢最旺盛基底神经节、脑干、丘脑及小脑的血液供应；如窒息为急性完全时，脑损伤可发生在脑基底神经节等旺盛的部位，大脑皮质影响较轻。早产儿发生率明显高于足月儿。

早产儿与足月儿有其各自的易损伤区：早产儿主要病理改变包括原生基质出血（germinal matrix hemorrhage）、脑室旁出血性脑梗死（periventricular hemorrhagic infarction）、脑室周围白质软化（periventricular leukomalacia）及脑梗死；足月儿 HIE 的主要病理变化包括矢状旁区脑损伤（parasagittal cerebral injury）、基底节和丘脑损伤（basal ganglia and thalamus injury）、颅内出血及脑梗死。

【影像学表现】

1. X 线表现　无任何诊断价值。

2. CT 表现

（1）早产儿 HIE　①原生基质出血，分为 4 级：Ⅰ级为室管膜下血肿；Ⅱ级为血肿破入脑室内，不伴脑室扩张；Ⅲ级为肿瘤破入脑室内，伴有脑室扩张；Ⅳ级为脑室旁出血性脑梗死。②脑室周围白质软化，表现为脑室周围多个小囊状病灶，形成“瑞士奶酪”样表现，小囊可融合，造成脑室周围白质减和脑室扩张。③脑梗死和蛛网膜下隙出血，呈相应的影像学表现。

（2）足月儿 HIE　①矢状旁区脑损伤，表现为大脑镰旁脑皮质密度或信号异常，常对称，多见于顶枕叶；②基底节和（或）丘脑损伤，表现为双侧基底节和（或）丘脑对称性异常密度或信号强度；③也可有脑梗死或蛛网膜下隙出血表现。

3. MRI 表现　对原生基质出血、脑室周围白质软化、矢状旁区脑损伤、基底节和（或）丘脑损伤及脑梗死和蛛网膜下隙出血检出敏感性更高（图 10－1）。

【诊断与鉴别诊断】影像学表现结合患儿临床资料多能明确诊断。新生儿缺氧缺血性脑病受围产期多种因素影响，影像学检查进行早期评估尚存在一定限度，因此必须密切结合临床、实验室检查和跟踪随访，才能比较客观的做出评价。

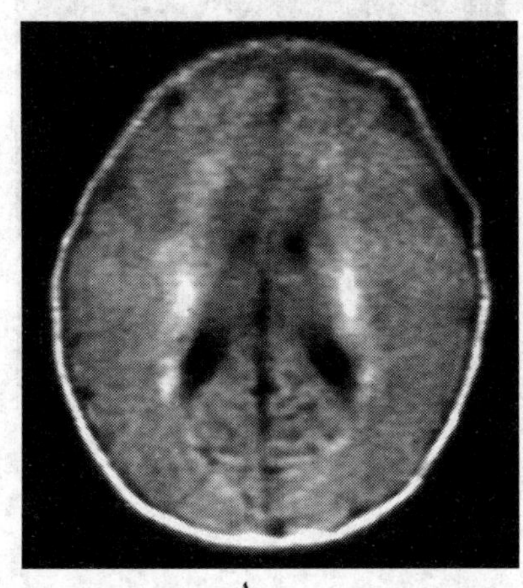

A

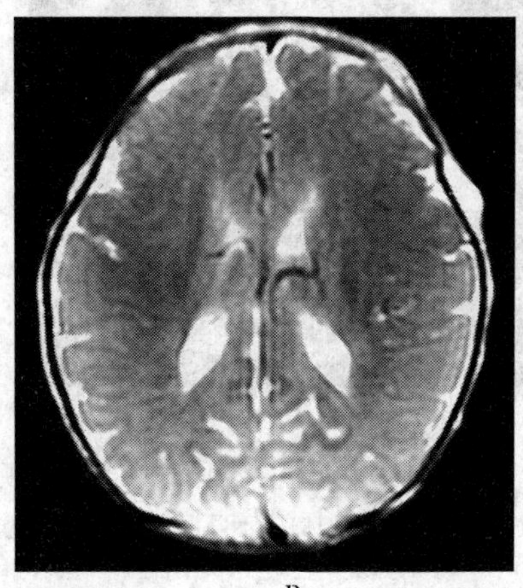

B

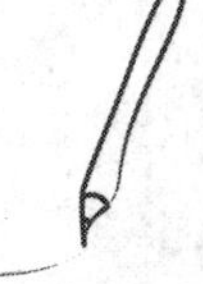

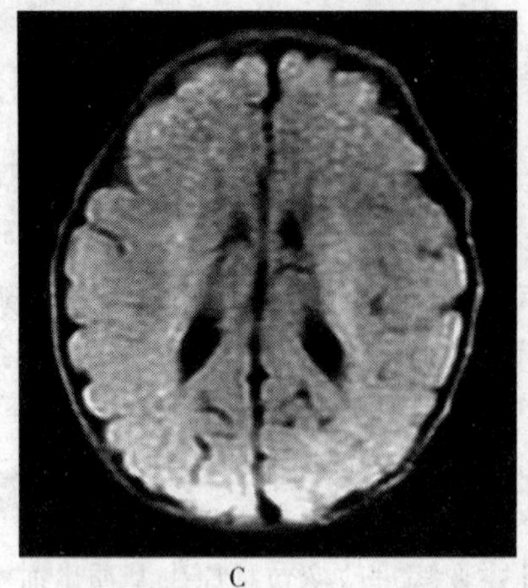

C

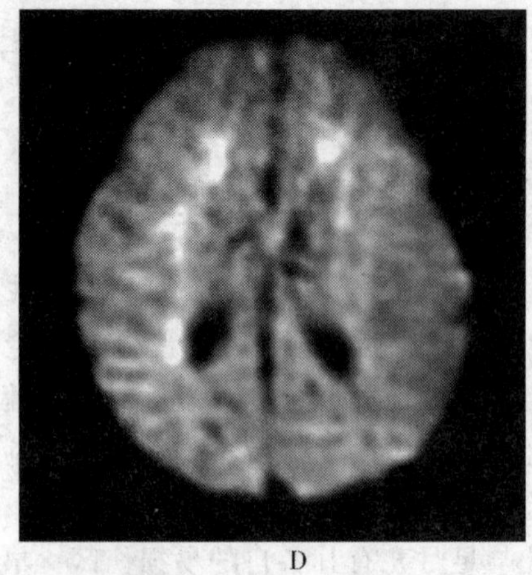

D

图 10－1　缺血缺氧性脑病 MRI 表现

A. T_1WI　B. T_2WI　C. T_2FAIR　D. DWI　双侧脑室体旁异常信号

二、脑颜面血管瘤病

【临床与病理】

1. 病因病理　脑颜面血管瘤病即脑颜面三叉神经区血管瘤病，又称为软脑膜血管瘤或 Sturge－Weber 综合征，属于先天性神经皮肤血管发育异常，为常染色体显性遗传病。病理改变为一侧颜面三叉神经分布区紫红色血管瘤，静脉为主，三叉神经眼支分布区明显，同侧大脑半球软脑膜血管瘤，多位于顶枕叶；由于软脑膜血管瘤压迫或继发脑缺血引起皮质梗死，神经节细胞减少、变性，神经胶质增生伴皮质钙化。

2. 临床表现　主要有面部血管瘤、癫痫和智力发育障碍。

【影像学表现】

1. X 线表现　位于顶枕区双轨状弧形钙化，沿脑回轮廓排列。

2. CT 表现　平扫显示大脑半球顶枕区表面弧带状或锯齿状钙化，周围可见梗死灶，相邻脑沟增宽、脑室扩大和同侧颅腔缩小、颅骨增厚（图 10－2）。增强扫描呈脑回状或扭曲状强化，有向深部引流的扭曲静脉。

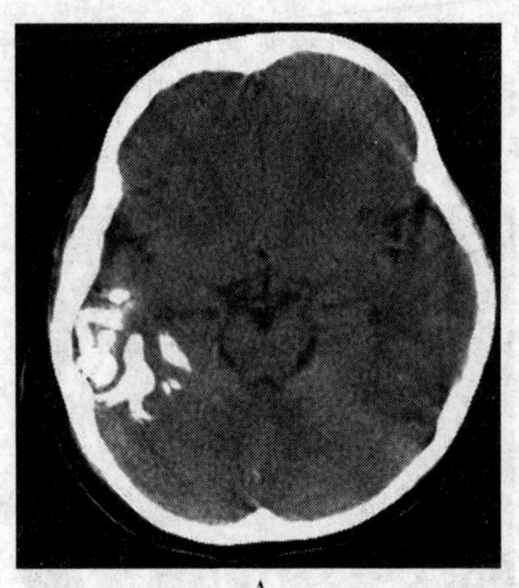

A

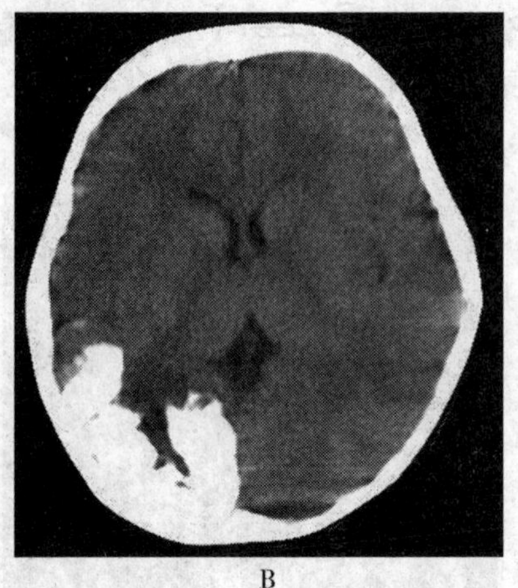

B

图 10－2　脑颜面血管瘤病 CT 表现

CT 扫描不同层面，右侧颞枕部不规则钙化灶，占位效应不明显

3. MRI 表现　病变侧大脑半球顶枕区表面弧带状或锯齿状钙化低信号，软脑膜异常血管

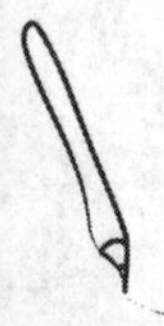

由于流空效应呈扭曲状低信号，若有血栓形成呈团簇状高信号。增强扫描血管团强化明显。

【诊断与鉴别诊断】根据临床症状及影像学表现，大多数患者可以明确诊断。

三、胚胎脑病

【临床与病理】

1. 病因病理 胚胎脑病（embryonic cerebropathy）为某些对发育期的器官具有特殊致病力的病原体通过胎盘感染胎儿造成的神经系统损害。临床常用先天性“TORCH”感染来归纳这一组胚胎期感染的常见病因，即：T：弓形虫（toxoplasma）；O：已知的其他病原体（other agents），如梅毒，埃可病毒，合胞病毒，水痘病毒，腺病毒等；R：风疹病毒（rubella virus）；C：巨细胞病毒（cytomegalovirus）；H：单纯疱疹病毒（herpes simplex virus）。其中以巨细胞病毒和风疹病毒多见。

病原体对神经系统的损害程度取决于感染时胎龄，感染发生越早，脑损伤程度越重。感染可导致生发基质坏死，神经元细胞、神经胶质细胞减少和血管炎等，并可激发室管膜下或皮层下白质内营养不良性钙化。中早期感染（胎龄≤6个月，常合并无脑回畸形、巨脑回畸形、多小脑回畸形等大脑皮质发育畸形和小脑发育不良；晚期感染仅变现为髓鞘发育延迟或破坏和神经胶质细胞增生。

2. 临床表现 小头畸形、智力低下、癫痫、听力丧失和肌张力异常等。

【影像学表现】

1. X线表现 诊断价值不大。

2. 超声表现 经颅超声检查为新生儿期首选检查方法，表现为：①室管膜下和皮层下白质内钙化呈强回声（图10-3）；②部分患者可见基底节丘脑区线样或分枝状强回声，即豆纹血管病变（lenticulostriate vasculopathy）。

3. CT表现 ①室管膜下和皮层下白质内多发斑点样钙化为本病特征性表现；②中早期感染可见小头畸形，白质体积减少，脑室扩张，局部脑回粗大、皮质增厚，小脑发育不良；③后期感染可见局部白质密度减低。

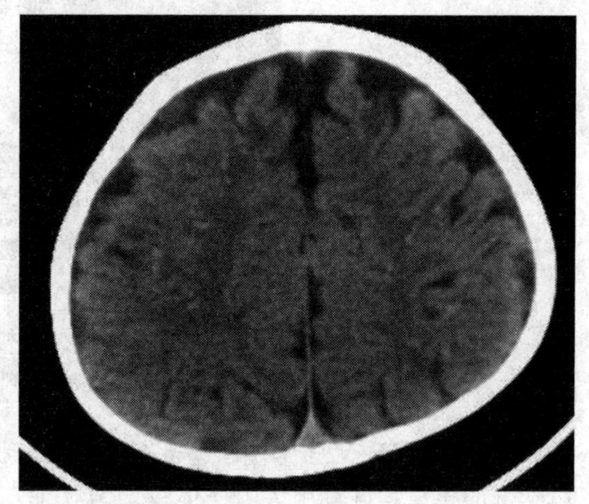

图10-3 脑胚胎病CT表现

CT扫描皮层下白质内多发点样钙化，脑发育不良

4. MRI表现 发现脑白质病变敏感性高，白质内局灶性长T_1、长T_2信号。

【诊断与鉴别诊断】先天性TORCH感染患儿神经影像学表现有一定的特征性，室管膜下或皮层下白质内钙化合并脑先天发育畸形，应首先考虑本病，母子两代血清学检查具有诊断意义。本病需与结节性硬化鉴别，后者为一种神经皮肤综合征，不伴有皮质发育畸形，皮肤棕色痣和皮脂腺瘤改变有助于鉴别诊断。

第三节 头 颈 部

一、腺样体肥大

【临床与病理】

1. 病因病理 腺样体为鼻咽部淋巴组织，约在出生后6~12个月时开始发育，2~10岁

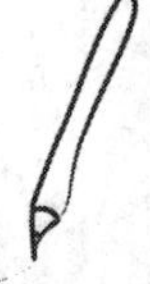

为增殖旺盛期，10 岁以后开始逐渐萎缩至成人状。腺样体因多次炎症刺激而发生病理性增生，称为腺样体肥大（adenoid hypertrophy）。多见于儿童，常与慢性扁桃体炎并存。腺样体位于鼻咽顶壁与后壁的交界区。儿童鼻咽腔狭小，肥大的腺样体常堵塞后鼻孔和咽鼓管咽口；常并发鼻咽、鼻窦炎和渗出性中耳炎。

2. 临床表现 鼻塞、张口呼吸、打鼾、听力减退和耳鸣。

【影像学表现】

1. X 线表现 鼻咽部侧位平片表现为鼻咽顶壁与后壁软组织局限性增厚，表面较光滑、导致相应气道狭窄。

2. CT 表现 ①平扫，表现为鼻咽顶壁与后壁软组织对称性增厚，表面可不光滑；鼻咽腔狭窄。咽旁间隙等周围结构形态密度正常，颅底无骨折破坏；伴发中耳炎、鼻窦炎时出现相应改变（图 10－4）；②增强扫描，鼻咽部增厚的软组织层均匀强化，咽底筋膜表现为明显线样强化。

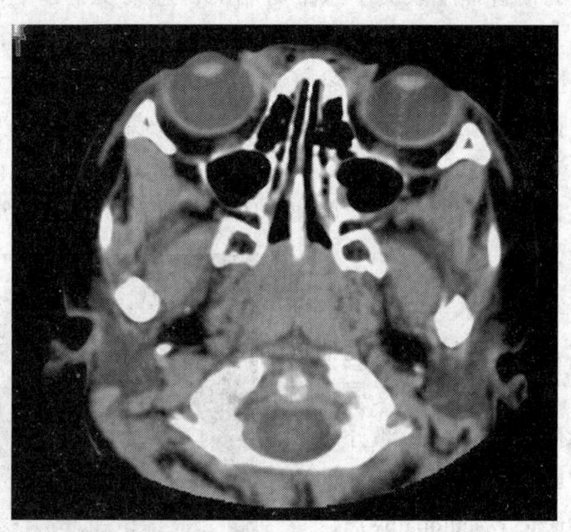

图 10－4 腺样体肥大 CT 表现

CT 平扫，鼻咽部软组织填充，达后鼻孔，鼻咽腔闭塞

3. MRI 表现 宜作为首选检查方法，矢状面可清晰显示鼻咽顶后壁腺样体的肥大程度及鼻咽部的狭窄程度，肥大腺样体呈均匀等 T_1、T_2 信号。

【诊断与鉴别诊断】 本病依据临床症状、内镜检查结合影像表现可明确诊断。腺样体肥大需与咽部脓肿及鼻咽血管纤维瘤鉴别：①咽部脓肿与周围组织界限不清，CT 和 MRI 增强扫描呈不规则环形强化，部分患者可见脓肿内气体；②鼻咽血管纤维瘤多见于 10 岁以上男性、瘤体明显强化，常侵犯邻近组织结构。

二、视网膜母细胞瘤

内容详见头颈部内容。

三、眼眶横纹肌肉瘤

【临床与病理】

1. 病因病理 亦称横纹肌母细胞瘤，常见于儿童，尤其是男童。病因不清，一般认为本病由未分化的多能间充质细胞分化而来，无包膜，可有出血坏死。

2. 临床表现 一侧性进行性眼球突出，伴有眼眶持续性疼痛及流泪，眼睑和球结膜水肿，眼球运动障碍。

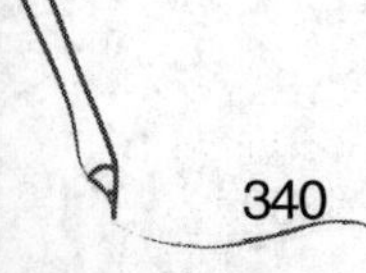

【影像学表现】

1. X线表现 早期可无明显改变，晚期可致眼眶扩大及骨质破坏。

2. US表现 不规则的实质性团状回声，压迫周围结构可出现清晰边界，内部呈弱回声点，眶内结构受侵改变。

3. CT表现 平扫可见密度均匀或不均匀的软组织密度，呈浸润生长，形态不规则，边界不清，周围结构受压可出现清晰边界，可发生于眼眶内任何部位，常侵及眶内结构及眶壁；增强扫描呈不均匀强化。

4. MRI表现 肿块呈稍长 T_1、稍长 T_2 信号，形态不规则，侵及眶内结构及眶壁使眶内结构不清；增强扫描呈明显强化。

【诊断与鉴别诊断】10岁以下儿童进行性突眼，影像检查显示侵及眶内结构和眶壁的肿块应考虑到横纹肌肉瘤，需以病理诊断为准。鉴别诊断包括特发性炎症（常被称为炎性假瘤）、蜂窝织炎：①特发性炎症可呈急、慢性发病，眶内结构受累不呈直接侵蚀破坏，激素治疗有效；②蜂窝织炎临床症状重，病程短，一般不形成实性肿块。

第四节 呼吸系统

一、新生儿呼吸窘迫综合征

【临床与病理】

1. 病因病理 新生儿呼吸窘迫综合征（neonatal respiratory distress syndrome，NRDS）又称肺透明膜病（hyaline membtane disrase，HMD），为Ⅱ型肺泡上皮细胞合成的肺泡表面活性物质缺乏，呼气后不能有效地保持肺的残余气，导致进行性呼气性肺泡萎陷，引起的呼吸窘迫。

2. 临床表现 本病多见于早产儿，于生后数小时出现进行性呼吸困难、发绀和呼吸衰竭。

【影像学表现】

1. X线表现 典型肺部表现：①肺充气不良伴颗粒样阴影：肺野透光度均匀性减低，肺泡萎陷表现为细小颗粒状阴影；②支气管充气征：广泛肺泡萎陷，肺野含气量减少，与正常充气的各级支气管形成对比，呈支气管充气征（图10－6）。

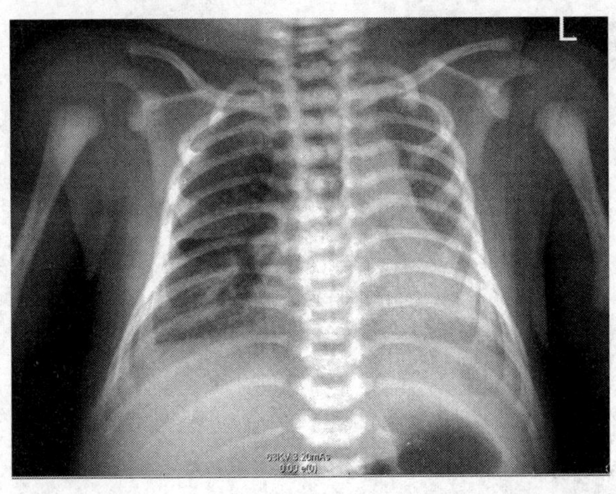

图10－6 新生儿呼吸窘迫综合征X线表现

依肺泡萎陷程度，X线表现分为4级。Ⅰ级：两肺充气有所减少，肺野透过度稍减低，

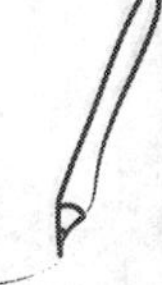

肺内见细小颗粒阴影。Ⅱ级：两肺野透过度进一步减低，肺内可见磨玻璃样影、细小颗粒影和支气管充气征。Ⅲ级：两肺野透过度明显减低，肺内颗粒影增大，境界模糊，支气管充气征更广泛，心脏和横膈边缘模糊。Ⅳ级：两肺野密度增高，呈现“白肺”，心脏及横膈边缘难以识别。

并发症有肺气漏、动脉导管开放、持续性胎儿循环、坏死性小肠结肠炎、支气管肺发育不良等。

2. CT 和 MRI 表现 通常不作为本病的检查手段。

【诊断与鉴别诊断】 胸部 X 线平片为本病首选检查方法，并可进行治疗前后比较。当怀疑并发支气管肺发育不良时，应行高分辨力 CT 检查。本病需与新生儿湿肺和肺出血鉴别，依据典型影像学表现并结合临床病史有助其鉴别。

二、胎粪吸入综合征

【临床与病理】

1. 病因病理 胎粪吸入综合征是由胎儿在宫内或产时吸入混有胎粪的羊水而导致以呼吸道机械性阻塞及化学性炎症为主要病理特征，以生后出现呼吸窘迫为主要表现的临床综合征。多见于足月儿或过期产儿。主要病理变化为肺不张、肺气肿，胎粪化学性炎症进一步加重换气功能障碍，同时有利于细菌生长，可继发感染。

2. 临床表现 主要为生后出现呼吸急促、发绀、鼻翼扇动和吸气性三凹征。

【影像学表现】

1. X 线表现 ①双肺纹理增粗，可见肺气肿、肺不张；②肺野透过度减低，出现颗粒状或小片状阴影，可伴发节段性肺不张或肺气肿；③双肺野广泛斑片状阴影，可伴明显肺气肿。胸片改变不与临床表现成正比。

2. CT 和 MRI 表现 通常不作为本病检查手段（图 10－7）。

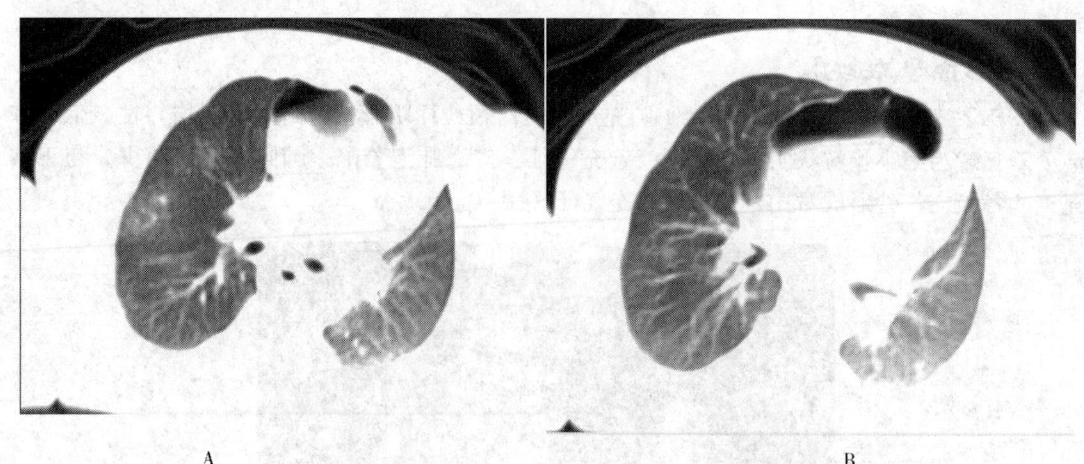

A　　B

图 10－7　新生儿胎粪吸入综合征 X 线表现

CT 平扫不同层面，新生儿双肺内颗粒状、片状稍高密度影，纵隔气肿

【诊断与鉴别诊断】 典型影像学表现结合临床病史是诊断的主要依据。胸部 X 线平片为首选检查方法，并可进行治疗前后比较。

三、呼吸道异物

【临床与病理】 呼吸道异物（foreign body of the airway）为儿科常见急症，多见于 5

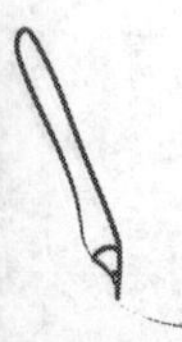

岁以下儿童，1 ~3 岁为发病高峰。气道梗阻机制可分为双向通气型、完全梗阻型及不完全阻塞型，不完全阻塞型可为呼气性和吸气性阻塞型；并发症主要有肺炎、肺气肿、肺不张及支气管扩张等。临床症状与气道阻塞部位、程度和病程长短有关，表现为刺激性咳嗽、喘鸣、反复肺炎。异物分为不透 X 线异物和可透 X 线异物：前者多为金属、石块、玻璃球等物，较易发现；后者以食品（花生、瓜子、豆类、瓜果等）、木质制品、塑料制品为主。

【影像学表现】

1. X 线表现 表现取决于异物大小、形态、位置、病程长短、异物性质及并发症。

不透 X 线异物，胸部 X 线平片可清楚显示其位置、大小、形态。可透 X 线异物，可根据间接征象判断。①气管异物：表现两肺气肿，以呼气相较明显，双肺野保持较高透光度，横膈低位；心脏因胸内压力增高，反而以呼气相为小，与正常所见相反。②支气管异物：右侧多见，气道不全性阻塞，吸气时患侧吸入气量减少，肺野透光度减低，纵隔移向患侧，呼气时两肺含气量无差异，纵隔位置复原；如异物完全阻塞一侧支气管时，则引起一侧肺不张，患肺致密，心脏向患侧偏移，患侧心缘及膈面消失。③肺段支气管异物：按照阻塞程度表现为相应肺段之阻塞性肺气肿或肺不张，以右肺中、下叶肺段多见。

2. CT 表现 可直接显示气管、支气管腔内异物、多层螺旋 CT 三维重组和仿真支气管镜能清晰显示气管、支气管树结构，并逐级观察叶支气管、段支气管、亚段支气管形态，显示支气管腔内异物要明显优于 X 线平片和 CT 横断位图像。

3. MRI 表现 不作为本病的检查手段。

【诊断与鉴别诊断】X 线平片是呼吸道异物的首选检查方法，必要时再行 CT 检查。本病需要与非异物引起的支气管疾病鉴别，如浓痰、肿瘤引起的支气管阻塞，有时仅据影像学表现鉴别较困难，需要密切结合临床病史、症状并于治疗后随访观察。

第五节 循环系统

一、房间隔缺损

【临床与病理】

1. 病因病理 房间隔缺损（atrial septal defect，ASD）为最常见的先天性心脏病，分为第一孔型（原发孔型）和第二孔型（继发孔型）缺损。房间隔缺损的血液动力学改变：①左房的血液向右房分流；②分流血液经心室系统、肺循环、左房，回流到右房；③右心负荷增加，导致心房和心室的扩张、肥厚；④长期肺血流量的增加，可出现肺动脉高压；⑤随着肺动脉压力逐渐升高，右心房压力亦升高，分流量减少，甚至发生右向左分流。

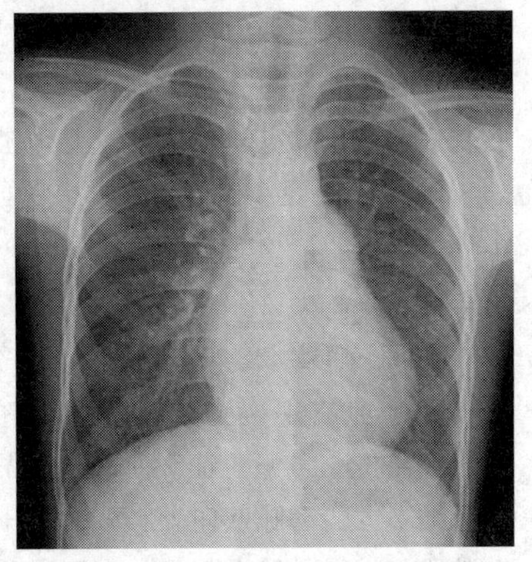

图 10－8 房间隔缺损 X 线表现

2. 临床表现 儿童期可无症状，随着年龄的增长，逐渐出现症状，如劳累心悸、气短、乏力等，并可有咳嗽、咯血。晚期出现右向左分流时，可出现紫绀、晕厥等症状。

【影像学表现】

1. X 线表现 ①肺动脉段突出；②心影增大，呈二尖瓣型；③右房、右室大，以右房增大为主；④主动脉结多数偏小或正常（图 10－8）。

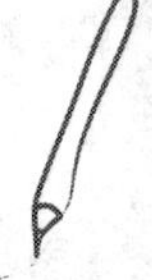

2. CT表现 心脏增强或CTA检查，横轴位心房层面房间隔连续性中断；右房、室增大；肺动脉增宽。

3. MRI表现 ①可以从不同方向及不同序列显示房间隔信号缺失（图10-9）。②增强序列显示左、右心房间的异常沟通；③可直观显示肺动脉增粗、中心肺动脉扩张、右室增大等。

4. 超声表现 ①房间隔连续性中断，断端回声增强，呈“火柴梗”征；②右房、室扩大，亦可见右心室流出道增宽；③室间隔形态及运动异常：室间隔平直甚至轻度凸向左室，与左心室后壁呈同向运动；④肺动脉增宽，搏动增强；⑤CDFI可见房间隔水平自左房向右房的分流血流信号（图10-10）；三尖瓣关闭不全时可探测到三尖瓣返流。

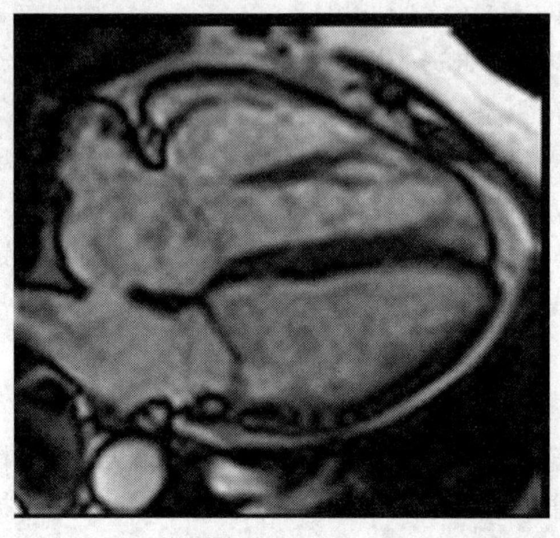

图10-9 房间隔缺损MRI表现

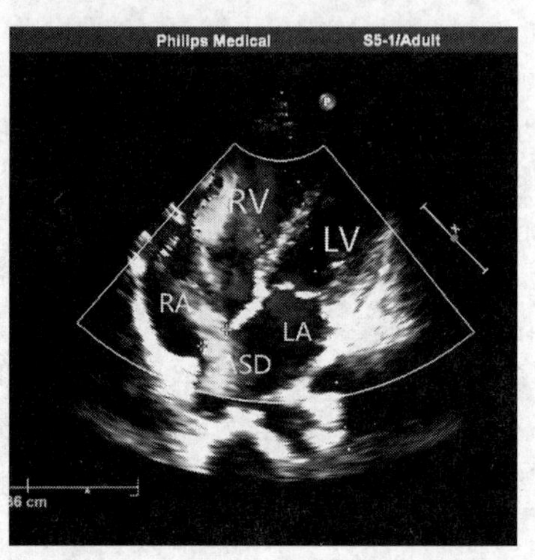

图10-10 剑突下四腔切面显示房间隔缺损心房水平左向右分流

【诊断与鉴别诊断】 典型的房间隔缺损根据临床症状、心脏听诊的杂音、X线、心电图及超声波检查，诊断并不困难。必要时辅以右心导管检查或造影检查，用于确诊或测定肺动脉内压力，估计手术风险及预后。应与肺静脉畸形引流、肺动脉瓣狭窄以及小型室间隔缺损鉴别。

二、动脉导管未闭

【临床与病理】

1. 病因病理 动脉导管未闭（patent ductus arteriosus PDA）是指出生后连接主动脉弓远端和左肺动脉根部的动脉导管持续不闭合。本症可单发，也可与其他先天性心脏病并存，如室间隔缺损，主动脉缩窄等。

2. 临床表现 少量分流时患者可无症状；重症者可出现活动后心悸、气短。胸骨左缘2~3肋间闻及连续性机器样杂音。

【影像学表现】

1. X线表现 肺血多，左心室大，主动脉结增宽（图10-11）。“漏斗征”是较为特异的征象，表现为主动脉结下方的动脉壁向外膨隆，其下方降主动脉在与肺动脉段相交处骤然内收，是由于导管附着处主动脉壁的局部漏斗形膨出所致。

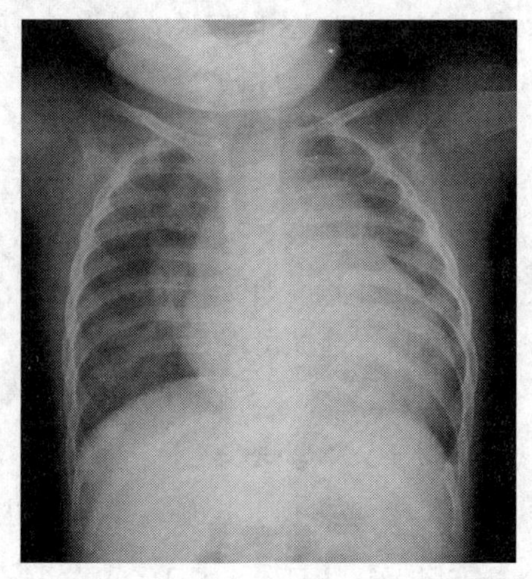

图10-11 动脉导管未闭

2. CT 表现 增强或 CTA 可显示心内结构及房室大小的情况，并可显示主动脉与肺动脉之间的异常交通；但如果 PDA 较小时诊断受限。

3. 超声表现 ①心底短轴或胸骨上窝探查见左肺动脉与降主动脉之间有异常的通道相贯通；②肺动脉增宽、搏动增强；③左房、左室扩大，晚期合并肺动脉高压时可出现右室、肺动脉增宽；④CDFI 示肺动脉与降主动脉间异常管道中出现异常血流束；⑤频谱多普勒：于动脉导管的开口处可探及高速血流频谱。

【诊断与鉴别诊断】 根据典型病史，脉压增大的体征，典型听诊杂音以及影像学表现看可以确立 PDA 的诊断，心血管造影可以成为确诊病变的金标准。成人诊断动脉导管未闭需要与主动脉瓣关闭不全合并室间隔缺损、主动脉窦瘤（Valsalva 瘤）破裂等具有双期或连续性杂音的疾病鉴别。

三、法洛四联症

【临床与病理】

1. 病因病理 法洛四联症（congenital tetralogy of fallot）是联合心血管畸形，基本畸形包括：肺动脉狭窄、室间隔缺损、主动脉骑跨、右心室肥厚。前两者为主要畸形，是决定血液动力学的关键。由于室间隔缺损较大，肺动脉狭窄，右心室的前负荷及后负荷均增加，右心室血流大量经骑跨的主动脉进入体循环，出现青紫；但由于肺动脉狭窄，肺动脉压力降低，肺血减少。

2. 临床表现 患者发育迟缓，活动能力下降，常有气急表现，喜蹲踞或有晕厥史，伴有出杵状指（趾）。

【影像学表现】

1. X 线表现 右室流出道狭窄引起梗阻程度不同，决定了法洛四联症的 X 线平片表现（图 10－12）；①右室流出道狭窄很轻时，表现为肺血正常，心脏大小基本正常，肺动脉段平直。②右室流出道狭窄较明显时，表现为肺血较少，心脏不大，肺动脉段平直或轻度凹陷。③右室流出道狭窄严重或闭锁时，表现为心脏轻度增大，心影呈靴形，肺动脉段凹陷，心尖上翘，肺血减少。

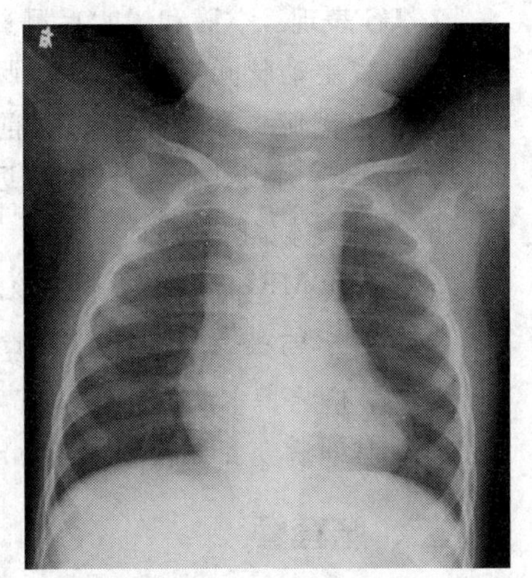

图 10－12 法洛四联症

2. CT 表现 心脏 CTA 检查结合三维重建，可提供包括肺动脉狭窄、室间隔缺损、主动脉骑跨和右室肥厚及并存畸形等直接征象，是一种较好无创检查手段。

3. MRI 表现 MRI 优势在于能以轴、矢、冠位和其他任意角度对心脏进行成像，可以清楚地显示解剖结构的异常。

4. 超声表现 ①混合型肺动脉狭窄：包括漏斗部狭窄、肺动脉瓣及其瓣环和（或）肺动脉干及其分枝狭窄。②室间隔连续性中断，缺损较大。③主动脉增宽并骑跨。④右心室肥厚，可伴右室增大。⑤CDFI：室缺处见双向分流血流信号；收缩期左右心室的血液经室间隔缺损处共同射入主动脉，于左室长轴及心尖五腔切面观，显示“Y”字形血流信号。

【诊断与鉴别诊断】 根据临床表现、体征、心电图及 X 线表现可提示本病，超声心动图检查可确定诊断。本病需与合并肺动脉狭窄的紫绀型先心病鉴别，如右室双出口、大动脉转位等。

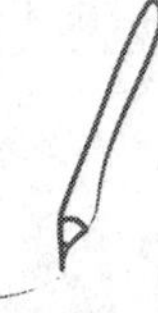

第六节　消化系统与腹膜腔

一、肠系膜上动脉综合征

【临床与病理】

1. 病因病理　肠系膜上动脉综合征又称良性十二指肠瘀滞症，是十二指肠第三部（横部）受肠系膜上动脉压迫所致的肠腔梗阻。肠系膜上动脉起源于腹主动脉的位置过低、肠系膜上动脉与腹主动脉形成夹角变小及十二指肠上韧带过短将十二指肠远端固定于较高位置会引起瘀滞症的发生。

2. 临床表现　肠系膜上动脉综合征引起十二指肠梗阻可分为急性和慢性，急性为突然出现胃扩张征象，慢性症状主要为呕吐。

【影像学表现】

1. X线表现　钡餐造影显示：①十二指肠降部扩张，或有胃扩张；②造影剂在十二指肠水平部远侧脊柱中线处中断，呈整齐斜行“笔杆状”压迹，通过受阻（图10－13）；③造影剂在十二指肠降部来回蠕动，甚至逆流入胃；④造影剂在2～4小时内不能从十二指肠内排空；⑤患者俯卧位或左侧卧位时十二指肠内造影剂迅速通过水平部。

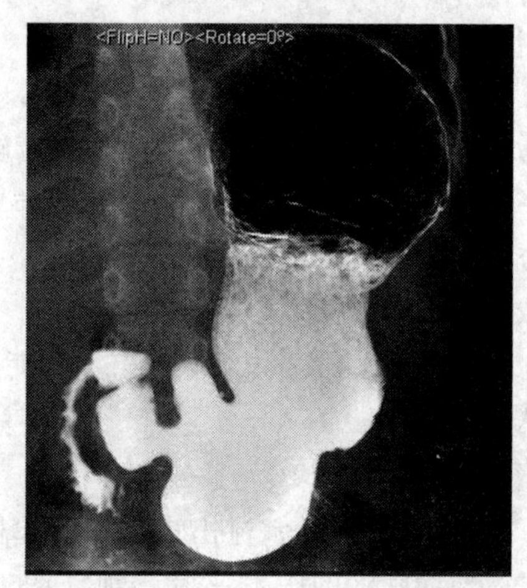

图10－13　肠系膜上动脉综合征上消化道造影表现
十二指肠水平段压迹，胃内食物潴留

2. US表现　空腹和饮水后测量肠系膜上动脉与腹主动脉间夹角 < 13°，肠系膜上动脉和腹主动脉夹角处十二指肠前后径 < 1cm，近侧十二指肠内径 > 3cm 及远侧十二指肠的内径随体位改变后而变化。

3. CT和MRI表现　不用于该疾病诊断，可以排除其他原因造成的十二指肠淤滞。

【诊断与鉴别诊断】反复呕吐胆汁和所进食物的病人，特别是当体位改变可以减轻症状者，应考虑本病的可能。CT和MRI检查可以排除十二指肠肿瘤、结石、寄生虫以及十二指肠外其他病变（如肿瘤，囊肿）的压迫等造成的十二指肠淤滞。

二、肠套叠

【临床与病理】

1. 病因病理　肠套叠（intussusception）指部分肠管及其肠系膜套入邻近肠管，示婴幼儿肠梗阻最常见的原因。以回肠结肠型套叠最常见。由于肠系膜血管受压、肠管供血障碍，导致肠壁淤血、水肿、坏死。4个月至2岁多见，男多于女。95%以上为特发性，与饮食改变等多种因素有关；5%以下为继发性，常继发于胃肠道炎症、肿瘤和畸形。

2. 临床表现　患儿阵发性哭闹、呕吐、血便及腹部包块。

【影像学表现】

1. X线表现　腹部平片检查：①发病数小时内，由于呕吐和肠痉挛，造成肠管内生理积气减少；②发病24～48小时，出现不全性肠梗阻表现。

空气灌肠检查：①回肠结肠型肠套叠时，当气体抵达套入部，可发现肠管内类圆形或马铃薯状软组织包块影；②在连续注气中，套入部阴影沿结肠向回盲部退缩，至回盲部停留片刻，随后套入部变小、消失；大量气体进入小肠犹如水沸腾状或礼花状，说明肠套叠已复位。钡灌肠检查回肠结肠型肠套叠可出现“杯口征”及“弹簧征”（图10－14）。

2. 超声表现 可作为首选检查技术。①横切面上，套叠部各层肠壁呈“同心圆”状表现，明暗相间，其中外层为鞘部，中、内层为套入部，共三层肠壁；②纵切面上，套叠部呈“套筒征”表现。

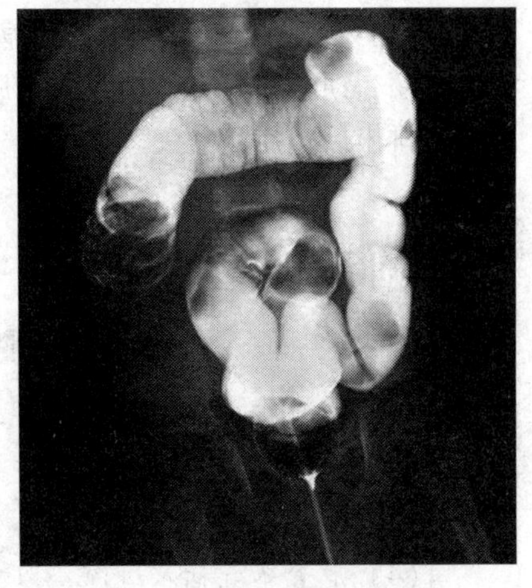

图10－14 肠套叠影像学表现

钡灌肠显示升结肠内充盈缺损，可见“杯口征”及“弹簧征”

【诊断与鉴别诊断】 影像学表现结合患儿临床资料多能明确诊断。结合患儿临床，灌肠可以复位。肠套叠需与其他腹部肿物鉴别，“同心圆”样或“套筒征”表现具有诊断意义，但有时某些肠腔内肿物如息肉，也可出现类似“同心圆”样表现，需结合临床病史加以鉴别。

三、先天性巨结肠

【临床与病理】

1. 病因病理 先天性巨结肠（congenital megacolon）又称西施斯普龙病（Hirschsprung disease），是由于直肠或结肠肠壁肌间和黏膜下神经丛内神经节细胞先天性缺如所致的肠道畸形。病变肠管呈痉挛状态，粪便通过障碍，近段肠管肥厚、扩张。本病男性多于女性。

2. 临床表现 主要症状为便秘、腹胀和呕吐。

【影像学表现】

1. X线表现 腹部X线平片呈低位不全性肠梗阻表现。

钡灌肠检查为本病确诊方法之一。先天性巨结肠钡灌肠典型表现包括三部分肠段。①痉挛段：病变段肠管，持续痉挛狭窄。②扩张段：为近侧结肠，显示肥厚、扩张。③移行段：介于上述两者之间，呈漏斗状（图10－15）。根据痉挛段肠管的长度，分为4型。①常见型：多见，痉挛段位于直肠下段至中上段，甚至包括部分乙状结肠。②短段型：痉挛段局限于直肠下段。③长段型：痉挛段超过乙状结肠与降结肠交界部。④全结肠段：累及全结肠，甚至部分小肠。

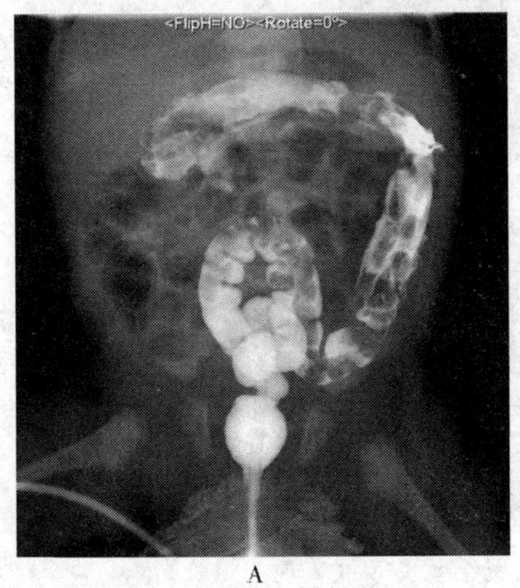

A

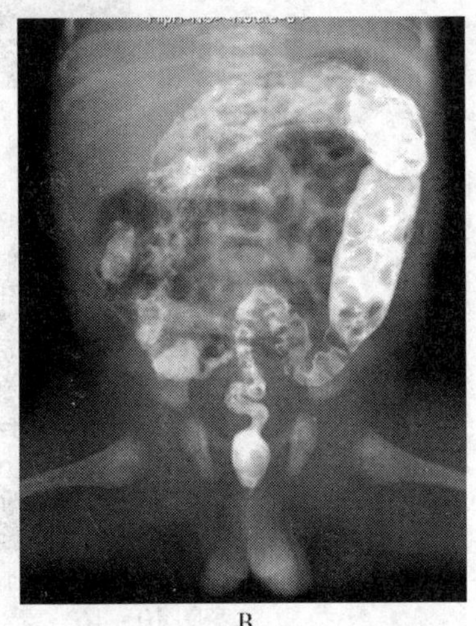

B

图10－15 先天性巨结肠X线造影表现

【诊断与鉴别诊断】本病需与胎粪黏稠综合征鉴别：后者为直肠及乙状结肠内有多量胎便，钡灌肠检查，结肠内有胎粪所致的充盈缺损，结肠无扩张，直肠无痉挛段，经洗肠胎便排出后，症状消失。

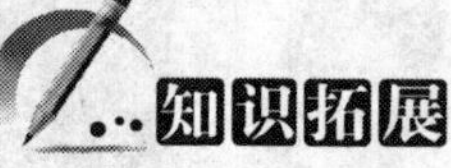
知识拓展

怀疑先天性巨结肠患儿钡灌肠时注意事项

（1）不用泻药，以免发生并发症。

（2）不洗肠，以避免神经节缺失管段扩张，延误诊断。

（3）钡剂调制用等渗盐水。

（4）肛管不宜插入过深，以免不能显示狭窄段。

（5）钡剂注入速度不宜过快。

（6）摄片应在肛门处准确放置金属标志，以便于测量。

（7）检查完毕后尽可能抽出肠内钡剂，以防形成低位梗阻。

四、新生儿坏死性小肠结肠炎

【临床与病理】

1. 病因病理 新生儿坏死性小肠结肠炎（necrotizing enterocolitis，NEC）多见于低体重早产儿及人工喂养新生儿。长于出生后 3 周内发病，以 2～10 天为高峰。病理以回肠远端和升结肠近端的坏死为特点，肠壁破损可致肠腔内气体进入黏膜下层、肌层和浆膜下层，肠壁静脉破损气体可进入血管内，并随血流进入门静脉系统。

2. 临床表现 主要为腹胀、呕吐、血便和体温不稳定，血便常呈洗肉水样，具有特殊腥臭味。

【影像学表现】

1. X 线表现 ①肠管充气减少或充气不均匀，位置较固定；②肠间隔增厚，大于 2mm（图10－16）；③动力性肠梗阻表现；④肠壁积气；⑤腹腔渗液，腹部密度升高，肠管漂浮在中央；⑥门静脉积气；⑦肠穿孔游离气腹表现。

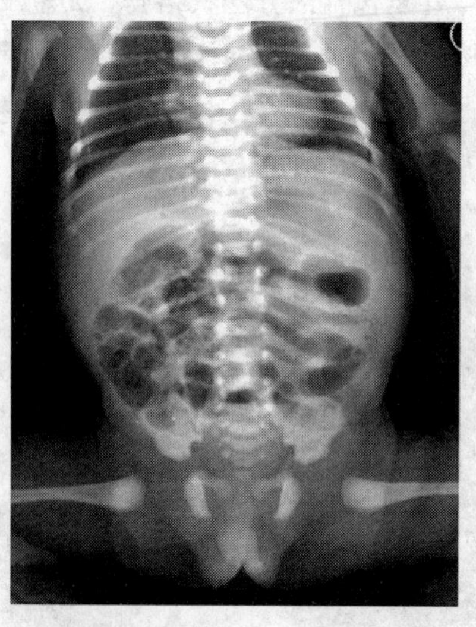

图 10－16 新生儿坏死性小肠结肠炎 X 线表现

结肠脾曲区域可见现状气体密度影，术后证实为结肠壁内气体

2. CT 和 MRI 表现 一般不用于本病检查。

【诊断与鉴别诊断】 X 线表现具有如上部分特征，结合后临床表现可做出诊断。本病需要与胎粪性腹膜炎鉴别，后者常有胎粪钙化影。

第七节 泌尿生殖系统与腹膜后间隙

一、肾母细胞瘤

【临床与病理】

1. 病因病理 肾母细胞瘤（nephroblastoma）又称 Wilms 瘤，是来源于肾胚基细胞的恶性胚胎性肿瘤，肿瘤多单发，也可单侧多中心起源或为双侧性。病理上，肿瘤呈类圆形，少数呈分叶状，体积较大，切面呈鱼肉样，出血、坏死和囊变较常见；镜下见未分化肾胚组织，由胚芽、间叶、上皮三种成分构成。为婴幼儿最常见的腹部恶性肿瘤，发病高峰年龄 1 ~ 3 岁。

2. 临床表现 腹部肿块为常见临床表现。

【影像学表现】

1. X 线表现 腹部致密肿块影像，横膈上升，偶可见弧形或斑点状钙化灶。排泄性尿路造影显示相邻肾盏肾盂受压变形和破坏，全肾被肿瘤破坏则不显影。

2. 超声表现 起源于肾脏的巨大混合回声肿块，有时显示下腔静脉内瘤栓。

3. CT 和 MRI 表现 有助于肿瘤分期。①肾窝内较大的软组织肿块，其内常见坏死囊变区和新旧同时存在的出血灶，钙化少见；②早期肿瘤限于肾包膜内；③晚期肿瘤突破肾包膜侵及肾周组织，并破坏肾盂、肾盏；残存肾实质推压向一侧；肾静脉和下腔静脉内可有瘤栓形成，肺转移也比较常见。

【诊断与鉴别诊断】 本病需与肾母细胞瘤病、肾透明细胞肉瘤、肾横纹肌样瘤、先天性中胚叶肾瘤、多发囊性肾瘤、肾细胞瘤等鉴别，这些肿瘤影像表现与肾母细胞瘤相似，仅据影像学检查鉴别较为困难，需组织学确诊。

二、神经母细胞瘤

【临床与病理】

1. 病因病理 神经母细胞瘤（neuroblastoma）又称交感神经母细胞瘤（sympathicoblastoma），由未分化的交感神经节细胞组成。在儿童腹部恶性肿瘤中，发生率仅次于肾母细胞瘤；肾上腺为最常发生的部位，其次是腹膜后脊柱旁，可见于后纵隔、盆腔和颈部。病理上肿瘤无包膜，表面色泽灰紫，切面呈灰红色，其内有多发出血、坏死和囊变区，瘤内钙化多见。

2. 临床表现 腹部肿块为常见临床表现，晚期浸润周围组织形成巨大肿块。

【影像学表现】

1. X 线表现 诊断价值不大，可发现肿瘤钙化，脊柱旁伸入椎管内可造成椎间孔扩大。

2. CT 和 MRI 表现 ①肾上腺区较大的混杂密度或信号肿块，形态多不规则，边界模糊不清，呈浸润生长，常包绕腹部大血管，可跨越中线；钙化发生率较高，达 80% 左右；常伴有瘤内出血或坏死；②肿瘤可导致患侧肾脏缺血和积水，常伴淋巴结合骨转移。

【诊断与鉴别诊断】 神经母细胞瘤需与肾上腺嗜铬细胞瘤、肾上腺皮脂腺瘤、肾上腺皮质癌、畸胎瘤等多种肾上腺及腹膜后肿瘤鉴别，依据典型影像学表现多能明确诊断，但最终确诊仍需组织学证实。肾上腺神经母细胞瘤需与肾上腺出血鉴别：血肿的回声、密度和信号常比较有特征性，并且随时间而变化。

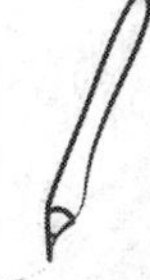

三、子宫阴道积液

【临床与病理】

1. 病因病理 子宫阴道积液（hydrometrocolpos）可在新生儿期或月经初潮时被发现，多由于阴道或宫颈闭锁、横膈或无孔处女膜所致。新生儿期，由于在宫内受母体激素刺激，产生大量分泌物并积聚于宫腔和阴道内。

2. 临床表现 盆腔肿块，可出现尿潴留等症状。

【影像学表现】超声、CT 和 MRI 均可见膀胱与直肠之间的单房囊性肿物，自上而下逐渐变细，呈“倒圆锥”样，末端止于会阴区；扩张的子宫、阴道壁变薄。

【诊断与鉴别诊断】本病需与卵巢囊肿鉴别，卵巢囊肿多位于子宫一侧，病变旁可见正常的子宫影像。

第八节　骨关节与软组织

一、发育性髋关节发育不良

【临床与病理】

1. 病因病理 发育性髋关节发育不良（developmental dysplasia of the hip，DDH），过去称之为先天性髋关节脱位（congenital dislocation of the hip，CDH），由于髋臼与股骨头失去正常解剖关系导致二者及周围软组织发育不良。病因不明。病理改变包括髋臼发育不良，髋臼窝内充填脂肪纤维组织，圆韧带迂曲肥大，关节囊松弛，股骨前倾角增大，股骨头骨骺小等。本病女性发病率高；单侧发病多见；遗传因素起重要作用，双侧病变者多有家族史。

2. 临床表现 新生儿期腹股沟皮肤皱纹不对称，双侧肢体不等长；行走后，单侧脱位出现跛行，双侧脱位则腰部生理前突加大，步态摇摆呈鸭步。

【影像学表现】

1. X 线表现 常规摄双髋正位和双髋外展位片。髋臼形态因脱臼程度、病程长短而异：①轻者仅髋臼角稍大；②重者髋臼角明显增大，髋臼顶发育不良呈斜坡状，髋臼窝浅平宽大，股骨头是否位于髋臼窝内是诊断本病的直接依据；在股骨头骨化中心出现之前（6 个月内婴儿），主要根据股骨近端位置来判断（图 10－17）。

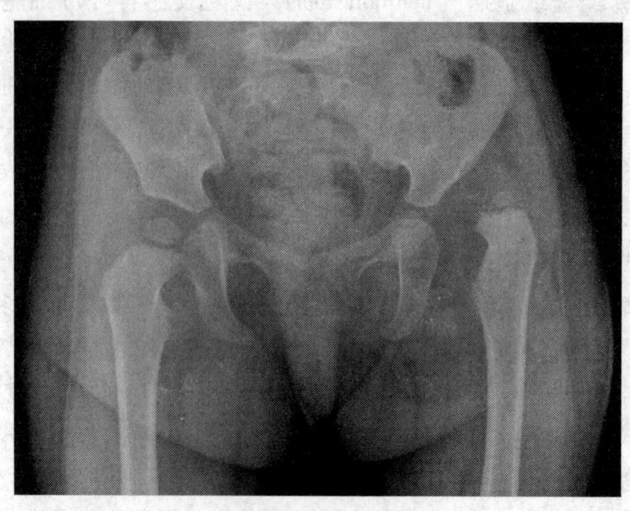

图 10－17　发育性髋关节发育不良 X 线表现

2. US 表现 髋关节发育不良表现为髋臼骨缘圆钝或缺损，髋臼窝变浅，髋臼骨顶对股骨头覆盖不良；半脱位髋关节表现为髋臼骨缘圆钝或变平，髋臼窝明显变浅，髋臼骨顶仅覆盖小部分股骨头，盂唇向外上方扩张；完全脱位髋关节表现为髋臼骨缘明显圆钝或变平，髋臼窝明显变浅，股骨头位于髋臼外上方的软组织内，盂唇位于股骨头与髋臼之间，轮廓模糊。

3. CT 表现 多层螺旋 CT 三维重组，可直接显示股骨头与髋臼的解剖关系、股骨颈前倾角和髋臼窝深度等。

4. MRI 表现 是本病理想的影像检查方法，可清晰显示股骨头软骨和二次骨化中心发育状况，直接显示股骨头移位情况与髋臼形态。

【诊断与鉴别诊断】新生儿腹股沟皮肤皱纹不对称，本病需与婴幼儿化脓性关节炎鉴别，后者早期于骨质破坏前即出现病理性髋关节脱位，但两侧髋臼形态对称式与前者的主要差别，结合临床和实验室检查也有助鉴别。

知识拓展

X 线测量方法评估髋臼与股骨头的关系

（1）Perkin 方格：经两侧髋臼最深处的 Y 形软骨重点做水平连线，再通过髋臼外缘左垂直线，构成四个象限；正常时股骨头位于方格的内下象限，超出此区域，则为脱位或半脱位。

（2）Shenton 线：为沿股骨颈内缘与同侧闭孔上缘的连线，正常应为圆滑抛物线，脱位时则失去应有的弧线形。

（3）髋臼指数：经两侧髋臼最深处的 Y 形软骨中点做水平连线，再通过髋臼外上缘至髋臼最深处做连线，两直线夹角为髋臼指数，也称髋臼角；此角度超过 30° 应考虑髋臼发育不良。

二、营养性维生素 D 缺乏性佝偻病

【临床与病理】

1. 病因病理 营养性维生素 D 缺乏性佝偻病（rikets of vitamin D deficiency）是婴幼儿维生素 D 不足引起钙磷代谢障碍，使骨生长中的骨样组织缺乏钙盐沉积所致，是全身性骨疾病。维生素 D 缺乏的主要原因包括围手术期维生素 D 不足，日照不足，食物中维生素 D 缺乏，生长过速，或消化道疾病影像维生素 D 吸收等。

佝偻病骨质变化主要发生在生长活跃的骨骺和干骺端，由于软骨基质钙化不足和骨样组织不能钙化，而大量堆积与骺软骨处，使之向四周膨大；骨质脱钙和原有的骨结构被吸收而发生普遍性骨质软化、变形、骨小梁稀少、粗糙和骨皮质变薄。

2. 临床表现 本病多见于 3 岁以下婴幼儿，以 6 个月至 1 岁最多见。早期临床表现为睡眠不安，夜惊及多汗等；以后出现肌肉松弛，肝大，牙齿萌出晚，前囟闭合延迟、方形颅、串珠肋、鸡胸，“O”型腿或“X”型腿畸形等。实验室检查，血钙、血磷降低和碱性磷酸酶增高等。

【影像学表现】典型表现见于长骨干骺端，特别是发育较快的尺桡骨远端，胫骨、肱骨上端，股骨下端和肋骨前端等。

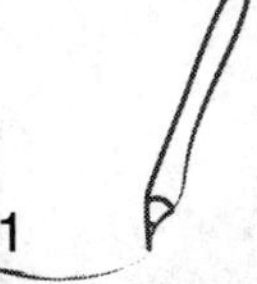

1. 活动期 ①由于软骨基质钙化不足，导致骺板软骨堆积、增厚和膨出，骺与干骺端的距离增宽；临时钙化带不规则，模糊和变薄，以致消失；干骺端宽大，其中心部凹陷，明显者呈杯口状变形，其边缘因骨样组织不规则钙化而呈毛刷状致密影，向骨骺方向延伸；干骺端侧缘出现骨赘，为骨皮质向骨干骺端周围延伸所致。②二次骨化中心出现延迟，密度低，边缘模糊，甚至可不出现。③由于骨质软化，承重长管状骨常弯曲变形，下肢发生膝内翻（O 型腿）或膝外翻（X 型腿）畸形；少数可发生青枝骨折和假性骨折。④肋骨前端由于软骨增生而膨大，呈宽的杯口状，形成串珠肋。

2. 恢复期 ①临时钙化带重新出现，几周后干骺端由于钙盐沉积使杯口状凹陷和毛刷状改变减轻、消失；骺板宽度恢复正常，但干骺端重新钙化的致密带需经数月后才能恢复正常密度。②骨膜下骨样组织钙化后，先呈层状改变，随后与骨皮质融合，呈均匀性增厚和致密，尤其是已弯曲变形的长管状骨的凹面。③骨骺骨化中心也因迅速骨化而增大。④至于骨变形，则多长期存在。

【诊断与鉴别诊断】 本病初期，X 线片尚较难诊断，须结合临床症状及实验室结果进行诊断；活动期 X 线表现具有特征，不难诊断，营养性维生素 D 缺乏性佝偻病需与多种代谢性佝偻病及骨质疏松症等鉴别，与各种代谢性佝偻病的鉴别主要依据临床表现和实验室检查。

三、Ewing 肉瘤

【临床与病理】

1. 病因病理 Ewing 肉瘤是起源于骨髓原始间叶细胞的恶性肿瘤，常侵犯长骨干骺端与骨干交界处，位于骨髓腔内，肿瘤生长迅速，沿骨髓腔广泛浸润并突破骨皮质，形成骨膜反应和软组织肿块，切面呈灰红色鱼肉样改变，常见出血、坏死。镜下呈形态较为一致的小圆形细胞，核分裂象常见，间质中有肿瘤新生骨形成。多见于儿童和青年。

2. 临床表现 疼痛，病人常常难以忍受，局部红肿，皮肤温度增高。

【影像学表现】

1. X 线表现 可见筛孔状或虫蚀状的骨质破坏区，无大块的破坏缺损及明显膨胀性改变；肿瘤新生骨常见，可呈层状骨膜增生、致密瘤骨、针状瘤骨表现，层状骨膜增生骨常被破坏形成 Codman 三角；肿瘤极易突破骨皮质形成边缘模糊的软组织肿块。

2. CT 表现 显示骨破坏、肿瘤骨及软组织肿块明显优于平片，早期可见广泛骨旁软组织肿块，内可见针状肿瘤骨；增强扫描肿瘤不同程度强化。

3. MRI 表现 呈不均匀长 T_1、长 T_2 信号，皮质低信号不规则中断；比 CT 更早显示髓腔内的浸润和骨破坏。

【诊断与鉴别诊断】 根据临床症状及影像学表现应考虑 Ewing 肉瘤可能，需组织学确诊。Ewing 肉瘤主要与急性化脓性骨髓炎鉴别，急性化脓性骨髓炎起病急，早期为软组织肿胀，可以发现骨膜下脓肿及髓腔炎性变化，后期以骨增生为主，可见脓腔和死骨，无肿瘤骨和软组织肿块。

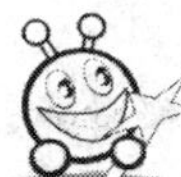

案例讨论

临床案例 患儿，男性，出生后呼吸急促、发绀。床旁胸片如下（图 10－18）：

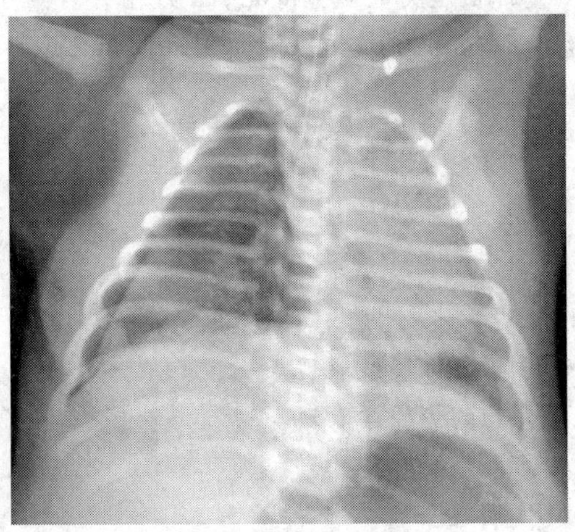

图 10－18

问题 该患儿最可能的诊断是什么？

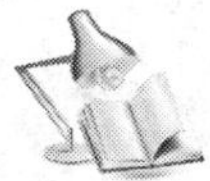

本章小结

儿童组织和器官逐步成熟；疾病谱不同于成人，有其特殊性。儿科各种医学成像技术使用范围与成人有所不同，更需注意合理选择，从安全角度考虑，首先选用超声检查或 MRI 检查，目前，部分 MRI 新技术逐步应用于儿科。超声检查或 MRI 检查受到限制可选用 X 线或 CT 检查。检查前准备要充分，检查中要注意患儿防护。

儿童中枢神经系统主要影像检查方法是 MRI 和 CT。新生儿缺氧缺血性脑病是围生期常见疾病，影像学检查显示脑损伤和颅内出血结合临床可做出比较客观的评价；脑颜面血管瘤病和胚胎脑病脑组织钙化有一定的特征性。

腺样体肥大是儿童头颈部常见疾病，影像学检查可以发现咽后壁软组织增厚。CT 和 MRI 可以做出视网膜母细胞瘤分期诊断，对于横纹肌肉瘤可以显示眶内结构和眶壁受侵情况。

儿童呼吸系统常用检查方法是 X 线平片，必需时可行胸部 CT 检查。新生儿呼吸窘迫综合征和胎粪吸入综合征是新生儿疾病，结合临床与 X 线平片可以诊断或分级诊断。呼吸道异物多见于儿童，CT 后处理技术显示支气管腔内异物具有优势。

先天性心脏病是儿童心脏大血管常见疾病，超声检查具有优势，一般可以明确诊断，观察肺血液循环时可行胸部 X 线平片检查。CT 和 MRI 由于需要造影剂或检查时间长，可以选择性应用。

儿童消化系统胃肠道疾病常用影像检查方法为 X 线平片和造影，肠系膜上动脉综合征要和消化道其他许多常见疾病鉴别。影像造影检查同时可以明确诊断肠套叠和复位。先天性巨结肠造影检查注意事项应了解。新生儿坏死性小肠结肠炎是新生儿较为凶险急诊疾病，结肠壁积气结合临床可明确诊断。

肾母细胞瘤和神经母细胞瘤是儿童腹部恶性肿瘤中发病率最高前两位，依据典型影像学表现多能明确诊断，最终确诊仍需组织学证实。子宫阴道积液影像学显示膀胱与直肠之间的

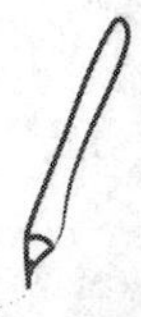

“倒圆锥”样单房囊性肿物。

儿童骨关节与软组织疾病X线平片和MRI为主要影像学检查方法，观察复杂和细微骨结构时可应用CT检查。影像学检查可用于儿童骨关节发育评估。影像学可诊断发育性髋关节发育不良，并且可以通过测量评估髋关节发育情况。X线平片可用于营养性维生素D缺乏性佝偻病诊断及治疗恢复观察。Ewing肉瘤是在儿童需要和急性化脓性骨髓炎鉴别的恶性肿瘤，影像学检查可有助于鉴别诊断。

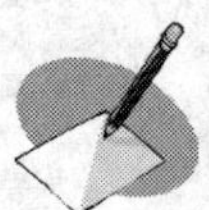

思考题

1. 简述早产儿HIE CT表现。
2. 简述新生儿呼吸窘迫综合征的X线表现。
3. 简述可透X线支气管异物的影像学表现。
4. 简述肠套叠影像学表现。
5. 简述肾母细胞瘤的MRI表现。
6. 简述佝偻病活动期的X线表现。

（于广会）

第十一章　介入放射学

学习要求

1. **掌握**　介入放射学概念及分类。
2. **熟悉**　血管和非血管介入技术。
3. **了解**　血管及非血管介入基本器材、材料与药品。

介入放射学（interventional Radiology）是以影像诊断为基础，在医学影像诊断设备的引导下，利用穿刺针、导丝、导管及其他介入器材对疾病进行微创诊断和治疗的新兴亚学科。介入放射学按其目的可分为介入诊断学和介入治疗学，按其临床应用技术和解剖部位可分为血管介入技术及非血管介入技术。血管介入技术主要包括：①血管造影术；②血管成形术；③血管内支架置入术；④血管栓塞及封堵术；⑤药物灌注术等。非血管介入技术主要包括：①经皮穿刺引流术；②非血管管腔内支架置入术；③经皮消融术；④经皮椎体成形术；⑤经皮穿刺活检术等。

第一节　血管介入技术

血管介入技术是在医学影像设备的导引下，利用相应介入器材经血管途径进行诊断与治疗的操作技术。它是以 Seldinger 技术（图 11－1）及同轴导管技术为基础发展而来的。

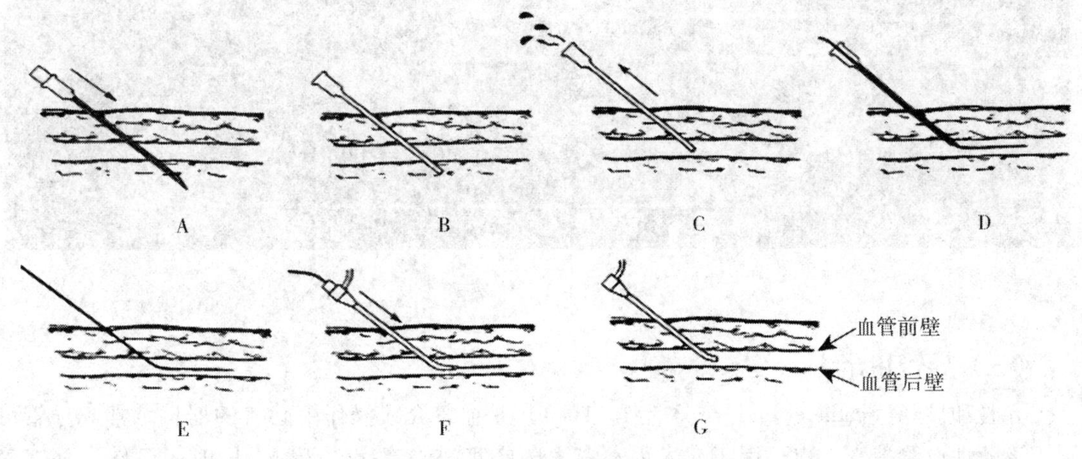

图 11－1　Seldinger 穿刺技术

A. 穿刺针穿透血管前后壁；B. 退出针芯；C. 缓慢后退针鞘，直至有血液喷出；D. 送入导丝；E. 退出穿刺针鞘，将导丝前端留在血管内；F. 沿导丝送入扩张器和导管鞘；G. 退出扩张器及导丝，导管鞘头端留置于血管内

一、血管介入基本器材、材料与药品

（一）穿刺针

穿刺针（access needle）是所有血管介入操作的基本器材（图 11－2），设计种类多种多样，但共同点是均呈中空管状结构以适合导丝通过。

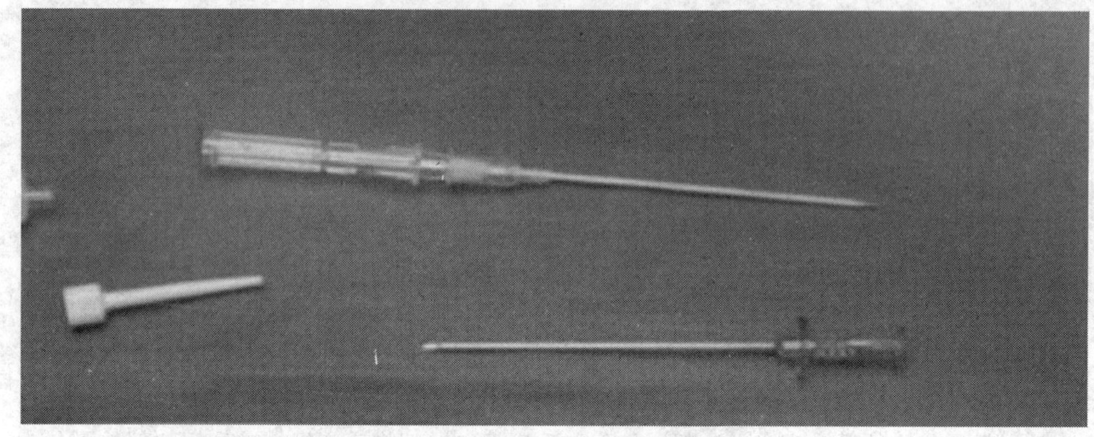

图 11－2　Seldinger 针（含针芯）和前壁穿刺针（不带针芯）

（二）导管鞘

在手术时间较长或较复杂的介入手术中，通过经皮插入的导管鞘（catheter sheath）进行各种操作，可以防止导管、导丝、球囊导管、支架输送系统等引起穿刺路径的血管及局部组织损伤。

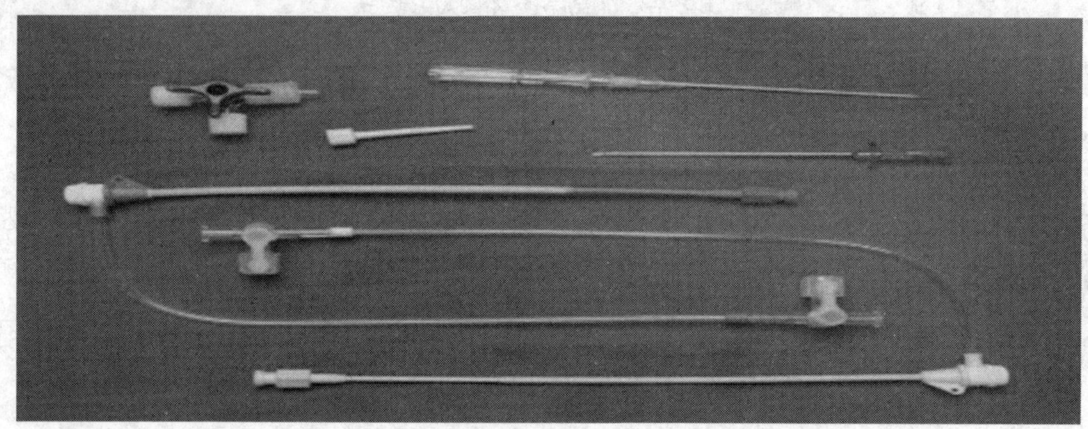

图 11－3　导管鞘

（三）导管和导丝

导管和导丝（catheter and wire）（图 11－4）是血管介入操作中必备的器材。常规导管可用于诊断性血管造影，也可用于介入手术中输送栓塞剂或治疗性药物，同时还可作为外套管用于插入同轴微导管和导丝。根据各部位血管分枝解剖形态以及不同用途，选用不同内外径尺寸、长度、尖端形态以及带侧孔的导管是成功实行超选择插管和进行介入诊疗的首要条件。导丝是引导导管进入血管并作选择性或超选择性插管的重要辅助器材，有效地保护血管壁免受导管头段的损伤。根据目的的不同，导丝的直径、软硬度、长度和尖端形态也各不相同。

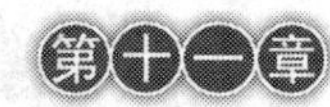

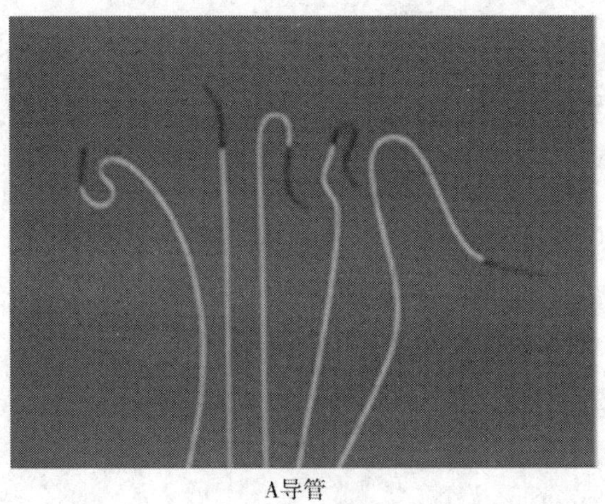

A导管

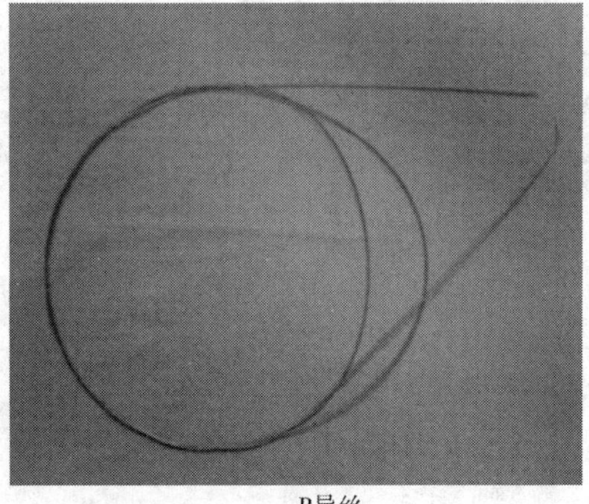

B导丝

图 11－4　导管和导丝

（四）球囊扩张导管

球囊扩张导管（balloon catheter）是一种头端带有可膨胀球囊的软性导管，一般为双腔结构，主要用于扩张狭窄的血管。在不膨胀的情况下，球囊导管进入靶病变部位，然后通过留在体外的导管端注入对比剂，逐渐充盈球囊，对靶病变进行扩张治疗，治疗成功后再抽出对比剂使球囊回缩，以便撤出球囊导管到体外（图 11－5）。这种球囊扩张导管外径小，穿刺部位的并发症少，可根据血管病变形态与程度选择不同尺寸的球囊，并可根据靶病变的硬度调整球囊扩张压力。

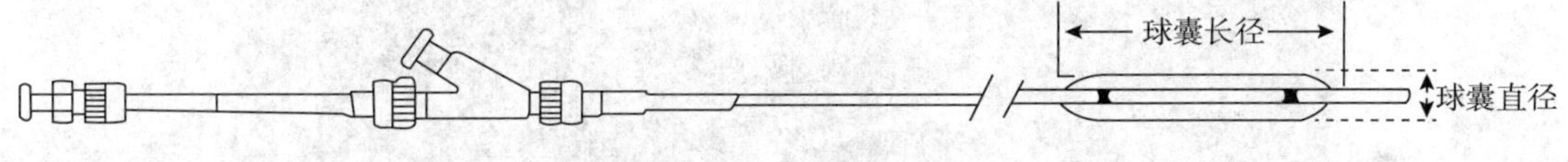

图 11－5　球囊导管

（五）血管内支架及覆膜血管内支架

所谓血管内支架（endovascular stent）是指应用医用小锈钢或各种合金材料制作的管状网格结构，为专门用于治疗狭窄性血管病变的介入治疗器材。通常是在病变血管腔经球囊导管扩张成形的基础上置入内支架，以达到支撑狭窄闭塞段血管、减少血管弹性回缩及再塑形、保持管腔血流通畅的目的。根据材质性能及扩张方式不同还可分为自膨式支架（self－expandable stent）和球囊扩张式支架（balloon－expandable stent）（图 11－6）及热形状记忆式支架等。覆膜血管内支架（endovascular stent graft）（图 11－7）主要起到封堵血管破口或隔绝动脉瘤腔的作用。

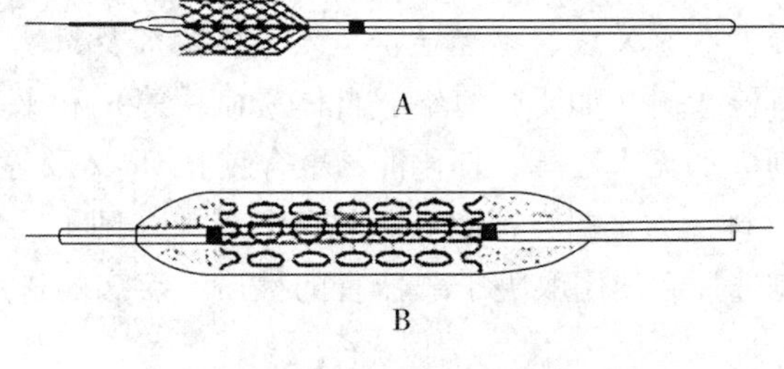

A

B

图 11－6　支架的释放方式

A. 球扩式　B. 自膨式

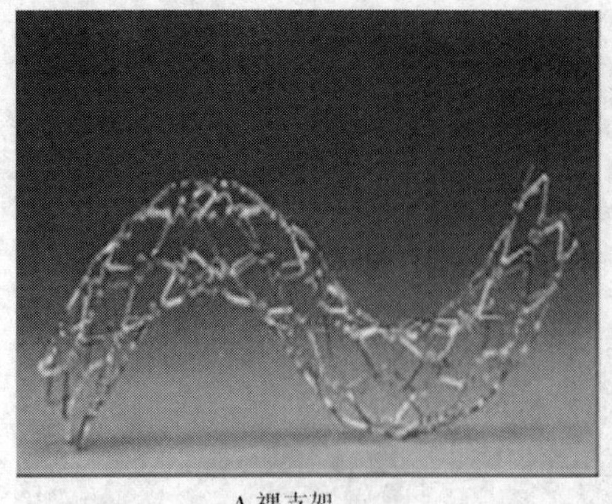

A.裸支架

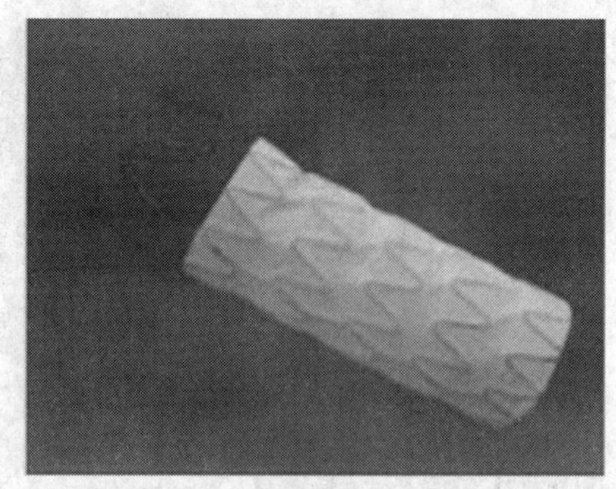

B.覆膜支架

图 11－7　血管支架

（六）下腔静脉滤器

下腔静脉滤器（inferior vena cava filter）可预防下肢深静脉血栓脱落引发的肺栓塞。临床上较常用的滤器有多种类型，大体上可分为永久型滤器和可回收滤器（图 11－8）。其中，可回收滤器能于基础疾病及血栓脱落风险解除后应用特殊介入器材取出体外，目前较常用。

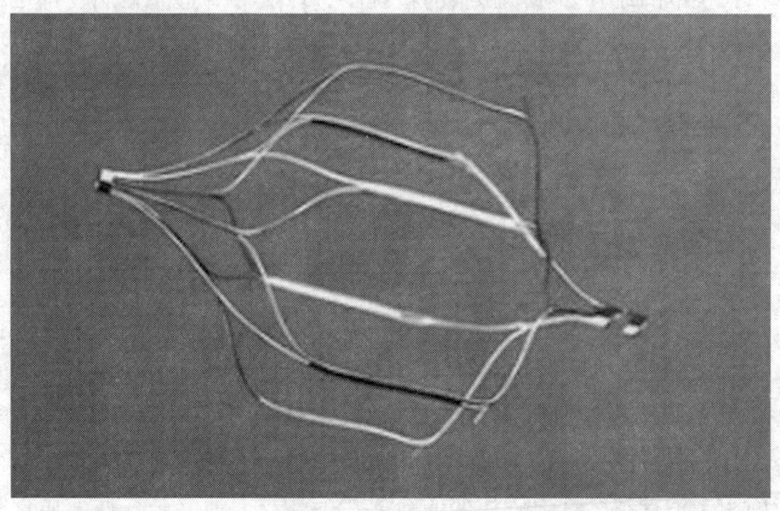

图 11－8　下腔静脉滤器

（七）栓塞剂及封堵器材

栓塞剂及封堵器材（embolization materials and devices）的作用重要是对某些心血管的正常管腔或异常通道进行机械性堵塞。其用途包括：控制出血、阻断肿瘤供血动脉、器官的灭活以及血管畸形的治疗等。理想的栓塞材料应具备的条件：无毒、无抗原性、有良好的生物相容性、易获得、易消毒、不透 X 线、易经导管注入。栓塞剂及封堵器材（图 11－9）根据作用时间分为生物可降解栓塞剂（如明胶海绵、自体凝血块等）和永久性栓塞剂；根据其性状和形态分为液体栓塞剂（如无水乙醇、碘化油、聚合胶和 Onyx 胶等）、颗粒栓塞剂（如栓塞微球等）和机械栓塞材料（如金属弹簧圈和封堵装置等）（图 11－8）等。目前应用于临床的栓塞剂种类繁多，其选择和使用取决于靶器官的性质、疾病的进展、血管的管径以及治疗的目的等。

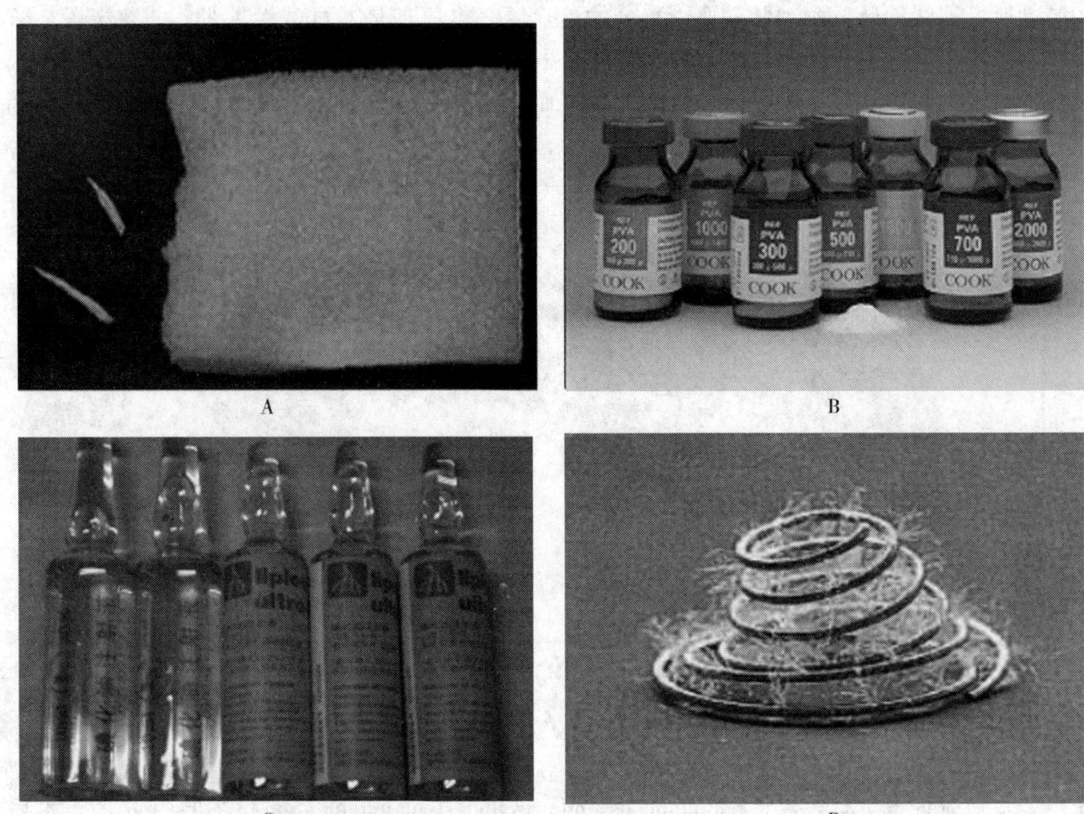

图 11-9 栓塞剂及封堵器材

A. 明胶海绵 B. PVA 颗粒 C. 碘化油 D. 弹簧圈

（八）对比剂

对比剂（contrast medium）是血管介入诊疗技术操作不可或缺的药品，以显示血管的形态及器官或病灶的血供特点。适用于血管介入的对比剂应具备以下特点：①良好的 X 线可视性；②能很好地与血液混合；③毒副作用小，生物安全性好。含碘的非离子型对比剂是最常用的类型。对比剂的不良反应需引起介入放射科医生的重视，尤其是介入诊疗中常需使用较多量的对比剂，一旦发生不良反应需及时处理。主要包括对比剂过敏反应及对比剂肾病。①对比剂过敏反应：表现为恶心呕吐、皮肤瘙痒、荨麻疹、打喷嚏、呼吸困难、休克甚至死亡；为减少对比剂过敏反应可于介入手术前 12 小时及 2 小时口服甲基泼尼松龙 32mg；②对比剂肾病：是指使用对比剂 48 小时内发生的排除其他原因的急性肾功能损害；为减少对比剂肾病可于介入手术前 2～12 小时开始以 1ml/（kg·h）的速度静脉滴注生理盐水进行水化治疗，持续 24 小时。

二、血管介入基本技术

（一）经皮血管造影术

经皮血管造影术（percutaneous angiography）是所有血管介入技术的基本步骤，除对血管病变进行诊断性造影外，还可根据造影结果制订下一步介入治疗方案。常用的血管入路包括动脉入路和静脉入路：动脉入路包括股动脉入路、肱脉入路和桡动脉入路等；静脉入路包括股静脉入路和颈静脉入路等。另有部分介入治疗需经皮经肝穿刺门静脉进行。

（二）经皮血管成形术

目前经皮血管成形术（percutaneous transluminal angioplasty，PTA）已广泛用于外周动脉、

内脏动脉、冠状动脉及颈动脉等血管狭窄的治疗。基本原理是通过球囊扩张，使狭窄段血管内膜、中膜及动脉粥样硬化斑块撕裂，管壁张力下降，以达到血管通畅的目的（图 11－10）。PTA 的最常见并发症是血管夹层、血管破裂出血及血栓形成；而血管内膜增生和血管弹力回缩是影响 PTA 中远期疗效的主要因素。

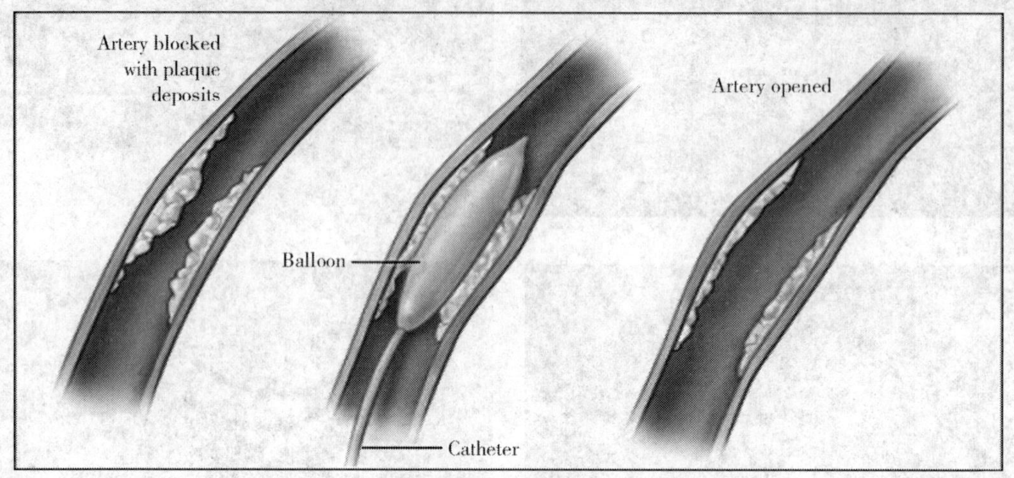

图 11－10　经皮血管成形术

（三）经皮血管内支架置入术

经皮血管内支架置入术（percutaneous endovascular stent implantation）主要用于 PTA 术后血管夹层及血管弹力回缩或直接用于狭窄闭塞程度较重的血管病变（图 11－11），是对 PTA 治疗的重要补充，可提高血管介入治疗术后的中远期通畅率。然而，治疗后由于血管重塑、内膜增生及血栓形成引起的远期支架内再狭窄（in stent restenosis，ISR）仍然是国内外医学界始终无法彻底解决的难题。经皮血管内支架置入术的并发症主要包括：血管损伤、支架移位、折断、支架内血栓形成及远期支架内再狭窄等。

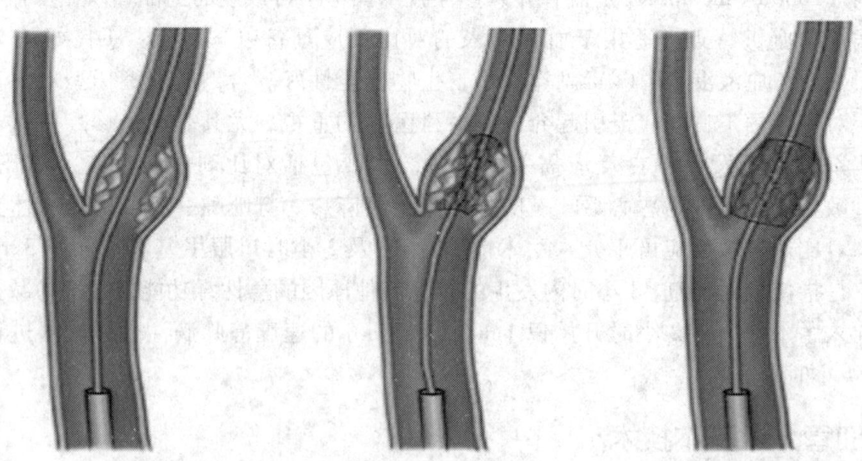

图 11－11　血管内支架置入术

（四）经导管血管栓塞及封堵术

经导管血管栓塞及封堵术（transcatheter vascular embolization and closure）是将人工栓塞材料或装置经导管注入或放置到靶血管内使之发生闭塞，中断血供或封堵血管瘘口，以达到控制出血、减少血供或治疗肿瘤性病变的目的。其临床应用包括以下几个方面。

1. 姑息性或治疗性　控制体内多种原因引起的出血，包括：①外伤性肝、脾、肾、胸腔、腹腔及盆腔出血；②手术后、活检术后等医源性出血；③支气管扩张、肺结核、肺肿瘤及血管性病变所致咯血；④鼻咽血管纤维瘤、鼻咽部血管畸形等所致鼻出血；⑤溃疡、憩室、血管性病变及肿瘤等所致胃肠道出血；⑥肿瘤引起的泌尿系统出血；⑦盆腔肿瘤、产伤、剖宫产后所致阴道流血等。栓塞部位和程度以及栓塞物的选用视器官血供特点、出血部位和程度而定，一般以超选择性栓塞出血动脉为宜。

2. 血管疾病的治疗 包括各部位血管畸形的封堵和动脉瘤的栓塞。

3. 肿瘤的治疗

（1）手术前辅助性栓塞 有利于减少术中出血、预防术中转移及有助于肿瘤病灶的完整切除。适用于富血供肿瘤如脑膜瘤、鼻咽血管纤维瘤及富血管性肾细胞癌、盆腔肿瘤、肝脏恶性肿瘤等。

（2）姑息性栓塞治疗 适于不能手术切除的富血供肿瘤，可控制肿瘤生长速度，改善患者生存质量及延长患者生存期。部分肿瘤行栓塞术后，病情改善，病灶缩小、可再次获得手术切除机会。

（3）相对根治性栓塞治疗 适于少数良性富血管肿瘤如肝血管瘤、子宫肌瘤、鼻咽血管纤维瘤和极少数恶性肿瘤。

4. 器官灭活

（1）治疗脾功能亢进 通过导管进行部分脾动脉栓塞术、使部分脾组织坏死吸收以抑制脾功能亢进。采用多次、部分性脾动脉分枝栓塞可维持脾的正常免疫功能、能减少全脾栓塞后的并发症。

（2）终止异位妊娠 通过动脉输注氨甲蝶呤同时行动脉栓塞术可终止异位妊娠。

经导管血管栓塞术的常见并发症包括：①栓塞后综合征（postemholizalion svndrome），指肿瘤和器官动脉栓塞后，因组织缺血坏死引起的恶心、呕吐、局部疼痛、发热、反射性肠淤张或麻痹性肠梗阻、食欲下降等症状。对症处理后 1 周左右可逐渐减轻、消失；②器官组织功能衰竭，胃肠道及胆道穿孔，异位栓塞，感染等，其发生与适应证的选择不当、栓塞材料的选择不当、过度栓塞、误栓、无菌操作不严操作技术不熟、术后处理不当等密切相关。

（五）经导管动脉药物灌注术

经导管动脉灌注（transcatheter arterial infusion，TAI）是将导管选择性插入靶血管内，经导管注入血管活性药物或化疗药物以达到局部治疗的目的。经导管血管活性药物灌注术主要用于血管收缩以控制组织器官的弥漫性动脉性出血。经导管化疗药物灌注术可使肿瘤局部化疗药物浓度增高，而将外周血药物浓度降低，提高局部疗效，减少化疗药物的全身性毒副作用。也可用于能选择性插管的乏血供实体肿瘤的局部化疗。

（六）经导管溶栓术

经导管溶栓术（transcatheter directed thrombolysis）是指经导管向靶血管的血栓性病变局部灌注溶血栓药物，使血栓局部溶栓药物浓度增高，外周血浆药物浓度降低，从而提高疗效，减小全身副作用。适用于动脉内急性血栓形成，急性深静脉血栓形成、急性肺栓塞等的微创治疗。禁忌证包括：已知出血倾向；消化性溃疡活动性出血期；近期颅内出血及发病时间超过 48 小时的脑血栓形成；严重高血压；近期接受过外科手术治疗；严重心、肝肾功能不全等。常用的溶栓剂包括尿激酶、重组组织型纤溶酶原激活剂、链激酶及蛇毒制剂等。

第二节 非血管介入技术

非血管介入技术是指血管介入技术以外的其他介入诊疗技术，主要包括非血管腔道如胆管、食管、胃肠道、气管、输尿管等部位的介入治疗，以及肿瘤和骨关节疾病及疼痛的介入治疗等。

一、非血管介入基本器材、材料

（一）穿刺针

非血管介入治疗所应用的穿刺针与血管介入治疗有所不同，一般穿刺的目的是为实施进一步治疗而建立通路，如行引流管或支架的置入及骨水泥的注入等。与血管介入治疗用的穿刺针相比，其较长较细，针芯和外套管均为金属制成，便于穿刺位置较深的器官及骨组织（图11－12）。

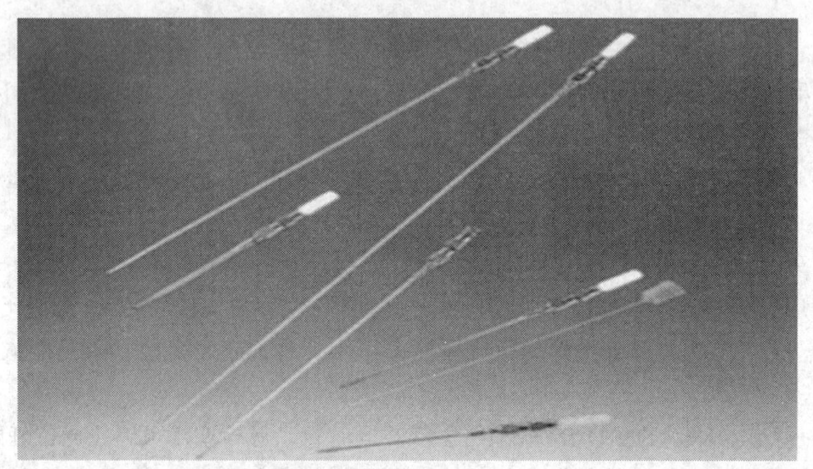

图 11－12　穿刺针

（二）引流管

引流管（图11－13）主要用于某些非血管管腔阻塞后淤积体液的引出，如胆管、输尿管梗阻等，或病理性腔隙如脓肿、囊肿的引流治疗。引流管头端有多个侧孔，由尾端尼龙线收紧，弯曲成环形、起到固定作用。因治疗目的不同，可分为外引流管、内引流管及内涵管等。

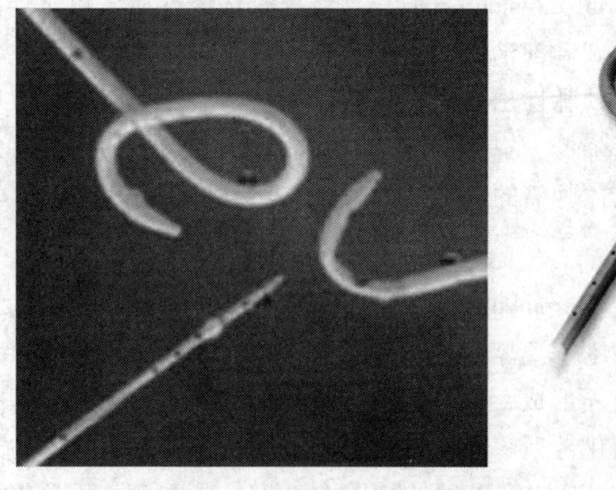

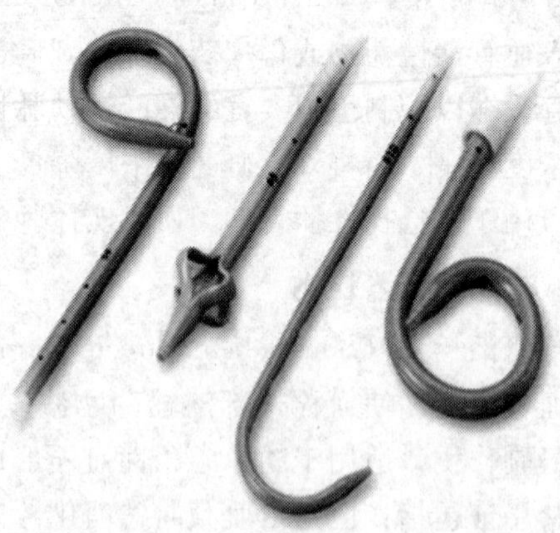

图 11－13　引流管

（三）球囊导管

球囊导管用于扩张治疗非血管性空腔器官如消化道、泌尿道的狭窄。其应用的基本原理同于血管狭窄的球囊扩张治疗。

（四）支架

目前非血管介入治疗中使用的内支架多为自膨式金属支架，具有良好柔顺性、超弹性、耐磨、耐腐蚀等特点，利于推送到位。支架置入的部位包括胆道、食管、胃肠道、气管与支气管、输尿管以及鼻泪管等。非血管管腔内支架根据置入部位与作用不同，具有不同的设计与构型。如食管覆膜支架（图 11－14），其上端为膨大的裸支架部分，具有固定的作用，可防止因食管蠕动造成的支架移位，置放于贲门部位的支架还具有防反流装置；又如气管与支气管支架呈分叉形（图 11－15），用于治疗气管分叉周围的狭窄或阻塞性病变。

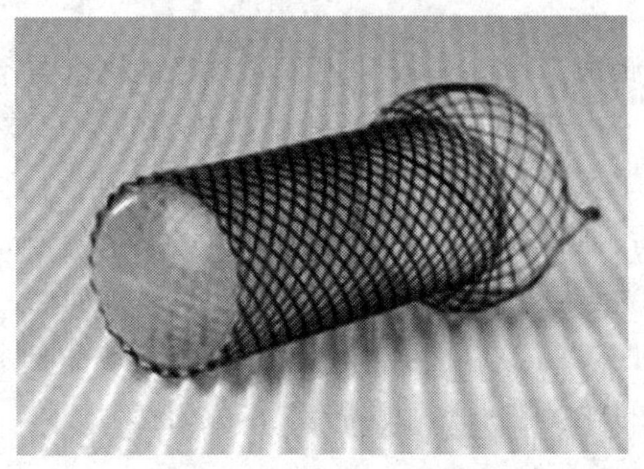

图 11－14A 食管覆膜支架

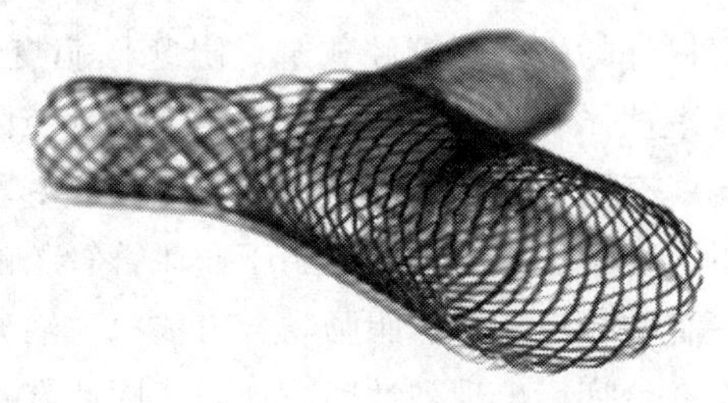

图 11－15 气道支架

（五）肿瘤射频消融设备

肿瘤射频消融设备主要由射频电极针、射频电磁波发生器等器件构成。射频电极针穿刺至肿瘤部位后，发射的射频电磁波可使针尖周围 3～5cm 范围内的组织发生高频振荡，产生 80℃以上的高温，从而使肿瘤发生凝固性坏死。

（六）活检针

目前常用的活检针可分为细胞抽吸针、组织切割针和环钻针。①细胞抽吸针为金属细针，尾端接注射器，负压状态下在组织中抽插，以获得组织碎屑和细胞团进行细胞病理学检查。②组织切割针是目前最常用的活检针，其针尖部设计成槽状，外部有锋利的金属外套管，由针尾部的弹簧激发，利用巨大的切割力将局部组织切取至针槽中，进行组织病理学检查。③环钻针又称骨的活检针，用于骨组织活检，是用锋利的环钻配以针芯，用针芯尖端刺透骨皮质后，再用针柄施以反复旋转并产生向前推进的外力，利用环钻不断切割松质骨，将骨组织填塞到针道内取出。

二、非血管介入基本技术

（一）经皮穿刺引流术

经皮穿刺引流术是常用的非血管介入操作技术，是通过经皮穿刺在阻塞扩张的生理性管道或病理性腔隙中置入引流管，进行引流治疗的技术。主要包括经皮经肝胆道引流术（percutaneous transhepaticcholangic drainage，PTCD），经皮脓肿或囊肿引流术，经皮造瘘术等。

1. PTCD PTCD 是在经皮经肝穿刺胆管造影的基础上发展起来的一种非血管介入技术，应用于各种良恶性疾病引起的梗阻性黄疸的治疗。治疗目的在于迅速缓解肝内胆管的张力，消退黄疸，控制胆系感染，改善症状，也可作为长期姑息性治疗手段。近年来随着介入器材和穿刺技术的不断进步和发展，PTCD 的适应证也在不断扩大，形成了包括外引流术、内外引流术、内引流术等多种介入技术。

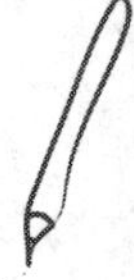

2. 脓肿或囊肿的穿刺引流术 已成为介入治疗技术中可以取代外科手术而被积极推行的方法。近年来，随着影像诊断技术的进步，穿刺定位越来越准确，应用的领域也越来越广泛。可治疗的部位包括胸腹腔各个脏器脓肿和囊肿，如肝脓肿、脾脓肿、胸腹腔包裹积液、肝和肾囊肿等。

3. 经皮造瘘术 经皮造瘘术包括胃造瘘术和肾盂造瘘术：前者适用于食管梗阻性疾病，用于解决患者的进食问题；后者适用于各种盆腔及腹膜后恶性肿瘤阻塞输尿管者、用于解除尿路梗阻。

（二）球囊扩张成形术

非血管管腔的球囊扩张成形术类似于血管扩张成形术，是指利用不同直径的球囊导管对血管以外的生理性管腔狭窄、阻塞性病变进行扩张，使其恢复通畅和排泄功能的治疗技术。经生理性体表开口或经皮穿刺路径向管腔内输送球囊导管，以一定压力向球囊内注射对比剂，使球囊充盈，利用球囊的膨胀力扩张病变段管腔，使得管壁弹力纤维或肌层撕裂而达到治疗目的。球囊扩张成形术适用于非血管管腔的良性狭窄或阻塞性病变，如贲门失弛缓扯症、食管 - 胃吻合口狭窄、胆肠吻合口狭窄、输尿管和尿道的瘢痕性狭窄、输卵管阻塞等。部分病变会在治疗后出现弹性回缩现象，因此有些疾病的球囊扩张治疗常需要反复进行。

（三）支架置入术

支架置入术是利用支架输送器将预先压缩在输送系统中的支架沿导丝送至狭窄的非血管管腔，跨越狭窄段时释放支架，利用支架持续向外的膨胀力扩张管腔，解除梗阻。支架置入术适用于恶性病变引起的非血管管腔梗阻，如胆管癌或胰头癌所致的梗阻性黄疸，食管癌所致的食管梗阻，胰头癌或腹腔淋巴结转移癌所致的十二指肠梗阻，结直肠癌引起的大肠梗阻，肺癌引起的气管受压或侵犯等；也可用于经球囊扩张无效的良性狭窄，如炎性或手术后狭窄。此外，也常用覆膜支架封堵管腔瘘口如食管气管瘘等。支架置入术常见的并发症包括：支架移位或脱落、异物感及疼痛、管腔破裂穿孔、邻近脏器受压、正常管腔分枝受阻、管腔再狭窄与闭塞、侧漏、反流等。

（四）经皮肿瘤消融术

经皮肿瘤消融术是在影像设备的引导下，采用经皮穿刺的方式，对肿瘤进行物理或化学方式灭活、以达到治疗肿瘤目的的介入治疗技术。依据影像学的引导设备分为：超声引导、CT 引导、MRI 引导。依据采用的肿瘤消融方式分为物理消融及化学消融。①物理消融的主要方式为射频消融（radiofrequency ablation. RFA），此外还有激光、冷冻及微波等方法；②化学消融主要是无水乙醇和乙酸消融。近年来随着影像引导设备的发展和消融设备、技术的不断改进，肿瘤消融技术的临床应用越来越广泛 . 其临床疗效得到充分肯定。目前，已有足够的循证医学证据表明，小肝癌进行射频消融治疗的中远期生存率与根治性外科切除没有差异。由于经皮消融技术的创伤小，适应证范围广，因而具有良好的发展前景。

（五）放射性粒子植入术

放射性粒子植入治疗又称组织间近距离放射治疗（interstitial brachytherapy），是指将放射性核素包裹在金属包壳内制成细小棒状的种子源，通过细针插植途径将其按照一定的空间排布方式种植在肿瘤组织内，其发出的低能 γ 射线对肿瘤细胞长时间持续照射，从而灭活肿瘤。目前临床最常用的放射性核素为 ^{125}I 和 ^{103}Pd，植入粒子的数量根据肿瘤大小、部位、类型等特点而定。目前临床上多用于治疗前列腺癌、头颈部肿瘤、肺癌及恶性骨肿瘤等。

（六）经皮椎体成形术

经皮椎体成形术（percutaneousvetebroplasty，PVP）是指通过经皮插入椎体的穿刺针注入骨水泥以达到加固病变椎体和缓解疼痛的微创介入治疗技术，适用于椎体原发及转移性恶性肿瘤、部分椎体良性肿瘤如血管瘤等、骨质疏松伴压缩性骨折，特别是伴有病变椎体疼痛的患者。经皮椎体后凸成形术（percutaneous kyphoplasty，PKP）是经皮椎体成形术的改良与发展，该技术采用经皮穿刺椎体内气囊扩张的方法先使椎体复位，并在椎体内部形成空间，然后再注入骨水泥。PKP 不仅可解除或缓解疼痛症状，还可以明显恢复被压缩椎体的高度，增加椎体的刚度和强度，使脊柱的生理曲度得到恢复，并可增加胸腹腔的容积与改善脏器功能。

（七）影像引导下经皮穿刺活检术

该技术是在影像设备如超声、CT 等的引导下，利用活检针经皮穿刺取得病变组织进行细胞学、组织病理学、基因学或微生物病原学检查，以明确诊断并指导治疗的一种介入技术。例如应用恶性肿瘤活检组织进行组织学分型和相关基因突变检测可以指导化疗方案制订和选择靶向治疗药物，炎症性病变的细菌学检测可以指导抗生素治疗等。不同影像引导设备适合于不同位置的穿刺活检，例如肝、脾、肾等内脏病变和甲状腺等浅表器官适合超声引导，而肺、纵隔、骨骼、腹膜后病变则较适合用 CT 引导，目前 MRI 引导方式因对活检器材和环境要求较高尚未广泛应用。

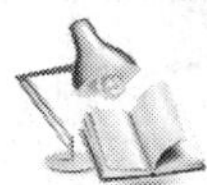

本章小结

介入放射学按其临床应用技术和解剖部位可分为血管介入技术及非血管介入技术。血管介入技术主要包括：①血管造影术；②血管成形术；③血管内支架置入术；④血管栓塞及封堵术；⑤药物灌注术等。非血管介入技术主要包括：①经皮穿刺引流术；②非血管管腔内支架置入术；③经皮消融术；④经皮椎体成形术；⑤经皮穿刺活检术等。

血管介入基本器材、材料与药品有：穿刺针、导管鞘、导管和导丝、球囊扩张导管、血管内支架及覆膜血管内支架、下腔静脉滤器、栓塞剂及封堵器材、对比剂。血管介入基本技术有：经皮血管造影术是所有血管介入技术的基本步骤，除对血管病变进行诊断性造影外，还可根据造影结果制订下一步介入治疗方案。经皮血管成形术广泛用于外周动脉、内脏动脉、冠状动脉及颈动脉等血管狭窄的治疗。经皮血管内支架置入术主要用于 PTA 术后血管夹层及血管弹力回缩或直接用于狭窄闭塞程度较重的血管病变。经导管血管栓塞及封堵术是将人工栓塞材料或装置经导管注入或放置到靶血管内使之发生闭塞，中断血供或封堵血管瘘口，以达到控制出血、减少血供或治疗肿瘤性病变的目的。

非血管介入基本器材、材料有：导丝、引流管、球囊导管、支架、肿瘤射频消融设备、活检针。经皮穿刺引流术是通过经皮穿刺在阻塞扩张的生理性管道或病理性腔隙中置入引流管，进行引流治疗的技术。球囊扩张成形术是指利用不同直径的球囊导管对血管以外的生理性管腔狭窄、阻塞性病变进行扩张，使其恢复通畅和排泄功能的治疗技术。支架置入术是利用支架输送器将预先压缩在输送系统中的支架沿导丝送至狭窄的非血管管腔，跨越狭窄段时释放支架，利用支架持续向外的膨胀力扩张管腔，解除梗阻。经皮肿瘤消融术是在影像设备的引导下，采用经皮穿刺的方式，对肿瘤进行物理或化学方式灭活、以达到治疗肿瘤目的的介入治疗技术，小肝癌进行射频消融治疗的中远期生存率与根治性外科切除没有差异。放射性粒子植入治疗临床上多用于治疗前列腺癌、头颈部肿瘤、肺癌及恶性骨肿瘤等。

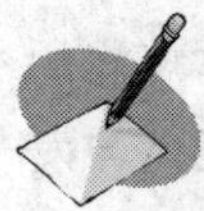

思考题

1. 何为介入放射学？
2. 介入放射学是如何分类的？
3. 介入放射学有哪些基本技术？
4. 介入放射学常用的器械有哪些？

（冯对平）

参考文献

[1] 白人驹，徐克．医学影像学．北京：人民卫生出版社，2013.

[2] 刘林祥，李俊峰．医学影像学．北京：人民军医出版社，2013.

[3] 龚启勇．临床医学影像学．北京：人民军医出版社，2011.

[4] 葛均波，徐永健．内科学．第 8 版．北京：人民卫生出版社，2013.

[5] 陈孝平，汪建平．外科学．第 8 版．北京：人民卫生出版社，2013.

[6] 白人驹，张雪林．医学影像诊断学．第 3 版．北京：人民卫生出版社，2014.

[7] 周永昌，郭万学．腹部超声．北京：人民军医出版社，2010.

[8] 任卫东，超声诊断学．第 3 版．北京：人民卫生出版社，2013.

[9] 白人驹，徐克．医学影像学．第 7 版．北京：人民卫生出版社，2013.

[10] 尚克中，陈九如．胃肠道造影原理与诊断．上海：上海科学技术文献出版社，1995.

[11] 刘士远，陈起航，吴宁．实用胸部影像诊断学．北京：人民军医出版社，2012.

[12] 张玉屏．胸部影像诊断及鉴别．北京：军事医学科学出版社，2012.

[13] 荣独山．X 线诊断学．第 2 版．上海：上海科学技术出版社，1997.

[14] 潘国忠，曹世植．现代胃肠病学．北京：人民卫生出版社，1994.

[15] 吴恩慧，冯敢生，白人驹，等．医学影像学．北京：人民卫生出版社，2008.

[16] 牛广明，苏秉亮．临床比较影像学．北京：科学出版社，2007.

[17] 李文华，王振常，刘亚群．头颈部疾病影像鉴别诊断．北京：化学工业出版社，2007.

[18] 王振常，李健丁，杨海山．医学影像学．北京：人民卫生出版社，2012.

[19] 王滨，贺文．影像诊断学．第 3 版．北京：北京大学医学出版社，2013.

[20] 牛广明，苏秉亮．临床比较影像学．北京：科学出版社，2007.

[21] 全冠民，陈敏，袁涛．CT 和 MRI 诊断重点、热点问题精讲．北京：人民军医出版社，2011.

[22] 耿道颖，刘筠．影像专家鉴别诊断 – 颅脑与脊柱脊髓分册．北京：人民军医出版社，2015.

[23] 王霄英，蒋学祥．中华影像医学 – 泌尿生殖系统卷．第 2 版．北京：人民卫生出版社，2012.